AF556990

Langner / Mehnert

Biopharmazie

Langner / Mehnert

Biopharmazie

Pharmakokinetik – Bioverfügbarkeit – Biotransformation

Begründet von
Siegfried Pfeifer, Berlin
Peter Pflegel, Greifswald
Hans-Hubert Borchert, Berlin

Weitergeführt von
Andreas Langner, Halle (Saale)
Wolfgang Mehnert, Berlin

Unter Mitarbeit von
Werner Herrmann, Berlin

5., völlig neu bearbeitete Auflage

Mit 266 Abbildungen, 101 Tabellen
und zahlreichen chemischen Formeln

WVG Wissenschaftliche Verlagsgesellschaft Stuttgart

Zuschriften an
lektorat@dav-medien.de

Anschriften der Autoren
Prof. Dr. Andreas Langner
Martin-Luther-Universität Halle-Wittenberg
Institut für Pharmazie
Wolfgang-Langenbeck-Str. 4
06120 Halle

Dr. Wolfgang Mehnert
Oggenhauser Str. 2
13467 Berlin

Bibliografische Information der Deutschen Nationalbibliothek
Die Deutsche Nationalbibliothek verzeichnet diese Publikation in der Deutschen Nationalbibliografie; detaillierte bibliografische Daten sind im Internet unter https://portal.dnb.de abrufbar.

5., völlig neu bearbeitete Auflage 2019
ISBN 978-3-8047-3606-1 (Print)
ISBN 978-3-8047-3771-6 (E-Book, PDF)

Birkenwaldstraße 44, 70191 Stuttgart
www.wissenschaftliche-verlagsgesellschaft.de
Printed in Polen

Satz: primustype Hurler GmbH, Notzingen
Indexer: Dr. Werner Herrmann, Walter Greulich (verantwortlich)
Druck und Bindung: Druckerei Dimograf, Bielsko-Biala
Umschlagabbildung: artemegorov/adobe.stock
Umschlaggestaltung: deblik, Berlin

Vorwort zur 5. Auflage

Sieben Jahre nach Erscheinen der 4. Auflage bedurfte es einer umfassenden Überarbeitung des Lehrbuches der Biopharmazie. Alle Kapitel wurden bei Beibehaltung der Grundkonzeption einer kritischen Revision unterzogen, gegebenenfalls neu bearbeitet und aktualisiert. Viele Abbildungen wurden verändert und neue Abbildungen kamen hinzu. Ein besonderer Schwerpunkt lag in der didaktischen Neugestaltung. Hier sind insbesondere die Einfügung und Hervorhebung von Definitionen und Merksätzen zu erwähnen. Nicht zuletzt ist der Farbdruck zu nennen, der erstmals in dieser Auflage verwendet wurde und hoffentlich die Übersichtlichkeit und Verständlichkeit der dargestellten Themen verbessert.

Wie alle vergangenen Auflagen richtet sich die 5. Auflage an Studenten der Pharmazie, Medizin und anderer naturwissenschaftlicher Studienrichtungen. Weiterhin sind Apotheker, Ärzte und Naturwissenschaftler, die sich mit Arzneimitteln befassen, eine wichtige Zielgruppe für das Buch.

Die Verfasser bedanken sich besonders herzlich bei Dr. Werner Herrmann. Durch seinen Einsatz bei dem Erstellen sämtlicher Vorlagen für Abbildungen, Schemata und Formeln, dem Gestalten des Manuskripts sowie der Anfertigung des Sachregisters, hat er Mitarbeiterfunktion übernommen.

Unser Dank gilt weiterhin dem Verlag – hier besonders Herrn Dr. Rainer Mohr, Frau Dr. Elke Langner, Frau Anne-Kathrin Janetzky und Frau Kathrin Kisser – für die immer konstruktive Zusammenarbeit.

Wir hoffen, dass auch diese Auflage des Lehrbuches Biopharmazie eine positive Annahme findet und sind für konstruktive Kritik offen und dankbar.

Halle (Saale) und Berlin, im Winter 2018

Andreas Langner
Wolfgang Mehnert

Vorwort zur 1. Auflage

Lehrveranstaltungen mit biopharmazeutischen Inhalten sind in fast allen Ländern Gegenstand der Ausbildung von Pharmaziestudenten. Dabei ist es zunächst unerheblich, ob die pharmazeutischen Aspekte in Form eines selbstständigen Lehrgebietes vermittelt werden oder integrativ in traditionellen Fächern (Pharmazeutische Chemie, Pharmazeutische Technologie, Pharmazeutische Biologie, Pharmakologie). Daneben spielen die verschiedenen Problemkreise der Biopharmazie in der Fortbildung von Pharmazeuten, Medizinern und anderen Naturwissenschaftlern in den unterschiedlichsten Tätigkeitsbereichen eine immer stärkere Rolle. Schließlich fordert die Arzneimittelgesetzgebung entsprechende Kenntnisse.

Mit dem vorliegenden Buch wird der Versuch unternommen, Kenntnisse über die Zusammenhänge zwischen den physikalischen, physikalisch-chemischen und chemischen Eigenschaften der Arzneistoffe und Arzneiformen sowie den morphologisch-physiologischen Gegebenheiten des Organismus einerseits und der Liberation, Absorption, Distribution, Biotransformation und Exkretion andererseits zu vermitteln. Studierende und Praktiker sollen damit befähigt werden,

- in der Arzneimittelinformation, bei der Gewährleistung der Arzneimittelsicherheit und in der Therapieoptimierung einen spezifischen Beitrag zu leisten,
- bei der Forschung und Entwicklung optimaler Arzneistoffe und Arzneiformen mitzuwirken,
- bei der Begutachtung von Arzneimitteln biopharmazeutische Parameter zu ermitteln und aktuelle Entwicklungen auf dem Fachgebiet zu verfolgen, kritisch zu interpretieren und schöpferisch anzuwenden.

Die Autoren hatten bei der Konzeption und Darlegung der Teilaspekte neben den Studenten den großen Kreis der in verschiedenen pharmazeutischen Einsatzgebieten tätigen Apotheker sowie andere Naturwissenschaftler und Mediziner in der Arzneimittelforschung, -entwicklung und -produktion als Zielgruppen im Auge. Demgemäß wurden die Grenzen der Teilgebiete nicht zu eng gezogen, wohl wissend und wollend, dass damit ein fließender Übergang zu anderen Fachgebieten der Arzneimittelwissenschaften erreicht wird, z. B. zur Klinischen Pharmakologie, die nicht Gegenstand der Ausbildung für Pharmazeuten ist. Lehrveranstaltungen in Biopharmazie werden am Ende des Studiums durchgeführt. Fundierte pharmazeutisch-chemische, pharmazeutisch-technologische, biologische und pharmakologische Kenntnisse werden demgemäß vorausgesetzt. Auch die Methoden der Herstellung von Arzneiformen sind somit nicht Gegenstand dieses Buches. Sie werden nur im Zusammenhang mit Fragen der Bioverfügbarkeit erörtert.

Aus Prüfungsergebnissen und Diskussionen mit Studierenden ist ersichtlich geworden, dass morphologische, physiologische und in gewissem Umfang auch allgemeinpharmakologische Kenntnisse aus anderen Studienabschnitten häufig bei Studierenden nicht in angemessener Weise in Beziehung zu biopharmazeutischen Aspekten gebracht werden. Daher sind entsprechende Ausführungen gezielt auf biopharmazeutische Fragestellungen vorangestellt. Zur Befriedigung der differenzierten Interessen der künftigen Nutzer wird ein Kompromiss zwischen der Vermittlung von Basiswissen, anwendungsfähigen Ergebnissen in der täglichen Praxis und Spezialkenntnissen auf verschiedenen Teilgebieten angestrebt. Bei der Auseinandersetzung des Organismus mit dem Arzneimittel ist eine fast unüberschaubare Zahl von Einflussfaktoren wirksam, so dass Verallgemeinerungen in Anbetracht der Vielfalt der physikalischen, physikalisch-chemischen und chemischen Eigenschaften der einzelnen Arzneistoffe und -formen einerseits und der individuellen endogenen Faktoren der Lebewesen sowie der exogenen Einflüsse auf diese andererseits außerordentlich schwierig sind, allerdings nicht selten leichtfertig getroffen werden. Die Autoren beabsichtigen durch entsprechende Hinweise, die Studierenden und sonstigen Benutzer zu einer kritischen Einstellung zu allen Problemkreisen der Biopharmazie zu veranlassen.

Die als Beispiele gewählten Verbindungen sind vorwiegend Arzneistoffe im internationalen Arzneimittelverkehr, die mit ihren WHO-Bezeichnungen (I.N.N.) zitiert werden.

Berlin und Greifswald, 1984

S. Pfeifer
P. Pflegel
H.-H. Borchert

Inhaltsverzeichnis

Abkürzungsverzeichnis

Zur Erläuterung weiterer, im Folgenden nicht aufgeführter pharmakokinetischer Maßeinheiten siehe auch Tab. 4.1

A

A	Arzneistoffmenge im Körper
ABC	ATP Binding Cassette
ADH	Alkoholdehydrogenase
AHH	Aryl-Hydrocarbon-Hydroxylase
AhR	Arylhydrocarbon-Rezeptor
ALDH	Aldehyddehydrogenase
APS	Adenosin-5'-phosphosulfat
ARNT	Ah-receptor nuclear translocator
AT	Acetyltransferase
ATP	Adenosintriphosphat
AUC	Fläche unter der Konzentrations-Zeit-Kurve (area under curve)
AUMC	Fläche unter der ersten Momentkurve (area under first moment curve)

B

BCHE	Butyrylcholinesterase
BCS	Biopharmazeutisches Klassifizierungssystem
Brit. Ph.	British Pharmacopeia

C

cAMP	Cyclisches Adenosinmonophosphat
CAP	Celluloseacetatphthalat
CAR	Konstitutiver Androstan-Rezeptor
cDNA	Kodierende DNA
Cl	Clearance
CMC	Kritische Mizellbildungskonzentration
CoA	Coenzym A
COMT	Catechol-O-Methyltransferase
C_p	Plasmaspiegel
CPMP	Committee for Proprietary Medicinal Products
CYP	Cytochrom P-450
Cyt	Cytochrom

D

D	Dosis
DAO	Diaminoxidase
DC	Dünnschichtchromatographie
DPK	Dermatopharmakokinetik

E

EDRF	endothelium derived relaxing factor
ELS	extended least squares

EM	Schnelle (extensive) Metabolisierer
EMEA	Europäische Arzneimittelagentur
ER	Endoplasmatisches Retikulum
ERPF	Effektiver renaler Plasmafluss
EVA	(Copolymer aus) Ethylen und Vinylacetat

F

F	Bioverfügbarkeit
FAB-MS	Fast-Atom-Bombardment-MS
FAD	Flavin-Adenin-Dinucleotid
FaSSIF	Fasted State Simulating Intestinal Fluid
FDA	Food and Drug Administration
FeSSIF	Fed State Simulating Intestinal Fluid
FEV	Forciertes Exspirationsvolumen
FMN	Flavin-Mononucleotid
FMO	Flavin-abhängige Monooxygenase
FVC	Forcierte Vitalkapazität
FXR	Farnesoid-X-Rezeptor

G

GAG	Glykosaminoglykane
GC	Gaschromatographie
GC-MS	Gaschromatographie mit Massenspektrometrie-Kopplung
G-CSF	Granulozyten-Kolonie-stimulierender Faktor
GD	gravity duration
GFR	Glomeruläre Filtrationsrate
GI	gastrointestinal
GITS	Gastrointestinales Therapeutisches System
GSH	Glutathion
GST	Glutathion-S-Transferasen
GS-X-T	Glutathiontransporter
γ-GT	γ-Glutamyl-Transpeptidase

H

HLB	hydrophilic-lipophilic-balance
HMT	Histamin-Methyltransferase
HPLC	High Performance Liquid Chromatography (Hochleistungsflüssigchromatographie)
HPTLC	Hochleistungs-Dünnschichtchromatographie
HSP	Hitzeschockprotein
HVD	half-value duration

I

IM	Intermediäre (intermediate) Metabolisierer
IR	immediate release
IRLS	iteratively reweighted least squares
IUD	intrauterine device
IVIVC	In-vitro-/In-vivo-Korrelation

K

K_m Michaelis-Menten-Konstante

L

LADME Liberation, Absorption, Distribution, Metabolismus und Exkretion
LS least squares

M

MAO Monoaminooxidase
MAT Mittlere Absorptionszeit (mean absorption time)
MBAT multispecific bile acid transporter
MCT Monocarbonsäuretransporter
MDD microreservoir dissolution controlled drug delivery/microsealed drug delivery
MDR Multidrug-Resistenz-Proteine
MDT Mittlere Lösungs-/Freisetzungs-Zeit (mean dissolution time)
MEC Minimale effektive Konzentration
MEFR Mittelexspiratorische Atemstromstärke
MfO Mischfunktionelle Oxidase
MOAT multispecific organic anion transporter
MoCo Molybdän-Cofaktor
MR Metabolische Rate
MRP Multidrug-Resistenz-assozierte Proteine
MRT Mittlere Verweilzeit (mean residence time)
MS Massenspektrometrie
MT Methyltransferase
MTC Minimale toxische Konzentration
MXR Mitoxantron-Resistenz-Proteine

N

NAT (1) *N*-Acetyltransferase
(2) neutraler Aminosäuretransporter
NBD Nucleotid-Bindungsdomänen
NF National Formulary
NMR Kernspinresonanz (nuclear magnetic resonance)
NONMEM nonlinear mixed effect model
NTCP Gallensäuretransporter/sodium taurocholate cotransporting polypeptide

O

OAT organic anion transporter
OATP organic anion transporting polypeptide
OCT organic cation transporter
OCTP organic cation transporting polypeptide

P

PAH *p*-Aminohippursäure
PAK Polycyclische aromatische Kohlenwasserstoffe
PAPS Phosphoadenosin-5'-phosphosulfat

PB	Phenobarbital
PC	Papierchromatographie
PCB	Polychlorierte Biphenyle
PCR	Polymerasekettenreaktion
PEPT	peptide transporter
PG	Prostaglandin
P-gp	P-Glykoprotein
PGS	Prostaglandin-H-Synthetase
PM	Langsamer (poor) Metabolisierer
PNMT	Phenolethanolamin-N-Methyltransferase
POD	Peroxidase
PPAR	Peroxisomen-Proliferator-Aktivierter-Rezeptor
PTF	Fluktuationsgrad (peak-trough-fluctuation)
PTS	Prozentualer Swing
PXR	Pregnan-X-Rezeptor

R

RIA	Radioimmunoassay
RXR	Retinoid-X-Rezeptor

S

SAH	*S*-Adenosylhomocystein
SAM	*S*-Adenosylmethionin
SAT	sulfate anion transporter
SC	Säulenchromatographie
SGF	simulating gastric fluid
SLC	solute carrier
SNP	single nucleotide polymorphism
SSAO	Semicarbazidsensitive Aminoxidase
SULT	Sulfotransferase

T

TBHD	transdermal bioactivated hormone delivery Systems
TCDD	Tetrachlordibenzodioxin
TCDF	Tetrachlordibenzofuran
TDM	Therapeutisches Drug Monitoring
TEWL	Transepidermaler Wasserverlust (transepidermal water loss)
TGN	Thioguaninnnucleotid
TMD	Transmembrandomäne
TMT	Thiol-S-Methyltransferase
TPMT	Thiopurinmethyltransferase
TS	Therapeutisches System
TTS	Transdermales Therapeutisches System

U

UDPGS	Uridindiphosphoglucuronsäure
UGT	UDP-Glucuronosyltransferasen

UM	Ultraschnelle (ultra rapid) Metabolisierer
USP	United States Pharmacopoeia

V

VRT	Varianz der Verweilzeit

W

WD	Wirkdauer
WLS	weighted least squares

X

XDH	Xanthindehydrogenase
XO	Xanthinoxidase
XRE	xenobiotic response element

1 Biopharmazie – Entwicklung und Begriffsbildung

Pharmakotherapie ist überwiegend Applikation von Arzneizubereitungen. Selten erhält der Patient einen reinen Arzneistoff ohne weitere Formulierung.

Historisches

Bis in die späten fünfziger Jahre wurde die Arzneimittelwirkung aus der Kombination der Effekte von Arzneistoff und Arzneistoffdosis erklärt. Nach dieser Theorie entfaltet der Arzneistoff im Organismus eine pharmakodynamische Wirkung, wenn er in hinreichender Dosis zugeführt wird. Die Arzneiform hingegen hat im Wesentlichen die Aufgabe, den Arzneistoff in dieser Dosierung applikationsfähig zu machen.

Arzneistoff und Arzneiform. Seither hat sich die Lehrmeinung über die Rolle, die die Arzneiform in diesem Zusammenhang spielt, gewandelt. Ausgelöst durch Therapieversager, die zunächst nicht erklärbar erschienen, entwickelten sich zwischen 1960 und 1970 erste Vorstellungen über den Einfluss der Arzneiformen und bestimmter Arzneistoffparameter auf die Arzneimittelwirkung.

Die Arzneimittelwirkung ist als eine Komponente der Arzneiform im Laufe der Zeit immer stärker in den Vordergrund getreten. Dies wurde zunächst deutlich bei nicht ausreichend wirksamen Prednison-Tabletten (1963), dann u. a. bei Chloramphenicolpalmitat-Suspensionen (1967), bei Tolbutamid-Tabletten (1968) und Oxytetracyclin-Kapseln (1969), schließlich unter dem Eindruck des „Phenytoin-Zwischenfalls“ (1970) (▸ Kap. 5.1).

Arzneiform und Bioverfügbarkeit. Geschwindigkeit und Ausmaß der Absorption des Arzneistoffs, d. h. seine Bioverfügbarkeit, sind wesentliche Wirkungsvoraussetzungen. Die Arzneiform kann über die Freisetzung des Arzneistoffs, d. h. seine Liberation, die Bioverfügbarkeit beeinflussen. Sie wirkt als Arzneistofffreigabesystem. Für diese Komponente der Arzneimittelwirkung hat sich der Begriff „biopharmazeutisch“ weitgehend durchgesetzt.

Biopharmazie. Eine Einführung in „Biopharmaceutics“ gaben erstmals 1958 Kurse an der University of California. Die Bezeichnung wird auf Levy zurückgeführt. Einer breiteren Öffentlichkeit wurde sie von Wagner in einem Übersichtsreferat „Biopharmaceutics: Absorption Aspects“ vorgestellt. Im deutschen Sprachraum setzte sich die daraus abgeleitete und nicht unumstrittene Übertragung „Biopharmazie“ durch. Analoge Wortbildungen gingen parallel dazu in andere Sprachen ein.

Die Entwicklung der Biopharmazie wurde in den letzten drei Jahrzehnten in erster Linie durch die stetig ausgeweitete Forschung gefördert, die bis heute eine kaum übersehbare Datenfülle bereitgestellt hat. Darüber hinaus haben Symposien, Konferenzen und Kongresse zur Fundierung der wissenschaftlichen Basis, zur Theorienbildung und zur Verbreitung der Ergebnisse des neuen Wissenschaftsgebiets beigetragen.

Von großer Bedeutung waren hier der 28. Internationale Kongress der F. I. P. in Montpellier (1967) und ein Symposium in Washington D.C. (1969). Für die Entwicklung der Biopharmazie im europäischen Raum waren die von Zathurecky angeregten „Symposien über Biopharmazie und Pharmakokinetik" in Smolenice (1970, 1974), Bratislava (1978), Strbske Pleso (1982) und Piestany (1986) wichtig. Speziell die Entwicklung einer einheitlichen wissenschaftlichen Terminologie in der Biopharmazie wurde durch diese Tagungen gefördert.

Nach 1970 wurde die Entwicklung in speziellen Lehrbüchern oder in Kapiteln der Titel zur Pharmazeutischen Technologie und Arzneimittelkontrolle dargestellt. Als Folge einer zunehmenden wissenschaftlichen Fundierung und eines wachsenden Bedürfnisses der pharmazeutischen Praxis wurde die Biopharmazie in Deutschland nach 1970 in die pharmazeutische Hochschulausbildung integriert, teils als selbstständiges Fach, teils im Rahmen der Pharmazeutischen Technologie. Die erste Dozentur für Biopharmazie wurde 1967 errichtet (Jena), der erste Lehrstuhl 1976 (Greifswald).

Arzneiformenlehre. Man kann „Biopharmaceutics" auch als „Biogalenik" verstehen, wenn man „Pharmaceutics" sinngemäß übersetzt. Damit wird die Biopharmazie zum integralen Bestandteil der Pharmazeutischen Technologie, eine Auffassung, die derzeit vor allem in Deutschland vertreten wird. Andererseits kann man Biopharmazie und Pharmazeutische Technologie als „Arzneiformenlehre", mit enger Beziehung zur Pharmakologie, begreifen. Dies leitet sich aus der Aufgabe der Biopharmazie ab, zum umfassenden Verständnis des Arzneimittelschicksals im Organismus humanbiologische, medizinische, physikalische und chemische Erkenntnisse mit pharmazeutischen, speziell pharmazeutisch-technologischen, zusammenzuführen.

Begriffsdefinitionen

Eine einheitliche Definition des Begriffs Biopharmazie konnte sich aufgrund von differierenden Auffassungen in den einzelnen Ländern bisher nicht durchsetzen, offenbar bedingt durch Nuancen in der Interpretation des Inhalts. Es sind jedoch zwei Grundauffassungen erkennbar, je nachdem, ob der systematisierende (1) oder der praxisorientierte Aspekt (2) in den Vordergrund rückt:

1. Die Biopharmazie beschäftigt sich mit der Abhängigkeit der Absorption, der Distribution, des Metabolismus, des Verweilens bzw. der Ausscheidung der Arzneistoffe im menschlichen oder tierischen Körper von den physikalisch-chemischen Eigenschaften der Arzneistoffe und Arzneiformen. Es handelt sich im Wesentlichen um die optimale oder gewünschte „Zur-Verfügung-Stellung" von Arzneistoffen (drug availability) aus der Arzneiform für das Erfolgsorgan, also um den Einfluss der Arzneiformung (Formulierung) auf die biologische Aktivität der Arzneistoffe (Ritschel 1968).
2. Die Biopharmazie beschäftigt sich mit dem Studium derjenigen Faktoren, die die Bioverfügbarkeit eines Arzneimittels bei Mensch oder Tier beeinflussen. Sie nutzt diese Information zur Optimierung der pharmakologischen oder therapeutischen Aktivität von Arzneimitteln in der klinischen Anwendung (Notari).

In Anlehnung an Ritschel kann Biopharmazie wie folgt definiert werden:

- **DEFINITION** **Biopharmazie** ist die Lehre von den Zusammenhängen zwischen den physikalischen, physikalisch-chemischen und chemischen Eigenschaften der Arzneistoffe und Arzneiformen sowie den morphologisch-physiologischen Gegebenheiten des Organismus einerseits und der Liberation, Absorption, Distribution, Biotransformation und Exkretion andererseits.

- **MERKE** Durch die Charakterisierung und Interpretation der Zusammenhänge zwischen Arzneistoff/Arzneiform und Wirkungsstärke stellt die Wissenschaftsdisziplin Biopharmazie eine wesentliche Grundlage für die rationale Entwicklung und Optimierung neuer Arzneiformen dar.

2 Grundprinzipien des Stofftransports

2.1 Einführung

Bei Absorption, Distribution, Metabolismus und Exkretion von Pharmaka muss eine Vielzahl von physiologischen Kompartimenten und biologischen Barrieren überwunden werden. Diese Transportvorgänge werden durch zahlreiche Mechanismen und vielfältige Prozesse gewährleistet.

Im Organismus werden die großen Transportwege durch **Konvektion** vermittelt. Die wichtigsten Konvektionssysteme sind das Atem- und Herz-Kreislauf-System sowie der Verdauungskanal.

Für den Stofftransfer über kleine Strecken auf zellulärer und subzellulärer Ebene stehen Prozesse, wie **Diffusion**, **Filtration** und **membranproteinvermittelte Mechanismen**, im Vordergrund. Diese Transportvorgänge sind spezifisch und dienen der intra- und extrazellulären Verteilung von Wirkstoffen in bestimmten Kompartimenten, die durch Zellmembranen bzw. Epithelien begrenzt sind und dementsprechend überwunden werden müssen.

Bei molekularen Transportprozessen ist zu differenzieren zwischen

- der reinen Diffusion innerhalb **einer Phase**,
- Transportprozessen unter Verteilung zwischen **zwei Phasen** (Durchdringung einer Phasengrenze): Stoffübergang bzw. Penetration,
- Transportprozessen unter Verteilung zwischen **drei Phasen** (Beteiligung von zwei Phasengrenzen): Stoffdurchgang bzw. Permeation.

Unter anatomisch-physiologischen Gesichtspunkten lassen sich interzelluläre (parazelluläre) und transzelluläre Transportprozesse unterscheiden.

Beim **interzellulären Stoffaustausch** spielen folgende Mechanismen eine Rolle:

- Diffusion durch interzelluläre Poren bzw. Lücken,
- Filtration durch interzelluläre Poren.

Als eine weitere Möglichkeit des interzellulären Transports ist die **Persorption** (partikuläre Absorption) anzusehen, mit der die begrenzte enterale Absorption einiger Materialien im kolloiden bis feindispersen Größenbereich (z. B. Peptidhormone, Toxine, Stärkekörner, Asbestfasern, Viren) erklärt wird. Die Persorption soll durch Lücken im Epithelverband, die durch Zellabstoßung an den Spitzen der Darmzotten entstehen, ermöglicht werden. Der Abtransport der Materialien erfolgt mit dem Lymphstrom.

Unter den **transzellulären Prozessen** stehen solche, bei denen der Stoff die Zellmembran durchdringt (transmembranale Prozesse) im Vordergrund, unabhängig davon, ob daran ein molekularer Partner (Transportprotein) beteiligt ist oder nicht. Den Transport in die Zelle hinein bezeichnet man als **Influx**, den aus der Zelle heraus als **Efflux**. Zum transmembranären Arzneistofftransport gehören das

- Prinzip der Lipiddiffusion (Diffusion durch die Matrix der Membran) und
- membranproteinvermittelte Transportprozesse (aktiver Transport und erleichterte Diffusion).

Diese sind von den **Endozytosen** (Phagozytose, Pinozytose, Zytopempsis) abzugrenzen, bei denen es zu einer Invagination der Zellmembran und zum Abschnüren von Vesikeln kommt.

■ **MERKE** Unter energetischen Aspekten unterscheidet man passive und aktive Transportprozesse. Beim **passiven Transport** wird kein ATP verbraucht. Hierzu gehören Vorgänge wie Lipiddiffusion, Filtration, Osmose, kanalprotein- und carriervermittelte Transportprozesse. Der **aktive Transport** wird durch membranständige Transportproteine vermittelt. Er ist energieverbrauchend und verläuft gegen einen Konzentrationsgradienten.

Die Energie wird bei den primär aktiven Transportprozessen direkt durch die Hydrolyse von ATP, vermittelt durch die ATPase-Aktivität der Transportproteine, bereitgestellt. Bei einem sekundär aktiven Transport ist die Energiebereitstellung an einen primär aktiven Transport gekoppelt. Dieser schafft beispielsweise einen elektrochemischen Gradienten, der dann den Antrieb für den Transportvorgang bildet.

2.2 Biologische Barrieren

2.2.1 Biomembranen

Von einigen Ausnahmen (z. B. glomeruläre Filtration und Stoffaustausch im Bereich der Lebersinusoide) abgesehen, sind interzelluläre Transportprozesse für die Absorption, Verteilung und Elimination der Pharmaka wegen des geringen Flächenanteils der interzellulären Poren bzw. Lücken allgemein von untergeordneter Bedeutung. Dementsprechend spielen biologische Membranen als Barrieren für Arzneistoffmoleküle eine wichtige Rolle.

Fluid-Mosaik-Modell. Nach diesem auf Singer und Nicolson (1972) zurückgehenden Modell bestehen Biomembranen aus einer Lipiddoppelschicht, in die mosaikartig Proteine eingelagert sind (○ Abb. 2.1). Die Doppelschicht resultiert aus der Orientierung der aus polaren Kopfgruppen und apolaren Schwanzteilen bestehenden Lipide (○ Abb. 2.2) im wässrigen Milieu durch hydrophobe Wechselwirkungen. Die einzelnen Lipidmoleküle sind wegen der hohen Flexibilität der Kohlenwasserstoffketten (Schwanzteile) beweglich. Bewegungen mit einer wesentlichen Änderung der Kopf-Schwanz-Position sind allerdings eingeschränkt. Dementsprechend verhält sich die Lipiddoppelschicht wie eine zweidimensionale Flüssigkeit (fluid). In Abhängigkeit von der Temperatur können darin Übergänge vom flüssigkristallinen in den kristallinen Zustand auftreten.

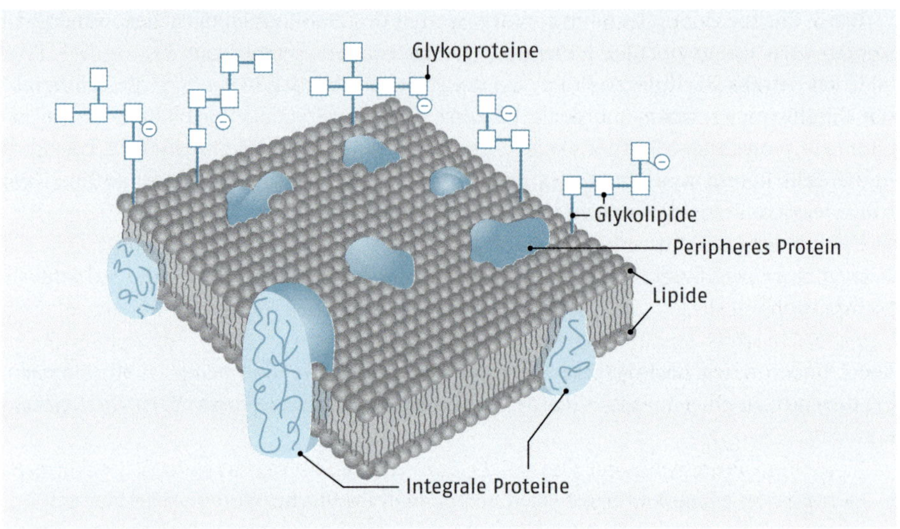

Abb. 2.1 Schema der Zellmembran. Nach Singer und Nicolson

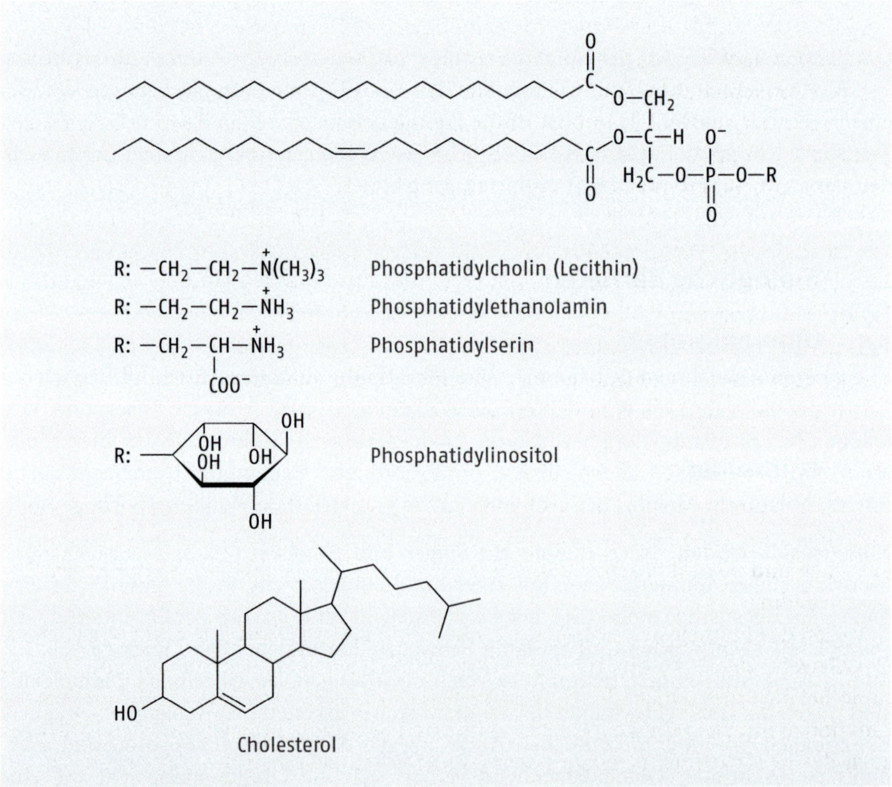

R	
$R: -CH_2-CH_2-\overset{+}{N}(CH_3)_3$	Phosphatidylcholin (Lecithin)
$R: -CH_2-CH_2-\overset{+}{N}H_3$	Phosphatidylethanolamin
$R: -CH_2-CH(COO^-)-\overset{+}{N}H_3$	Phosphatidylserin
R: Inositolrest (OH, OH, OH, OH, OH)	Phosphatidylinositol

Cholesterol

Abb. 2.2 Membranlipide

Die in der Lipiddoppelschicht schwimmenden Proteine sind laminar leicht verschiebbar. Die vorwiegend globulären Proteine liegen entweder als periphere oder integrale Proteine vor. **Periphere Proteine** sind an der hydrophilen Grenzfläche der Lipiddoppelschicht adsorbiert und lassen sich leicht durch Erhöhung der Ionenstärke oder Chelatbildner von der Membran ablösen. Zu ihnen gehören z. B. das Cytochrom c der inneren Mitochondrienmembran, Spectrin an der Innenseite der Erythrozytenmembran und Komponenten des Zytoskeletts. Die **integralen Proteine** durchziehen die gesamte Membran oder tauchen mit einem hydrophoben Anker bis zur Mitte in die Membran ein. Sie lassen sich nur mit drastischen Mitteln (Detergenzien, organische Lösungsmittel) aus der Membran herauslösen. Hierzu gehören transmembranale Proteine, die den aktiven Transport bestimmter Stoffe ermöglichen oder an der Ausbildung hydrophiler Poren beteiligt sind, sowie wichtige Redoxsysteme intrazellulärer Biomembranen, wie die mitochondriale Cytochromoxidase, das mikrosomale Cytochrom-b_5- und -P-450-System und viele andere Enzyme.

Lipide und Proteine an der Oberfläche von Zellmembranen tragen z. T. Zuckerreste. Die wichtigsten zuckerhaltigen Komponenten der Oberfläche von Säugerzellen sind Glykosphingolipide und Glykoproteine. Die Zuckerreste können als zelluläre Antennen an Wechselwirkungen mit der Umgebung beteiligt sein (z. B. Kontakthemmung) oder als Oberflächenantigene fungieren (z. B. Blutgruppenantigene der Erythrozytenmembran).

Trotz der Vielfalt in der qualitativen und quantitativen Zusammensetzung sowie der Funktion der Lipid- und Proteinbausteine realer Biomembranen stellt das Fluid-Mosaik-Modell auch ein für das Verständnis pharmakokinetisch relevanter Stofftransportprozesse brauchbares Strukturmodell dar. Dieses erklärt die Dominanz des Stofftransports durch passive Diffusion über unspezifische „Lecks" der Membran für lipidlösliche Stoffe in Form der halbflüssigen Lipiddoppelschicht („Lösungsweg") gegenüber einer in begrenztem Umfang möglichen Permeation kleiner polarer Moleküle und Ionen durch dynamisch auftretende hydrophile Poren („Porenweg"). Letztere bilden sich durch Wechselwirkungen der Membranbausteine an integralen Proteinen und deren Grenzzonen zu Membranlipiden sowie an den Grenzen von Lipid-Domänen (Bereiche mit einheitlicher Lipidzusammensetzung, die sich durch laterale Entmischung bei Übergängen vom flüssigkristallinen in den kristallinen Zustand aufgrund von abweichenden Umwandlungstemperaturen der verschiedenen Lipide ergeben). Ihr mittlerer Radius wird auf 0,3–0,5 nm geschätzt und soll vom Zellstoffwechsel abhängig sein.

2.2.2 Epithelien

Für den Wirkstofftransport in die Organe und Flüssigkeitsräume stellen Oberflächenepithelzellen unter allen Zellarten die entscheidende Barriere dar. Dies ist durch die morphologischen und physiologischen Besonderheiten sowie die spezifischen Aufgaben der Epithelien bedingt.

Zellen des Epithelgewebes bedecken innere und äußere Oberflächen des Organismus. Das Gewebe kleidet Hohlorgane und Körperhöhlen aus, überzieht Organe und stellt als Endothel die Innenschicht der Gefäße dar. Das Gewebe besitzt Schutz- und Stoffwechselfunktionen mit der Fähigkeit zur Resorption und Sekretion. Epithelien dienen im Körper auch der Kompartimentierung, indem Grenzflächen zwischen den Flüssigkeitsräumen ausgebildet werden. Dadurch werden voneinander abgegrenzte Reaktionsräume geschaffen, die sich in den morphologischen, physikochemischen und biochemischen Eigenschaften stark unterscheiden können.

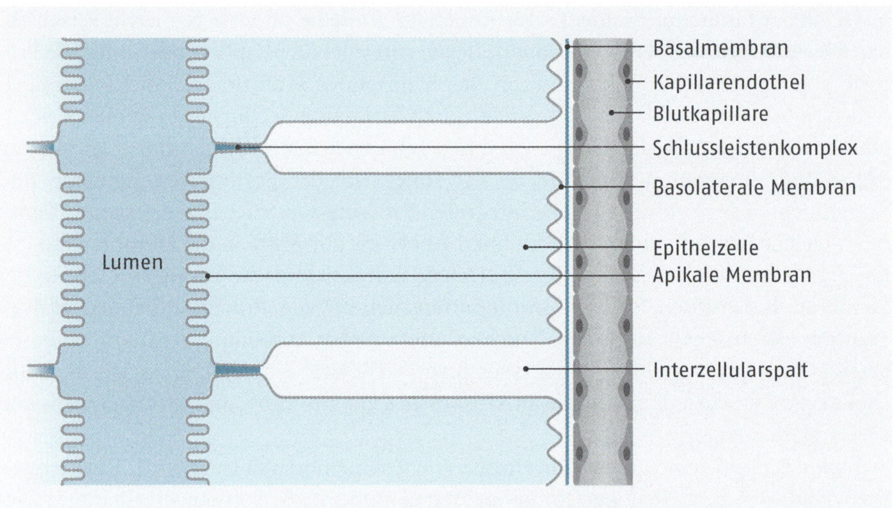

Abb. 2.3 Prinzipieller Aufbau einer epithelialen Barriere

Epithelien sind prinzipiell einheitlich aufgebaut. Allerdings unterscheiden sie sich in bestimmten Strukturmerkmalen. Ihre Funktionsprinzipien sind weitgehend einheitlich.

Epithelzellen besitzen eine asymmetrische und polare Struktur (Abb. 2.3). Sie sind durch eine apikale und basolaterale Membran begrenzt. Die **apikale Membran** ist der funktionellen (mukosalen, luminalen) Außenseite zugewandt und ist in vielen Organen zur Oberflächenvergrößerung mit Mikrovilli ausgestattet. Diese Membran wird auch als Bürstensaummembran bezeichnet. Die **basolaterale Membran** grenzt die Epithelzelle zur Blutkapillare sowie zum Interzellularspalt ab. Der serosalen (interstitiellen) Blutseite zugewandte Teil wird auch als basale Zellmembran bezeichnet. Dieser Abschnitt kann zur Oberflächenvergrößerung gefaltet sein. Die Zellen sind über einen sogenannten Schlussleistenkomplex miteinander verbunden. Dieser befindet sich im Interzellularspalt nahe der apikalen Seite und dichtet den Spalt ab. Er besteht aus der Schlussleiste (tight junction) und den Desmosomen. Durch den Schlussleistenkomplex wird eine durchgehende Oberfläche gebildet und ein mechanischer Zusammenhalt zwischen den Zellen gewährleistet.

Für den **transepithelialen Transport**, der in beiden Richtungen ablaufen und dementsprechend Grundmechanismus für Resorption oder Sekretion sein kann, gibt es prinzipiell zwei Wege. Einerseits kann der Stofftransport transmembranal über die apikale bzw. basolaterale Membran erfolgen. Andererseits besteht die Möglichkeit des parazellulären Weges über den Schlussleistenkomplex und den Interzellularspalt. Die transmembranalen Transportvorgänge werden vor allem durch die Lipiddiffusion sowie passiv oder aktiv durch Transportproteine der Membran vermittelt. Der parazelluläre Transport erfolgt in der Regel als freie Diffusion sowie als solvent drag in Abhängigkeit von der Permeabilität des Schlussleistenkomplexes für die zu transportierenden Substanzen.

Zusammenfassung

- Der Transport der Arzneistoffe zum Wirkort erfolgt über vielfältige Mechanismen. Dabei müssen zahlreiche biologische Barrieren überwunden werden. Wichtige Barrieren für den transmembranären Transport sind biologische Membranen. Beim transzellulären Transport aus dem Lumen in ein Organ spielen epitheliale Barrieren eine Rolle.
- Biologische Membranen sind prinzipiell einheitlich aufgebaut. Sie bestehen aus einer Phospholipiddoppelschicht, in die Glykolipide, Proteine und Cholesterol mit unterschiedlichen Aufgaben eingelagert sind. Wichtige Transportprozesse sind die Lipiddiffusion und membranproteinvermittelte Transportprozesse.
- Epithelien dienen im Organismus der Begrenzung von Organen und bedecken innere und äußere Oberflächen des Organismus. Der Aufbau der Oberflächenepithelzellen ist im Prinzip gleichartig. Der transepitheliale Transport verläuft entweder transmembranär oder parazellulär.

2

2.3 Diffusion

2.3.1 Grundlagen

Diffusion innerhalb einer Phase. Die Diffusion ist ein Prozess, der den Ausgleich unterschiedlicher Konzentrationen von Teilchen anstrebt.

- **DEFINITION** Unter dem Begriff **Diffusion** fasst man alle Bewegungsvorgänge zusammen, bei denen Moleküle aufgrund ihrer thermischen Energie in einem System in Richtung eines Konzentrationsgradienten wandern (Abb. 2.4).

Die reine Diffusion gehorcht dem **1. Fick'schen Diffusionsgesetz:**

$$J = \frac{dn}{A \cdot dt} = -D \cdot \frac{dC}{dx} \qquad \text{Gleichung 2.1}$$

| J Flux (Teilchenstrom je Zeit- und Flächeneinheit) | $\frac{dn}{dt}$ Je Zeitintervall diffundierende Stoffmenge (Teilchenstrom bzw. Diffusionsstrom) | A Fläche (senkrecht zur x-Richtung) | $\frac{dC}{dx}$ Konzentrationsgradient | D Diffusionskoeffizient

Das 1. Fick'sche Diffusionsgesetz setzt ein Fließgleichgewicht (Steady-state-Zustand) voraus. Die Beschreibung des Diffusionsvorgangs unter Berücksichtigung der Orts- und Zeitabhängigkeit der Stoffmengenkonzentration (für ein nicht eingestelltes Fließgleichgewicht) erfolgt mit dem **2. Fick'schen Diffusionsgesetz:**

$$\frac{\partial J}{\partial x} = \frac{\partial C}{\partial t} = D \cdot \frac{\partial^2 C}{\partial x^2} \qquad \text{Gleichung 2.2}$$

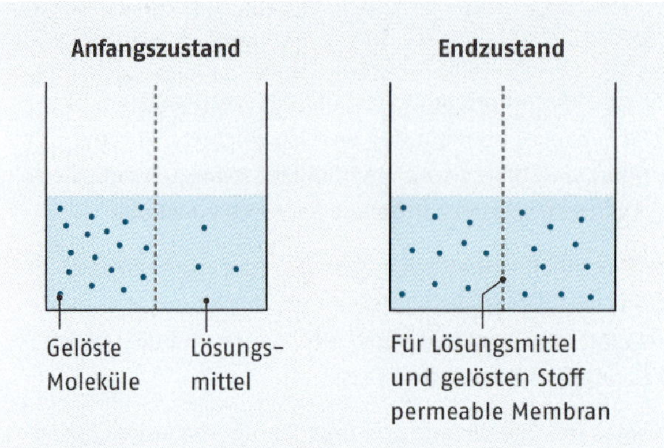

Abb. 2.4 Prinzip der Diffusion

Der Diffusionskoeffizient einer Substanz ist abhängig von der Molekülgröße, der Temperatur und der Viskosität des Lösungsmittels:

$$D = \frac{R \cdot T}{6\pi \cdot \eta \cdot r \cdot N}$$ Gleichung 2.3

| N Loschmidt-Zahl | R Molare Gaskonstante | r Molekülradius | T Absolute Temperatur | η Viskosität

Die Diffusionskoeffizienten von Arzneistoffen in wässrigen Lösungen liegen in der Größenordnung von 10^{-5} bis 10^{-9} $cm^2 \cdot s^{-1}$.

Stoffübergang (Penetration). Der Stofftransport durch die Grenzfläche zwischen zwei Phasen schließt folgende Teilschritte ein:

- Transport zur Phasengrenze,
- Transport durch die Phasengrenze,
- Wegtransport von der Phasengrenze.

Zur Charakterisierung des Stoffübergangs verwendet man eine Stoffübergangszahl (β), die dem Diffusionskoeffizienten direkt proportional ist. In unbewegten Phasen ergibt sich für die je Zeit- und Flächeneinheit von Phase 1 nach Phase 2 transportierte Stoffmenge (Flux):

$$J = \frac{dn_2}{A \cdot dt} = \beta_1 (C_1 - C_2)$$ Gleichung 2.4

Ist der Verteilungskoeffizient $K = C'_1/C'_2 \neq 1$, so gilt:

$$J = \frac{dn_2}{A \cdot dt} = \beta_1 (C_1 - C_2 - C'_1 + C'_2)$$ Gleichung 2.5

Für den Stoffübergang aus einer laminar in einer Kapillare strömenden Phase lässt sich die Übergangszahl durch folgende Beziehung beschreiben:

$$\beta_1 = 2\sqrt{\frac{D_{12} \cdot v_s}{\pi \cdot V_0}}$$ Gleichung 2.6

| v_s Strömungsgeschwindigkeit | V_0 Durchgeströmtes Gesamtvolumen

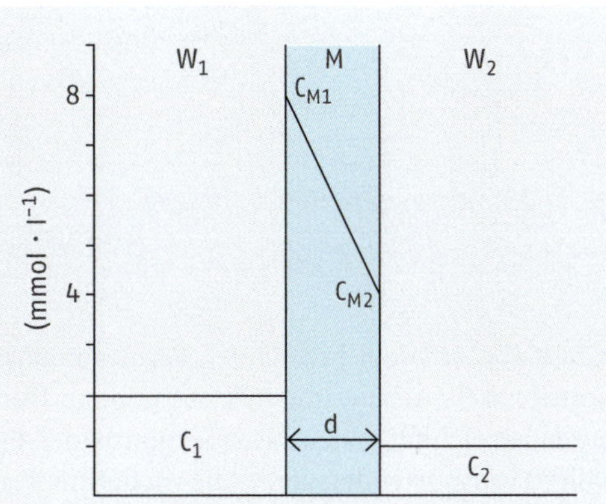

Abb. 2.5 Konzentrationsgradient eines durch eine Membran diffundierenden Stoffes mit dem Verteilungskoeffizienten $K_1 = K_2 = 4$ **W_1** Donorphase, **W_2** Akzeptorphase, **M** Membran, **d** Membrandicke, **C_1** bzw. **C_2** Konzentration in der Donor- bzw. Akzeptorphase

Stoffdurchgang (Permeation). Beim Stofftransport von einer Donorphase 1 über eine Membranbarriere M in eine Akzeptorphase 2 (Abb. 2.5) handelt es sich um einen Folgeprozess mit Stoffübergängen an zwei Grenzflächen (zwischen Phase 1 und M sowie M und Phase 2) und Diffusionsschritten, wobei die Diffusion durch die Membran als langsamster Schritt die Geschwindigkeit der gesamten Folge bestimmt.

Unter „Sink"-Bedingungen (d. h. die Konzentration des Stoffes wird in der Akzeptorphase durch Abtransport oder gleichmäßige Verdünnung auf konstant niedrigem Niveau gehalten) kann der quasistationäre Zustand des Systems (d. h. $C_{M1} - C_{M2}$ ist annähernd konstant) näherungsweise mit dem 1. Fick'schen Diffusionsgesetz beschrieben werden:

$$J = \frac{dn_1}{A \cdot dt} = D \frac{(C_{M1} - C_{M2})}{d}$$ Gleichung 2.7

| C_{M1} bzw. C_{M2} Gleichgewichtskonzentrationen in den Grenzschichten der Membran zu den Phasen 1 bzw. 2 | d Membrandicke

Die Konzentrationen in den Grenzschichten der Membran C_{M1} und C_{M2} ergeben sich nach dem Nernst'schen Verteilungssatz aus dem Produkt der Verteilungskoeffizienten (K_1 bzw. K_2) und Konzentrationen in der Donor- bzw. Akzeptorphase (C_1 bzw. C_2):

$$C_{M1} = K_1 \cdot C_1 \text{ und } C_{M2} = K_2 \cdot C_2$$ Gleichung 2.8

Demnach ergibt sich durch Einsetzen in Gleichung 2.7 für die Permeation folgende Fluxgleichung:

$$J = \frac{dn_1}{A \cdot dt} = D \frac{(K_1 \cdot C_1 - K_2 \cdot C_2)}{d}$$ Gleichung 2.9

Für den häufig annehmbaren Fall, dass die Verteilungskoeffizienten gleich groß sind ($K_1 = K_2 = K$), vereinfacht sich diese Gleichung entsprechend:

$$J = \frac{dn_1}{A \cdot dt} = \frac{D \cdot K}{d}(C_1 - C_2) = P \cdot (C_1 - C_2)$$ Gleichung 2.10

In dieser Beziehung wird

$$\frac{D \cdot K}{d} = P$$ Gleichung 2.11

als Stoffdurchgangszahl oder Permeabilitätskoeffizient bezeichnet. Permeabilitätskoeffizienten lassen sich mit Hilfe von Diffusionszellen experimentell bestimmen. Den Reziprokwert des Permeabilitätskoeffizienten bezeichnet man als Permeationswiderstand (W = 1/P). Er ergibt sich aus der Summe aller Transportwiderstände, die wiederum Reziprokwerte der Stoffübergangszahlen sind:

$$W = \frac{1}{P} = \frac{1}{\beta_1} + \frac{K}{\beta_2}$$ Gleichung 2.12

2.3.2 Lipiddiffusion

Bei pharmakokinetischen Prozessen spielt der Stofftransport durch Lipidbarrieren allgemein die dominierende Rolle. Lipoidlösliche Substanzen verteilen sich dabei zwischen der Membrangrenzschicht und der wässrigen Phase, diffundieren durch die halbflüssige Lipiddoppelschicht der Membran und werden an der Grenzschicht zur transmembranalen Phase durch einen weiteren Verteilungsschritt an die folgende wässrige Phase abgegeben.

Aus den Beziehungen für den Stoffdurchgang wird deutlich, dass für diesen Folgeprozess der Lipoid/Wasser-Verteilungskoeffizient und der Diffusionskoeffizient die ausschlaggebenden stofflichen Kenngrößen sind (▸ Kap. 2.3.1).

pH-Verteilungshypothese. Die von Brodie et al. (1957) für die gastrointestinale Absorption von Arzneistoffen aufgestellte pH-Verteilungshypothese, deren wichtigste Aussagen in ▸ Kap. 3.2 zusammengefasst werden, hat für den Stofftransport im Organismus eine übergeordnete Bedeutung. Deshalb sollen die physikalisch-chemischen Grundlagen der pH-bedingten Verteilung an Lipidbarrieren an dieser Stelle besprochen werden.

Nach dem Prinzip der nichtionischen Diffusion kann im Fall von basischen und sauren Arzneistoffen nur die nichtionisierte, lipophile Form Lipidbarrieren überwinden, nicht dagegen der ionisierte, hydrophile Anteil (dieser bestenfalls im geringen Umfang durch hydrophile Poren). Da die meisten Pharmaka schwache Basen oder Säuren sind, spielen deren pK_a-Wert und die pH-Werte auf beiden Seiten der Lipidschranke eine wesentliche Rolle.

Für die Gleichgewichtskonstante bei der Dissoziation einer schwachen Säure AH bzw. protonierten schwachen Base BH^+ (Dissoziationskonstante) gilt nach dem Massenwirkungsgesetz:

$$K_a = \frac{[A^-] \cdot [H^+]}{[AH]} \text{ bzw. } K_a = \frac{[B] \cdot [H^+]}{[BH^+]}$$ Gleichung 2.13

Aus rechnerischen Gründen wird anstelle des K_a-Wertes sein negativer dekadischer Logarithmus pK_a verwendet:

$pK_a = -lgK_a$.

Die Gleichgewichtseinstellung zwischen den Säuren AH sowie BH^+ und den korrespondierenden Basen A^- sowie B erfolgt entsprechend der **Henderson-Hasselbalch-Gleichung** in Abhängigkeit vom pK_a- und pH-Wert nach

$$\lg \frac{[A^-]}{[AH]} = pH - pK_a \text{ bzw.}$$
$$\lg \frac{[B]}{[BH^+]} = pH - pK_a$$

Gleichung 2.14

Daraus abgeleitet errechnet sich der Ionisationsgrad einer Säure bzw. Base nach

$$\alpha_a = \frac{K_a}{K_a + [H^+]} = \frac{1}{1 + 10^{pK_a - pH}} = \frac{1}{1 + \text{antilog}(pK_a - pH)}$$

Gleichung 2.15

bzw.

$$\alpha_b = \frac{[H^+]}{[H^+] + K_a} = \frac{1}{1 + 10^{pH - pK_a}} = \frac{1}{1 + \text{antilog}(pH - pK_a)}$$

Gleichung 2.16

Aus diesen Beziehungen resultiert, dass sich die Stärke einer Base proportional und die einer Säure indirekt proportional zum pK_a-Wert verhalten (◘ Tab. 2.1) und dass die Abhängigkeit des Ionisationsgrades einer Verbindung mit einem bestimmten pK_a-Wert vom pH-Wert der Lösung eine Sigmoidkurve ergibt. Dementsprechend existiert für jede Säure HA bzw. BH^+ eine Dissoziationskurve und spiegelbildlich dazu eine Protonierungskurve der korrespondierenden Base A^- bzw. B (○ Abb. 2.6).

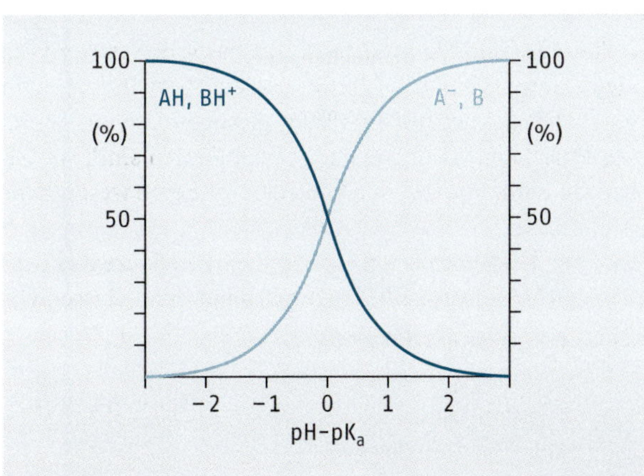

○ **Abb. 2.6** Dissoziation schwacher Säuren AH bzw. protonierter schwacher Basen BH^+: $AH \leftrightharpoons A^- + H^+$ bzw. $BH^+ \leftrightharpoons B + H^+$ (hellblau) sowie Protonierung schwacher Basen B bzw. der Anionen schwacher Säuren: $B + H^+ \leftrightharpoons BH^+$ bzw. $A^- + H^+ \leftrightharpoons AH$ (dunkelblau)

2

■ **Tab. 2.1** pK_a-Werte einiger saurer und basischer Arzneistoffe

	Säuren	pK_a	Basen	
Stark		0,8	Coffein	Schwach
↑		1,2	Phenazon	↓
	Benzylpenicillin	2,8		
	Salicylsäure			
	Sulfinpyrazon			
	Oxacillin	2,9		
	PAS	2,9		
	Carbenicillin	3,3	Diazepam	
	Probenecid	3,4		
	Acetylsalicylsäure	3,5		
	Etacrynsäure			
	Furosemid	3,8		
	Flufenaminsäure	3,9		
	Omeprazol Diclofenac	4,0		
	Ibuprofen	4,4	Trapidil	
	Indometacin	4,5		
	Phenylbutazon			
		4,6	Chlordiazepoxid	
			Pindolol	
	Losartan	4,9	Aminophenazon	
		5,2	Erythromycin	
	Tolbutamid	5,4		
	Dicoumarol	5,7		
		6,0	Codein	
	Triamteren	6,2	Papaverin	
	Sulfadiazin	6,4		
		6,8	Cimetidin	
	Sulfamerazin Sulfathiazol	7,1	Trimethoprim	

Tab. 2.1 pK_a-Werte einiger saurer und basischer Arzneistoffe (Fortsetzung)

	Säuren	pK_a	Basen	
↑	Thiopental	7,3		↓
	Phenobarbital	7,6	Mepivacain	
		7,7		
	Barbital	7,9	Lidocain	
		8,0	Morphin	
		8,1	Bupivacain	
	Hexobarbital	8,2	Haloperidol	
	Phenytoin	8,3	Chinin	
	Sulfapyridin	8,4	Cocain	
		8,5	Tetracain	
		8,6	Methadon	
		8,7	Pethidin Tolbutamid Sildenafil	
		8,8	Theophyllin	
		8,9	Procain Diltiazem	
		9,0	Verapamil Diphenhydramin	
		9,2	Procainamid Chlorpromazin	
		9,4	Allopurinol	
	Chlorothiazid	9,5	Propranolol	
			Ephedrin	
			Imipramin	
		9,8	Atropin	
		9,9	Amphetamin	
		10,1	Terbutalin	
		10,4	Tolazolin	
Schwach	Chloramphenicol	11,0		Stark

Zahlenmäßig entspricht der pK_a-Wert einer Substanz näherungsweise dem pH-Wert des Lösungsmittels, bei dem die ionisierte und nichtionisierte Form zu gleichen Teilen vorliegen ($\alpha = 0{,}5$). Im pK_a-nahen pH-Bereich bewirken bereits geringfügige pH-Änderungen starke Veränderungen des Ionisationsgrades. Bei reiner Lipiddiffusion gilt für die Verteilung C_1/C_2 zwischen zwei durch eine Lipidmembran getrennte Phasen mit unterschiedlichen pH-Werten (pH_1 und pH_2) bei Säuren

$$\frac{C_1}{C_2} = \frac{1 + 10^{pH_1 - pK_a}}{1 + 10^{pH_2 - pK_a}}$$ Gleichung 2.17

und bei Basen

$$\frac{C_1}{C_2} = \frac{1 + 10^{pK_a - pH_1}}{1 + 10^{pK_a - pH_2}}$$ Gleichung 2.18

Mit dem Konzept der nichtionischen Diffusion und der Abhängigkeit des Ionisationsgrades vom pH-Wert lässt sich das Absorptionsverhalten vieler Wirkstoffe unter Berücksichtigung weiterer permeationsbestimmender Faktoren (z. B. Lipoid/Wasser-Verteilungskoeffizient und Konzentrationsgradient der nichtionisierten Form, Permeationsfläche, Molekülgröße, Länge und Eigenschaften der Diffusionsstrecke) erklären. Desgleichen verursachen pH-Differenzen zwischen beiden Seiten einer Lipidbarriere häufig asymmetrische Verteilungen von Pharmaka im Organismus und beeinflussen z. B. bei pH-Verschiebungen im Harn die renale Exkretion durch Veränderungen der tubulären Reabsorption.

Die Auswirkungen auf die Distribution werden am Beispiel der pH-bedingten Verteilung zwischen Magensaft und Blutplasma deutlich (◘ Abb. 2.7). So liegen schwache Basen (z. B. mit $pK_a = 4$) im Blut vor allem in nichtionisierter und im Magen in ionisierter Form vor. Derartige Verbindungen werden aus dem Magen nicht absorbiert, sondern können aus dem Blut in den Magen übertreten und sich dort anreichern (z. B. Pindolol, Trapidil usw.). Sehr schwache Basen ($pK_a < 1$) werden im Magen nur partiell protoniert und sind daher permeationsfähig. Stärkere Basen mit höherem pK_a-Wert (> 7,4) liegen im Blut und Magen überwiegend ionisiert vor und überwinden daher umso schlechter die Lipidbarrieren je höher ihr pK_a-Wert ist. Wegen des höheren Ionisationsgrades im Magen kommt es auch hier zu einer beträchtlichen Anreicherung. Deshalb treten Verbindungen wie z. B. Chinin, Morphin oder Pethidin auch nach intravenöser Applikation im Magensaft in erheblich höherer Konzentration als im Blutplasma auf, so dass Magenspülungen auch bei parenteralen Basenvergiftungen effektiv sind. Schwache Säuren mit hohem pK_a-Wert liegen in beiden Phasen überwiegend in der nichtionisierten Form vor und können daher in Abhängigkeit vom Konzentrationsgradienten die Membran in beiden Richtungen passieren, wobei Verbindungen mit einem pK_a-Wert um 8 nur geringfügig pH-bedingt im Blut angereichert werden.

Vergleichsweise stärkere Säuren mit niedrigerem pK_a-Wert sind im Magen ebenfalls überwiegend nicht ionisiert, im Blut dagegen vorwiegend ionisiert, so dass eine starke Anreicherung im Blut resultiert.

Wegen der pH-Abhängigkeit des Ionisationsgrades basischer und saurer Arzneistoffe sind die pH-Werte der verschiedenen Körperflüssigkeiten, die physiologischen Schwankungen und pathosphysiologischen Änderungen unterliegen können, von Interesse (◘ Tab. 2.2).

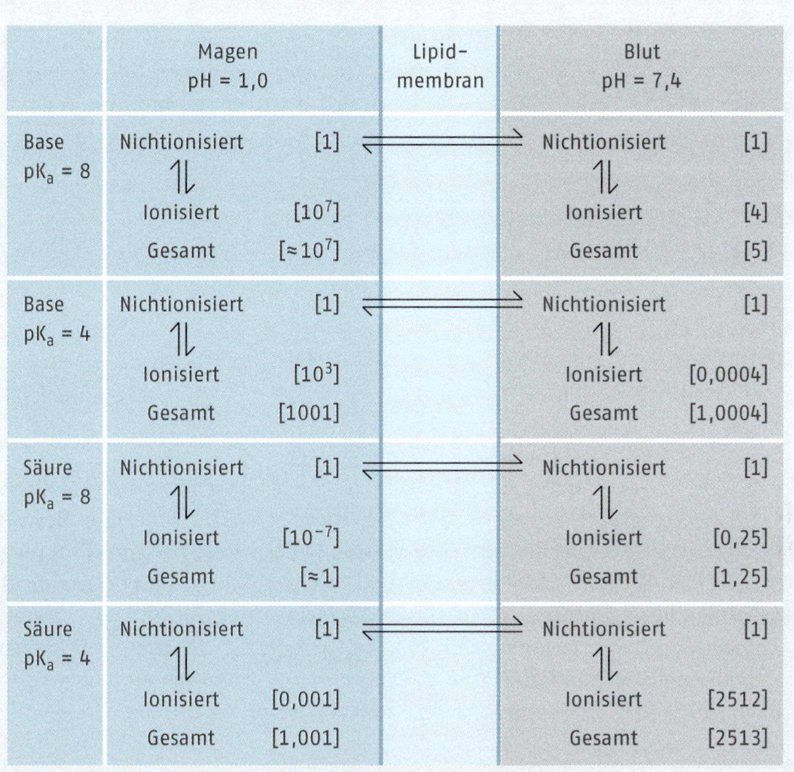

	Magen pH = 1,0		Lipidmembran	Blut pH = 7,4	
Base pK_a = 8	Nichtionisiert	[1]	⇌	Nichtionisiert	[1]
	Ionisiert	[10^7]		Ionisiert	[4]
	Gesamt	[≈10^7]		Gesamt	[5]
Base pK_a = 4	Nichtionisiert	[1]	⇌	Nichtionisiert	[1]
	Ionisiert	[10^3]		Ionisiert	[0,0004]
	Gesamt	[1001]		Gesamt	[1,0004]
Säure pK_a = 8	Nichtionisiert	[1]	⇌	Nichtionisiert	[1]
	Ionisiert	[10^{-7}]		Ionisiert	[0,25]
	Gesamt	[≈1]		Gesamt	[1,25]
Säure pK_a = 4	Nichtionisiert	[1]	⇌	Nichtionisiert	[1]
	Ionisiert	[0,001]		Ionisiert	[2512]
	Gesamt	[1,001]		Gesamt	[2513]

Abb. 2.7 pH-bedingte Verteilung zwischen Magensaft und Blutplasma

■ **MERKE** Der **Lipoid/Wasser-Verteilungskoeffizient** (K) als Maß für die Fähigkeit eines Stoffes, Lipidmembranen zu durchdringen und sich in lipophilen Strukturen anzureichern, wird durch Verteilung zwischen einer wässrigen und einer lipophilen Phase (bevorzugt n-Octanol, in Ausnahmefällen Benzen, Chloroform, Cyclohexan, Ether oder pflanzliche Öle) bestimmt.

Er ergibt sich nach dem **Nernst'schen Verteilungssatz**:

$$K = \frac{C_L}{C_W}$$ Gleichung 2.19

| C_L Gleichgewichtskonzentration in der lipophilen Phase | C_W Gleichgewichtskonzentration in der wässrigen Phase

Dieser gilt nur, wenn beide Phasen miteinander völlig unmischbar sind, der gelöste Stoff in keiner der beiden Phasen ionisiert und stark verdünnte Lösungen vorliegen. In der Biopharmazie bestimmt man allerdings Verteilungskoeffizienten in Systemen, die den jeweiligen physiologischen Bedingungen nahe kommen und von den Bedingungen für die Gültigkeit des Nernst-Verteilungssatzes abweichen können (z. B. in der Regel in n-Octanol und einem isotonischen Puffer mit dem pH-Wert des betreffenden wässrigen physio-

Tab. 2.2 pH-Werte verschiedener Körperflüssigkeiten des Menschen

Körperflüssigkeit	pH-Wert
Arterielles Blut	7,35–7,45
Venöses Blut	7,32–7,42
Darmsaft	
▪ Dünndarm	6,5–7,6
▪ Dickdarm	7,9–8,0
▪ Rektalschleim	7,5–8,0
Lebergalle	6,5–8,6
Blasengalle	6,1–8,6
Harn	4,8–7,5
Liquor	7,3–7,4
Magensaft	1,9–2,6
Belegzellensekret	0,9
Milch	6,4–7,6
Pankreassaft	7,5–8,8
Schweiß	4,0–6,8
Speichel	5,8–7,1
Tränenflüssigkeit	7,4
Augenkammerwasser	7,2

logischen Mediums). Man erhält dabei einen Verteilungskoeffizienten, der nur für das verwendete System gilt (scheinbarer Verteilungskoeffizient) und vom wahren Verteilungskoeffizienten abweichen kann. Für die häufigsten Abweichungen von den Gültigkeitsbedingungen des Nernst-Verteilungssatzes gibt es Korrekturmöglichkeiten. Für den Fall, dass der Stoff in der wässrigen Phase dissoziiert, erhält man z. B. durch Überprüfung der Verteilung bei verschiedenen pH-Werten des Puffers den **wahren Verteilungskoeffizienten** nach der Beziehung:

$$\frac{K_a + [H^+]}{C_W} = \frac{K_a}{C_0} + \frac{K' + 1}{C_0} \cdot [H^+]$$ Gleichung 2.20

| K_a Dissoziationskonstante | K' Wahrer Verteilungskoeffizient | C_W Gleichgewichtskonzentration in der wässrigen Phase | C_0 Ausgangskonzentration

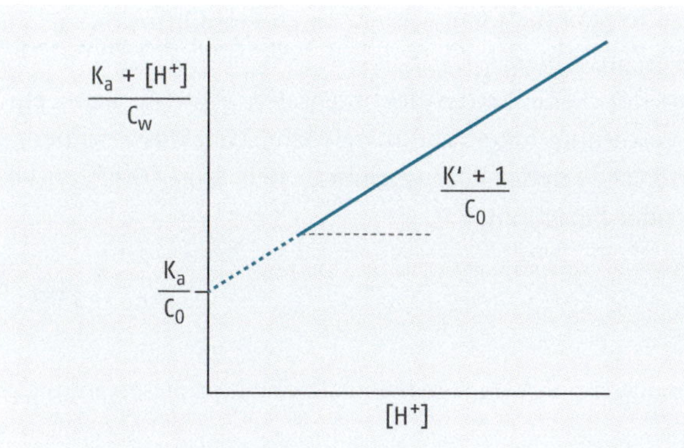

Abb. 2.8 Bestimmung des wahren Verteilungskoeffizienten K' aus Verteilungsversuchen bei verschiedenen pH-Werten. Nach Koch et al. K_a Ionisationskonstante, C_0 Ausgangskonzentration, C_W Gleichgewichtskonzentration in der wässrigen Phase

Bei graphischer Darstellung von $(K_a + [H^+])/C_W$ gegen $[H^+]$ erhält man eine Gerade mit dem Ordinatenschnittpunkt K_a/C_0 und dem Anstieg $(K' + 1)/C_0$, aus dem sich K' ermitteln lässt (Abb. 2.8).

Die pH-Abhängigkeit der scheinbaren Verteilungskoeffizienten (K) entspricht weitgehend einer der Henderson-Hasselbalch-Gleichung analogen Funktion. Daher erhält man bei Verteilungsversuchen eine brauchbare Näherung an den wahren Verteilungskoeffizienten (K') für schwache Säuren bzw. schwache Basen bei einem pH-Wert, der $pH - pK_a = -2$ bis -3 bzw. $pH - pK_a = 2$ bis 3 entspricht (Abb. 2.6).

Der **scheinbare Verteilungskoeffizient** repräsentiert allerdings am besten die realen Verteilungsverhältnisse an Grenzschichten biologischer Lipidbarrieren. Bei seiner Bestimmung werden zunächst die wässrige Phase (Puffer) und die lipophile Phase (n-Octanol) jeweils mit der Gegenphase gesättigt, um nachträgliche Volumenänderungen zu vermeiden. Dann löst man den Arzneistoff in der wässrigen Phase und schüttelt diese mit der lipophilen Phase bis zur Einstellung des Verteilungsgleichgewichts bei 37 °C. Die Bestimmung der Stoffkonzentration erfolgt in der wässrigen Phase und die Berechnung von K nach folgender Gleichung:

$$K = \frac{(C_0 - C_W) \cdot V_W}{C_W \cdot V_L} \qquad \text{Gleichung 2.21}$$

| C_0 Konzentration in der wässrigen Phase zu Beginn der Verteilung | C_W Gleichgewichtskonzentration in der wässrigen Phase | V_L Volumen der lipophilen Phase | V_W Volumen der wässrigen Phase

2.3.3 Diffusion durch Poren

Der Membrantransport hydrophiler Substanzen, insbesondere von Ionen, der eine deutliche Abhängigkeit von der Molekülgröße und Ladung erkennen lässt, wird mit einer Diffusion durch wassergefüllte Poren oder Kanäle erklärt. Diese Poren sind keine morphologisch nachweisbaren, permanenten Strukturen, sondern dynamisch auftretende Strukturelemente. Ihre Größe und Zahl zeigt in den verschiedenen Zellen offensichtlich starke Unterschiede.

Die Diffusion durch Poren spielt nur bei relativ kleinen Molekülen (bis zu einer relativen Molmasse von etwa 100) eine größere Rolle, da der mittlere Radius der Membranporen nur 0,3–0,5 nm beträgt und ihr Flächenanteil gering ist. So werden von Molekülen mit einer relativen Molmasse über 80 die lipophilen besser (durch Lipiddiffusion) als die hydrophilen (durch Porendiffusion) absorbiert.

Durch Wechselwirkungen mit den Seitenketten der integralen Proteine kann eine gewisse Spezifität der Poren für bestimmte Ionen und ungeladene Moleküle resultieren. Der effektive Diffusionskoeffizient (D_{eff}) in der Porenmembran steht zum Diffusionskoeffizienten in der Lösung in folgender Beziehung:

$$D_{eff} = \frac{D \cdot \Theta \cdot K_p \cdot K_r}{\tau}$$ Gleichung 2.22

| Θ Porenvolumenfraktion | τ Krümmung | K_p, K_r Vom Poren- und Moleküldurchmesser abhängige Koeffizienten

Für ein Verhältnis von Moleküldurchmesser/Porendurchmesser (λ) bis zu 0,5 gilt näherungsweise:

$$K_p \cdot K_r = (1 - \lambda)^2(1 - 2{,}104\,\lambda + 2{,}09\,\lambda^3 - 0{,}95\,\lambda^5)$$ Gleichung 2.23

2.4 Filtration durch Poren

Filtrationsvorgänge als besondere Form des konvektiven Transports besitzen für den Stoffaustausch durch interzelluläre Poren von Kapillarwänden vor allem im Bereich der Mikrozirkulation, der glomerulären Filtration und der Lebersinusoide größere Bedeutung.

■ **DEFINITION** Bei der **Filtration** handelt es sich um einen Transport der Moleküle unter Verschiebung des Lösungsmittels durch einen hydrostatischen oder osmotischen Druckgradienten (○Abb. 2.9).

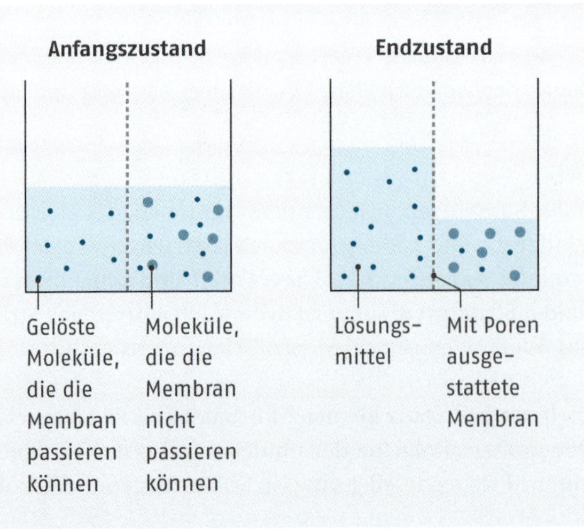

○ **Abb. 2.9** Prinzip der Filtration

Als treibende Kraft bei Filtrationsprozessen wirkt allgemein der Druckunterschied zwischen den beiden Seiten der porenhaltigen Barriere. Die Druckverhältnisse werden durch den **effektiven Filtrationsdruck** (P_{eff}) beschrieben. Bei der Filtration durch Kapillarwände wird er aus dem hydrostatischen Kapillardruck (P_{Kap}), der Differenz aus kolloidosmotischem Druck des Plasmas und der extrazellulären Flüsssigkeit ($\Delta\pi$) sowie dem mechanischen Gewebedruck (P_{Gew}) berechnet:

$$P_{eff} = P_{Kap} - \Delta\pi - P_{Gew}$$ Gleichung 2.24

Zur Charakterisierung der Filtration wird häufig der Volumenfluss ($\dot{V}$) herangezogen. Dieser ergibt sich aus dem effektiven Filtrationsdruck (P_{eff}), der Porenfläche (A) und dem sog. Filtrationskoeffizienten (K_F):

$$\dot{V} = P_{eff} \cdot A \cdot K_F$$ Gleichung 2.25

K_F stellt ein Maß für die Filtereigenschaften der Porenbarriere dar (Größe und Anzahl der Poren) und beträgt z. B. für Kapillarwände im Muskelgewebe etwa 3,5, in den Glomeruli dagegen 400–800 $cm \cdot s^{-1} \cdot mmHg^{-1}$.

Passive Diffusionsprozesse durch Zellmembranen können von einem osmotisch bedingten Wassertransport überlagert sein, durch den insbesondere kleine hydrophile Moleküle mitgerissen werden (solvent drag).

2.5 Osmose

Wie die Filtration gehört die Osmose zu den Flüssigkeitstransportvorgängen.

■ **DEFINITION** Bei der **Osmose** erfolgt ein Lösungsmitteltransport durch eine semipermeable Membran, die zwei gleichartige Lösungen unterschiedlicher Konzentration trennt (o Abb. 2.10).

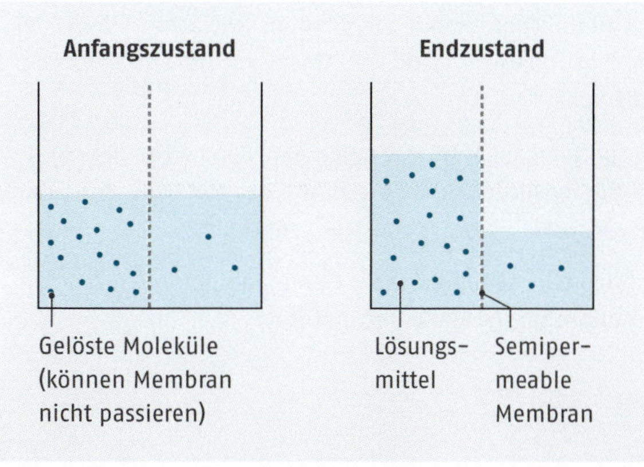

o **Abb. 2.10** Prinzip der Osmose

Die Membran ist für die gelösten Substanzen undurchlässig, nicht aber für das Lösungsmittel. Die treibende Kraft des Transports ist der Konzentrationsunterschied. Das Lösungsmittel diffundiert durch die Membran in Richtung der höheren Konzentration bis auf beiden Seiten der Membran gleiche Konzentrationen vorliegen. Durch die Zunahme der Lösungsmittelmoleküle in der Lösung mit der höheren Konzentration wird ein hydrostatischer Druck auf die semipermeable Membran erzeugt, der umso größer wird, je konzentrierter die Lösung ist. Der sich einstellende Gleichgewichtsdruck wird als **osmotischer Druck** (π) bezeichnet. Er wird durch die van't-Hoff-Gleichung beschrieben:

$$\pi = R \cdot T \cdot \Delta C \quad \text{Gleichung 2.26}$$

| R Allgemeine Gaskonstante | T Absolute Temperatur | ΔC Konzentrationsdifferenz

Der osmotische Druck ist unabhängig von der Art des Lösungsmittels und des darin gelösten Stoffes. Er wird nur von der Gesamtzahl der gelösten Teilchen bestimmt.

Ein Maß für die osmotische Konzentration von Lösungen ist die Osmolarität.

Im Organismus stellen Membranen semipermeable Barrieren dar, die für kleine Moleküle passierbar sind. Die reine Phospholipiddoppelschicht der Zellmembran ist für Wasser nur in geringem Maße durchlässig. Die Permeabilität wird durch Wasserkanäle (Aquaporine) stark erhöht, so dass osmotische Vorgänge stattfinden können. In Epithelien findet ein osmotischer Transport sowohl transmembranal als auch parazellulär statt. Kapillarwände verhalten sich in Bezug auf die im Plasma gelösten Proteine wie eine semipermeable Membran, d. h., Stoffe mit kleiner Molekülmasse passieren im Gegensatz zu den Plasmaproteinen die Barriere. Der durch die Proteinkonzentration bedingte kolloidosmotische Druck beeinflusst somit den Durchtritt von Wasser und anderen kleinen Molekülen durch die Kapillarwand.

Zusammenfassung

- Diffusion umfasst alle Bewegungsvorgänge, bei denen Moleküle aufgrund ihrer thermischen Energie in Richtung eines Konzentrationsgradienten wandern. Die freie Diffusion findet an Membranporen oder Kanälen statt.
- Lipiddiffusion ist die Diffusion durch eine Lipidbarriere. Für den Transportprozess ist der Lipoid/Wasser-Verteilungskoeffizient die entscheidende Eigenschaft des Arzneistoffes. Wenn es sich bei den zu transportierenden Stoffen um schwache Säuren oder Basen handelt, spielen deren pK_a-Werte und die pH-Werte auf beiden Seiten der Lipidbarriere eine wesentliche Rolle.
- Filtrationsprozesse sind Transportvorgänge an interzellulären Poren. Für den Stofftransfer sind der effektive Filtrationsdruck sowie die Größe der Moleküle entscheidende Faktoren.
- Durch Osmose wird Wasser durch eine semipermeable Membran oder durch zelluläre Wasserkanäle passiv konzentrationsausgleichend transportiert.

2.6 Membranproteinvermittelte Transportprozesse

2.6.1 Grundlagen

■ **MERKE** Viele Substanzen werden mittels Proteinen durch die Zellmembran transportiert. Diese Transportproteine sind integrale, die Membran durchspannende Proteine und treten in Wechselwirkung mit dem zu transportierenden Stoff, um ihn in die Zelle hinein oder aus der Zelle heraus zu schleusen.

Es werden drei Arten von Transportproteinen unterschieden:
- Kanäle,
- Carrier,
- Pumpen.

Bezogen auf den Wirkstofftransport werden Carrier und Pumpen auch als **Transporter** (▸ Kap. 2.6.5) bezeichnet.

Der typische membranproteinvermittelte Transport wird durch die Bindung des Transportsubstrats an das Transportprotein eingeleitet. Analog zu den Enzymen treten dabei Eigenschaften wie Sättigungskinetik, eine gewisse Substratspezifität, Induktion, kompetitive Hemmung durch alternative Transportsubstrate und nichtkompetitive Hemmung durch Inhibitoren des Zellstoffwechsels in Erscheinung.

Da die **Kinetik eines unidirektional gerichteten Transports** einer Enzym-Substrat-Reaktion entspricht, lässt sie sich durch die Michaelis-Menten-Beziehung beschreiben. Dabei wird vorausgesetzt, dass die Transportproteine spezifische Bindungsstellen für die Substrate besitzen. Bei geringer Konzentration werden wenige Bindungsstellen besetzt. Die Transportgeschwindigkeit V hängt von der Substratkonzentration [S] ab und es liegt eine Kinetik 1. Ordnung vor. Ist die Hälfte der Bindungsstellen besetzt, entspricht die Transportgeschwindigkeit genau der Hälfte der Maximalgeschwindigkeit ($V_{max}/2$). Die Konstante K_m gibt die Konzentration [S] an, bei der halbmaximale Transportgeschwindigkeit vorliegt. Sind alle Bindungsstellen mit Substrat beladen, ist die maximale Transportgeschwindigkeit (V_{max}) erreicht. Eine weitere Substratkonzentrationszunahme verändert nicht die Transportgeschwindigkeit. Das Transportprotein ist mit Substrat gesättigt und es liegt eine Kinetik 0. Ordnung vor. Die Michaelis-Menten-Kinetik kann wie folgt mathematisch beschrieben werden:

$$V = V_{max} \frac{[S]}{[S] + K_m} \qquad \text{Gleichung 2.27}$$

| V Transportgeschwindigkeit | V_{max} Maximale Transportgeschwindigkeit | [S] Substratkonzentration | K_m Michaelis-Menten-Konstante

Der kinetische Verlauf eines membranproteinvermittelten Transports im Vergleich zur passiven Diffusion ist in ○ Abb. 2.11 dargestellt. Im Gegensatz zur oben beschriebenen Kinetik steigt die Diffusionsgeschwindigkeit linear mit zunehmender Konzentration des diffundierenden Stoffes. Mittels der Lineweaver-Burk-Darstellung können die V_{max}- und K_m-Werte graphisch ermittelt werden (○ Abb. 2.12).

Wie der Durchtritt der Substratmoleküle mittels Transportproteine im Einzelnen erfolgt, ist bisher nur teilweise geklärt. Man kann aber davon ausgehen, dass mehrere

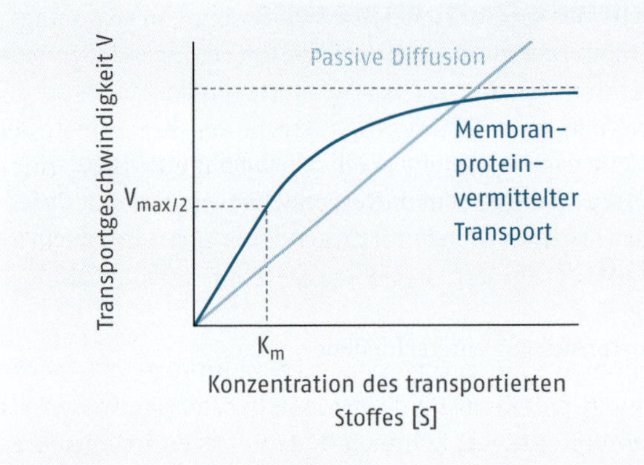

Abb. 2.11 Kinetik des membranvermittelten Transports im Vergleich zur passiven Diffusion

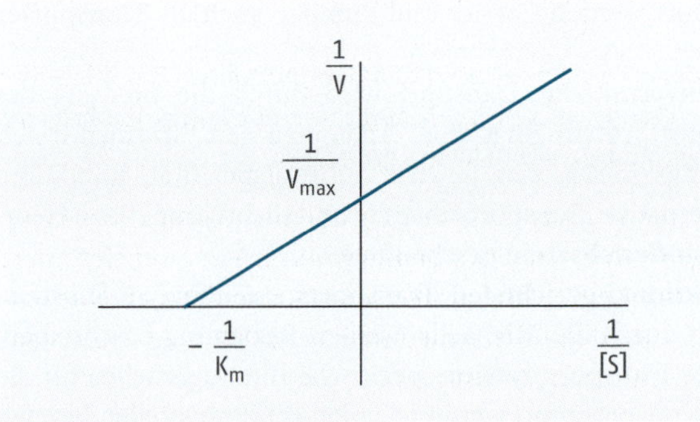

Abb. 2.12 Lineweaver-Burk-Darstellung der Kinetik des membranproteinvermittelten Transports

Mechanismen in Betracht kommen, die nicht zuletzt von der Art des Transportmoleküls (Kanal, Carrier oder Pumpe) abhängen.

2.6.2 Stofftransport durch Kanäle

Kanäle stellen durchgängige Membranporen dar, die sich öffnen und schließen können. Man unterscheidet:

- Ionenkanäle,
- Wasserkanäle,
- gap junctions.

Ionenkanäle. Diese Kanäle lassen in geöffnetem Zustand Ionen entlang eines elektrochemischen Gradienten durch die Membran passieren. Dabei wird keine Energie verbraucht. Die Kanäle zeigen eine hohe Selektivität für ein Ion oder wenige Ionentypen. Der Transport ist sehr schnell.

Je nach Typ bestehen die Ionenkanäle aus vier bis sechs Untereinheiten, die eine zentrale wassergefüllte Pore bilden. Diese kann einen Durchmesser bis zu 1,5 nm aufweisen. Die Größe der Pore ist entscheidend für die Selektivität des Kanals.

Die Regulation der Ionenkanäle erfolgt durch das **Gating**. Darunter versteht man den Übergang zwischen dem geschlossenen und offenen Zustand des Kanals durch Änderung der Proteinkonformation als Antwort auf ein spezifisches Signal. Die Öffnung kann durch elektrophysiologische oder chemische Faktoren ausgelöst werden. Dabei gibt es verschiedene Arten, die sich in ihrem Mechanismus unterscheiden. Das Gating von spannungsgesteuerten Ionenkanälen erfolgt durch Membranpotenzialänderungen. Ligandengesteuerte Ionenkanäle öffnen sich nach Bindung eines Neurotransmitters oder Mediators an das Kanalprotein. Diese Kanäle werden auch als ionotrope Rezeptoren bezeichnet. Bei Kanälen, die durch einen second messenger gesteuert werden, erfolgt die Bindung eines Liganden an einen metabotropen membranständigen Rezeptor in unmittelbarer Nähe zum Kanalprotein. Die Öffnung des Ionenkanals wird indirekt durch einen intrazellulären second messenger wie z. B. cAMP, der im Rahmen einer G-Protein-vermittelten Signaltransduktion gebildet wird, ausgelöst.

Wasserkanäle. Obwohl Zellmembranen eine geringe Wasserpermeabilität aufweisen, dominiert der Wassertransport durch membranständige Wasserkanäle. Sie werden als **Aquaporine** bezeichnet. Diese Membranproteine kommen in den meisten Zellmembranen vor. Inzwischen sind mehr als 10 Unterformen entdeckt worden. Neben Wasser können auch kleine organische Moleküle transportiert werden. Viele der Kanäle sind permanent geöffnet.

Eine Sonderform ist das Aquaporin-2. Es kommt in den Sammelrohren der Niere vor und wird unter dem Einfluss von Vasopressin in die Membran eingebaut und aktiviert. Dadurch wird die Wasserpermeabilität des Sammelrohrs gesteigert.

Gap junctions. Hierbei handelt es sich um Membrankanäle, die einen Stofftransport zwischen zwei benachbarten Zellen gewährleisten. Die Poren werden durch zwei Hexamere der beiden Zellen gebildet. Sie besitzen ein relativ großes Volumen und haben eine entsprechend geringere Selektivität. Es werden unterschiedliche Moleküle, wie Aminosäuren, Proteine, Kohlenhydrate und Mediatoren, transportiert.

2.6.3 Stofftransport durch Carrier

■ **DEFINITION Carrier** sind membranständige Transportproteine, die eine sogenannte **erleichterte Diffusion** (facilitated diffusion) vermitteln. Dieser Transport ist passiv und erfolgt in Richtung des Konzentrationsgradienten.

Der Vorgang gehorcht allerdings nicht den Gesetzen der Diffusion, sondern den Prinzipien des Carriertransports. Er läuft daher beschleunigt ab. Bei der Aufnahme und Abgabe der zu transportierenden Substanz durchläuft das Protein jeweils einen Konformationswechsel. Die Carrier bilden zu keinem Zeitpunkt ihres Zyklus eine durchgehende Membranpore.

Die erleichterte Diffusion spielt vor allem beim Transport von Glucose in die Erythrozyten, Leber- und Muskelzellen und bei der Absorption des Komplexes Vitamin B_{12} + „intrinsic factor" eine Rolle.

Einige Carrier transportieren nur eine Teilchenart und werden daher als **Uniporter** bezeichnet (**o** Abb. 2.13). Andere Transportproteine arbeiten als **Symporter** und befördern nach dem Prinzip eines gekoppelten Transports mehrere Teilchenarten in gleicher Richtung durch die Membran (**o** Abb. 2.14). Ein Beispiel hierfür ist die Absorption von Glucose durch das Darmepithel. In den Mikrovilli ist ein Transportsystem lokalisiert, das Glucose und andere Monosaccharide in die Zellen befördert und dabei einen Konzentrierungseffekt um den Faktor 10 bewirken kann. Die treibende Kraft hierfür ist ein Kotrans-

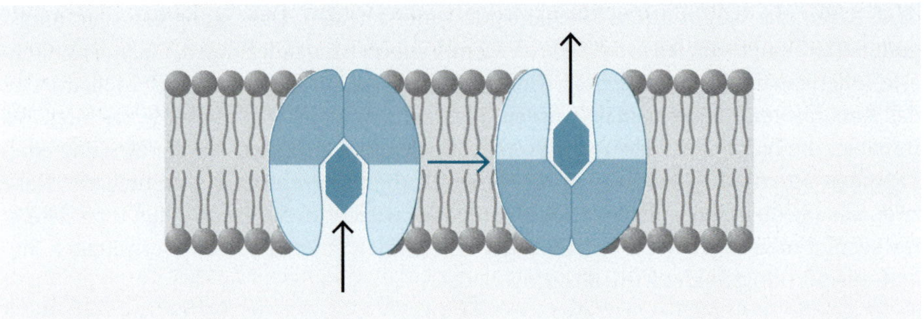

Abb. 2.13 Schematische Darstellung des Carriertransports durch Konformationswechsel bei einem Uniporter

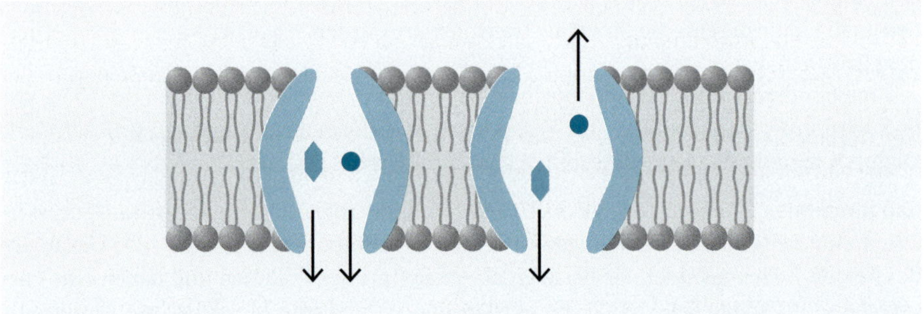

Abb. 2.14 Membrantransport durch einen Symporter (links) und einen Antiporter (rechts)

port von Na^+-Ionen. Wichtig für die Affinität zum Carrier sind der pyranoide Sechsring und die OH-Gruppen am C-1 und C-2. Der Transport von Zuckern kann durch das Polyphenolglucosid Phlorrhizin spezifisch gehemmt werden.

Durch **Antiporter** erfolgt der Transfer verschiedener Teilchenarten in entgegengesetzte Richtung (Abb. 2.14). Dieser Gegentauschtransport ist einer der häufigsten Transportmechanismen innerhalb der Zellen, vor allem bei Austauschprozessen zwischen Zytosol und Mitochondrien. Ein besonders gut untersuchtes Beispiel ist der Transport von ATP aus dem Matrixraum der Mitochondrien im Austausch gegen ADP, das vom Zytosol in die Mitochondrien transportiert und dort dem Phosphorylierungssystem der Atmungskette zugeführt wird. Dabei wird ein Wechsel zwischen drei Konformationen des Carrierproteins angenommen, eine zur Mitochondrienmatrix hin offene mit ATP-Bindungsaffinität, eine Übergangskonformation und eine zum Zytosol hin offene Konformation mit ADP-Bindungsaffinität, so dass durch Konformationswechsel eine Bewegung des Transportsubstrats nach dem Prinzip einer peristaltischen Pumpe resultiert.

Ionenpaartransport. Neben den verschiedenen Formen der erleichterten Diffusion, die auf die Existenz integraler Transportproteine zurückgehen, lässt sich im weitesten Sinne auch das Konzept des Ionenpaartransportes als ein Sonderfall einordnen.

Die Absorption einiger hydrophiler Arzneistoffe, die in den entsprechenden physiologischen Medien weitgehend ionisiert vorliegen, wird mit der Ionenpaartransport-Hypothese erklärt. Es wird angenommen, dass diese Substanzen, zu denen vor allem quarternäre Ammoniumbasen und Sulfonsäuren zählen, mit lipophilen Gegenionen im Gastrointestinaltrakt neutrale Ionenpaare bilden, die wegen ihrer erhöhten Lipophilie Lipidbarrieren überwinden können. Als physiologische Gegenionen werden in diesem Zusammenhang Fett- und Gallensäuren diskutiert. So wird z. B. angenommen, dass für die Absorption der quarternären Ammoniumverbindung Bretylium sowie der relativ starken Basen Pholedrin und Sotalol, deren n-Octanol/Wasser-Verteilungskoeffizienten zwischen 0,01–0,09 liegen, Fettsäuren- bzw. Fett- und Gallensäuren-Anionen essenziell sind. Die schwankende Bioverfügbarkeit dieser Substanzen könnte durch ein wechselndes Angebot der Gegenionen bedingt sein.

Andererseits wird versucht, die Pharmakokinetik hydrophiler Arzneistoffe durch Ionenpaarbildung mit exogenen Gegenionen zu beeinflussen. Das ist theoretisch sowohl durch eine Verbesserung der Absorption als auch durch eine Verlangsamung der Elimination (Steigerung der tubulären Reabsorption) möglich. So konnte z. B. eine Erhöhung des Lipoid/Wasser-Verteilungskoeffizienten und der bukkalen sowie cornealen Absorptionsgeschwindigkeit von Dinatrium cromoglicicum in Gegenwart von Alkylbenzyldimethylammonium-Ionen, eine Erhöhung der AUC („area under curve"; Fläche unter der Plasmaspiegelkurve) nach intravenöser Gabe von Pholedrin und Bretylium durch Hexylsalicylat, bei gleichzeitiger Abnahme der renalen und Steigerung der biliären Exkretion, sowie eine Verlangsamung der Elimination von Chinin durch 1-Methylpalmitat nachgewiesen werden.

Bei Untersuchungen an Modellmembranen konnte festgestellt werden, dass ein Teil der lipophilen Gegenionen in der Lipidmembran verbleibt und hier als Carrier für die hydrophilen Arzneistoffe fungiert. Die Abgabe des Arzneistoffkations in die Akzeptorphase und seine Aufnahme aus der Donorphase soll dabei durch einen Gegentransport von Protonen oder Alkaliionen realisiert werden. In kritischen Bewertungen der Versuche zur Begründung der Ionenpaartransport-Hypothese der Arzneistoffabsorption wird darauf hingewiesen, dass häufig aggressive Gegenionen in hohen Konzentrationen verwendet werden, die starke Detergenzien sind (z. B. Alkylsulfationen und Salze der Gallensäuren) oder einen denaturierenden Effekt auf Proteine zeigen (z. B. Trichloracetate und Salicylate) und deshalb zu Membranschäden sowie Schleimhautveränderungen führen. Daraus resultiert eine erhöhte Durchlässigkeit der Absorptionsbarrieren. Daneben wird bemerkt, dass für eine effektive transzelluläre Absorption durch Ionenpaartransport auch eine hohe Konzentration der Gegenionen in der Zelle erforderlich ist. Andernfalls könnte das am Absorptionsort bei einem Überschuss an Gegenionen gebildete Ionenpaar zwar in die Epithelzelle eindringen, jedoch kaum die Blutbahn erreichen, da es im Zytoplasma in die Einzelionen zerfiele. Für endogene Gegenionen, die stabile Ionenpaare mit ionisierten Arzneistoffen bilden und auch in ausreichender Konzentration in der Zelle vorliegen, gibt es jedoch keine Anhaltspunkte.

2.6.4 Stofftransport durch Pumpen

■ **DEFINITION** **Ionen- bzw Molekülpumpen** sind Transportproteine, die eine Substanz aktiv unter Energieverbrauch gegen einen Konzentrationsgradienten oder elektrochemischen Potenzialgradienten befördern (Bergauftransport).

Die hierfür erforderliche Energie wird durch Spaltung von ATP geliefert. Dabei wird zwischen primär aktivem und sekundär aktivem Transport unterschieden.

Beim **primär aktiven Transport** verfügt das Transportprotein selbst über ATPase-Eigenschaften. Durch Hydrolyse des ATP zu ADP und Phosphat wird die für den Transportvorgang notwendige Energie frei.

Der **sekundär aktive Transport** wird durch einen Carrier vermittelt und durch einen Konzentrationsgradienten angetrieben, der zunächst durch eine ATPase aufgebaut wurde.

Der Transport durch Pumpen kann unidirektional, d.h. in eine Richtung, erfolgen oder bidirektional, als In- bzw. Efflux.

Na+/K+-ATPase. Das am besten untersuchte Beispiel für einen ATP-getriebenen aktiven Transport ist das Na^+/K^+-Ionentransportsystem, das ständig K^+ in die Zellen und Na^+ nach außen befördert. Das hierfür verantwortliche Protein ist eine membranständige Na^+/K^+-abhängige ATPase. ATP-Hydrolyse und Na^+/K^+-Transport sind streng gekoppelt (je Molekül ATP werden drei Na^+-Ionen nach außen und zwei K^+-Ionen nach innen geschleust). Es ist bemerkenswert, dass dieses System andererseits auch ATP synthetisiert, wenn ein hoher Na^+/K^+-Gradient in unphysiologischer Richtung angelegt wird. Der Transport wird offensichtlich durch Konformationsänderungen des Proteins bewirkt. Die erste Konformationsänderung erfolgt durch dessen Phosphorylierung mittels ATP. Dabei gelangen drei Na^+-Ionen über den Transportkanal (zwischen den Proteinuntereinheiten) zur äußeren Bindungsstelle und werden hier abgegeben, während zwei K^+-Ionen in den nach außen geöffneten Kanal eindringen und gebunden werden. Nun wird das Phosphat vom Transportprotein abgespalten und damit die zweite Konformationsänderung bewirkt. Dadurch gelangen die K^+-Ionen zur inneren Bindungsstelle und werden in das Zellinnere abgegeben, während drei Na^+-Ionen in den nunmehr nach innen geöffneten Kanal eindringen und hier gebunden werden. Herzglykoside hemmen die Na^+/K^+-abhängige ATPase (Angriffsort: Dephosphorylierung der ATPase).

Wirkstoffpumpen. Diese Gruppe umfasst eine Vielzahl von Transportproteinen, die neben physiologischen Verbindungen Xenobiotika durch die Membran befördern können. Damit haben sie eine große Bedeutung für die Pharmakokinetik von Arzneistoffen. Die Pumpen sind primär oder sekundär aktiv. Sie vermitteln sowohl Influx- als auch Efflux-Prozesse. Die Transportproteine lassen sich in zwei Superfamilien einteilen:

- die Solute-Carrier-(SLC-)Familie und
- die ATP-Binding-Cassette-(ABC-)Familie.

Die Elimination bestimmter Arzneistoffe wird durch ATP-Transporter vermittelt. Diese transportieren als Efflux-Pumpen Arzneistoffmoleküle aus der Zelle hinaus und sind damit für das Phänomen der **Multidrug-Resistenz** (MDR) verantwortlich (▸ Kap. 2.6.5).

2.6.5 Transporter

SLC-Transporter. Diese Transportproteine befördern ungeladene, anionische und kationische endogene Substanzen sowie einige Xenobiotika durch die Zellmembran. Bisher sind mehr als 360 SLC-Transportproteine bekannt, die nach genetischen Kriterien (Sequenzidentität 20–25 %) auf 46 Familien (SLC 1–SLC 46) aufgeteilt werden können (◘ Tab. 2.3). Der Mechanismus verläuft bei einigen Transportern nach dem Prinzip der carriervermittelten erleichterten Diffusion. Andere SLC-Proteine sind sekundär aktive Transporter. Dabei erfolgt der Transport entweder als Influx oder Efflux.

Der prinzipielle Aufbau der genauer untersuchten SLC-Transporter ist sehr ähnlich. Die Proteine durchziehen mehrfach die Membran. So bestehen beispielsweise die organi-

Tab. 2.3 Ausgewählte SLC-Transporter

Transporter	Familie	Vorkommen	Substrate
Neutraler Aminosäuretransporter (NAT)	SLC3	Ubiquitär	L-Dopa
Gallensäuretransporter (NTCP)	SLC10	Leber	Gallensäuren
Peptidtransporter	SLC15	Intestinaltrakt, Niere, Gehirn, Lunge	ACE-Hemmer, β-Lactam-Antibiotika
Monocarbonsäuretransporter (MCT)	SLC16	Gehirn, Leber, Niere	Benzoesäure, kurzkettige Fettsäuren, Milchsäure
Organischer Anionentransporter (OAT)	SLC21	Gehirn, Leber, Niere	β-Lactam-Antibiotika, Fexofenadin, Prostaglandine
Organischer Kationentransporter (OCT)	SLC22	Leber, Niere, Darm	Dopamin, Histamin, Desipramin

2

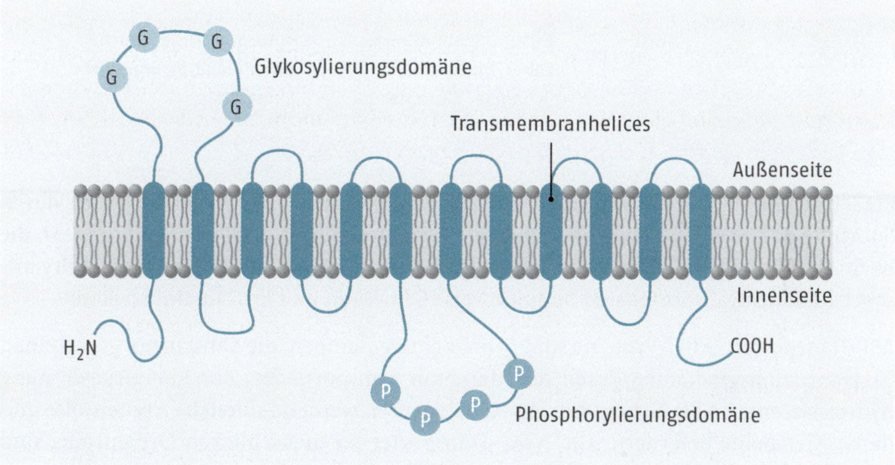

Abb. 2.15 Schematischer Aufbau eines organischen Anionentransporters

schen Anionen- und Kationentransporter aus zwei Transmembrandomänen mit jeweils sechs Transmembranhelices, die über Peptidschleifen miteinander verbunden sind. Auf der intrazellulären Seite befindet sich eine regulatorische Domäne, an der Phophorylierungen stattfinden. Extrazellulär gibt es einen Abschnitt für Glykosylierungen. Die Transmembrandomänen bilden einen Kanal, in dem sich verschiedene Substratbindungsstellen befinden. Dadurch wird eine gewisse Substratspezifität des Transporters erreicht (Abb. 2.15).

Die Regulation einiger SLC-Proteine verläuft über die Phosphorylierung der intrazellulären Domäne, an der verschiedene Proteinkinasen beteiligt sind; und wahrscheinlich auch über extrazelluläre Glykosylierungen. Für viele Transporter werden für die Regulation verschiedene G-Protein-vermittelte Signaltransduktionswege diskutiert.

Tab. 2.4 Ausgewählte ABC-Transporter

Transporter (inkl. Synonyme)	Subfamilie	Vorkommen	Substrate
MDR1, P-gp, PGY1	ABCB	Leber, Pankreas, Niere, Darm, Gehirn, Blut-Hirn-Schranke	Zahlreiche lipophile und amphiphile Substanzen
MRP1, GS-X	ABCC	Ubiquitär	Organische Anionen, Glutathion-Konjugate
MRP2, cMOAT		Gastrointestinaltrakt, Leber, Niere	Organische Anionen, Glucuronide
MRP3, cMOAT2, MLP2, MOAT-D		Gastrointestinaltrakt, Leber, Pankreas	Glucuronide, Gallensäuren, Methotrexat
MRP4, MOAT-B		Lunge, Pankreas, Gallenblase, Prostata, Hoden	Organische Anionen, Nucleosidanaloga
MRP5, MOAT-C, SMRP		Ubiquitär	Organische Anionen, Nucleosidanaloga, Glutathionkonjugate
MXR, BCRP	ABCG	Gastrointestinaltrakt, Leber, Blut-Hirn-Schranke, Plazenta	Mitoxantron, zahlreiche lipophile und amphiphile Substanzen

SLC-Transporter können induziert und gehemmt werden. Die Induktion wird durch Substrate ausgelöst und läuft über nukleäre Rezeptoren (z. B. FXR) ab (▸ Kap. 7.7.3), die nach Aktivierung im Zellkern die Transkription auslösen. Als Inhibitoren einiger organischer Kationentransporter sind beispielsweise Cimetidin und Procainamid bekannt.

ABC-Transporter. ABC-Proteine sind primär aktive Pumpen, die Substanzen gegen einen Konzentrationsgradienten durch die Membran transportieren. Zur Energiegewinnung hydrolysieren sie ATP. Neben endogenen Substanzen werden zahlreiche Arzneistoffe und deren Metabolite befördert. Alle ABC-Transporter im menschlichen Organismus sind Exporter, d. h., die Substrate werden aus den Zellen in das umgebende Medium gepumpt. Es sind bisher über 50 Transporter bekannt. Entsprechend struktureller Unterschiede kann die ABC-Proteinfamilie in drei Gruppen eingeteilt werden:

- Multidrug-Resistenz-Proteine (MDR),
- Multidrug-Resistenz-assozierte Proteine (MRP),
- Mitoxantron-Resistenz-Proteine (MXR).

Diese Proteinfamilien wiederum gliedern sich in sieben Subfamilien (ABCA bis ABCG), die genetisch eine 35%ige Sequenzidentität aufweisen (◘ Tab. 2.4).

Die MDR-, MRP- und MXR-Proteine unterscheiden sich in ihrem Aufbau insbesondere hinsichtlich der Struktur der Transmembrandomänen (TMD), der ATP-Bindungsstellen, die auch Nucleotid-Bindungsdomänen (NBD) genannt werden, sowie den Glykosylierungsstellen (G) (○ Abb. 2.16).

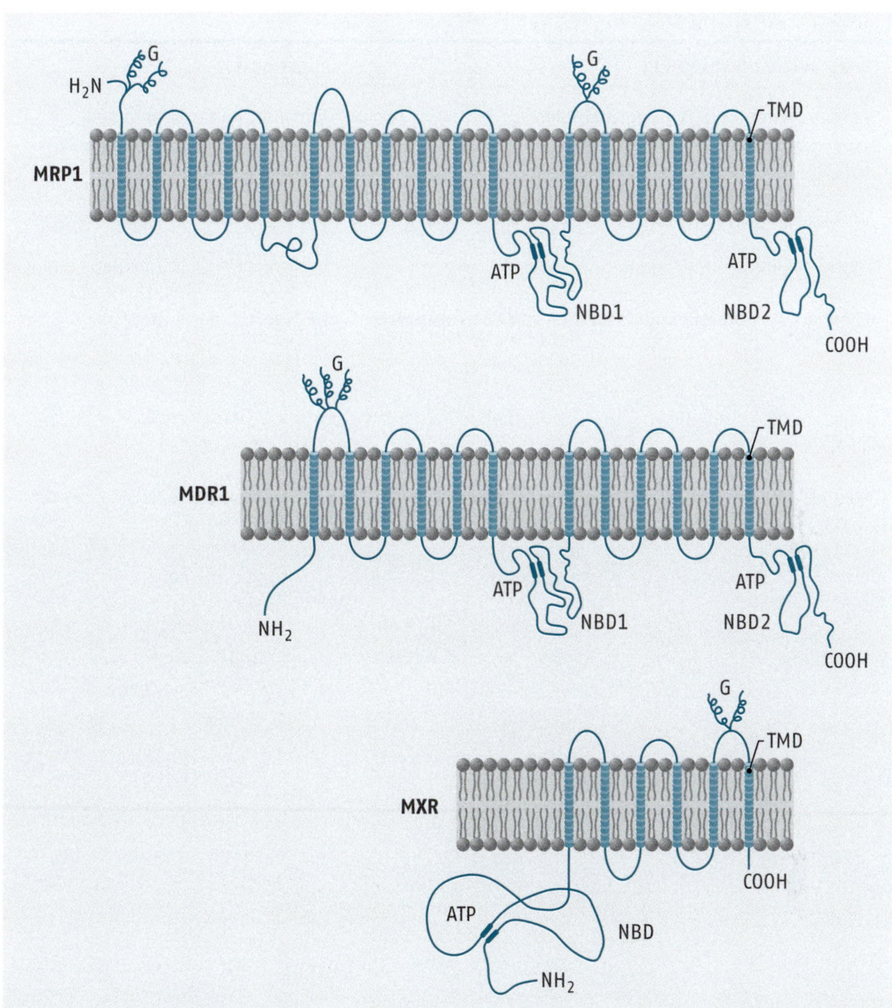

Abb. 2.16 Vergleichende Darstellung von MRP1, MDR1 (P-gp) und MXR. Nach Litman et al.

P-Glykoprotein (P-gp, ABCB1) ist das bekannteste Mitglied der ABC-Transporterfamilie und wurde daher sehr gut untersucht. Es wurde erstmals 1976 als Resistenzfaktor von Tumorzellen gegen Zytostatika beschrieben. Das Protein ist in der Lage, Zytostatika über einen ATP-verbrauchenden Mechanismus aus Tumorzellen zu entfernen und damit die intrazelluläre Konzentration auf ein untoxisches Maß zu senken. Dabei ist die Substratspezifität gering. P-gp wird aber auch in anderen Zellen exprimiert und spielt bei Verteilungs- und Eliminationsprozessen vieler Wirkstoffe eine große Rolle (Tab. 2.5).

Das 170 kDa schwere P-gp ist aus zwei Hälften, von denen jede aus sechs transmembranären α-Helices (Transmembrandomäne, TMD) und einer intrazellulären ATP-Bindungsstelle (NBD) besteht, aufgebaut. Die Helices sind durch Peptidschleifen verbunden. Beide Hälften weisen 43%ige Sequenzhomologie auf und sind durch eine charakteristische Linker-Region miteinander verknüpft. An der ersten extrazellulären Schleife befinden sich drei Glykosylierungsstellen (Abb. 2.17).

2

Tab. 2.5 Verteilung und Funktion von P-Glykoprotein (Auswahl)

Subzelluläre Lokalisierung	Funktion
Apikale Membran in Darmepithelzellen	Transport in das Darmlumen
Kanalikuläre Membran in Hepatozyten	Transport in die Galle
Apikale Membran in Epithelzellen des Pankreasganges	Transport in die Pankreasflüssigkeit
Apikale Membran in Nierentubuluszellen	Transport in das Lumen des Tubulus
Luminale Membran in Endothelzellen von Gehirnkapillaren	Transport in das Blut

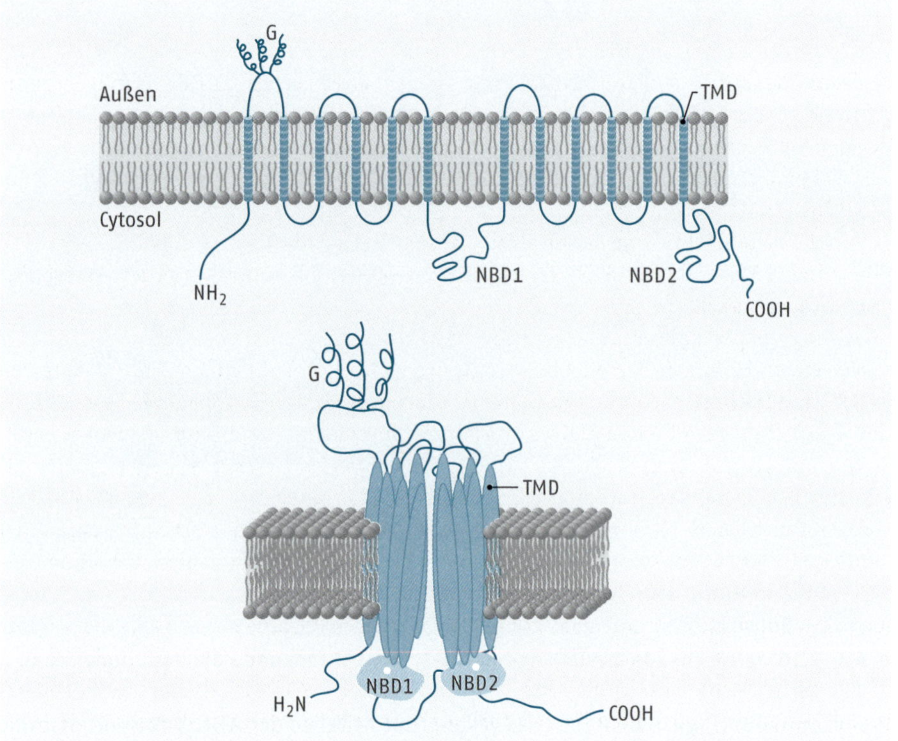

Abb. 2.17 Schematischer Aufbau des P-Glykoproteins in zweidimensionaler (oben) und räumlicher Darstellung (unten)

Die Energie für den Stofftransport bezieht P-gp aus der Hydrolyse von ATP. Durch die bereitgestellte Energie ist das Molekül in der Lage, seine Konformation zu ändern. Diese Wandlungsfähigkeit ist essenziell für den Transport zahlreicher, strukturell völlig unterschiedlicher Stoffe durch die kanalbildenden TMDs. Die geringe Substratspezifität ist auf die Existenz mehrerer Bindungsstellen, die sich in den transmembranären Regionen befinden, zurückzuführen. Eine große Bindungstasche, in der die Substrate an unterschiedlichen Bereichen andocken, könnte aber ebenfalls für den Transportmechanismus in Betracht kommen. Der Weg zu diesen Bindungsstellen kann entweder intramembranär durch die Poren der TMDs oder aus dem Intrazellularraum durch den Proteinkanal der Pumpe erfolgen.

Tab. 2.6 Zytosolische Rezeptoren und Induktion von ABC-Transportern

Rezeptor	Transporter	Induktor
Arylhydrocarbon-Rezeptor (AhR)	ABCC3	Polycyclische aromatische Kohlenwasserstoffe, β-Naphthoflavon, Omeprazol
Konstitutiver Androstan-Rezeptor (CAR)	ABCB1, ABCC1–3	Barbiturate, Phenytoin
Farnesoid-X-Rezeptor (FXR)	ABCB4, ABCB11, ABCC2	Gallensäuren
Pregnan-X-Rezeptor (PXR)	ABCB1, ABCC2	Barbiturate, Glucocorticoide, Rifampicin

ABC-Transporter vom MRP-Typ können je nach Isoform im Gegensatz zu P-gp am N-Terminus fünf zusätzliche transmembranäre Helices besitzen, die offensichtlich für die Affinität zu den Substraten eine wichtige Rolle spielen. Trotzdem sind nur zwei ATP-Bindungsstellen vorhanden.

Die Lokalisierung der Transporter ist ubiquitär. Subzellulär sind einige Isoformen des MRP auch in der basolateralen Membran von Epithelzellen zu finden.

MXR-Proteine sind sogenannte Halbtransporter. Sie verfügen nur über jeweils eine NBD und TMD. Um als ABC-Transporter fungieren zu können, werden vermutlich Homodimere gebildet.

ABC-Transporter können sowohl gehemmt als auch induziert werden.

Die ersten Hemmstoffe von ABC-Transportern sind im Rahmen der Entwicklung von **MDR-Modulatoren** entdeckt und charakterisiert worden. Dabei bestand die Zielstellung, den durch P-gp vermittelten aktiven Ausstrom von Zytostatika aus Tumorzellen zu reduzieren bzw. zu unterbinden. Zu den Wirkstoffen der ersten Generation gehörten der Calciumkanalblocker Verapamil und das Immunsuppressivum Cyclosporin A. Mittlerweile sind zahlreiche neue Verbindungen ohne pharmakologische Eigenwirkungen entwickelt worden, die ABC-Transporter kompetetiv oder nichtkompetitiv hemmen. Die kompetitiven Inhibitoren interagieren mit den Substratbindungsstellen des Transporters und stellen selbst Substrate dar. Eine nichtkompetitive Hemmung kann allosterisch eine Konformationsänderung des Proteins hervorrufen oder die ATPase-Aktivität vermindern.

Die Entwicklung von Inhibitoren ist derzeit neben der Überwindung von Resistenzproblemen in der Zytostatikatherapie für die Optimierung der Bioverfügbarkeit von Arzneistoffen von großer Bedeutung.

Viele Substrate von ATP-Transportern können diese induzieren. Dabei erfolgt nach Substrateintritt in die Zelle eine verstärkte Expression des Transportproteins. Bei vielen Induktionsprozessen kommt es zu einer Co-Expression von Transportern und Biotransformationsenzymen. Dieses Phänomen stellt somit ein komplexes Schutzsystem zur schnellen Elimination von Fremdstoffen dar. Der Mechanismus der Induktion ist prinzipiell gleichartig. Er verläuft über zytosolische bzw. nukleäre Rezeptoren (Tab. 2.6), die nach Substratbindung ein Heterodimer bilden, das dann im Zellkern an definierte DNA-Abschnitte bindet und die Expression des Proteins einleitet (▸ Kap. 7.7.3).

Für ABC-Transporter sind zahlreiche genetische Polymorphismen beschrieben worden. Aus den unterschiedlichen Genvarianten ergeben sich Konsequenzen für die Elimination vieler Xenobiotika. Bei P-gp sind mehr als 29 Polymorphismen bekannt.

2.7 Endozytosen

■ **DEFINITION** Größere Moleküle, Partikel und Flüssigkeitströpfchen können von vielen Zellen durch Invagination der Membran und Abschnüren eines Vesikels (Pinosom) aufgenommen werden (o Abb. 2.18). Hierfür wird der Sammelbegriff **Endozytose** verwendet.

Je nachdem, ob das aufgenommene Substrat in Partikel- oder Tröpfchenform inkorporiert wird, spricht man von **Phagozytose** oder **Pinozytose**. Eine Absorptionsform, bei der die Pinosomen durch die Zelle geschleust werden und anschließend durch Exozytose wieder in den extrazellulären Raum gelangen, aus dem ein Abtransport mit dem Lymphstrom erfolgen kann, bezeichnet man als **Zytopempsis** oder **Transzytose**.

Die Pinozytose spielt vor allem bei der Fettabsorption eine Rolle (Aufnahme der Chylomikronen in die Darmepithelzellen). Als erwiesen gilt auch eine Absorption von fettlöslichen Vitaminen, Cholesterol, Peptiden und einiger Fremdstoffe, darunter ölige Wirkstoffe und flüssiges Paraffin, nach dem Endozytoseprinzip.

Liposomen, Nanopartikel. Von einer Aufnahme in bestimmte Zellen nach dem Prinzip der Endozytose kann man auch bei intravenös applizierten Liposomen und Nanopartikeln ausgehen. Zellen des retikuloendothelialen Systems in Milz, Leber und Knochenmark zeigen eine besonders hohe Endozytoseaktivität. Hier finden sich nach Applikation von in Liposomen eingeschlossenen Arzneistoffen auch die höchsten Wirkstoffkonzentrationen. Dagegen besitzen spezialisierte Parenchymzellen kaum eine Endozytoseaktivität.

Rezeptorvermittelte Endozytose. Zahlreiche Peptide, Proteine und andere Stoffe werden unter Beteiligung von membranständigen Rezeptoren spezifisch durch Endozytose in bestimmte Zellen aufgenommen bzw. aus diesen ausgeschleust (Exozytose). Zu diesen Substanzen gehören z. B. Insulin, LDL, α_2-Makroglobulin, Neurotransmitter, Transferrin und Virusproteine.

Eine abschließende Bewertung der Bedeutung der Endozytosen für den Arzneistofftransport ist derzeit nicht möglich.

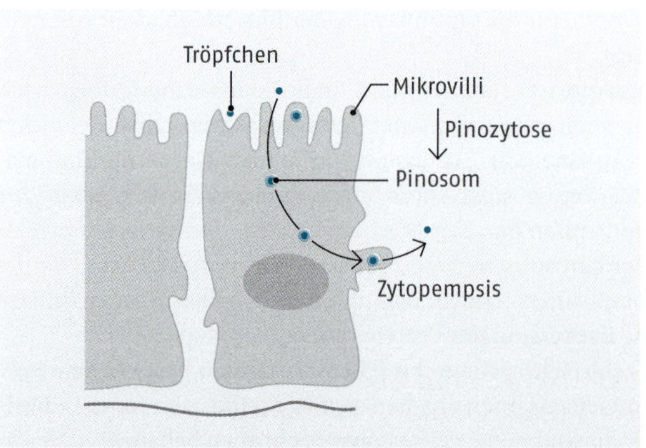

o **Abb. 2.18** Pinozytose und Zytopempsis

Zusammenfassung

- Eine Vielzahl von insbesondere hydrophilen Stoffen wird mittels Transportproteinen durch die Membran geschleust. Man unterscheidet dabei Kanäle, Carrier und Pumpen. Bezogen auf den Wirkstofftransport werden Carrier und Pumpen auch als Transporter bezeichnet.
- Viele Transportmoleküle sind durch eine Sättigungskinetik, eine gewisse Substratspezifität sowie eine Induzier- bzw. Hemmbarkeit gekennzeichnet.
- Kanäle stellen durchgängige Membranporen dar, die sich öffnen und schließen können. Man unterscheidet Ionenkanäle, Wasserkanäle und gap junctions.
- Carrier sind membranständige Transportproteine, die eine sogenannte erleichterte Diffusion (facilitated diffusion) vermitteln. Dieser Transport ist passiv und erfolgt in Richtung des Konzentrationsgradienten. Man unterscheidet Uni-, Sym- und Antiporter.
- Die Absorption einiger hydrophiler Arzneistoffe, die in den entsprechenden physiologischen Medien weitgehend ionisiert vorliegen, kann durch Ionenpaartransportvorgänge erklärt werden. Dabei bilden die Arzneistoffe im Gastrointestinaltrakt mit lipophilen Gegenionen transportfähige Ionenpaare.
- Ionen- bzw. Molekülpumpen sind Transportproteine, die eine Substanz aktiv unter Energieverbrauch nach Spaltung von ATP gegen einen Konzentrationsgradienten oder elektrochemischen Potenzialgradienten befördern (Bergauftransport). Der Transport verläuft entweder unidirektional oder bidirektional.
- Transporter werden in zwei Superfamilien unterteilt, die SLC- und die ABC-Familie. SLC-Proteine sind entweder Carrier oder sekundär aktive Transporter. Sie vermitteln sowohl Influx- als auch Effluxprozesse. ABC-Proteine sind primär aktive Pumpen, die Substanzen gegen einen Konzentrationsgradienten durch die Membran transportieren. Sie fungieren ausschließlich als Exporter. P-Glykoprotein (P-gp) ist ein wichtiger Vertreter der ABC-Familie und spielt bei dem Multidrug-Resistenz-Phänomen sowie bei vielen Verteilungs- und Ausscheidungsprozessen zahlreicher Wirkstoffe eine wichtige Rolle.
- Größere Moleküle, Partikel und Flüssigkeitströpfchen können biologische Membranen durch Endozytose oder Exozytose passieren.

2

Weiterführende Literatur

Adam G, Läuger P, Stark G. Physikalische Chemie und Biophysik. Springer, Berlin, Heidelberg 2009

Aktories K, Förstermann U, Hofmann F, Starke K (Hrsg). Allgemeine und spezielle Pharmakologie und Toxikologie. 11. Aufl., Urban & Fischer, München 2013

Atkins PW, Paula J. Physikalische Chemie. Wiley-VCH, Weinheim 2008

Doenecke D, Koolman J, Fuchs G, Gerok W. Karlsons Biochemie und Pathobiochemie. Thieme, Stuttgart, New York 2005

Efferth T. Molekulare Pharmakologie und Toxikologie. Springer, Berlin, Heidelberg 2006

Evans WH, Graham JM. Struktur und Funktion biologischer Membranen. Thieme, Stuttgart, New York 1991

Langguth P, Fricker G, Wunderli-Allensbach H. Biopharmazie. Wiley-VCH, Weinheim 2004

Leuenberger H (Hrsg). Martin Physikalische Pharmazie. 4. Aufl., Wissenschaftliche Verlagsgesellschaft Stuttgart, 2002

Müller-Esterl W. Biochemie. Eine Einführung für Mediziner und Naturwissenschaftler. 2. Aufl., Springer-Spektrum, Heidelberg 2010

Mutschler E, Geisslinger G, Kroemer HK, Menzel S, Ruth P, Mutschler Arzneimittelwirkungen. Lehrbuch der Pharmakologie und Toxikologie. 10. Aufl., Wissenschaftliche Verlagsgesellschaft Stuttgart, 2013

Offermanns S, Rosenthal W (eds). Encyclopedia of Molecular Pharmacology. Springer, Berlin, Heidelberg 2008

Schmidt RF, Lang F. Physiologie des Menschen mit Pathophysiologie. Springer, Berlin, Heidelberg, New York 2007

You G, Morris ME (eds). Drug Transporters. Molecular Characterization and Role in Drug Disposition. John Wiley & Sons Inc., Hoboken, New Jersey 2007

Vaupel P., Schaible H-G, Mutschler E. Anatomie, Physiologie, Pathophysiologie des Menschen. 7. Aufl., Wissenschaftliche Verlagsgesellschaft Stuttgart, 2015

3 Liberation, Absorption, Distribution, Metabolismus und Exkretion (LADME)

Die traditionelle Interpretation der Arzneimittelwirkung ging bis in die 1960er Jahre von der Vorstellung einer ausschließlichen **Stoff-Dosis-Wirkungs-Äquivalenz** aus. Danach beruht die spezifische Wirkung eines Arzneimittels auf der Wechselwirkung zwischen dem Wirkstoff und bestimmten selektiv reagierenden Bezirken in molekularen oder supramolekularen biologischen Strukturen, die als Rezeptoren bezeichnet werden. Das Pharmakon geht dabei eine Bindung mit dem Rezeptor ein (Bildung eines „Rezeptor-Pharmakon-Komplexes") und löst dadurch über die Rezeptor-Effektor-Einheit die Wirkung aus. Stärke und Dauer der Wirkung hängen von der Konzentration des Wirkstoffs und der Festigkeit seiner Bindung am Rezeptor ab. Die Pharmakonkonzentration am Rezeptor bzw. in dessen Umgebung ist dosisabhängig.

■ **MERKE** Heute hat sich die Erkenntnis endgültig durchgesetzt, dass für den therapeutischen Effekt nicht allein die Wirkstoffdosis maßgebend ist. Vielmehr werden alle Faktoren wirksam, die den Weg des Wirkstoffs von seiner Freisetzung aus der Arzneiform (Liberation), über die nachfolgende Aufnahme in die Blut- und Lymphbahn (Absorption), Verteilung (Distribution), Biotransformation (Metabolismus) bis zur Ausscheidung (Exkretion) bestimmen.

Diese Prozesse werden unter dem von Ritschel (1975) eingeführten Akronym **LADME-System** zusammengefasst. Sie lassen sich einteilen in:

- **Invasion** (Anfluten), zu der Liberation, Absorption und Distribution gehören, und
- **Elimination** (Abfluten), die den Metabolismus und die Exkretion einschließt.

Wie ○ Abb. 3.1 verdeutlicht, wird die Pharmakonkonzentration am Rezeptor bzw. in dessen Umgebung (Biophase des Pharmakons) durch Überlagerungen und gegenseitige Wechselwirkungen der Faktoren des LADME-Systems und nicht allein durch die Wirkstoffdosis bestimmt. Alle Teilprozesse des LADME-Systems beeinflussen die in der Biophase verfügbare Arzneistoffmenge. Ihre Konzentrations-Zeit-Abhängigkeit wird durch die Methoden der Pharmakokinetik beschrieben (▸ Kap. 4).

Wegen der zentralen Stellung der die Teilprozesse Liberation und Absorption bestimmenden Faktoren in der Biopharmazie sowie der besonders vielschichtigen Bedeutung des Metabolismus für die Arzneimittelwirkung, sollen diese Problemkreise

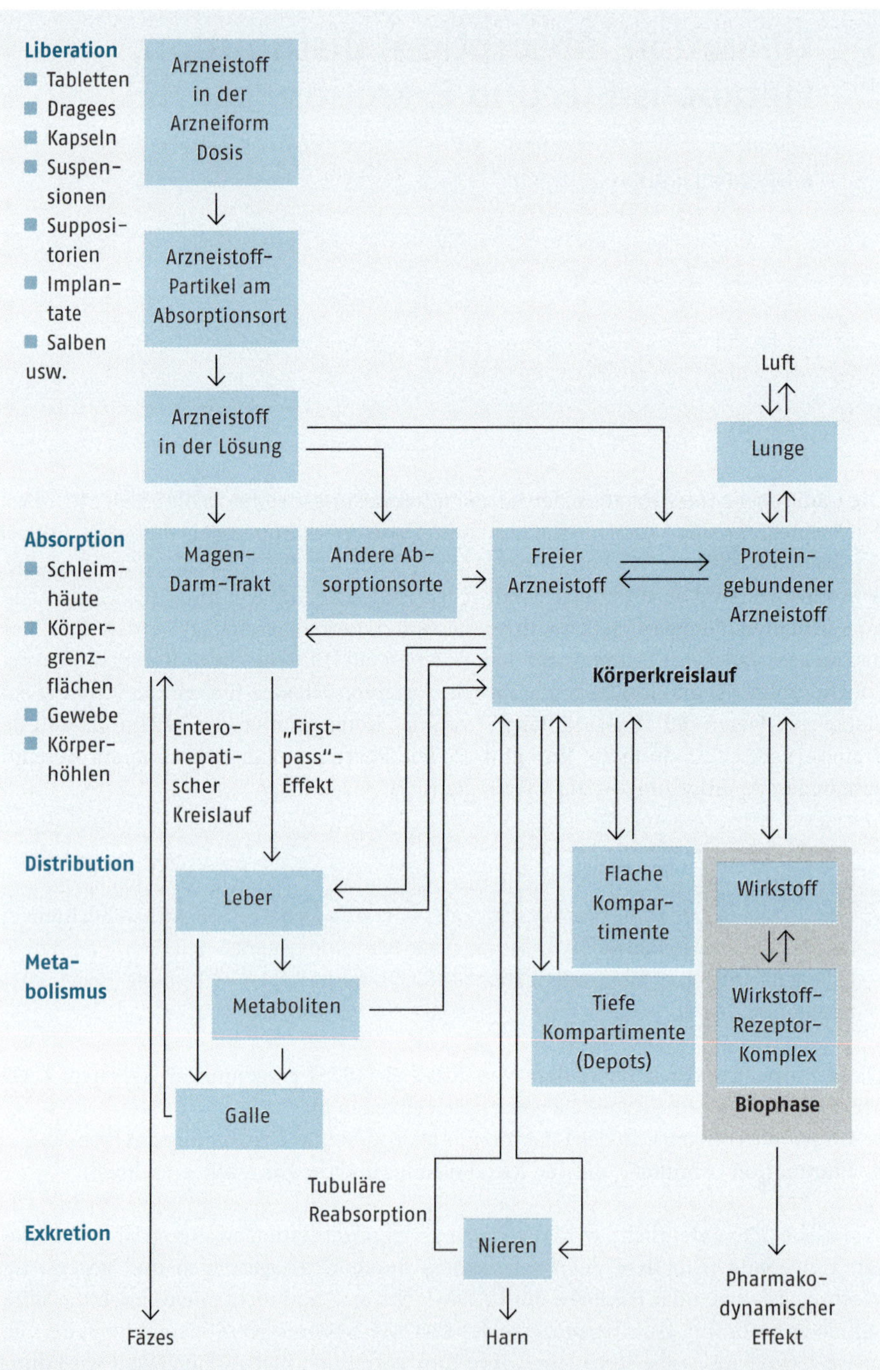

Abb. 3.1 Zusammenwirken von Liberation, Absorption, Distribution, Metabolismus und Exkretion (LADME-System)

in den gesonderten Kapiteln „Bioverfügbarkeit“ (▸ Kap. 5) und „Biotransformation“ (▸ Kap. 6) detailliert behandelt und im Folgenden nur in den Grundprinzipien dargestellt werden.

3.1 Liberation

Der erste die Verfügbarkeit am Wirkort bestimmende Schritt nach Applikation einer Arzneiform stellt die Liberation dar.

■ **DEFINITION** Unter **Liberation** versteht man die Freigabe des Wirkstoffs („drug release“ oder „drug delivery“) aus der Arzneiform und die Zurverfügungstellung am Absorptionsareal.

Die Liberation aus festen Arzneiformen ist ein komplexer Prozess, bestehend aus

- Desintegration der Arzneiform und Desaggregation in kleinere Partikel aus Wirkstoff und Hilfsstoff,
- Auflösung des Arzneistoffs in der am Absorptionsort vorliegenden Flüssigkeit,
- Ausbreitung des gelösten Arzneistoffes über die Absorptionsflächen (○ Abb. 3.2),

oder kann bei neueren Arzneiformen auch kontinuierlich aus entsprechenden Freigabesystemen erfolgen (z. B. Therapeutische Systeme für lokale und perorale Applikation oder Transdermale Therapeutische Systeme). Neben den anatomisch-physiologischen Bedingungen am Applikationsort (▸ Kap. 3.2) beeinflussen die Eigenschaften der Arzneiform und der Wirkstoffe (einschließlich Wechselwirkungen zwischen Arznei- und Hilfsstoffen) maßgeblich die Liberation und die Folgeprozesse (▸ Kap. 5).

■ **MERKE** Wenn der Absorptionsprozess sehr schnell verläuft, ist die Liberation der geschwindigkeitsbestimmende Schritt für die Invasion.

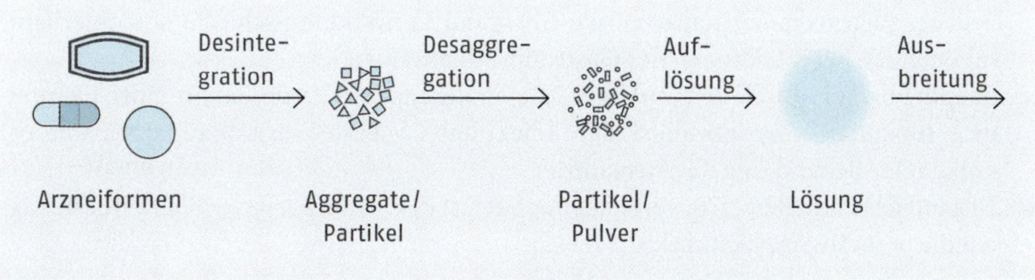

○ **Abb. 3.2** Liberation aus festen Arzneiformen nach peroraler Applikation

3

3.2 Absorption

■ **DEFINITION** Unter **Absorption** (neuerdings häufiger anstelle des Begriffs Resorption verwendet) ist die Aufnahme eines Stoffes aus dem Außenmilieu des Organismus oder von lokal begrenzten Applikationsorten im Körperinneren in die Blut- oder Lymphbahn zu verstehen.

Abgesehen von den Fällen, in denen ein Pharmakon direkt in die Kreislaufflüssigkeit appliziert wird (intravenöse, intraarterielle und intrakardiale Applikation) oder lokal wirken soll (topische Arzneiformen), ist die am häufigsten angestrebte Systemwirkung an die Absorption und anschließende Verteilung über den Körperkreislauf geknüpft (systemische Wirkung). Mitunter führen allerdings topisch applizierte Pharmaka auch zu unerwünschten absorptiven Effekten (z. B. Vergiftungen bei Anwendung von Externa), während Arzneistoffe, die mit der Zielstellung einer Systemwirkung zur Absorption gebracht werden, auch unerwünschte lokale Effekte zeigen können. Die Absorption wird von den Prozessen der **Distribution** und **Elimination** (Biotransformation und Exkretion) zeitlich überlagert.

Applikationsart und Darreichungsform. Deren Auswahl wird vor allem durch folgende Gesichtspunkte bestimmt:

- Indikation, therapeutisches Ziel, therapeutische Effektivität, Nebenwirkungen, erforderliche Absorptionsgeschwindigkeit und angestrebte Wirkungsdauer (z. B. Vorteil der Inhalation bei Asthmabehandlung, Notwendigkeit einer schnellen Wirkung in akuten Notfallsituationen oder Anwendung von Depotarzneiformen bei längerer Behandlung; gesteuerte Wirkstofffreigabe durch pharmazeutisch-technologische Maßnahmen),
- chemische und biochemische Stabilität des Wirkstoffs (z. B. parenterale Gabe säurelabiler Pharmaka wie Benzylpenicillin bzw. Anwendung magensaftresistenter Formulierungen; parenterale Applikation von Peptiden wie Adiuretin und Insulin zur Vermeidung des Angriffs von Peptidasen im Magen-Darm-Trakt; Umgehung der primären Leberpassage bei Arzneistoffen, die einer schnellen Biotransformation unterliegen, durch parenterale, sublinguale, bukkale bzw. partiell durch rektale Applikation),
- Aggregatzustand des Wirkstoffs bzw. der Arzneiform (z. B. Inhalation von Gasen und Aerosolen),
- Löslichkeit und Bioverfügbarkeit des Wirkstoffs (z. B. geringe Eignung schwer wasserlöslicher Pharmaka zur intravenösen Injektion; Verwendung schlecht absorbierbarer Sulfonamide bei Infektionen des Gastrointestinaltrakts),
- Handhabbarkeit durch den Patienten (Bevorzugung von Peroralia mit guter Compliance; subkutane oder intramuskuläre Injektionen, z. B. der Insulinpräparate, sind bei ambulanter Behandlung die Ausnahme),
- Zustand des Patienten (z. B. verbietet der Verlust des Schluckreflexes bei Bewusstlosigkeit die perorale Applikation).

Die wichtigsten Applikationsarten lassen sich nach den Anwendungsorten klassifizieren (◻ Tab. 3.1). Zu unterscheiden sind solche, bei denen Körpergrenzflächen zum Außenmilieu (Haut und Schleimhäute) als Applikationsorte dienen, und diejenigen, bei denen eine Applikation in das Körperinnere erfolgt. Für die Stoffaufnahme sind die Schleimhäute

Tab. 3.1 Applikationsarten

Applikationsort	Applikationsart	Wichtigste Arzneiformen
Körpergrenzflächen		
Schleimhäute		
▪ Mund- und Zungenschleimhaut	▪ Bukkal ▪ Perlingual ▪ Sublingual	▪ Tropfen ▪ Tabletten ▪ Kapseln
▪ Magen- und Darmschleimhaut	▪ Peroral (auch oral üblich) ▪ Seltener spezielle Arten wie intraduodenal usw.	▪ Dragees ▪ Tabletten ▪ Kapseln ▪ Pulver ▪ Lösungen ▪ Suspensionen ▪ Emulsionen ▪ Therapeutische Systeme
▪ Rektalschleimhaut	▪ Rektal	▪ Suppositorien ▪ Rektaltabletten ▪ Rektalkapseln ▪ Klistiere
▪ Vaginalschleimhaut	▪ Vaginal	▪ Vaginalkugeln ▪ Vaginaltabletten ▪ Vaginalkapseln
▪ Nasenschleimhaut	▪ Nasal	▪ Tropfen ▪ Salben
Bronchial- und Alveolarepithel		
	▪ Pulmonal ▪ Per inhalationem	▪ Inhalate ▪ Aerosole
Konjunktiva/Hornhaut des Auges		
	▪ Konjunktival	▪ Augentropfen/-wässer ▪ Augensalben ▪ Inserte
Haut		
	▪ Perkutan	▪ Cremes ▪ Salben ▪ Gele ▪ Pasten ▪ Puder ▪ Emulsionen ▪ Transdermale Therapeutische Systeme

Tab. 3.1 Applikationsarten (Fortsetzung)

Applikationsort	Applikationsart	Wichtigste Arzneiformen
Körperinneres		
Unter Umgehung der Absorption		
In die Vene	▪ Intravenös	▪ Injektions- und Infusionslösungen
In die Arterie	▪ Intraarteriell	▪ Injektionslösungen
In das Herz	▪ Intrakardial	▪ Injektionslösungen
Mit Absorptionsprozess		
Unter die Oberhaut	▪ Intrakutan	▪ Injektionslösungen
In das Unterhautgewebe	▪ Subkutan	▪ Suspensionen ▪ Emulsionen
In das Muskelgewebe (häufig in den Gesäßmuskel)	▪ Intramuskulär (intragluteal)	▪ Injektionslösungen ▪ Suspensionen
In die Bauchhöhle	▪ Intraperitoneal	▪ Emulsionen
In die Brusthöhle	▪ Intrapleural	▪ Injektionslösungen
In die Lumbalflüssigkeit (zwischen die oberen Lendenwirbel)	▪ Intralumbal	
In bestimmte Nerven	▪ Intraneural	

besonders gut geeignet, da ihnen eine mit Lipiden durchsetzte Hornschicht (die eigentliche Barriere der Epidermis) fehlt. Sie sind von einer kaum bewegten, wässrigen, mehr oder weniger schleimhaltigen Grenzphase umgeben, durch die besondere Absorptionsbedingungen geschaffen werden. Darüber hinaus weisen die natürlichen Organe der Stoffaufnahme (vor allem Dünndarm und Lungenalveolen) beachtliche Absorptionsflächen, eine intensive Durchblutung und weitere anatomisch-physiologische Besonderheiten auf, die sie für diese Funktion prädestinieren. Deshalb wird bei der Mehrzahl der Arzneimittel der gastrointestinale Absorptionsweg bevorzugt. Daneben sind für die Präferenz der peroralen Applikation deren gute Handhabbarkeit durch den Patienten, ökonomische Gründe und das häufig günstige Plasmaspiegelprofil maßgeblich. Durch den ausgedehnten Absorptionsprozess werden trotz Überlagerung von Distribution und Elimination über einen längeren Zeitraum als z. B. nach einmaliger intravenöser Applikation therapeutische Plasmaspiegel aufrechterhalten. Eine zusätzliche Verlängerung der Absorptionsphase ist durch Depotarzneiformen mit verzögerter Liberation möglich („Sustained-release“-Formen; ▸Kap. 5). Mit diesen lassen sich insbesondere bei Wirkstoffen mit geringer therapeutischer Breite schnelle Schwankungen der Plasmaspiegel sowohl in den subtherapeutischen Bereich als auch Plasmaspiegelspitzen bis in den toxischen Bereich vermeiden. Nachteile der peroralen Applikation sind mitunter auftretende

Stabilitätsprobleme im Magensaft, eine zum Teil intensive Biotransformation in Dünndarmzellen und bei der primären Leberpassage, Absorptionsschwankungen (hinsichtlich der Absorptionsquote und -geschwindigkeit) durch eine Vielzahl möglicher Einflussfaktoren und der im Vergleich zu parenteralen Applikationsarten manchmal verzögerte Wirkungseintritt.

Absorptionsbestimmende Faktoren. Allgemein für die Absorption relevante Faktoren sind:

- die anatomisch-physiologischen Bedingungen am Absorptionsort (Absorptionsfläche bzw. Kontaktfläche; Kontaktzeit; Länge und Beschaffenheit der Diffusionsstrecke; Durchblutung, die durch den Abtransport des Arzneistoffs für „Sink"-Bedingungen sorgt; Beschaffenheit der Schleimhaut bzw. Haut; Sekretionstätigkeit; pH-Verhältnisse; Motilität, Füllungszustand und -qualität des Magen-Darm-Trakts mit Rückwirkungen auf die Liberation, auf die Verweildauer in einzelnen Abschnitten, auf die Vermischung mit dessen Inhalt und damit auf die diffusionswirksamen Gradienten sowie auf die effektive Kontaktfläche), die konstitutions-, alters- und krankheitsbedingten Schwankungen unterliegen und durch Hilfsstoffe und andere Wirkstoffe verändert werden können (z. B. Membran- und Durchblutungsveränderungen durch Tenside und verschiedene Pharmaka, Veränderung der Hautpermeabilität durch Okklusion oder Beschleunigung der Magenentleerung durch Metoclopramid),
- Liberation (kann als begrenzender Faktor der nachgeschalteten Absorption eine Rolle spielen),
- die Stoffkonzentration am Absorptionsort,
- die Stoffeigenschaften, die für den Transport durch Biomembranen maßgeblich sind, da in der Regel der transzelluläre Weg bei der Absorption überwiegt.

Durch die Untersuchungen von Brodie, Schanker und Hogben wurden Ende der 1950er Jahre die grundlegenden Prinzipien der gastrointestinalen Arzneistoffabsorption erkannt. Danach verhalten sich die Schleimhäute wie Lipidbarrieren, die von lipophilen Stoffen leicht und von hydrophilen Substanzen nur schwer überwunden werden können, u. U. nur durch parazelluläre Absorption oder andere Transportmechanismen (Porendiffusion, membranproteinvermittelte Prozesse, Ionenpaartransport oder Endozytose).

pH-Verteilungshypothese. Dieses von Brodie et al. (1957) begründete Konzept stellt die Grundlage für das Verständnis der Arzneistoffabsorption im Gastrointestinaltrakt dar. Sie ist aus heutiger Sicht von übergreifender Bedeutung und stützt sich im Wesentlichen auf folgende Aussagen:

- Die Schleimhaut des Gastrointestinaltrakts wirkt als Lipidbarriere.
- Die nichtionisierte Form basischer oder saurer Pharmaka wird bevorzugt absorbiert.
- Die Absorptionsgeschwindigkeit und absorbierte Menge nehmen mit steigender Lipophilie zu.
- Saure Arzneistoffe werden bevorzugt im Magen, basische Arzneistoffe dagegen bevorzugt im Darm absorbiert.
- Für eine schnelle Absorption liegt der niedrigste zulässige pK_a-Wert einer Säure bei 3,0 und der höchste zulässige pK_a-Wert einer Base bei 7,8.
- Die Schleimhautoberfläche des Jejunums hat einen pH-Wert von 5,3.

Die erheblichen strukturellen und milieubedingten Unterschiede erfordern trotz ähnlicher Grundprinzipien der Absorption eine differenzierte Betrachtung der wichtigsten Absorptionsorte.

3.2.1 Absorption aus der Mundhöhle

Die Mundschleimhaut weist mit etwa 0,02 m^2 nur eine relativ kleine effektive Absorptionsfläche auf, wird jedoch durch ein dichtes Kapillarnetz außerordentlich stark durchblutet. Für die unmittelbare Schleimhautoberfläche kann ein mittlerer pH-Wert von 6,7 angenommen werden. Bei Erfüllung der stofflichen Voraussetzungen (hoher Lipoid/Wasser-Verteilungskoeffizient, hohe Auflösungsgeschwindigkeit, effektive Dosis < 20 mg) bietet dieser Absorptionsort einige Vorteile, nämlich

- schnelles Anfluten des Arzneistoffes (Wegfall der Magen-Darm-Passagezeit und Durchmischung mit Speisebrei),
- Vermeidung von Stabilitätsproblemen im Magen-Darm-Trakt und des First-pass-Effektes in Darmzellen und Leber,
- willkürliche Beeinflussbarkeit der Kontaktzeit mit der Schleimhaut (z. B. Steuerung der Wirkung von Isoprenalin-Tabletten).

Andererseits können folgende Probleme die Mundhöhle als Absorptionsort ausschließen:

- die Dosierungsungenauigkeit (Schlucken eines Teils der Dosis mit dem Speichel),
- die begrenzte Absorptionskapazität bei schwer löslichen und hochdosierten Pharmaka,
- Geschmacksprobleme.

Bewährt hat sich dieser Absorptionsweg vor allem für Glyceroltrinitrat beim akuten Angina-pectoris-Anfall. Eine besonders schnelle Wirkung wird durch die Anwendung von Sublingualtropfen, Zerbeißkapseln aus Weichgelatine oder Mundsprays erzielt. Eine länger anhaltende Absorption erreicht man dagegen durch Sublingual- bzw. Bukkaltabletten mit langsamer Liberation. Sie werden unter die Zunge bzw. in die Backentaschen gelegt (z. B. Isoprenalin beim Asthma bronchiale).

Die Bioverfügbarkeit von Glyceroltrinitrat und Isosorbiddinitrat ist nach sublingualer Applikation wegen der Umgehung des Gastrointestinaltrakts und der primären Leberpassage wesentlich höher als nach peroraler Gabe. Auch zeigen nach sublingualer Applikation Oxytocin und Steroide akzeptable Absorptionsergebnisse. Darüber hinaus konnte eine schnelle und umfassende Absorption über die Mundhöhle für viele lipophile Wirkstoffe experimentell nachgewiesen werden (z. B. für Aminophenazon, Apomorphin, Cocain, Nicotin, Pentobarbital, Strychnin, Tetracain und Trapidil).

3.2.2 Absorption aus dem Magen

Aus biopharmazeutischer Sicht ist der Magen von Interesse als

- Absorptionsort (für schwache Säuren und Neutralstoffe),
- nachfolgenden Absorptionsorten vorgeschaltetes Organ und
- „Basenfalle" (pH-bedingte Anreicherung von Basen im sauren Magensaft im Zuge der Distribution; ▸ Kap. 3.3.2).

Im Ruhezustand befinden sich in den Faltenräumen der Magenschleimhaut etwa 25 ml eines schleimreichen Sekrets mit einem pH-Wert von 1–1,5. Nach einer normalen Mahlzeit steigt der pH-Wert durch Mischung mit dem Speisebrei auf 3–5 an und erreicht nach 2–3 h wieder den Ruhewert. Durch die Nahrungsaufnahme wird die Magensaftsekretion angeregt (von etwa 50 auf 200 ml · h^{-1}; Tagesmenge: 2–3 l). Der Magensaft enthält neben Phosphaten, organischen Säuren und Schleim vor allem freie HCl (0,15–0,6 %) und Pepsin (0,1–0,3 %).

Die **Magenpassage** und damit die Verweildauer von Arzneistoffen im Magen hängen von folgenden Faktoren ab:

- Füllungszustand (rasche Entleerung bei Gabe des Arzneimittels in den leeren Magen),
- Zusammensetzung und Konsistenz der Nahrung (Verlangsamung der Magenentleerung durch Fette > Proteine, Kohlenhydrate; Entleerungsgeschwindigkeit bei fester < flüssiger Nahrung, außer Milch aufgrund der Ausfällung von Casein),
- Erregungszustand (Verlangsamung der Entleerung bei Angst und starken Schmerzen, Beschleunigung bei psychischer Erregung),
- Arzneimittel (Parasympatholytika wie Atropin und Propanthelin verzögern, Parasympathikomimetika wie Chinidin und Metoclopramid beschleunigen die Magenentleerung).

Die **Magenentleerung** von Flüssigkeiten erfolgt bei Abwesenheit von Fetten und Proteinen nach einer Kinetik 1. Ordnung (bei H_2O mit $t_{1/2} \ll 15$ min), in Gegenwart von Fetten und Proteinen dagegen eher nach einer Kinetik 0. Ordnung mit einer Geschwindigkeit von 28–37 % · h^{-1}.

Obwohl der Magen von Natur aus kein Absorptionsorgan ist, verhält sich die Magenschleimhaut wie andere Lipidbarrieren und ist für lipophile Substanzen in beiden Richtungen durchlässig. Die Besonderheiten der **Arzneistoffabsorption** aus dem Magen bestehen darin, dass

- die Verweildauer der Stoffe allgemein kurz ist, jedoch größeren Schwankungen unterliegen kann (von 5 min bis zu 8 h bei fettreicher oder schlecht gekauter Nahrung),
- die Absorptionsfläche mit 0,1–0,2 m^2 gegenüber der Dünndarmschleimhaut relativ klein ist,
- die Magenschleimhaut eine Lipidbarriere zwischen einer Phase mit einem pH-Wert von 1–3 und einer Phase mit einem pH-Wert von 7,4 (Blutplasma) darstellt.

Dementsprechend werden im Magensaft weitgehend nichtionisiert vorliegende schwache Säuren (pK_a-Wert > 2) und sehr schwache Basen (pK_a-Wert < 1) auch in größerem Umfang aus dem Magen aufgenommen (◘ Tab. 3.2). Voraussetzung ist allerdings eine gute Lipoidlöslichkeit der nichtionisierten Form, die z. B. beim Barbital nicht gegeben ist, und eine ausreichende Löslichkeit im Magensaft. Auch lipophile Neutralstoffe (z. B. Ethanol) werden teilweise bereits im Magen absorbiert.

Substanzen, die im Magen- und partiell auch im Dünndarmsaft in der nichtionisierten Form vorliegen, werden aus dem Dünndarm wegen der größeren Absorptionsfläche wesentlich schneller aufgenommen. So wird z. B. Acetylsalicylsäure in gleichen Zeitintervallen aus dem Magen zu 10 % und aus dem Dünndarm (nach intraduodenaler Applikation) zu 90 % absorbiert.

Die Absorption von Ethanol erfolgt im Dünndarm ebenfalls wesentlich schneller als im Magen. Deshalb beeinflusst die Magenentleerungszeit, die nach einer Mahlzeit in Abhängigkeit vom Volumen und von der Zusammensetzung der Nahrung verzögert ist, auch die Aufnahme von Arzneistoffen, die teilweise bereits aus dem Magen absorbiert

Tab. 3.2 Absorption organischer Säuren und Basen aus dem Magen der Ratte. Nach Brodie et al.

Säuren	pKa	Absorption (%)	Basen	pKa	Absorption (%)
5-Sulfosalicylsäure	Niedrig	0	Acetanilid	0,3	36
Phenolrot	Niedrig	2	Coffein	0,8	24
Salicylsäure	2,3	61	Phenazon	1,4	14
Acetylsalicylsäure	3,5	35	Anilin	4,6	6
Benzoesäure	4,2	55	Aminophenazon	5,0	2
Thiopental	7,6	46			
Paroxypropion	7,8	55	Chinin	8,4	0
Barbital	7,8	4	Dextrorphan	9,2	0
Secobarbital	7,9	30	Mecamylamin	11,2	0
Phenol	9,9	40	Tetraethylammonium	Hoch	0

werden, z. B. kommt es nach einer fettreichen Mahlzeit zu einer Verlangsamung der Ethanolabsorption.

Nach Nahrungsaufnahme kann es darüber hinaus durch die Erhöhung des pH-Wertes und durch die Abnahme diffusionswirksamer Gradienten aufgrund der Vermischung mit dem Speisebrei zu entsprechenden Veränderungen der Absorption kommen.

3.2.3 Absorption aus dem Dünndarm

Die Abschnitte des Dünndarms sind

- Duodenum (Zwölffingerdarm),
- Jejunum (Leerdarm) und
- Ileum (Krummdarm).

Das etwa 25–30 cm lange **Duodenum** beginnt unmittelbar hinter dem Pylorus mit einer Erweiterung (Bulbus duodeni). Etwa 10 cm hinter dem Pylorus münden Pankreas- und Gallengang mit einem gemeinsamen Endstück sowie unmittelbar darüber ein kleiner Pankreasgang in das Duodenum.

Das etwa 1,2 m lange **Jejunum** beginnt an der zweiten Krümmung des Duodenums und geht in das etwa 1,8 m lange **Ileum** über, das in den Dickdarm mündet.

Dünndarmschleimhaut. Sie ist wegen ihrer großen Oberfläche (etwa 200 m^2) und ihrer mikromorphologischen Struktur als der wichtigste Absorptionsort des Organismus ausgewiesen. Zur Oberflächenvergrößerung tragen Schleimhautfalten (um den Faktor 3), Zotten (um den Faktor 30) und Mikrovilli (um den Faktor 600) bei. Die Schleimhautfalten sind Vorwölbungen der Submukosa (Abb. 3.3). Sie sind im Duodenum und Jejunum besonders hoch (bis 8 mm) und zahlreich. Auf ihnen befinden sich die 0,3–1,5 mm langen

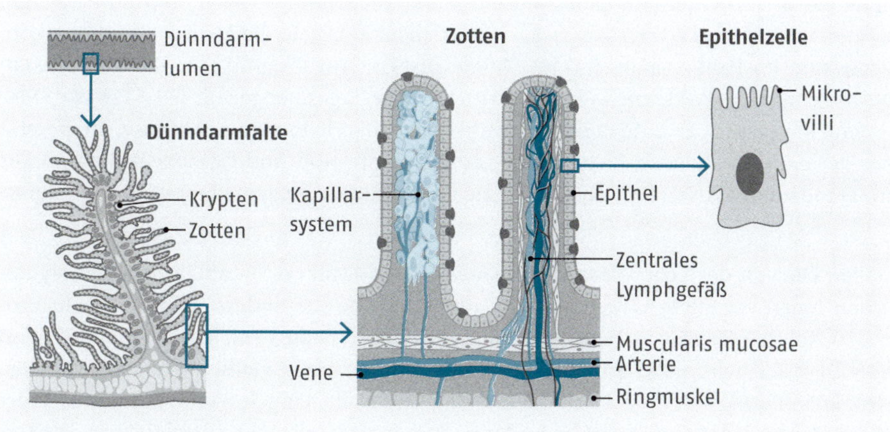

Abb. 3.3 Dünndarmrelief

fingerförmigen Zotten, die ebenfalls im Duodenum und oberen Jejunum höher, breiter und zahlreicher sind. Dadurch nimmt die Absorptionsfläche vom oberen zum unteren Dünndarm stark ab. Nahezu die Hälfte der gesamten Absorptionsfläche entfällt auf das erste Dünndarmviertel.

Das Epithel der Zotten besteht vorwiegend aus Enterozyten, die lumenseitig einen dichten Bürstensaum protoplasmatischer Fortsätze, Mikrovilli, besitzen. Zwischen den mechanisch sehr stabilen Mikrovilli entsteht ein besonderer Absorptionsraum, dessen Zusammensetzung von der des übrigen Dünndarminhaltes abweicht. Die Epithelzellen werden in relativ kurzer Zeit von der Basis der Zotten (Krypten) her regeneriert und erreichen unter zunehmender Reifung in etwa 36 h die Zottenspitzen, wo kontinuierlich alte Epithelzellen abgestoßen werden. Störungen dieser Reifungsprozesse verändern die Absorption.

Die Zotten enthalten ein stark verzweigtes arterielles und venöses Blutgefäßnetz und ein zentrales Lymphgefäß, das die Nahrungslipide weiterleitet. Die Venen münden in die Pfortader, die das Blut aus dem Bauchraum der Leber zuführt.

Dünndarmmotorik. Es kann zwischen propulsiven peristaltischen Wellen und Mischbewegungen unterschieden werden. Im nüchternen Zustand treten starke Peristaltikwellen auf, die in 1,5–2 h den Dünndarm durchlaufen. Nach Nahrungsaufnahme wird die Peristaltik zunächst für etwa 15 min unterbrochen. Dann setzen segmentweise Kontraktionen der Ringmuskulatur ein, deren Frequenz im Duodenum etwa 12 und im Ileum etwa 9 · min^{-1} beträgt. Dabei wird der Darminhalt gut durchmischt und aufgrund der Asymmetrie der Einschnürungen langsam in distaler Richtung transportiert. Da die Transportgeschwindigkeit in Richtung Ileum stetig abnimmt, besitzt dieser Abschnitt trotz einer geringeren Absorptionsfläche noch eine beachtliche Absorptionskapazität. Für die gesamte Dünndarmpassage benötigt der Nahrungsbrei etwa 6–8 h. Bei üblichen Essgewohnheiten dürfte demnach unter Berücksichtigung der Magenentleerungszeit der Dünndarm etwa von 3.00 Uhr bis zum Frühstück frei von Nahrungsbrei sein. Für eine Feindurchmischung des Darminhalts sorgen rhythmische, alle 10–20 s auftretende Zottenbewegungen in der Füllungsperiode.

Pankreassaft. Die starke Abpufferung des sauren Mageninhalts nach Eintritt in das Duodenum auf einen pH-Wert von 6–6,5 ist vor allem auf die hohe Hydrogencarbonatkonzentration im Pankreassaft und im Duodenalsekret zurückzuführen. Der Pankreassaft besitzt einen pH-Wert von 8–8,4 und wird in einer Tagesmenge von 1–1,5 l in das Duodenum abgegeben. Er enthält das kohlenhydratspaltende Enzym α-Amylase, die Vorstufen der eiweißspaltenden Enzyme Trypsin, Chymotrypsin und Carboxypeptidasen, die im Duodenum aktiviert werden, sowie die fettspaltenden Enzyme Lipase, Phospholipase und Esterase.

Galle. Die von der Leber produzierte Galle (600–800 ml · d^{-1}) enthält neben anorganischen Ionen vor allem Gallensäuren, Gallenfarbstoffe (besonders Bilirubin-Diglucuronid), Cholesterol sowie Enzyme (z. B. alkalische Phosphatase) und besitzt einen pH-Wert von 7,4–8,5. Auch Arzneistoffe und deren Metaboliten werden teilweise biliär ausgeschieden. Die Bildungsrate und Zusammensetzung der Galle hängen von Art und Menge der Nahrung ab. In den Gallengängen und vor allem in der Gallenblase erfolgt durch Wasserentzug eine 5- bis 10-fache Konzentrierung der Gallensäuren, Gallenfarbstoffe und von Cholesterol, während die Elektrolytkonzentration durch Reabsorption von Na^+, Cl^- und HCO_3^--Ionen abnimmt. Bei Verdauungsruhe ist der Gallenausführungsgang zum Duodenum durch eine sphinkterähnliche Anordnung der glatten Wandmuskulatur geschlossen. Dadurch wird die Galle in der Gallenblase gestaut (Fassungsvolumen 50–65 ml) und eingedickt.

Bei Nahrungsaufnahme und besonders beim Übertritt von Mageninhalt in das Duodenum kommt es durch Cholecystokininabgabe und parasympathische Stimulierung zur Kontraktion der Gallenblase bei gleichzeitiger Erschlaffung der Wandmuskulatur am Ende des Ausführungsgangs. Dadurch entleert sich die Gallenblase, und die im Folgenden gebildete Galle fließt direkt in das Duodenum. Einige Säugerspezies (z. B. Pferd, Ratte, Reh) besitzen keine Gallenblase.

Die Gallensäuren spielen eine wichtige Rolle bei der Fettverdauung und Absorption von Lipoiden. Sie unterliegen neben verschiedenen anderen endogenen und exogenen Stoffen einem enterohepatischen Kreislauf (vgl. zyklische pharmakokinetische Prozesse, ▸ Kap. 3.3.3).

Dünndarmsaft. Die zahlreichen Dünndarmdrüsen liefern ein Sekret (2,5–3 l · d^{-1}), dessen Menge und Zusammensetzung durch die mechanischen und chemischen Reize, die vom Nahrungsbrei ausgehen, bestimmt werden. Der Dünndarmschleim dient im Unterschied zum Magenschleim weniger dem Mukosaschutz als vielmehr der Anreicherung der Verdauungsenzyme und Substrate im Bereich der Schleimhaut. Dadurch werden besonders günstige Reaktions- und Absorptionsbedingungen geschaffen. So liefern die Brunner'schen Duodenaldrüsen ein hochviskoses, schleimhaltiges Sekret, das wegen seiner hohen Hydrogencarbonatkonzentration einen pH-Wert von 8–9 besitzt.

Bereits im Duodenum werden etwa 70 % der Fette, 60 % der Kohlenhydrate und 30 % der Proteine in Form der entsprechenden Hydrolyseprodukte absorbiert. Die Aufnahme von Wasser und anorganischen Ionen erfolgt vor allem im Ileum und Kolon. Immerhin werden insgesamt etwa 7 l Wasser täglich aus dem Dünndarm absorbiert bzw. reabsorbiert.

Absorption. Der Dünndarm ist als das Hauptabsorptionsorgan des Organismus auch für die Aufnahme von Pharmaka prädestiniert. Die für die Arzneistoffabsorption aus dem Dünndarm maßgeblichen Charakteristika sind vor allem

- die große Absorptionsfläche (etwa 200 m^2),
- die relativ langsame Dünndarmpassage (6–10 h) und intensive Durchmischung des Inhalts,
- das dicht unter dem Epithel liegende engmaschige Kapillarnetz und ein im Zentrum jeder Zotte befindliches Lymphgefäß,
- eine den Epithelzellen aufliegende unbewegte Wasserschicht (sog. „unstirred water layer") mit einem pH-Wert von 5,3, während der Dünndarminhalt einen durchschnittlichen pH-Wert von 6,5 aufweist.

Auch für die Arzneistoffabsorption aus dem Dünndarm ist das Prinzip der nichtionischen Lipiddiffusion die Regel. Unter diesen Bedingungen zeigen bei entsprechender Lipoidlöslichkeit der nichtionisierten Form Säuren mit einem pK_a-Wert > 3,0 und Basen mit einem pK_a-Wert < 7,8 hohe Absorptionsraten (◘ Tab. 3.3).

Allerdings ist für eine gute Absorption auch eine gewisse Wasserlöslichkeit der Substanz erforderlich. Andernfalls wäre die wässrige Grenzphase zur Epithelzellmembran ein schwer zu überwindendes Hindernis und könnten die vorhandenen Permeationsflächen nicht voll genutzt werden. So können Stoffe mit einer Wasserlöslichkeit von > 3 $mg \cdot l^{-1}$ bei Erfüllung anderer absorptionsbestimmender Voraussetzungen praktisch vollständig aufgenommen werden. Eine Wasserlöslichkeit von < 3 $mg \cdot l^{-1}$ bedingt dagegen eine langsame und unvollständige Absorption.

◘ **Tab. 3.3** Absorption organischer Säuren und Basen aus dem Dünndarm der Ratte. Nach Brodie et al.

Säuren	pK_a	Absorption (%)	Basen	pK_a	Absorption (%)
5-Sulfosalicylsäure	Niedrig	0	Theophyllin	0,7	27
Phenolrot	Niedrig	0	Phenazon	1,4	32
5-Nitrosalicylsäure	2,3	6	Anilin	4,6	53
Salicylsäure	3,0	59	Aminophenazon	5,0	33
Acetylsalicylsäure	3,5	18	Chinin	8,4	13
Benzoesäure	4,2	50	Ephedrin	9,6	4
Phenylbutazon	4,4	64	Tolazolin	10,3	7
Thiopental	7,6	54	Mecamylamin	11,2	0
Paroxypropion	7,8	59	Procainethobromid	Hoch	0
Barbital	7,8	28	Tetraethylammonium	Hoch	0
Phenol	9,9	50	Edrophoniumbromid	Hoch	0,7

3

Tab. 3.4 Ausgewählte Transporter im Dünndarm

Superfamilie	Transporter	Subzelluläre Lokalisierung	Arzneistoffe
SLC-Transporter	OATP-A (SLCO1A2)	Nicht bekannt	Fexofenadin, Saquinavir
	OATP-B (SLCO2B1)	Apikale Membran	Pravastatin
	PEPT1 (SLC 15A1)	Apikale Membran	β-Lactam-Antibiotika, ACE-Hemmer
ABC-Transporter	MDR1 (P-gp, ABCB1)	Apikale Membran	Vinblastin, Verapamil, Digoxin, Ciclosporin A
	MRP1 (ABCC1)	Basolaterale Membran	Doxorubicin, Daunomycin, Vincristin
	MRP2 (CMOAT, ABCC2)	Apikale Membran	Saquinavir
	MXR (ABCG2)	Apikale Membran	Mitoxantron

Hydrophile Arzneistoffe können durch andere Transportmechanismen aus dem Dünndarm absorbiert werden. So sind Transferprozesse durch Porendiffusion festgestellt worden, da kleinere Moleküle schneller aufgenommen werden als große. Im oberen Dünndarm spielt der konvektive Transport durch die Poren (solvent drag) eine größere Rolle.

Verschiedene Formen der Transzytose (Phagozytose, Pinozytose oder rezeptorvermittelte Endozytose) sind weitere Absorptionsmechanismen, die im Dünndarm stattfinden.

Darüber hinaus befinden sich in der Membran der Enterozyten zahlreiche Transporter, die für die Aufnahme oder Abgabe vieler physiologischer Substrate und Xenobiotika verantwortlich sind. Der transmembranäre Transport einiger Wirkstoffe wird durch die in Tab. 3.4 aufgeführten Transportmoleküle vermittelt. Sie gehören zu den Superfamilien der SLC- bzw. ABC-Transporter. Hinsichtlich des Transportmechanismus sind dementsprechend Vorgänge der erleichterten Diffussion bzw. primär oder sekundär aktive Prozesse maßgeblich.

Eine besondere Bedeutung kommt dem ABC-Transporter P-gp zu. Es ist vor allem in den unteren Abschnitten des Dünndarms in der apikalen Membran der Enterozyten exprimiert. Viele Arzneistoffe mit ganz unterschiedlichen Strukturen, die zunächst über verschiedene Mechanismen aufgenommen wurden, werden von P-gp als Effluxpumpe wieder in das Darmlumen hinaus transportiert. Damit ergeben sich Konsequenzen für die Bioverfügbarkeit dieser Arzneistoffe. Die durch diesen Vorgang verminderte Absorption lässt sich durch Hemmung von P-gp gezielt beeinflussen.

Nahrungsaufnahme verändert auch die Absorption aus dem Dünndarm. Während im nüchternen Zustand für viele Arzneistoffe eine Absorptionshalbwertszeit im Bereich von 10–20 min feststellbar ist, wirkt sich eine vorhergehende Nahrungsaufnahme durch die Verzögerung der Magenentleerung und die Verringerung der diffusionswirksamen Gradienten in der Grenzphase zur Epithelbarriere (Vermischung mit dem Speisebrei und erhöhte Sekretionstätigkeit) absorptionsverzögernd aus, besonders bei Substanzen, die kaum aus dem Magen aufgenommen werden. Der Einfluss der Magen-Darm-Passagezeit lässt sich mit Wirkstoffen, die zu einer Verzögerung (z. B. Atropin, Propanthelin) oder Beschleunigung der Magenentleerung (z. B. Metoclopramid, Bromoprid) führen, experimentell überprüfen.

3.2.4 Absorption aus dem Dickdarm

Der Dickdarm wird in folgende Abschnitte unterteilt:

- Caecum (Blinddarm),
- Kolon (Grimmdarm) und
- Rektum (Mast- oder Enddarm).

Blinddarm. Dieser ist an seinem oberen Ende über eine Klappe, durch die portionsweise der Darminhalt in den Dickdarm gelangt, mit dem Ileum verbunden. Am unteren Teil des Blinddarms befindet sich der 0,5–1 cm dicke Wurmfortsatz (Appendix vermiformis), dessen Länge zwischen 2 und 20 cm variieren kann.

Kolon. Das Kolon besteht aus einem aufsteigenden, einem querverlaufenden, einem absteigenden und einem S-förmigen Abschnitt (Colon ascendens, C. transversum, C. descendens, C. sigmoideum). Seine Länge beträgt etwa 1,3 m, sein Innendurchmesser 6–8 cm. Typisch für das Kolon sind die auf drei Muskelbänder (Tänien) zusammengedrängte äußere Längsmuskulatur und puffärmelähnliche Ausbuchtungen der Darmwand (Haustren), die durch lokale Kontraktionen der Ringmuskulatur entstehen, während in anderen Darmabschnitten die äußere Längsmuskulatur eine geschlossene Schicht bildet.

Rektum. Das 15–20 cm lange Rektum besteht aus der Ampulla recti und dem 3 cm langen Analkanal, der am Anus mit einem inneren Schließmuskel aus glatter Muskulatur und einem äußeren Schließmuskel mit quergestreifter Muskulatur endet.

Rektal applizierte Arzneiformen werden durch Muskelkontraktion aus dem Analkanal in den unteren Teil der Ampulla recti befördert. Hier steht eine effektive Absorptionsfläche von etwa 0,05 m^2 zur Verfügung. Das Rektum ist in der Regel nahezu leer. Es enthält lediglich 2–3 ml eines enzymfreien viskosen Schleims mit einem pH-Wert um 7,4 ohne nennenswerte Pufferkapazität. Der Blutversorgung des Rektums dient ein Kapillargeflecht, das der unteren, mittleren und oberen Rektalarterie entstammt. Der venöse Abfluss erfolgt über die untere, mittlere und obere Hämorrhoidalvene, wobei nur Letztere in die Pfortader mündet, während die beiden erstgenannten zur unteren Hohlvene und damit unter Umgehung der primären Leberpassage in den Körperkreislauf führen.

Dickdarmschleimhaut. Diese weist zwar tiefe, dicht nebeneinander stehende Krypten auf, besitzt jedoch keine Zotten. Das Krypten- und Oberflächenepithel besteht vorwiegend aus schleimbildenden Becherzellen und zum Teil aus Epithelzellen mit einem der Absorption dienenden Bürstensaum.

Im Dickdarm findet vor allem eine Eindickung des noch dünnflüssigen Darminhalts durch eine weitere Absorption von Wasser (350–1 000 ml · d^{-1}) statt, der eine Absorption anorganischer Ionen (Na^+, K^+, Cl^-) vorangeht.

Dickdarmmotorik. Die Anfüllung des Dickdarms beginnt 4–8 h nach einer Mahlzeit. Dabei wird die relativ schwache Motorik der Dickdarmwand aktiviert, durch die der Inhalt durchknetet und weitertransportiert wird (durchschnittlich 5 cm · h^{-1}, nach Nahrungsaufnahme bis zu 14 cm · h^{-1}). Daneben treten 2- bis 3-mal täglich vom Caecum ausgehende starke Peristaltikwellen auf, die kurzzeitig zu einer starken Vorschubbewegung des Inhalts führen (2–5 cm · min^{-1}). Diese werden durch mechanische und chemische Reizung der Magenwand sowie den Eintritt von Nahrungsbrei in das Duodenum angeregt (Stuhldrang nach dem Frühstück), durch parasympathische Impulse gefördert und durch sympathische Impulse gehemmt.

Darmflora. Die Darmflora ist maßgeblich an der Veränderung des Dickdarminhalts beteiligt. Während der Magen (Keimreduzierung durch HCl) sowie der obere Dünndarm als keimarm einzustufen sind und im unteren Dünndarm mittlere Keimzahlen von 10^3–10^5 Keimen · g^{-1} auftreten, kann im Dickdarm eine starke physiologische Besiedlung mit Mikroorganismen festgestellt werden (10^9–10^{11} Keime · g^{-1} Darminhalt). Der in vitro züchtbare Anteil der Bakterien (etwa 10 %) besteht zu 90–99 % aus obligaten Anaerobiern, beim Erwachsenen davon jeweils zur Hälfte aus grampositiven (vorwiegend *Lactobacillus bifidus*) und gramnegativen Keimen (Sporenbildner, Fäulniskeime der Gattung *Bacteroides* u. a.). Der Anteil aerober Bakterien (Kolibakterien, Enterokokken, aerobe Lactobazillen) liegt meist unter 5 %. Daneben treten häufig, aber in sehr geringen Anteilen (< 0,001 %), Hefen, Proteusbakterien, aerobe Sporenbildner, Staphylokokken u. a. auf. Unter den Vertretern der Darmflora finden sich wichtige Symbionten des Säugerorganismus, die z. B. am Aufschluss der Nahrung beteiligt sind oder essenzielle Aminosäuren und Vitamine liefern. Sie bewirken im Dickdarm Gärungs- und Fäulnisprozesse, insbesondere bei fettreicher Kost oder Nahrung mit cellulosehaltigen Umhüllungen (z. B. Hülsenfrüchte). Dadurch kann der pH-Wert des Darminhalts unter 7,0 (bis auf 4,5) gesenkt werden. Vertreter der Darmflora können auch an der Biotransformation von Arzneimitteln beteiligt sein.

Absorption. Während nach peroraler Gabe nur schlecht absorbierbare Stoffe den Dickdarm erreichen, erfolgt die Absorption nach rektaler Applikation ausschließlich in diesem Bereich. Aus dem Dickdarm werden außerdem Substanzen reabsorbiert, die in konjugierter Form über die Galle in den Dünndarm gelangen und nach mikrobieller Konjugatspaltung in den besiedelten Darmabschnitten (z. B. Spaltung von β-Glucuroniden, Glycin- und Taurin-Konjugaten durch die Darmflora) wieder absorptionsfähig werden, so dass ein enterohepatischer Kreislauf resultiert (▸ Kap. 3.3.3).

Im Dickdarm dominiert ebenfalls die Arzneistoffaufnahme nach dem Verteilungsmechanismus, neben einer begrenzten Diffusion vor allem kleinerer Moleküle durch hydrophile Poren. Darüber hinaus ist auch eine Stoffaufnahme über den interzellulären Weg (Persorption) anzunehmen. So werden Polypeptide (z. B. Insulin), die im Rektum wegen der im Vergleich zum oberen Gastrointestinaltrakt geringeren Peptidaseaktivität weitgehend unzerstört bleiben, nach rektaler Applikation nachweislich absorbiert. Durch Tenside und Salicylate kann diese Absorption (vermutlich infolge einer Epithelschädigung) gesteigert werden.

Für die Absorption im Bereich des Dickdarms lassen sich folgende Bedingungen zusammenfassen:

- eine Absorptionsfläche von 0,5–1,0 m^2 im Kolon sowie 0,04–0,07 m^2 im Rektum,
- ein pH-Wert des Dickdarminhalts von 7,9–8,0 und des Rektalschleims von 7,5–8,0 (unter Beachtung eines virtuellen pH-Wertes in der Grenzphase zur Epithelzellmembran im schwach sauren Bereich),
- eine durchschnittliche Kolonpassagezeit von 18 h (mit starken Schwankungen in Abhängigkeit von der Nahrung oder bei Diarrhoe bzw. Obstipation),
- die geringe Menge an Lösungsmittel im Rektum (2–3 ml einer viskosen wässrigen Flüssigkeit).

Rektale Applikation. Außer im Fall der Laxanzien und Hämorrhoidalzäpfchen werden mit rektalen Arneiformen systemische Wirkungen angestrebt. Auf die rektale Alternative greift man vor allem zurück, wenn eine perorale Applikation nicht möglich bzw. problematisch ist. Gründe hierfür können Bewusstlosigkeit des Patienten, Verletzungen im Mund-Rachen-Raum oder der Speiseröhre, Reizung der Magenschleimhaut durch den Wirkstoff, die Instabilität des Arzneistoffs im sauren Magensaft oder Applikationsprobleme im Säuglings- und Kleinkindalter sein. Eine früher angenommene Umgehung der primären Leberpassage und damit des First-pass-Metabolismus wird bei der rektalen Applikation allerdings kaum erzielt. Ein Teil des Arzneistoffs, der durch Spreitung der Suppositorienmasse auf der Rektalschleimhaut höhere Bereiche des Rektums bzw. bei Klistieren sogar das Colon sigmoideum (Sigmoid) erreicht, gelangt ohnehin über die obere Hämorrhoidalvene und die Pfortader direkt in die Leber. Selbst von der im unteren Drittel des Rektums absorbierten Substanz gelangt nur ein Teil über die untere und mittlere Hämorrhoidalvene zur unteren Hohlvene und damit unter Umgehung der Leber in den großen Kreislauf, da das untere Hämorrhoidalkapillarnetz über Anastomosen (Querverbindungen) mit den zur Pfortader führenden Gefäßen verbunden ist.
Aufgrund der anatomisch-physiologischen Besonderheiten des Rektums

- wird eine hohe Bioverfügbarkeit nach rektaler Applikation nur mit lipophilen Arzneistoffen erreicht, die auch eine ausreichende Wasserlöslichkeit besitzen,
- zeigt das Absorptionsprofil im Vergleich zur peroralen Applikation ein langsames Anfluten und eine längere Plateauphase,
- kommt den Eigenschaften der Arzneiform eine besondere Bedeutung zu.

3

3.2.5 Absorption in der Lunge

Absorptionsbedingungen. Die Lunge ist prinzipiell wegen ihrer großen Oberfläche, der starken Durchblutung und des Feinbaus ihrer Grenzflächen bei Anwendung entsprechender Arzneiformen (Gase, Dämpfe, Inhalationsaerosole) hervorragend für die Absorption von Arzneistoffen eingerichtet. Die Gaskonvektion zwischen dem Außenmilieu und den eigentlichen Bereichen des Stoffaustausches, den Alveolen (Lungenbläschen), und umgekehrt, erfolgt über die Nase bzw. die Mundhöhle, den Rachen, den Kehlkopf, die Luftröhre und das sich fortlaufend verzweigende Röhrensystem der Bronchien und wird durch die Atmungsmuskeln getrieben. Die Lunge enthält etwa 300 Millionen Alveolen mit einer Austauschfläche von 70–80 m^2. Der Stoffaustausch erfolgt über das Alveolarepithel und das Kapillarendothel, die durch das größtenteils < 0,1 µm dicke, elastische Fasern enthaltende Interstitium getrennt sind. Das Alveolarepithel besteht zu etwa 95 % aus sehr flachen Zellen (0,1–0,7 µm) und zu 5 % aus 7–4 µm dicken Zellen und enthält 1,2–2 nm weite Poren. Die Luft-Alveolar-Grenzfläche ist mit einem dünnen Flüssigkeitsfilm überzogen, dessen pH-Wert 7,4 beträgt und der den oberflächenaktiven Antiatelektasefaktor (Surfactant) enthält, der für die Stabilität der Alveolen essenziell ist. Das Kapillarendothel besteht aus Zellen mit dünnen Zytoplasmafortsätzen und enthält 10–12 nm weite Poren. Der schnelle Blutfluss in den Kapillaren sorgt für „Sink"-Bedingungen. Das alveoläre Bindegewebe enthält zahlreiche Makrophagen.

Arzneistoffaufnahme. Als Transportmechanismen spielen bei der pulmonalen Absorption vor allem der Stoffdurchgang lipophiler Moleküle durch die Lipidbarriere, eine langsamere Diffusion hydrophiler Substanzen durch die wassergefüllten Poren sowie im geringen Umfang auch Carriertransport und Endozytosen (z. B. Aufnahme von Polypeptiden) eine Rolle.

In Tierversuchen wurde mit der intratrachealen Applikationstechnik nachgewiesen, dass die Aufnahme lipidlöslicher Arzneistoffe, z. B. von Antibiotika, Sulfonamiden, Herzglykosiden, Bronchodilatatoren sowie verschiedener Säuren und Basen, vor allem von ihren Lipoid/Wasser-Verteilungskoeffizienten bei einem pH-Wert von 7,4 abhängt. Substanzen mit geringer Lipidlöslichkeit, wie auch die ionisierten Formen schwacher Säuren und Basen gelangen nur langsam durch Porendiffusion in die Blutbahn; ihre Absorption ist stark von der Molekülgröße abhängig. Während lipophile Substanzen mit einer Halbwertszeit von 1 min und schneller absorbiert werden, beträgt die Absorptionshalbwertszeit von hydrophilen Stoffen mit einer relativen Molmasse von 150–200 etwa 1 h. Allgemein erfolgt die Absorption hydrophiler Substanzen in der Lunge allerdings wesentlich schneller als im Magen-Darm-Trakt, z. B. werden Inulin und Mannitol innerhalb einer Stunde im Dünndarm zu < 2 % und in der Lunge zu 17 bzw. 50 % aufgenommen.

Für Phenolrot- und Cromoglicat-Anionen wird ein Carriertransport vermutet, da ihre alveoläre Absorption relativ schnell erfolgt, eine Sättigungstendenz zeigt und durch andere organische Anionen kompetitiv gehemmt wird.

Inhalationsaerosole. Substanzen, die nicht gasförmig sind bzw. sich nicht verdampfen lassen, werden in Form von Aerosolen zur Inhalation gebracht. Die sog. Inhalationsaerosole sind eigentlich disperse Systeme (Aerodispersionen), da die kolloidale Partikelgröße überschritten wird. Je nach Aggregatzustand der 2. Phase lassen sich Nebel- (flüssig in gasförmig) und Rauch-, Staub- bzw. Pulveraerosole (fest in gasförmig) unterscheiden. Die optimale Partikelgröße liegt bei 0,5–5 µm, da kleinere Teilchen überwiegend wieder ausgeatmet werden, größere dagegen bereits in den oberen Luftwegen sedimentieren und deshalb nicht weit genug in den Bronchialbaum vordringen können. Die Schwierigkeit einer genauen Dosierung resultiert daraus, dass die alveoläre Absorption bei der Anwendung von Inhalationsaerosolen stark von der Atemtechnik abhängt. Sie wird durch langsame Tiefatmung und Anhalten des Atems begünstigt. Bei Druckgasaerosolen kommt es daneben aufgrund der hohen Austrittsgeschwindigkeit der Treibgase zu einer hohen Arzneistoffdisposition im Rachenraum und in der Luftröhre (60–80 %).

Abgesehen von der Inhalationsnarkose und der systemischen Anwendung von Ergotamin- sowie Isosorbiddinitrat-Dosieraerosolen, dient die Inhalation derzeit vor allem zur lokalen Behandlung chronischer Atemwegserkrankungen, wie z. B. Asthma bronchiale, chronischer Bronchitis und Tracheitis. Für diese Indikationen wurden in jüngster Zeit verschiedene Pulverinhalatoren eingeführt, u. a. mit Beclometasondipropionat, Dinatrium cromoglicicum, Fenoterolhydrobromid, Ipratropiumbromid, Oxitropiumbromid, Salbutamolsulfat und Terbutalinsulfat. Diese sind eine Alternative zu den Treibgas-Dosieraerosolen.

In diesem Zusammenhang stellt sich die Frage nach einer breiteren Anwendbarkeit der systemischen Inhalationstherapie, zumal experimentell selbst für Polypeptide wie Insulin überzeugende pulmonale Absorptionsergebnisse erzielt werden konnten. Interessant wäre diese vor allem für Arzneistoffe, die wegen geringer Stabilitat im Gastrointestinaltrakt, eines hohen First-pass-Effekts und einer geringen Lipidlöslichkeit eine schlechte perorale Bioverfügbarkeit besitzen. Obwohl eine abschließende Bewertung verfrüht erscheint, ist zu beachten, dass einer breiteren Anwendung der Inhalationstherapie schwerwiegende Hindernisse entgegenstehen könnten. Dabei ist die Dosierungsungenauigkeit noch das geringste Problem. Ernster zu nehmen ist die hohe Allergisierungstendenz der Lunge, die eine alveoläre Anwendung, z. B. der meisten Antibiotika und Polypeptide, infrage stellen könnte. Darüber hinaus sind mögliche Reizungen der Atemwege und die Auslösung von Bronchospasmen durch einige Arznei- und Hilfsstoffe zu berücksichtigen.

Inhalationsnarkose. Für die Aufnahme von Gasen ist die Differenz zwischen dem Partialdruck des Gases in der Alveolarluft (p_A) und dem Partialdruck des im Blut gelösten Gases (p_B) entscheidend, Die Absorptionsgeschwindigkeit ist der Differenz $p_A - p_B$ proportional und nimmt mit zunehmender Annäherung an ein für eine bestimmte Alveolarkonzentration gegebenes Verteilungsgleichgewicht fortlaufend ab. Um die für eine Narkose erforderliche Gleichgewichtskonzentration im Blut schnell zu erreichen, wird am Anfang eine höhere Narkotikumkonzentration angewendet und nach Erreichen des Vollnarkosespiegels auf ein dünneres Gemisch übergegangen, das die Erhaltung des Vollnarkosespiegels gewährleistet. Nach dem Absetzen des Narkotikums erfolgt die Elimination mit einer zu $p_B - p_A$ proportionalen Geschwindigkeit in entgegengesetzter Richtung (Blut → Alveole). Der Partialdruck des im Blut gelösten Gases ergibt sich nach den Gasgesetzen durch folgende Beziehung:

$$p_B = \frac{C_B \cdot 22{,}4 \cdot p_{Atm}}{L \cdot M_r} \qquad \text{Gleichung 3.1}$$

| C_B Konzentration des Gases im Blut ($g \cdot l^{-1}$) | 22,4 Molvolumen eines Gases (l) | L Blut/Gas-Verteilungskoeffizient (Löslichkeit des Gases im Blut) | M_r Relative Molmasse des Gases | p_{Atm} Auf 37 °C korrigierter Luftdruck (kPa); nach dem Gay-Lussac'schen Gesetz gilt bei einem Luftdruck von 101,325 kPa bei 20 °C für

$$p_{Atm} = 101{,}325 + \frac{(37 \cdot 20) \cdot 101{,}325}{273} = 107{,}635\,\text{kPa}$$

Insgesamt sind bei der alveolären Aufnahme von Gasen verschiedene Prozesse hintereinandergeschaltet:

- konvektiver Transport des Gases zu den Alveolargängen durch die Atembewegungen,
- Durchmischung des Gases in den Lungenbläschen durch Diffussion,
- Lösen des Gases in der Alveolarwand,
- Diffusion in das Blut,
- Konvektion mit dem Blutstom,
- Diffusion in extravasale Verteilungsräume.

Bei der Elimination laufen diese Prozesse in entgegengesetzter Richtung ab. Dementsprechend wird die Geschwindigkeit des Gasaustausches in den Alveolen durch die Atemtätigkeit, willkürlich oder unwillkürlich (z. B. Stimulierung der Atmung durch CO_2), und durch die physikochemischen Eigenschaften des Gases bestimmt. So zeigt z. B. Lachgas wegen seiner geringen Blutlöslichkeit und seines niedrigen Lipoid/Wasser-Verteilungskoeffizienten eine sehr kurze Narkosewirkung, während Diethylether besser blutlöslich ist, einen höheren Lipoid/Wasser-Verteilungskoeffizienten besitzt, demzufolge langsamer eliminiert wird und eine längere sowie tiefere Narkose bewirkt. Halothan hat dagegen zwar einen höheren Lipoid/Wasser-Verteilungskoeffizienten als Diethylether, jedoch eine geringere Blutlöslichkeit, so dass wegen des höheren Partialdrucks im Blut eine schnellere

Tab. 3.5 Verteilungskoeffizienten einiger Narkotika bei 37 °C und 101,325 kPa. Nach Scheler

Verbindung	Verteilungskoeffizienten		
	Blut/Gas	Wasser/Gas	Öl/Gas
Ethylen	0,140	0,081	1,28
Cyclopropan	0,415	0,204	11,2
Lachgas	0,468	0,435	1,4
Halothan	2,35	0,74	224
Divinylether	2,80	1,40	58
Trichlorethylen	9,15	1,55	960
Chloroform	10,3	3,8	265
Diethylether	15,2	15,61	50,2

Elimination resultiert. Zu beachten ist, dass sich die Löslichkeit der Inhalationsnarkotika im Blut erheblich von ihrer Wasserlöslichkeit unterscheidet (Tab. 3.5).

3.2.6 Nasale Absorption

Absorptionsbedingungen. Die Nasenhöhlen besitzen eine Oberfläche von etwa 0,01 m^2. Die Regio respiratoria, die den größten Teil der Nasenschleimhaut ausmacht, besteht aus einem mehrschichtigen Flimmerepithel, in das zahlreiche Schleim produzierende Becherzellen eingelagert sind. Der Nasenschleim (etwa 40 ml · h^{-1}) wird durch die Bewegung der Flimmerhaare (Zilien) in 10–60 min zum Rachenraum transportiert. Trockene Luft, niedrige Temperaturen, Infektionen, chemische Reize und eine Reihe von Wirkstoffen beeinträchtigen die Aktivität der Zilien. Der nahezu neutrale wässrige Schleim enthält etwa 2 % Glykoproteine (Mucine).

Die Riechzone (Regio olfactoria) in der oberen Nasenmuschel wird nur von Gasen, Dämpfen und Aerodispersionen erreicht.

Transnasale Applikation. Diese ist vor allem für Arzneistoffe, die nach peroraler Gabe im Magen-Darm-Trakt oder bei der primären Leberpassage abgebaut werden, als Alternative zur Injektion von Interesse. Nachdem zunächst für Oxytocin und Vasopressin zufriedenstellende Absorptionsbefunde erhalten wurden, ist die transnasale Applikation inzwischen für eine Reihe niedermolekularer Peptidpharmaka erschlossen worden. So sind z. B. neben intranasalen Darreichungsformen mit Oxytocin zur Behandlung von Lactationsstörungen, Desmopressin und Lypressin gegen Diabetes insipidus auch solche mit Buserelin- und Nafarelinacetat in die Therapie der Endometriose und Gonadorelin zur Behandlung von Hodenhochstand eingeführt worden.

Auch Steroidhormone werden gut transnasal aufgenommen. So ließen sich z. B. nach Applikation von Norethisteron-Nasentropfen an Rhesusaffen bei einer im Vergleich zur i. v.-Dosis fünfmal höheren Dosierung äquivalente Plasmaspiegel mit einem Maximum nach 20–30 min nachweisen.

3.2.7 Vaginale Absorption

Die gute Absorption verschiedener Stoffe durch die Vaginalschleimhaut ist seit längerer Zeit bekannt und rückte vor allem durch zahlreiche Vergiftungsfälle nach Vaginalspülungen (Desinfektionsmittel u. a.) in den Blickpunkt des Interesses. Mit systemischen Nebenwirkungen ist bei vielen lokal in der Vagina angewendeten Arzneimitteln zu rechnen. Da der venöse Abstrom der Vaginalregion unter Umgehung der primären Leberpassage in den großen Kreislauf führt, ist gelegentlich für Arzneistoffe mit hohem First-pass-Effekt die Nutzung der Vagina als Absorptionsort diskutiert worden. Vergleichende Untersuchungen mit Steroidhormonen zeigen, dass diese bei intravaginaler Anwendung z. T. eine höhere Bioverfügbarkeit als nach peroraler Applikation besitzen. Für die Aufnahme von Dinoprost konnte ein aktiver Transportmechanismus nachgewiesen werden.

Absorptionsbedingungen. Die Vaginalschleimhaut, die aus einem mehrschichtigen Plattenepithel besteht, hat eine Oberfläche von 100–150 cm². Sie unterliegt zyklusbedingten Veränderungen, die sich auch in entsprechenden Veränderungen ihrer Permeabilität niederschlagen (geringe Permeabilität in der Östrusphase). Der nach außen abfließende Schleim enthält abgestoßene Epithelzellen und besitzt einen pH-Wert von 4–5, der auf die Vergärung von Glycogen zu Milchsäure durch die Vaginalflora (Döderlein'sche Bakterien) zurückzuführen ist.

3

3.2.8 Absorption durch die Haut

Anatomische und biochemische Aspekte. Die Haut (Dermis, Kutis) besteht aus einem

- ektodermalen Anteil, der **Epidermis** (Oberhaut), mit Anhangsgebilden (Drüsen, Haare, Nägel) und einem
- bindegewebigen Anteil, dem **Korium** (Lederhaut, auch als eigentliche Dermis oder Kutis bezeichnet).

Die Fläche der Haut beträgt beim Erwachsenen durchschnittlich 1,7 m².

Die **Epidermis** lässt sich histologisch in mehrere Schichten gliedern (○ Abb. 3.4). Sie enthält keine Blutgefäße und besitzt je nach Hautareal eine Dicke von 0,03 (Kopf, Brust, Arme) bis 1 mm (Fußsohlen, Handflächen).

Für die **Barrierefunktion** der Haut ist die äußere Epidermisschicht, das **Stratum corneum** (Hornschicht), verantwortlich zu machen. Es besitzt allgemein eine Dicke von 10–50 µm (bis zu 600 µm im Bereich der Fußsohlen und Handflächen). Die Oberfläche der Hornschicht ist mit einem dünnen Film aus Wachsen, Triglyceriden, freien Fettsäuren, Kohlenwasserstoffen (Squalenen), Fettalkoholen, Cholesterolestern sowie geringen Mengen an Phospholipiden und Tocopherol (antioxidativ) überzogen, die mit Schweißbestandteilen (Mucoproteinen, Aminosäuren, Carbonsäuren, Elektrolyten) vermischt sind. Letztere bedingen die saure Reaktion der Hautoberfläche („Säuremantel"; pH-Wert 5,4–5,9) und wirken antimykotisch sowie bakteriostatisch. Durch den Lipidfilm kann zwar Wasser aufgenommen werden (Bildung einer W/O-Emulsion), jedoch erschwert er insgesamt die Benetzung der Haut mit Wasser. In der Mikroflora der Haut (etwa 10^7 Keime/cm²) dominieren Corynebakterien, Brevibakterien, *Propionibacterium avidum* und lipolytisch aktive Hefen der Gattung *Pityrosporum*, die möglicherweise auch Arzneistoffe mit Esterstruktur partiell spalten können (für Glyceroltrinitrat, Betametasonvalerat, Nandrolondecanoat in vitro nachgewiesen).

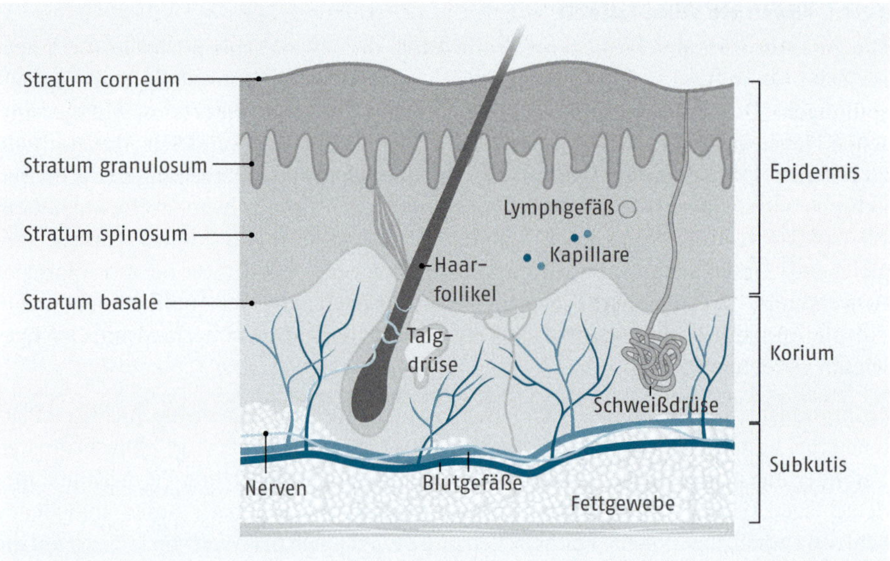

Abb. 3.4 Schematischer Aufbau der Haut

Das Stratum corneum selbst besteht aus 10–20 Lagen kernloser Korneozyten (Keratinozyten, Hornzellen), die ähnlich einer Ziegelmauer gepackt und mit einer Interzellularsubstanz aus Lipiden verkittet sind. Nach neueren Untersuchungen ist die Hornschicht keineswegs ein „totes", sondern ein hochdifferenziertes metabolisch aktives Gewebe (Endprodukt der Keratinozyten-Differenzierung). Einen hohen Stellenwert für die Barrierefunktion hat die interzelluläre Kittsubstanz. Während in den unteren Epidermisschichten die Interzellularsubstanz einen hohen Anteil an (polaren) Phospholipiden aufweist, dominieren in der Kittsubstanz des Stratum corneum Ceramide (Sphingolipide), Cholesterol, Cholesterolester, Fettsäuren und Cholesterolsulfat. Diese sind als Stapel von Lipid-Doppelschichten angeordnet („Membran-Sandwiches"), die von den Zellen des **Stratum granulosum** (Körnerschicht) geliefert werden. Letztere können als hochaktive „Lipidfabrik" betrachtet werden, die bei Störungen der Barriere durch vermehrte Lipidproduktion die Kittsubstanz regenerieren.

Das **Korium**, das je nach Hautareal 0,8 (Brust, Arme) bis 2,5 mm (Rücken) dick ist, besteht aus elastischem und kollagenem Bindegewebe. Es geht ohne scharfe Grenze in die **Subkutis** (Unterhaut) über. Letztere besteht aus lockerem Bindegewebe, in das mehr oder weniger reichlich Fettläppchen eingelagert sind (Unterhautfettgewebe). Korium und Subkutis enthalten Fibrozyten, Makrophagen, Mastzellen sowie Plasmazellen, die der Bildung von Bindegewebsfasern und Grundsubstanz, der Phagozytose, der Histaminspeicherung und der Antikörperproduktion dienen. Sie werden vom Blut- und Lymphkapillarnetz durchzogen. Die Blutkapillarausläufer nähern sich im Korium bis auf etwa 100 µm der Epidermis.

Barrierefunktion des Stratum corneum. Der Durchtritt von Substanzen durch das Stratum corneum ist prinzipiell **transzellulär**, **interzellulär**, **transglandulär** (durch die Gänge der Schweiß- und Talgdrüsen) sowie **transfollikulär** (über die Haarfollikel) möglich. Der Flächenanteil der Austrittsöffnungen der Drüsen und Haarfollikel ist allerdings sehr klein

(0,1–1 %) und dürfte als „shunt" lediglich in der Anfangsphase der Wirkstoffaufnahme bzw. für langsam diffundierende Substanzen eine Bedeutung besitzen. Weiterhin ist festzustellen, dass bei der Aufnahme apolarer Substanzen der interzelluläre Weg und bei der Penetration polarer Stoffe der transzelluläre Weg überwiegt. Insgesamt kann die Hornschicht stark vereinfacht als eine isotrope Lipidphase angesehen werden, an deren Grenzflächen Verteilungsprozesse eine wichtige Rolle spielen. Für hydrophile Substanzen ist diese Lipidbarriere kaum zu überwinden, während sich lipophile Moleküle im Stratum corneum anreichern und ein „Depot" bilden können, da sie nur schlecht in die tieferen, hydrophilen (proliferierenden) Schichten der Epidermis penetrieren. Am besten penetrieren amphiphile Substanzen, die eine gute Lipid- und Wasserlöslichkeit besitzen. Wasser diffundiert im gewissen Umfang ständig in Abhängigkeit vom bestehenden Gradienten des Wasserdampfdrucks vom Körperinneren durch das Stratum corneum. Die Diffusionsrate, die als **transepidermaler Wasserverlust** (transepidermal water loss, TEWL) bezeichnet wird, hängt von der Intaktheit des Stratum corneum ab und ist damit ein In-vivo-Indikator für den funktionellen Zustand dieser Barriere. Mechanisch, chemisch oder pathologisch bedingte Schäden der Hornschicht führen zu einem Anstieg des TEWL. Andererseits ist die Barrierefunktion von der Temperatur, der Hydration der Haut, dem Hautareal und dem Alter abhängig.

Entsprechend der Temperaturabhängigkeit der Diffusion verändert sich auch jeder Penetrationsvorgang in der Haut mit der Temperatur (der TEWL verdoppelt sich z. B. bei einem Anstieg der Hauttemperatur von 26 auf 30 °C).

Die **Hydratation** des Stratum corneum übt einen starken Einfluss auf die Barrierefunktion aus. So kann bei Erhöhung der Hautfeuchtigkeit – z. B. durch okklusiv wirkende Externa (Vaseline) oder Okklusion mit einer wasserdichten Folie (Verhinderung des TEWL) – eine Steigerung der Penetration (insbesondere hydrophilerer Substanzen) um mehrere Größenordnungen eintreten. Andererseits kommt es bei starker Austrocknung des Stratum corneum – z. B. durch extrem niedrige Luftfeuchtigkeit – ebenfalls zu einer Einschränkung der Barrierefunktion, bedingt durch eine Störung der Desquamation (Abschuppung der äußeren Hornschicht) und durch Brüchigkeit der Hornschicht. Eine eingeschränkte Barrierefunktion findet man auch bei Neugeborenen (mit einer starken Erhöhung des TEWL besonders bei Frühgeborenen). Während der TEWL im ersten Lebensjahr den Wert der Haut des Erwachsenen erreicht, ist die Empfindlichkeit der kindlichen Haut gegenüber Irritanzien (hautreizende Stoffe) bis etwa zum 8. Lebensjahr erhöht. Beim alten Menschen konnte eine postulierte Änderung der Barrierefunktion bisher experimentell nicht bestätigt werden.

Unter den **Hautkrankheiten** beeinflussen nur solche die Barrierefunktion, die mit Veränderungen der Epidermis einhergehen. Zu einer Penetrationssteigerung – insbesondere für hydrophile Substanzen – und zu einer Einschränkung der Depotfunktion des Stratum corneum für lipophile Externa kommt es deshalb vor allem bei den verschiedenen Ekzemformen sowie bei Erkrankungen, die mit einer Verhornungsanomalie verbunden sind, wie die Psoriasis vulgaris (Schuppenflechte).

Eine Beeinträchtigung der Barrierefunktion liegt auch beim Atopiker vor und ist hier das Ergebnis einer überschießenden IgE-Reaktion.

Für die Hautschädigung durch Irritanzien kommen mehrere Mechanismen infrage. Bei der irritativen Wirkung von Detergenzien und organischen Lösungsmitteln stehen die Solubilisierung der Barrierelipide und wasserbindender Stoffe im Stratum corneum im Vordergrund. Neuere Befunde sprechen jedoch dafür, dass Detergenzien erst sekundär nach Schädigung der Hornzellen und der proliferierenden Epidermiszellen eine Desintegration der Lipidschichten bewirken. Zytotoxische Effekte spielen bei Laugen (neben einer Verseifung von Barrierelipiden), Säuren (neben der proteindenaturierenden Wirkung) und Oxidationsmitteln eine Rolle. Für die irritative Wirkung von Reduktionsmitteln ist deren keratinolytische Aktivität und für die von Ölen ein Austausch mit Barrierelipiden von Bedeutung.

Kutane Arzneistoffapplikation. Damit werden unterschiedliche Zielstellungen verfolgt, wie

- Begrenzung der Wirkung auf die Hautoberfläche bzw. obere Hornschicht (z. B. Antiseptika, Lichtschutzmittel, Repellenzien, Keratolytika),
- lokale Wirkungen in tieferen Hautschichten oder darunter liegenden Geweben (z. B. Antihistaminika, Antimykotika, Antiphlogistika, Antirheumatika, Lokalanästhetika, Spasmolytika),
- systemische Wirkungen (z. B. Glyceroltrinitrat, Estradiol, Nicotin, Scopolamin).

In den beiden erstgenannten Fällen ist ein möglicher Übertritt der Substanz in den Blutkreislauf zu beachten, der in Abhängigkeit vom Ausmaß und von der Geschwindigkeit der Stoffaufnahme zu unerwünschten systemischen Nebenwirkungen führen kann. Im letztgenannten Fall wird dagegen eine therapeutisch ausreichende transdermale Absorption angestrebt. Die transdermale Applikation ist sinnvoll, wenn der Arzneistoff einen hohen First-pass-Effekt und/oder eine kurze Eliminationshalbwertszeit aufweist. Die präsystemische Metabolisierung nach perkutaner Anwendung wird eher als unbedeutend angesehen, da die Aktivität der kutanen mikrosomalen Enzyme im Vergleich zur Leber nur etwa 2 % betragen soll. Die In-vivo-Aktivität der Mikroflora ist noch unklar.

Die **transdermale Stoffaufnahme** lässt sich als ein Folgeprozess beschreiben, der aus folgenden Schritten besteht:

- Diffusion des gelösten Arzneistoffes im Arzneistoffträger (Vehikel) an die Grenzfläche zur Hornschicht,
- Penetration der Hornschicht,
- Permeation durch die unteren Schichten der Epidermis und das Korium,
- Stoffübergang in die Blutbahn.

Abgesehen von den Fällen, bei denen durch eine geringe Lösungsgeschwindigkeit des Arzneistoffes (Suspensionssalben), durch verzögerte Arzneistoffabgabe (z. B. aus Transdermalen Therapeutischen Systemen, TTS), aufgrund von Arzneistoff-Hilfsstoff-Wechselwirkungen oder wegen einer Beeinträchtigung der Barrierefunktion durch Schädigung der Haut die Liberation in den Vordergrund rückt, ist in der Regel die Penetration der geschwindigkeitsbestimmende Schritt für diesen Folgeprozess, da die nachfolgende Permeation durch die unteren Schichten der Epidermis und das Korium sowie der Übergang in die Blutkapillaren relativ schnell verlaufen. Dementsprechend sind für die je Zeit- (t) und Flächeneinheit (A) transportierte Stoffmenge(n) der Hornschicht/Vehikel-Verteilungskoeffizient ($K_{H/V}$), die Diffusionskonstante der Substanz in der Hornschicht (D), die Dicke der Hornschicht (d), der Hornschicht/Körnerschicht-Verteilungskoeffizient ($K_{H/K}$) und die diffusionswirksamen Stoffkonzentrationen an den Grenzflächen zwischen Vehikel und Hornschicht (C_1) sowie Horn- und Körnerschicht (C_2) maßgeblich. Für die **Stoffpenetration der Hornschicht** ergibt sich folgende Fluxgleichung:

$$J = \frac{dn}{A \cdot dt} = -D \cdot \frac{(K_{H/V} \cdot C_1 - K_{H/K} \cdot C_2)}{d}$$ Gleichung 3.2

Da man in der Regel von „Sink"-Bedingungen ausgehen kann ($C_2 \approx 0$), vereinfacht sich diese Beziehung zu:

$$J = \frac{dn}{A \cdot dt} = -\frac{D \cdot K_{H/V} \cdot C_1}{d}$$ Gleichung 3.3

Für die Arzneistoffaufnahme durch die Haut sind zusammengefasst folgende Faktoren maßgeblich:

- Stoffeigenschaften und -konzentration,
- exponierte Hautfläche und Hautareal,
- Zustand der Hornhautbarriere (s. o.),
- Einfluss des Vehikels.

Es wurde bereits darauf hingewiesen, dass lipophile Substanzen allgemein besser als hydrophile Stoffe durch die Haut aufgenommen werden. Dementsprechend werden z. B. Säuren wie Benzoesäure und Salicylsäure sowie Basen wie Ephedrin und Scopolamin nichtionisiert relativ gut, in ionisierter Form dagegen nicht absorbiert. Bedingt durch den Aufbau der Epidermis mit einem Wechsel von lipophilen und hydrophileren Bereichen, ist für den transepidermalen Stofftransport auch eine gewisse Wasserlöslichkeit erforderlich. Moleküle mit einem sehr hohen Lipoid/Wasser-Verteilungskoeffizienten können sich in der Hornschichtbarriere anreichern und hier relativ lange verweilen. Die Molekülgröße ist dagegen, sofern sie unterhalb des makromolekularen Bereichs liegt, für die Penetration von untergeordneter Bedeutung. Die absolut aufgenommene Wirkstoffmenge und die Absorptionsgeschwindigkeit nehmen mit der Erhöhung der Dosis zu. Allerdings sind die Absorptionsquoten bei niedriger Dosierung höher (nichtlineare Pharmakokinetik), da ab einer entsprechenden Größenordnung Dosiserhöhungen nicht mehr zu einem proportionalen Anstieg der diffusionswirksamen Konzentration in der Grenzphase Vehikel/Hornhaut führen (◘ Tab. 3.6). Die Absorptionsgeschwindigkeit nimmt unter vergleichbaren Bedingungen proportional mit der exponierten Hautfläche zu. Dieser Umstand ist bei großflächigen Einreibungen zu beachten, die z. B. im Fall der Glucocorticoide zu unerwünschten systemischen Nebenwirkungen führen können.

Zwischen den unterschiedlichen Hautarealen konnten erhebliche Absorptionsunterschiede festgestellt werden. So wurde bei Probanden für ^{14}C-Hydrocortison die stärkste Aufnahme über die Haut von Skrotum, Hinterohrregion und Stirn gefunden (○ Abb. 3.5).

Insbesondere im Hinblick auf Untersuchungen zur Aufnahme toxischer Substanzen durch die Haut, die an Versuchstieren durchgeführt werden, stellt sich die Frage nach der Vergleichbarkeit der Ergebnisse zwischen Tiermodell und Mensch. Die hierzu vorliegenden Befunde weisen teilweise erhebliche Speziesunterschiede in der transdermalen Absorption verschiedener Substanzen aus (◘ Tab. 3.7). Am ehesten sind dabei noch die am Schwein und Affen erhaltenen Ergebnisse mit den beim Menschen erhobenen Befunden vergleichbar. Daraus ergibt sich auch für die Entwicklung von Dermatika und trans-

3

Tab. 3.6 Abhängigkeit der transdermalen Absorption von der Dosis. Nach Wester et al.

	Dosis (µg/cm²)	Absorptionsquote (%)	
		Mensch	Rhesusaffe
Benzoesäure	4	42,6	59,2
	40	25,7	33,6
	2000	14,4	17,4
Hydrocortison	4	1,9	2,9
	40	0,6	2,1
Testosteron	4	13,2	18,4
	30	8,8	
	40		6,7
	250		2,9
	400	1,8	2,2
	1600		2,9
	4000		1,4

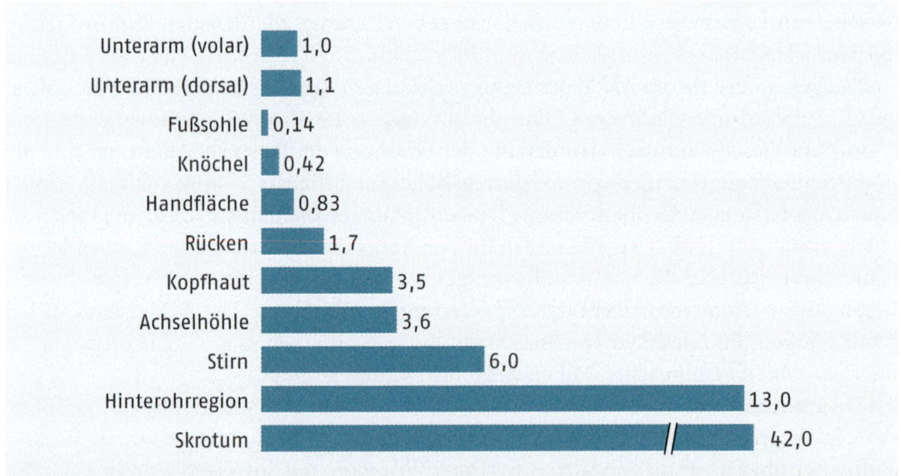

Abb. 3.5 Abhängigkeit der Absorption nach perkutaner Applikation von ^{14}C-Hydrocortison vom Hautareal (relative Absorption bezogen auf die volare Unterarmseite). Nach Bartek et al.

dermalen Freigabesystemen die Notwendigkeit einer sorgfältigen Validierung tierexperimenteller Daten an der menschlichen Haut.

Tab. 3.7 Transdermale Absorption bei verschiedenen Spezies

	Absorptionsquote (%)				
	Ratte	Kaninchen	Schwein	Mensch	Affe
N-Acetylcystein	3,5	2,0	6,0	2,4	
Coffein	53,1	69,2	32,4	47,6	
Cortison	24,7	30,3	4,1	3,4	
Dimethylaminoazobenzen	48,2	100,0	41,9	21,6	
Haloprogin	95,8	113,0	19,7	11,0	
Testosteron	47,4	69,4	29,4	13,2	18,4
DDT		46,3	43,4	10,4	1,5
Lindan		51,2	37,6	9,3	16,0
Parathion		97,5	14,5	9,7	30,3
Malathion	64,6	15,5	8,2	19,3	

3.2.9 Subkutane und intramuskuläre Absorption

Unter den parenteralen Injektionsarten nimmt die intramuskuläre Applikation mit einem Anteil von >70% gegenüber etwa 21% intravenösen und 3% subkutanen Injektionen eine Spitzenposition ein. Die Vorteile der intramuskulären und subkutanen Applikation ergeben sich aus

- der Umgehung des Magen-Darm-Trakts sowie der primären Leberpassage (z.T. einzige Applikationsmöglichkeit für chemisch und biochemisch labile Wirkstoffe),
- dem langsamen Anfluten des Wirkstoffes (Vermeidung der nach intravenöser Gabe auftretenden hohen Anfangsplasmaspiegel),
- der Möglichkeit einer Liberationssteuerung durch Einsatz sich langsam auflösender Wirkstoffe oder durch galenische Maßnahmen (Depotpräparate),
- der Anwendbarkeit für hydrophile, auch höhermolekulare oder geladene Verbindungen, die gastrointestinal kaum absorbiert werden,
- der Eignung für ölige Arzneiformen.

Die wesentlichen Nachteile der intramuskulären und subkutanen Applikation sind:

- Auftreten lokaler Reizungen und Gewebsschädigungen bis hin zu Nekrosen, insbesondere bei Abweichungen vom physiologischen pH-Wert und von der Isotonie,
- der hohe Aufwand zur Gewährleistung der Qualitätsforderungen für Injektionszubereitungen (Sterilität, Isotonie, Isohydrie usw.),
- bedingte Handhabbarkeit für den Patienten.

Absorptionsbedingungen. Eine wesentliche Besonderheit der intramuskulären und subkutanen Applikation resultiert daraus, dass der injizierte Wirkstoff in direkten Kontakt mit den Blut- und Lymphgefäßen treten kann. Blutspiegelmaxima werden durchschnittlich nach 20 min bis 1 h erreicht (trotz relativ kleiner Austauschflächen). Die Aufnahme erfolgt dabei vorrangig in die Blutkapillaren. Absorptionsbestimmende Faktoren sind deshalb

- die Eigenschaften der Kapillarwände,
- der Zustand der interzellulären Grundsubstanz,
- der Grad der Kapillarisierung und die Durchblutung,
- die Eigenschaften des Wirkstoffs und der Arzneiform.

In der Subkutis und vor allem im Zwischenmuskelgewebe sind reichlich Blutkapillaren und Lymphgefäße vorhanden. Beim Transport durch die Kapillarwand überwiegt die Lipiddiffusion. Hydrophile Moleküle, im Unterschied zur Darmwand auch größere, können durch die interzellulären Poren der Kapillarwand aufgenommen werden. Der in den einzelnen Geweben stark wechselnde Porendurchmesser beträgt in den Muskelkapillaren etwa 6 nm. Der Transport hydrophiler Substanzen durch die Poren erfolgt wegen des geringen Porenflächenanteils (etwa 0,1 % der Kapillaroberfläche) langsamer als die Lipiddiffusion lipophiler Stoffe und ist von der Molekülgröße abhängig. Bereits bei einem Poren/Molekül-Größenverhältnis von 15 : 1 ist die Porendiffusion eingeschränkt. Sie sinkt bei einem Verhältnis von 5 : 1 auf 50 % der freien Diffusion. In geringem Umfang können auch große hydrophile Moleküle (z. B. Dextrane und Serumproteine) vermutlich durch wenige große Poren und/oder Pinozytose die Kapillarwand passieren. Andererseits werden große hydrophile Moleküle auch über die Lymphbahn abtransportiert. Der Lymphweg dürfte für kleinere Moleküle eine geringe Bedeutung haben, da der Lymphstrom im Vergleich zum Blutstrom nur < 0,1 % beträgt.

Wegen der Bedeutung der Lipiddiffusion ist der Lipoid/Wasser-Verteilungskoeffizient (pH-Wert des Gewebes = 7,4) die absorptionsbestimmende stoffliche Kenngröße, wenn auch nicht in dem Umfang wie beispielsweise für die gastrointestinale Aufnahme. Bei Säuren und Basen ist der Anteil entscheidend, der bei einem pH-Wert von 7,4 (Gewebe-pH) nichtionisiert vorliegt.

Der größere Stellenwert der Wasserlöslichkeit ist nicht nur dadurch bedingt, dass der Transport durch Poren eine größere Rolle spielt, sondern er ist auch darauf zurückzuführen, dass am Absorptionsort nur geringe Lösungsmittelmengen vorliegen und die Größe der erreichbaren Absorptionsfläche von der Ausbreitung der Substanz im Interstitium abhängt. Einige schwer lösliche Wirkstoffe, die nur mit Lösungsvermittlern oder bei unphysiologischen pH-Werten in Lösung zu bringen sind, können im Muskelgewebe ausfallen und hier ein feinkristallines Depot mit langsamer Liberation bilden (z. B. Chlordiazepoxid, Digoxin und Phenytoin). Dadurch ist u. U. nach intramuskulärer Injektion eine länger anhaltende Absorption zu erzielen als nach peroraler Applikation. Für die Ausbreitung des Arzneistoffes im Interstitium ist neben der Löslichkeit auch der Zustand vor allem der interzellulären Grundsubstanz von Bedeutung.

Die **Kapillarisierung** des Muskelgewebes und der Subkutis weist regionale Unterschiede auf, die sich auch in unterschiedlichen Absorptionsgeschwindigkeiten in den verschiedenen Bereichen niederschlagen können. So kommt es z. B. nach einer ungenügend tiefen subkutanen Injektion bei adipösen Patienten zu einer sehr langsamen Absorption, da das subkutane Fettgewebe wenig kapillarisiert ist.

Die **Durchblutung**, die von verschiedenen exogenen und endogenen Faktoren abhängt, beeinflusst im besonderen Maß die subkutane und intramuskuläre Absorption, da durch sie die absorptionsbestimmenden Konzentrationsgradienten („Sink"-Bedingungen) aufrechterhalten werden. So ist z. B. der Einfluss der Hauttemperatur auf die subkutane Absorption vor allem auf eine Veränderung der Durchblutung zurückzuführen. Eine Erhöhung der Absorptionsgeschwindigkeit nach intramuskulärer Injektion durch Muskeltätigkeit lässt sich durch Durchblutungssteigerung und Verstärkung des Lymphstroms erklären. Ein Beispiel für die gezielte Beeinflussung der Absorption durch Veränderung der Durchblutung ist die Aufnahmeverzögerung von Lokalanästhetika aus dem Injektionsbereich durch vasokonstriktorische Adjuvanzien vom Typ des Norepinephrins. Dadurch wird die lokale Wirkung verlängert, und es lassen sich die unerwünschten systemischen Nebenwirkungen der Lokalanästhetika vermeiden. Dieses Prinzip, das auf die Untersuchungen von Braun zurückgeht, ist bereits im Jahre 1903 in die Praxis der Leitungsanästhesie eingeführt worden.

Veränderungen der Absorption bei Parenteralia zur intramuskulären und subkutanen Injektion lassen sich durch chemische Modifikation des Wirkstoffs, z. B. Protrahierung durch Verwendung von schwer wasserlöslichen Estern, Salzen und Komplexen, oder pharmazeutisch technologische Maßnahmen, z. B. durch die Wahl der Arzneiform, Partikelgröße und Hilfsstoffe, durch Adsorption an nichtdiffusible Träger oder durch Verwendung öliger Systeme erzielen.

3.2.10 Absorption aus Pleura- und Peritonealhöhle

Während man im Tierexperiment häufiger Verbindungen intraperitoneal injiziert, werden die intraperitoneale und intrapleurale Applikation in der Humanmedizin relativ selten verwendet, z. B. bei der gezielten Anwendung von Zytostatika.

3

Absorptionsbedingungen. Pleura und Peritoneum sind von einem einschichtigen Plattenepithel bedeckt, das an eine gefäßtragende Bindegewebsschicht grenzt. Die Absorption durch dieses Epithel und durch die anschließend zu überwindende Kapillarwand erfolgt in der Regel langsamer als nach intramuskulärer und subkutaner Gabe. Durch das Plattenepithel wird vor allem die Absorption von Wirkstoffen mit geringer Lipoidlöslichkeit und von größeren hydrophilen Molekülen eingeschränkt. Allerdings ist das Peritoneum für hydrophile Substanzen bis zu einer relativen Molmasse von 100 000 Da in gewissem Umfang durchlässig.

Die erreichbare Austauschfläche ist relativ groß. In die Bauchhöhle injizierte Lösungen verteilen sich durch die Darmbewegungen sehr schnell über das Peritoneum, dessen Fläche beim Erwachsenen etwa 1,6 m^2 beträgt. Bei Erfüllung der stofflichen Voraussetzungen werden relativ hohe Absorptionsgeschwindigkeiten erreicht.

3.3 Distribution

■ **DEFINITION** Ein in den Körperkreislauf gelangter Arzneistoff wird mit dem Blut schnell in die verschiedenen Kapillargebiete transportiert und breitet sich von hier vor allem durch passive Diffusion (Lipid- und Porendiffusion) und konvektiven Transport (Filtration durch Kapillarwandporen), aber auch durch carriervermittelte Prozesse und aktive Transportmechanismen in den angrenzenden Geweben aus.

Der Begriff „Verteilung“ wird aber auch zur Bezeichnung des Verteilungszustands (Verteilungsmuster) zu einem bestimmten Zeitpunkt, häufig bei bestehendem Fließgleichgewicht (steady state), verwendet, wie er sich z. B. in Autoradiogrammen nach Applikation von ^{14}C-markierten Wirkstoffen oder bei Bestimmung der Wirkstoffkonzentrationen in den verschiedenen Geweben darstellt.

Bedeutung. Die Distribution, die mit den vorgeschalteten Prozessen Liberation und Absorption sowie mit den Folgeprozessen Metabolismus und Exkretion in Beziehung steht (**o** Abb. 3.1), bestimmt maßgeblich die Konzentration des Arzneistoffs in seiner Biophase und damit seine biologische Wirkung. Dabei ist zu berücksichtigen, dass das Blut nach therapeutischen Gesichtspunkten in der Regel als Durchgangskompartiment anzusehen ist. Eine ideale Verteilung läge vor, wenn die Konzentration des Wirkstoffs am Wirkort wesentlich höher wäre als die Konzentration im übrigen Organismus. Für die einzelnen Wirkstoffe resultieren zwar aufgrund einiger verteilungsbestimmender Faktoren teilweise unterschiedliche Verteilungsmuster (▸ Kap. 3.3.2), die Wirkungen der heute eingesetzten Arzneimittel beruhen jedoch in der Regel nicht auf einer Anreicherung des Arzneistoffs am Wirkort, sondern auf spezifischen Wechselwirkungen mit Rezeptoren und auf der unterschiedlichen Empfindlichkeit der verschiedenen Zellen und Gewebe gegenüber dem Wirkstoff. Unerwünschte Nebenwirkungen, die nicht selten außerhalb des Hauptwirkortes ausgelöst werden, sind dabei nicht auszuschließen. Ein aktuelles Konzept, mit dem eine Verteilungsbeeinflussung erreicht werden soll, ist das sog. **drug targeting** (Zieltransport). Dieses beinhaltet die Entwicklung von Systemen, die den Arzneistoff gezielt zum Wirkort transportieren und dort freigeben. Hierzu wird ein Transportsystem benötigt, das eine spezifische Leitsubstanz (Targeter) enthält, die an die Zielzelle gebunden wird und eine Aufnahme des Wirkstoffes ggf. durch Endozytose ermöglicht. Entsprechende Versuche mit Zytostatika, die kovalent an einen monoklonalen Antitumor-Antikörper gebunden wurden, verliefen allerdings enttäuschend. Ein Grund dafür ist in der schlechten Kapillarwand- und Membrangängigkeit dieses makromolekularen Transportsystems zu sehen. Ein weiteres Problem scheint in der Notwendigkeit zu bestehen, das retikuloendotheliale System zu umgehen, dessen physiologische Funktion eben gerade darin besteht, makromolekulare Fremdstoffe oder Fremdzellen zu eliminieren. Bisher wurde mit den überprüften Arzneistoffträgern daher bestenfalls eine Wirkstoffanreicherung in den retikuloendothelialen Zellen von Leber und Milz erzielt. Begünstigt wird diese noch dadurch, dass das Kapillarendothel sowie die Basalmembran in der Leber und Milz Lücken aufweisen, die für die voluminösen Trägersysteme passierbar sind. Das Gleiche trifft auch für intravenös applizierte leitsubstanzfreie Liposomen zu. Es bleibt abzuwarten, ob mit der Einführung zellspezifischer Antikörper in die Liposomenlamellen weitere Fortschritte erreicht werden können.

3.3.1 Verteilungsräume

Unter morphologisch-physiologischen Gesichtspunkten kann der Organismus in verschiedene Verteilungsräume aufgeteilt werden. Hierzu gehören die mehr oder weniger stark abgegrenzten Flüssigkeitsräume des Körpers, aber auch Strukturen mit einer hohen Affinität zum Wirkstoff, die seine Anreicherung bewirken (z. B. Protein- und Fettspeicher).

Blutkreislaufsystem

Aufbau des Gefäßsystems. Das Herz-Kreislauf-System besteht aus hintereinander und parallel angeordneten Blutgefäßen, in die das rechte und linke Herz als Pumpen geschaltet sind (**o** Abb. 3.6).

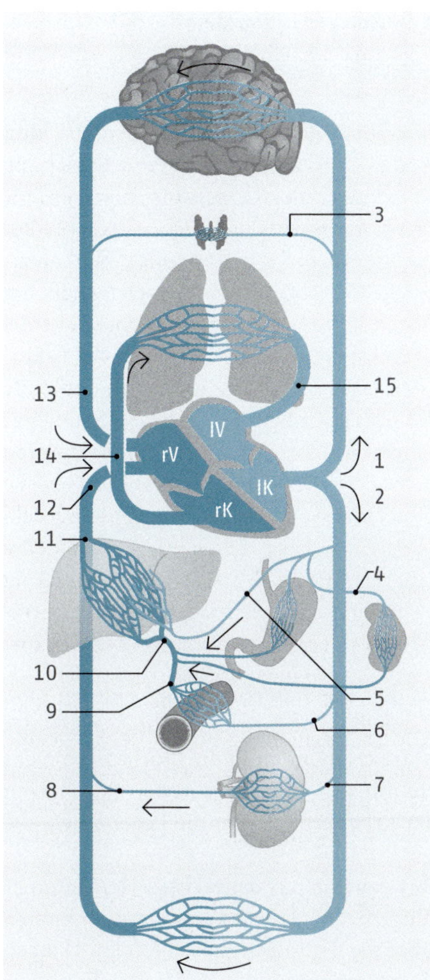

o Abb. 3.6 Vereinfachtes Schema des Blutkreislaufs
lV linker Vorhof, **lK** linke Herzkammer, **rV** rechter Vorhof, **rK** rechte Herzkammer, **1** aufsteigende Aorta, **2** absteigende Aorta, **3** Schilddrüsenarterie, **4** Milzarterie, **5** Milzvene, **6** obere Mesenterialarterie, **7** Nierenarterie, **8** Nierenvene, **9** obere Mesenterialvene, **10** Pfortader, **11** Lebervene, **12** untere Hohlvene, **13** obere Hohlvene, **14** Lungenschlagader, **15** Lungenvene

3

Die vom Herzen wegführenden Gefäße werden als Arterien bezeichnet. Diese verzweigen sich zunehmend, wobei der Querschnitt sowie die Wandstärke abnehmen und die elastischen Bauelemente zunehmend durch muskuläre Strukturen ersetzt werden (◘ Tab. 3.8).

Gleichzeitig verringern sich wegen der Zunahme des Gesamtquerschnitts der Gefäße fortschreitend der Druck und die Strömungsgeschwindigkeit. An die Arterien, Arterienäste und Terminalarterien schließen sich die Arteriolen an, die das Blut in die Kapillargebiete führen. Die Kapillaren sammeln sich in den Venolen, die über die Terminalvenen und Hauptvenenäste zu den Venen zusammenfließen, die schließlich über die großen Hauptvenen zum Herz zurückführen. Der **Körperkreislauf** (auch großer Kreislauf genannt) beginnt in der linken Herzkammer mit der Aorta, deren aufsteigendem Teil die Herzkranzgefäße sowie drei große Arterien zur Versorgung des Kopfes (Arteria carotis) und der Arme entspringen. Aus der absteigenden Aorta führen Arterien zur Muskulatur des Brustkorbes und zu den Organen der Bauchhöhle. In Höhe des 5. Lendenwirbels gabelt sich die Aorta in die beiden Hüftschlagadern, die das Becken und die Beine versorgen. Der venöse Rückstrom zum rechten Herzen erfolgt über die untere

Tab. 3.8 Charakteristika von Blutgefäßen verschiedener Kreislaufgebiete

	Anzahl	Durchmesser (mm)	Länge (cm)	Wandstärke (mm)	Wandstrukturelemente (%)		
					Elastisch	Muskulär	Kollagen
Aorta	1	25	50	2	50	21	29
Arterien	160	4	10	1	38	47	15
Arteriolen	$5 \cdot 10^7$	0,03	0,2	0,02	25	54	21
Kapillaren	$8 \cdot 10^9$	0,008	0,1	0,001	0	0	0
Venolen	10^9	0,02	0,2	0,02	0	0	100
Venen	200	5	10	0,5	31	44	25
Vena cava	2	30	50	1,5	25	37,5	37,5

und obere Hohlvene, in welche die Venen aus den Kapillargebieten der unteren bzw. oberen Körperhälfte einmünden. Eine Sonderstellung nehmen die Eingeweide des Bauchraums ein. Die Venen des Magen-Darm-Trakts münden in die Pfortader, die das Blut und damit auch die Stoffwechselprodukte mit den hier absorbierten Substanzen zunächst der Leber zuführt. Der Abfluss aus der Leber erfolgt über die Lebervenen, die zur unteren Hohlvene führen.

Der **Lungenkreislauf** (kleiner Kreislauf) führt das Blut aus der rechten Herzkammer über die Lungenarterie zu den beiden Lungenflügeln. Die Arterie verzweigt sich hier zu einem Kapillarnetz, das die Alveolen umgibt, über die der Gasaustausch erfolgt. Danach gelangt das mit O_2 angereicherte Blut über die Lungenvene zum linken Herzvorhof.

Blutströmung. Die durch rhythmische Kontraktionen der Herzkammern, in Verbindung mit einem entsprechenden Spiel der Herzklappen, bewirkte pulsierende Strömung wird durch die Elastizität der Arterien zunehmend in eine kontinuierliche Strömung umgewandelt (Windkesselfunktion).

Als Maß für das elastische Verhalten der Gefäße dient das als Volumenelastizitätskoeffizient (E') bezeichnete Verhältnis der Druckänderung (Δp) zu der von ihr bewirkten Volumenänderung (ΔV):

$$E' = \frac{\Delta p}{\Delta V} \qquad \text{Gleichung 3.4}$$

Auf die Blutströmung im Gefäßsystem lassen sich im einfachsten Fall in grober Näherung die Gesetzmäßigkeiten der laminaren Strömung homogener Flüssigkeiten in starren, zylindrischen Röhren anwenden.

▫ Tab. 3.9 Hämodynamische Faktoren verschiedener Kreislaufabschnitte

	Gesamtquerschnitt (cm^2)	Mittlerer Druck (kPa)		Mittlere Strömungsgeschwindigkeit ($cm \cdot s^{-1}$)
		Anfang	Ende	
Aorta	5	12,0	11,3	20
Arterien	2	11,3	9,3	4,2
Arteriolen	400	9,3	4,7	0,21
Kapillaren	4500	4,7	2,7	0,018
Venolen	4000	2,7	2,0	0,21
Venen	40	2,0	1,3	2,1
Vena cava	18	1,3	0,7	4,5

Die Volumenstromstärke dV/dt (Stromzeitvolumen) in durchströmten Gefäßen lässt sich näherungsweise mit dem Gesetz nach Hagen-Poiseuille beschreiben:

$$\frac{dV}{dt} = \frac{\Delta p}{R} = \frac{\pi r^4}{8\eta l}\Delta p$$ Gleichung 3.5

| Δp Druckdifferenz zwischen Anfang und Ende des Gefäßes | R Strömungswiderstand | r Gefäßinnenradius | η Viskosität der Flüssigkeit | l Gefäßlänge

Die Viskosität des Blutes ist in weiten Röhren etwa viermal größer als die des Wassers und steigt mit zunehmendem Hämatokritwert (Erythrozytenanteil) weiter an. Sie ist außerdem auf Grund der Verformbarkeit der Erythrozyten und deren Eigenschaft, sich bei abnehmender Schubspannung in Gegenwart von Fibrinogen und großen Globulinmolekülen zu größeren Aggregaten zusammenzulagern, von den einwirkenden Strömungskräften abhängig. Bei verlangsamter Strömung mit geringer Schubspannung steigt die Viskosität überproportional an.

Die Strömungswiderstände in hintereinander geschalteten Gefäßen addieren sich ($R = R_1 + R_2 + R_3 \ldots$), während in parallel geschalteten Gefäßen der reziproke Gesamtwiderstand gleich der Summe der reziproken Einzelwiderstände ist ($1/R = 1/R_1 + 1/R_2 + 1/R_3 \ldots$).

Aufgrund der Kontinuitätsbedingung ist die Volumenstromstärke dV/dt in allen in Serie geschalteten Kreislaufabschnitten gleich, so dass die mittlere lineare Strömungsgeschwindigkeit einer Strombahn von deren Gesamtquerschnitt (q) abhängt:

$$\bar{v} = \frac{dV}{dt} \cdot \frac{1}{q}$$ Gleichung 3.6

Die totale Kreislaufzeit (Zeit, in der das Blut einmal den gesamten Kreislauf passiert) beträgt etwa 1 min.

Die strukturellen Eigenschaften der Gefäße (▫ Tab. 3.8) und die damit korrelierenden hämodynamischen Verhältnisse (▫ Tab. 3.9) lassen eine funktionelle Zweiteilung des

Tab. 3.10 Blutversorgung verschiedener Organe und Gewebe im Ruhezustand

	Anteil an der Körpermasse (%)	Mittlere Durchblutung		Anteil am Herzminutenvolumen (%)
		($ml \cdot min^{-1}$)	($ml \cdot min^{-1} \cdot$ 100 g $Gewebe^{-1}$)	
Gastointestinaltrakt	2,8	1400	71	24
Herz	0,5	294	84	4
Gehirn	2,0	770	55	12
Leber	2,8	1665	85	28
Nieren	0,5	1225	400	20
Fettgewebe	18	260	2,1	5
Haut	10	350	5	6
Skelettmuskulatur	40	1400	5	23
Lunge	1,5	4200	400	100

Kreislaufsystems in eine Transport- und in eine Austauschfunktion erkennen. Die Transportfunktion wird von Gefäßen mit großem Radius, dicken Wänden und hoher Strömungsgeschwindigkeit (relativ geringer Gesamtquerschnitt) wahrgenommen. Die Austauschfunktion übernehmen dagegen Gefäße mit niedriger Strömungsgeschwindigkeit (hoher Gesamtquerschnitt), kleinem Radius, hohem Verzweigungsgrad und dünnen Wänden, die eine große Austauschfläche (etwa 650 m^2) und kurze Diffusionswege gewährleisten.

Organdurchblutung. Zur Beschreibung der Durchblutung eines Organs kann die Volumenstromstärke (absolute Organdurchblutung in $ml \cdot min^{-1}$) oder die auf das Herzminutenvolumen bezogene Volumenstromstärke (relative Durchblutung des Organs in %) herangezogen werden. Für die Quantifizierung der Blutversorgung eines Organs sollte jedoch besser der organgewichtsbezogene Wert der Volumenstromstärke (spezifische Organdurchblutung in $ml \cdot min^{-1} \cdot g^{-1}$) verwendet werden.

Die Durchblutung verschiedener Organe lässt bereits im Ruhezustand eine Anpassung an die Stoffwechselbedürfnisse erkennen (Tab. 3.10). Verändern sich diese (z. B. bei körperlicher oder geistiger Arbeit), so wird auch die Durchblutung der betroffenen Organe verändert. Bei starker körperlicher Belastung kann z. B. die spezifische Durchblutung der Skelettmuskulatur auf den 20-fachen Wert erhöht werden. Auch in anderen Organen kann die spezifische Durchblutung bei entsprechender Belastung in teilweise erheblichem Umfang gesteigert werden (z. B. im Darm um den Faktor 9, im Gehirn um den Faktor 2, in der Haut um den Faktor 15 und im Herzmuskel um den Faktor 5). Diese sog. Durchblutungsreserve wird vor allem durch eine lokale Vasodilatation mobilisiert. Dabei kann es in anderen Organen zu einer Verringerung der Durchblutung kommen.

Stoffaustausch im Bereich der Mikrozirkulation. Unter dem Begriff Mikrozirkulation fasst man im funktionellen Sinne den Strombahnabschnitt zusammen, in dem sich der Stoffaustausch zwischen dem Blut und dem extravasalen Flüssigkeitsraum vollzieht. Hierzu gehören alle kleinen Blutgefäße (Arteriolen, Kapillaren, Venolen, kleine Venen), das umgebende Bindegewebe und die kleinsten Gefäße des Lymphsystems. Beim Stoffaustausch durch die Kapillarwand dominiert die Lipiddiffusion. Lipidlösliche Stoffe können unter Nutzung der gesamten Kapillarwandfläche relativ schnell ausgetauscht werden, hydrophile Substanzen diffundieren dagegen langsamer durch wassergefüllte Poren der Kapillarwand. Der Porenflächenanteil an der Kapillaroberfläche wird insgesamt auf 0,1 % geschätzt, variiert jedoch stark. Ein weiterer Austausch von Flüssigkeit und kleinen Molekülen erfolgt durch Filtration (konvektiver Transport durch interzelluläre Poren). Die treibende Kraft für die Filtration durch die Kapillarwandporen, der effektive Filtrationsdruck (P_{eff}), setzt sich aus dem hydrostatischen Druck in den Kapillaren (P_{Kap}) und dem kolloidosmotischen Druck des Gewebes (π_{Gew}) sowie dem hydrostatischen Druck des Gewebes (P_{Gew}) und dem kolloidosmotischen Druck des Blutplasmas (π_{Kap}) zusammen, wobei die beiden letzten Parameter entgegengesetzt wirken:

$$P_{eff} = P_{Kap} + \pi_{Gew} - P_{Gew} - \pi_{Kap}$$ Gleichung 3.7

Am arteriellen Anfang einer Kapillare überwiegt der Kapillardruck, der durchschnittlich 4,3 kPa beträgt, so dass sich bei $\pi_{Gew} = 0{,}6\,kPa$, $P_{Gew} = 0{,}4\,kPa$ und $\pi_{Kap} = 3{,}3\,kPa$ folgende Bilanz ergibt: $P_{eff} = 4{,}3 + 0{,}6 - 0{,}4 - 3{,}3 = 1{,}2\,kPa$. Dementsprechend wird Plasmawasser mit darin gelösten Stoffen in das Interstitium filtriert. Aufgrund des kontinuierlichen Abfalls des Kapillardrucks nimmt der effektive Filtrationsdruck im weiteren Verlauf ab. Der kolloidosmotische Druck des Blutplasmas nimmt dagegen zu (Konzentrierung der Kolloide aufgrund der Filtration von Plasmawasser). Dementsprechend resultiert in der 2. Hälfte der Kapillare eine Reabsorption aus dem Interstitium. Am venösen Kapillarende beträgt der Kapillardruck nur noch 2,3 kPa, so dass bei $\pi_{Kap} = 3{,}5\,kPa$ für den effektiven Reabsorptionsdruck folgende Bilanz aufzustellen ist: $P_{eff} = 2{,}3 + 0{,}6 - 0{,}4 - 3{,}5 = -1{,}0\,kPa$.

Neben den Austauschprozessen durch Diffusion und Filtration können für einige Stoffe auch aktive Transportmechanismen und in begrenztem Umfang Endozytosen eine Rolle spielen (▸ Kap. 2).

Die Variabilität der Austauschprozesse in verschiedenen Kapillargebieten (z. B. gegenüber Muskelkapillaren etwa 100-mal höhere Filtrationsleistung der Glomeruli) ist vorwiegend auf Unterschiede im Kapillarwandaufbau zurückzuführen. Die Kapillarwand kann bis zu drei Schichten aufweisen (Endothel, Basalmembran und Perizyten).

Eine Endothelschicht, die kontinuierlich verläuft oder Poren bzw. Lücken aufweist, ist bei allen Kapillartypen vorhanden. Der kontinuierliche Typ findet sich z. B. in der Skelettmuskulatur, in der Lunge und im Gehirn. Kapillaren in endo- und exokrinen Drüsen weisen 50–70 nm weite Fenster auf. Kapillaren vom diskontinuierlichen Typ mit 0,1 bis 1 µm weiten Lücken zwischen den Endothelzellen finden sich z. B. in der Leber, der Milz und im roten Knochenmark (durchlässig für Erythrozyten).

Die Basalmembran kann kontinuierlich bzw. nur streckenweise ausgebildet sein oder völlig fehlen, wie es in der Regel in Bereichen mit Lückenendothel der Fall ist. Ähnlich verhält es sich mit der Perizytenschicht. Perizyten (mit langen Fortsätzen ausgestattete Bindegewebszellen) bilden allerdings in den Nierenglomeruli die 20–50 nm weiten Filtrationsfenster. Als vollständige Perizytenhülle liegen sie in den Gehirnkapillaren vor.

Tab. 3.11 Gesamtkörperwasser des Menschen in Abhängigkeit vom Lebensalter. Nach Friis-Hansen

Lebensalter	Gesamtkörperwasser (% der Körpermasse)
0 bis 11 Tage	77,6 ± 2,2
11 Tage bis 6 Monate	72,2 ± 1,3
6 Monate bis 2 Jahre	59,5 ± 1,3
2 Jahre bis 7 Jahre	63,1 ± 1,3
7 Jahre bis 16 Jahre	58,4 ± 1,1

Lymphdrainage. Da der Reabsorptionsdruck am venösen Kapillarende niedriger ist als der Filtrationsdruck im arteriellen Anfangsteil, wird das Filtrat nicht vollständig reabsorbiert. Die verbleibenden etwa 10 % (ca. $2\,l \cdot d^{-1}$) werden als Lymphe über das Lymphgefäßsystem aus dem Interstitium abtransportiert. Die Stoffaufnahme erfolgt durch ein Netz von Lymphkapillaren, deren Endothellücken auch für kleine Partikel durchlässig sind. Von hier gelangt die Lymphe über größere Lymphgefäße in den Ductus thoracicus (Brustmilchgang) bzw. Ductus lymphaticus dexter und von hier in das venöse Blut. In die Lymphgefäße sind als Filter Lymphknoten eingeschaltet, in denen Fremdkörper und Krankheitserreger zurückgehalten und durch Phagozytose eliminiert werden. Die Zusammensetzung der Lymphe entspricht derjenigen der interstitiellen Flüssigkeit, die in den verschiedenen Organen variieren kann (z. B. hoher Proteingehalt der Leberlymphe und hoher Lipidgehalt der Darmlymphe durch Aufnahme der resorbierten Fette in Form der Chylomikronen).

Flüssigkeitsräume

Gesamtkörperwasser. Der Wasseranteil an der Körpermasse beträgt im Durchschnitt bei Männern 61 %, bei Frauen wegen des stärker entwickelten subkutanen Fettpolsters 51 % (Fettgewebe enthält nur 10–30 % Wasser) und nimmt vor allem im Verlauf der frühkindlichen Entwicklung mit zunehmendem Lebensalter ab (Tab. 3.11).

Flüssigkeitsräume. Das Gesamtkörperwasser verteilt sich auf zwei große Flüssigkeitsräume, den intrazellulären und den extrazellulären Raum. Der **extrazelluläre Flüssigkeitsraum** gliedert sich in den interstitiellen Flüssigkeitsraum, das Blutplasma und die transzellulären Flüssigkeiten. Bei letzteren handelt es sich um Flüssigkeiten in vorgebildeten Hohlräumen, in denen ein Stoffaustausch mit dem Blutplasma nur relativ langsam durch transzelluläre Transportprozesse möglich ist. Hierzu gehören z. B. der Liquor des ZNS (Liquor cerebrospinalis), das Kammerwasser des Auges, gewisse Flüssigkeitsanteile im Magen-Darm-Lumen sowie in den abführenden Harn- und Gallenwegen und auch pathologisch auftretende Transsudate bzw. Exsudate im Pleural-, Peritoneal- und Perikardialraum sowie in Gelenkhöhlen. Unter funktionellen Aspekten ist es sinnvoll, den **interstitiellen Flüssigkeitsraum** in einen leicht diffusiblen und einen schwer diffusiblen Anteil zu unterteilen.

Zu den leicht diffusiblen Flüssigkeiten des Interstitiums gehören das Wasser im lockeren Bindegewebe, die Flüssigkeitsfilme auf der Oberfläche von Gewebezellen und die

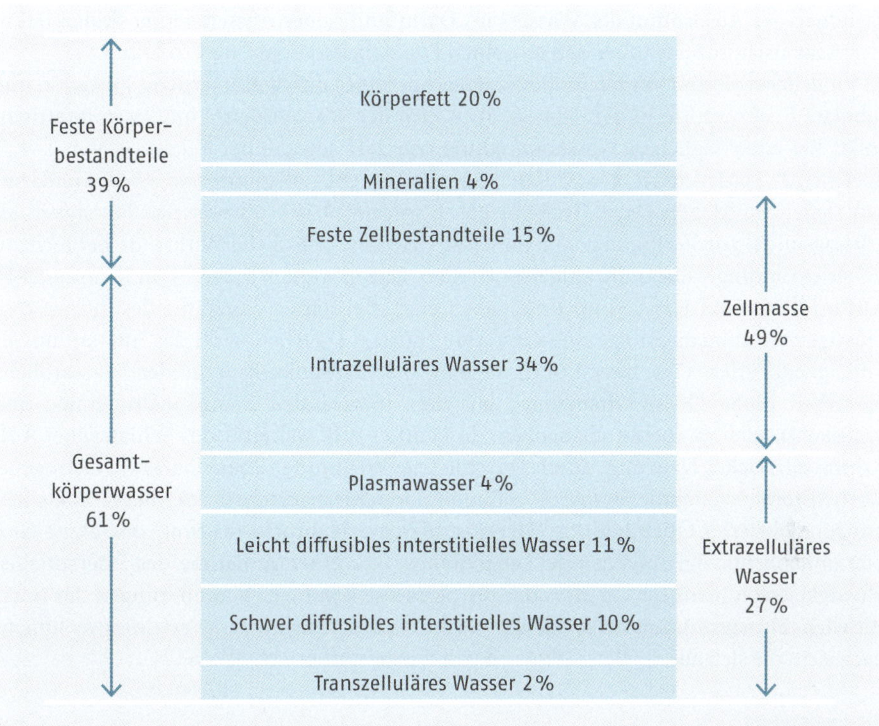

Abb. 3.7 Flüssigkeitsräume und Anteil anderer Körperbestandteile (% der Körpermasse; männliche Erwachsene). Nach Mertz

Lymphe. Schwer diffusible Flüssigkeiten finden sich in den dichten Bindegewebsstrukturen von Haut, Knochen, Knorpel, Sehnen und Bändern.

Die **Messung der Flüssigkeitsräume** ist mit Hilfe geeigneter Indikatoren möglich, die sich bevorzugt auf bestimmte Räume verteilen. Nach Einstellung des Verteilungsgleichgewichts eines applizierten Indikators kann aus dessen Konzentration im Blutplasma die Größe des Flüssigkeitsraums ermittelt werden. Für die Bestimmung des Gesamtkörperwassers sind vor allem schweres Wasser (D_2O), Tritiumwasser (THO, T_2O) oder $H_2{}^{18}O$ geeignet. Das Plasmavolumen lässt sich z. B. mit Hilfe von Evansblau, Trypanrot, Tetraiod- bzw. Tetrabromfluorescein oder ^{131}I- bzw. ^{82}Br-Albumin ermitteln. Die Erfassung des extrazellulären Flüssigkeitsraums ist z. B. mit $Na^{82}Br$ möglich. Andere im Gebrauch befindliche Indikatoren liefern z. T. recht unterschiedliche Werte, so dass in diesem Fall besser die Bezeichnung Thiosulfat-, Thiocyanat-, Inulinraum usw. verwendet werden sollte. Das intrazelluläre und das interstitielle Flüssigkeitsvolumen lassen sich aus den ermittelten Werten für das Gesamtkörperwasser, das extrazelluläre Flüssigkeitsvolumen und das Plasmavolumen indirekt schätzen. Eine Übersicht über die Anteile der einzelnen Flüssigkeitsräume und anderer Körperbestandteile zeigt Abb. 3.7.

Wasserbilanz und Flüssigkeitsaustausch. Der durchschnittliche Wasserumsatz eines Erwachsenen in Mitteleuropa beträgt $2{,}4\,l \cdot d^{-1}$. Davon werden etwa 1,2 l durch Getränke sowie 0,9 l durch feste Nahrung aufgenommen und 0,3 l durch Oxidation von Eiweißen, Fetten und Kohlenhydraten gebildet. Die Ausscheidung der gleichen Menge erfolgt über die Nieren (1,4 l), die Haut (0,6 l), die Lungen (0,3 l) und mit den Fäzes (0,1 l).

3

Zwischen der Absorption des Wassers im Darm und seiner Ausscheidung finden intensive Austauschprozesse unter den einzelnen Flüssigkeitsräumen statt (o Abb. 3.8).

Eindrucksvoll sind vor allem die Austauschprozesse durch glomeruläre Filtration und tubuläre Reabsorption in den Nieren, aber auch der Wasserumsatz im Gastrointestinaltrakt. Bei einer täglichen Wasseraufnahme von 2,4 l sowie einer Sekretion von 1–1,5 l Speichel, 2–3 l Magensaft, 1–1,5 l Pankreassaft, 0,6–0,8 l Galle und etwa 2,5 l Dünndarmsaft stehen im Magen-Darm-Trakt in 24h insgesamt 9,5–11,7 l wässrige Flüssigkeit als Lösungsmittel zur Verfügung, so dass selbst viele schwer lösliche Wirkstoffe bei nicht zu hoher Dosierung vollständig aufgelöst werden. Davon werden 5,2–6,5 l im Jejunum, 3,1–3,8 l im Ileum und 1,1–1,3 l im Kolon absorbiert. Bei starker Zunahme des intravasalen Flüssigkeitsvolumens erfolgt eine verstärkte Diurese. Daneben wirkt das Interstitium als Flüssigkeitspuffer. Das Interstitium vermag bei Schwankungen in der Wasserbilanz zusätzlich große Flüssigkeitsmengen aus dem intravasalen Raum aufzunehmen und umgekehrt auch an diesen abzugeben. So kann es z. B. während des Schlafes, bei Aufnahme salzreicher Nahrung, durch verschiedene Wirkstoffe (Phenylbutazon, Östrogene, Corticosteroide, anabole Steroide), während der Schwangerschaft oder bei Krankheiten mit generalisierter Ödembildung (Herzinsuffizienz, nephrotisches Syndrom, akute Glomerulonephritis, dekompensierte Leberzirrhose) zu einer Zunahme des interstitiellen Flüssigkeitsvolumens bis auf 50 % der Körpermasse kommen. Veränderungen des interstitiellen Flüssigkeitsvolumens ziehen auch Veränderungen des Verteilungsvolumens nach sich, die sich auf die Plasmaspiegel von Arzneistoffen auswirken.

Bindegewebe

Die aus Zellen und einem hohen Anteil an geformten und ungeformten Interzellularsubstanzen aufgebauten Bindegewebe durchziehen als nicht organspezifisches, locker faseriges Bindegewebe das gesamte Interstitium des Organismus oder bilden eine Vielzahl spezieller Strukturen mit sehr unterschiedlichen Funktionen (z. B. Knorpel, Knochen, Seh-

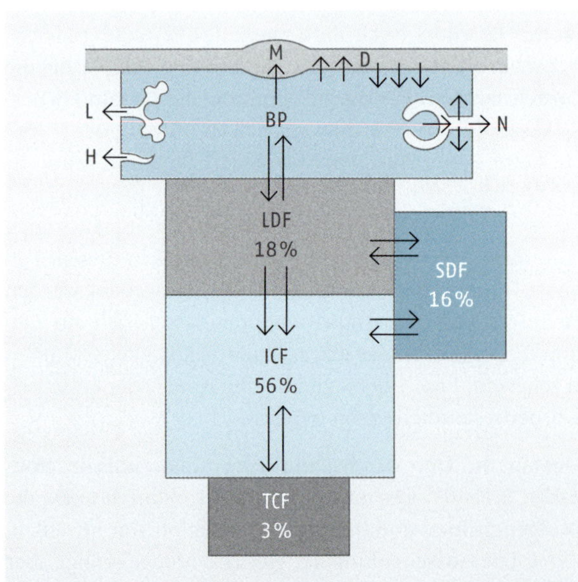

o Abb. 3.8 Austauschbeziehungen zwischen den verschiedenen Flüssigkeitsräumen des Organismus und deren Anteil am Gesamtkörperwasser.
BP Blutplasma, **D** Darm, **H** Haut, **ICF** intrazelluläre Flüssigkeit, **L** Lunge, **LDF** leicht diffusible interstitielle Flüssigkeit, **M** Magen, **N** Niere, **SDF** schwer diffusible Flüssigkeit, **TCF** transzelluläre Flüssigkeit

nen, Hornhaut, Lederhaut und Linse des Auges). Diese Vielfalt wird vor allem durch den Anteil und die unterschiedlichen Eigenschaften der Interzellularsubstanzen erreicht.

Bindegewebszellen. Man unterscheidet ortsständige und mobile Bindegewebszellen. Bei den ortsständigen Bindegewebszellen handelt es sich um Fibroblasten (junge, noch nicht ausgereifte Zellen mit einigen Fortsätzen, die vor allem die Interzellularsubstanzen bilden) und Fibrozyten (ausgereiftere Zellen mit geringer Syntheseleistung, die über dünne Zellausläufer verbunden sind). Mit den Fibrozyten verwandt sind die Retikulumzellen. Zu den mobilen Bindegewebszellen gehören die an den Abwehrmechanismen beteiligten Lymphozyten, Plasmazellen, Makrophagen, Monozyten, eosinophilen und neutrophilen Granulozyten sowie die in der Nähe kleiner Gefäße vorkommenden Mastzellen, die in ihren basophilen Granula u. a. Heparin und Histamin speichern.

Interzellularsubstanzen. Bei den geformten Interzellularsubstanzen handelt es sich um die Bindegewerbsfasern. Man unterscheidet Kollagenfasern, Retikulinfasern und elastische Fasern.

Die auch als Grundsubstanz bezeichnete ungeformte (amorphe) Interzellularsubstanz besteht im Wesentlichen aus Proteoglycanen. Deren Polysaccharidanteil ist aus Disaccharid-Einheiten aufgebaut, die im Fall der Hyaluronsäure aus N-Acetylglucosamin und Glucuronsäure, im Fall der Chondroitinsulfate aus N-Acetylgalactosamin und Glucuronsäure und im Fall von Dermatansulfat aus N-Acetylgalactosamin und Iduronsäure bestehen. Diese Polysaccharidkomponenten werden auch als Glycosaminoglycane (GAG) bezeichnet. Die Proteoglycane bestehen aus einer längeren Peptidkette, an die in regelmäßigen Abständen N- oder O-glykosidisch GAG-Seitenketten gebunden sind. Darüber hinaus können die Enden solcher Peptidketten über Nebenvalenzen ihrerseits mit einer zentralen Hyaluronsäurekette verbunden sein. Dadurch entstehen Makromoleküle, die sehr viel Gewebswasser aufnehmen und an den zahlreichen negativen Ladungen Kationen (vor allem Ca^{2+}) binden können. Diese verleihen der Grundsubstanz viskose bis feste Konsistenz. Durch weitere Vernetzung der Makromoleküle untereinander und durch ihre Wechselwirkungen mit Bindegewebsfasern können schwer überwindbare Permeationsbarrieren resultieren.

Von allgemeiner Bedeutung für Absorptions- und Verteilungsprozesse sind vor allem das lockere kollagene Bindegewebe und das Fettgewebe.

Lockeres kollagenes Bindegewebe. Dieses füllt einen großen Teil des Interstitiums aus, umhüllt Gefäße und Nerven, verbindet verschiedene Gewebe und ist u. a. der Umschlagsort von Nähr- und Wirkstoffen auf ihrem Weg in die Blutbahn (z. B. Submukosa des Gastrointestinaltrakts) oder aus der Blutbahn zu den Zielzellen. Der weite Interzellularraum enthält Kollagenfasem, die locker, ohne Bevorzugung einer Verlaufsrichtung angeordnet sind. Der Anteil elastischer Fasern ist gering. Seine Permeabilität ist in hohem Maß von der Beschaffenheit der Grundsubstanz abhängig (s. o.). Deren Solvatisierung wird durch elektrostatische Abstoßung der negativen Ladungen der GAG-Seitenketten der Proteoglycane begünstigt und nimmt mit zunehmender Polymerisation ab, kann aber auch durch die Elektrolytkonzentration verändert werden. Durch Depolymerisation und Polymerisation sowie Elektrolytverschiebungen (z. B. durch Mineralocorticoide) können so der Wassergehalt des Interstitiums, und damit dessen Anteil am Verteilungsvolumen, sowie der Stofftransport beeinflusst werden.

Der Stoffaustausch im Interstitium kann darüber hinaus auch durch Wechselwirkungen zwischen Proteoglycanen und Kollagenfibrillen sowie von Bindegewebszellen beeinflusst werden. Diese bilden zum Teil lange, plattenförmige Fortsätze aus, welche Blutgefäße, Nerven und Epithelien umgeben und dadurch Räume mit unterschiedlichen Stoffkonzentrationen schaffen.

Fettgewebe. Das Fettgewebe leitet sich vom retikulären Bindegewebe ab. Dieses besteht aus einem netzartigen Verband von Retikulumzellen, der durch ein Gerüst aus Retikulinfasern versteift wird. Durch Einlagerung von Fett in Retikulumzellen werden deren Plasma und Zellkerne an den Rand gedrängt, die Zellfortsätze eingezogen und die Zellvolumina erheblich vergrößert. Dadurch werden die undifferenzierten, multipotenten Retikulumzellen zu Fettzellen.

Man unterscheidet Bau- und Speicherfett. Das **Baufett** dient als druckelastisches Polstermaterial (z. B. Augenhöhlen, Fußsohlen, Gesäß, Wangen), zur Erhaltung der Organlage (z. B. Nierenlage) und als Gewebeersatz (z. B. Rückbildung des Thymus). Es wird erst bei fortgeschrittenen Hungerzuständen mobilisiert. Das **Speicherfett** dient als Energiereserve und zur Wärmeisolation. Es liegt vor allem als Fettmantel im Unterhautbindegewebe sowie in der Bauchhöhle vor und unterliegt von Angebot und Bedarf abhängigen Schwankungen. Der Anteil des Fettgewebes an der Körpermasse beträgt beim schlanken Menschen etwa 20 %, steigt bei Adipositas bis auf 50 % an und sinkt auch im Hungerzustand nicht unter 10 %.

Im Fettgewebe erfolgt eine Speicherung lipophiler Wirkstoffe. Wegen der geringen Kapillarisierung findet der Konzentrationsausgleich zwischen dem relativ großen Fettspeicher und dem Blutplasma verhältnismäßig langsam statt.

Verteilungsvolumen

■ **MERKE** Das Verteilungsvolumen kann dem Volumen eines morphologischen Kompartiments (oder auch mehrerer) entsprechen, wenn sich der Wirkstoff dort gleichmäßig verteilt. Eine hohe Affinität zu bestimmten Gewebestrukturen bewirkt eine Akkumulation des Wirkstoffes. Somit können Verteilungsvolumina $> 1\,l \cdot kg^{-1}$ bedingt werden[1], die einen imaginären Verteilungsraum repräsentieren.

Werden z. B. 200 mg eines Wirkstoffs, der sich gleichmäßig in den Flüssigkeitsräumen des Körpers verteilt und einen Lipoid/Wasser-Verteilungskoeffizienten von 20 besitzt, einem 60 kg schweren Patienten intravenös appliziert, dessen Gesamtkörperwasservolumen etwa 36 l und dessen Fettmasse 12 kg beträgt, so verteilen sich davon 26,1 mg im Gesamtkörperwasser und 173,9 mg im Fettgewebe. Die Konzentration im Gesamtkörperwasser (= Plasmaspiegel bei gleichmäßiger Verteilung) beträgt $0{,}725\ mg \cdot l^{-1}$ und im Fettgewebe $14{,}49\ mg \cdot kg^{-1}$. Danach ergibt sich ein Verteilungsvolumen des Stoffes von:

$$V_d = \frac{D}{C_p \cdot KM} = \frac{200}{0{,}725 \cdot 60} = 4{,}61 \cdot kg^{-1} \qquad \text{Gleichung 3.8}$$

| D Dosis (mg) | C_p Plasmaspiegel im Verteilungsgleichgewicht ($mg \cdot l^{-1}$) | KM Körpermasse (kg)

Daraus lässt sich die Definition für das Verteilungsvolumen ableiten (▸ Kap. 4.5.2).

1 Absolutes bzw. relatives Verteilungsvolumen jeweils durch die Maßeinheit l bzw. $l \cdot kg^{-1}$ gekennzeichnet.

■ **DEFINITION** Das **Verteilungsvolumen** ist das Volumen, das der Arzneistoff einnehmen würde, wenn er überall mit der gleichen Konzentration wie im Blutplasma vorliegen würde.

Es ist also sehr häufig eine fiktive Größe und wird daher auch als scheinbares Verteilungsvolumen bezeichnet.

Verteilungsprinzipien

In Abhängigkeit von ihren physikochemischen Eigenschaften erfolgt die **Verteilung von Arzneistoffen**

- nur im Plasma,
- im gesamten Extrazellulärraum (Plasma + interstitieller Raum + transzellulärer Raum),
- im Extra- und Intrazellulärraum.

Intravasal applizierte makromolekulare Verbindungen wie Dextran-, Oxypolygelatine- oder Hydroxyethylstärke-Präparate, die als Plasmaexpander Verwendung finden, verbleiben im Blutplasma, da sie lipoidunlöslich sind und ihr Molekülradius den Porenradius der Kapillarwände übersteigt. Sie werden langsam über die Nieren ausgeschieden oder teilweise durch das retikuloendotheliale System abgebaut.

Die Verteilung der übrigen Arzneistoffe zwischen Plasma und interstitiellem Raum wird durch die Lipoidlöslichkeit, bei hydrophilen Verbindungen durch die Molekülgröße, die Plasmaproteinbindung, den Aufbau der Kapillarwand in den verschiedenen Bereichen, die Beschaffenheit der angrenzenden Gewebe, die Kapillarisierung, die Durchblutung usw. bestimmt (▸Kap. 3.3.2).

Transzelluläre Flüssigkeitsräume und der intrazelluläre Verteilungsraum werden in der Regel nur von lipoidlöslichen Stoffen erreicht, sofern keine aktiven Transportprozesse beteiligt sind. Bei der Verteilung schwach basischer und schwach saurer Verbindungen zwischen den beiden Seiten einer Lipidbarriere spielen pH-Differenzen eine Rolle. Eine Speicherung in Zellen kann folgende Ursachen haben:

- hohe chemische Affinität zu Biostrukturen,
- Anreicherung in Fettgewebe und lipidreichen Strukturen durch einen hohen Lipoid/Wasser-Verteilungskoeffizienten,
- Anreicherung in Zellen durch aktiven Transport.

Hinsichtlich der Bindung von Wirkstoffen an biologische Strukturen ist zwischen der reversiblen Bindung an Plasma- und Gewebsproteine (▸Kap. 3.3.2) und der irreversiblen (kovalenten) Bindung, z. B. von alkylierenden Zytostatika, zu unterscheiden. Kovalente Bindungen von Fremdstoffen bzw. deren Bioaktivierungsprodukten an biologische Makromoleküle sind von großem toxikologischen Interesse. Auf eine besondere Affinität zu Körperbestandteilen ist z. B. auch die Anreicherung einiger Acridin-Derivate in basophilen Strukturen (vor allem in Zellkernen), von Isoniazid in der Haut sowie von Strontium und Blei im Knochen zurückzuführen.

Für gut lipoidlösliche Verbindungen spielt insbesondere die Speicherung im Fettgewebe eine Rolle, wobei sich entsprechend dem Lipoid/Wasser-Verteilungskoeffizienten zwischen Fettspeicher und wässrigen Verteilungsräumen ein Gleichgewicht einstellt. Mitunter muss bei extremer Konstitution die Dosierung der Größe des Fettspeichers angepasst werden. Die Zeitcharakteristik dieser löslichkeitsbedingten Speicherung wird in erster Linie dadurch bestimmt, mit welcher Geschwindigkeit der lipophile Wirkstoff durch Biotransformation in hydrophilere Produkte aus dem wässrigen Verteilungsraum eliminiert wird und dadurch aus dem Fettspeicher nachrücken kann. Während z. B. Thiopental, dessen kurze Narkosewirkung von 10 min nach intravenöser Applikation durch eine schnelle Abwanderung in das Fettgewebe bedingt ist, durch Biotransformation mit einer biologischen Halbwertszeit von 16 h eliminiert wird, kann DDT über Jahre im Fettgewebe gespeichert werden.

Eine Anreicherung in bestimmten Zellen durch aktiven Transport erfolgt vor allem bei körpereigenen Wirkstoffen wie Epinephrin, Norepinephrin, Dopamin, Histamin usw., die auf diese Weise in den Mediatordepots gespeichert werden.

Zwischen den verschiedenen Verteilungsräumen kommt es zur Ausbildung von Gleichgewichtszuständen, die durch die verteilungsbestimmenden Faktoren determiniert sind. Dabei ändern sich durch die Absorption, Biotransformation und Exkretion ständig die Bedingungen für die Gleichgewichtseinstellung, so dass es sich um Fließgleichgewichte (steady state of equilibrium) handelt. Die verschiedenen Verteilungsräume füllen sich mit unterschiedlicher Geschwindigkeit und leeren sich auch unterschiedlich schnell. Danach unterscheidet man **flache Kompartimente**, die sich schnell füllen und leeren (z. B. die leicht diffusible interstitielle Flüssigkeit, Plasmaproteine bei lockerer Bindung des Wirkstoffs u. a.) sowie **tiefe Kompartimente**, die sich langsamer füllen und vor allem den gespeicherten Arzneistoff nur langsam wieder abgeben, auch wenn die übrigen Kompartimente bereits weitgehend geleert sind (z. B. Gewebskompartimente, insbesondere Fettgewebe und ZNS). Füllung und Entleerung tiefer Kompartimente erfolgen nicht unbedingt mit der gleichen Geschwindigkeit. So füllt sich z. B. der Fettspeicher mit Thiopental in wenigen Minuten, während dessen Entleerung mehrere Stunden in Anspruch nimmt.

3.3.2 Verteilungsbestimmende Faktoren

Die Verteilung von Pharmaka zwischen dem Plasmawasser als zentralem Kompartiment und den anderen Verteilungsräumen wird in Abhängigkeit von den physikalischen und chemischen Eigenschaften des Wirkstoffs von Seiten des Organismus durch folgende Hauptfaktoren bestimmt:

- Permeabilität der Kapillaren in den verschiedenen Organen und Geweben,
- Kapillarisierung und Durchblutung der Organe und Gewebe,
- Beschaffenheit des Interzellularraums,
- Eigenschaften der Zellmembranen,
- pH-Verhältnisse (Anreicherung basischer Wirkstoffe in sauren Körperflüssigkeiten),
- Bindung an Plasma- und Gewebeproteine,
- Speicherung durch hohe Lipidlöslichkeit, hohe Affinität zu Biostrukturen und aktiven Transport.

Permeabilität der Kapillaren

Eine überwiegend intravasale Verteilung kann außer bei makromolekularen Stoffen auch bei einigen intravenös applizierten niedermolekularen Substanzen vorliegen. Beispiele hierfür sind verschiedene Farbstoffe, die im Blut zu größeren Komplexen assoziieren und z. B. zur Bestimmung des Plasmavolumens herangezogen werden, oder Verbindungen, die sehr fest an Plasmaproteine gebunden werden, wie Suramin. Für das Verteilungsmuster anderer Wirkstoffe und bestimmter potenzieller Arzneiformen zur intravenösen Applikation (Liposomen, Nanopartikel) kann der unterschiedliche Aufbau der Kapillarwand in den verschiedenen Kapillarstromgebieten eine Rolle spielen. Ein besonders leichter Austausch, auch größerer Teilchen, erfolgt in den Bereichen, in denen das Kapillarendothel Lücken und die Basalmembran Unterbrechungen aufweisen, z. B. in Leber und Milz. Für größere Teilchen kann dadurch eine selektive Anreicherung in diesen Gebieten erzielt werden. So ist es beispielsweise gelungen, enzymbeladene Liposomen in der Leber zu konzentrieren. Verhältnismäßig gut durchlässig für nicht zu große Moleküle sind auch Kapillarbereiche, die ein Lückenendothel mit durchgehender Basalmembran besitzen. Erschwert ist dagegen der Stofftransport – insbesondere für hydrophile Substanzen – durch Kapillarwände mit geschlossener Endothelschicht und durchgehender Basalmembran. Noch stärker eingeschränkt ist schließlich der Stoffaustausch, wenn die Kapillaren durch weitere Zellen abgeschirmt werden, wie z. B. im Fall der Blut-Hirn- und Blut-Liquor-Schranke (▸ Kap. 3.3.3).

Kapillarisierung und Durchblutung

Zu Beginn des Verteilungsvorgangs nehmen Gewebe mit intensiver Kapillarisierung und Durchblutung den Wirkstoff schneller auf als schlechter durchblutete Bezirke, da bei vergleichbaren Kapillarwandeigenschaften die Größe der am Austausch beteiligten Kapillaroberfläche der limitierende Faktor ist. So weist z. B. Thiopental, das wegen seines hohen Lipoid/Wasser-Verteilungskoeffizienten eine hohe Tendenz zur Anreicherung im Fettgewebe besitzt, in der Anfangsphase der Verteilung die höchste Konzentration in der Leber auf, die wesentlich besser durchblutet wird. Da auch die Durchblutung des ZNS erheblich besser als die des Fettgewebes ist, treten in dessen lipidreichen Strukturen hohe Thiopental-Anfangskonzentrationen auf, die zum schnellen Narkoseeintritt führen. Aufgrund der allmählichen Anreicherung des Arzneistoffs in dem relativ großen Fettspeicher findet eine Umverteilung statt, die in den besser durchbluteten Geweben, auch im ZNS, zu einem schnelleren Konzentrationsabfall führt als durch die erheblich langsamere Elimination allein, so dass die Wirkung von Thiopental primär durch die Redistribution begrenzt wird.

Bindung an Plasmaproteine

Wirkstoffe können im Blut vor allem an folgende Bestandteile gebunden werden:

- Erythrozyten,
- Albumin,
- saures α_1-Glykoprotein.

Eine **Bindung an Erythrozyten**, die eine negative Oberflächenladung besitzen, ist für bisquartäre Ammoniumverbindungen (z. B. Hexamethonium) belegt worden. Daneben können lipophile Substanzen von Erythrozyten aufgenommen werden und durch eine Bindung an Hämoglobin intrazellulär angereichert werden (z. B. Sulfanilamid). Eine wesentlich größere Beachtung findet die reversible **Bindung von Arzneistoffen an das Serumalbumin und das saure α_1-Glykoprotein.**

Beim Transport einiger körpereigener Substanzen spielt darüber hinaus die Bindung an spezifische Proteine der Globulinfraktion eine Rolle (z. B. Transport von Cortisol durch Transcortin oder von Androgenen und Östrogenen durch das „sexualhormonbindende Globulin").

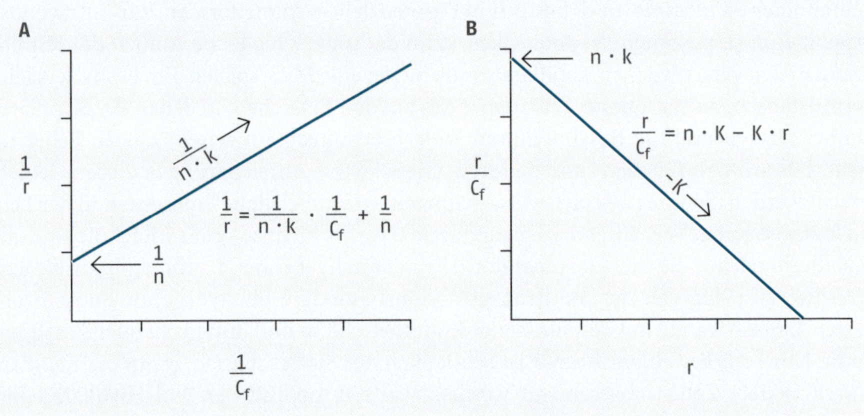

o Abb. 3.9 Aus dem Massenwirkungsgesetz abgeleitete Verfahren zur Beschreibung der Proteinbindung
A Lineweaver-Burk-Plot, B Scatchard-Plot

Physikalisch-chemische Grundlagen und Bestimmung der Plasmaproteinbindung

Bei der Plasmaproteinbindung handelt es sich um eine **Adsorption** der Wirkstoffmoleküle an der Oberfläche von Plasmaproteinen. Kovalente Bindungen an Proteine (z. B. durch alkylierende Zytostatika) werden nicht zur Proteinbindung gerechnet. Die **intermolekularen Kräfte**, die bei der Proteinbindung eine Rolle spielen, resultieren aus:

- Ionenbeziehungen,
- Wasserstoffbrücken-Bindungen,
- Dipol-Dipol-Wechselwirkungen und
- hydrophoben Wechselwirkungen.

Beschreibung der Proteinbindung. Bei der Plasmaproteinbindung handelt es sich um einen Adsorptionsprozess mit Sättigungstendenz. Deshalb ist die Gleichgewichtslage nur bei niedrigen Arzneistoffkonzentrationen konzentrationsunabhängig. Zur Charakterisierung der Proteinbindung (Ermittlung von Bindungsparametern) können Gleichungen herangezogen werden, die sich aus dem Massenwirkungsgesetz herleiten, wie die **Lineweaver-Burk-** und die **Scatchard-Gleichung**. Diese sind auch für eine graphische Auswertung geeignet (o Abb. 3.9).

Nach dem Massenwirkungsgesetz gilt für den Fall, dass alle Bindungsstellen des Proteins unabhängig voneinander mit der gleichen Affinität reagieren, für die Bindungskonstante (K):

$$K = \frac{[AB]}{[A] \cdot [B]} = \frac{C_g}{C_f\left(n \cdot C_E - C_g\right)} \qquad \text{Gleichung 3.9}$$

| $[A] = C_f$ Molare Konzentration an ungebundenem Arzneistoff | $[B] = n \cdot C_E - C_g$ Molare Konzentration an freien Proteinbindungsstellen | $[AB] = C_g$ Molare Konzentration an gebundenem Arzneistoff | C_E Molare Konzentration des Proteins | n Anzahl der Bindungsstellen je Proteinmolekül

Für die Anzahl der je Proteinmolekül gebundenen Arzneistoffmoleküle (r) ergibt sich daraus die Beziehung:

$$r = \frac{C_g}{C_E} = \frac{n \cdot K \cdot C_f}{1 + K \cdot C_f} \qquad \text{Gleichung 3.10}$$

Durch Umformen dieser Beziehung erhält man die **Lineweaver-Burk-Gleichung**:

$$\frac{1}{r} = \frac{1}{n \cdot K} \cdot \frac{1}{C_f} + \frac{1}{n}$$ Gleichung 3.11

oder die **Scatchard-Gleichung**:

$$\frac{r}{C_f} = n \cdot K - K \cdot r$$ Gleichung 3.12

Hierbei handelt es sich um lineare Beziehungen, die bei graphischer Darstellung nach Lineweaver-Burk eine Gerade mit dem Anstieg 1/n · K sowie dem Ordinatenschnittpunkt 1/n und nach Scatchard eine Gerade mit dem Anstieg –K sowie dem Ordinatenschnittpunkt n · K ergeben (o Abb. 3.9).

Darüber hinaus lässt sich die Proteinbindung formal auch mit der **Adsorptionsisotherme** nach Freundlich beschreiben:

$$C_g = k^* \cdot C_f^m$$ Gleichung 3.13

| C_g, C_f Molare Konzentration an gebundenem und freiem Wirkstoff | k^*, m Formale Konstanten zur Beschreibung der Proteinbindung

Diese Funktion ergibt bei logarithmischer Darstellung (o Abb. 3.10) entsprechend der Gleichung

$$\lg C_g = m \cdot \lg C_f + \lg k^*$$ Gleichung 3.14

eine Gerade mit dem Anstieg m und dem Ordinatenschnittpunkt $\lg k^*$ (für $\lg C_f = 0$ gilt $\lg C_g = \lg k^*$ bzw. $C_g = k^*$).

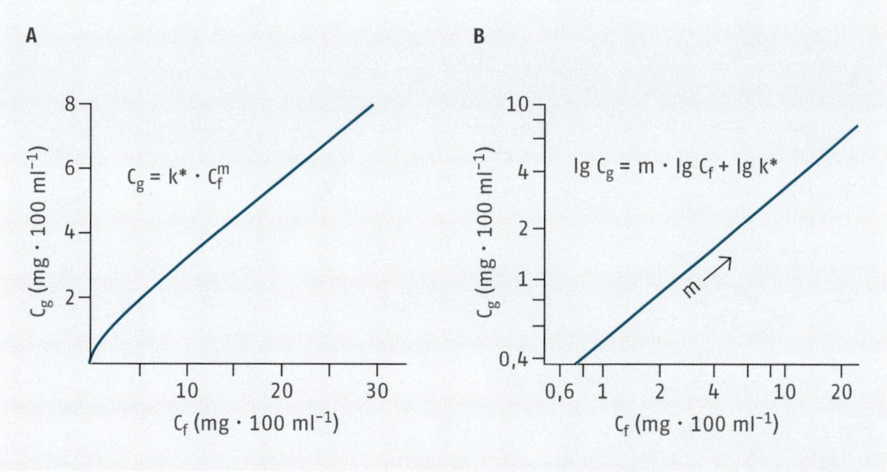

o Abb. 3.10 Formale Beschreibung der Proteinbindung durch die Adsorptionsisotherme nach Freundlich
A lineare Darstellung, **B** logarithmische Darstellung

Liegen mehrere Bindungsstellen mit unterschiedlicher Affinität vor, so werden bei geringeren Wirkstoffkonzentrationen zunächst die Akzeptorstellen mit der höheren Affinität besetzt und erst bei höheren Konzentrationen die schwächer affinen Positionen. Die Beziehung für die Proteinbindung kann in diesem Fall in Partialgleichgewichte zerlegt werden:

$$r = \frac{n_1 \cdot K_1 \cdot C_f}{1 + K_1 \cdot C_f} + \frac{n_2 \cdot K_2 \cdot C_f}{1 + K_2 \cdot C_f} + \ldots + \frac{n_n \cdot K_n \cdot C_f}{1 + K_n \cdot C_f} \qquad \text{Gleichung 3.15}$$

Die Gesamtbindungskonstante ergibt sich dabei aus der Summe der Einzelbindungskonstanten:

$$K' = \Sigma n_i \cdot K_i \qquad \text{Gleichung 3.16}$$

Für die Gesamtzahl der bindenden Gruppen gilt:

$$n = \Sigma n_i \qquad \text{Gleichung 3.17}$$

In diesem Fall erhält man bei der Lineweaver-Burk-Darstellung einen schwach gekrümmten Kurvenverlauf, der zwar die Ermittlung von n (1/n = Ordinatenschnittpunkt) ermöglicht, aber die Bestimmung von K' problematisch macht. Dagegen kann mit Hilfe der Scatchard-Darstellung auch bei gekrümmtem Kurvenverlauf K' als Ordinaten- und n als Abszissenschnittpunkt ermittelt werden (○ Abb. 3.11).

Bestimmung der Proteinbindung. In dem in Phosphatpuffer (0,1 mol · l^{-1}; pH 7,4) gelösten und im Gleichgewicht stehenden System Protein-Wirkstoff (bei verschiedenen Gesamtkonzentrationen, C_{tot}) wird nach Abtrennung vom Protein-Wirkstoff-Komplex die Konzentration des ungebundenen Wirkstoffes (C_f) bestimmt und der gebundene Anteil (%) = 100 · (C_{tot} – C_f)/C_{tot} berechnet. Als Trennverfahren dienen die Gleichgewichtsdialyse, Ultrafiltration oder Ultrazentrifugation. Analytische Informationen über

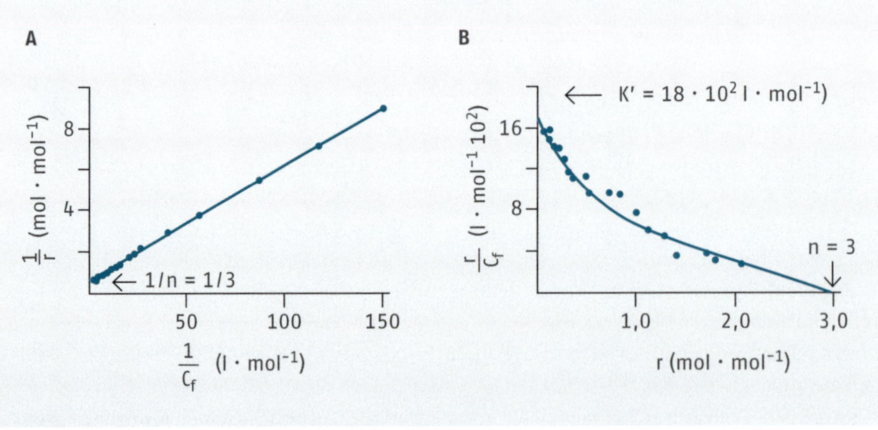

○ **Abb. 3.11** Bindung von Sulfadiazin an Humanserumalbumin nach Scholtan
A Lineweaver-Burk-Plot, B Scatchard-Plot

▫ **Tab. 3.12** Selektivität der Bindung verschiedener Pharmaka an Humanserumalbumin (Auswahl). Nach Müller

Bindung an Bindungsstelle		
I	**II**	**I + II**
Adipiodon	Benzodiazepine	Acetylsalicylsäure
Azapropazon	Clofibrinsäure	Dicoumarol
Chlorothiazid	Cloxacillin	Etacrynsäure
Furosemid	Flucloxacillin	Tolbutamid
Glibenclamid	Flurbiprofen	Valproinsäure
Oxyphenbutazon	Indometacin	
Phenprocoumon	Iopansäure	
Phenylbutazon	Naproxen	
Phenytoin	Tryptophan	
Sulfonamide		
Sulfinpyrazon		
Warfarin		

3

die Proteinbindung lassen sich auch mit spektroskopischen Methoden und der Mikrokalorimetrie gewinnen.

Bindung an Serumalbumin. Für die Bindung von Pharmaka an Humanserumalbumin werden vor allem zwei Akzeptorareale verantwortlich gemacht, die als **Bindungsstelle I** (auch Azapropazon/Warfarin-Bindungsstelle) und als **Bindungsstelle II** (auch Indol/Benzodiazepin-Bindungsstelle) bezeichnet werden. Einige Arzneistoffe binden selektiv an eine dieser Bindungsstellen, andere können beide Bindungsareale besetzen (▫ Tab. 3.12).

Bindungsstelle I soll aus zwei überlappenden Untereinheiten bestehen, einer mit besonders hoher Affinität für Warfarin, Adipiodon und Sulfadimethoxin und einer mit hoher Affinität für Azapropazon, Phenylbutazon und Glibenclamid.

Eine dritte spezifische Bindungsstelle wird für die Bindung verschiedener Steroide einschließlich einiger Herzglykoside verantwortlich gemacht (Digitoxin-Bindungsstelle).

Die primäre Bilirubin- und die primäre Fettsäurenbindungsstelle haben für die Bindung von Pharmaka nur geringe Bedeutung. Allerdings können Sulfonamide Bilirubin verdrängen, und die Bindung von Bilirubin sowie Fettsäuren an ihre primären Bindungsstellen kann zu einer allosterischen Verdrängung von Pharmaka aus ihrer Proteinbindung führen. Bilirubin bindet zusätzlich nach Sättigung seines primären Akzeptorareals auch an Bindungsstelle I.

Ionisierte Verbindungen reagieren mit verschiedenen anionischen und kationischen Gruppen des Proteins. Häufig bevorzugt gebundene Anionen treten mit basischen Aminosäureresten in Wechselwirkung. Solche Wechselwirkungen zeigen eine pH-Abhängig-

Tab. 3.13 Basische Wirkstoffe, die an das saure α_1-Glykoprotein gebunden werden. Nach Wester u. Noonan, zit. nach Müller

Alprenolol	Disopyramid	Pethidin
Amitriptylin	Erythromycin	Phencyclidin
Bupivacain	Fentanyl	Pindolol
Chinidin	Haloperidol	Prazosin
Chlorpromazin	Imipramin	Propranolol
Desipramin	Lidocain	Thioridazin
Diazepam	Methadon	Timolol
Dipyridamol	Perphenazin	Verapamil

keit, die sich aus den pK_a-Werten der möglichen Reaktionspartner ergibt. So zeigt z. B. die pH-Abhängigkeit der Proteinbindung von Thiopental ($pK_a = 7{,}3$) im pH-Bereich 7–8 eine steile Bindungszunahme. In diesem Bereich liegen die basischen Gruppen von Arginin und Lysin sowie die terminalen Aminogruppen noch in protonierter Form vor. Dagegen werden bei der Bindung von Chinidin als bevorzugte Wechselwirkungspartner Imidazolgruppen angenommen, da im pH-Bereich zwischen 5 und 7, in dem die Imidazolgruppe des Histidins protoniert wird, die stärkste Veränderung der Bindung festzustellen ist. Durch hydrophobe Wechselwirkungen bedingte Proteinbindungen zeigen eine andere Lösungsmittelabhängigkeit als solche, die auf Ionenbeziehungen beruhen. Wegen der Abnahme der Dielektrizitätskonstanten bei Zusatz von Ethanol oder Dioxan zum Medium ist bei einer Ionenbeziehung eine Verstärkung der Proteinbindung zu erwarten, während bei hydrophoben Wechselbeziehungen eine Abschwächung der Bindung erfolgt, wie z. B. bei den Sulfonamiden, an deren Bindung hydrophobe Beziehungen maßgeblich beteiligt sind. Bei Sulfonamiden mit schwacher Proteinbindung ist der Anteil der Ionenbeziehungen und anderer polarer Wechselwirkungen (auch Wasserstoffbrückenbindungen) höher.

Bindung an das saure α_1-Glykoprotein. Insbesondere bei basischen Pharmaka ist mit einer Bindung an das saure α_1-Glykoprotein zu rechnen. Eine solche Bindung konnte für eine Reihe von Arzneistoffen nachgewiesen werden (Tab. 3.13). Wegen der geringen Plasmakonzentration des sauren α_1-Glykoproteins (15–25 $\mu mol \cdot l^{-1}$) dürfte unter therapeutischen Bedingungen eine stärkere Sättigungstendenz dieser Bindung auftreten. Die Albuminkonzentration im Plasma beträgt dagegen 565–797 $\mu mol \cdot l^{-1}$.

Pharmakokinetische Bedeutung der Plasmaproteinbindung

Bei Überlegungen zur Bedeutung der Plasmaproteinbindung sind zwei Gesichtspunkte zu beachten:

- Der Arzneistoff-Protein-Komplex verbleibt im Blutkreislauf und stellt hier ein zirkulierendes Depot dar.
- Die diffusionswirksame Konzentration in den Grenzphasen des Blutplasmas wird durch die Proteinbindung verringert.

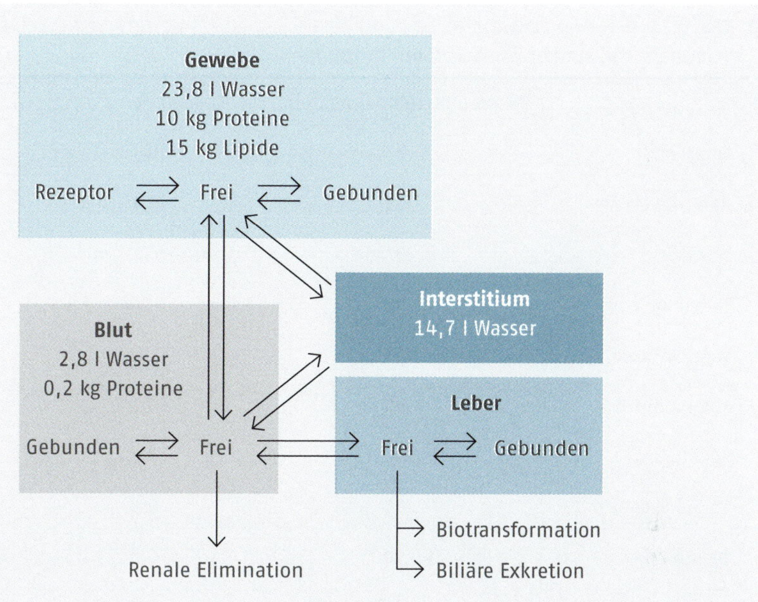

Abb. 3.12 Bedingungen für die Ausbildung von Verteilungsungleichgewichten bei einem etwa 70 kg schweren Menschen

3

Daraufhin sollten folgende Konsequenzen zu erwarten sein:

- Förderung der Absorption aufgrund einer Erhöhung des Konzentrationsgradienten über die Absorptionsbarriere,
- Einschränkung der extravasalen Verteilung,
- Verringerung der Wirkung,
- Verlangsamung der Biotransformation und Exkretion.

Die aufgeführten Punkte sind allerdings nur bedingt zutreffend. Durch anreichernde Mechanismen in den extravasalen Geweben – wie Anhäufung in lipidreichen Strukturen, Bindung an Gewebeproteine und in Ausnahmefällen auch aktiver Transport – sowie durch die glomeruläre Filtration, Biotransformation und biliäre Exkretion entstehen Ungleichgewichte zwischen dem gebundenen und ungebundenen Arzneistoff, die in der Regel sehr schnell ausgeglichen werden (Abb. 3.12).

MERKE Die pharmakokinetischen Konsequenzen der Plasmaproteinbindung hängen von der Affinität der Substanz zu extravasalen Gewebebestandteilen und von der Dissoziation des Pharmakon-Plasmaprotein-Komplexes ab.

Da die Gleichgewichtskonstante für die Proteinbindung (K) zu den Geschwindigkeitskonstanten für die Bindung (k_1) und die Dissoziation (k_{-1}) in folgender Beziehung stehen,

$$K = \frac{k_1}{k_{-1}} \qquad \text{Gleichung 3.18}$$

kann selbst bei starker Proteinbindung k_{-1} groß sein, wenn k_1 einen entsprechend hohen Wert hat ($k_1 > k_{-1}$). Dementsprechend ist auch eine starke Plasmaproteinbindung mit-

Tab. 3.14 Verteilungsvolumina (V_d) und Eliminationshalbwertszeit ($t_{1/2}$) verschiedener Pharmaka mit starker Plasmaproteinbindung

	Plasmaproteinbindung (%)	V_d (l · kg−1)	$t_{1/2}$ (h)
Furosemid	97	0,1	1,5
Phenylbutazon	99	0,1	30–170
Warfarin	97	0,1	54
Tolbutamid	99	0,14	4–6
Valproinsäure	93	0,15	16
Chlorothiazid	95	0,2	0,75–2
Sulfafurazol	86	0,2	6
Chlordiazepoxid	95	0,3	9
Digitoxin	90	0,5	164
Phenytoin	91	0,6	17
Diazepam	99	0,7	33
Indometacin	97	0,9	6
Chinidin	89	2,7	6
Propranolol	94	4,0	3
Imipramin	96	15	7
Desipramin	92	34	17
Chlorpromazin	96	20	32

unter für die Distribution, Elimination und Wirkung bedeutungslos, insbesondere wenn zusätzlich eine hohe Affinität zu anderen Gewebebestandteilen besteht. Deshalb besitzen viele Pharmaka, wie z. B. Chinidin, Chlorpromazin, Desipramin, Imipramin und Propranolol, trotz einer starken Plasmaproteinbindung ein hohes Verteilungsvolumen und werden teilweise schnell eliminiert (◘ Tab. 3.14). Für einige Arzneistoffe – z. B. in der Reihe der Phenothiazine – wurde sogar eine Proportionalität zwischen der Bindung an Serumalbumin und der Wirkungsstärke nachgewiesen, die man auf eine gleichsinnige Affinität zum Albumin und Rezeptor zurückführt.

Bei vielen Pharmaka ist allerdings tatsächlich die Plasmaproteinbindung ein einschränkender Faktor für die Distribution und teilweise (wenn k_{-1} klein ist) auch für die Elimination. Dafür finden sich ebenfalls Beispiele in ◘ Tab. 3.14. Hierbei ist zu berücksichtigen, dass die Auswirkungen der Plasmaproteinbindung auf die Eliminationshalbwertszeit ($t_{1/2}$) komplex sind, da $t_{1/2}$ von der Clearance und dem Verteilungsvolumen abhängt (▸ Kap. 4).

Die möglichen Auswirkungen einer Veränderung der Plasmaproteinbindung durch

- kompetitive oder allosterische Effekte anderer Substanzen,
- eine pathologisch bedingte Abnahme der Albuminkonzentration (z. B. bei Nierenerkrankungen) oder
- Sättigung der Bindung (mit einem sprunghaften Anstieg der Menge an ungebundenem Arzneistoff)

erfordern ebenfalls eine differenzierte Betrachtung. Die Zunahme des ungebundenen Anteils führt nur dann zu einer Wirkungsverstärkung und einer Potenzierung der Nebenwirkungen (bei Arzneistoffen mit geringer therapeutischer Breite), wenn das Verteilungsvolumen der Substanz klein ist und eine geringe „Pufferkapazität" durch Gewebebindung sowie Lipidspeicher gegeben ist. In diesem Zusammenhang ist zu beachten, dass eine Freisetzung des Arzneistoffs aus der Plasmaproteinbindung z. B. um 50 % nur dann zu einem Anstieg der Plasmakonzentration der ungebundenen Substanz in einer vergleichbaren Größenordnung führt, wenn der freigesetzte Anteil auch überwiegend im Blutplasma verbleibt. Das ist jedoch in der Regel nicht der Fall. Der freigesetzte Arzneistoff verteilt sich vielmehr sehr schnell zumindest auf die weiteren Flüssigkeitsräume des Körpers, deren Volumen etwa 14-mal größer als der Plasmaraum ist, so dass bei einer Freisetzung um 50 % bestenfalls ein Anstieg des Plasmaspiegels um 3–4 % resultiert. Ein möglicher Abfluss in Gewebespeicher und Anstieg der Eliminationsrate sind dabei noch nicht einmal berücksichtigt.

Zusammenfassend kann festgestellt werden, dass pharmakokinetische und pharmakodynamische Auswirkungen der Plasmaproteinbindung vor allem dann relevant sind, wenn

- im therapeutischen Konzentrationsbereich > 90 % des Arzneistoffs im Plasma gebunden vorliegen und
- der Arzneistoff ein kleines Verteilungsvolumen besitzt (geringe Gewebebindung und Speicherung im Fett, aber auch schlechte Wasserlöslichkeit).

3

Bindung an Gewebeproteine

Während bereits vor mehr als 50 Jahren Bennhold seine grundlegenden Mitteilungen über die Bindungseigenschaften von Plasmaproteinen veröffentlichte und Goldstein bereits im Jahre 1949 die Bedeutung der Plasmaproteinbindung von Arzneistoffen zusammenfasste, die bis heute auf ungebrochenes Interesse stößt und häufig überschätzt wurde, hat die reversible Bindung an andere Proteine des Organismus bisher relativ wenig Beachtung gefunden.

Für eine Reihe von Arzneistoffen konnte eine erhebliche Bindung an Hämoglobin und vor allem an Muskelproteine nachgewiesen werden (◘ Tab. 3.15). Die Bindung an Muskelproteine (in einem 50%igen Muskelhomogenat) ist in einigen Fällen mit der an Plasmaproteine vergleichbar und übertrifft diese bei einigen Wirkstoffen sogar leicht. Solche Befunde sollten ein Anlass sein, die Bewertung der Gewebebindung neu zu überdenken. Hierbei sind die nachfolgend aufgeführten physiologischen Tatsachen beachtenswert.

Verglichen mit den Plasmaproteinen liegen z. B. Hämoglobin in 2,3- und die Muskelproteine in etwa 30-facher Menge vor. Einer Proteinmasse von 0,2 kg im Blut stehen etwa 10 kg Proteine in den Geweben gegenüber. Während bei einer Erhöhung des ungebundenen Wirkstoffanteils um 50 % durch ausschließliche Freisetzung aus der Plasmaproteinbindung und einer Verteilung des freien Wirkstoffs im Gesamtkörperwasser dessen Kon-

Tab. 3.15 Vergleich der Bindung von Arzneistoffen an Muskelproteine, Hämoglobin und Plasma des Menschen*. Nach Kurz

	Bindung (%)		
	Muskel	Hämoglobin	Plasma
Salicylsäure	43,3	50,4	82,1
Nitrofurantoin	58,4	41,0	77,1
Hexobarbital	60,5	40,2	54,8
Sulfadimethoxin	73,2	60,3	97,5
Thiopental	90,0	78,2	87,2
Phenylbutazon	90,1	78,2	98,8
Oxyphenbutazon	79,4	83,8	92,7
Phenytoin	88,3	79,4	85,8
Chlordiazepoxid	88,8	75,5	97,8
Promethazin	96,9	90,7	82,7
Desipramin	98,4	86,3	81,2

* Arzneistoffkonzentration: 10^{-4} mol · l^{-1}; Muskelhomogenat 50 %; Hämoglobinlösung 25 %

zentration um <4 % ansteigt, nimmt diese bei einer vergleichbaren Freisetzung aus der Hämoglobinbindung um >7 % zu und erhöht sich um nahezu 50 %, wenn zusätzlich eine entsprechende Freisetzung aus der Bindung an Muskelproteine hinzukommt.

Vor diesem Hintergrund lassen sich z. B. einige Wechselwirkungen von Phenylbutazon einordnen. So bewirkt Phenylbutazon eine klinisch relevante Verstärkung der Wirkung von Phenprocoumon (mit einer gefährlichen Blutungsneigung), da das Antikoagulans aus seiner Bindung an Plasmaproteine, Hämoglobin und Muskelproteine verdrängt wird. Demgegenüber konnte durch Versuche an Kaninchen gezeigt werden, dass Phenylbutazon zu keiner Verstärkung der Tolbutamid-Wirkung führt. Tolbutamid wird zwar aus seiner Plasmaproteinbindung verdrängt, jedoch liegt in diesem Fall keine nennenswerte Freisetzung aus dem „Muskeldepot“ vor.

In einigen Fällen ist damit zu rechnen, dass sich Einflussfaktoren gegensinnig auf die Bindung an unterschiedliche Proteine auswirken. So bewirkt z. B. eine Azidose eine Verringerung der Plasmaproteinbindung von Thiopental, verstärkt jedoch dessen Bindung an Hämoglobin und Muskelproteine. Betrachtet man nur die Plasmaproteinbindung, so wäre in diesem Fall eine Wirkungsverstärkung zu erwarten. Tatsächlich kommt es allerdings zu einer Abschwächung der Thiopental-Wirkung, da die konkurrierende Bindung an die anderen Proteine zunimmt.

Obwohl weitere Untersuchungen zu diesem Problemkreis notwendig sind, kann zusammenfassend festgestellt werden, dass der Bindung an Gewebeproteine in einigen Fällen die Funktion eines großen Arzneistoffdepots zukommt.

3.3.3 Spezielle Verteilungsvorgänge

Neben den bisher besprochenen allgemeinen Prinzipien und bestimmenden Faktoren der Verteilung liegen in einigen Bereichen des Organismus besondere anatomisch-physiologische Bedingungen vor, aus denen spezielle Verteilungsvorgänge resultieren. Hierzu gehören besondere Verteilungsbarrieren, der Stoffübergang in die Sekrete verschiedener Drüsen sowie zyklische pharmakokinetische Prozesse. Diese sollen, sofern sie eine hervorzuhebende Bedeutung für die Pharmakotherapie haben, im Folgenden gesondert behandelt werden.

Blut-Hirn- und Blut-Liquor-Schranke

Blut-Hirn-Schranke. Die zunächst bei verschiedenen Farbstoffen, später auch bei einer Reihe von Pharmaka gemachte Beobachtung, dass diese zwar gut in periphere Gewebe, aber nicht oder nur in begrenztem Umfang in das Nervengewebe eindringen können, hat zum Konzept einer funktionellen Blut-Hirn-Schranke geführt (Goldmann 1909). Das morphologische Äquivalent hierzu ist in der Abgrenzung der Hirnkapillaren zu sehen. Die Endothelzellen der Hirnkapillaren sind ohne interzelluläre Lücken fest aneinandergefügt und von einer dicken Basalmembran umgeben, an die sich eine dichte Hülle anschließt, die von den Endfüßen der zur Neuroglia gehörenden Astrozyten gebildet wird und die eigentliche Transportbarriere darstellt (o Abb. 3.13).

Im Unterschied zu den peripheren Kapillaren, die Lipidbarrieren mit größeren interzellulären Poren darstellen, weist die Blut-Hirn-Schranke Permeabilitätseigenschaften auf, die der Durchlässigkeit von Zellmembranen entsprechen. Dementsprechend beträgt der effektive Porenradius der Hirnkapillaren nur 0,7–0,9 nm, während z. B. die Poren der Kapillaren im Muskelgewebe einen Radius von 2–3 nm aufweisen.

3

Blut-Liquor-Schranke. Im Bereich des stark vaskularisierten Plexus chorioideus, in dem der Liquor cerebrospinalis gebildet wird, ist das Endothel der Hirnkapillaren zum Liquorraum hin von einem einschichtigen kubischen Epithel umgeben, das ebenfalls eine relativ dichte Transportbarriere darstellt und als Blut-Liquor-Schranke bezeichnet wird.

Der Stoffaustausch zwischen Hirngewebe und Liquor erfolgt über die Ependymschicht der Hirnventrikel. Die Ependymschicht besitzt eine hohe Permeabilität und kann selbst von großen hydrophilen Molekülen interzellulär passiert werden, so dass die extrazelluläre Flüssigkeit des Nervengewebes und der Liquor cerebrospinalis praktisch einen annähernd einheitlichen Flüssigkeitsraum bilden (o Abb. 3.14). Dementsprechend werden Stoffe, die nach intravenöser Applikation nicht im ZNS erscheinen, nach Injektion in den Liquor in das Hirngewebe aufgenommen. Dabei ist allerdings zu berücksichtigen, dass

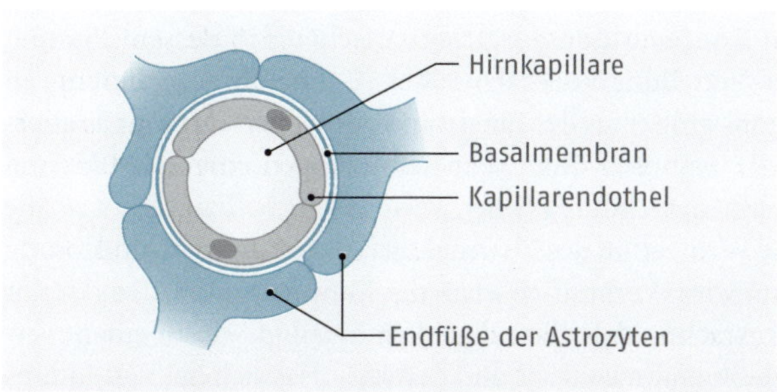

o **Abb. 3.13** Morphologisches Äquivalent der Blut-Hirn-Schranke. Nach Bader

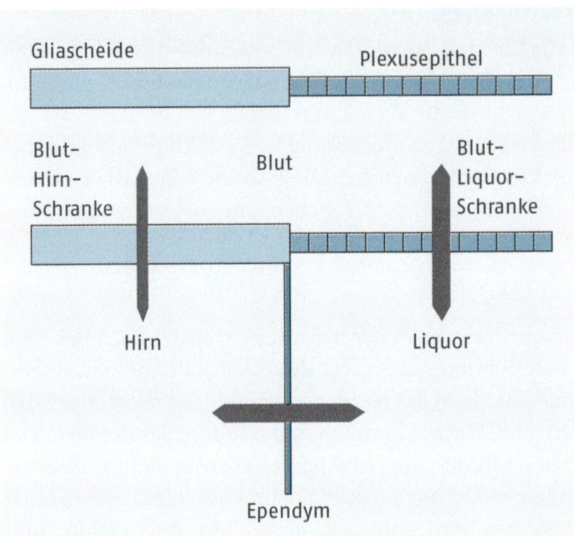

Abb. 3.14 Verteilungsverhältnisse im ZNS. Nach Scheler

die Konvektion des Liquors in Richtung Blut zum venösen Sinus der harten Hirnhaut (Dura) dem Transport von Stoffen aus dem Liquor in das Nervengewebe entgegenwirkt. Vermutlich ist dadurch auch die im Vergleich zur subarachnoidalen Applikation höhere Wirksamkeit einer intraventrikulären Injektion bedingt.

Stofftransport. Für die Permeation von Wirkstoffen aus der Blutbahn in das Hirngewebe über die Blut-Hirn- oder Blut-Liquor-Schranke sind wegen der Struktur dieser Barrieren, die überwiegend transzelluläre Transportwege zulässt, der Lipoid/Wasser-Verteilungskoeffizient der nichtionisierten Form und der pK_a-Wert der Substanz maßgeblich. Dabei ist zu berücksichtigen, dass nur die Konzentration des ungebundenen Wirkstoffs im Plasma diffusionswirksam ist und dass eine starke Proteinbindung den Übertritt in das ZNS verzögern kann, während die Bindung an Gewebeproteine oder eine Anreicherung im Fettgewebe Einfluss auf die Höhe der erreichbaren Konzentrationen im Liquor und Hirn nehmen. In Tierversuchen konnte für viele Verbindungen mit Octanol/Wasser-Verteilungskoeffizienten > 1 bzw. Öl/Wasser-Verteilungskoeffizienten > 0,1 ein > 90%iger Konzentrationsausgleich zwischen Blut und Hirn bei Passage der Hirnkapillaren festgestellt werden. Dabei wird die Durchblutung zum geschwindigkeitsbegrenzenden Faktor. Die Aufnahme von Bleomycin, Doxorubicin, Phenytoin, Methadon, Phenobarbital und Vincristin liegt allerdings unter dem aufgrund des Lipoid/Wasser-Verteilungskoeffizienten zu erwartenden Wert.

Als Voraussetzung für einen Konzentrationsausgleich zwischen Liquor und Plasmawasser wird ein Octanol/Wasser-Verteilungskoeffizient über 10 angesehen. In diesem Fall ist die Permeation des Pharmakons größer als der Einstrom von Wasser durch die Liquorproduktion (etwa 0,2 ml · min^{-1}), während unter den Bedingungen einer „restriktiven Diffusion“ des Arzneistoffs, bei einem Octanol/Wasser-Verteilungskoeffizienten < 10, die Liquorproduktion größer als die Permeation des Pharmakons ist und die Wirkstofflösung im Liquorraum laufend verdünnt wird. Vermutlich ist an der Elimination aus dem Liquor die Filtration über die porösen Arachnoidalvilli maßgeblich beteiligt, die zu einem verstärkten Transport in die venöse Blutbahn beiträgt und bewirkt, dass sich bei Verbindungen, die einer „restriktiven Diffusion“ unterliegen, bei einem relativ niedrigen Liquorkonzentrationswert ein Gleichgewicht zwischen Eindiffusion und Ausstrom einstellt. Dementsprechend sind z. B. die Liquorspiegel von Cephalosporinen, Penicillinen, Lithium oder Pirimidon kleiner als die Plasmaspiegel der ungebundenen Wirkstoffe.

Einige Stoffe werden zusätzlich durch aktiven Transport aus dem Liquor ausgeschleust. Hierzu gehören Bromsulfalein, Diodon und vermutlich auch p-Aminosalicylsäure, Hexamethonium sowie Morphin-Derivate.

Physiologische Elektrolyte, verschiedene Stoffwechselprodukte, Körperbausteine und Hormone (z. B. Aminosäuren, Glucose, Nucleotide, Nucleoside, Prostaglandine) können durch Carriertransport die Blut-Hirn-Schranke überwinden. Für die Beteiligung aktiver Transportmechanismen an der Aufnahme von Arzneistoffen in das ZNS existieren nur wenige Hinweise. Gesichert ist z. B. die Aufnahme von Levodopa in das Gehirn durch aktiven Transport. Da die Aufnahme von Penicillin in das ZNS durch Probenecid gehemmt wird (wie auch die tubuläre Sekretion in der Niere), liegt vermutlich auch hier ein aktiver Transport vor.

In den Membranen der Endothelzellen der Blut-Hirn-Schranke und der Epithelzellen der Blut-Liquor-Schranke sind zahlreiche Transportproteine lokalisiert, die die erleichterte Diffusion bzw. aktive Transportprozesse verschiedener Substrate vermitteln (**o** Abb. 3.15). Hierzu zählen die SLC- sowie die ABC-Transporter. Je nach subzellulärer Lokalisation und Art des Transporters wird die Richtung des Stofftransfers bestimmt. Bei den Endothelzellen findet man z. B. organische Anionentransporter (OAT, OATP) sowohl in der luminalen als auch abluminalen Membran. ABC-Transporter (P-gp, MRP) sind insbesondere in der luminalen Membran lokalisiert. Diese sind offensichtlich maßgebend für die Barrierefunktion der Blut-Hirn-Schranke und bewirken durch Ausschleusen von in die Zelle diffundierten Fremdsubstanzen unterschiedlicher Struktur die Schutzfunktion. Eine unterschiedliche Verteilung der Transportmoleküle findet man auch in der basolateralen und apikalen Membran der Epithelzellen der Blut-Liquor-Schranke. Von besonderer Bedeutung sind organische Anionentransporter (OAT, OATP), organische Kationentransporter (OCT) sowie ABC-Transporter (P-gp, MRP).

Neben der Lipiddiffusion und den membranproteinvermittelten Transportvorgängen spielen in gewissem Maße Transzytosen bei der Überwindung der Blut-Hirn-Schranke eine Rolle. Dabei findet vorrangig eine rezeptorvermittelte Endozytose statt.

Für einige hydrophile Pharmaka oder ionisierte Anteile eines Arzneistoffs ist die Blut-Hirn-Schranke in der Regel undurchlässig. Während z. B. das tertiäre Amin Physostigmin das ZNS erreicht und als wirksames Antidot bei Vergiftungen mit Parasympatholytika verwendet wird, zeigt das indirekte Parasympathomimetikum Neostigmin als quartäre Ammoniumverbindung ausschließlich periphere Wirkungen. Auch bei den Parasympatholytika können die quartären Ammoniumverbindungen im Gegensatz zu den tertiären Aminen nicht die Blut-Hirn-Schranke überwinden und sind deshalb zentral unwirksam.

Bei Wirkstoffen mit sehr hoher Lipophilie können die begrenzte Löslichkeit im Blutplasma, die hohe Affinität zu Plasma- und Gewebeproteinen sowie die Anreicherung im Fettgewebe einschränkende Faktoren für die Aufnahme in das ZNS sein.

Veränderung der Permeabilität. Beim Fetus und Neugeborenen ist die Blut-Hirn-Schranke noch nicht voll entwickelt. Deshalb besteht in dieser Entwicklungsphase ein wesentlich höheres Risiko z. B. für ein Eindringen des neurotoxischen Bilirubins in

3

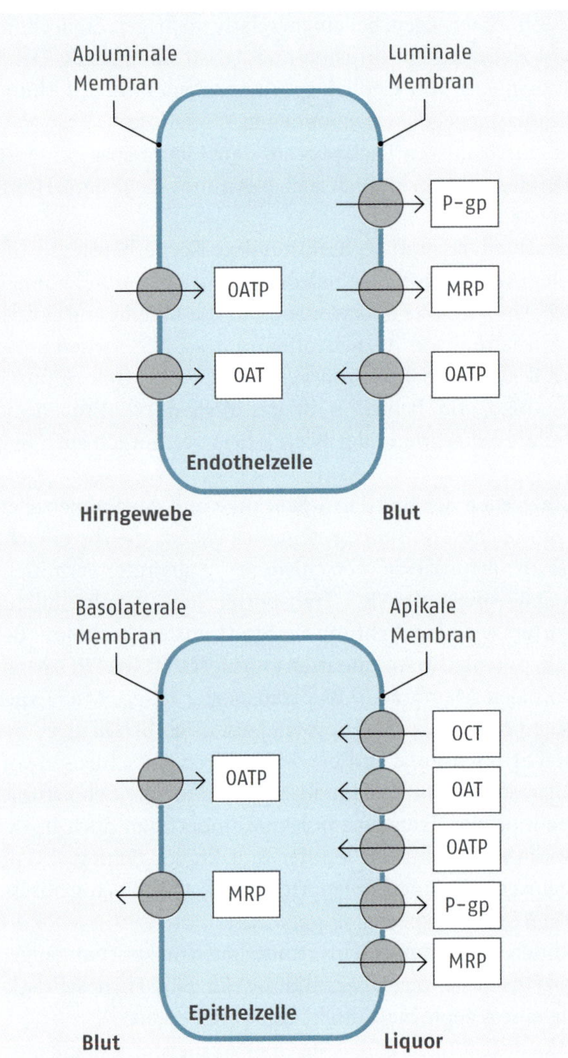

Abb. 3.15 Transporter in der Endothelzelle der Blut-Hirn-Schranke (oben) und in der Epithelzelle der Blut-Liquor-Schranke (unten)

Gehirnkerne (Kernikterus) bei einer Hyperbilirubinämie bzw. Verdrängung von Bilirubin aus der Albuminbindung durch Sulfonamide.

Bei Entzündungen, Tumoren und Bestrahlung kommt es wie in anderen Geweben auch zu einer Permeabilitätserhöhung der Blut-Hirn-Schranke. So können z. B. verschiedene Antibiotika und Chemotherapeutika, die normalerweise kaum in das Gehirn übergehen, bei Meningitis in beträchtlichem Umfang das ZNS erreichen.

In Tierversuchen wurde nachgewiesen, dass einige Substanzen, z. B. Chlorpromazin, Ethanol, Harnstoff und Nortriptylin, die Permeabilität der Blut-Hirn-Schranke erhöhen.

Plazentatransfer

Plazentaschranke. Die zwischen dem mütterlichen und fetalen Blut befindliche Barriere, die sog. Plazentaschranke, besteht beim Menschen und anderen Primaten im Unterschied

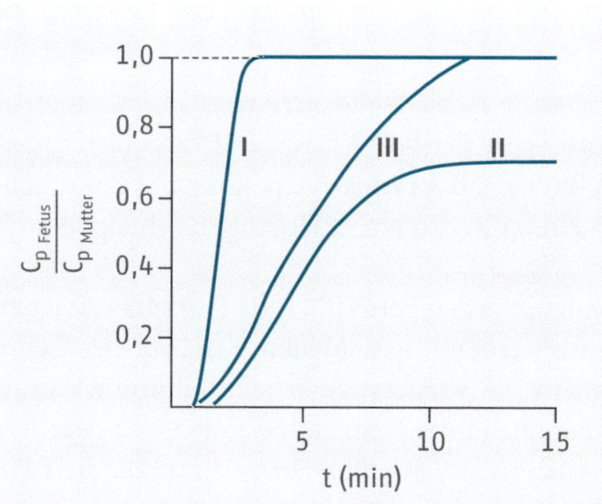

○ Abb. 3.16 Plazentatransfer von Thiopental I nach McKechnie und Converse, Secobarbital II nach Root et al. und Promethazin III nach Crawford

zu fast allen anderen Säugern nur aus fetalem Gewebe. Die fetalen Chorionzotten ragen frei in die mit mütterlichem Blut gefüllten intervillösen Räume und weisen drei Gewebelagen auf,

- das die Zotten bedeckende Trophoblastenepithel,
- das lockere Zottenbindegewebe und
- das Endothel der fetalen Zottenkapillare.

3

Die Dicke dieser Barriere nimmt vom Beginn bis zum Ende der Schwangerschaft von 25 auf 3,5 μm ab, während die Austauschfläche auf 11–14 m^2 anwächst und die Uterusdurchblutung auf etwa 500 ml · min^{-1}, die fetale Blutströmung auf 270 ml · min^{-1} ansteigt. Das von der Plazenta kommende Nabelvenenblut (Umbilikalvenenblut) passiert zu 80–90 % zunächst die fetale Leber, bevor es in den Körperkreislauf des Fetus gelangt.

Die Plazenta verhält sich insgesamt wie eine porendurchsetzte Lipidbarriere und stellt für den Durchtritt der meisten Pharmaka kein erhebliches Hindernis dar. Die Bezeichnung Plazentaschranke ist daher nur sehr bedingt zutreffend.

Permeabilität der Plazenta. Lipophile Wirkstoffe treten in Abhängigkeit von ihrem Lipoid/Wasser-Verteilungskoeffizienten und pK_a-Wert zum Teil sehr schnell durch Lipiddiffusion in den fetalen Kreislauf über und erreichen hier häufig in wenigen Minuten annähernd die gleiche Konzentration wie im mütterlichen Plasma (○ Abb. 3.16).

Hydrophile Verbindungen passieren die Plazentaschranke etwas langsamer über den Porenweg, der eine Abhängigkeit von der Molekülgröße erkennen lässt. Daneben gibt es carriervermittelte Transportvorgänge (z. B. durch OCT, organic cation transporter).

Die Aufnahmegeschwindigkeit von Stoffen durch die menschliche Plazenta wird zwar eindeutig von der Lipoidlöslichkeit bestimmt, jedoch können auch nahezu lipoidunlösliche Substanzen wie Sulfaguanidin und sogar einige quartäre Ammoniumverbindungen langsam in den Fetus übergehen. Sie erreichen hier allerdings nur relativ niedrige Konzentrationen, so dass z. B. bei klinisch üblicher Dosierung von Muskelrelaxanzien wie d-Tubocurarin, Gallamin, Decamethonium oder Suxamethonium in der Geburtshilfe keine auffälligen Effekte am Neugeborenen beobachtet werden konnten. Die Verzögerung des Wirkungseintritts durch den Übergang in den fetalen Kreislauf hat vor allem bei der Anwendung von Allgemein- und Lokalanästhetika während der Geburtsphase praktische Bedeutung. Als Infiltrations- und Leitungsanästhetikum in der Schwangerschaft und bei der Geburt ist vor allem Bupivacain geeignet, da dieses Amid kaum die Plazenta durchdringt.

Für körpereigene Substrate existieren verschiedene Carriertransportsysteme. Einige Makromoleküle, z. B. mütterliche Antikörper der IgG-Klasse, und vereinzelt sogar partikuläre Bestandteile des mütterlichen Blutes, z. B. Erythrozyten, können vermutlich durch Endozytose in den Fetalkreislauf übertreten (auch ein Übergang durch einzelne Lücken wird diskutiert).

Die Arzneistoffe und ihre Metaboliten, die den Fetus über die Plazenta erreichen, werden über den mütterlichen Organismus wieder ausgeschieden. Kurz vor der Geburt aufgenommene Wirkstoffe müssen jedoch vom Neugeborenen selbst eliminiert werden. In dieser Phase und bei der Pharmakotherapie in der Neonatalperiode ist zu beachten, dass u. a. wichtige Biotransformationsenzymsysteme, die Blut-Hirn-Schranke, die Barrierenfunktion der Haut und die Nierenfunktion noch nicht voll entwickelt sind.

Arzneimittel in der Schwangerschaft. Pharmaka können praktisch in allen Entwicklungsphasen zu Schädigungen der Frucht führen. Da die heutigen Kenntnisse nicht ausreichen, um jedes Risiko zuverlässig auszuschließen, sollen Arzneimittel in der Schwangerschaft prinzipiell nur bei strenger Indikationsstellung unter Abwägung der Risiken für Mutter und Kind angewendet werden. Für eine Reihe von Pharmaka werden entsprechende Anwendungsbeschränkungen angegeben, die zusammen mit differenzierten Erläuterungen hierzu eine wichtige Entscheidungshilfe darstellen.

Blut-Kammerwasser-Schranke

Der Übertritt von Wirkstoffen in das Kammerwasser des Auges erfolgt hauptsächlich über das zweischichtige Ziliarkörperepithel. Darüber hinaus ist auch ein Austausch mit dem Irisblut möglich. Obwohl die Iris an ihrer Vorderseite kein Epithel besitzt und nur die Kapillarwand und das anschließende Bindegewebe zu überwinden sind, ist der Stoffaustausch hier stark behindert. Als Ursachen werden eine geringe Permeabilität der Iriskapillaren, eine geringe Vaskularisierung und die geringe Durchlässigkeit des Bindegewebes diskutiert. Dementsprechend verhält sich der Übertritt von Substanzen aus dem Blutplasma in das Kammerwasser eher wie ein Transport durch Zellmembranen als durch Kapillarwände und zeigt gewisse Parallelen zur Blut-Liquor-Schranke. Lipoidlösliche Verbindungen permeieren in Abhängigkeit von ihren Octanol/Wasser-Verteilungskoeffizienten ganz erheblich schneller als hydrophile Substanzen. Aktive Transportmechanismen spielen eine untergeordnete Rolle.

Verteilung zwischen Blut und Drüsen

Die Stoffverteilung zwischen Blut und Sekreten verschiedener Drüsen gehorcht ebenfalls den Prinzipien des Transports durch eine Lipidbarriere, die mit kleinen wassergefüllten Poren durchsetzt ist. Sie wird vor allem durch die Lipoidlöslichkeit, den pK_a-Wert und die Molekülgröße, die bei hydrophilen Substanzen eine größere Rolle spielt, bestimmt. Dabei ist zu berücksichtigen, dass die vom Blutplasma abweichenden Zusammensetzungen der Sekrete die Verteilung beeinflussen können. Das betrifft insbesondere den pH-Wert, der in der Regel im schwach sauren Bereich liegt.

Besondere Aufmerksamkeit gilt dem Übergang von Wirkstoffen in die Muttermilch im Hinblick auf die Risikoabwägung einer möglichen Schädigung des Säuglings sowie die Verteilung zwischen Blutplasma und Speichel, da der Speichel eine leicht zugängliche

Körperflüssigkeit für die Kontrolle von Arzneistoffkonzentrationen („Drug Monitoring") ist.

Übergang von Wirkstoffen in die Muttermilch

Sowohl Ethanol und Nicotin als auch viele Pharmaka können in die Muttermilch übergehen und in einigen Fällen zu einer Schädigung des Säuglings führen.

Bei diesem Verteilungsvorgang ist zu beachten, dass die Muttermilch gegenüber dem Blutplasma einen etwas niedrigeren pH-Wert (der durchschnittliche pH-Wert liegt bei 6,9) und einen höheren Lipidgehalt besitzt. Deshalb muss bei Basen sogar mit einer Anreicherung in der Milch gerechnet werden, während saure Pharmaka weniger stark übergehen und neutrale Stoffe bei entsprechender Lipoidlöslichkeit ihre Konzentration in der Muttermilch mit der des ungebundenen Anteils im Plasma ausgleichen. So liegt z. B. der Milch/Plasma-Verteilungskoeffizient für die Basen Pindolol und Erythromycin (pK_a = 4,6 bzw. 8,8) zwischen 6 und 7 und für die Säuren Benzylpenicillin und Warfarin (pK_a = 2,8 bzw. 6,4) nur bei 0,2.

Arzneimittel in der Stillperiode. Ähnlich wie bei der Pharmakotherapie während der Schwangerschaft bestehen für die Anwendung einer Reihe von Arzneistoffen in der Stillperiode Anwendungsbeschränkungen. Darüber hinaus ist auch hier beim gegenwärtigen Kenntnisstand ein Ausschluss von Risiken nicht in allen Fällen möglich.

Für Schätzungen der Wirkstoffdosis, die der Säugling mit der Muttermilch aufnimmt, stellt die pH-Verteilungshypothese unter Berücksichtigung der Octanol/Wasser-Verteilungskoeffizienten und der Plasmaproteinbindung eine brauchbare Grundlage dar.

Verteilung zwischen Blutplasma und Speichel

Das Interesse an der Verteilung zwischen Blutplasma und Speichel beruht vor allem darauf, dass die Speichelkonzentration als ein nichtinvasiv bestimmbares Maß für den Plasmaspiegel des ungebundenen Arzneistoffs im Rahmen des Drug Monitoring dienen kann.

Für diesen Verteilungsvorgang sind folgende Bedingungen maßgeblich (◘ Tab. 3.16):

- Der pH-Wert des Ruhespeichels beträgt 6,0–6,5 und unterscheidet sich von dem des Stimulationsspeichels, der dem pH-Wert des Blutplasmas nahe kommt.
- Aufgrund der pH-Unterschiede zwischen Ruhespeichel und Plasma kommt es nur bei neutralen Stoffen, Basen mit einem pK_a-Wert < 5,5 und Säuren mit einem pK_a-Wert > 8,5 zu einem Konzentrationsausgleich, während der Konzentrationsquotient Speichel/Plasma für alle anderen Substanzen von 1 abweicht und wegen pH-Schwankungen des Speichels nicht konstant ist.
- Damit auch bei stimuliertem Speichelfluss eine Gleichgewichtseinstellung mit dem ungebundenen Wirkstoffanteil im Plasma erfolgen kann, muss seine Diffusion durch die Lipidbarrieren schnell genug erfolgen, d. h., sein Lipoid/Wasser-Verteilungskoeffizient muss einen Grenzwert überschreiten.
- Bei Octanol/Wasser-Verteilungskoeffizienten < 10 erfolgt eine „restriktive Diffusion", d. h. eine gegenüber der Strömungsgeschwindigkeit des Speichels langsamere Diffusion des Wirkstoffs, auch als flussabhängige Diffusion bezeichnet.
- Substanzen mit einem Octanol/Wasser-Verteilungskoeffizienten > 10 diffundieren flussunabhängig.

Tab. 3.16 Verteilung von Wirkstoffen zwischen Speichel und Plasma. Nach Feller und Le Petit

	pK_a-Wert	Octanol/Wasser-Verteilungskoeffizient	Speichel/Plasma-Konzentrationsquotient*	
			Ruhe	Stimulation
Chinidin	8,8	3000	3,1	1,3
Sulfamerazin	7,1	0,4	0,69	0,55
Paracetamol	10,1	1,8	1,0	0,66
Diazepam	3,3	820	1,0	1,0
Ethanol	–	0,5	1,0	1,0

* Bezogen auf den nicht proteingebundenen Anteil im Plasma

- Die Anreicherung basischer Wirkstoffe im Speichel gemäß der pH-Verteilungshypothese kann durch mangelndes Permeationsvermögen der Substanz durch die Lipidbarrieren verhindert werden, so dass mitunter auch bei Basen mit einem pK_a-Wert > 5,5 ein labiler Konzentrationsausgleich zwischen Plasma und Speichel erfolgt.

Nach peroraler und rektaler Applikation verschiedener Arzneistoffe wurden wiederholt in der Absorptionsphase erhöhte Speichel/Plasma-Konzentrationsquotienten gefunden. Diese Erscheinung wird damit erklärt, dass die Wirkstoffkonzentration im Speichel im Gleichgewicht mit der Konzentration im Arterienblut steht, die während der Absorption höher ist als die Konzentration im Venenblut, und dass diese Konzentrationsdifferenz zu jedem Zeitpunkt proportional zur Absorptionsgeschwindigkeit ist. Folglich sind auch die Speichel/Venenplasma-Konzentrationsquotienten in der Absorptionsphase höher als in der terminalen Eliminationsphase, in der die Konzentrationen in beiden Kompartimenten parallel abfallen.

Zyklische pharmakokinetischeProzesse

Der Konzentrationsverlauf von Wirkstoffen im Blutplasma wird von verschiedenen zyklischen Prozessen geprägt (o Abb. 3.17). Diese sind wegen der begrenzten Messmöglichkeiten in anderen Kompartimenten als Blut, Harn und Speichel häufig kaum im Einzelnen erfassbar. Die zyklischen Prozesse können zu einer starken Verlangsamung der Ausscheidung des Arzneistoffs führen.

Glomeruläre Filtration/tubuläre Reabsorption. Da in den Nierentubuli eine nahezu vollständige Reabsorption der glomerulär filtrierten lipophilen Stoffe erfolgt, können diese erst durch ihre Biotransformation zu Metaboliten mit geringerer Lipophilie aus diesem Kreislauf entfernt werden.

Enterohepatischer Kreislauf. Lipophile Substanzen, die mit der Galle in den Darm gelangen, werden hier wieder reabsorbiert und über die Pfortader der Leber zugeführt, von wo sie nach ihrer teilweisen Biotransformation (Phase-I- und Phase-II-Prozesse) und Redistribution partiell erneut in diesen Stoffkreislauf einfließen. Häufig liegen diese Substanzen in der Galle in konjugierter Form vor (als Glucuronide, Sulfate usw.). Nach Spaltung

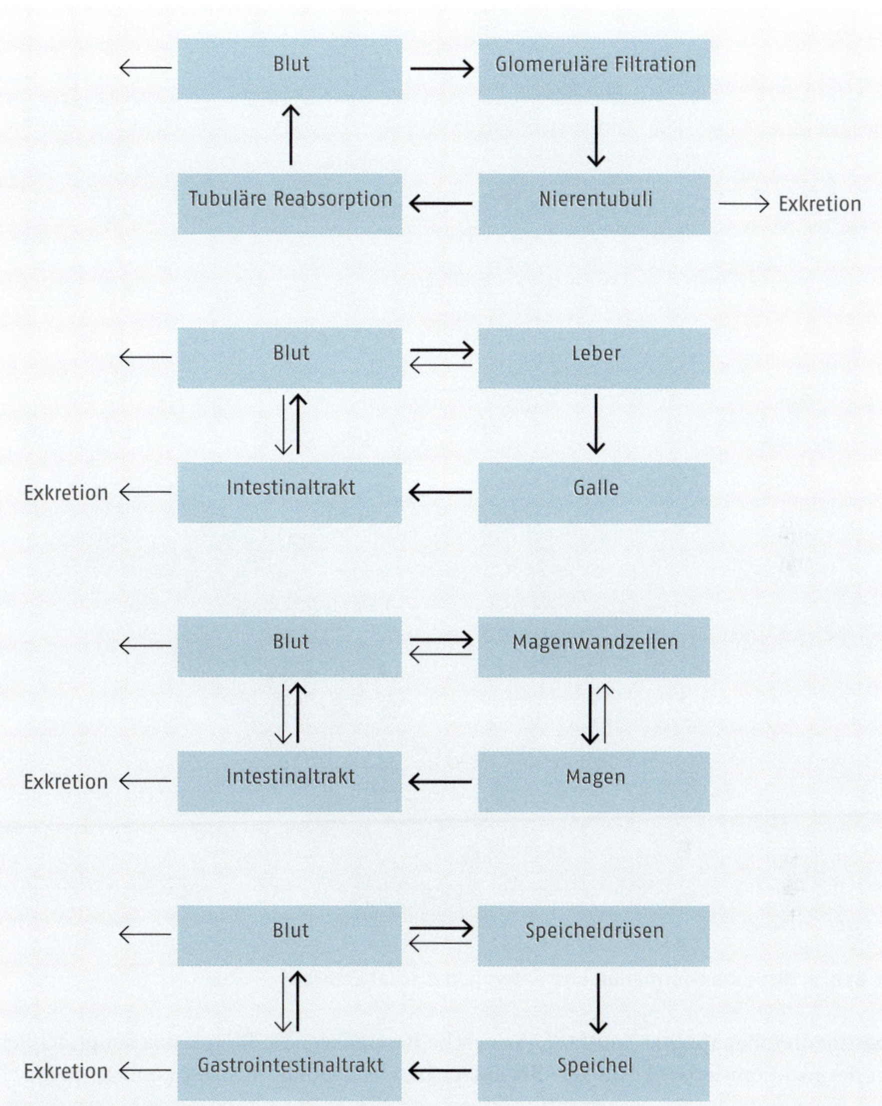

Abb. 3.17 Zyklische pharmakokinetische Prozesse

der Konjugate durch die Darmflora (Phase-III-Prozesse) können lipophile Spaltprodukte wieder absorbiert werden und so in den enterohepatischen Kreislauf eingehen (Abb. 3.18). Pharmaka, die neben zahlreichen endogenen Substanzen einem enterohepatischen Kreislauf unterliegen, sind z. B. Digoxin, Phenprocoumon, Morphin, verschiedene Sulfonamide und Penicilline. Eine Unterbrechung des enterohepatischen Kreislaufs, z. B. durch Ableitung der Galle (T-Drainage) oder Colestyramin (bindet Wirkstoffe im Darm), kann zu einer beschleunigten Elimination führen. Für die meisten Arzneistoffe besitzt allerdings der enterohepatische Kreislauf nur eine geringe Bedeutung.

3

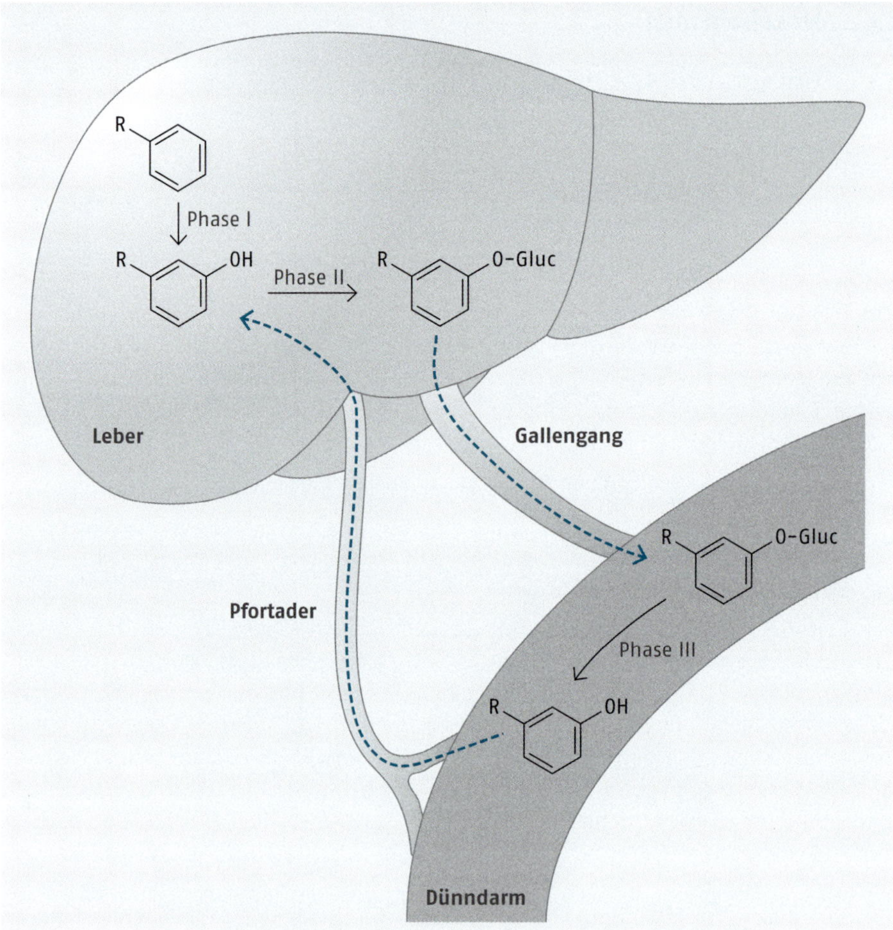

Abb. 3.18 Biotransformation und enterohepatischer Kreislauf

Gastroenterohepatischer Kreislauf. Schwache Basen liegen im Blutplasma hauptsächlich in der nichtionisierten Form vor. Bei ausreichender Lipoidlöslichkeit können sie durch die Magenwand in den Magen diffundieren und sich entsprechend der pH-Verteilungshypothese im stark sauren Magensaft anreichern. Der Magen wirkt in diesem Fall als „Basenfalle". Für viele basische Wirkstoffe sind dementsprechend auch gerade nach intravenöser Gabe sehr hohe Konzentrationen im Magen nachgewiesen worden. Von hier gelangen sie in den Dünndarm, aus dem sie absorbiert werden und über die Pfortader sowie die Leber erneut in den Körperkreislauf gelangen.

Darüber hinaus kommen die in den Speichel sezernierten Substanzen ebenfalls in den Gastrointestinaltrakt und werden hier wieder reabsorbiert. Die tägliche Speichelproduktion beträgt im Durchschnitt 1,5 l.

3.4 Metabolismus

3.4.1 Grundprinzipien und Konsequenzen

■ **DEFINITION** Fremdstoffe (Xenobiotika), besonders die hier zu besprechenden Arzneistoffe, werden bei Körperpassage in unterschiedlichem Ausmaß biochemisch verändert (biotransformiert, metabolisiert).

Bei den meisten Arzneistoffen sind in den Exkretionsprodukten mehrere bis zahlreiche (20 und mehr) Metaboliten enthalten; mitunter ist die Ausgangsverbindung nicht mehr nachweisbar. Bei nur wenigen, meist stark polaren Substanzen, sind bisher keine Metaboliten gefunden worden, z. B. bei Tetracyclinen, halbsynthetischen Penicillinen, Kanamycin, Chlorothiazid, Cromoglicinsäure. Die Stellung des Arzneistoffmetabolismus im LADME-System ist wie folgt zu charakterisieren:

- Verbesserung der Exkretionsfähigkeit,
- Inaktivierung der Pharmaka,
- Bioaktivierung und Biotoxifizierung.

Die meisten Arzneistoffe sind organische Verbindungen mit einer gewissen Lipophilie. Diese ist eine wesentliche Voraussetzung für eine gute Absorption, für die Verteilung und das Erreichen des Wirkortes. Sie erschwert jedoch die renale und die biliäre Ausscheidung, da lipophile Substanzen nach der glomerulären Filtration und auch nach ihrem Übertritt in die Galle weitgehend tubulär bzw. enteral reabsorbiert werden. Hydrophile Substanzen können dagegen die bei der Reabsorption zu überwindenden Lipidbarrieren nicht passieren und werden ausgeschieden. Eine wesentliche Folge der Biotransformation ist die Erhöhung der Hydrophilie und damit der Exkretionsfähigkeit der aufgenommenen Stoffe. Andernfalls würde es zu einer extrem hohen Verweildauer im Organismus kommen.

Die Abhängigkeit der Eliminationshalbwertszeit von Clearance und Verteilungsvolumen (◘ Tab. 3.17) ergibt sich aus folgender Beziehung:

$$t_{1/2} = \frac{\ln 2 \cdot V_d}{Cl} = \frac{0{,}693 \cdot V_d}{Cl} \quad \text{Gleichung 3.19}$$

| $t_{1/2}$ Eliminationshalbwertszeit | V_d Verteilungsvolumen | Cl Clearance

Neben der Verbesserung der Exkretionsfähigkeit resultiert aus der Biotransformation meist die Inaktivierung bzw. Entgiftung der Verbindung. Bei Arzneistoffen, die relativ schnell metabolisiert werden, kann es zur Beeinträchtigung der Bioverfügbarkeit kommen, wenn eine starke Inaktivierung vor Eintritt in den Körperkreislauf auf dem Absorptionsweg (Darmschleimhaut, Lungenzellen) oder bei der ersten Leberpassage erfolgt (First-pass-Metabolismus, First-pass-Effekt; ▸ Kap. 6.4.7).

Metaboliten können jedoch durch Bioaktivierung auch höhere Wirkung als die Ausgangsverbindung besitzen oder überhaupt die eigentliche Wirkform (Prodrug-Prinzip) darstellen (▸ Kap. 6.4.2). Schließlich ist die Bildung toxischer (vielfach äußerst reaktiver) Metaboliten oder Intermediate ein wichtiger Grund für die von der Arzneimittelgesetzgebung vorgeschriebenen Untersuchungen der Biotransformation neuer Wirkstoffe vor der klinischen Erprobung.

Tab. 3.17 Abhängigkeit der Eliminationshalbwertszeit von der Clearance und vom Verteilungsvolumen

Clearance (ml · min^{-1})	Verteilungsvolumen (l)	Halbwertszeit
0,1	10	48,1 Tage
0,1	100	1,25 Jahre
0,1	1000	12,5 Jahre
0,1	10000	125 Jahre
1	10	4,8 Tage
1	50	24 Tage
125	10	55,4 Minuten
125	50	4,6 Stunden
125	100	9,2 Stunden

Die ausführliche Darstellung der chemischen und biologischen Grundlagen sowie der Konsequenzen der Biotransformation erfolgt in ▶Kap. 6.

Fremdstoffmetabolische Prozesse finden in sehr vielen Organen statt. Zu ihnen zählen Leber, Lunge, Niere, Darm und Haut. Die Leber nimmt eine zentrale Stellung im Rahmen der Biotransformation ein, da sie über ein fast komplettes Enzymmuster verfügt, das Fremdstoffe biochemisch umwandeln kann. Im Folgenden soll daher auf anatomisch-physiologische und biochemische Grundlagen dieses Organs eingegangen werden.

3.4.2 Die Leber als Biotransformationsorgan

Aufgaben. Die Leber ist das größte und funktionell vielseitigste Stoffwechselorgan. Die wichtigsten Funktionen lassen sich wie folgt zusammenfassen:

- Zentrale Aufgaben im Kohlenhydrat-, Fett- und Proteinstoffwechsel,
- Biosynthese zahlreicher Proteine und Lipoproteine des Blutplasmas, von Cholesterol und Gallensäuren,
- Bildung der Galle sowie Elimination endogener und exogener Substanzen durch biliäre Exkretion,
- Aufnahme und Konjugation von Bilirubin,
- Inaktivierung der meisten Hormone,
- Speicherung von Eisen, Folsäure und Vitamin B_{12},
- Hauptorgan der Biotransformation.

Anatomie. Die etwa 1,5 kg schwere Leber besteht aus einem größeren rechten und einem kleineren linken Lappen. Sie wird außen von einer festen kollagenen Kapsel umgeben, von der sich bindegewebige Trennwände in das Innere erstrecken und dieses aufgliedern. An der sog. Leberpforte treten als zuführende Gefäße die aus dem Gastrointestinaltrakt kommende Pfortader und die Leberarterie in die Leber ein (○ Abb. 3.19). Hier verlassen auch die beiden Lebergallengänge, die sich zum Lebergang (Ductus hepaticus) zusammenschließen, die Leber. Der Ductus hepaticus vereinigt sich mit dem von der Gallen-

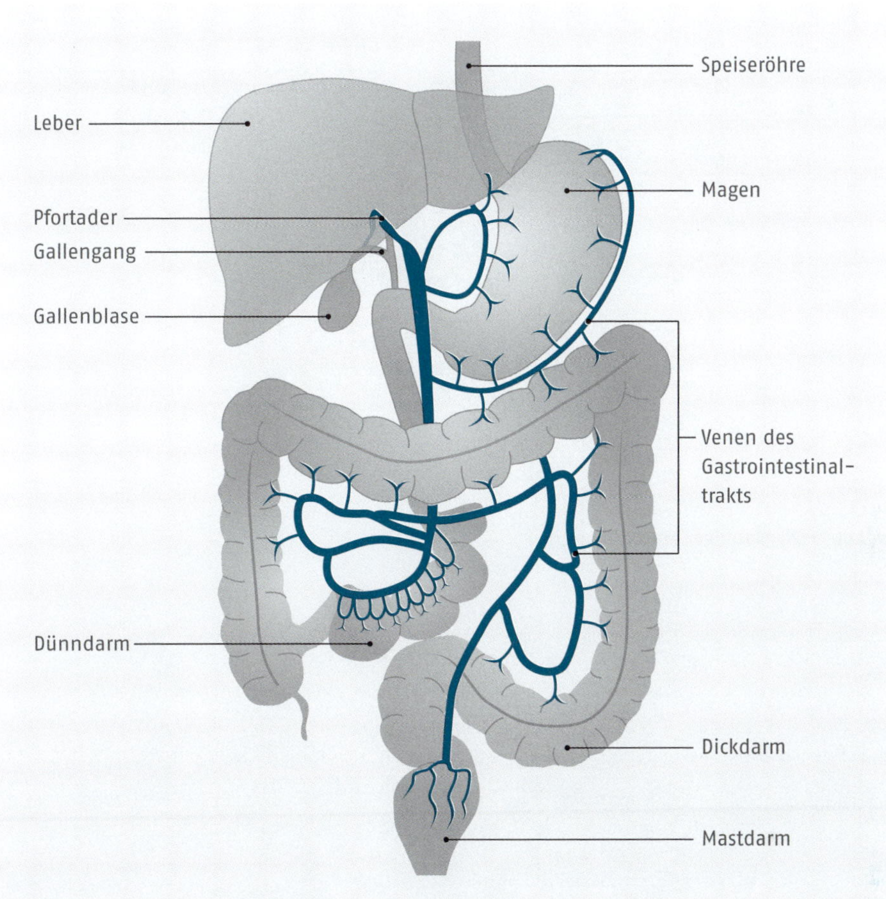

Abb. 3.19 Leber und Gefäßsystem

blase kommenden Ductus cysticus zum Gallengang (Ductus choledochus), der wiederum zum Duodenum führt.

Für die Biotransformation von Fremdstoffen, die peroral aufgenommen werden, ist die Gefäßversorgung der Leber von großer Bedeutung. Da die Pfortader das venöse Blut aus dem Bereich des Gastrointestinaltrakts aufnimmt, perfundieren hier absorbierte Xenobiotika zunächst die Leber, bevor sie den systemischen Kreislauf erreichen. Die Leber erfüllt somit eine wichtige Schutzfunktion, da Fremdstoffe vor der Verteilung im Organismus entgiftet werden können. Parenteral applizierte Wirkstoffe erreichen die Leber über die Leberarterie, nachdem sie sich systemisch verteilt haben.

Die Durchblutung der Leber ist mit etwa $1{,}5\,l \cdot min^{-1}$ außerordentlich hoch. Der Anteil der Pfortader daran beträgt etwa 75 %. Der Rest erfolgt durch arterielle Zufuhr.

Feinbau. In ihrem Feinbau besteht die Leber aus prismatischen Leberläppchen von 1–2 mm Durchmesser. Diese enthalten eine dünnwandige Zentralvene, von der die balkenförmig angeordneten Parenchymzellen ausgehen (Abb. 3.20). Die Pfortader und die Leberarterie verästeln sich zunehmend und bilden ein Netz von bemerkenswert durchlässigen Kapillaren, die sog. Lebersinusoide. Diese stehen über einen spaltförmigen Raum

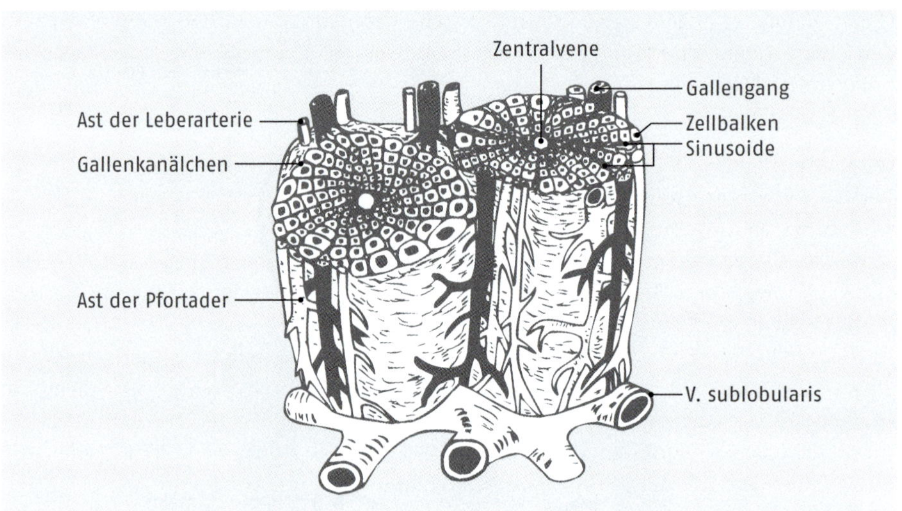

Abb. 3.20 Bau der Leberläppchen

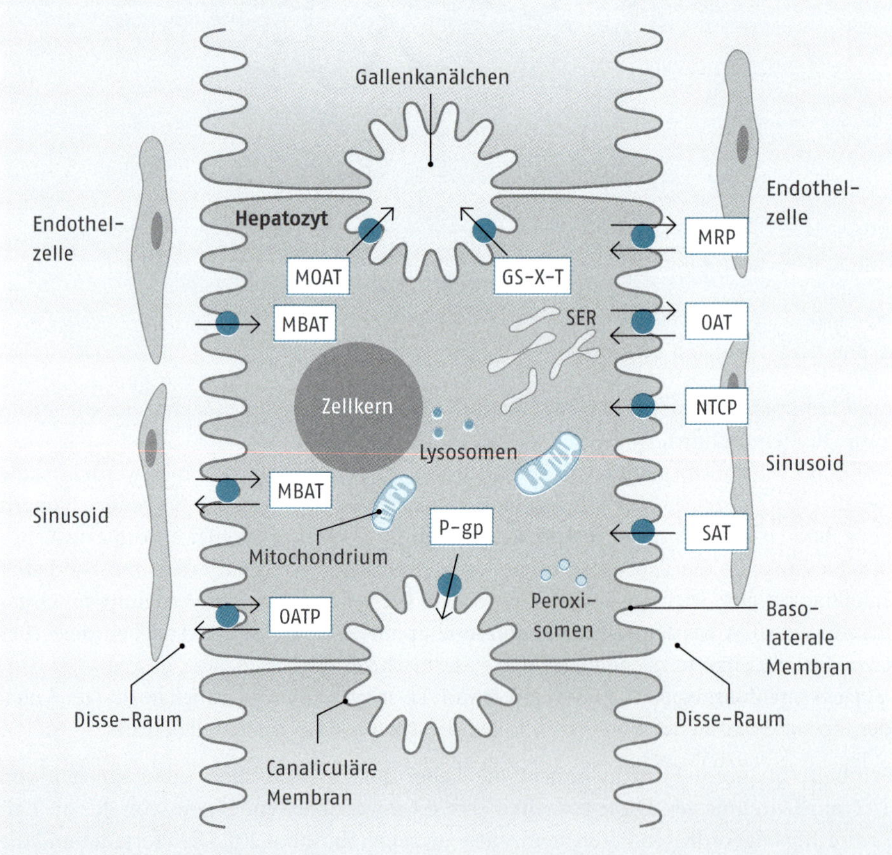

Abb. 3.21 Anordnung und Struktur der Leberzellen einschließlich wichtiger membranärer Transportproteine. Nähere Erläuterungen siehe Text

(Disse-Raum) in engem Kontakt mit den Leberparenchymzellen und sammeln sich in den Zentralvenen. Ihre Wand besteht aus locker übereinandergreifenden Endothelzellen und Kupffer-Sternzellen, die zum retikuloendothelialen System gehören und zur Phagozytose befähigt sind.

Leberparenchym. Die Leber besteht zu 80 % aus Parenchymzellen (Hepatozyten). Die übrigen Leberzellen, die sogenannten Nichthepatozyten setzen sich aus vier Zelltypen zusammen. Den Hauptanteil der Nichthepatozyten stellen die Endothelzellen der Sinusoide dar. Sie haben hauptsächlich Stoffaustausch- und Transportfunktionen zwischen Sinusoidlumen, Disse-Raum und Hepatozyten. Weitere Zellarten sind die schon erwähnten Kupffer-Sternzellen, Itozellen mit Aufgaben der Fettspeicherung und Fibrinogenese sowie die Pit-Zellen mit Abwehrfunktionen. Die Leberparenchymzellen besitzen in den Disse-Raum ragende Mikrovilli mit einer bemerkenswert permeablen Membran (○ Abb. 3.21). Im Zytoplasma finden sich vor allem zahlreiche Mitochondrien und ein stark entwickeltes endoplasmatisches Retikulum (ER), das mit der Zelloberfläche zum Disse-Raum und mit dem Zellkern in Verbindung steht. Das endoplasmatische Retikulum liegt in einer glatten, agranulären (smooth ER) und einer mit Ribosomen besetzten, rauen, granulären Form (rough ER) vor. Zwischen den Hepatozyten nehmen die Gallenkanälchen ihren Ursprung, deren Begrenzung aus den Membranen gegenüberliegender Zellen besteht. Diese Begrenzung weist feine mikrovillöse Zytoplasmafortsätze auf.

3

Biotransformationsenzyme. Hepatozyten besitzen ein sehr breites Enzymspektrum. Zahlreiche Enzyme konnten inzwischen isoliert und hinsichtlich ihrer Struktur und Funktion charakterisiert werden. Die wichtigste Quelle für Biotransformationsenzyme ist die Mikrosomenfraktion der Leber. Diese kann nach Zellaufschluss (z. B. durch Homogenisation) durch differenzielle Zentrifugation gewonnen werden. Beim Zellaufschluss mit einem Homogenisator werden durch Scherkräfte die Zellmembranen aufgebrochen und das hochorganisierte Netzwerk der ER-Membranen zerrissen. Die Bruchstücke des ER bilden Vesikel, die den Hauptanteil der Mikrosomenfraktion ausmachen. Zu den in den Membranen des ER vorhandenen Enzymen gehören neben dem Cytochrom (Cyt) b_5, das häufig als Leitenzym der Mikrosomenfraktion bezeichnet wird, die wichtigsten Enzyme der Biotransformationskaskade, wie das Cyt-P-450-abhängige Monooxygenasesystem, die Epoxidhydrolase und die UDP-Glucuronyltransferase. Einige Isoenzyme sind in geringer Aktivität auch in Mitochondrien und in Kernmembranen nachgewiesen worden. Weitere Biotransformationsenzyme, wie N-Acetyltransferasen, Amidasen, Glutathion-S-transferasen, Methyltransferasen, Sulfotransferasen und die Xanthinoxidase treten bevorzugt in der löslichen Zytoplasmafraktion (Zytosol) auf.

Transportsysteme. Die Leberparenchymzelle ist mit komplexen Transportsystemen ausgestattet, die die Konzentration von physiologischen Substraten und Xenobiotika in verschiedenen Zellkompartimenten beeinflussen. Zwischen Metabolismus und Transport gibt es enge Zusammenhänge, da die Biotransformationsgeschwindigkeit in den einzelnen subzellulären Fraktionen durch Transportprozesse limitiert werden kann. Für die Wirkstoffbereitstellung am Ort der enzymatischen Umwandlung sowie die Elimination von Wirkstoff bzw. Metaboliten kommen neben Diffusion und Filtration einige wichtige Transporter in Betracht. Eine Auswahl zeigt ○ Abb. 3.21. Die Substratspezifität ist gering und die Transportrichtung nicht einheitlich. In der basolateralen (sinusoidalen) Membran der Hepatozyten sind Transporter vorhanden, die nur den Einstrom von Wirkstoffen katalysieren. Hierzu zählen z. B. NTCP (sodium taurocholate cotransporting polypeptide), MBAT (multispecific bile acid transporter) und SAT (sulfate anion transporter). Andere Transportproteine, wie OAT (organic anion transporter), OATP (organic anion transporting polypeptide) und OCT (organic cation transporter) befördern Wirkstoffe in beide Richtungen. ABC-Transporter vom MRP-Typ vermitteln in der basolateralen Membran einen Auswärtsstrom. Im Zusammenhang mit der Disposition der Xenobiotika in der Leber sind ATP-Transporter in der canaliculären Membran zwischen Hepatozyt und Gallenkanälchen von großer Bedeutung. Zu ihnen gehören MOAT (multispecific organic anion transporter) aus der MRP-Familie und das MDR-Protein P-gp, die neben den physiologischen Transportvorgängen für Gallensäuren auch den Ausstrom von Wirkstoffmetaboliten, insbesondere von Glucuronid- und Sulfatkonjugaten mit der Galle katalysieren. Eine gewisse Substratspezifität hat der Glutathiontransporter GS-X-T für entsprechende Konjugate.

3.5 Exkretion

■ **DEFINITION** Unter **Exkretion** versteht man die Ausscheidung von Arzneistoffen und deren Metaboliten.

■ **MERKE** Die Biotransformation steht mit der Exkretion im engen Zusammenhang. Hierbei wird nicht nur die Ausscheidungsrate, sondern gegebenenfalls auch der Ausscheidungsweg verändert.

Die wichtigsten **Ausscheidungswege** sind:

- die renale Ausscheidung (mit dem Harn),
- die biliäre und intestinale Ausscheidung (mit den Fäzes),
- bei leicht flüchtigen Verbindungen die pulmonale Ausscheidung (mit der Exhalationsluft).

Weitere Clearance-Prozesse sind die Inaktivierung im Rahmen der Biotransformation, die Ausscheidung in den Schweiß, in das Pankreassekret sowie in die Muttermilch und partiell auch der Übergang von Wirkstoffen in den Speichel, die bereits als spezielle Verteilungsprobleme besprochen wurden (▸ Kap. 3.3.3).

Die Exkretion mit dem Schweiß, Speichel und Pankreasssekret hat für die Elimination von Pharmaka in der Regel nur geringe Bedeutung, während der Übergang in die Muttermilch vor allem im Hinblick auf eine mögliche Aufnahme durch den Säugling beachtet werden sollte. Diese Exkretionsprozesse erfolgen nach den für die Verteilung zwischen Blut und Drüsen erläuterten Prinzipien, wobei zu berücksichtigen ist, dass der pH-Wert von Schweiß zwischen 4,0 und 6,8 und der von Pankreassaft zwischen 7,5 und 8,8 liegt.

3.5.1 Renale Ausscheidung

Niere

Aufgaben. Die Bedeutung der Niere als wichtigstes Organ der Flüssigkeitsausscheidung für die Aufrechterhaltung der Fließgleichgewichte des Organismus besteht in der

- Regulation von Volumen und Elektrolytzusammensetzung der Körperflüssigkeiten,
- Gewährleistung des Säuren-Basen-Gleichgewichts,
- Ausscheidung von nicht mehr nutzbaren Stoffwechselprodukten (Harnstoff, Harnsäure, Creatinin, Phosphate, Sulfate usw.), endogenen Wirkstoffen (z. B. Hormone) und Fremdstoffen (Pharmaka, Diagnostika usw.).

Daneben ist die Niere auch ein endokrines Organ. Sie produziert das Proteohormon Erythropoetin sowie Prostaglandine und ist an der Biosynthese von Calcitriol, Angiotensin II und Bradykinin beteiligt.

Die entscheidenden **Transportprozesse**, die in der Niere zur Bildung des Endharns führen, sind

- glomeruläre Filtration,
- passive und aktive tubuläre Reabsorption und
- aktive tubuläre Sekretion.

Anatomie. Die von einer dichten Kapsel umgebene Niere lässt im Längsschnitt eine körnige Rindensubstanz erkennen, die mantelförmig die dunklere Markschicht umgibt (○ Abb. 3.22). Da die Harnsammelrohre im Mark radiär angeordnet sind und die Markschicht alternierend von Rindengewebe, das bis zum Nierenbecken reicht, durchbrochen ist (Nierensäulen), entstehen als Markuntereinheiten Nierenpyramiden (etwa 12 je Niere), deren Spitzen an den Siebplatten enden, wo der Harn über die Nierenkelchgänge ins Nierenbecken übertritt und schließlich von hier in den Harnleiter gelangt.

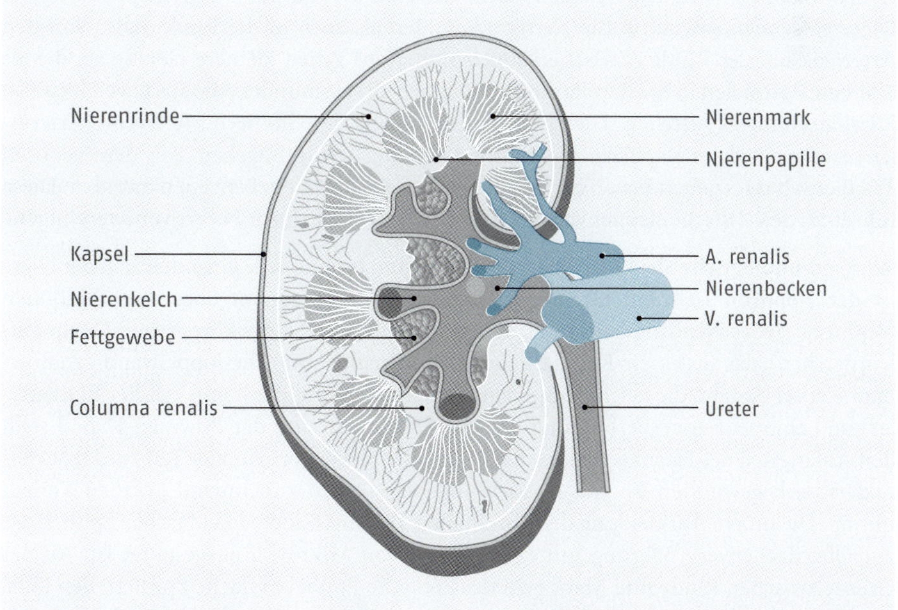

○ **Abb. 3.22** Längsschnitt durch die Niere

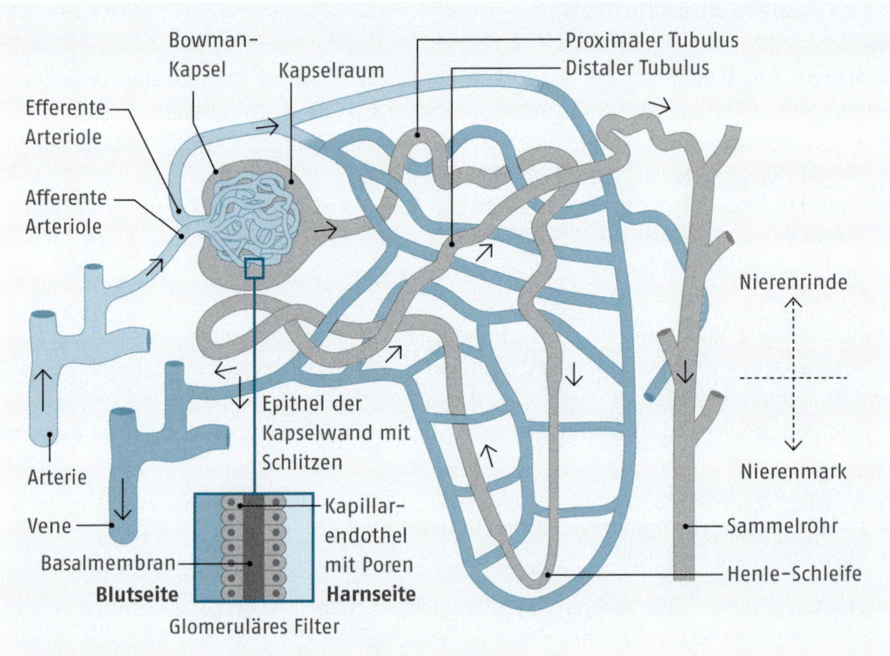

Abb. 3.23 Schematischer Aufbau eines Nephrons

Rinde und Mark bestehen aus den unterschiedlich aufgebauten Harnkanälchen (Tubuli), arteriellen und venösen Blutgefäßen sowie Bindegewebe. Die große Nierenarterie (Arteria renalis), die sich bereits bei ihrem Eintritt in die Niere im Bereich der Einbuchtung (Hilus) mehrfach aufgliedert, teilt sich im weiteren Verlauf in Zwischenlappenarterien. Diese entsenden sowohl in die Nierenpyramiden als auch in die Rinde Äste. Von den Arterienästen der Rinde (Zwischenläppchenarterien) gehen kleinere Gefäße ab, die als afferente Arteriolen in die Kapillarknäuel (Glomeruli) einmünden, die aus jeweils etwa 30 Kapillarschlingen bestehen. Die abführenden Gefäße der Glomeruli (efferente Arteriolen) zweigen sich zu Kapillarnetzen auf, welche die Tubuli umgeben. Aus dem venösen Teil dieses Netzes gehen Venen hervor, die in die Zwischenläppchenvenen münden. Diese führen zu den Zwischenlappenvenen, welche sich schließlich zur Nierenvene vereinigen.

Mikromorphologische Struktur. Die strukturelle und funktionelle Grundeinheit der Niere ist das **Nephron** (Abb. 3.23). Die Nieren verfügen insgesamt über zwei Millionen Nephrone. Jedes Nephron beginnt in der Rinde mit dem Nierenkörperchen (Malpighi-Körperchen), das aus einem Kapillarknäuel (**Glomerulus**) und der doppelwandigen Bowman-Kapsel besteht, die kelchförmig den Glomerulus umschließt und mit der Blutkapillarwand eine sehr enge Verbindung eingeht. Der Innenraum der Bowman-Kapsel stellt den Anfangsteil des Harnkanälchens (Tubulus) dar, dessen proximaler Teil zunächst charakteristisch gewunden ist und in Richtung Mark einen zunehmend geraden Verlauf nimmt. Die innere Auskleidung des **proximalen Tubulus** bildet ein kubisches Epithel, das zur Oberflächenvergrößerung mit einem Saum von Mikrovilli ausgestattet ist. An der Grenze zwischen Rinde und Mark geht das kubische Epithel in flache Epithelzellen über, wobei sich gleichzeitig das Tubuluslumen verengt. Hier beginnt die **Henle-Schleife** mit einem dünnen, ins Nierenmark absteigenden Teil, einem dünnen aufsteigenden und einem dickeren aufsteigenden Teil, der wieder von kubischen Epithelzellen mit vereinzelten Mikrovilli ausgekleidet ist. Im Rindenbereich geht die Henle-Schleife in den **distalen Tubulus** über, der einen gewundenen Verlauf zeigt und in das Sammelrohr mündet.

Die **Sammelrohre**, in die jeweils zahlreiche Tubuli einfließen, verlaufen in den Markpyramiden nierenbeckenwärts, vereinigen sich dabei zu größeren Röhren und bilden schließlich die Nierenkelchgänge, die in das Nierenbecken übergehen.

Glomeruläre Filtration. In den Glomeruli findet ein intensiver Stoffaustausch durch Filtration statt. Die Kapillaroberfläche der etwa zwei Millionen Glomeruli der menschlichen Niere beträgt annähernd $1{,}5\,m^2$ (≈ Körperoberfläche des Erwachsenen). Die Trennwand zwischen Kapillarlumen und Innenraum der Bowman'schen Kapsel besteht aus einem dreischichtigen Komplex, dem Kapillarendothel mit 50–100 nm weiten Poren, der Basalmembran mit den Eigenschaften eines Gelfilters, deren Permeabilität vom Quellzustand abhängt, und dem Epithel der Kapselwand mit 20–50 nm weiten Schlitzen. Sie ist so beschaffen, dass Moleküle mit einer relativen Molmasse unter 5 000 ungehindert in den proximalen Tubulus übertreten können, so dass die meisten Wirkstoffe (bei fehlender Plasmaproteinbindung) im Primärharn in der gleichen Konzentration wie im Blutplasma vorliegen. Substanzen mit relativen Molmassen bis 10 000 sind zu > 95 % filtrierbar, während solche mit relativen Molmassen > 15 000 einer deutlich zunehmenden Filtrationsbehinderung unterliegen (Filtrierbarkeit von Myoglobin ≈ 75 %, Hämoglobin ≈ 3 %, Albumin ≈ 1 % und Globuline ≈ 0 %). Daher ist der Primärharn nahezu proteinfrei (Ultrafiltrat). Die geringen Proteinmengen, die den Filter passieren ($> 50\,mg \cdot l^{-1}$) werden zu 99 % wieder tubulär reabsorbiert.

Die treibende Kraft bei der glomerulären Filtration, der **effektive Filtrationsdruck** (P_{eff}), ergibt sich aus dem hydrostatischen Druck in den Glomeruluskapillaren (P_{Kap}), gemindert um den kolloidosmotischen Druck des Blutplasmas (π_{Kap}) und den hydrostatischen Druck in der Bowman-Kapsel (P_{Bow}):

$$P_{eff} = P_{Kap} + \pi_{Kap} - P_{Bow}$$ Gleichung 3.20

Im Anfangsteil der Glomeruluskapillaren liegen die Werte für P_{Kap} (je nach Einstellung der Durchblutung) durchschnittlich bei 7,3 kPa, für π_{Kap} bei 3,3 kPa und für P_{Bow} bei 1,6 kPa, so dass für P_{eff} ein Wert von 2,4 kPa resultiert. Während P_{Kap} bis zum Ende der Kapillaren nur wenig abfällt (um etwa 4 %), steigt π_{Kap} durch die Konzentrierung der Plasmaproteine aufgrund des Abpressens von Plasmawasser erheblich an, so dass die Filtration bereits vorher zum Erliegen kommen kann und nicht die gesamte Austauschfläche genutzt wird. Durch Veränderung der Durchblutungseinstellung (Änderung von P_{Kap}) kann der Nullpunkt der Filtration ($P_{eff} = 0$) in den Glomeruluskapillaren vor- oder rückverlegt werden.

Glomeruläre Filtrationsrate (GFR). Diese stellt das Ultrafiltratvolumen dar, das von allen Glomeruli beider Nieren pro Zeiteinheit abgepresst wird. Sie beträgt bei jungen Männern durchschnittlich $125\,ml \cdot min^{-1}$ und bei Frauen $110\,ml \cdot min^{-1}$ und nimmt bei einigen Nierenerkrankungen sowie im Alter deutlich ab (bei 70-Jährigen bis auf $60–65\,ml \cdot min^{-1}$). Die Bestimmung der individuellen GFR ist mit Substanzen möglich, die ungehindert glo-

3

merulär filtriert und in den Nierentubuli weder reabsorbiert noch sezerniert werden. Diese Bedingungen erfüllen Inulin und, mit leichten Einschränkungen, auch Creatinin. Diese werden mit einer der GFR entsprechenden Geschwindigkeit aus dem Blutplasma eliminiert, d. h., das in diesem Fall je Zeiteinheit in die Harnblase eintretende Harnvolumen (Harnminutenvolumen) enthält die im gleichen Zeitraum durch Filtration aus dem Plasma entfernte Substanzmenge:

$$C_H \cdot \dot{V}_H = C_p^{ss} \cdot \dot{V}_F$$ Gleichung 3.21

| C_H Substanzkonzentration im Harn ($\mu g \cdot ml^{-1}$) | C_p^{ss} Fließgleichgewichtskonzentration der Substanz im Plasma ($\mu g \cdot ml^{-1}$) | $\dot{V}_H$ Harnminutenvolumen ($ml \cdot min^{-1}$) | $\dot{V}_F$ Filtratzeitvolumen ($ml \cdot min^{-1}$)

Demnach ergibt sich für das der GFR entsprechende Filtratzeitvolumen die Beziehung:

$$GFR = \dot{V}_F = \frac{C_H \cdot \dot{V}_H}{C_p^{ss}}$$ Gleichung 3.22

Bei der Bestimmung der GFR mit Inulin muss durch intravenöse Dauerinfusion dieser Substanz während der Untersuchung eine konstante Plasmakonzentration (Steady-state-Konzentration) aufrechterhalten werden. Einfacher ist die Bestimmung der GFR durch Creatininmessung, die deshalb bevorzugt wird. Diese Substanz liegt als Produkt des Muskelstoffwechsels in nahezu konstanter Konzentration im Plasma vor, so dass die Infusion entfällt und lediglich C_p^{ss} und $C_H \cdot \dot{V}_H$ (im 24-h-Urin) gemessen werden müssen. Die Bestimmung des Creatinins liefert ähnliche Werte für die GFR wie die mit Inulin ermittelte (lediglich bei stark eingeschränkter Nierenfunktion fällt eine geringfügige tubuläre Sekretion ins Gewicht).

Clearance-Begriff. Für die Quantifizierung der Elimination beliebiger Stoffe aus dem Blutplasma wird häufig die Clearance (Klärgröße) herangezogen.

- **DEFINITION** Die **Clearance** gibt den Teil des Plasmavolumens an, der pro Zeiteinheit durch einen bestimmten Prozess (z. B. renale, hepatobiliäre oder metabolische Elimination) oder durch globale Elimination (Summe aller Eliminationsprozesse, Gesamtkörperclearance oder totale Clearance) von der betreffenden Substanz völlig befreit wird.

Da die renale Clearance (Cl_r) von Inulin und annähernd auch von Creatinin ausschließlich auf die glomeruläre Filtration zurückgeht, gilt für diese Stoffe $Cl_r = GFR$. Die renale Clearance von Substanzen, die einer tubulären Reabsorption unterliegen, ist kleiner als die GFR, während bei $Cl_r > GFR$ eine tubuläre Sekretion vorliegt. Für die renale Clearance einer beliebigen Substanz gilt analog zu ○ Gleichung 3.22 die Beziehung:

$$Cl_r = \frac{C_H \cdot \dot{V}_H}{C_p^{ss}}$$ Gleichung 3.23

Tubuläre Reabsorption und Sekretion. Die eindrucksvollen Flüssigkeitsbewegungen in den Nieren werden deutlich, wenn man berücksichtigt, dass bei einer glomerulären Filtrationsrate von 125 ml · min^{-1} täglich 180 l Ultrafiltrat (Primärharn) anfallen. Davon werden mehr als 99 % des Wassers und der größte Teil der gelösten Substanzen wieder reabsorbiert.

Im proximalen Tubulus werden ca. 60 % der filtrierten Na^+-Ionen, neben K^+-, Ca^{2+}-, Cl^-- und HCO_3^--Ionen reabsorbiert. Daran ist eine Na^+/K^+-Pumpe beteiligt, die Na^+-Ionen in die Blutbahn transportiert. Zum Ausgleich werden Protonen aus den Tubuluszellen in das Tubuluslumen befördert (Protonensekretion). Diese reagieren zum Teil mit HCO_3^--Ionen zu CO_2. CO_2 diffundiert in die Tubuluszelle und bildet hier unter dem Einfluss der Carboanhydrase wieder HCO_3^--Ionen, die in die Blutbahn gelangen, und Protonen. Aus diesen Prozessen resultiert ein osmotischer Gradient, der eine parazelluläre (an den Zellen vorbeiführende) Reabsorption von Wasser bewirkt. Dabei wird durch einen solvent drag teilweise NaCl mitgerissen. Ein weiterer Teil der Na^+- und Cl^--Ionen gelangt parazellulär durch Diffusion in das Blut. Für den Organismus essenzielle Substanzen, wie Glucose, Aminosäuren und die geringen Mengen im Filtrat vorhandener Proteine werden durch aktive Transportsysteme normalerweise nahezu vollständig reabsorbiert. Erst wenn im glomerulären Filtrat eine bestimmte Schwellenkonzentration überschritten wird, kommt es zur Überschreitung des tubulären Transportmaximums (dieses beträgt z. B. für Glucose 300–375 mg · min^{-1}), und die Substanzen erscheinen im Endharn. Das Filtratvolumen nimmt im proximalen Tubulus um 60–75 % ab. In der Henle-Schleife werden weitere 30 % der filtrierten Na^+-Ionen sowie K^+-Ionen unter Mitwirkung einer Na^+/K^+-Pumpe (Blutseite) und eines Na^+/K^+-Kotransportsystems (Lumenseite), ⅔ der Mg^{2+}-Ionen (passiv) und Wasser (nur im absteigenden Teil) reabsorbiert.

Im distalen Tubulus und Sammelrohr gelangen Na^+-Ionen durch Na^+-Kanäle, die durch Aldosteron geöffnet werden, in die Tubuluszellen. Bei erhöhter Konzentration an Na^+-Ionen im Plasma kommt es zur Abgabe eines natriuretischen Faktors, der die GFR erhöht und die Reabsorption von Na^+-Ionen in diesem Bereich verringert. Die Transportrichtung für K^+-Ionen im distalen Tubulus hängt vom K^+-Ionenhaushalt ab. Ca^{2+}-Ionen werden hier durch eine Na^+/Ca^{2+}-Austauschpumpe transportiert. Auch die weitere Reabsorption von Wasser im distalen Tubulus und Sammelrohr kann stark variiert werden. Die Durchlässigkeit der Zellmembranen für Wasser wird durch Adiuretin erhöht. Hohe Adiuretinkonzentrationen verstärken und niedrige Konzentrationen dieses Hypophysenhormons verringern deshalb die Wasserreabsorption.

Schwer reabsorbierbare, osmotisch aktive Substanzen (z. B. Mannit, Sorbit) halten einen Teil des Wassers im Tubulus osmotisch zurück und bewirken somit eine osmotische Diurese.

Die Mitwirkung der Niere an der Regulation des Säure-Basen-Gleichgewichts (neben der Atmung und den Puffersystemen der Körperflüssigkeiten) wird durch die aktive Protonensekretion, die HCO_3^--Reabsorption (vor allem im proximalen Tubulus; s. o.) und die Protonenausscheidung in Form von NH_4^+-Ionen realisiert. Letztere kommt dadurch zustande, dass in den Tubuluszellen aus Glutamin Ammoniak gebildet wird, der wegen seiner Lipidlöslichkeit in das Tubuluslumen diffundieren kann und hier als Protonenakzeptor fungiert. Da die Membranen der Tubuluszellen für die entstehenden NH_4^+-Ionen nahezu undurchlässig sind, gelangen diese mit Cl^-- und SO_4^{2-}-Ionen in den Endharn. Bei gemischter Kost wird normalerweise ein leicht saurer Urin (pH = 6) ausgeschieden. Bei Azidose kann der pH-Wert des Urins bis auf 4,5 absinken und bei Alkalose auf 8,2 ansteigen. Überwiegend vegetarische Ernährung und eine bakterielle Zersetzung von Harnstoff können ebenfalls zu einem alkalischen Urin führen.

Die **Sekretion** ist ein aktiver Prozess. Hier werden verschiedene organische Säuren und Basen in das Tubuluslumen abgegeben.

Mit Hilfe von p-Aminohippursäure (PAH) kann die Bestimmung des **effektiven renalen Plasmaflusses** (ERPF) erfolgen. PAH wird durch glomeruläre Filtration und tubuläre Sekretion bei einmaliger Nierenpassage zu etwa 92 % aus dem Blutplasma entfernt. Definitionsgemäß entspricht in diesem Fall der Clearance-Wert annähernd dem renalen Plasmafluss:

$$Cl_{PAH} = ERPF$$ Gleichung 3.24

Der Durchschnittswert für Cl_{PAH} liegt bei 650 ml · min^{-1}.

Mit Hilfe der glomerulären Filtrationsrate und ERPF lässt sich die **renale Filtrationsfraktion** (FF) ermitteln. Hierunter versteht man die je 100 ml Blutplasma gebildete Ultrafiltratmenge:

$$FF = \frac{GFR}{ERPF} \cdot 100$$ Gleichung 3.25

Renale Ausscheidung von Wirkstoffen

Die Geschwindigkeit und das Ausmaß der renalen Ausscheidung von Wirkstoffen und deren Metaboliten werden von der

- glomerulären Filtration,
- tubulären Reabsorption und
- tubulären Sekretion

bestimmt (Abb. 3.24).

Glomeruläre Filtration von Wirkstoffen. Diese ist abhängig von der glomerulären Durchblutung sowie der effektiven Filtrationsfläche, die sich aus der Anzahl der durchbluteten Glomeruli ergibt. Neben Nierenerkrankungen kann deshalb z. B. auch eine Herzinsuffizienz zu einer gestörten renalen Ausscheidung führen.

Die Substanzmenge, die je Zeiteinheit durch glomeruläre Filtration in die Tubuli übergeht, ergibt sich aus der Beziehung:

$$F = C_P \cdot GFR$$ Gleichung 3.26

| F Pro Zeiteinheit filtrierte Substanzmenge (µg · min^{-1}) | C_p Plasmaspiegel der ungebundenen Substanz (µg · ml^{-1}) | GFR Glomeruläre Filtrationsrate (ml · min^{-1})

Demnach ist die Geschwindigkeit der glomerulären Filtration einer Substanz bei konstanter GFR und gegebener Dosis von den Faktoren abhängig, die für die Höhe von C_p maßgeblich sind. Hierzu gehören das Verteilungsvolumen, die Geschwindigkeit des Austausches zwischen extra- und intravasalem Verteilungsraum, konkurrierende Eliminationsprozesse und die Plasmaproteinbindung des Stoffes.

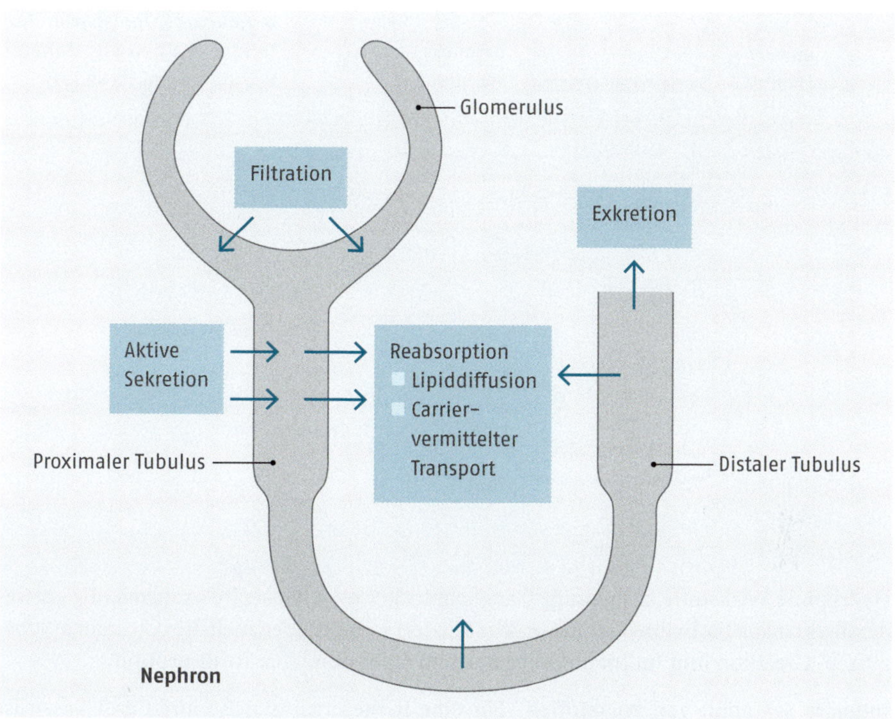

Abb. 3.24 Mechanismen der renalen Ausscheidung von Wirkstoffen

Tubuläre Reabsorption von Wirkstoffen. Die Reabsorption durch die Tubuluswand erfolgt entweder als passive Diffusion oder carriervermittelt.

Die tubuläre Diffusion ist von der Lipophilie der Substanz, ihrem pK_a-Wert und vom pH-Wert des Harns abhängig. Über die Epithelbarrieren der Tubuli werden viele lipophile Substanzen nahezu vollständig reabsorbiert.

Entsprechend der pH-Verteilungshypothese wird die tubuläre Reabsorption basischer Wirkstoffe durch Ansäuern des Harns (perorale Zufuhr von NH_4Cl) und saurer Pharmaka durch Alkalisieren (perorale Gabe von $NaHCO_3$) verringert. Dieser Effekt kann bei Vergiftungen zur Beschleunigung der Elimination herangezogen werden und ist besonders wirksam bei Verbindungen mit kleinem Verteilungsvolumen sowie geringer Plasmaproteinbindung. Die tubuläre Reabsorption saurer und basischer Pharmaka kann weiterhin durch ernährungsbedingte oder funktionelle Schwankungen der Harn-pH-Werte sowie durch eine metabolische Azidose bzw. Alkalose beeinflusst werden.

Carriervermittelte Reabsorptionsprozesse erfolgen über Transporter der SLC-Familie. Es handelt sich dabei u.a. um verschiedene Isoformen der organischen Kationentransporter (OCT) bzw. organische Anionentransporter (OAT). Sie sind vor allem im proximalen Abschnitt des Tubulus zu finden und hier sowohl in der basolateralen als auch apikalen Membran der Tubulusepithelzellen lokalisiert (Abb. 3.25). Der carriervermittelte Transportprozess kann durch Probenecid gehemmt werden. Dieser Effekt wird bei der Behandlung der Gicht ausgenutzt, indem der Wirkstoff als Urikosurikum zur verstärkten Ausscheidung von Harnsäure eingesetzt wird.

3

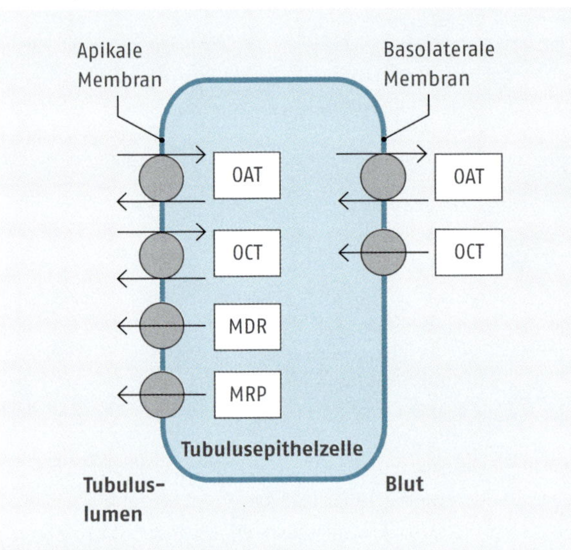

Abb. 3.25 Transporter der Tubulusepithelzelle. Nähere Erläuterungen siehe Text

Hydrophile Wirkstoffe, z. B. einige Ganglienblocker oder Muskelrelaxanzien, die entweder direkt in die Blutbahn oder in Gewebe injiziert werden, aber auch die „Clearance-Substanzen" Creatinin und Inulin unterliegen kaum einer tubulären Reabsorption.

Tubuläre Sekretion von Wirkstoffen. Für eine Reihe organischer Säuren und Basen ist eine aktive Sekretion aus den abführenden Arteriolen in das Tubuluslumen nachgewiesen worden (▫ Tab. 3.18). Zu den sauren Wirkstoffen, die von den aktiven Transportsystemen für die tubuläre Sekretion organischer Säuren akzeptiert werden, gehören z. B. Penicilline, einige Cephalosporine, Etacrynsäure, Indometacin und Salicylsäure. So trägt zur schnellen renalen Elimination der Penicilline ($t_{1/2}$ von Benzylpenicillin = 0,7 h), die tubulär nicht reabsorbiert werden, neben der glomerulären Filtration auch die tubuläre Sekretion bei. Demgegenüber werden Salicylate zwar ebenfalls tubulär sezerniert, jedoch nach der glomerulären Filtration auch partiell reabsorbiert, so dass eine etwas langsamere Elimination resultiert ($t_{1/2}$ = 4 h). Dopamin, Histamin und Neostigmin sind basische Verbindungen, die aktiv im Tubulus sezerniert werden.

Die Plasmaproteinbindung hat auf die tubuläre Sekretion keinen Einfluss, da die Freisetzung aus der Bindung nicht der geschwindigkeitsbestimmende Schritt ist.

Für die aktive Sekretion sind verschiedene ABC-Transporter (MDR, MRP) verantwortlich, die als Efflux-Pumpen arbeiten (○ Abb. 3.25). Daneben katalysieren einige organische Anionen- und Kationentransporter den Ausstrom in das Tubuluslumen.

Probenecid hemmt die tubuläre Sekretion von Penicillin sowie einiger Cephalosporine und bewirkt dadurch eine Plasmaspiegelerhöhung bis auf das Vierfache.

Nierenfunktionsstörungen. Diese wirken sich je nach der Beeinträchtigung der einzelnen renalen Prozesse und deren Bedeutung für die Elimination unterschiedlich aus. Nicht immer sind dabei die biologische Halbwertszeit und die Plasmaspiegel erhöht. Im gewissen Umfang können renale Kompensationsprozesse ein labiles Gleichgewicht schaffen; oder es wird eine verringerte renale Clearance durch verstärkte extrarenale Elimination (Biotransformation, biliäre Exkretion) kompensiert.

Tab. 3.18 Verbindungen mit aktiver tubulärer Sekretion

Säuren	Basen
▪ *p*-Aminohippursäure	▪ Chinin
▪ Etacrynsäure	▪ Cholin
▪ Furosemid	▪ Cocain
▪ Glucuronide	▪ Dihydromorphin
▪ Indometacin	▪ Dopamin
▪ Penicilline	▪ Histamin
▪ Phenolrot	▪ Neostigmin
▪ Salicylate	▪ Pempidin
▪ Sulfonamide	▪ Tetraethylammonium
▪ Thiazide	▪ Tolazolin

Einen Anhaltspunkt für die Dosierung von Arzneistoffen bei Nierenerkrankungen liefert die **Creatinin-Clearance**. Ist diese infolge einer schweren Niereninsuffizienz stark vermindert, muss bei Arzneistoffen mit mittlerem bis hohem renal eliminiertem Anteil (>40%) die Dosis verringert oder das Dosierungsintervall verlängert werden. Die Dosis für die Patienten ($D_{(P)}$) muss gegenüber der normalen Dosis ($D_{(N)}$) um den gleichen Faktor reduziert werden, um den sich die totale Clearance ($Cl_{tot\,(N)}$), bestehend aus renaler ($Cl_{r\,(N)}$) und nichtrenaler Clearance ($Cl_{nr\,(N)}$) verringert. Unter der Voraussetzung, dass $Cl_{nr\,(N)}$) unverändert bleibt, gilt unter Berücksichtigung der Creatinin-Clearance des Patienten ($Cl_{cr\,(P)}$) und des Normalwerts ($Cl_{cr\,(N)}$):

$$D_{(P)} = D_{(N)} - \left(\frac{D_{(N)} \cdot Cl_{r(N)}}{Cl_{tot(N)}}\right) \cdot \left(1 - \frac{Cl_{cr(P)}}{Cl_{cr(N)}}\right) \qquad \text{Gleichung 3.27}$$

Die Dosiskorrektur wird auch häufig nach den Richtlinien von Dettli mit Hilfe von Korrekturfaktoren vorgenommen, die unter Berücksichtigung der Creatinin-Clearance bzw. des Creatinin-Plasmaspiegels und des extrarenal eliminierten Substanzanteils aus Diagrammen abgelesen werden.

Mitunter sollte die Therapie besser auf Pharmaka mit überwiegend extrarenaler Elimination umgestellt werden.

Beim nephrotischen Syndrom, das durch massive Albumin-Verluste gekennzeichnet ist, wird die renale Ausscheidung von Arzneistoffen aufgrund der erhöhten Durchlässigkeit des glomerulären Filters beschleunigt. In diesem Fall ist u. U. eine Dosiserhöhung oder Verkürzung des Dosierungsintervalls erforderlich.

Hämodialyse, Hämoperfusion. Diese Verfahren werden häufig bei lebensbedrohlichen Vergiftungen zur Beschleunigung der Giftelimination eingesetzt. Indikationen für eine akute Hämodialyse sind z. B. Vergiftungen mit Lithiumsalzen, Ethanol und anderen Alkoholen. Die Effektivität der Hämodialyse ist bei lipophilen Wirkstoffen allerdings gering. Diese lassen sich besser mit der Hämoperfusion, z. B. unter Verwendung von Aktivkohle oder der Polystyrolharze Amberlite® XAD-4 oder XR-010, entfernen, die zudem weniger aufwendig ist. In besonders dringlichen Fällen werden mitunter auch beide Verfahren kombiniert. Begrenzende Faktoren beider Verfahren sind ein hohes Verteilungsvolumen und ein langsamer Rückstrom des Arzneistoffs aus tiefen Kompartimenten. Die Plasmaproteinbindung hat wegen der hohen Affinität zum Adsorbens nur einen geringen Einfluss auf die Hämoperfusion. So wird z. B. bei Vergiftungen mit Herzglykosiden durch Hämoperfusion die Halbwertszeit von Digitoxin, das zu etwa 97 % an Plasmaproteine gebunden vorliegt und ein kleines Verteilungsvolumen (0,5–0,6 l · kg^{-1}) besitzt, von 6 Tagen auf 30 h reduziert. Dagegen ist der Einfluss auf die Elimination von Digoxin gering, da dieses zwar eine schwache Proteinbindung aber ein relativ großes Verteilungsvolumen aufweist (6–8 l · kg^{-1}).

Gute Erfahrungen wurden mit der Hämoperfusion z. B. bei Vergiftungen mit Disopyramid, Glutethimid, Paraquat, Phosphorsäureestern und Theophyllin gemacht. Diese Substanzen weisen ein relativ kleines Verteilungsvolumen und hohe Plasmaspiegel auf. Allerdings werden bei diesem Verfahren teilweise auch körpereigene Substanzen adsorbiert.

Neben diesen extrakorporalen Verfahren verwendet man in einigen Fällen noch die Peritonealdialyse und die forcierte Diurese als intrakorporale Detoxikationsverfahren. Bei der **Peritonealdialyse** erfolgt eine Dialyse aus dem peritonealen Kapillarsystem in eine Elektrolytlösung, die in den Bauchraum eingebracht und diskontinuierlich oder kontinuierlich (zwei Katheter erforderlich) abgesaugt wird. Das Peritoneum wirkt dabei als semipermeable Membran, die allerdings für Substanzen mit einer relativen Molmasse bis zu 100 000 Da durchlässig ist, so dass es zu starken Eiweißverlusten kommt. Bei der **forcierten Diurese** werden Infusionen großer Flüssigkeitsmengen unter gleichzeitiger Gabe von Schleifen- oder Osmodiuretika und ggf. alkalisierender (Natriumhydrogencarbonat) oder azidifizierender Substanzen (Ascorbinsäure) vorgenommen, um die tubuläre Reabsorption der Wirkstoffe einzuschränken. Dieses Verfahren ist mit einer Reihe von Problemen behaftet (Hypokaliämie, interstitielle Ödeme, Hypervolämie) und wird deshalb heute nicht mehr so häufig eingesetzt. Die Anwendung beschränkt sich heute hauptsächlich auf die forcierte neutrale Diurese bei Meprobamat-Vergiftungen und die forcierte alkalische Diurese bei Vergiftungen mit Barbituraten, Salicylaten und Phenoxyessigsäure-Derivaten (Herbizide).

3.5.2 Biliäre und intestinale Ausscheidung

Die Ausscheidung von Wirkstoffen und deren Metaboliten mit den Fäzes geht am häufigsten auf eine biliäre Exkretion und unvollständige Absorption, seltener auf eine echte intestinale Exkretion zurück.

Biliäre Exkretion. Die biliäre Ausscheidung ist mit der Gallebildung und -ausscheidung gekoppelt. Der gallebildende Apparat besteht aus den Mikrovilli der Gallenkanälchen mit dem sie umgebenden Ektoplasma der Hepatozyten und aus den an der Galleproduktion beteiligten Organellen der Hepatozyten (ER, Golgi-Apparat). Die treibende Kraft für die Gallesekretion ist, im Unterschied zur glomerulären Filtration in der Niere, ein osmotischer Gradient, der einen Wasserübertritt aus den Hepatozyten in die Gallenkanälchen bewirkt. Dieser geht zu etwa gleichen Teilen auf zwei Mechanismen zurück:

- aktive Sekretion konjugierter Gallensäuren und anderer organischer Verbindungen (z. B. Bilirubin-Diglucuronid),
- aktiver Na^+-Transport aus den Hepatozyten in die Gallenkanälchen.

Dementsprechend unterscheidet man eine **gallensäureabhängige** und eine **gallensäureunabhängige Fraktion** der Galle. In den Gallengängen und vor allem in der Gallenblase kommt es durch eine aktive Na^+-Reabsorption zu einer erheblichen Eindickung der Galle (Rückstrom von Wasser in die Blutbahn).

Die beiden primären Gallensäuren (Anteil 70–80 %) Cholsäure und Chenodesoxycholsäure werden in der Leber aus Cholesterol gebildet und mit Taurin sowie Glycin (z. T. auch mit Glucuron- und Schwefelsäure) konjugiert. Aus diesen entstehen im Darm unter Mitwirkung der Darmflora die sekundären Gallensäuren Desoxycholsäure und Lithocholsäure (Anteil 20–30 %). Die mit der Galle sezernierten Gallensäuren sind wichtige Lösungsvermittler für wasserunlösliche Verbindungen (Ausbildung von Mizellen). Sie werden zu etwa 85 % aus dem Darm reabsorbiert und über die Pfortader wieder der Leber zugeführt (enterohepatischer Kreislauf).

Die biliäre Exkretion schließt die Aufnahme des Wirkstoffs aus dem Sinusoidalblut in die Leberparenchymzelle, eine partielle Biotransformation sowie den Transfer in die Gallenkapillaren durch Diffusion oder aktiven Transport ein. Das Ausmaß der Ausscheidung von Pharmaka hängt weitgehend davon ab, über welchen Transportmechanismus diese bzw. ihre Konjugate in die Galle gelangen.

Ein Teil der mit der Galle in den Darm gelangenden Substanzen wird hier reabsorbiert (teilweise nach Konjugatspaltung durch die Darmflora) und geht in den enterohepatischen Kreislauf ein.

Nach ihrem **Galle/Plasma-Konzentrationsverhältnis** lassen sich die biliär ausgeschiedenen Arzneistoffe in drei Gruppen einteilen, und zwar in Substanzen mit einem

- Galle/Plasma-Konzentrationsverhältnis um 1,
- Galle/Plasma-Konzentrationsverhältnis unter 1,
- Galle/Plasma-Konzentrationsverhältnis über 1.

3

Für die Substanzen der beiden erstgenannten Gruppen kommen als Transportmechanismen die Diffusion bzw. „restriktive Diffusion“ infrage, während die der dritten Gruppe durch aktiven Transport in die Galle übergehen. Unter „restriktiver Diffusion“ ist hier analog zur Verteilung zwischen Blut und Liquor sowie Blut und Speichel eine gegenüber dem Gallefluss (durchschnittlich 0,5–0,8 ml · min^{-1}) niedrige Diffusionsgeschwindigkeit der Substanz zu verstehen. Viele Wirkstoffe gelangen durch Diffusion in die menschliche Galle. Sie zeigen dementsprechend in der Galle einen zur Plasmaspiegelkurve parallelen Verlauf. Substanzen mit einem Octanol/Wasser-Verteilungskoeffizienten unter 10 diffundieren flussabhängig, solche mit einem Verteilungskoeffizienten über 10 flussunabhängig. Der Anteil der biliären Exkretion ist bei diesen Verbindungen von der Eliminationshalbwertszeit abhängig und liegt in der Regel zwischen 0,5 und 2 %, kann allerdings bei Stoffen mit sehr hoher Halbwertszeit auch etwas größer sein. Er beträgt z. B. für Digitoxin etwa 7 %. In diesen Fällen ist auch der enterohepatische Kreislauf vom Umfang her weniger bedeutend. Substanzen, die der dritten Gruppe zuzuordnen sind, gelangen in größerem Umfang in die Galle. Bei diesen Stoffen hat auch der enterohepatische Kreislauf eine größere Bedeutung.

Zu den stofflichen Eigenschaften, die für die biliäre Exkretion maßgeblich sind, gehören die Molekülgröße, die Polarität und bestimmte Strukturmerkmale. Die relative Molmasse von Substanzen mit einem hohen biliären Exkretionsanteil überschreitet in der Regel einen bestimmten Schwellenwert. Dieser beträgt beim Menschen etwa 500, bei Kaninchen 425–525, bei Meerschweinchen 350–450 und bei Ratten 275–375. Unter den Stoffen mit hoher biliärer Exkretionsrate finden sich vor allem solche mit polaren anionischen, kationischen oder ungeladenen Gruppen sowie mit Zuckersubstituenten. Durch

Tab. 3.19 Biliäre Exkretion von Arzneistoffen mit aktivem Transport in die Galle des Menschen

Arzneistoff	Biliäre Exkretion (%/Zeit)	Arzneistoff	Biliäre Exkretion (%/Zeit)
Bisacodyl	12–18/10 h	Indometacin	15/24 h
Diazepam	15/14 d	Methadon	13/24 h
Digoxin	30/24 h; 12/7 d*	Phenylbutazon	9,5/4 d
Doxorubicin	41/7 d	Rifampicin	25/12 h
Estradiol	65/12 h	Spironolacton	5–33/4 d
Estriol	23/12 h	Vincristin	27/24 h

* Nähere Erläuterungen siehe Text

die Glucuronidierung wird die biliäre Exkretion von Xenobiotika begünstigt. Sie bewirkt eine Erhöhung der Polarität sowie eine Erhöhung der relativen Molmasse um 176 Einheiten. Aktiv biliär sezernierte Verbindungen, die in den Gallenkanälchen osmotisch wirksam werden, erhöhen den Gallefluss. Dieser Effekt ist bei den als Choleretika verwendeten Substanzen besonders stark ausgeprägt.

In Tab. 3.19 sind einige Arzneistoffe aufgeführt, für die ein aktiver Transport in die Gallenkanälchen angenommen wird. Dabei ist zu beachten, dass sich ein hohes Galle/Plasma-Konzentrationsverhältnis aufgrund des enterohepatischen Kreislaufs nicht immer in einer adäquaten Ausscheidung der Substanz mit den Fäzes niederschlagen muss. So wurde z. B. für Digoxin ein Galle/Plasma-Konzentrationsverhältnis von 50 und eine biliäre Exkretion von 30 % der Dosis in 24h (Ableittechnik unter Vermeidung von Störungen des enterophepatischen Kreislaufs) nachgewiesen, während innerhalb von 7 Tagen lediglich 12 % der Dosis mit den Fäzes ausgeschieden wurden.

Der aktive Transport erfolgt über verschiedene Transportproteine, die in der canalikulären Membran der Hepatozyten lokalisiert sind (▸ Kap. 3.4.2).

Intestinale Exkretion. Der Übertritt von Substanzen aus der Blutbahn in den Darm scheint relativ selten zu sein. Dieser Ausscheidungsweg wird von einigen Schwermetallen bevorzugt. Tierexperimentell konnte eine intestinale Exkretion einiger Herzglykoside, quartärer Ammoniumbasen und schwacher Säuren nachgewiesen werden.

3.5.3 Pulmonale Ausscheidung

Die Abgabe flüchtiger Substanzen aus dem Blut in die Alveolarluft, die vor allem für die Elimination von Inhalationsnarkotika und ätherischen Ölen eine Rolle spielt, gehorcht den gleichen Gesetzen wie die pulmonale Absorption, nur dass hierbei der Konzentrations- bzw. Druckgradient in entgegengesetzter Richtung verläuft. Bestimmende Faktoren für die Exkretion in die Alveolarluft sind:

- der Blut/Luft-Verteilungskoeffizient als Maß für die Blutlöslichkeit des Stoffes,
- das Verteilungsvolumen des Stoffes,
- die effektive pulmonale Ventilation und pulmonale Blutstromstärke.

Zur Beschreibung der pulmonalen Exkretion kann folgende Näherungsgleichung herangezogen werden:

$$t_{1/2} = \frac{\ln 2 \cdot V_d \left(V_p + \lambda \cdot I_p\right)}{V_p \cdot I_p}$$ Gleichung 3.28

| $t_{1/2}$ Halbwertszeit für den Eliminationsprozess (min) | V_d Verteilungsvolumen des Stoffes (l) | V_p Effektive pulmonale Ventilation ($l \cdot min^{-1}$) | λ Blut/Luft-Verteilungsquotient | I_p Pulmonale Blutstromstärke, entspricht dem Herzminutenvolumen ($l \cdot min^{-1}$)

Daraus geht hervor, dass die Eliminationsgeschwindigkeit eines Stoffes auch durch die Zunahme des Herzminutenvolumens und vor allem durch eine verstärkte Atemtätigkeit beschleunigt werden kann. So betragen z. B. die Eliminationshalbwertszeiten für Ether ($\lambda = 15{,}2$) und Halothan ($\lambda = 2{,}35$) unter der Annahme eines Verteilungsvolumens von 75 l sowie eines Herzminutenvolumens von $4\,l \cdot min^{-1}$ für $V_p = 4\,l \cdot min^{-1}$ 210 bzw. 43 min und für $V_p = 6\,l \cdot min^{-1}$ nur noch 144 bzw. 33 min.

Zusammenfassung

- Das LADME-Prinzip umschreibt das Schicksal der Arzneistoffe im Organismus. Es ist ein Akronym aus den Begriffen Liberation, Absorption, Distribution, Metabolismus und Exkretion. Während Liberation, Absorption und Distribution zur Invasionsphase zusammengefasst werden, sind Metabolismus und Exkretion Bestandteile der Eliminationsphase.
- Liberation ist die Freigabe des Arzneistoffes aus der Arzneiform nach deren Applikation. Sie findet mit der Ausbreitung des gelösten Arzneistoffes über die Absorptionsflächen ihren Abschluss.
- Unter Absorption ist die Aufnahme eines Stoffes aus dem Außenmilieu des Organismus oder von lokal begrenzten Applikationsorten im Körperinneren in die Blut- oder Lymphbahn zu verstehen.
- Nach peroraler Applikation können Absorptionsvorgänge prinzipiell in der Mundhöhle, im Magen, im Dünndarm sowie im Dickdarm stattfinden. Dabei ist der Dünndarm als das Hauptabsorptionsorgan für die Arzneistoffaufnahme prädestiniert. Lipidlösliche Arzneistoffe werden überwiegend durch Lipiddiffusion aufgenommen. Hydrophile Wirkstoffe passieren die Darmepithelzellen durch Porendiffusion oder durch Vermittlung von Transportern.
- Für die Absorption spezieller Arzneiformen, wie Gase, Dämpfe und Aerosole, ist die Lunge wegen ihrer großen Oberfläche und starken Durchblutung ein sehr gutes Absorptionsorgan.
- Bei der kutanen Applikation stellt das Stratum corneum die entscheidende Bariere für die Arzneistoffaufnahme dar. Je nach therapeutischer Zielstellung wird eine unterschiedlich starke Penetration und Permeation der Wirkstoffe in die einzelnen Hautschichten angestrebt. Bei transdermaler Anwendung ist der Übergang in die Blutbahn erwünscht.

- Für die extravasalen parenteralen Applikationsarten werden die subkutane, intramuskuläre und nasale Absorption genutzt. Eine gewisse Bedeutung hat auch die Absorption aus der Pleura- und Peritonealhöhle. Bei der parenteralen Absorption wird ein enterohepatischer Kreislauf umgangen.
- Distribution ist die Verteilung der Arzneistoffe in verschiedene physiologische Kompartimente des Organismus. Durch die Verteilung gelangen die Arzneistoffe an ihren Wirkort, die Biophase. In Abhängigkeit von ihren physikochemischen Eigenschaften können sich die Wirkstoffe in bestimmten Geweben anreichern.
- Durch die Plasmaproteinbindung wird die Verweildauer des Arzneistoffes im Blutkreislauf verlängert. Nur ungebundene Substanzen können die Biophase erreichen bzw. ausgeschieden werden. Plasmaproteinbindungen sind klinisch relevant, wenn die Bindung über 90 % beträgt und der Arzneistoff ein kleines Verteilungsvolumen besitzt.
- Spezielle Verteilungsvorgänge finden an bestimmten physiologischen Barrieren statt, wie z. B. Blut-Hirn-Schranke und Plazentaschranke.
- Der enterohepatische Kreislauf zählt zu den wichtigsten zyklischen pharmakokinetischen Prozessen. Er verzögert die enterale Ausscheidung von Arzneistoffen.
- Der Metabolismus umfasst die biochemischen Veränderungen an Arzneistoffen. Dadurch kann eine Verbesserung der Exkretionsfähigkeit und eine Inaktivierung, aber auch eine Bioaktivierung oder Biotoxifizierung erreicht werden.
- Das Hauptorgan der Biotransformation ist die Leber. Sie verfügt über das fast komplette Enzymmuster der Biotransformation.
- Elimination ist die Gesamtheit aller Ausscheidungsprozesse von Arzneistoffen einschließlich ihrer Metaboliten. Die wichtigsten Ausscheidungswege sind die renale und die biliäre Elimination. Für die Wahl des Eliminationsweges sind die physikochemischen Eigenschaften des Arzneistoffes und der Metaboliten maßgeblich.
- Die renale Elimination umfasst die glomeruläre Filtration, die tubuläre passive und carriervermittelte Rückabsorption sowie die tubuläre aktive Sekretion.
- Bei der biliären Elimination werden die Wirkstoffe mit der Galle ausgeschieden. Die Stoffe gelangen durch Diffusion oder durch aktiven Transport in die Galle. Substanzen mit einer relativen Molmasse über 500 werden vorrangig biliär ausgeschieden.

Weiterführende Literatur

Aktories K, Förstermann U, Hofmann F, Starke K (Hrsg). Allgemeine und spezielle Pharmakologie und Toxikologie. 11. Aufl., Urban & Fischer, München 2013

Efferth T. Molekulare Pharmakologie und Toxikologie. Springer-Verlag, Berlin, Heidelberg 2006

Langguth P, Fricker G, Wunderli-Allensbach H. Biopharmazie. Wiley-VCH, Weinheim 2004

Leuenberger H (Hrsg). Martin Physikalische Pharmazie. 4. Aufl., Wissenschaftliche Verlagsgesellschaft Stuttgart, 2002

Lippold BC, Müller-Goymann C, Schubert R. Pharmazeutische Technologie. 10. Aufl., Wissenschaftliche Verlagsgesellschaft Stuttgart, 2016

Löffler G, Petrides PE, Heinrich PC (Hrsg). Biochemie und Pathobiochemie. 8. Aufl. Springer, Berlin, Heidelberg 2006

Mutschler E, Geisslinger G, Kroemer HK, Menzel S, Ruth P. Mutschler Arzneimittelwirkungen. Lehrbuch der Pharmakologie und Toxikologie. 10. Aufl., Wissenschaftliche Verlagsgesellschaft Stuttgart, 2013

Schmidt RF, Lang F. Physiologie des Menschen mit Pathophysiologie. Springer, Berlin, Heidelberg, New York 2007

Vaupel P, Schaible H-G, Mutschler E. Anatomie, Physiologie, Pathophysiologie des Menschen. 7. Aufl., Wissenschaftliche Verlagsgesellschaft Stuttgart, 2015

Voigt R, Fahr A. Pharmazeutische Technologie. 10. Aufl. Deutscher Apotheker Verlag, Stuttgart 2006

You G, Morris ME (eds). Drug Transporters. Molecular Characterization and Role in Drug Disposition. John Wiley & Sons, Inc., Hoboken, New Jersey 2007

4 Pharmakokinetische Analyse

4.1 Inhalt und Zielstellung der Pharmakokinetik

Historisches

Der Begriff „Pharmakokinetik" wurde von Dost im Jahre 1953 eingeführt und als *Lehre von der quantitativen Auseinandersetzung zwischen Organismus und appliziertem Pharmakon* definiert. Eine herausragende Bedeutung kommt seinem Buch „Der Blutspiegel, Kinetik der Konzentrationsabläufe in der Kreislaufflüssigkeit" zu, in dem er Grundlagen und Methoden der Pharmakokinetik und eine Reihe neuer Verfahren zur Auswertung von Blutspiegelkurven zusammenfasste. Einige Wurzeln dieser Disziplin reichen allerdings weiter zurück. So stellen bereits die von Michaelis und Menten (1913) formulierten Beziehungen zur Enzymkinetik, deren Bedeutung für nichtlineare pharmakokinetische Prozesse später erkannt werden sollte, einen Ausgangspunkt für die Entwicklung von Methoden zur Analyse der Konzentrations-Zeit-Kurven von Pharmaka im Organismus dar. Zu den ersten kinetischen Studien über die Elimination von Wirkstoffen zählen die Untersuchungen von Widmark und Tandberg (1924), die sich mit dem Plasmaspiegelverlauf indifferenter Narkotika beschäftigten und die Gleichung für das Ein-Kompartiment-Modell formulierten.

Widmark erbrachte darüber hinaus 1932 den Beweis, dass Ethanol nach einer Kinetik 0. Ordnung eliminiert wird.

Ein wichtiger Ausgangspunkt der Entwicklung mathematischer Modelle für pharmakokinetische Zusammenhänge sind die Arbeiten von Theorell, der bereits 1937 das Zwei-Kompartiment-Modell einführte. Wesentliche Beiträge der 1940er Jahre sind die von Boxer und Jelinek (1948) zum Streptomycin, mit der Einführung von Gleichungen zur mathematischen Beschreibung des Plasmaspiegelverlaufs nach wiederholter Dosierung, und die von Solomon (1949) mit der Ableitung mathematischer Beziehungen für die Kompartimentanalyse von Tracer-Experimenten. Weitere bedeutende Beiträge der 1950er Jahre sind die von Riegelmann (1958) zur Analyse der Absorptionskinetik und die von Nelson (1959) zum Einfluss von Lösungsgeschwindigkeit und Oberfläche auf die Absorption. Hiermit wurde bereits der Grundstein für ein neues Gebiet gelegt, das Levy (1959) und Wagner (1961) unter der Bezeichnung „Biopharmaceutics" begründeten.

Wie Weiss (1990) in der Einleitung zu seinem Buch „Theoretische Pharmakokinetik" feststellt, wurden die 1960er und 1970er Jahre von einer paradigmenhaften Anwendung der Kompartimentmodelle geprägt. Kompartimentmodelle wurden per se als Basis der Pharmakokinetik betrachtet. Diese Konzeption spiegelt sich in Monographien und Lehrbüchern wider, z. B. in dem umfangreichen Werk von Wagner (1975).

Obgleich in den Wurzeln teilweise weiter zurückreichend, haben erst in den zurückliegenden Jahrzehnten zunehmend weitere theoretische Konzepte Eingang in die Pharmakokinetik gefunden. Hierzu gehören die Rezirkulationsmodelle (Cutler 1979, Vaughan u. Hope 1979, Weiss u. Förster 1979), das besonders effektive Verweilzeit-Konzept, das erst nach Erscheinen der Arbeit von Yamaoka et al. (1978) zunehmend aufgegriffen wurde, und die Einbeziehung der linearen Systemtheorie, die auch in der Pharmakokinetik von grundlegender Bedeutung ist (Rescigno u. Segre 1966, Thron 1974, Weiss 1990).

Eine ordnende und verallgemeinernde Darstellung der aktuellen theoretischen Konzepte der Pharmakokinetik findet sich in dem o. g. Buch von Weiss (1990).

Inhalt und Zielstellung

Gegenstand der Pharmakokinetik ist die Wirkung des Organismus auf das Pharmakon, wobei die Untersuchung des zeitlichen Verlaufs der Konzentrationen (bzw. Mengen) des Pharmakons und seiner Metaboliten im Organismus im Mittelpunkt steht.

■ **DEFINITION** Die **Pharmakokinetik** beschreibt alle Prozesse, denen ein Arzneistoff im Körper unterliegt. Dazu gehören die Liberation, die Absorption, die Distribution, die Metabolisierung sowie die Exkretion von Arneistoffen.

Hierzu werden die Konzentrationsverläufe in der Regel im Blutplasma, in ausgewählten Fällen im Vollblut, Blutserum oder Urin, die leicht zugänglich sind, gemessen. In manchen Fällen werden auch in der interstitiellen Flüssigkeit, die durch Mikrodialyse gewonnen wird, im Speichel, in der Galle oder im Liquor cerebrospinalis Bestimmungen vorgenommen. In Abhängigkeit von der Zielstellung wird dann mit Hilfe der bestimmten Konzentrations-Zeit-Werte (Primärdaten) ein pharmakokinetisches Modell entwickelt (▸Kap. 4.3). Dabei steht häufig die Beschreibung des Systemverhaltens durch eine empirische Funktion und die Schätzung pharmakokinetisch relevanter Kenngrößen im Vordergrund.

■ **DEFINITION** Die Aufnahme von Konzentrations-Zeit-Verläufen, deren mathematische Beschreibung, die Ableitung von pharmakokinetischen Parametern sowie die Modellentwicklung werden als **pharmakokinetische Analyse** bezeichnet.

In der Praxis werden damit vor allem folgende **Zielstellungen** verbunden:

- eine Datenreduktion, wobei mit den reduzierten Daten (z. B. den kinetischen Kenngrößen k_a, V_d, Cl_{tot}, k_e, MRT) eine komplette Beschreibung und Rekonstruktion der Konzentrations-Zeit-Kurve möglich sein soll,
- die Gewinnung von quantitativen Informationen über die Absorption, Distribution und Elimination (Metabolismus und Exkretion) unter Standardbedingungen im Rahmen von Untersuchungen zu den Problemkreisen
  - Bioverfügbarkeit (▸Kap. 5),
  - chemische Struktur und Pharmakokinetik (z. B. bei Prodrugs und Softdrugs, ▸Kap. 6.4.2),

  - interindividuelle Variabilität (Populationspharmakokinetik),
  - intraindividuelle Variabilität (z. B. zirkadiane Rhythmen),
  - Einflussfaktoren (Alter, Krankheiten, Interaktionen mit anderen Arzneimitteln, Nahrung usw., ▸Kap. 7),
- die Vorhersage des Aufsättigungsverhaltens bei Mehrfachdosierung aufgrund von Einzeldosisbefunden.

Zusammenfassend kann festgestellt werden, dass die Pharmakokinetik einen hohen Stellenwert für die Entwicklung neuer Arzneistoffe und Arzneiformen sowie für die **Dosierungsoptimierung** besitzt. Hierfür ist nicht zuletzt die Erkenntnis maßgeblich, dass zwischen dem Plasmaspiegel des Arzneistoffs und dem pharmakologischen Effekt eine bessere Korrelation besteht als zwischen der Dosis und der Wirkung. Die Kenntnis des optimalen Arzneistoffplasmaspiegels (bzw. des therapeutischen Bereichs) wird damit zur Schlüsselfrage jeder pharmakokinetisch begründeten Dosierungsoptimierung.

Die im Folgenden verwendeten Symbole (◘ Tab. 4.1) lehnen sich, von wenigen historisch und didaktisch bedingten Ausnahmen abgesehen, an die empfohlene und international zunehmend benutzte pharmakokinetische Standardsymbolik an (s. Rowland u. Tucker 1980).

◘ **Tab. 4.1** Definitionen und Maßeinheiten der verwendeten pharmakokinetischen Symbole

Symbol	Maßeinheit	Definition
A	µg	Arzneistoffmenge im Körper (Dispositionssystem)
A_a	µg	Absorbierbare Arzneistoffmenge
A_e	µg	Eliminierte Arzneistoffmenge
A_R	µg	Renal ausgeschiedene Arzneistoffmenge
A_{ss}	µg	Durchschnittliche Arzneistoffmenge im Körper im steady state bei Mehrfachdosierung
A_1, A_2	µg	Arzneistoffmenge im zentralen bzw. peripheren Kompartiment
a, b	$µg \cdot ml^{-1}$	Ordinatenschnittpunkt der schnellen bzw. langsamen Dispositionsfunktion
AUC	$µg \cdot ml^{-1} \cdot h$	Fläche unter der Konzentrations-Zeit-Kurve (area under curve) von $t = 0$ bis ∞
AUMC	$µg \cdot ml^{-1} \cdot h^2$	Fläche unter der ersten Momentkurve (area under first moment curve) von $t = 0$ bis ∞
$C_p(t)$	$µg \cdot ml^{-1}$	Plasmaspiegel zum Zeitpunkt t
$C_p(0)$	$µg \cdot ml^{-1}$	Fiktiver Anfangsplasmaspiegel, der sich ergeben würde, wenn die Dosis bzw. der absorbierbare Teil der Dosis unmittelbar nach Applikation in V_d (bzw. in V_c) im Verteilungsgleichgewicht vorliegen würde
$C_{p\ max}$	$µg \cdot ml^{-1}$	Plasmaspiegelmaximum (Einzeldosis)

■ Tab. 4.1 Definitionen und Maßeinheiten der verwendeten pharmakokinetischen Symbole (Fortsetzung)

Symbol	Maßeinheit	Definition
$C^{ss}_{p\ av}$	$\mu g \cdot ml^{-1}$	Mittlerer (average) Steady-state-Plasmaspiegel
$C^{ss}_{p\ max}$	$\mu g \cdot ml^{-1}$	Steady-state-Plasmaspiegelmaximum (höchster Kumulationswert bei Mehrfachdosierung)
$C^{ss}_{p\ min}$	$\mu g \cdot ml^{-1}$	Steady-state-Plasmaspiegelminimum (höchster Kumulationsrest bei Mehrfachdosierung)
Cl	$ml \cdot min^{-1}$	Clearance
Cl_{tot}	$ml \cdot min^{-1}$	Totale Clearance (Gesamtkörperclearance)
Cl_r	$ml \cdot min$	Renale Clearance
D	µg	Dosis
D_L	µg	Initialdosis (loading dose)
D_M	µg	Erhaltungsdosis (maintenance dose)
F	%	Bioverfügbarkeit
f_a	%	Absorptionsquote (absorbierte Fraktion der Dosis)
f_{fp}	%	Fraktion der absorbierten Dosis, die bei einem First-pass-Effekt den Körperkreislauf erreicht
HVD	h	Zeitdauer mit Konzentrationen ≥ ½ $C_{p\ max}$ (half-value duration)
K_m	$\mu mol \cdot l^{-l}$	Michaelis-Menten-Konstante
k_a	h^{-1}	Absorptionskonstante
k_e	h^{-1}	Eliminationskonstante
k^{ss}_e	h^{-1}	Mittlerer spezifischer Eliminationskoeffizient (steady state bei Mehrfachdosierung)
k_R	h^{-1}	Geschwindigkeitskonstante für die renale Ausscheidung
$^0k_{in}$	$\mu g \cdot h^{-1}$	Geschwindigkeitskonstante 0. Ordnung für die konstante i. v. Dauerinfusion
MAT	h	Mittlere Absorptionszeit (mean absorption time)
MRT	h	Mittlere Verweilzeit (mean residence time)
PTF	%	Fluktuationsgrad (peak-trough-fluctuation) im steady state, $PTF = 100 \cdot C^{ss}_{p\ max} - C^{ss}_{p\ min}/C^{ss}_{p\ av}$
R		Kumulationsfaktor
t	h	Zeit nach der Applikation

Tab. 4.1 Definitionen und Maßeinheiten der verwendeten pharmakokinetischen Symbole (Fortsetzung)

Symbol	Maßeinheit	Definition
t_{lag}	h	Verzögerungszeit (lag time)
t_{max}	h	Zeitpunkt des Plasmaspiegelmaximums
$t_{1/2}$	h	Eliminationshalbwertszeit (biologische Halbwertszeit)
$t_{1/2z}$	h	Terminale Eliminationshalbwertszeit („modellunabhängig")
V_c	l	Volumen des zentralen Kompartiments
V_d	l	Verteilungsvolumen
V_{dss}	l	Steady-state-Verteilungsvolumen
V_z	l	Terminales Gleichgewichtsverteilungsvolumen
V_{max}	$\mu mol \cdot min^{-1}$	Maximalgeschwindigkeit des Prozesses (Michaelis-Menten-Kinetik)
α, β	h^{-1}	Geschwindigkeitskonstanten für die schnelle bzw. langsame Disposition (Hybridkonstanten)
γ_z	h^{-1}	Abklingkonstante (terminale Dispositionskonstante; „modell-unabhängig")
τ	h	Dosierungsintervall

4.2 Kinetische Grundlagen

In der Pharmakokinetik wird der Organismus, das sog. Dispositionssystem, entweder als eine Einheit oder als ein Netzwerk miteinander verbundener Untereinheiten (Organe und Gewebe) betrachtet. Die physikalische und physiologische Basis der Pharmakokinetik bilden die Transportprozesse (Diffusion und Konvektion, ▸ Kap. 2) sowie chemische und biochemische Veränderungen des Pharmakons (▸ Kap. 6). Die Wechselwirkungen mit der Umgebung erfolgen – auf das Wesentliche reduziert – durch die Applikation (Liberation und Absorption) sowie die Ausscheidung (Exkretion).

Massenbilanz. Eine wichtige physikalische Grundlage für die Analyse pharmakokinetischer Prozesse ist das Gesetz der Massenerhaltung. Danach ist zum Zeitpunkt t die Summe der noch absorbierbaren $A_a(t)$ und der im Organismus vorliegenden Arzneistoffmenge $A(t)$ gleich der Differenz zwischen der bis $t = \infty$ eliminierten Arzneistoffmenge, $A_e(\infty) = A_a(0)$, und der bereits eliminierten Stoffmenge:

$$A_a(t) + A(t) = A_e(\infty) - A_e(t) \qquad \text{Gleichung 4.1}$$

Die Geschwindigkeit für die Änderung der Arzneistoffmenge im Körper ergibt sich aus der Differenz zwischen Absorptions- und Eliminationsrate:

$$\frac{dA}{dt} = \frac{dA_a}{dt} - \frac{dA_e}{dt}$$ Gleichung 4.2

Die Elimination wird hierbei als globaler Prozess betrachtet, der die Exkretion und Biotransformation umfasst.

Bei schneller intravenöser Injektion (i. v. Bolusinjektion) liegt ein reines **Dispositionssystem** vor, das ausschließlich durch Verteilungs- und Eliminationsprozesse geprägt ist. Da bei intravenöser Injektion der Absorptionsvorgang entfällt, ist die eliminierbare Stoffmenge gleich der Dosis (D_{iv}):

$$A_e(\infty) = D_{iv}$$ Gleichung 4.3

Bei intravenöser Bolusinjektion gilt demnach für die Eliminationsrate:

$$\frac{dA_e}{dt} = \frac{dA}{dt}$$ Gleichung 4.4

Bei Applikationen mit Absorptionsprozess ist die **Bioverfügbarkeit** mit den beiden Aspekten Umfang bzw. Ausmaß und Geschwindigkeit der Bioverfügbarkeit zu beachten. Als biologisch verfügbar ist der Dosisanteil zu betrachten, der die arterielle Seite des Körperkreislaufs erreicht. Das Ausmaß der Bioverfügbarkeit (F) kann danach als das Verhältnis von verfügbarer zu applizierter Wirkstoffmenge definiert werden (▸ Kap. 5). Abgesehen von der Ausnahme einer Elimination durch die Lunge kann von einem einheitlichen Blutpool ausgegangen werden, bei dem die biologisch verfügbare Stoffmenge der systemischen „Eliminierbarkeit“ entspricht:

$$F \cdot D = A_e(\infty)$$ Gleichung 4.5

Pharmakokinetische Zielgrößen für die Beschreibung der Geschwindigkeit der Bioverfügbarkeit sind t_{max} und $C_{p\,max}$.

Lineare Pharmakokinetik. Obwohl pharmakokinetische Systeme aufgrund des Sättigungsverhaltens der Proteinbindung, der Biotransformation und aktiver Transportprozesse eigentlich nichtlinear sind, ist die lineare Näherung für die meisten Pharmaka im therapeutischen Dosisbereich gültig (○ Abb. 4.1). Dementsprechend lassen sich die pharmakokinetischen Prozesse in der Regel durch lineare Differenzialgleichungen mit konstanten Koeffizienten beschreiben, die auf einer Kinetik 1. Ordnung basieren. Entsprechende Beziehungen lassen sich für die Absorption und Verteilung aus dem Fick'schen Diffusionsgesetz und für die renale Elimination aus einem vereinfachten Modell der Nierenfunktion herleiten (Ariens 1971), wobei man zum **Zeitgesetz 1. Ordnung** als **Standardgleichung der linearen Pharmakokinetik** kommt:

$$\frac{dC_p}{dt} = -{}^1k \cdot C_p(t)$$ Gleichung 4.6

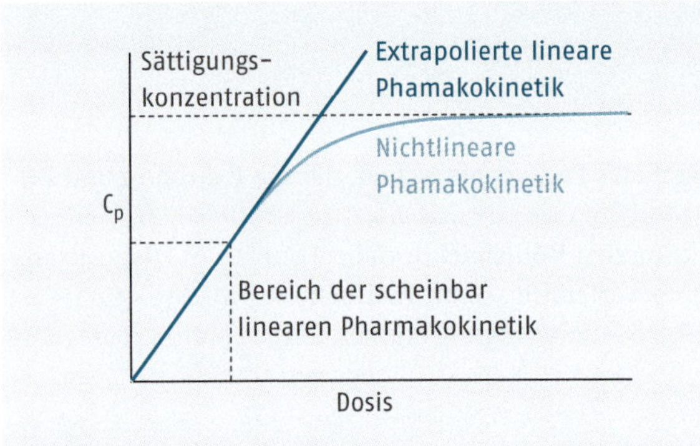

Abb. 4.1 Die lineare Pharmakokinetik als Grenzfall des nichtlinearen pharmakokinetischen Systems im Bereich kleiner Dosen und Konzentrationen. Nach Meier

Gleichung 4.6 besagt, dass die Geschwindigkeit, mit der sich die Konzentration eines Stoffes durch einen Prozess ändert (z. B. durch Elimination), zu jedem Zeitpunkt der Konzentration proportional ist und durch eine Geschwindigkeitskonstante 1. Ordnung ${}^1k$ (z. B. k_e) determiniert wird. Durch Integration erhält man für die Konzentrationsabnahme:

$$\ln C_p(t) = \ln C_p(0) - {}^1k \cdot t, \text{ bzw. } \ln\frac{C_p(t)}{C_p(0)} = -{}^1k \cdot t$$ Gleichung 4.7

Daraus erhält man nach Entlogarithmieren die bekannte Exponentialfunktion:

$$C_p(t) = C_p(0) \cdot e^{-{}^1k \cdot t}$$ Gleichung 4.8

Die Umwandlung in dekadische Logarithmen ergibt:

$$\lg C_p(t) = \lg C_p(0) - \frac{{}^1k \cdot t}{2{,}303}$$ Gleichung 4.9

Bei halblogarithmischer Darstellung dieser Funktion erhält man eine Gerade mit dem Ordinatenschnittpunkt $C_p(0)$ und der Steigung $-{}^1k/2{,}303$ (Abb. 4.3). Setzt man in Gleichung 4.7 für $C_p(t) = C_p(0)/2$ ein, so erhält man die Halbwertszeit für den Prozess 1. Ordnung:

$$t_{1/2} = \frac{\ln 2}{{}^1k} = \frac{0{,}693}{{}^1k}$$ Gleichung 4.10

Die Halbwertszeit kann aus der halblogarithmischen Darstellung direkt abgelesen werden.

Das für die lineare Pharmakokinetik grundlegende sog. Konzept der Referenzkonzentration bildet die Basis für eine allgemeine Clearance-Definition (▸ Kap. 4.3.3). Es beruht auf der Annahme, dass die Eliminationsgeschwindigkeit zu jedem Zeitpunkt proportional zur aktuellen Konzentration ist:

$$\frac{dA_e}{dt} = Cl \cdot C_p(t), A_e(\infty) = Cl \int_0^{\infty} C_p(t)dt = Cl \cdot AUC$$ Gleichung 4.11

Danach ist die **Clearance** (Cl) das konstante Verhältnis zwischen der Eliminationsrate und Konzentration am Eliminationsort (bei schneller Gleichverteilung = $C_p(t)$).

Die verschiedenen Formen der linearen Pharmakokinetik und des nichtlinearen kinetischen Verhaltens lassen sich anhand der Beziehungen zwischen der Dosis und dem Gesamtdispositionsparameter AUC verdeutlichen (Abb. 4.2).

Bei der linearen Pharmakokinetik kann zwischen **Dosisproportionalität** (Abb. 4.2 A) und **Dosislinearität** (Abb. 4.2 B) unterschieden werden. Im ersten Fall verläuft die Beziehung linear durch den Koordinatenursprung (= Normalfall der Pharmakokinetik). Im zweiten Fall geht die Kurve durch einen positiven Ordinatenabschnitt. Der Verlauf kann bei zusätzlicher Freisetzung von endogenen Wirkstoffen (z. B. Hormonen) auftreten.

Nichtlineare Pharmakokinetik. Abweichungen von der linearen Pharmakokinetik geben sich im Verhalten des Systems bei verschiedenen Dosen in der Nichterfüllung des Superpositionsprinzips zu erkennen. In Abb. 4.2 C wird eine **Sättigungskurve** gezeigt, die z. B. durch Sättigung der Absorption und Löslichkeitsprobleme bedingt sein kann. In Abb. 4.2 D ist eine **exponentiell ansteigende Kurve** dargestellt, die auf eine Sättigung der Elimination im Hochdosisbereich, z. B. bei Ethanol- oder Phenytoin-Elimination, bzw. eine Sättigung des First-pass-Metabolismus zurückgehen kann.

Ein nichtlineares Verhalten kann bei der
- Invasion (Dissolution, Absorption, primäre Leberpassage),
- Verteilung (Sättigung der Plasmaprotein- oder Gewebebindung und von Transportprozessen) sowie
- bei der Elimination (Biotransformation, biliäre Exkretion oder tubuläre Sekretion)

auftreten.

Die häufigsten Ursachen für eine nichtlineare Pharmakokinetik sind das Sättigungsverhalten der Bindung an Biotransformationsenzyme, Plasma- und Gewebeproteine sowie Transportproteine und dosisabhängige Systemveränderungen durch den Wirkstoff (z. B. Veränderungen der Durchblutung, des pH-Wertes am Absorptionsort und der Magen-Darm-Passagezeit). Betrifft die Nichtlinearität nur die Verteilung, so bleibt die Proportionalität zwischen AUC und eliminierter Stoffmenge gemäß Gleichung 4.11

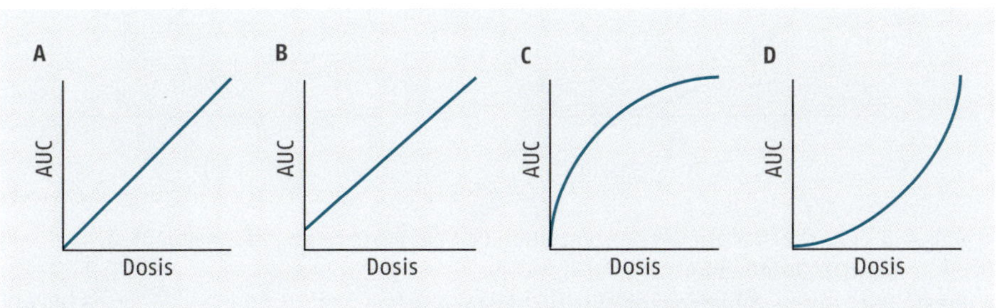

Abb. 4.2 Beziehungen zwischen Dosis und AUC. Nach Meier und Rettig
A, B lineare Pharmakokinetik; **C, D** nichtlineare Pharmakokinetik

4

erhalten (man spricht in diesem Fall von einer partiellen Nichtlinearität). In anderen Fällen nichtlinearer Kinetik ist dies nicht gegeben, und es existiert somit keine kompartimentmodellunabhängige Möglichkeit zur Schätzung der Bioverfügbarkeit.

Eine nichtlineare Kinetik ist im therapeutischen Dosisbereich selten (Ausnahmen sind Phenytoin, Salicylate, Warfarin), kann jedoch bei Überdosierungen häufiger auftreten und spielt daher im Rahmen der toxikokinetischen Analyse eine wichtige Rolle. Bei der kinetischen Analyse kann in diesen Fällen die Kinetik 0., 2. und vor allem gemischter Ordnung (Michaelis-Menten-Kinetik) zum Ansatz kommen.

Bei **Prozessen 0. Ordnung** ist die Geschwindigkeit unabhängig von der Konzentration konstant und entspricht der Geschwindigkeitskonstanten 0. Ordnung (${}^0k$). Das Zeitgesetz lautet:

$$\frac{dC_p}{dt} = -{}^0k \qquad \text{Gleichung 4.12}$$

bzw. in integrierter Form:

$$C_p(t) = C_p(0) - {}^0k \cdot t \qquad \text{Gleichung 4.13}$$

Die lineare Darstellung dieser Funktion (Abb. 4.3) ergibt eine Gerade mit dem Ordinatenschnittpunkt $C_p(0)$ und dem Anstieg $- {}^0k = (C_{p2} - C_{p1})/(t_2 - t_1)$.

Das Zeitgesetz 0. Ordnung spielt bei der Beschreibung von pharmakokinetischen Prozessen im Sättigungsbereich und der konstanten intravenösen Dauerinfusion eine Rolle. Das am längsten bekannte Beispiel für eine Eliminationskinetik 0. Ordnung ist die von Ethanol bei $Cp \gg K_m$ (im Sättigungsbereich der hepatischen Alkoholdehydrogenase).

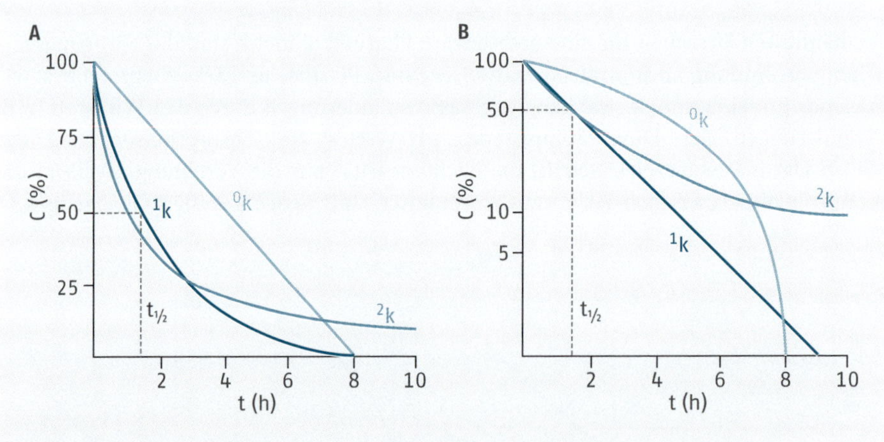

Abb. 4.3 Zeitlicher Verlauf der Konzentration (%) bei Prozessen 1. (dunkelblau), 0. (hellblau) und 2. Ordnung (mittelblau)
A lineare Darstellung, B halblogarithmische Darstellung
${}^0k = 12{,}5\,\% \cdot h^{-1}$, ${}^1k = 0{,}5\,\% \cdot h^{-1}$, ${}^2k = 0{,}013\,\% \cdot h^{-1}$, $dC/dt = -{}^2k \cdot C^2$ (für 2 gleiche Reaktanden)

Die **Reaktionskinetik 2. Ordnung** kann z. B. bei der Analyse der Gewebebindung im Sättigungsbereich eine Rolle spielen. Das Geschwindigkeitsgesetz 2. Ordnung lautet in diesem Fall:

$$\frac{dC_p}{dt} = -{}^2k \cdot C_p(t) \cdot g$$ Gleichung 4.14

| g Konzentration der freien Gewebebindungsstellen

Liegen die freien Gewebebindungsstellen bei kleinen C_p im Überschuss vor, so wird das Produkt ${}^2k \cdot g \to {}^1k$ und es ergibt sich eine Kinetik **pseudoerster Ordnung** (pseudomonomolekulare Reaktion). Dies ist mitunter auch bei Biotransformationsreaktionen der Fall).

Die **Michaelis-Menten-Kinetik** wurde in der Enzymkinetik aus der Hypothese abgeleitet, dass die Umsetzung eines Substrats S durch ein Enzym E über einen intermediären Enzym-Substrat-Komplex (ES) zum Produkt P erfolgt:

$$E + S \underset{{}^1k_2}{\overset{{}^2k_1}{\rightleftharpoons}} (ES) \xrightarrow{{}^1k_3} E + P$$

Aus dem nichtlinearen Differenzialgleichungssystem für diese Reaktionsfolge erhält man für Fließgleichgewichtsbedingungen (steady state) die bekannte Michaelis-Menten-Gleichung, die z. B. in der Pharmakokinetik für die Beschreibung der Elimination von Substanzen mit gemischter Eliminationskinetik in folgender Form verwendet wird:

$$\frac{dC_p}{dt} = -\frac{V_{max} \cdot C_p(t)}{K_m + C_p(t)}$$ Gleichung 4.15

Die Michaelis-Menten-Konstante (Halbsättigungs-Konstante)

$$K_m = \frac{{}^1k_2 + {}^1k_3}{{}^2k_1}$$ Gleichung 4.16

ist in diesem Fall die Plasmakonzentration, bei der die halbmaximale Eliminationsgeschwindigkeit ($V_{max/2}$) resultiert. Bei hohen Konzentrationen ($C_p \gg K_m$) ist die Eliminationsgeschwindigkeit konstant $\approx V_{max}$ und gehorcht deshalb dem Zeitgesetz 0. Ordnung:

$$\frac{dC_p}{dt} = -V_{max}$$ Gleichung 4.17

Bei niedrigen Konzentrationen ($C_p \ll K_m$) reduziert sich ○ Gleichung 4.15 zu:

$$\frac{dC_p}{dt} = -\frac{V_{max}}{K_m} \cdot C_p(t) = -{}^1k \cdot C_p(t)$$ Gleichung 4.18

In diesem Fall entspricht V_{max}/K_m einer Geschwindigkeitskonstanten 1. Ordnung. Zwischen diesen beiden Extrembereichen ergibt sich eine gemischte Kinetik, die mit ○ Gleichung 4.15 beschrieben wird (z. B. der Plasmaspiegelverlauf von Phenytoin, Salicylaten und Warfarin im üblichen Dosisbereich und die Ethanolelimination im unteren Konzentrationsbereich). Im Regelfall sind jedoch die Plasmaspiegel von Arzneistoffen $C_p \ll K_m$, so dass ihr Verlauf dem Zeitgesetz 1. Ordnung (s. Standardgleichung der Pharmakokinetik) entspricht.

Zusammenfassung

- Die Pharmakokinetik beschäftigt sich mit Konzentrations-Zeit-Verläufen von Arzneistoffen in Körperflüssigkeiten. Eine wichtige Zielstellung besteht darin, mittels der mathematischen Beschreibung dieser Verläufe ein pharmakokinetisches Modell zu entwickeln, mit dem die Arzneistoffdisposition im Organismus charakterisiert werden kann.
- Die pharmakokinetische Analyse bildet die Grundlage für Dosierungsoptimierungen. Sie hat einen hohen Stellenwert für die Entwicklung neuer Arzneistoffe und Arzneiformen.
- Die quantitative Beschreibung der Konzentrations-Zeit-Verläufe basiert auf Reaktionskinetiken. Die meisten Prozesse der Resorption, Distribution und Elimination folgen einer Reaktion 1. Ordnung und werden als lineare Pharmakokinetik bezeichnet.
- Bei der nichtlinearen Pharmakokinetik gibt es Prozesse, die eine Kinetik 0. oder 2. Ordnung aufweisen. Darüber hinaus sind Sättigungskinetiken nach Michaelis-Menten möglich.

4.3 Pharmakokinetische Modelle

Die Methodologie der Modellentwicklung in der Pharmakokinetik sowie die theoretische Basis der Verhaltensmodelle und isomorpher Strukturmodelle sollen in diesem Rahmen nur kurz angesprochen werden. Eine ausführliche Darstellung hierzu und eine Betrachtung der klassischen Kompartimenttheorie unter dem Gesichtspunkt des wahrscheinlichkeitstheoretischen Konzepts der Verweilzeit von Arzneistoffmolekülen im Organismus finden sich bei Weiss (1990).

- **MERKE** Die pharmakokinetische Modellentwicklung dient der optimalen und genauen Beschreibung der Konzentratons-Zeit-Kurven und damit der sicheren Ableitung pharmakokinetischer Parameter.

Modellkategorien. Bei der Entwicklung pharmakokinetischer Modelle werden in Abhängigkeit von der Zielstellung verschiedene mathematische, systemtheoretische und biologische Kriterien in den Vordergrund gestellt, die sich mitunter überschneiden.

Es erscheint sinnvoll, zwischen **Struktur- und Verhaltensmodellen** als Hauptklassen zu unterscheiden und die **Kompartimentmodelle** als eine spezielle Klasse von Strukturmodellen zu betrachten. Als Synonyma für die Bezeichnungen der beiden Hauptklassen werden auch die Begriffe theoretische und empirische Modelle verwendet.

Theoretische Modelle bauen auf Kenntnissen über die Struktur und Funktion des pharmakokinetischen Systems sowie über die wesentlichen physikalischen Gesetze, die das Verhalten des Systems bestimmen, auf. Der Ausgangspunkt für die empirischen Modelle ist dagegen lediglich die Voraussetzung, dass zwischen den betrachteten Variablen ein kausaler Zusammenhang besteht, in der Weise, dass durch das pharmakokinetische System Eingangsgrößen (Input, z. B. die i. v. Bolusinjektion einer Dosis) mit Ausgangsgrößen (Output, z. B. Plasmaspiegel) als Funktion der Zeit verknüpft sind (Input-Output-Modelle). Die Bezeichnung Verhaltensmodell weist darauf hin, dass hiermit nur das Verhalten des dynamischen Systems beschrieben wird, das System jedoch nicht erklärt wird und eine black box bleibt (Black-Box-Modelle).

Eine Erklärung des Systems ist durch Strukturmodelle möglich, die eine Zerlegung in einfache Subsysteme mit unterschiedlicher Dynamik und deren Verknüpfung vornehmen. **Isomorphe Strukturmodelle** (gemeint ist die Isomorphie zum biologischen Objekt), die sich an der Struktur des Kreislaufsystems sowie am Kreislauftransport des Pharmakons orientieren und deshalb auch als Rezirkulationsmodelle bezeichnet werden, erlauben eine physiologische bzw. biophysikalische Interpretation des Systemverhaltens (**physiologische Modelle**, s. u.). Dies ist bei Kompartimentmodellen nicht der Fall, da deren Subsysteme, die Kompartimente, keine physiologischen Korrelate besitzen. Modelle, die zwischen den beiden Hauptklassen einzuordnen sind, wie das Konzept des zeitabhängigen Verteilungsvolumens, werden auch als **empirisch-theoretische Modelle** bezeichnet. Sie erklären zwar bestimmte Aspekte des Systemverhaltens, besitzen jedoch keine isomorphe Struktur.

Die **mittlere Verweilzeit** des Pharmakons im pharmakokinetischen System ist eine grundlegende Systemcharakteristik. Man bezeichnet daher die Schätzung pharmakokinetischer Kenngrößen mit Hilfe der Kurvenmomente (Momentanalyse), deren Grundlage die Verweilzeitverteilung ist (Verweilzeitkonzept, ▸Kap. 4.3.3), auch als kompartimentunabhängige oder – nicht ganz korrekt – als modellunabhängige Analyse. Die dabei ermittelten Kenngrößen lassen sich durch isomorphe Strukturmodelle interpretieren.

Innerhalb einzelner Modellklassen kann man zwischen linearen und nichtlinearen, globalen und Organmodellen bzw. Modellen mit verteilten und konzentrierten Elementen unterscheiden. Lineare Modelle spielen in der Pharmakokinetik aufgrund der geringen Dosierung von Pharmaka trotz der prinzipiellen Nichtlinearität pharmakokinetischer Prozesse eine dominierende Rolle (s. o.). Globale Modelle, die sich auf das Verhalten des Organismus als Gesamtsystem beziehen, sind von Modellen zu unterscheiden, die den Körper als Netzwerk verbundener Subsysteme betrachten. Als Subsysteme kommen Organe oder bestimmte anatomisch-morphologische Bereiche mit unterschiedlicher Dynamik infrage. Für die Identifizierung von Organmodellen sind Untersuchungen an isoliert perfundierten Organen erforderlich. Bei Modellen mit verteilten Parametern, die durch partielle Differenzialgleichungen beschrieben werden, wird der Ortsabhängigkeit der Parameter Rechnung getragen. Solche Modelle können durch eine Diskretisierung näherungsweise in Modelle mit konzentrierten Elementen überführt werden, bei denen die Ortsabhängigkeit eliminiert wird und die Messgrößen räumliche Mittelwerte darstellen. So kommt man z. B. durch Vernachlässigung der Kreislauftransportverzögerung und Vereinfachung der Raumstruktur der Organe (Annahme homogener Räume) zu Netzwerkmodellen mit konzentrierten Elementen. Modelle mit verteilten Parametern kommen z. B. bei der Analyse von Prozessen im Bereich der Mikrozirkulation zum Ansatz (Konvektions-Diffusions-Modell der Organverteilung).

4

Wahl des Modells. Die Wahl des Modells wird vom Anwendungsbereich und von der Zielstellung der Untersuchung bestimmt (▸Kap. 4.1). Die Entscheidung für ein lineares oder nichtlineares Modell ist in der Regel eine Frage der Dosierung (▸Kap. 4.2). Trotz der prinzipiellen Nichtlinearität pharmakokinetischer Systeme wäre es uneffektiv, in jedem Fall ein nichtlineares Modell zu verwenden.

Die wichtigsten **Zielfunktionen des Modellings** sind im Hinblick auf das Systemverhalten

- die Beschreibung des Konzentrations-Zeit-Verlaufs,
- die Vorhersage des Akkumulationsverhaltens bei Mehrfachdosierung aufgrund von Ergebnissen nach Einzeldosis und
- der Erkenntnisgewinn.

Diese bestimmen auch die Wertigkeit der Kriterien für die **Modellvalidierung**. Die wichtigsten sind die

- empirische Validität,
- theoretische Validität und
- heuristische Validität.

Unter **empirischer Validität** versteht man die Übereinstimmung des Modells mit den verfügbaren Primärdaten, unter **theoretischer Validität** die Übereinstimmung mit anerkannten Theorien und Naturgesetzen und unter **heuristischer Validität** die Eignung des Modells zur Gewinnung neuer Erkenntnisse, Prüfung von Hypothesen und Anregung neuer Experimente. Ein weiteres Kriterium ist die **pragmatische Validität**. Diese spielt insbesondere bei der Beurteilung von Modellen für routinemäßige Anwendungen (z. B. zur Dosierungsoptimierung) eine Rolle und bezieht sich auf die Effektivität des Modells in der Praxis unter Berücksichtigung des Aufwands an Zeit, Geräten usw.

Ob ein Strukturmodell überhaupt notwendig ist, hängt allein von der Zielstellung ab. Für die Lösung vieler praktischer Probleme sind Verhaltensmodelle ausreichend. Die isomorphen Strukturmodelle (physiologische Perfusionsmodelle) zeichnen sich dagegen durch ihre heuristische Validität aus. Die Isomorphie zum biologischen System verleiht diesen Modellen ihren hohen Erklärungswert. Sie sind deshalb in der pharmakokinetischen Forschung, die sich nicht nur mit Datenanalyse beschäftigt, ein wichtiges heuristisches Instrument. Die Zielstellung einer weitgehenden Isomorphie ist mit den klassischen Ein- bis Drei-Kompartiment-Modellen nicht realisierbar. Dementsprechend ist ihr heuristischer Wert begrenzt. Obwohl ihre Bedeutung als Strukturmodelle mit der Entwicklung der physiologischen Perfusionsmodelle zurückgegangen ist, finden die Kompartimentmodelle wegen ihres geringeren Aufwands bei der Datenanalyse nach wie vor eine breite Anwendung.

4.3.1 Physiologische Perfusionsmodelle

Die physiologischen Perfusionsmodelle berücksichtigen die anatomisch-morphologischen sowie physiologischen Verhältnisse.

■ **DEFINITION** **Perfusionsmodelle** beschreiben an Hand der unterschiedlichen Durchblutung (Anteile am Herzminutenvolumen von 4,6 l · min^{-1}) und der Massenanteile der verschiedenen Gewebe bzw. Organe am Gesamtkörpergewicht das Verteilungs- und Eliminationsverhalten eines intravenös applizierten Arzneimittels (○Abb. 4.4).

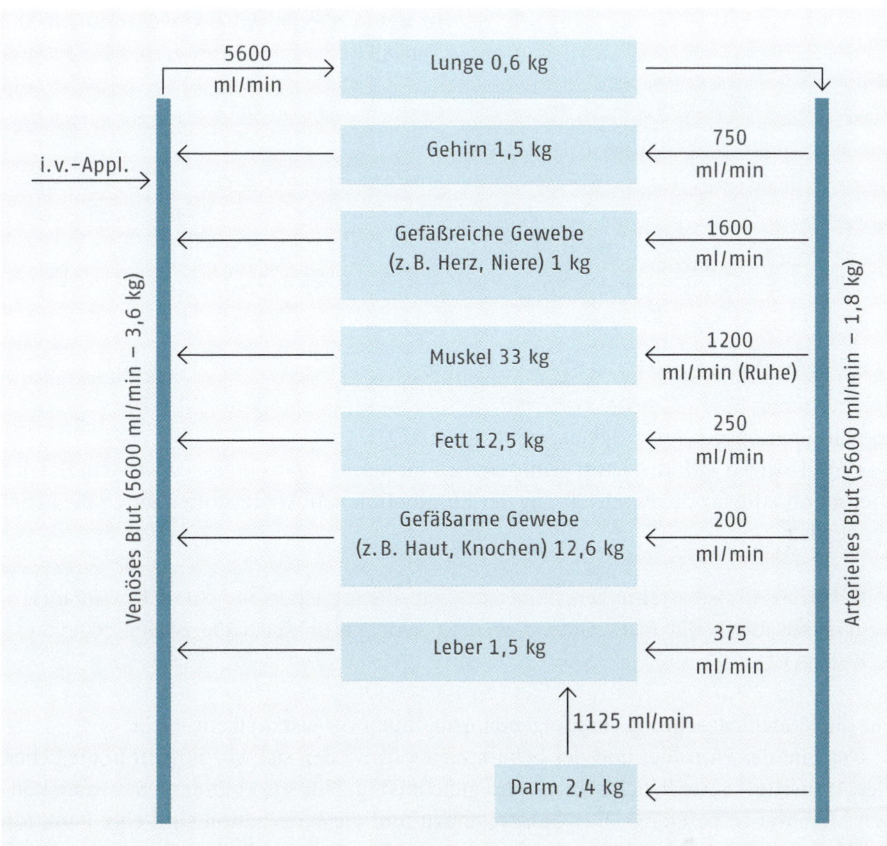

Abb. 4.4 Physiologisches Perfusionsmodell zur Beschreibung des Verteilungs- und Eliminationsverhaltens eines i. v. applizierten Arzneimittels. Nach Benowitz

Entsprechend diesem Perfusionsmodell können unter Berücksichtigung der Gewebe- bzw. Organgröße Arzneimittelkonzentrationen in den verschiedenen Geweben vorhergesagt werden, wenn man die experimentell bestimmbaren Gewebe/Blut-Konzentrationsquotienten kennt. Im Gegensatz zu den Kompartiment-Modellen erlauben die physiologischen Modelle eine vorsichtige Extrapolation von Tier- zu Human-Daten.

Verschiedene Varianten des physiologischen Modells sind experimentell geprüft worden (Pang u. Rowland 1977). Das häufig angewandte **„Well-stirred"-Modell** (Abb. 4.5) quantifiziert an Hand der Massenbilanz die Extraktion durch ein Organ. Die Extraktion wird durch einen Extraktionsquotienten E beschrieben (Gleichung 4.19). Dabei ist C_{in} die Konzentration des Arzneistoffes vor Passage des Organs und C_{out} die Konzentration, die nach Perfusion durch das Organ im Blut vorliegt.

$$E = (C_{in} - C_{out})/C_{in} \qquad \text{Gleichung 4.19}$$

Multipliziert man den Extraktionskoeffizienten mit dem Blutfluss Q erhält man die Clearance für das entsprechende Organ (Gleichung 4.20), also das Blutvolumen, das pro Zeiteinheit vom Arzneistoff befreit wird.

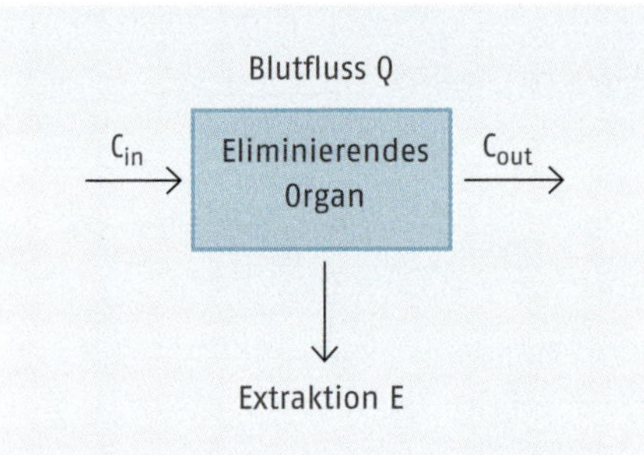

Abb. 4.5 „Well-stirred" physiologisches Modell

$$Cl = Q(C_{in} - C_{out})/C_{in} = Q \cdot E \quad \text{Gleichung 4.20}$$

Die Eliminationsgeschwindigkeit ergibt sich aus Q (C_{in} - C_{out}).
Das „Well-stirred"-Modell kann grundsätzlich für jedes Organ eingesetzt werden. Es wird aber sehr häufig für die Beschreibung der Elimination von Arzneistoffen durch die Leber verwendet.

MERKE Bei der Leber ist zu berücksichtigen, dass die Extraktion und damit die Clearance einerseits durch die Biotransformation und andererseits durch die biliäre Exkretion bedingt ist.

Für die Modellbetrachtung sind folgende Annahmen vorauszusetzen:

Das Blut der Pfortader und der Leberarterie vermischen sich vor Eintritt in die Leber. Der Arzneistoff verteilt sich schnell und gleichmäßig. Nur ungebundene Substrate können Membranen passieren. Der Substratabbau und die Elimination sind eine Funktion der Konzentration des ungebundenen Substrats. Es wird eine lineare Pharmakokinetik zugrunde gelegt.

Bezüglich ihrer Leberclearance werden die Arzneistoffe in zwei Gruppen eingeteilt, in solche mit kapazitätslimitierter Clearance, $E < 0{,}3$, die sich durch eine geringe Extraktion in der Leber auszeichnen (**„low extraction drugs"**) und solche mit blutflusskontrollierter oder hämodynamischer Clearance, $E > 0{,}7$, die in der Leber in großem Umfang extrahiert werden (**„high extraction drugs"**).

Bei einer **kapazitätslimitierten Clearance** ist die Elimination von der Aktivität metabolischer Enzyme sowie der Ausscheidungskapazität direkt abhängig. Dementsprechend ist sie durch Inhibitoren und Induktoren von Biotransformationsenzymen bzw. Transportern beeinflussbar. Der Blutfluss spielt hierbei keine Rolle.

Die **hämodynamische Clearance** ist dagegen durch den Blutfluss limitiert. Die Enzymaktivität und Ausscheidungskapazität sind keine begrenzenden Faktoren.

4.3.2 Kompartimentmodelle

Die linearen Kompartimentmodelle sind Strukturmodelle, deren Subsysteme (Elemente des Systems) homogene, d. h. durch einheitliche kinetische Variablen gekennzeichnete Kompartimente sind. Für den **Kompartimentbegriff** gibt es unterschiedliche Definitionen.

DEFINITION Als **Kompartiment** bezeichnet man in der Pharmakokinetik allgemein einen in sich geschlossenen, homogenen Raum für die Transportvorgänge eines Arzneistoffs.

Es handelt sich um eine theoretische Größe, die man durch Volumen und Konzentration beschreiben kann. Dieses Volumen stimmt jedoch nicht unbedingt mit einem Volumen im physikalischen oder anatomischen Sinne überein. Am eindeutigsten ist die stochastische Definition nach Rescigno und Segre (1966). *Danach ist ein Kompartiment ein Pool von Partikeln, deren Übergangswahrscheinlichkeit vom aktuellen in einen anderen identifizierbaren Zustand gleich ist.* Nach einer anderen Definition sind Kompartimente *„Stoffmengen, deren Kinetik der Transformation oder des Transports einheitlich und nicht unterscheidbar ist“* (Atkins 1969).

Ein weiteres wichtiges Merkmal ist, dass die Partikel in einem Kompartiment nicht unterscheidbar sind (vollständige Mischung). Daraus resultiert, dass als Verweildauerverteilung (im Unterschied zu den physiologischen Modellen) ausschließlich eine Exponentialverteilung infrage kommt, da die restliche Verweildauer eines Partikels im Kompartiment unabhängig von dessen aktuellem Alter ist. Aufgrund dieser Einschränkung lässt sich die Wirkstoffkonzentration in den Kompartimenten in Abhängigkeit von der Zeit durch ein System linearer Differenzialgleichungen mit konstanten Koeffizienten beschreiben, das mit den Methoden der linearen Algebra behandelt werden kann. Die Koeffizienten sind dabei die spezifischen Übergangsraten (Transferkonstanten) für den Massenfluss zwischen den Kompartimenten. Der „Übergang“ kann ein Transport durch eine räumliche Barriere, aber auch die chemische oder biochemische Transformation der Moleküle sein.
Wichtige **Unterklassen von Kompartimentmodellen** sind solche mit

- M-Struktur („mammillary compartment models“), bestehend aus einem zentralen Kompartiment und peripheren Kompartimenten, die nur mit dem zentralen Kompartiment und nicht untereinander verbunden sind,
- C-Struktur („catenary compartment models“), die eine Kettenstruktur mit ausschließlich in Reihe verbundenen Elementen besitzen und
- CM-Struktur, die eine Kombination der C- und M-Struktur aufweisen.

Zur Beschreibung des Dispositionsverhaltens von Arzneistoffen (Distribution und Elimination) werden überwiegend Kompartimentmodelle mit M-Struktur verwendet. Am häufigsten lässt sich der Plasmaspiegelverlauf nach intravenöser Applikation mit einem Zwei-Kompartiment-Modell mit M-Struktur hinreichend beschreiben. Seltener ist ein Drei-Kompartiment-Modell erforderlich. Dagegen benutzt man zur Beschreibung der Pharmakokinetik nach extravasaler Applikation (Invasion und Disposition) Modelle mit CM-Struktur. Bei diesen werden die Elemente, die den Invasionsprozess modellieren, als C-Elemente der M-Struktur vorgeschaltet. Meist ist dabei ein Ein-Kompartiment-Modell, verbunden mit einem Absorptionsprozess 1. Ordnung, ausreichend.

Ein-Kompartiment-Modell

Beim Ein-Kompartiment-Modell wird der Organismus als ein System betrachtet, in dem sich nach Applikation des Arzneistoffs durch sehr schnelle Verteilung und Umverteilung ein Fließgleichgewicht zwischen allen Bestandteilen des Verteilungsraums einstellt, so dass die Disposition allein durch die Elimination bestimmt wird.

Ein-Kompartiment-Modell ohne Absorption

Der einfachste Fall liegt nach intravenöser Bolusinjektion vor (o Abb. 4.6). Bei einem Ein-Kompartiment-Modell wird der Arzneistoff nach der Injektion der Dosis D so schnell

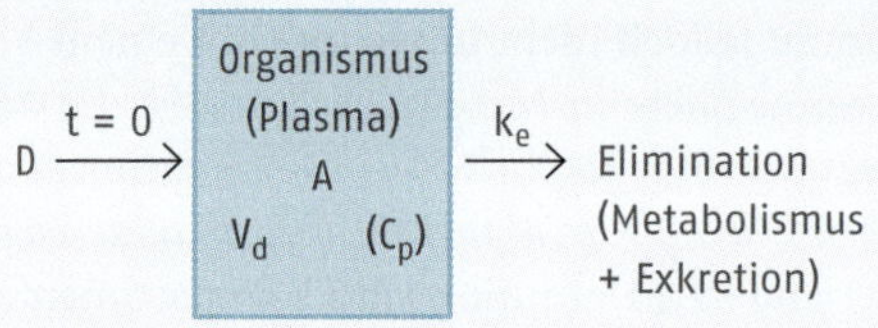

Abb. 4.6 Ein-Kompartiment-Modell bei intravenöser Bolusinjektion

verteilt, dass der Distributionsprozess vernachlässigt werden kann. Es handelt sich um ein einfaches Dispositionssystem.

Globale Elimination. Werden alle Eliminationsprozesse zu einem globalen Eliminationsvorgang 1. Ordnung mit der Geschwindigkeitskonstanten k_e zusammengefasst, so verändert sich die Arzneistoffmenge im Körper (A) bzw. der Plasmaspiegel (C_p) entsprechend der Differenzialgleichung

$$\frac{dA}{dt} = -k_e \cdot A(t) \text{ bzw. } \frac{dC_p}{dt} = -k_e \cdot C_p(t)$$ Gleichung 4.21

Bei pharmakokinetischen Untersuchungen wird in der Regel die Konzentration des Arzneistoffs im Blutplasma (Plasmaspiegel) ermittelt. Die Arzneistoffmenge im Körper ist mit dem Plasmaspiegel (C_p) durch das Verteilungsvolumen (V_d) verbunden. Der häufig verwendete Begriff **„scheinbares Verteilungsvolumen"** weist darauf hin, dass es sich hierbei um kein geometrisches Volumen handelt. Das Verteilungsvolumen ist definitionsgemäß das Verhältnis zwischen der Arzneistoffmenge im Körper und der Referenzkonzentration (zu einem bestimmten Zeitpunkt oder in einem bestimmten Gleichgewichtszustand der Verteilung):

$$C_p = \frac{A}{V_d}$$ Gleichung 4.22

- **DEFINITION** Das **„scheinbare Verteilungsvolumen"** ist das fiktive Flüssigkeitsvolumen, in dem sich der gesamte im Organismus befindliche Arzneistoff in der gleichen Konzentration verteilen müsste, mit der der Arzneistoff im Zustand des Verteilungsgleichgewichts im Blut vorliegt.

Durch Integration der Differenzialgleichung (Gleichung 4.21) erhält man die Plasmaspiegelfunktion

$$C_p(t) = C_p(0) \cdot e^{-k_e \cdot t}$$ Gleichung 4.23

Liegen die im pharmakokinetischen Grundversuch nach intravenöser Bolusinjektion als Funktion der Zeit gemessenen Plasmaspiegel bei halblogarithmischer Darstellung annähernd auf einer Geraden (Abb. 4.7), so kann näherungsweise ein Ein-Kompartiment-Modell angenommen werden.

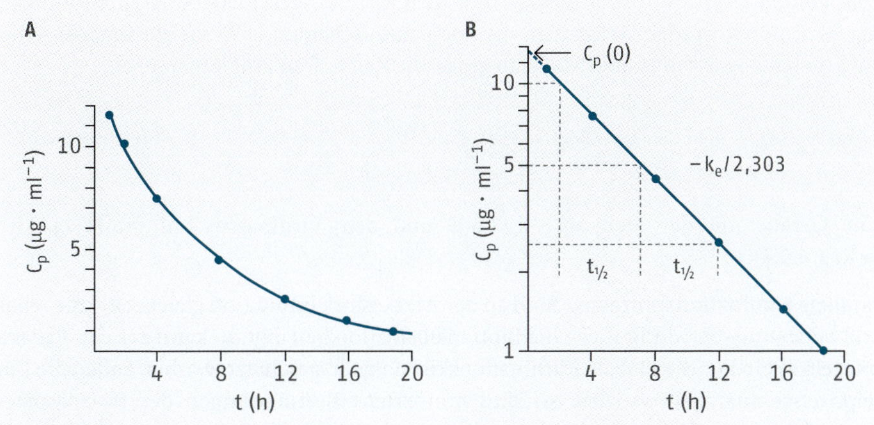

Abb. 4.7 Plasmaspiegelverlauf nach intravenöser Bolusinjektion bei einem Ein-Kompartiment-Modell
A lineare Darstellung, **B** halblogarithmische Darstellung

Den **fiktiven Anfangsplasmaspiegel** $C_p(0)$, der sich bei unmittelbarer Gleichgewichtsverteilung der Dosis ergeben würde, erhält man durch Rückextrapolation der Eliminationsfunktion als Ordinatenschnittpunkt. Daraus lässt sich mit Hilfe der Dosis das **Verteilungsvolumen** berechnen:

$$V_d = \frac{D}{C_p(0)}$$ Gleichung 4.24

MERKE Die fiktive Anfangskonzentration ist die Konzentration, die vorliegen würde, wenn die Verteilung unendlich schnell verlaufen würde und keine Elimination stattfinden würde.

Die **Eliminationskonstante** ergibt sich aus der Steigung der Regressionsgeraden im halblogarithmischen Raster ($-k_e/2{,}303$) bzw. aus der direkt abgelesenen Eliminationshalbwertszeit:

$$k_e = \frac{\ln 2}{t_{1/2}} = \frac{0{,}693}{t_{1/2}}$$ Gleichung 4.25

Urinausscheidung. Für den Fall, dass der Arzneistoff ausschließlich unverändert mit dem Urin (renal) ausgeschieden wird, ist aufgrund der Massenbilanz die Abnahme der Arzneistoffmenge im Körper im gleichen Zeitraum mit der im Urin erscheinenden Arzneistoffmenge (A_R) identisch:

$$A_R(t) = D - D \cdot e^{-k_e \cdot t}, D = A(0) = A(\infty)$$ Gleichung 4.26

Eine Möglichkeit, k_e aus Urindaten zu bestimmen, ist die als „Sigma-minus-Plot" bezeichnete Methode. Hierzu muss die Urinausscheidung des Arzneistoffs zu verschiedenen

Zeitpunkten (A_R) und die insgesamt mit dem Urin ausgeschiedene Arzneistoffmenge $A_R(\infty)$ ermittelt werden. Trägt man die noch auszuscheidende Arzneistoffmenge $A_R(\infty) - A_R$ im halblogarithmischen Maßstab gegen die Zeit auf, so erhält man nach

$$\lg[A_R(\infty) - A_R] = \lg A_R(\infty) - \frac{k_e}{2{,}303} \cdot t \qquad \text{Gleichung 4.27}$$

eine Gerade mit der Steigung $-k_e/2{,}303$ und dem Ordinatenschnittpunkt $\lg A_R(\infty)$ (▸Kap. 4.5.4).

Parallele Eliminationsprozesse. Sind an der Arzneistoffelimination gleichzeitig die renale und biliäre Ausscheidung sowie die Biotransformation beteiligt, so kann aus den Plasmaspiegeln allein nur die globale Eliminationskonstante k_e geschätzt werden. Sollen die Einzelprozesse analysiert werden, so sind mindestens Bestimmungen der Plasmaspiegel sowie der kumulativen Ausscheidung mit dem Urin und der Galle erforderlich und die Hauptmetaboliten mit einzubeziehen. In diesem Fall kann das Ein-Kompartiment-Modell erweitert werden (○ Abb. 4.8).

Für die Stoffübergänge in diesem Modell lassen sich folgende Differenzialgleichungen formulieren:

$$\frac{dA}{dt} = -(k_m + k_R + k_G) \cdot A(t) = -k_e \cdot A(t) \qquad \text{Gleichung 4.28 a}$$

$$\frac{dC_p}{dt} = -(k_m + k_R + k_G) \cdot C_p(t) = -k_e \cdot C_p(t) \qquad \text{Gleichung 4.28 b}$$

Diese ergeben nach Integration:

$$A(t) = D \cdot e^{-(k_m + k_R + k_G) \cdot t} = D \cdot e^{-k_e \cdot t} \qquad \text{Gleichung 4.28 c}$$

bzw.

$$C_p(t) = C_p(0) \cdot e^{-(k_m + k_R + k_G) \cdot t} = C_p(0) \cdot e^{-k_e \cdot t} \qquad \text{Gleichung 4.28 d}$$

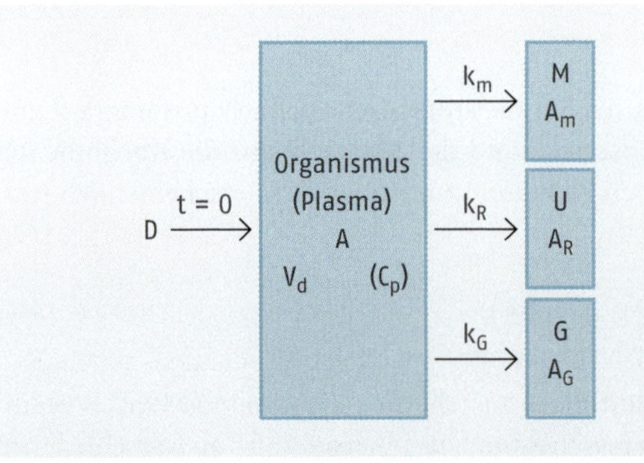

○ **Abb. 4.8** Ein-Kompartiment-Modell mit parallelen Eliminationsprozessen **M** Metabolismus, **U** Urin, **G** Galle

Eine Bestimmung der kumulativen Urinausscheidung ermöglicht die Schätzung von k_R. Für die **Ausscheidung der Substanz mit dem Urin** ergibt sich

$$\frac{dA_R}{dt} = k_R \cdot A(t) = k_R \cdot D \cdot e^{-k \cdot t} \quad \text{Gleichung 4.29 a}$$

und nach Integration

$$A_R(t) = D \cdot \frac{k_R}{k_e}(1 - e^{-k_e \cdot t}) \quad \text{Gleichung 4.29 b}$$

Da für $t = \infty$

$$A_R(\infty) = D \cdot \frac{k_R}{k_e} \quad \text{Gleichung 4.30}$$

gilt, erhält man

$$k_R = k_e \cdot \frac{A_R(\infty)}{D} \quad \text{Gleichung 4.31}$$

In analoger Weise lässt sich im Fall der Bestimmung der **biliären Exkretion** der Substanz eine Gleichung zur Schätzung von k_G ableiten:

$$k_G = k_e \cdot \frac{A_G(\infty)}{D} \quad \text{Gleichung 4.32}$$

Für den Fall, dass k_e, k_R und k_G bekannt sind, kann die **Geschwindigkeitskonstante für die Metabolisierung** k_m aus der Differenz

$$k_m = k_e - k_R - k_G \quad \text{Gleichung 4.33}$$

berechnet werden.

Bei mehreren Metabolisierungswegen ergibt sich die globale Geschwindigkeitskonstante für die Metabolisierung aus der Summe der Konstanten für die Einzelreaktionen:

$$k_m = \Sigma k_{mi} \quad \text{Gleichung 4.34}$$

Die einzelnen Konstanten können berechnet werden, wenn die prozentuale Bildung oder Ausscheidung der Metaboliten bekannt ist:

$$k_{mi} = k_e \cdot \frac{A_{mi}(\infty)}{D} \quad \text{Gleichung 4.35}$$

Kapazitätsbegrenzte Elimination. In diesem Fall (○ Abb. 4.9) ist zu berücksichtigen, dass die Elimination nicht durch eine konzentrationsunabhängige Geschwindigkeitskonstante beschrieben werden kann, sondern die Anwendung der Michaelis-Menten-Kinetik erfor-

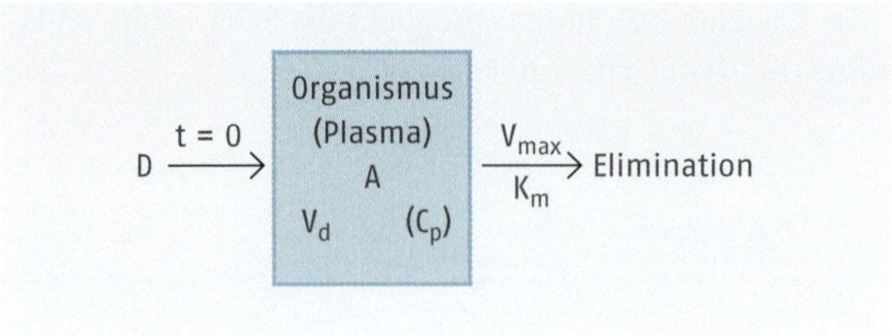

○ **Abb. 4.9** Ein-Kompartiment-Modell für ein Dispositionssystem mit kapazitätslimitierter Elimination

dert (nichtlineare Elimination) und k_e nur im unteren Konzentrationsbereich (linearer Teil der Dispositionskurve) konstant ist:

$$k_e = \frac{V_{max}}{K_m} \qquad \text{Gleichung 4.36}$$

V_{max} ist in diesem Fall die maximale Eliminationsgeschwindigkeit und K_m ist die Plasmakonzentration bei Halbsättigung der Elimination.

Bei gemischter Kinetik muss $k_e \cdot K_m/K_m + C_p(t)$ anstelle der Konstanten k_e verwendet werden, so dass unter Berücksichtigung von ○ Gleichung 4.36 statt ○ Gleichung 4.21 die Beziehung

$$\frac{dC_p}{dt} = -\frac{V_{max} \cdot C_p(t)}{K_m + C_p(t)} = -\frac{k_e \cdot K_m \cdot C_p(t)}{K_m + C_p(t)} \qquad \text{Gleichung 4.37}$$

für die Beschreibung des Plasmaspiegelverlaufs erhalten wird. ○ Gleichung 4.37 macht deutlich, dass bei niedrigen Plasmakonzentrationen ($C_p \ll K_m$) die Eliminationsgeschwindigkeit proportional der Konzentration ist, da sich $K_m/K_m + C_p$ dem Wert 1 nähert und demnach näherungsweise ein Prozess 1. Ordnung (lineares System) gegeben ist:

$$\frac{dC_p}{dt} = -k_e \cdot C_p(t) = -\frac{V_{max} \cdot C_p(t)}{K_m} \qquad \text{Gleichung 4.38}$$

Bei höheren Konzentrationen ($C_p \gg K_m$) ist dagegen der Ausdruck $C_p/K_m + C_p$ annähernd 1, so dass die Eliminationsgeschwindigkeit unabhängig von C_p gleich V_{max} wird (Bereich 0. Ordnung):

$$\frac{dC_p}{dt} = -V_{max} \text{ bzw. } C_p(t) = C_p(0) - V_{max} \cdot t \qquad \text{Gleichung 4.39}$$

Auch hier gilt $C_p(0) = D/V_d$.

○ Gleichung 4.39 gilt z. B. für Blutalkoholkonzentrationen über $100\,\mu g \cdot ml^{-1}$. Bei geringeren Konzentrationen geht schließlich die Alkoholelimination in einen Prozess 1. Ordnung über.

Durch Integration von ○ Gleichung 4.37 erhält man

$$C_p(t) = C_p(0) - V_{max} \cdot t + K_m\left[\ln C_p(0) - \ln C_p(t)\right] \qquad \text{Gleichung 4.40 a}$$

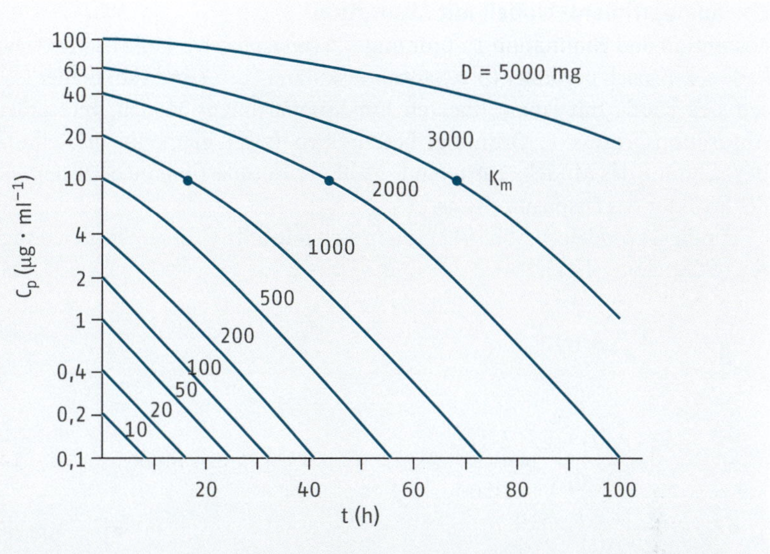

Abb. 4.10 Simulierte Plasmaspiegelkurven bei einem Ein-Kompartiment-Modell mit Michaelis-Menten-Eliminationskinetik mit den Parametern V_d = 50 l, V_{max} = 1 µg · ml^{-1} · h^{-1}, K_m = 10 µg · ml^{-1} für Dosen von 10 mg bis 5 g. Nach Van Ginneken

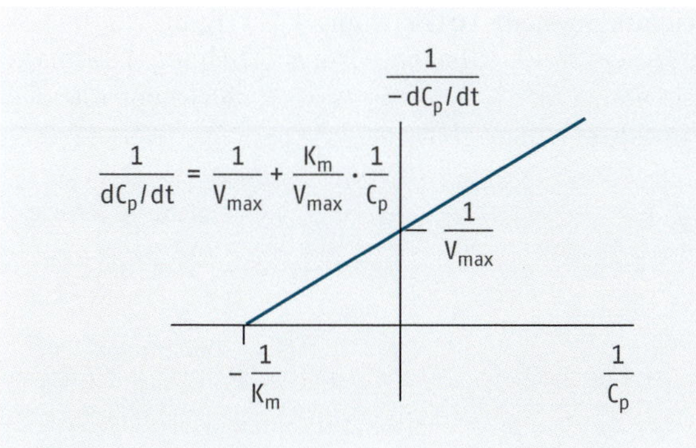

Abb. 4.11 Lineweaver-Burk-Darstellung zur Schätzung von K_m und V_{max} bei kapazitätsbegrenzter Elimination

bzw. nach Umformen

$$\ln C_p(t) = \ln C_p(0) - k_e \cdot t + \frac{C_p(0) - C_p(t)}{K_m}$$ Gleichung 4.40 b

Dementsprechend ergeben sich im halblogarithmischen Raster bei hoher Dosierung Plasmaspiegelkurven mit einem gekrümmten Verlauf und bei niedrigen Dosen solche mit annähernd linearem Verlauf (Abb. 4.10).

Bei Vorliegen einer Elimination mit Sättigungskinetik können die Messdaten für verschiedene Dosierungen unter Verwendung von Gleichung 4.37 durch numerische Integration approximiert werden. Anfangsschätzwerte für K_m und V_{max} lassen sich mit dem Lineweaver-Burk-Plot gewinnen (Abb. 4.11).

Ein-Kompartiment-Modell mit Absorption

Absorption und Elimination 1. Ordnung. Plasmaspiegelverläufe nach extravasaler Applikation, z. B. nach peroraler (p. o.), intramuskulärer (i. m.) und subkutaner (s. c.) Gabe, lassen sich häufig mit einem linearen Ein-Kompartiment-Modell, verbunden mit einem Absorptionsprozess 1. Ordnung, beschreiben (zwei Elemente in Reihe). Die in der Bezeichnung des Modells auftretende Zahl der Kompartimente orientiert sich immer an der Struktur des Dispositionsystems.

Für dieses Modell (○ Abb. 4.12) lassen sich folgende Differenzialgleichungen formulieren (○ Gleichung 4.41):

$$\frac{dA_a}{dt} = -k_a \cdot A_a(t)$$ Gleichung 4.41 a

$$\frac{dA}{dt} = k_a \cdot A_a(t) - k_e \cdot A(t)$$ Gleichung 4.41 b

$$\frac{dA_e}{dt} = k_e \cdot A(t)$$ Gleichung 4.41 c

Für die Massenbilanz gilt:

$$A_a(t) + A(t) + A_e(t) = A_a(0) = D$$

Die Integration des Differenzialgleichungssystems (○ Gleichung 4.41) ergibt:

$$A_a(t) = D \cdot e^{-k_a \cdot t}$$ Gleichung 4.42 a

$$A(t) = \frac{A(0) \cdot k_a}{k_a - k_e} (e^{-k_e \cdot t} - e^{-k_a \cdot t})$$ Gleichung 4.42 b

Gleichung 4.42 c

$$A_e(t) = \frac{A(0) \cdot k_a \cdot k_e}{k_a - k_e} \cdot \left[\frac{1}{k_e}(1 - e^{-k_e \cdot t}) - \frac{1}{k_a}(1 - e^{-k_a \cdot t})\right]$$

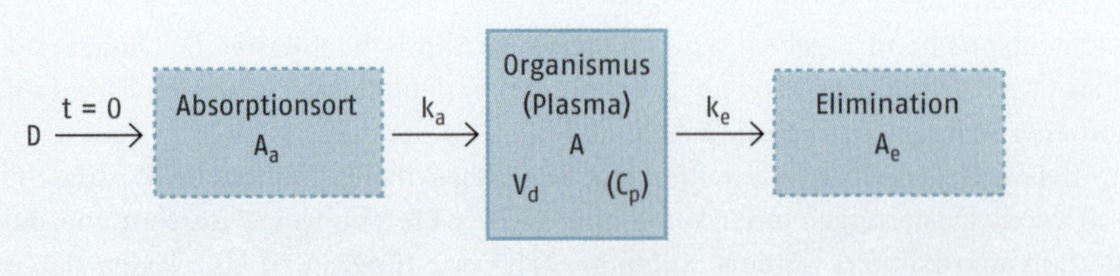

○ **Abb. 4.12** Ein-Kompartiment-Modell mit einem Absorptionsprozess 1. Ordnung

Da sich die kinetischen Betrachtungen auf die unverändert im Körperkreislauf erscheinende Menge des Arzneistoffs beziehen, ergibt sich in diesem Fall der fiktive Anfangswert A(0) aus der Dosis D und der Bioverfügbarkeit F:

$$A(0) = D \cdot F \qquad \text{Gleichung 4.43}$$

Die **Bioverfügbarkeit F** als die Fraktion einer applizierten Dosis, die systemisch verfügbar ist, ergibt sich aus der Fraktion der absorbierten Dosis f_a unter Beachtung eines möglichen First-pass-Effektes nach

$$F = f_a \cdot f_{fp} \qquad \text{Gleichung 4.44}$$

Der als **Invasion** bezeichnete gesamte Inputprozess nach extravasaler Applikation setzt sich aus der Absorption und dem anschließenden Transport in den Körperkreislauf, der auch die primäre Leberpassage einschließen kann, zusammen.

Unter Berücksichtigung der Bioverfügbarkeit und des Verteilungsvolumens erhält man aus Gleichung 4.42b die Funktion

$$C_p(t) = \frac{D \cdot F \cdot k_a}{V_d(k_a - k_e)} \cdot (e^{-k_e \cdot t} - e^{-k_a \cdot t}) \qquad \text{Gleichung 4.45}$$

Dieser Gleichungstyp wurde erstmalig von Bateman (1910) für die Beschreibung des Zerfalls einer radioaktiven Substanz in eine ebenfalls zerfallende radioaktive Tochtersubstanz verwendet und wird deshalb in der Pharmakokinetik häufig als **Bateman-Funktion** bezeichnet. Die Zusammensetzung dieser Funktion aus den beiden gegensinnigen Prozessen Invasion und Elimination zeigt Abb. 4.13. Es ist zu beachten, dass eine gute Anpassung der Bateman-Funktion an Plasmaspiegelkurven nach p. o. Applikation nicht a priori durch ein Ein-Kompartiment-Modell erklärt werden kann, wenn nicht gesichert ist, dass die Disposition monoexponentiell ist. Bei bekanntem Dispositionsverlauf kann die Invasionsfunktion aus der Plasmaspiegelkurve rekonstruiert werden (▸ Kap. 4.4).

Die Bateman-Funktion zeigt für den Fall, dass k_a größer als k_e ist, in der terminalen Phase einen zur Dispositionskurve nach intravenöser Applikation parallelen Verlauf

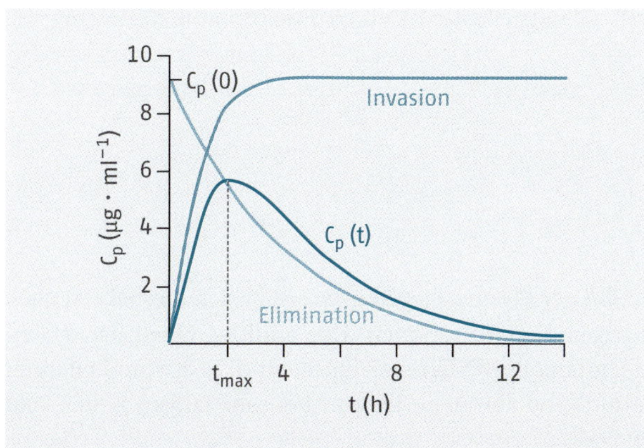

Abb. 4.13 Bateman-Funktion als Summe der Invasion und der Elimination

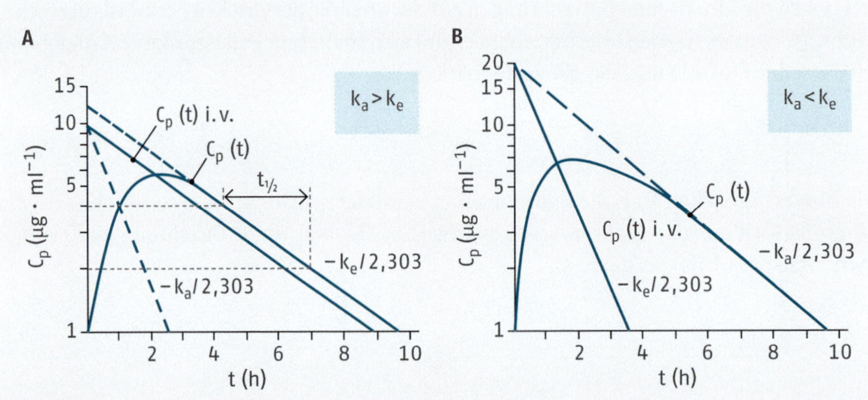

Abb. 4.14 Halblogarithmische Darstellung von Plasmaspiegelkurven nach extravasaler Applikation
A $k_a = 0{,}892\,h^{-1}$, $k_e = 0{,}262\,h^{-1}$; B $k_a = 0{,}307\,h^{-1}$, $k_e = 0{,}839\,h^{-1}$

(Abb. 4.14, A), da sich der Exponentialterm $e^{-k_a \cdot t}$ schneller 0 nähert als $e^{-k_e \cdot t}$. Bei diesem praktisch häufigsten Verhalten gilt deshalb für die terminale Phase der Plasmaspiegelkurve:

$$C_p(t) = \frac{D \cdot F \cdot k_a}{V_d(k_a - k_e)} \cdot e^{-k_e \cdot t}$$ Gleichung 4.46 a

Bei einem halblogarithmischen Plot kann deshalb aus dem Anstieg des terminalen Kurventeils die Eliminationskonstante k_e bestimmt werden:

$$\lg C_p(t) = \lg \frac{D \cdot F \cdot k_a}{V_d(k_a - k_e)} - \frac{k_e}{2{,}303} \cdot t$$ Gleichung 4.46 b

Durch Abschälen der Eliminationsfunktion von der Plasmaspiegelkurve und halblogarithmische Darstellung der Differenzwerte erhält man eine Gerade mit dem Anstieg $-k_a/2{,}303$, die als Funktion für die Abnahme der Wirkstoffmenge am Absorptionsort anzusehen ist.

Für den Fall, dass $k_a = k_e = k$ ist, gilt anstelle der Bateman-Funktion die Beziehung:

$$C_p(t) = \frac{D \cdot F}{V_d} \cdot t \cdot k \cdot e^{-k \cdot t} \quad \text{bzw.}$$ Gleichung 4.47

$$\frac{dC_p}{dt} = -k \cdot C_p + \frac{C_p}{t}$$

Ein annähernd exponentieller Abfall der Plasmaspiegelkurve ergibt sich hierbei erst nach relativ langer Zeit bei sehr niedrigen Konzentrationen. Das additive Glied der Gleichung 4.47 gibt an, in welchem Umfang der Differenzialquotient dC_p/dt von dem einer einfach abfallenden Exponentialfunktion abweicht. Es geht bei sehr langen Zeiten und geringen Konzentrationen gegen Null.

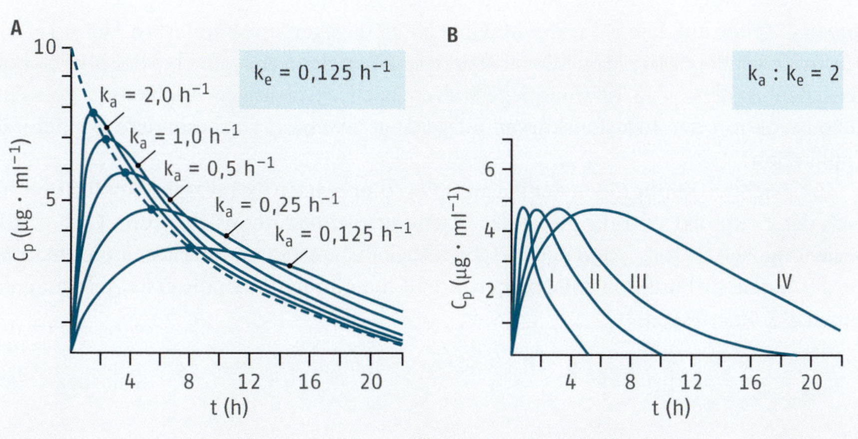

o Abb. 4.15 Verlauf der Bateman-Funktion in Abhängigkeit von den Invasions- und Eliminationskonstanten
A Konzentrationsverlauf bei gleichem Wert für k_e in Abhängigkeit von k_a, (– –) Plasmaspiegelkurve nach i. v. Bolusinjektion der bioverfügbaren Dosis; **B** Konzentrationsverlauf bei konstantem Verhältnis k_a/k_e in Abhängigkeit von den Absolutwerten für k_a und k_e; I: k_a = 2,0 h^{-1}, k_e = 1,0 h^{-1}; II: k_a = 1,0 h^{-1}, k_e = 0,5 h^{-1}; III: k_a = 0,5 h^{-1}, k_e = 0,25 h^{-1}; IV: k_a = 0,25 h^{-1}, k_e = 0,125 h^{-1}

In den Fällen, in denen eine sehr langsame Absorption und eine vergleichsweise schnelle Elimination gegeben ist, kann k_e größer als k_a sein (o Abb. 4.14, B). Man spricht in diesem Fall von einer **Flip-Flop-Kinetik**. Der terminale Teil der Plasmaspiegelkurve wird hierbei von der Absorption als langsamstem Prozess bestimmt, während die durch Abschälen erhaltene Komponente die Elimination repräsentiert. Eine Flip-Flop-Kinetik kann durch Vergleich mit der intravenösen Dispositionskurve oder nach Applikation einer Arzneiform mit anderen Absorptionseigenschaften erkannt werden. Beispiele für ein solches Verhalten sind i. m. und p. o. applizierte Zubereitungen von Benzylpenicillin und die intraartikuläre Applikation von Glucocorticoiden.

Bei der graphischen Schätzung der **fiktiven Anfangskonzentration** $C_p(0)$ nach extravasaler Gabe ist zu beachten, dass die einfache Rückextrapolation des linearen terminalen Abschnitts der Bateman-Funktion im halblogarithmischen Raster keine korrekten Werte für $C_p(0)$ ergibt. Zur Ermittlung des fiktiven Anfangswertes muss die Gerade, die dem Exponentialterm für die Elimination entspricht, so parallel verschoben werden, dass sie durch das Maximum der Bateman-Funktion geht. Den richtigen Wert für $C_p(0)$ erhält man auch aus der rekonstruierten Invasionskurve.

Die Analyse der Bateman-Funktion in Abhängigkeit von der Größe der Geschwindigkeitskonstanten zeigt, dass der Konzentrationsverlauf bei gleicher Dosis vom Verhältnis k_a/k_e und bei konstantem Verhältnis k_a/k_e von den absoluten Werten der Geschwindigkeitskonstanten abhängt. Das bedeutet, dass sich z. B. bei gleichen Eliminationskonstanten k_e mit Abnahme der Invasionskonstanten k_a ein zunehmend flacherer, länger messbarer Konzentrationsverlauf ergibt, wobei alle Maxima einer entsprechenden Kurvenschar auf der Eliminationskurve liegen, die man für die schnelle intravenöse Injektion des bioverfügbaren Dosisanteils erhalten würde (o Abb. 4.15, A). Bei gleichem Verhältnis von k_a/k_e treten mit abnehmenden Absolutwerten der Geschwindigkeitskonstanten ebenfalls zunehmend länger wirksame Konzentrationen und eine Verschiebung der Maxima zu längeren Zeiten auf. Die Höhe der Maxima bleibt dagegen unverändert (Abb. 4.15, B).

Um in der Praxis die Modellidentifizierung zu erleichtern, sollte bei der pharmakokinetischen Analyse von Plasmaspiegelkurven nach extravasaler Applikation von einer Rekonstruktion der Invasionskurven ausgegangen werden (insbesondere bei peroraler Applikation).

Zwei wichtige Kenngrößen der Plasmaspiegelkurve nach extravasaler Applikation sind auch der Zeitpunkt und die Höhe des Plasmaspiegelmaximums (t_{max} und $C_{p\,max}$). Eine Beziehung zwischen t_{max} und den Geschwindigkeitskonstanten für Plasmaspiegelkurven, die der Bateman-Funktion entsprechen, erhält man, indem man die erste Ableitung derselben $dC_p/dt = 0$ setzt:

$$t_{max} = \frac{1}{k_a - k_e} \cdot \ln\left(\frac{k_a}{k_e}\right)$$ Gleichung 4.48

Durch Substitution ergibt sich für $C_{p\,max}$ die Beziehung:

$$C_{p\,max} = \frac{D \cdot F}{V_d} \cdot e^{-k_e \cdot t_{max}}$$ Gleichung 4.49

Die pharmakokinetische Analyse nach extravasaler Applikation kann auch mit Hilfe von Urinausscheidungsdaten vorgenommen werden:

$$A_R(t) = \frac{D \cdot F \cdot k_a \cdot k_R}{k_e} \cdot \left(\frac{1}{k_a} + \frac{e^{-k_e \cdot t}}{k_e - k_a} - \frac{k_e \cdot e^{-k_a \cdot t}}{k_a(k_e - k_a)}\right)$$ Gleichung 4.50

$$A_R(\infty) = \frac{k_R}{k_e} \cdot D \cdot F$$ Gleichung 4.51

Der **Sigma-minus-Plot** mit lg $[A_R(\infty) - A_R(t)]$ gegen t und der **Urinausscheidungsplot** mit lg $A_R(t)$ gegen t ergeben in diesem Fall im terminalen Teil Geraden, deren Anstieg bei $k_a > k_e$ durch k_e und bei Flip-Flop-Kinetik ($k_a < k_e$) durch k_a bestimmt wird.

Kapazitätsbegrenzte Absorption. Zeigt sich bei der Analyse der Absorption nach unterschiedlichen Dosen eine Sättigungstendenz, kann die Michaelis-Menten-Kinetik angewendet werden (Abb. 4.16).

Die maximale Absorptionsgeschwindigkeit V_{max} und die Halbsättigungskonstante für die Absorption K_m können aus der Abhängigkeit der Absorptionsgeschwindigkeit von der am Absorptionsort vorliegenden Wirkstoffmenge A_a durch das Lineweaver-Burk-Verfahren geschätzt werden. Aus den Ordinatenwerten der Invasionskurve $C_{pa}(t)$ lässt sich die absorbierte Wirkstoffmenge ermitteln, wenn das Verteilungsvolumen bekannt ist:

$$-\frac{dA_a}{dt} = \frac{dC_{pa}}{dt} \cdot V_d$$ Gleichung 4.52

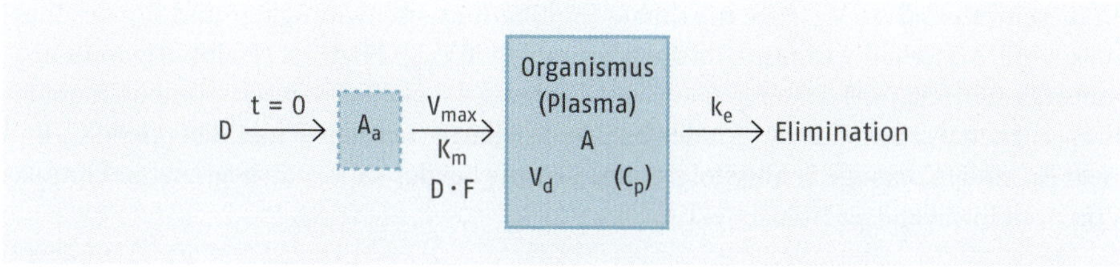

Abb. 4.16 Ein-Kompartiment-Modell mit kapazitätsbegrenzter Absorption und Elimination 1. Ordnung

A_a ergibt sich aus der Differenz zwischen der Dosis und der bereits absorbierten Stoffmenge. Für geringe Dosen $A_a(0) = D \ll K_m$ gilt

$$k_a = \frac{V_{max}}{K_m} \qquad \text{Gleichung 4.53}$$

und dementsprechend Gleichung 4.41 für den Absorptionsprozess 1. Ordnung. Bei hoher Dosierung, $A_a(0) = D \gg K_m$, nähert sich die Absorptionsgeschwindigkeit dem Grenzwert V_{max}

$$\frac{dA_a}{dt} = -V_{max} \qquad \text{Gleichung 4.54}$$

und ändert sich bei weiterer Dosiserhöhung nicht (Kinetik 0. Ordnung). Zwischen diesen beiden Dosisbereichen liegt ein Bereich, in dem analog zur kapazitätslimitierten Elimination die Beziehung der Michaelis-Menten-Kinetik anzuwenden ist:

$$-\frac{dA_a}{dt} = \frac{k_a \cdot K_m \cdot A_a(t)}{K_m + A_a(t)} = -\frac{V_{max} \cdot A_a(t)}{K_m + A_a(t)} \qquad \text{Gleichung 4.55}$$

Absorption 1. Ordnung und kapazitätsbegrenzte Elimination. In diesem Fall lassen sich für das Modell in Abb. 4.17 folgende Differenzialgleichungen formulieren:

$$\frac{dA_a}{dt} = -k_a \cdot A_a(t) \qquad \text{Gleichung 4.56 a}$$

$$\frac{dA_a}{dt} = -k_a \cdot A_a(t) - \frac{V_{max} \cdot A(t)}{K_m + A(t)} \qquad \text{Gleichung 4.56 b}$$

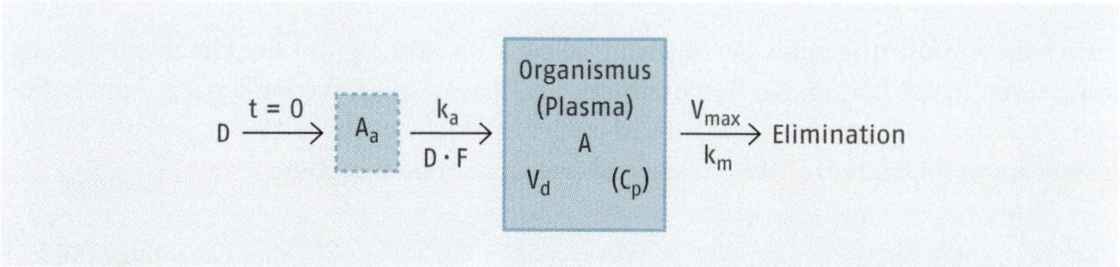

Abb. 4.17 Ein-Kompartiment-Modell mit Absorption 1. Ordnung und kapazitätsbegrenzter Elimination

In diesem Modell ist V_{max} die maximale Eliminationsgeschwindigkeit und K_m der Plasmaspiegel, bei dem die Eliminationsgeschwindigkeit $V_{max}/2$ beträgt (Halbsättigungskonstante der Elimination). Lösungen nach ○ Gleichung 4.56 können durch Computersimulation erhalten werden. Für die Sonderfälle der Michaelis-Menten-Kinetik bei $A \ll K_m$ und $A \gg K_m$ treffen analoge Schlussfolgerungen zu wie bei der kapazitätsbegrenzten Elimination nach intravenöser Bolusinjektion.

Absorptionsverzögerung. Diese spielt vor allem bei festen Peroralia eine Rolle, die erst nach der Magenpassage im Dünndarm gelöst und absorbiert werden. Nach Kübler lässt sich die enterale Absorption in drei Phasen einteilen:

- Füllungsphase,
- Durchwanderungsphase,
- Entleerungsphase.

An diese schließt sich die Abklingphase an, in der die Absorption beendet ist. In der **Füllungsphase** nimmt die absorbierbare Substanzmenge infolge der Magenentleerung gleichförmig am Absorptionsort zu, bis sie bei t_1 vollständig im absorbierenden Darmabschnitt vorliegt. In der **Durchwanderungsphase** liegt von t_1 bis t_2 die gesamte absorbierbare Substanzmenge $A_a(t)$ im absorbierenden Darmabschnitt vor. In der **Entleerungsphase** nach t_2 verlässt der noch nicht absorbierte Wirkstoffrest den absorbierenden Darmabschnitt. Besitzen die Füllungs- und/oder Entleerungsphase in Einzelfällen für die Absorption eine größere Bedeutung, so weichen die Plasmaspiegelkurven mehr oder weniger von der Bateman-Funktion ab, da diese genau genommen nur in der Durchwanderungsphase (von t_1 bis t_2) gilt. Dieser Umstand spielt besonders bei Pharmaka eine Rolle, die bevorzugt in bestimmten Darmabschnitten absorbiert werden. Bei ausschließlicher Absorption aus distalen Bereichen des Darms wirkt z. B. die Füllungszeit absorptionsverzögernd. Auch die Entleerungszeit kann ein einschränkender Faktor sein, wenn die Durchwanderungszeit $(t_2 - t_1)$ für eine vollständige Absorption nicht ausreicht. Das Produkt $k_a \cdot (t_2 - t_1)$ muss größer als 3,5 sein, um eine annähernd vollständige Absorption zu gewährleisten. Rechenprogramme für verschiedene Varianten der enteralen Absorption sind z. B. von Krüger-Thiemer und Kübler entwickelt worden. Zur Beschreibung des Plasmaspiegelverlaufs wird in manchen Fällen eine globale Transport- bzw. Verzögerungszeit (lag time, t_{lag}) oder ein zusätzliches Kompartiment als Verzögerungsglied eingeführt (○ Abb. 4.18).

Die Einführung der globalen **Verzögerungszeit** führt zu einer Parallelverschiebung der gesamten Plasmaspiegelkurve um t_{lag}:

$$C_p(t) = \frac{D \cdot F \cdot k_a}{V_d(k_a - k_e)} \cdot \left(e^{-k_e \cdot (t - t_{lag})} - e^{-k_a \cdot (t - t_{lag})}\right) \qquad \text{Gleichung 4.57}$$

Durch die Einführung eines Verzögerungsgliedes 1. Ordnung mit der Geschwindigkeitskonstanten k_L ist häufig die Beschreibung des Plasmaspiegelverlaufs nach Applikation von Retardarzneiformen möglich (○ Abb. 4.18). Das in ○ Abb. 4.19 dargestellte Modell lässt sich mit folgendem Differenzialgleichungssystem beschreiben:

$$\frac{dA_L}{dt} = -k_L \cdot A_L(t) \qquad \text{Gleichung 4.58 a}$$

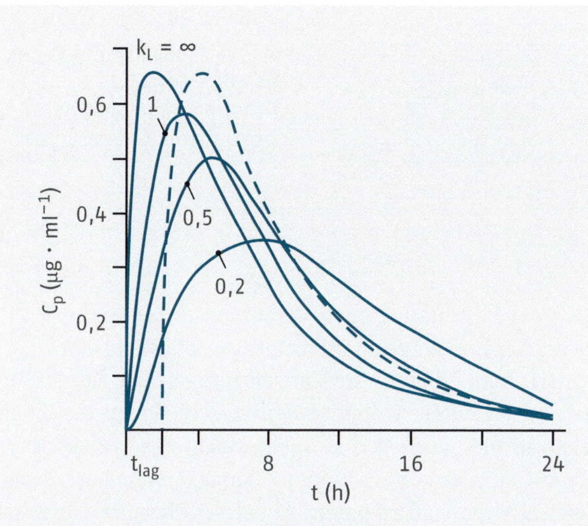

○ Abb. 4.18 Bateman-Funktion mit einer globalen Verzögerungszeit t_{lag} = 2 h (– –) und unter Berücksichtigung eines Verzögerungsgliedes 1. Ordnung mit $k_L = \infty$, 1 h^{-1}, 0,5 h^{-1} und 0,2 h^{-1} bei k_a = 1 h^{-1} und k_e = 0,2 h^{-1}

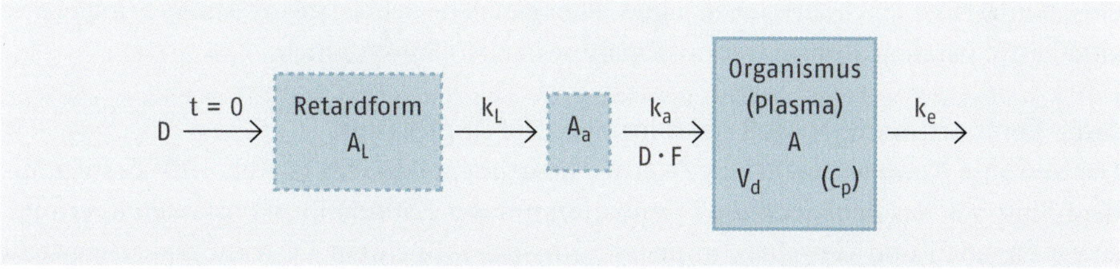

D $\xrightarrow{t=0}$ Retardform A_L $\xrightarrow{k_L}$ A_a $\xrightarrow[D \cdot F]{k_a}$ Organismus (Plasma) A V_d (C_p) $\xrightarrow{k_e}$

○ Abb. 4.19 Modell zur Beschreibung der Absorption aus einer Retardform mit einem Verzögerungsglied 1. Ordnung sowie einer Absorption und Elimination 1. Ordnung

$$\frac{dA_L}{dt} = -k_L \cdot A_L(t) - k_a \cdot A_a(t)$$ Gleichung 4.58 b

$$\frac{dA_L}{dt} = -k_a \cdot A_a(t) - k_e \cdot A(t)$$ Gleichung 4.58 c

Mehr-Kompartiment-Modelle

Die für das Ein-Kompartiment-Modell angenommene Voraussetzung einer sehr schnellen Verteilung und Umverteilung des Wirkstoffs im Organismus ist häufig nicht gegeben. Insbesondere nach intravenöser Bolusinjektion wird in der Regel der Anfangsteil der Plasmaspiegelkurve maßgeblich von Verteilungsprozessen geprägt, die einen steileren Abfall der Konzentration bewirken. Erst nach Einstellung eines Verteilungsgleichgewichts zwischen dem **zentralen Kompartiment**, in dem ein schneller Konzentrationsausgleich erfolgt, und **peripheren Kompartimenten**, die relativ langsam aufgefüllt werden und auch einen langsamen Rückstrom in das zentrale Kompartiment zeigen, ist ein monoexponentieller Abfall der Plasmaspiegelkurve festzustellen. Diese Phase wird von der Elimination aus dem zentralen Kompartiment geprägt. Allerdings ist zu berücksichtigen, dass in der Anfangsphase neben der Verteilung gleichzeitig eine Elimination erfolgt

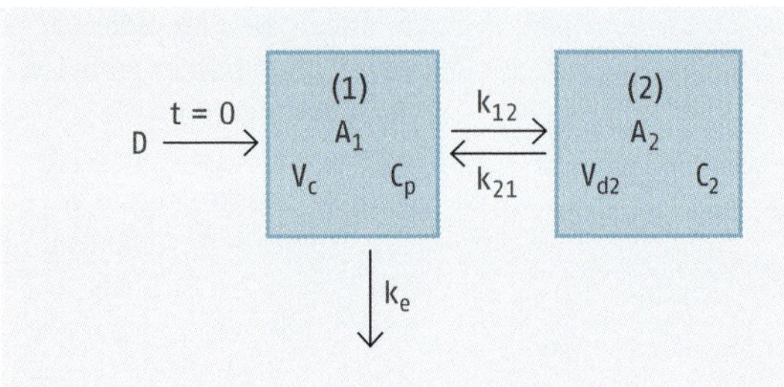

Abb. 4.20 Zwei-Kompartiment-Modell nach i. v. Bolusinjektion
1 zentrales Kompartiment,
2 peripheres Kompartiment

und in der terminalen Phase neben der Elimination auch Verteilungsprozesse eine Rolle spielen, so dass man besser von schneller und langsamer Dispositionsphase spricht.

Während im Fall des Ein-Kompartiment-Modells die Konzentrations-Zeit-Kurven im gesamten Dispositionssystem parallel verlaufen, wobei in den verschiedenen Geweben durchaus unterschiedliche Konzentrationen vorliegen können, weicht das Verhalten im Mehr-Kompartiment-Modell hiervon ab. Hier kommt es in der Anfangsphase nach intravenöser Bolusinjektion von der ersten Minute an zu einem Abfall des Plasmaspiegels bei gleichzeitigem Anstieg der Konzentration in Geweben mit langsamerer Gleichgewichtseinstellung. Erst nach Erreichen eines Fließgleichgewichts (steady state) erfolgt eine annähernd parallele Konzentrationsabnahme in allen Subsystemen.

Zwei-Kompartiment-Modell nach intravasaler Applikation

Das **zentrale Kompartiment** des Zwei-Kompartiment-Modells (Abb. 4.20) besteht aus dem Blutpool, aus dem auch die Elimination mit der Eliminationskonstanten k_e erfolgt, sowie Organen und Geweben, in denen sich sehr schnell ein Verteilungsgleichgewicht einstellt. Dessen Volumen entspricht dem **Initialverteilungsvolumen:**

$$V_c = V_{d1} = \frac{D}{C_p(0)} \qquad \text{Gleichung 4.59}$$

Das **periphere Kompartiment** umfasst die restlichen Organe und Gewebe, in denen sich das Blut/Gewebe-Verteilungsgleichgewicht langsam mit den Transferkonstanten k_{12} und k_{21} (Modellparameter) einstellt. Dessen Volumen beträgt:

$$V_{d2} = \frac{V_c \cdot k_{12}}{k_{21}} \qquad \text{Gleichung 4.60}$$

Für das **Steady-state-Verteilungsvolumen** gilt die Beziehung:

$$V_{dss} = V_c + V_{d2} = V_c \cdot (1 + K_{12}/K_{21}) \qquad \text{Gleichung 4.61}$$

Der Plasmaspiegelverlauf nach intravenöser Bolusinjektion lässt im Fall eines Zwei-Kompartiment-Modells bei halblogarithmischer Darstellung eine schnelle und eine langsame Dispositionsphase erkennen (Abb. 4.21).

Die Kurve kann durch eine aus zwei Exponentialtermen bestehende Funktion beschrieben werden:

$$C_p(t) = a \cdot e^{-\alpha \cdot t} + b \cdot e^{-\beta \cdot t} \qquad \text{Gleichung 4.62}$$

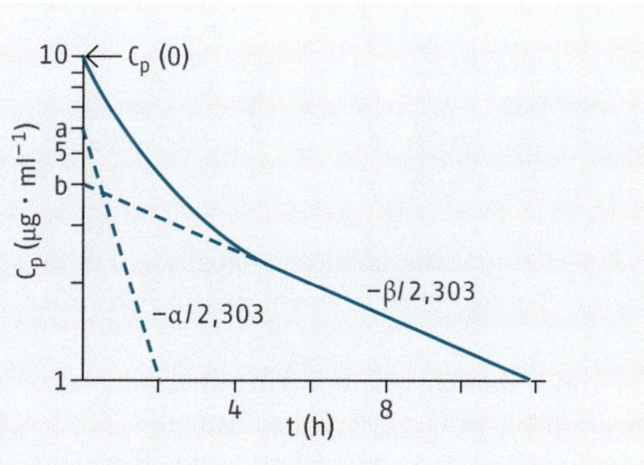

Abb. 4.21 Halblogarithmische Darstellung der Plasmaspiegelkurve nach i. v. Bolusinjektion bei einem Zwei-Kompartiment-Modell

Da sich der Exponentialterm für die schnelle Disposition schneller 0 nähert, zeigt der terminale Teil der Kurve einen monoexponentiellen Verlauf und ergibt in der halblogarithmischen Darstellung eine Gerade mit dem Anstieg $-\beta/2{,}303$ und dem Ordinatenschnittpunkt b (nach Rückextrapolation). Durch Abschälen der langsamen Dispositionsfunktion von der Plasmaspiegelkurve erhält man eine Gerade mit dem Anstieg $-\alpha/2{,}303$ und dem Ordinatenschnittpunkt a.

Das Differenzialgleichungssystem für das Modell in Abb. 4.20 lautet:

$$\frac{dA_1}{dt} = -(k_{12} - k_e) \cdot A_1(t) + k_{21} \cdot A_2(t)$$ Gleichung 4.63 a

$$\frac{dA_2}{dt} = k_{12} \cdot A_1(t) - k_{21} \cdot A_2(t)$$ Gleichung 4.63 b

Bei ausschließlich renaler Elimination gilt für die Ausscheidung mit dem Urin:

$$\frac{dA_R}{dt} = k_e \cdot A_1(t)$$ Gleichung 4.63 c

Das Modell kann bei verschiedenen parallelen Eliminationswegen analog zu dem Ein-Kompartiment-Modell erweitert werden.

Die Integration des Differenzialgleichungssystems (Gleichung 4.63) ergibt folgende Funktionen, die zu analytischen Lösungen auf der Grundlage von Plasmaspiegel- und Urindaten herangezogen werden können:

$$C_p(t) = \frac{D}{V_c(\alpha - \beta)} \cdot [(k_{21} - \beta) \cdot e^{-\beta \cdot t} + (\alpha - k_{21}) \cdot e^{-\alpha \cdot t}]$$ Gleichung 4.64 a

$$A_2(t) = \frac{k_{12} \cdot D}{\alpha - \beta} \cdot (e^{-\beta \cdot t} - e^{-\alpha \cdot t})$$ Gleichung 4.64 b

$$A_R(t) = D\left[1 - \frac{(k_{21} - \beta) \cdot k_e}{\beta(\alpha - \beta)} \cdot e^{-\beta \cdot t} - \frac{(\alpha - k_{21}) \cdot k_e}{\alpha(\alpha - \beta)} \cdot e^{-\alpha \cdot t})\right]$$ Gleichung 4.64 c

Die integrierten Gleichungen 4.64 a–c und die phänomenologische Funktion Gleichung 4.62 enthalten einige vereinfachende Substitutionen, die im Folgenden erläutert werden sollen.

Die Dispositionskonstanten α und β sind entsprechend dem hybriden Charakter der schnellen und langsamen Dispositionsphase (s. o.) Hybridkonstanten. Zu den Parametern des Modells (Abb. 4.20), die häufig auch als Mikrokonstanten bezeichnet werden, stehen sie in folgender Beziehung:

$$\alpha, \beta = \frac{1}{2}\left[\left(k_{12} + k_{21} + k_e\right) \pm \sqrt{(k_{12} + k_{21} + k_e)^2 - 4k_{21} \cdot k_e}\right]$$ Gleichung 4.65

$$\alpha \cdot \beta = k_{21} + k_e$$ Gleichung 4.66

$$\alpha + \beta = k_{12} + k_{21} + k_e$$ Gleichung 4.67

Die Ordinatenschnittpunkte der schnellen und langsamen Dispositionsfunktion (Abb. 4.21), Präexponentialfaktoren in Gleichung 4.62, stehen in folgender Beziehung zu D, V_c und den Mikrokonstanten:

$$\alpha + \beta = C_p(0) = \frac{D}{V_c}$$ Gleichung 4.68

$$a = \frac{D(\alpha - k_{21})}{V_c(\alpha - \beta)}, b = \frac{D(k_{21} - \beta)}{V_c(\alpha - \beta)}$$ Gleichung 4.69

Die Modellparameter (Mikrokonstanten) können nach Analyse der Plasmaspiegelkurve wie folgt berechnet werden:

$$k_{12} = \frac{a \cdot b(\alpha - \beta)^2}{C_p(0)(a \cdot \beta + b \cdot \alpha)}$$ Gleichung 4.70

$$k_{21} = \frac{a \cdot \beta + b \cdot \alpha}{C_p(0)}$$ Gleichung 4.71

$$k_e = \frac{\alpha \cdot \beta \cdot C_p(0)}{a \cdot \beta + b \cdot \alpha}$$ Gleichung 4.72

Zwei-Kompartiment-Modell nach extravasaler Applikation

Für das in ○ Abb. 4.22 aufgestellte Modell lauten die Differenzialgleichungen:

$$\frac{dA_a}{dt} = -k_a \cdot A_a(t)$$ Gleichung 4.73 a

$$\frac{dA_1}{dt} = -k_a \cdot A_a(t) - (k_{12} + k_e) \cdot A_1(t) + k_{21} \cdot A_2(t)$$ Gleichung 4.73 b

$$\frac{dA_2}{dt} = k_{12} \cdot A_a(t) - k_{21} \cdot A_2(t)$$ Gleichung 4.73 c

Bei ausschließlicher renaler Elimination gilt für die Ausscheidung mit dem Urin:

$$\frac{dA_R}{dt} = -k_e \cdot A_1(t)$$ Gleichung 4.73 d

Die integrierten Gleichungen lauten unter Berücksichtigung der Bioverfügbarkeit F, $A_a(0) = D \cdot F$, $C_p(0) = D \cdot F/V_c$ sowie der Beziehungen zwischen den Modellparametern und den phänomenologischen Dispositionskonstanten:

$$A_a(t) = D \cdot F \cdot e^{-k_a \cdot t}$$ Gleichung 4.74 a

$$C_p(t) = \frac{D \cdot F}{V_c} \cdot k_a \left[\frac{(k_{21} - \alpha)}{(k_a - \alpha)(\beta - \alpha)} \cdot e^{-\alpha \cdot t} + \frac{(k_{21} - \beta)}{(k_a - \beta)(\alpha - \beta)} \cdot e^{-\beta \cdot t} + \frac{(k_{21} - k_a)}{(\alpha - k_a)(\beta - k_a)} \cdot e^{-k_a \cdot t} \right]$$ Gleichung 4.74 b

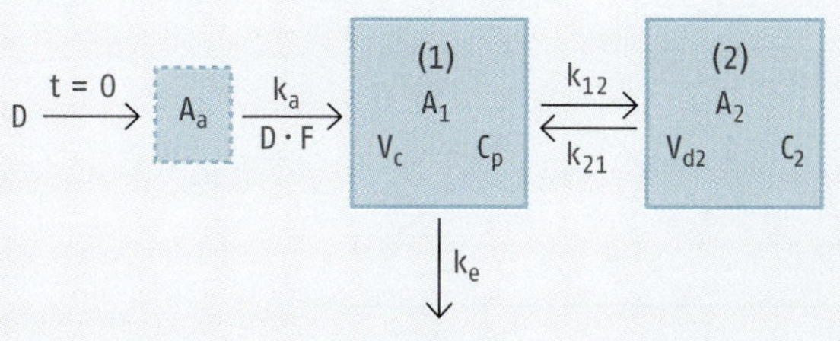

○ **Abb. 4.22** Zwei-Kompartiment-Modell nach extravasaler Applikation
1 zentrales Kompartiment, 2 peripheres Kompartiment

4

$$C_p(t) = D \cdot F \cdot k_a \cdot k_{12}\left[\frac{1}{(k_a - \alpha)(\beta - \alpha)} \cdot e^{-\alpha \cdot t} + \frac{1}{(k_a - \beta)(\alpha - \beta)} \cdot e^{-\beta \cdot t} + \frac{1}{(k_a - \alpha)(k_a - \beta)} \cdot e^{-k_a \cdot t}\right]$$ Gleichung 4.74 c

$$C_p(t) = D \cdot F\left[1 + \frac{k_a \cdot k_e (k_{21} - \alpha)}{\alpha(\alpha - \beta)(k_a - \alpha)} \cdot e^{-\alpha \cdot t} + \frac{k_a \cdot k_e (\beta - k_{21})}{\beta(\alpha - \beta)(k_a - \beta)} \cdot e^{-\beta \cdot t} + \frac{k_e (k_a - k_{21})}{(k_a - \alpha)(k_a - \beta)} \cdot e^{-k_a \cdot t}\right]$$ Gleichung 4.74 d

Ein von der Bateman-Funktion abweichender Konzentrationsverlauf ist bereits daran zu erkennen, dass der Gipfel der Plasmaspiegelkurve bei halblogarithmischer Darstellung oberhalb der rückextrapolierten Geraden des monoexponentiellen Endabschnitts liegt (Abb. 4.23).

Die phänomenologische Funktion für die Beschreibung der Plasmaspiegelkurve lautet in diesem Fall:

$$C_p(t) = a \cdot e^{-\alpha \cdot t} + b \cdot e^{-\beta \cdot t} - C_p(0) \cdot e^{-k_a \cdot t}$$ Gleichung 4.75

Die Präexponentialfaktoren stehen hier in folgender Beziehung zu D und V_c:

$$a + b = C_p(0) = \frac{D \cdot F}{V_c}$$ Gleichung 4.76

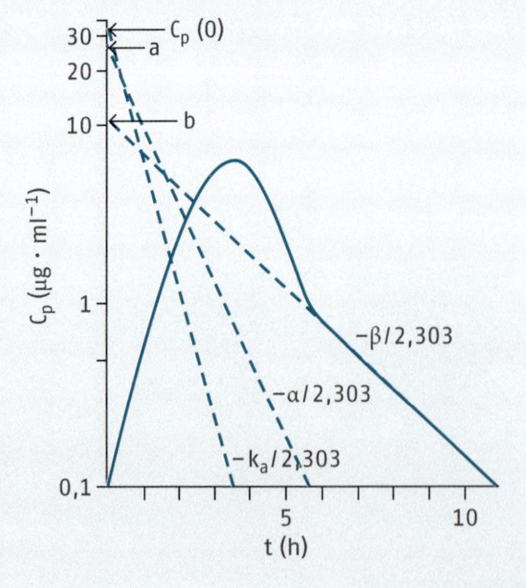

Abb. 4.23 Halblogarithmische Darstellung der Plasmaspiegelkurve nach extravasaler Applikation bei einem Zwei-Kompartiment-Modell

Durch nacheinander erfolgendes Abschälen, beginnend mit dem langsamsten Prozess, erhält man die Exponentialfunktionen für die langsame und schnelle Disposition sowie für die Absorption. Bei halblogarithmischer Darstellung ergeben sich Geraden mit den Steigungen $-\beta/2{,}303$, $-\alpha/2{,}303$ und $-k_a/2{,}303$ sowie den Ordinatenschnittpunkten b, a und $C_p(0)$ (durch Rückextrapolation).

Für das Zwei-Kompartiment-Modell sind zwei Grenzfälle zu betrachten.

- Wenn k_{12} und k_{21} im Vergleich zu k_e groß sind, stellt sich sehr schnell ein Verteilungsgleichgewicht ein, und beide Kompartimente unterliegen bereits sehr frühzeitig einem einheitlichen Eliminationsprozess. Für den Fall, dass k_{12} und k_{21} mehr als 20-mal größer als k_e sind, lassen sich diese Transferkonstanten nicht mehr als geschwindigkeitsbestimmende Parameter erfassen, so dass ein Ein-Kompartiment-Modell für die Beschreibung ausreicht.
- Wenn k_e größer als k_{12} und k_{21} ist, stellt sich im zentralen Kompartiment nur langsam ein Fließgleichgewicht ein. Ist dieses erreicht, erfolgt im terminalen Abschnitt ein annähernd monoexponentieller Konzentrationsabfall, wobei β in diesem Fall vor allem durch k_{21} bestimmt wird. Nach extravasaler Applikation ist in den Fällen, in denen k_a und k_{21} etwa gleich groß sind, ebenfalls keine schnelle Dispositionsphase aus dem Kurvenverlauf zu erkennen, so dass auch hier der Plasmaspiegelverlauf näherungsweise mit einem Ein-Kompartiment-Modell beschrieben werden kann.

Drei-Kompartiment-Modell

Abweichend vom Konzept eines einheitlichen peripheren Kompartiments ist es mitunter erforderlich (wenn die Transferkonstanten sich um mehr als eine Zehnerpotenz voneinander unterscheiden), dieses in zwei Teile zu gliedern (o Abb. 4.24). Man bezeichnet in diesem Fall das periphere Kompartiment, das eine schnellere Gleichgewichtseinstellung zum zentralen Kompartiment zeigt, als **flaches Kompartiment** und dasjenige mit langsamer Gleichgewichtseinstellung als **tiefes Kompartiment**. Das langsame Auffüllen tiefer Kompartimente reicht bis in die Phase hinein, in der bereits ein steady state zwischen dem zentralen und flachen Kompartiment besteht und in Letzterem bereits die Konzentration wieder abfällt. In der späten Eliminationsphase wird der langsame Rückstrom aus dem tiefen Kompartiment zum geschwindigkeitsbestimmenden Prozess.

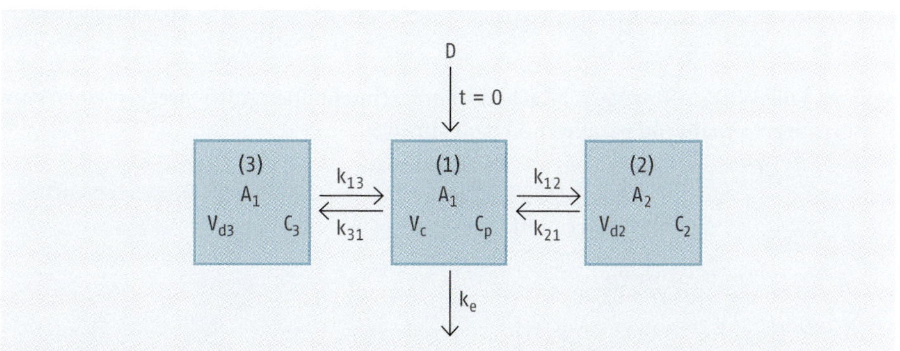

o **Abb. 4.24** Drei-Kompartiment-Modell nach i. v. Bolusinjektion
1 zentrales Kompartiment, 2 flaches Kompartiment, 3 tiefes Kompartiment

Das Differenzialgleichungssystem für das Drei-Kompartiment-Modell in Abb. 4.24 lautet:

$$\frac{dA_1}{dt} = -(k_{12} + k_{13} + k_e) \cdot A_1(t) + k_{21} \cdot A_2(t) + k_{31} \cdot A_3(t)$$ Gleichung 4.77 a

$$\frac{dA_2}{dt} = \left[A_1(t) - k_{13} \cdot A_3(t)\right] \cdot k_{12} - k_{21} \cdot A_2(t)$$ Gleichung 4.77 b

$$\frac{dA_3}{dt} = \left[A_1(t) - k_{12} \cdot A_2(t)\right] \cdot k_{13} - k_{31} \cdot A_3(t)$$ Gleichung 4.77 c

Die resultierende Plasmaspiegelkurve lässt sich durch die phänomenologische Funktion

$$C_p(t) = a \cdot e^{-\alpha \cdot t} + b \cdot e^{-\beta \cdot t} + c \cdot e^{-\gamma \cdot t}$$ Gleichung 4.78

beschreiben, wobei für die fiktiven Anfangswerte (Ordinatenschnittpunkte) der drei Exponentialterme und die Hybridkonstanten folgende Beziehungen gelten:

$$a = \frac{D}{V_c} \cdot \frac{(k_{21} - \alpha)(k_{31} - \alpha)}{(\beta - \alpha)(\gamma - \alpha)}$$ Gleichung 4.79 a

$$b = \frac{D}{V_c} \cdot \frac{(k_{21} - \beta)(k_{31} - \beta)}{(\alpha - \beta)(\gamma - \beta)}$$ Gleichung 4.79 b

$$c = \frac{D}{V_c} \cdot \frac{(k_{21} - \gamma)(k_{31} - \beta)}{(\alpha - \gamma)(\beta - \alpha)}$$ Gleichung 4.79 c

$$\alpha + \beta + \gamma = k_e + k_{12} + k_{13} + k_{21} + k_{31}$$ Gleichung 4.80 a

$$\alpha \cdot \beta \cdot \gamma = k_e \cdot k_{21} \cdot k_{31}$$ Gleichung 4.80 b

Während die Wirkstoffmenge im **flachen Kompartiment** über große Strecken einen zum Plasmaspiegel annähernd parallelen Verlauf aufweist,

$$A_2(t) = k_{12} \cdot D \left[\frac{(k_{31} - \alpha)}{(\beta - \alpha)(\gamma - \alpha)} \cdot e^{-\alpha \cdot t} + \frac{(k_{31} - \beta)}{(\alpha - \beta)(\gamma - \beta)} \cdot e^{-\beta \cdot t} + \frac{(k_{31} - \gamma)}{(\alpha - \gamma)(\beta - \gamma)} \cdot e^{-\gamma \cdot t}\right]$$ Gleichung 4.81 a

ist das beim **tiefen Kompartiment** nicht der Fall:

$$A_3(t) = k_{13} \cdot D\left[\frac{(k_{21}-\alpha)}{(\beta-\alpha)(\gamma-\alpha)} \cdot e^{-\alpha \cdot t} + \frac{(k_{21}-\beta)}{(\alpha-\beta)(\gamma-\beta)} \cdot e^{-\beta \cdot t} + \frac{(k_{21}-\gamma)}{(\alpha-\gamma)(\beta-\gamma)} \cdot e^{-\gamma \cdot t}\right]$$ Gleichung 4.81 b

Dieses ist von Interesse, wenn sich der Rezeptor im tiefen Kompartiment befindet. In diesem Fall lässt sich die Wirkung nicht direkt mit dem Plasmaspiegel korrelieren, jedoch ggf. mit der Konzentration im tiefen Kompartiment.

Das Drei-Kompartiment-Modell kann analog zu den in den vorhergehenden Abschnitten erläuterten Prinzipien nach Bedarf erweitert bzw. modifiziert werden.

Pharmakokinetik bei Mehrfachdosierung

Bei der Mehrfachapplikation von Arzneimitteln erfolgt die erneute Dosierung zu einem Zeitpunkt, zu dem die vorhergehende Dosis noch nicht vollständig eliminiert worden ist. Dadurch kommt es zu einer Aufsättigung (**Kumulation**), bis sich schließlich ein steady state einstellt, in dem der Plasmaspiegel innerhalb der Dosierungsintervalle zwischen einem konstanten Maximum ($C^{ss}_{p\,max}$) und einem konstanten Minimum ($C^{ss}_{p\,min}$) fluktuiert. Im Folgenden werden die Verhältnisse bei linearer Pharmakokinetik für konstante Dosierungsintervalle betrachtet.

Ein-Kompartiment-Modelle. Nach schneller intravenöser Injektion ist der Plasmaspiegel unmittelbar nach der Applikation $C_p = C_p(0) = D/V_d$ und am Ende des Dosierungsintervalls für $t = \tau$ gilt:

$$C_{p\,min} = C_p(0) \cdot e^{-k_e \cdot t}$$

Wird zum Zeitpunkt $t = \tau$ erneut die gleiche Dosis appliziert, so kommt zu diesem Kumulationswert $C_p(0)$ hinzu:

$$C^2_{p\,max} = C_p(0) \cdot e^{-k_e \cdot t} + C_p(0)$$

Nach der dritten Dosis ergibt sich nach diesem Aufsättigungsprinzip für $t = 2\,\tau$

$$C^3_{p\,max} = C_p(0) \cdot e^{-2k_e \cdot \tau} + C_p(0) \cdot e^{-k_e \cdot \tau} + C_p(0)$$

und nach der n-ten Dosis zur Zeit $t = (n-1) \cdot \tau$

$$C^n_{p\,max} = C_p(0) \cdot e^{-(n-1)k_e \cdot \tau} + C_p(0) \cdot e^{-(n-2)k_e \cdot \tau} + \ldots + C_p(0) \cdot e^{-k_e \cdot \tau} + C_p(0)$$

Diese geometrische Reihe kann zu der allgemeinen Gleichung:

$$C^n_{p\,max} = \frac{C_p(0) \cdot \left(1 - e^{-n \cdot k_e \cdot \tau}\right)}{1 - e^{-k_e \cdot \tau}}$$ Gleichung 4.82

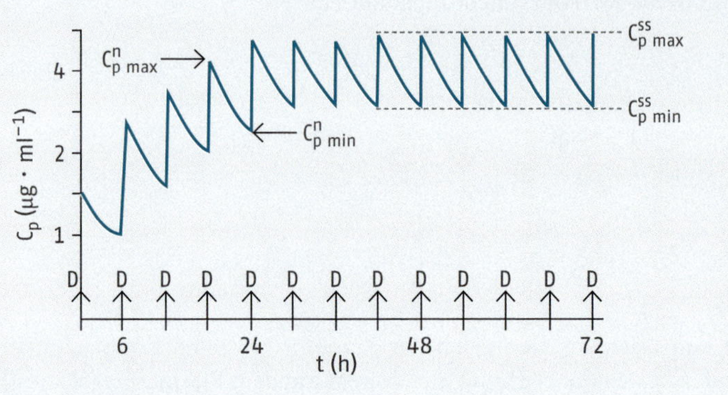

Abb. 4.25 Plasmaspiegelverlauf nach wiederholter i. v. Injektion der Dosis D

zusammengefasst werden, mit der sich die Maxima der einzelnen **Fluktuationen** der resultierenden Kumulationskurve berechnen lassen (Abb. 4.25). Da die Minima der Fluktuationen jeweils um den Faktor $e^{-k_e \cdot \tau}$ (= **Persistenzfaktor**) kleiner sind als die Maxima, gilt:

$$C^{n}_{p\,min} = \frac{C_p(0) \cdot (1 - e^{-n \cdot k_e \cdot \tau})}{1 - e^{-k_e \cdot \tau}} \cdot e^{-n \cdot k_e \cdot \tau} \qquad \text{Gleichung 4.83}$$

Von praktischem Interesse sind die Grenzwerte, denen die Aufsättigungskurve im steady state zustrebt. Für n = ∞ ergeben sich der maximale und minimale Steady-state-Plasmaspiegel nach

Gleichung 4.84

$$C^{ss}_{p\,max} = \frac{C_p(0)}{1 - e^{-k_e \cdot \tau}} \quad \text{und}$$

$$C^{ss}_{p\,min} = \frac{C_p(0) \cdot e^{-k_e \cdot \tau}}{1 - e^{-k_e \cdot \tau}}$$

Der Ausdruck $1 - e^{-k_e \cdot \tau} - 1 = R$ wird als **Kumulationsfaktor** bezeichnet. Er ist der Faktor, um den sich der Plasmaspiegelverlauf im steady state von dem nach Einzeldosis unterscheidet:

$$C^{ss}_{p}(t) = C_p(0) \cdot e^{-k_e \cdot \tau} \cdot \frac{1}{1 - e^{-k_e \cdot \tau}} \qquad \text{Gleichung 4.85}$$

Der Kumulationsfaktor wird vom Dosierungsintervall τ und der Eliminationskonstanten k_e bzw. $t_{1/2}$ bestimmt, z. B. gilt für $\tau = 2 \cdot t_{1/2}$ $R = 1{,}33$, für $\tau = t_{1/2}$ $R = 2$ und für $\tau = 0{,}25 \cdot t_{1/2}$ $R = 6{,}3$.

In der Praxis sind Dosis und Dosierungsintervall so zu wählen, dass $C^{ss}_{p\,min}$ oberhalb der minimal effektiven Konzentration und $C^{ss}_{p\,max}$ unterhalb der minimal toxischen Konzentration liegen. Stehen die anzustrebenden Maxima und Minima fest, so kann das **Dosierungsintervall** für den Arzneistoff berechnet werden:

$$\tau = \frac{\ln\left(C^{ss}_{p\,max}/C^{ss}_{p\,min}\right)}{k_e} \qquad \text{Gleichung 4.86}$$

Mit dessen Hilfe kann dann die Dosis ermittelt werden:

$$D_{max} = C_{p\,max}^{ss} \cdot V_d \cdot \left(1 - e^{-k_e \cdot \tau}\right)$$ Gleichung 4.87 a

$$D_{max} = C_{p\,min}^{ss} \cdot V_d \cdot \frac{1 - e^{-k_e \cdot \tau}}{e^{-k_e \cdot \tau}}$$ Gleichung 4.87 b

Für das Ein-Kompartiment-Modell nach wiederholter extravasaler Applikation (○ Abb. 4.26) erhält man durch eine analoge Ableitung aus der Bateman-Funktion für den maximalen und minimalen Steady-state-Plasmaspiegel

Gleichung 4.88

$$C_{p\,max}^{ss} = \frac{C_p(0) \cdot k_a}{k_a - k_e} \cdot \left[\frac{e^{-k_e \cdot t_{max}^{ss}}}{1 - e^{-k_e \cdot \tau}} - \frac{e^{-k_a \cdot t_{max}^{ss}}}{1 - e^{-k_a \cdot \tau}}\right]$$

Gleichung 4.89

$$C_{p\,min}^{ss} = \frac{C_p(0) \cdot k_a}{k_a - k_e} \cdot \left[\frac{e^{-k_e \cdot \tau}}{1 - e^{-k_e \cdot \tau}} - \frac{e^{-k_a \cdot \tau}}{1 - e^{-k_a \cdot \tau}}\right]$$

und für den Plasmaspiegelverlauf im steady state

Gleichung 4.90

$$C_p^{ss}(t) = \frac{D \cdot F \cdot k_a}{V_d\,(k_a - k_e)} \cdot \left(\frac{e^{-k_e \cdot t}}{1 - e^{-k_e \cdot \tau}} - \frac{e^{-k_a \cdot t}}{1 - e^{-k_a \cdot \tau}}\right)$$

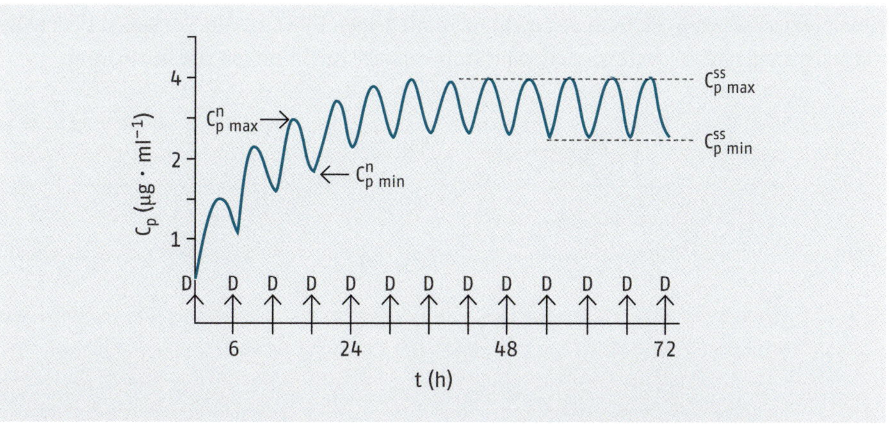

○ **Abb. 4.26** Plasmaspiegelverlauf nach wiederholter extravasaler Applikation

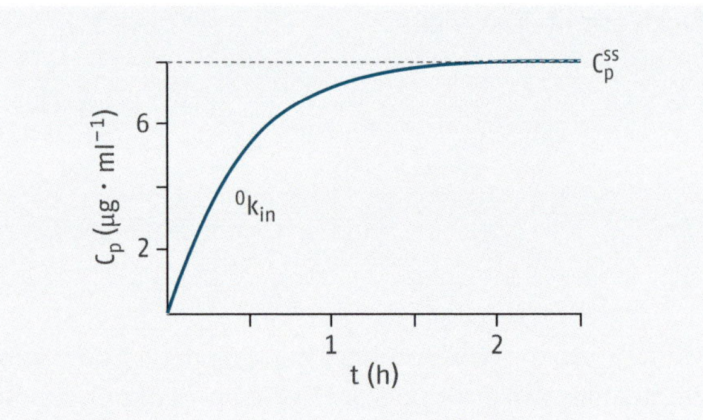

Abb. 4.27 Plasmaspiegelverlauf nach i. v. Dauerinfusion

sowie für

$$t_{max}^{ss} = \frac{1}{k_a - k_e} \cdot \ln \frac{k_a \left(1 - e^{-k_e \cdot \tau}\right)}{k_e \left(1 - e^{-k_a \cdot \tau}\right)} \quad \text{Gleichung 4.91}$$

Bei **intravenöser Dauerinfusion** mit einer Infusionsgeschwindigkeitskonstante 0. Ordnung $^0k_{in}$ nähert sich die Plasmaspiegelkurve

$$C_p(t) = \frac{^0k_{in}}{V_d \cdot k_e} \cdot (1 - e^{-k_e \cdot t}) \quad \text{Gleichung 4.92}$$

asymptotisch einem Steady-state-Plateau (Abb. 4.27):

$$C_p^{ss} = \frac{^0k_{in}}{V_d \cdot k_e} \quad \text{Gleichung 4.93}$$

Zwei-Kompartiment-Modell. Das Plasmaspiegelminimum im steady state kann in diesem Fall näherungsweise nach Gleichung 4.84 bzw. Gleichung 4.89 ermittelt werden, wenn die aufeinanderfolgenden Dosierungen jeweils in der langsamen Dispositionsphase erfolgen und $C_p(0)$ durch b sowie k_e durch β substituiert werden. Das Steady-state-Maximum kann aber nur unter Berücksichtigung der schnellen Dispositionsphase hinreichend genau erfasst werden, da man sonst einen zu niedrigen Wert erhält. Für jeden beliebigen Plasmaspiegel nach n-fach wiederholter intravenöser Injektion gilt die Beziehung:

$$C_p^n = \frac{D}{V_c(\alpha - \beta)} \cdot \left[\left(\frac{1 - e^{-n \cdot \beta \cdot \tau}}{1 - e^{-\alpha \cdot \tau}}\right) \cdot (k_{21} - \beta) \cdot e^{-\beta \cdot \tau} \left(\frac{1 - e^{-n \cdot \alpha \cdot \tau}}{1 - e^{-\alpha \cdot \tau}}\right) \cdot \left(k_{21} - \alpha\right) \cdot e^{-\alpha \cdot \tau}\right] \quad \text{Gleichung 4.94}$$

und nach n-fach wiederholter extravasaler Applikation:

$$C_p^n = \frac{D \cdot F \cdot k_a}{V_c} \cdot \left[\left(\frac{1 - e^{-n \cdot \alpha \cdot \tau}}{1 - e^{-\alpha \cdot \tau}}\right) \cdot \left(\frac{k_{21} - \alpha}{(k_a - \alpha) \cdot (\beta - \alpha)}\right) \cdot e^{-\alpha \cdot \tau} + \left(\frac{1 - e^{-n \cdot \beta \cdot \tau}}{1 - e^{-\beta \cdot \tau}}\right) \cdot \left(\frac{k_{21} - \beta}{(k_a - \beta) \cdot (\alpha - \beta)}\right) \cdot e^{-\alpha \cdot \tau} + \left(\frac{1 - e^{-n \cdot k_a \cdot \tau}}{1 - e^{-k_a \cdot \tau}}\right) \cdot \left(\frac{k_{21} - k_a}{(\alpha - k_a) \cdot (\beta - k_a)}\right) \cdot e^{-k_a \cdot \tau}\right]$$

Gleichung 4.95

An dieser Stelle ist darauf hinzuweisen, dass der **Kumulationsfaktor** $R \approx (1 - e^{-k_e \cdot \tau}) - 1$ nur für die intravenöse Applikation im Fall des Ein-Kompartiment-Modells definiert ist und in anderen Fällen nur grobe Näherungen liefert.

Die in der Praxis häufig gegebene Zielstellung, möglichst schnell ein steady state zu erreichen, kann durch eine **Initialdosis** D_L (loading dose) realisiert werden, die um den Kumulationsfaktor R größer als die **Erhaltungsdosis** D_M (maintenance dose) ist (**o** Abb. 4.28).

$$D_L = D_M \cdot \tau = \frac{D_M}{1 - e^{-k_e \cdot \tau}}$$

Gleichung 4.96

Gibt man z. B. in der Bateman-Funktion mit $C_{p\,min}$ die minimale effektive Plasmakonzentration sowie das Dosierungsintervall τ vor, so kann mit der Beziehung:

$$C_{p\,min} = \frac{D_L \cdot F \cdot k_a}{V_d\,(k_a - k_e)} \cdot (e^{-k_e \cdot \tau} - e^{-k_a \cdot \tau})$$

Gleichung 4.97

die erforderliche Initialdosis ermittelt werden.

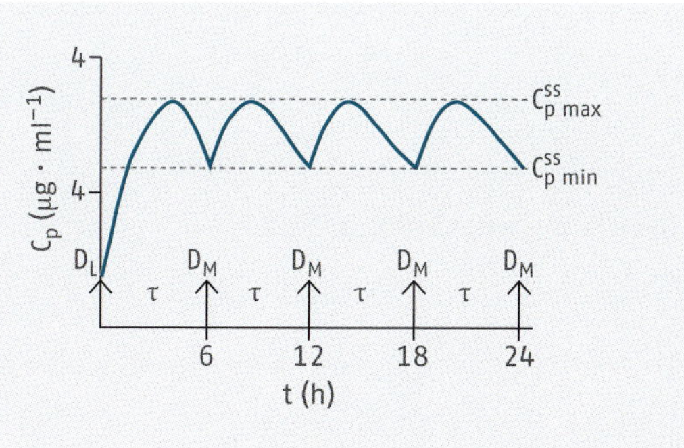

o Abb. 4.28 Plasmaspiegelverlauf nach wiederholter peroraler Dosierung bei Applikation einer höheren Initialdosis

4.3.3 Verweilzeitkonzept

Grundlagen. Der kompartimentunabhängigen Charakterisierung pharmakokinetischer Systeme liegt das wahrscheinlichkeitstheoretische Konzept der Verweilzeitverteilung zugrunde.

■ **DEFINITION** Das **Verweilzeitkonzept** beruht darauf, dass der pharmakokinetische Prozess auf dem Niveau der einzelnen Moleküle als stochastisch (zufällig) betrachtet werden kann. Die Plasmaspiegelkurve wird dabei als statistische Verteilungsfunktion betrachtet, mit der die Verweildauer des Arzneistoffes als Häufigkeitsverteilung angesehen wird.

Der Plasmaspiegelverlauf auf der Makroebene kann dagegen als deterministische Variable angesehen werden, da es aufgrund der im therapeutisch relevanten Dosisbereich vorliegenden hohen Molekülzahlen zu einer Glättung der zufälligen Fluktuationen kommt (Gesetz der großen Zahlen). Messbar ist nur das deterministische Verhalten des Systems, z. B. $C_p(t)$, während die stochastische Natur der Prozesse auf dem Mikroniveau erhalten bleibt. Dementsprechend kann die Verweilzeitverteilung der Moleküle als mathematisches Hilfsmittel zur Analyse des deterministischen Systemverhaltens herangezogen werden.

Mean residence time. Die wichtigsten Maßzahlen der Verweilzeitverteilung sind die mittlere Verweilzeit (mean residence time, MRT) und deren Varianz (VRT).

■ **MERKE** Die mittlere Verweilzeit entspricht der Zeit, die ein Arzneistoffmolekül im Mittel im Organismus verbringt. Sie ist das arithmetische Mittel aus den Verweilzeiten aller Moleküle.

MRT und VRT lassen sich mit Hilfe der Kurvenmomente, die durch numerische Integration ermittelt werden können, schätzen. Aus der Fläche unter der Plasmaspiegelkurve **AUC („area under curve")**

$$AUC = \int_0^\infty C_p(t)\,dt \qquad \text{Gleichung 4.98}$$

und **AUMC („area under moment curve")**, dem Integral über das erste statistische Moment,

$$AUMC = \int_0^\infty t \cdot C_p(t)\,dt \qquad \text{Gleichung 4.99}$$

ergeben sich die grundlegenden Beziehungen für MRT und VRT:

$$MRT = \frac{AUMC}{AUC} \qquad \text{Gleichung 4.100}$$

und

$$VRT = AUC^{-1} \cdot \int_0^\infty t^2 \cdot C_p(t)\,dt - MRT^2 \qquad \text{Gleichung 4.101}$$

AUC entspricht der totalen Anzahl der Arzneistoffmoleküle. AUMC drückt die totale Verweildauer aller Arzneistoffmoleküle aus. Mit Hilfe von AUC und AUMC lassen sich einige pharmakokinetische Parameter unabhängig von der Zahl der angenommenen Kompartimente berechnen.

Totale Clearance. Die totale Clearance (Cl_{tot}), die auch als **Gesamtkörperclearance** bezeichnet wird und ein Maß für die Eliminationskapazität des Organismus ist, kann als das Volumen einer Körperflüssigkeit, in der Regel des Blutplasmas, angesehen werden, aus dem pro Zeiteinheit alle Moleküle eliminiert werden. Die Definition der Clearance als das konstante Verhältnis zwischen Eliminationsrate und Konzentration am Eliminationsort ist an die Voraussetzung einer linearen Pharmakokinetik gebunden.
Sie lässt sich kompartimentunabhängig nach

$$Cl_{tot} = \frac{A_e(\infty)}{AUC}, Cl_{tot} = \frac{D}{AUC} \quad \text{bzw. } Cl_{tot} = \frac{D \cdot F}{AUC}$$ Gleichung 4.102

ermitteln und setzt sich additiv aus den Clearance-Werten aller an der Elimination beteiligten Prozesse zusammen.

In diesem Zusammenhang ist eine mögliche Zeitabhängigkeit der Clearance zu beachten, die in der Regel auf eine Beeinflussung der eigenen Elimination durch das Pharmakon zurückzuführen ist (z. B. infolge einer Enzyminduktion, Veränderung der Leberdurchblutung oder diuretischer Effekte).

Verteilungsvolumen. Das Verteilungsvolumen stellt im Fall des Mehr-Kompartiment-Modells eine zeitabhängige Größe dar,

$$V_d(t) = A(t)/C_p(t)$$ Gleichung 4.103

d. h., es steigt ausgehend vom **Initialverteilungsvolumen** V_c an und nähert sich asymptotisch dem **terminalen Gleichgewichts-Verteilungsvolumen** V_z:

$$V_c \leq V_d(t) \leq V_z$$ Gleichung 4.104

V_z lässt sich mit Hilfe der Abklingkonstanten für die terminale Exponentialphase λ_z (s. u.) kompartimentunabhängig berechnen:

$$V_z = \frac{D}{AUC \cdot \lambda_z} \quad \text{bzw. } V_z = \frac{D \cdot F}{AUC \cdot \lambda_z}$$ Gleichung 4.105

Das **Steady-state-Verteilungsvolumen** V_{dss}, das dem gewichteten Mittel des dynamischen Verteilungsvolumens entspricht, lässt sich nach intravenöser Bolusinjektion mit folgender Beziehung ermitteln:

$$V_{dss} = Cl_{tot} \cdot MRT = \frac{D \cdot AUMC}{AUC^2}$$ Gleichung 4.106

4

Bei einer Absorption 1. Ordnung gilt unter Berücksichtigung der mittleren Absorptionszeit (MAT, mean absorption time; s. u.) und der mittleren Verweilzeit nach extravasaler Gabe (MRT_{ex}):

$$V_{dss} = Cl_{tot} \cdot (MRT_{ex} - MAT) = \frac{D \cdot F \cdot AUMC}{AUC^2} - \frac{D \cdot F}{AUC \cdot k_a}$$ Gleichung 4.107

Terminale Abklingkonstante. Abgesehen vom Ein-Kompartiment-Modell, das auf der Annahme einer konstanten, monoexponentiellen Elimination basiert (k_e = konstant), ist die spezifische Eliminationsrate zeitabhängig. Der zeitabhängige Eliminationskoeffizient ist als das Verhältnis der Eliminationsgeschwindigkeit zur noch zu eliminierenden Wirkstoffmenge definiert:

$$k_e(t) = \frac{dA_e/dt}{A_e(\infty) - A_e(t)}$$ Gleichung 4.108

Bei konstanter Clearance hängt der zeitliche Verlauf von $k_e(t)$ ausschließlich von der Verteilungsdynamik ab:

$$k_e(t) = Cl_{tot}/V_d(t)$$ Gleichung 4.109

Einen konstanten Wert erreicht $k_e(t)$ in der terminalen Dispositionsphase, die auch als terminale Abklingphase bezeichnet wird. Die terminale Abklingkonstante (terminale Dispositionskonstante) λ_z lässt sich aus dem Anstieg des letzten monoexponentiellen Teils der Dispositionskurve ermitteln:

$$\lambda_z = \frac{d \ln C_p(t)}{dt}$$ Gleichung 4.110

Daraus leitet sich die **terminale Halbwertszeit** $t_{1/2z}$ ab:

$$t_{1/2z} = \frac{\ln 2}{\lambda_z} = \frac{0{,}693}{\lambda_z}$$ Gleichung 4.111

Im Unterschied zu den unabhängigen Systemparametern Cl_{tot}, V_z, V_{dss} sind $t_{1/2z}$ und MRT abhängige Kenngrößen. So ist $t_{1/2z}$ von V_z und Cl_{tot} abhängig,

$$t_{1/2z} = \ln 2 \frac{V_z}{Cl_{tot}}$$ Gleichung 4.112

während MRT von V_{dss} und Cl_{tot} abhängt:

$$MRT = \frac{V_{dss}}{Cl_{tot}}$$ Gleichung 4.113

Im Fall des Ein-Kompartiment-Modells gilt für das arithmetische Mittel der Verweilzeiten der einzelnen Moleküle im Körper

$$MRT = \frac{1}{k_e} = t_{1/2}/0{,}693 \qquad \text{Gleichung 4.114}$$

und entspricht MRT aufgrund der Verweilzeitverteilung der Zeit, in der 63,2 % der intravenös gegebenen Dosis eliminiert sind. Allgemein gilt unter Berücksichtigung der mittleren spezifischen Eliminationsrate:

$$MRT = \frac{1}{k_e^{ss}} = \frac{V_{dss}}{Cl_{tot}} \qquad \text{Gleichung 4.115}$$

Mittlere Absorptionszeit. Nach extravasaler Applikation ist die MRT gegenüber der intravenösen Bolusinjektion verlängert. Die Differenz zwischen der MRT nach extravasaler Gabe und intravenöser Bolusinjektion wird als mittlere Absorptionszeit bezeichnet (mean absorption time, MAT):

$$MAT = MRT_{ex} - MRT_{iv} \qquad \text{Gleichung 4.116}$$

Für eine Absorption 1. Ordnung gilt:

$$MAT = \frac{1}{k_a} \qquad \text{Gleichung 4.117}$$

Akkumulationsverhalten. Für die wiederholte Arzneistoffapplikation kann aus der Gesamtfläche unter der Plasmaspiegelkurve nach Einzeldosis AUC und dem Dosierungsintervall τ ein durchschnittlicher Steady-state-Plasmaspiegel vorhergesagt werden:

$$C_p^{ss} = \frac{AUC}{\tau} = \frac{D}{Cl_{tot} \cdot \tau} \quad \text{bzw.} \qquad \text{Gleichung 4.118}$$

$$C_p^{ss} = \frac{AUC}{\tau} = \frac{D \cdot F}{Cl_{tot} \cdot \tau}$$

Dieser Wert wird häufig für Dosisberechnungen herangezogen:

$$D = C_p^{ss} \cdot Cl_{tot} \cdot \tau \quad \text{bzw.} \quad D \cdot F = C_p^{ss} \cdot Cl_{tot} \cdot \tau \qquad \text{Gleichung 4.119}$$

Der durchschnittliche Steady-state-Plasmaspiegel sagt allerdings nichts über die Fluktuationen der Plasmaspiegel in den Dosierungsintervallen und damit über das mögliche Unterschreiten therapeutischer Konzentrationswerte oder das Auftreten toxikologisch bedenklicher Plasmaspiegelspitzen aus. Für den **Kumulationsfaktor R** erhält man folgende Beziehungen:

$$R = \frac{A_{ss}}{D} = \frac{C_p^{ss} \cdot V_{dss}}{D} = \frac{MRT}{\tau} \qquad \text{Gleichung 4.120 a}$$

4

bzw.

$$R = \frac{A_{ss}}{D \cdot F} = \frac{C_P^{ss} \cdot V_{dss}}{D \cdot F} = \frac{MRT_{ex}}{\tau} \qquad \text{Gleichung 4.120 b}$$

Das bedeutet, dass es zu einer **Kumulation** des Wirkstoffes kommt, wenn das Dosierungsintervall τ kleiner als die mittlere Verweilzeit ist.

Die für die Therapie- bzw. Versuchsplanung wichtigen Parameter **Aufsättigungszeit** bzw. **Auswaschzeit** (z. B. die Zeit, in der 90 % des C_P^{ss}-Wertes erreicht werden bzw. 90 % der Dosis eliminiert sind, $t_{90\,\%}$) lassen sich auf der Grundlage der Schranken für die kumulative Dispositionszeitverteilung unter Berücksichtigung der relativen Dispersion als Streuungsmaß für die Verweilzeitverteilung (VRT/MRT²) schätzen. Kompartimentunabhängig gilt:

$$MRT\left(1 - \frac{VRT}{MRT^2}\right)/2 \leq t_{63,2\,\%} \leq MRT \qquad \text{Gleichung 4.121}$$

und als obere Schranke für die Aufsättigungs- bzw. Auswaschzeit $t_{90\,\%}$

$$t_{90\%} \leq 3{,}7\ MRT \qquad \text{Gleichung 4.122}$$

oder z. B. für die zum Zeitpunkt t = 5 MRT erreichte Aufsättigung (prozentuale Näherung an A_{ss}), die mit der eliminierten Stoffmenge A_e (5 MRT) in Prozent der Dosis übereinstimmt:

$99{,}4\,\% > A_e\,(5\ MRT) \geq 97{,}6\,\%$ bei $VRT/MRT^2 = 1{,}2$ und
$99{,}5\,\% = A_e\,(5\ MRT) \geq 97{,}0\,\%$ bei $VRT/MRT^2 = 1{,}8$

Damit wird deutlich, dass die mittlere Verweilzeit MRT die entscheidende Determinante für das Ausmaß und die Geschwindigkeit der Akkumulation ist. Im Vergleich zu Schätzungen der Aufsättigungs- bzw. Auswaschzeit auf der Basis der Verweilzeitverteilung liefern Kalkulationen mit Hilfe von Halbwertszeiten nur Näherungswerte, da sie ein Ein-Kompartiment-Modell voraussetzen.

4.3.4 Pharmakokinetik/Pharmakodynamik-Beziehungen

Die klinischen Untersuchungen an neuen Wirkstoffen umfassen pharmakokinetische und pharmakodynamische Studien.

■ **DEFINITION** Mit Hilfe von Pharmakokinetik/Pharmakodynamik-Korrelationen wird die pharmakokinetische Analyse unter Berücksichtigung der pharmakodynamischen Daten durchgeführt. Man bezeichnet dieses rationale Verfahren auch als **PK/PD-Modelling.**

Hierbei wird der zeitliche Konzentrationsverlauf mit Wirkungs-Konzentrations-Beziehungen bzw. Wirkungs-Zeit-Beziehungen verknüpft und analysiert (○ Abb. 4.29). Die Zielstellung ist, mögliche zeitliche Zusammenhänge zwischen der Arzneistoffkonzentration im Plasma, der Konzentration in der Biophase und dem Effekt festzustellen und zu charakterisieren.

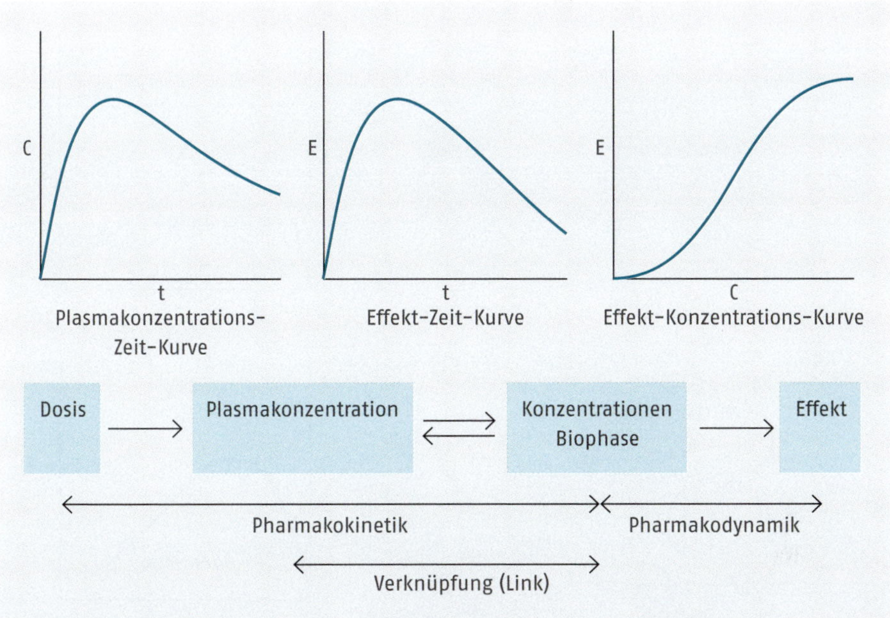

Abb. 4.29 Beziehung zwischen Pharmakokinetik und Pharmakodynamik

Mit einem geeigneten pharmakokinetischen Modell werden die entsprechenden Konzentrations-Zeit-Verläufe beschrieben. Üblicherweise nutzt man dazu die Kompartiment-Modelle.

Zur Beschreibung der Wirkungs-Konzentrations-Beziehungen gibt es verschiedene **pharmakodynamische Modelle**. In dem **Linearen Modell** sind der pharmakologische Effekt und die Konzentration direkt proportional. Beim **Log-Linearen Modell** gibt es einen logarithmischen Zusammenhang zwischen Effekt und Konzentration. **E_{max}-Modelle** beschreiben die entsprechenden Zusammenhänge, bei denen eine maximale Wirkungsstärke erreicht wird, wie z. B. bei Absättigung von Rezeptoren durch die Wirkstoffmoleküle. Entsprechend der Verläufe der Effekt-Konzentrations-Kurven wird zwischen einfachen und sigmoidalen E_{max}-Modellen unterschieden.

Beim PK/PD-Modelling werden die pharmakokinetischen und pharmakodynamischen Datensätze mittels eines **Verknüpfungsmodells** (Linkmodell) zusammengeführt (Abb. 4.30).

Eine direkte Verknüpfung kann verwendet werden, wenn die Konzentrationen im Plasma und am Wirkort direkt proportional sind und es keine zeitliche Verzögerung zwischen maximaler Wirkungsstärke und maximaler Plasmakonzentration gibt. Dies ist beim pharmakokinetischen Ein-Kompartiment-Modell der Fall, bei dem die Biophase Bestandteil des zentralen Kompartiments ist.

Gibt es eine Abweichung zwischen dem Zeitverlauf der Plasmakonzentration und dem Effekt muss eine indirekte Verknüpfung gewählt werden. Hierbei wird ein Effektkompartiment eingeführt, das Bestandteil eines peripheren Kompartiments sein kann, wenn ein pharmakokinetisches Mehrkompartiment-Modell zugrunde liegt. Der Wirkstoff erreicht das Effektkompartiment zeitlich verzögert.

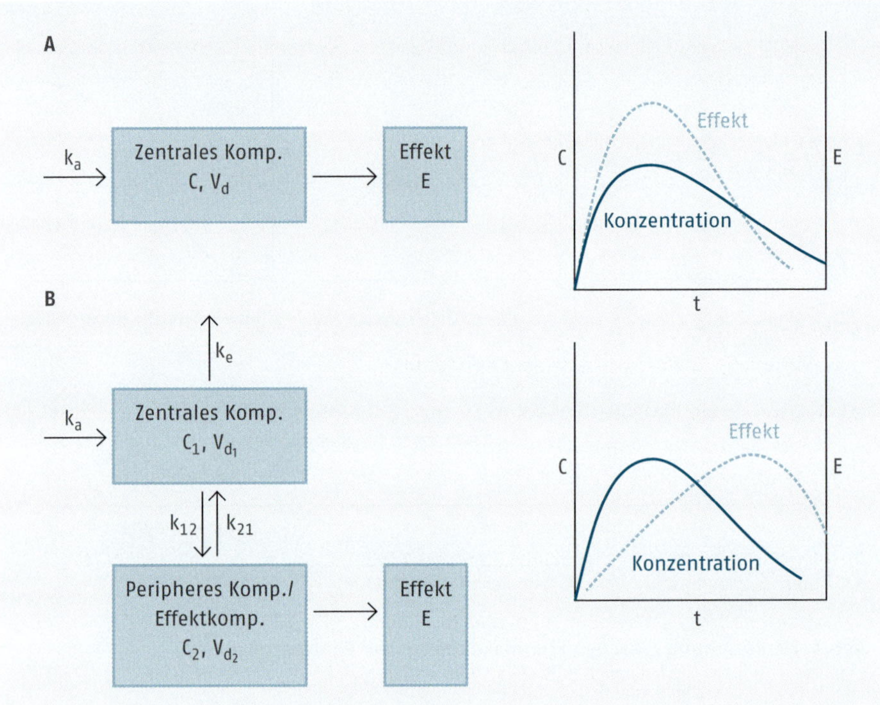

o Abb. 4.30 Möglichkeiten der Verknüpfung von Pharmakokinetik und Pharmakodynamik **A** direkte Verknüpfung, **B** indirekte Verknüpfung

Das PK/PD-Modelling wird in klinischen Studien bei der Neuentwicklung von Arzneistoffen zunehmend angewendet. Dabei können nicht nur Fragen der Dosisoptimierung durch Korrelation des zeitlichen Verlaufs der Wirkung mit dem Konzentrations-Zeit-Profil des Wirkstoffes bearbeitet werden. Darüber hinaus besteht prinzipiell die Möglichkeit, auf der Basis eines PK/PD-Modells den zeitlichen Verlauf des Effektes aus pharmakokinetischen Daten vorherzusagen.

Zusammenfassung

- Die pharmakokinetische Analyse wird auf der Grundlage von pharmakokinetischen Modellen durchgeführt. Darunter versteht man mathematische Beziehungen, die Konzentrations-Zeit-Verläufe im Organismus beschreiben.
- Bei physiologischen Modellen werden anatomische, physiologische und physikochemische Parameter berücksichtigt. Die Modelle bestehen aus einer Reihe von hinter- oder nebeneinander geschalteten physiologischen Kompartimenten, wie Organen oder Organsystemen. In diesen Kompartimenten bestimmen der Blutfluss und die Extraktionsrate den Konzentrations-Zeit-Verlauf.

- Bei Kompartimentmodellen wird der Organismus in einzelne Verteilungsräume (Kompartimente) unterteilt. In der Regel entsprechen diese nicht anatomischen Verteilungsräumen, sondern es handelt sich um alle Räume, in denen jeweils die Verteilung des Arzneistoffes gleichartig ist. Kompartimente werden durch die Konzentration und das Volumen charakterisiert.
- Da Eliminationsprozesse stattfinden, ist das pharmakokinetische Kompartiment offen. Bezüglich der Applikation des Arzneistoffes wird zwischen Kompartimenten ohne oder mit Absorption unterschieden.
- Bei einem Ein-Kompartiment-Modell erfolgt die Verteilung des Arzneistoffes sofort gleichmäßig in einem einzigen Verteilungsraum.
- Im Zwei- oder Mehrkompartiment-Modell verteilt sich der Arzneistoff zunächst in einem zentralen Kompartiment schnell und gleichmäßig. Ein anschließender mit anderer Geschwindigkeit ablaufender Stofftransfer erfolgt in ein weiteres peripheres Kompartiment.
- Aus den zugrunde gelegten Kompartimentmodellen können entsprechende Blutspiegelkurven abgeleitet werden. Aus diesen lassen sich die wichtigen pharmakokinetischen Parameter ermitteln.
- Die Pharmakokinetik bei Mehrfachdosierung ist durch eine Kumulation gekennzeichnet. Nach Erreichen des Gleichgewichtszustands oszilliert der Blutspiegel zwischen einem Minimalwert und einem Maximalwert. Den Abstand zwischen diesen Werten nennt man Fluktuation.
- Eine kompartimentunabhängige pharmakokinetische Analyse kann auf der Grundlage des Verweilzeitkonzepts durchgeführt werden. Es handelt sich um ein statistisches Modell, bei dem die Verweildauer des Arzneistoffes als Häufigkeitsverteilung angesehen wird.
- Das Pharmacokinetic/Pharmacodynamic (PK/PD)-Modelling stellt Beziehungen zwischen Pharmakokinetik und Pharmakodynamik her. Dabei werden zeitliche Konzentrationsänderungen mit dadurch hervorgerufenen Wirkungen des Arzneistoffes verknüpft.

4.4 Planung und Auswertung pharmakokinetischer Untersuchungen

4.4.1 Versuchsplanung

Bei der Versuchsplanung stehen folgende Fragen im Vordergrund:

- Anzahl und Auswahl der Versuchstiere oder Probanden,
- Wahl der Applikationsart,
- Dosierung,
- Art, Ort und Zeit der Probennahme,
- analytische Aspekte.

Die Entscheidungen hierzu werden weitgehend durch die Zielstellung der Untersuchung bestimmt. Die folgenden Hinweise beziehen sich vorrangig auf pharmakokinetische Grundversuche zur Charakterisierung des Absorptions- und Dispositionsverhaltens eines Wirkstoffs.

Versuchstiere. Es werden gesunde, genetisch weitgehend definierte Tiere verwendet, deren physiologischer Zustand (Alter, Gewicht usw.) dokumentiert wird und die unter Standardbedingungen gehalten werden (Haltung und Versuchsdurchführung gemäß Tierschutzgesetz). Etwa 12 h vor Versuchsbeginn erfolgt Nahrungsentzug.

Probanden. Für Humanuntersuchungen, die von einer Ethikkommission begutachtet und zugelassen sein müssen, dienen freiwillige Versuchspersonen, die vor ihrer schriftlichen Einverständniserklärung mündlich und schriftlich über alle denkbaren Risiken aufzuklären sind. Sie sollten 12 h vor dem Versuch fasten. Die Zahl der Probanden richtet sich wiederum nach der Zielstellung der Untersuchung. Repräsentative Aussagen, z. B. über die Bioäquivalenz verschiedener Präparate oder über verschiedene Einflussfaktoren, erfordern mindestens 16 Probanden und sollten den intraindividuellen Vergleich in einem Cross-over-Verfahren mit randomisierter Zuordnung ermöglichen (z. B. Methode der Lateinischen Quadrate). Bei einigen Studien kommt man mit einem Minimum von vier Individuen aus. Bei der Auswahl der Probanden ist auf eine möglichst homogene Gruppe zu achten, um die interindividuellen physiologischen Schwankungen zu minimieren und damit die Trennschärfe der Untersuchung zu erhöhen. Wichtige Gesichtspunkte sind dabei das Alter (Probanden zwischen 18 und 35 Jahren), das Geschlecht (Bevorzugung männlicher Probanden – zyklusabhängige Veränderungen treten nicht auf), das Körpergewicht, der Gesundheitsstatus, Einnahme anderer Medikamente (Vermeidung von Interaktionen), Alkohol- und ggf. Nicotinabusus.

Applikationsart. Die pharmakokinetischen Grunduntersuchungen sollten eine intravenöse Bolusinjektion zur exakten Erfassung der Dispositionsparameter und die Charakterisierung der Absorption nach peroraler Gabe einschließen. Mitunter sind auch Untersuchungen im steady state nach Mehrfachdosierung zweckmäßig.

Dosierung. In der Grunduntersuchung sollten drei verschiedene Dosierungen (die einfache, doppelte und achtfache Dosis) untersucht werden, um eine eventuelle Nichtlinearität zu erfassen. Dabei muss die höchste Dosis allerdings noch im subtoxischen Bereich liegen. Untersuchungen nach peroraler Gabe sollten möglichst mit Arzneistofflösungen begonnen werden, ehe das Absorptionsverhalten fester Arzneiformen geprüft wird. Zwischen den Versuchen an gleichen Individuen ist eine ausreichende Auswaschphase einzuhalten. Diese sollte mindestens den fünffachen Wert von MRT betragen, da in diesem Intervall >97 % des Arzneistoffs von der vorhergehenden Applikation eliminiert werden.

Probennahme. In der Regel werden bei pharmakokinetischen Untersuchungen die Plasmakonzentrationen gemessen. Je nach Fragestellung kommen hierfür jedoch auch Speichel und Urin als Untersuchungsmaterial infrage. In Tierversuchen lassen sich auch Gewebekonzentrationen, die Galleausscheidung und der Zeitverlauf der Gesamtmenge im Körper bestimmen. Eine optimale Versuchsplanung hat vor allem die Zahl und den Zeitpunkt der erforderlichen Probennahmen zu beachten. Hierbei spielen zwei Gesichtspunkte eine Rolle, die Modelldiskrimination (Annahme des richtigen Modells) und die fehlerfreie Parameterschätzung mit einer möglichst kleinen Zahl zeitlich optimal gewählter Blutproben. Das am häufigsten angewendete Verfahren zur Optimierung der Probennahme für eine möglichst genaue Parameterschätzung beruht auf einer Maximierung der Fischer'schen Informationsmatrix (D-optimaler Versuchsplan, s. Weiss 1990). Um auch genügend Informationen für eine Modellvalidierung zu erhalten, weichen die „praktischen“ Versuchspläne in der Weise von den D-optimalen ab, dass die Messpunkte über einen größeren Bereich verteilt sind. Für die Optimierung des Samplingschemas stehen Rechenprogramme zur Verfügung.

In der Praxis spielt allerdings das sequenzielle Vorgehen eine größere Rolle. Dieses beruht darauf, dass das Samplingschema aufgrund einer vorhergehenden Pilotstudie festgelegt wird. Dabei ist zu berücksichtigen, dass jede kinetische Phase durch mindestens drei Messpunkte repräsentiert ist, dass die Bereiche, in denen sich die Konzentrationen mit der Zeit besonders stark ändern, durch eine höhere Probendichte belegt sind (um z. B. $C_{p\,max}$ oder die schnelle Dispositionsphase genau zu erfassen) und dass zur Beschreibung der terminalen Eliminationsphase der Konzentrationsverlauf genügend lange verfolgt wird (mindestens bis 1/10 $C_{p\,max}$). Letztere Forderung setzt ausreichend sensitive analytische Methoden voraus (▸ Kap. 4.6).

4.4.2 Auswertung pharmakokinetischer Untersuchungen

Zur Auswertung pharmakokinetischer Primärdaten stehen heute verschiedene leistungsfähige Computerprogramme zur Verfügung, die vor allem eine Parameterschätzung durch nichtlineare Regression ermöglichen, z. B. die PC-Programme Win-NONLIN, Kinetika, TOPFIT 2.0 und SIPHAR/WIN.

Im Folgenden soll gezeigt werden, dass neben der nichtlinearen Regression auch einfache Rechenmöglichkeiten und graphische Analysen eine Parameterschätzung erlauben. Die Beschäftigung hiermit kann der Festigung des pharmakokinetischen Grundwissens dienen und setzt den Anwender von Computerprogrammen in die Lage, mit solchen Verfahren Startwerte für die Kurvenanpassung zu gewinnen bzw. an der Stelle per Hand weiterzurechnen, an der die Möglichkeiten seines Pharmakokinetikprogramms erschöpft sind. In diesem Zusammenhang ist zu beachten, dass die Anwendung von Computerprogrammen und die Interpretation der Ergebnisse Kenntnisse zum Programmablauf und zu den pharmakokinetischen Grundlagen voraussetzen.

Abschälverfahren

Dieses auch als Feathering-, Peeling-off- oder Residuen-Methode bezeichnete Verfahren beruht auf der schrittweisen Analyse der exponentiellen Kurvenphasen, deren Summe bei linearer Pharmakokinetik den Plasmaspiegelverlauf beschreibt:

$$C_p(t) = \sum_{i=1}^{n} C_i \cdot e^{-\lambda_i \cdot t} \quad \text{Gleichung 4.123}$$

Die Summe der Exponentialterme lautet z. B. im Fall der Bateman-Funktion mit $C_1 = C_2 = D \cdot F \cdot k_a/V_d\,(k_a - k_e)$ und $\lambda_1 = k_a$, $\lambda_2 = k_e$

$$C_p(t) = \frac{D \cdot F \cdot k_a}{V_d\,(k_a - k_e)}\,(e^{-k_a \cdot t} + e^{-k_e \cdot t}) \qquad \text{Gleichung 4.124}$$

und im Fall des Zwei-Kompartiment-Modells für die intravenöse Bolusinjektion mit $C_1 = a$, $C_2 = b$, $\lambda_1 = \alpha$, $\lambda_2 = \beta$

$$C_p(t) = a \cdot e^{-\alpha \cdot t} + b \cdot e^{-\beta \cdot t} \qquad \text{Gleichung 4.125}$$

sowie nach extravasaler Applikation mit $C_1 = C_p(0)$, $C_2 = a$, $C_3 = b$, $\lambda_1 = k_a$, $\lambda_2 = \alpha$, $\lambda_3 = \beta$

$$C_p(t) = -\,C_p(0) \cdot e^{-k_a \cdot t} + a \cdot e^{-\alpha \cdot t} + b \cdot e^{-\beta \cdot t} \qquad \text{Gleichung 4.126}$$

Unterscheiden sich die Parameter λ_i hinreichend voneinander (mindestens um den Faktor 3–5), so streben die Exponentialterme mit den größeren Exponenten λ_i nach genügend langer Zeit gegen 0, so dass der terminale Kurvenverlauf durch den Exponentialterm (n = z) mit dem kleinsten Exponenten λ_z (z. B. $\lambda_z = \beta$) bestimmt wird.

Graphische Analyse. Der terminale Teil der Plasmaspiegelkurve $C_p(t) = C_z \cdot e^{-\lambda z \cdot t}$, z. B. im Fall des Zwei-Kompartiment-Modells $C_p(t) = b \cdot e^{-\beta \cdot t}$, ergibt dementsprechend bei halblogarithmischer Darstellung eine Gerade $\ln C_p(t) = \ln C_z - \lambda_z \cdot t$ bzw. $\lg C_p(t) = \lg C_z - \lambda_z \cdot t/2{,}303$, z. B. im Fall des Zwei-Kompartiment-Modells die Gerade $\lg C_p(t) = \lg b - \beta \cdot t/2{,}303$ mit dem Ordinatenschnittpunkt lg b und dem Anstieg $-\beta/2{,}303$ (Abb. 4.31). Subtrahiert man die Konzentrations-Zeit-Werte des langsamsten Exponentialterms von den Messwerten $C_p(t)$, so erhält man die Differenzfunktion $C'(t) = C_p(t) - C_z \cdot e^{-\lambda_z t}$, z. B. im Fall des Zwei-Kompartiment-Modells bei extravasaler Applikation $C'(t) = C_p(t) - b \cdot e^{-\beta \cdot t} = -C_p(0) \cdot e^{-k_a \cdot t} + a \cdot e^{-\alpha \cdot t}$. Diese wird im terminalen Teil wiederum durch den Exponentialterm mit dem kleinsten Exponenten $C'(t) = C_{z-1} \cdot e^{-\lambda_{z-1} \cdot t}$ z. B. im Fall des Zwei-Kompartiment-Modells bei extravasaler Applikation durch $C'(t) = a \cdot e^{-\alpha \cdot t}$ bestimmt. Man erhält in diesem Beispiel bei halblogarithmischer Darstellung eine Gerade $\lg C'(t) = \lg a - \alpha \cdot t/2{,}303$ mit dem Ordinatenschnittpunkt lg a und dem Anstieg $-\alpha/2{,}303$. In diesem Fall erhält man schließlich als Differenz von $(a \cdot e^{-\alpha \cdot t} + b \cdot e^{-\beta \cdot t}) - C_p(t)$ den Exponentialterm für die Absorption $C''(t) = C_p(0) \cdot e^{-k_a \cdot t}$, der bei halblogarithmischer Darstellung eine Gerade $\lg C''(t) = \lg C_p(0) - k_a \cdot t/2{,}303$ mit dem Ordinatenschnittpunkt $\lg C_p(0)$ und dem Anstieg $-k_a/2{,}303$ ergibt.

Voraussetzungen für die Anwendbarkeit dieses Verfahrens, wie auch für die Verwendbarkeit entsprechender Computerprogramme, die auf dem Abschälen der jeweils terminalen log-linearen Regression beruhen (z. B. ESTRIP, STRIPE), sind $\lambda_1 \gg \lambda_2 \gg \ldots \gg \lambda_z$ und mindestens drei Messwerte für jede Kurvenphase. Andernfalls ist ein Datenfit mit Hilfe der nichtlinearen Regression erforderlich.

Log-lineare Regression. Die log-lineare Regression für jedes monoexponentielle Element der Plasmaspiegelkurve stellt die Basis für ein optimiertes Abschälverfahren dar. Sie dient darüber hinaus zur „modellunabhängigen" Schätzung der terminalen Abklingkons-

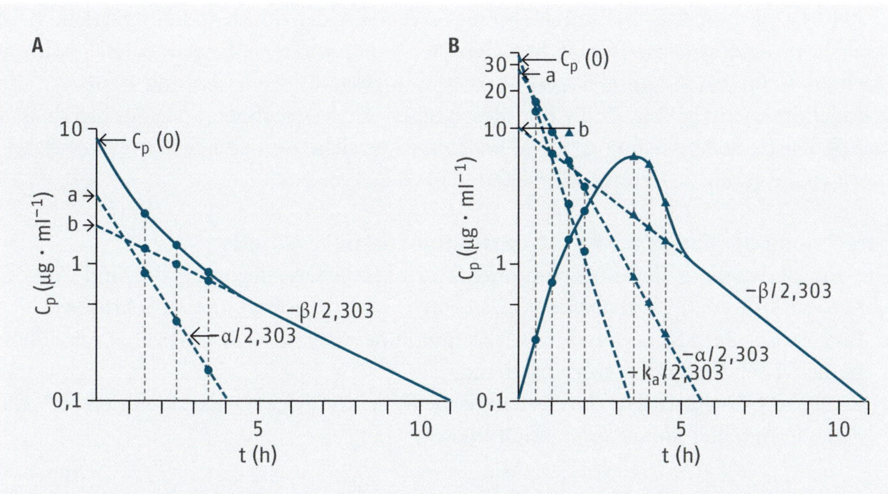

Abb. 4.31 Graphische Analyse von Plasmaspiegelkurven nach i. v. Bolusinjektion **A** und extravasaler Applikation, **B** mit dem Abschälverfahren (Zwei-Kompartiment-Modell)

tanten λ_z, mit deren Hilfe die Berechnung der Restflächen von AUC und AUMC durch analytische Integration erfolgen kann, und zur Bestimmung von V_z.

Aufgrund der in der Praxis auftretenden Streuungen der Messdaten liefert die graphische Methode nur grobe Schätzwerte der Kurvenparameter. Deshalb bedient man sich besser der Methode der kleinsten Abweichungsquadrate zur Berechnung einer Ausgleichgeraden (least squares fitting). Im Fall eines monoexponentiellen Kurvenverlaufs (log-lineare Regression) erhält man bei n Messwerten für den Anstieg der Ausgleichgeraden (z. B. λ_z, α, β, k_e oder k_a):

$$\lambda_z = \frac{[n \cdot \Sigma(t_i \cdot \ln C_{pi})] - (\Sigma t_i \cdot \Sigma \ln C_{pi})}{n \cdot \Sigma t_i^2 - (\Sigma t_i)^2} \qquad \text{Gleichung 4.127}$$

und für den Ordinatenschnittpunkt der Regressionsgeraden (z. B. C_z, $C_p(0)$, a oder b):

$$C_z = \frac{\Sigma \ln C_{pi} - \lambda_z \Sigma \ln C_{pi}}{n} \qquad \text{Gleichung 4.128}$$

Als Maß für die Güte der Anpassung wird der Korrelationskoeffizient herangezogen. Er kann im Fall einer monoexponentiellen Kurve nach

$$r = \frac{n \cdot \Sigma t_i \cdot C_{pi} - \Sigma t_i \cdot \Sigma \ln C_{pi}}{\sqrt{n \cdot \Sigma t_i^2 - (\Sigma t_i)^2} \cdot \sqrt{n \cdot \Sigma t_i^2 - (\Sigma \ln C_{pi})^2}} \qquad \text{Gleichung 4.129}$$

berechnet werden. Eine Kurvenanpassung in der Pharmakokinetik kann als akzeptabel betrachtet werden, wenn der für eine Irrtumswahrscheinlichkeit von 5 % und n – 2 Freiheitsgraden tabellierte Schwellenwert für r überschritten wird. Danach ist z. B. bei n – 2 = 3 und r = 0,9587 die Wahrscheinlichkeit, dass die Kurvenanpassung rein zufällig ist, kleiner als 1 %.

Bei Plasmaspiegelkurven mit mehreren exponentiellen Phasen wählt man in dem Bereich, in dem sich die jeweils benachbarten e-Funktionen überschneiden, mehrere Startpunkte für beide Regressionen unter graphischer Kontrolle aus und bestimmt die Korrelationskoeffizienten für die mit diesen Startwerten berechneten Steigungen (z. B. α und β). Die beste Anpassung an die Messdaten ist erreicht, wenn beide Korrelationskoeffizienten die geringste Irrtumswahrscheinlichkeit ausweisen.

Berechnung der Kurvenmomente durch numerische Integration

Die zur Berechnung der Kurvenmomente erforderlichen Flächen AUC und AUMC (▸ Kap. 4.3.3) aus den Wertepaaren (C_{pi}, t_i) bzw. ($C_{pi} \cdot t_i$, t_i) erfolgt in zwei Schritten:

- Berechnung der Fläche von 0 bis t_n (Zeitpunkt des letzten Messwertes C_{pn}) mit einem numerischen Integrationsverfahren und
- Ermittlung der Restfläche durch analytische Integration der zur Extrapolation verwendeten terminalen Monoexponentialfunktion von t_n bis t_∞.

Das in der Pharmakokinetik am häufigsten verwendete numerische Integrationsverfahren beruht auf der linearen **Trapezregel**. Dabei wird AUC bzw. AUMC von t_0 bis zum Zeitpunkt des letzten Messwertes t_n in einzelne Trapezflächen zerlegt, deren Summe AUC ($t_0 - t_n$) bzw. AUMC ($t_0 - t_n$) ergibt (○ Abb. 4.32)

$$AUC(t_0 - t_n) = \frac{1}{2} \sum_{i=1}^{n} (C_{pi-1} + C_{pi}) \cdot (t_i - t_{i-1})$$ Gleichung 4.130

$$AUMC(t_0 - t_n) = \frac{1}{2} \sum_{i=1}^{n} (C_{pi-1} \cdot t_{i-1} + C_{pi} \cdot t_i) \cdot (t_i - t_{i-1})$$ Gleichung 4.131

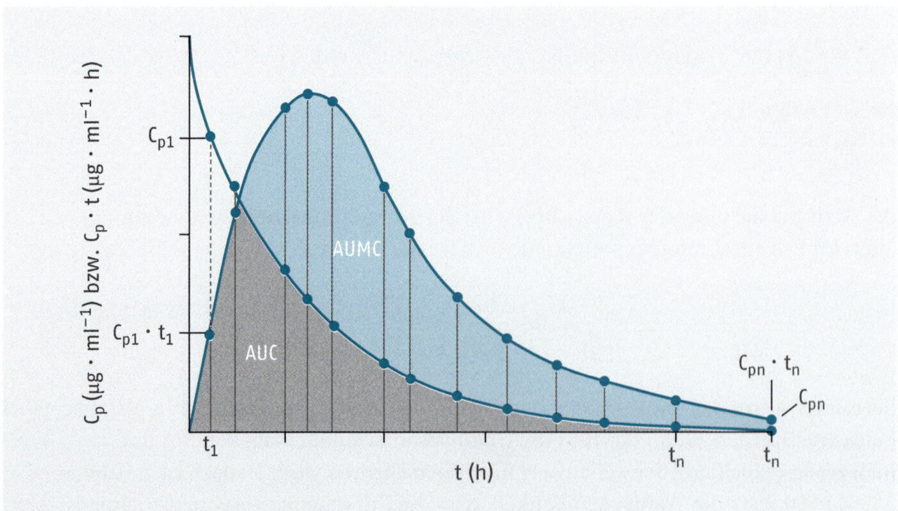

○ **Abb. 4.32** Bestimmung von AUC bzw. AUMC mit der Trapezregel

Die Restflächen von t_n bis t_∞ erhält man aus dem letzten Messwert C_{pn} und der terminalen Eliminationskonstanten λ_z mit Hilfe der integrierten Exponentialfunktion nach:

$$AUC(t_n - t_\infty) = \frac{C_{pn}}{\lambda_z}$$ Gleichung 4.132

$$AUMC(t_n - t_\infty) = \frac{t_n \cdot C_{pn}}{\lambda_z} + \frac{C_{pn}}{\lambda_z^2}$$ Gleichung 4.133

Nichtlineare Regression

Eine wichtige Methode zum Anpassen von Modellfunktionen M(t) an Messdaten $C_p(t)$ (Datenfit) und damit zum Schätzen pharmakokinetischer Parameter ist die nichtlineare Regressionsrechnung.

Allgemein kann man für eine Modellfunktion, die von der Zeit t als unabhängiger Variablen und den Parametern $p_1, p_2 \ldots p_k$ abhängig ist, $M(t) = f(t, p_1, p_2, \ldots, p_k)$ schreiben. Für die Beschreibung der Messdaten C_{pi} (i = 1, 2, …, n) zu den Zeitpunkten t_i kann folgende Modellfunktion zum Ansatz kommen:

$$C_{pi} = M_i + \varepsilon_i = M(t_i, p_1, p_2, \ldots, p_k) + \varepsilon_i$$ Gleichung 4.134

Dabei ist ε_i (i = 1, 2, …, n) der Fehler, der sich aus dem Messfehler, der biologischen Variabilität und zum Teil der falschen Modellwahl zusammensetzt. Er stellt die Differenz zwischen der gemessenen Konzentration C_{pi} und der aufgrund des Modells vorhergesagten Konzentration $M_i = M(t_i)$ dar. Die Bezeichnung nichtlineare Regression beruht darauf, dass das Modell hinsichtlich der Parameter (p) nichtlinear ist (z. B. hinsichtlich V_d und k_e), während Linearität in Bezug auf die Dosis D ein Zeichen für die Linearität des pharmakokinetischen Systems ist.

Schätzfunktion. Darunter versteht man eine Funktion, die eine Beziehung zwischen den Messdaten und den Schätzwerten der unbekannten Parameter herstellt. Am häufigsten verwendet man die Methode der kleinsten Abweichungsquadrate (LS, least squares). Die **LS-Schätzwerte** sind die Werte der Parameter, für die die Summe der Abweichungsquadrate des Modellansatzes

$$J_{LS} = \sum_{i=1}^{n} \left[C_{pi} - M(t_i, p_1, p_2, \ldots, p_k)\right]^2$$ Gleichung 4.135

ein Minimum aufweist.

Die LS-Schätzwerte stimmen mit den Maximum-likelihood-Schätzungen überein, wenn die Fehler ε_i normalverteilt sind und ihre Varianz konstant ist. Da der analytische Fehler von der Höhe der gemessenen Konzentration abhängt, ist die Varianz allerdings in der Regel nicht konstant. Dieses Problem kann durch die **ELS-Schätzung** (extended least squares), die in einigen Computerprogrammen zur Anwendung kommt, weitgehend umgangen werden. Dabei wird zusätzlich ein Varianzmodell der zufälligen Fehler σ_i^2 =

$V(t_i, p_1, p_2, \ldots, p_k, q)$ berücksichtigt, in dem q den Vektor der spezifischen Parameter des Varianzmodells bezeichnet. Die Funktion für die ELS-Schätzung lautet:

$$J_{ELS} = \sum_{i=1}^{n} \frac{\left[C_{pi} - M(t_i, p_1, p_2, \ldots, p_k)\right]^2}{V(t_i, p_1, p_2, \ldots, p_k, q)} + \ln V(t_i, p_1, p_2, \ldots, p_k, q)$$ Gleichung 4.136

Mit der ELS-Methode werden zusätzlich zu den pharmakokinetischen Modellparametern $p_1, p_2, \ldots, p_k$ die Parameter des Varianzmodells $\hat{q}$ geschätzt. Hierfür benötigt man ein A-priori-Varianzmodell, in dem man z. B. σ_i^2 als Potenzfunktion von M_i betrachtet:

$$\sigma_i^2 = \sigma^2 \cdot M^K(t_i, p), \; p = (p_1, \ldots, p_k)^T$$ Gleichung 4.137

In diesem Fall ist q = (σ, K)T.

Eine weitere Möglichkeit der Parameterschätzung trägt dem Problem der Varianzungleichheit durch eine Wichtung der Daten Rechnung (WLS, weighted least squares). Die Funktion der **WLS-Schätzung** lautet:

$$J_{WLS} = \sum_{i=1}^{n} W_i\left[C_{pi} - M(t_i, p_1, p_2, \ldots, p_k)\right]^2$$ Gleichung 4.138

In diesem Fall wird nur dann eine Maximum-likelihood-Schätzung erhalten, wenn die Varianzen bekannt sind und daraus die Wichtungsfaktoren ($W_i = 1/\sigma_i^2$) ermittelt werden können. Dabei stehen verschiedene empirische Wichtungsfaktoren zur Auswahl (z. B. $W_i = 1 / C_i$ oder $W_i = 1 / C_i^2$). In einigen Computerprogrammen werden die Wichtungsfaktoren als Funktion der Parameterwerte nach jeder Iteration neu bestimmt (**IRLS-Methode**, iteratively reweighted least squares). Die Probleme einer ungeeigneten Wichtung, die zu systematischen Fehlern bei der Parameterschätzung führt, können am ehesten durch die ELS-Schätzung umgangen werden.

Optimierungsmethoden. Diese dienen dazu, die Kombination von Parameterwerten zu finden, die zu einer Minimierung der Schätzfunktion (Minimierung der Fehlerquadratsumme) führt. Die Optimierungsmethoden beruhen in der Regel darauf, dass ausgehend von einer Zielfunktion $J(p_1, p_2, \ldots, p_k)$ und einem Startpunkt p_0 durch Iterationen nach dem Prinzip trial and error mit einem bestimmten Suchalgorithmus ein sequentielles Durchsuchen des k-dimensionalen Parameterraums aller Kombinationen von Parameterwerten p_i ($i = 1, 2, \ldots, k$) erfolgt. Die verwendeten Suchalgorithmen lassen sich in direkte Suchverfahren, Gradientenverfahren und stochastische Suchverfahren unterteilen. Das einfachste **direkte Suchverfahren** ist die Gittermethode. Die Zielfunktion wird hierbei an jedem Gitterpunkt der vorgegebenen Umgebung des Startpunktes (Parameterraum) berechnet. Der Gitterpunkt mit dem kleinsten Wert der Schätzfunktion dient ausschließlich als neuer Startpunkt und die Gittermaschen werden verkleinert. Das Verfahren ist zuverlässig, aber langsam. Eine effektivere Suchmethode ist das Simplexverfahren, bei dem die Zielfunktion an den Eckpunkten eines Polyeders berechnet und der Eckpunkt mit dem ungünstigsten Wert durch sein Spiegelbild ersetzt wird.

Bei den **Gradientenmethoden** verläuft die Suchrichtung längs des steilsten Abfalls der Zielfunktion im Parameterraum. Viele Gradientenverfahren sind von der Gauß-Newton-Methode abgeleitet. Nachteilig ist, dass bei diesen Methoden Startpunkte p_0 in der Nähe des Optimums erforderlich sind.

Bei den **stochastischen Suchmethoden** wird die Richtung im Parameterraum zufällig gewählt (Evolutionsstrategie). Diese robusten Methoden werden bisher in der Pharmakokinetik nur wenig verwendet.

Startwerte für die Parameteroptimierung werden am häufigsten durch das Abschälverfahren ermittelt. In einigen Computerprogrammen ist dieses der Optimierung vorgeschaltet. Vorteilhafter als ein automatisches Verfahren ist eine Dialogmethode, die dem Benutzer die Möglichkeit bietet, in die Schätzung der Startwerte einzugreifen.

Populationspharmakokinetik

■ **DEFINITION** Die **Populationspharmakokinetik** beschäftigt sich mit den pharmakokinetischen Parametern in speziellen Patientenpopulationen (z. B. Säuglinge, Erwachsene, geriatrische Patienten, Dialysepatienten, Raucher, Patienten mit Leberfunktionsstörungen, Herz- bzw. Niereninsuffizienz usw.).

Sie verfolgt zwei wesentliche **Zielstellungen:**

1. Ermittlung von Populationsmittelwerten und deren Varianzen für die Anwendung im Rahmen der Bayes-Methode und Erstellung von Dosierungsschemata unter Einbeziehung des Therapeutischen Drug Monitoring (TDM).
2. Ermittlung von patientenspezifischen Einflussfaktoren auf die Pharmakokinetik (Ermittlung von Kovariaten: z. B. Alter, Gewicht, Geschlecht, Kreatinin-Clearance usw.). Die hohe pharmakokinetische Variabilität einer großen Population kann bei bekannten Kovariaten und Unterteilung in entsprechende Subpopulationen zum Zweck der Dosisoptimierung reduziert werden (○ Abb. 4.33).

In der klinischen Pharmakokinetik kommen zwei **Konzepte der Populationspharmakokinetik** zur Anwendung:

- die Zwei-Stufen-Methode (two-stage-method) und
- die populationspharmakokinetische Datenanalyse.

Bei der **Zwei-Stufen-Methode** werden in der 1. Stufe zur Ermittlung der pharmakokinetischen Eigenschaften eines Arzneimittels gewöhnlich aus den Plasmaspiegelkurven einer Normal- und Patientenpopulation die Individualparameter geschätzt. In der 2. Stufe werden daraus Mittelwerte und Varianzen berechnet, die als Populationsparameter verwendet werden können. Diese Daten werden dann auf Beziehungen zwischen patientenspezifischen Faktoren (Kovariaten) und pharmakokinetischen Parametern untersucht. Hierzu werden geeignete statistische Verfahren, wie Regressions- oder Korrelationsanalyse verwendet. Bei der **populationspharmakokinetischen Datenanalyse** werden im Unterschied zur Zwei-Stufen-Methode alle gemessenen Konzentrationen aus der Population simultan einer Datenanalyse unterzogen. Dieses Verfahren erfordert zwar einen enormen Rechenaufwand, hat jedoch den Vorteil, dass Einzelwerte aus der klinischen Routine einbezogen werden können. Da keine individuellen Parameter geschätzt werden, ist es unerheblich,

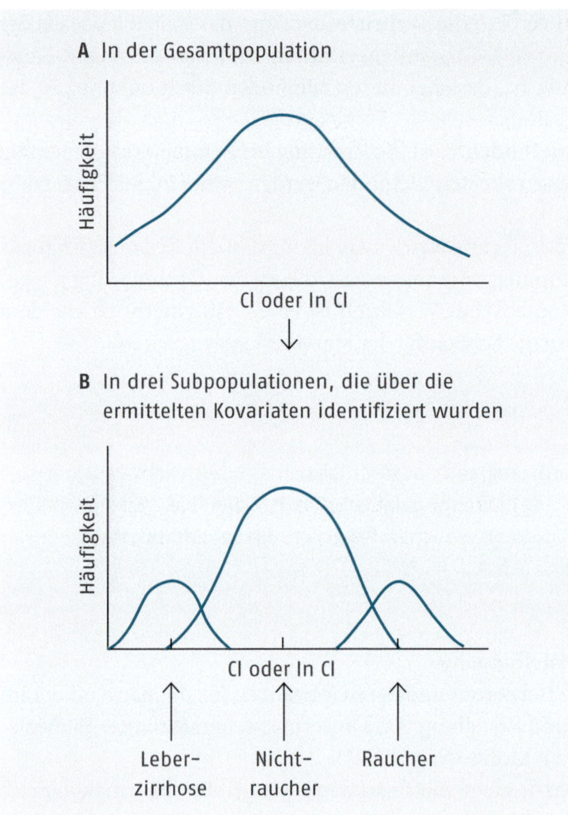

Abb. 4.33 Häufigkeitsverteilung der Gesamtclearance eines Arzneistoffs in einer großen Gesamtpopulation und in drei verschiedenen Subpopulationen. Nach Jaehde et al.

wie viele Messwerte pro Patient vorliegen. Dies spielt eine Rolle bei Patienten, denen häufige Blutentnahmen nicht zugemutet werden können (z. B. Früh- und Neugeborene, Intensiv- und Tumorpatienten). Die Entnahmezeitpunkte müssen allerdings genau dokumentiert sein.

Mit populationspharmakokinetischen Methoden lassen sich bereits in Phase III der Klinischen Prüfung über die Ermittlung von Kovariaten (patientenspezifische Faktoren) verschiedene Patientensubpopulationen identifizieren, bei denen wegen einer stark abweichenden Pharmakokinetik andere Dosierungen eingesetzt werden müssen (Abb. 4.33).

Aussagen über die interindividuelle Variabilität pharmakokinetischer Parameter sind neben den mittleren Populationsparametern eine wichtige Grundlage für die **Dosisindividualisierung in der Pharmakotherapie.** Zur Berücksichtigung der interindividuellen Variabilität wird die Modellfunktion der nichtlinearen Regression, Gleichung 4.134, für den Plasmaspiegel C_{pij} zum Zeitpunkt t_{ij} am Individuum j erweitert:

$$C_{pij} = M(t_{ij}, p_j) + \varepsilon_{ij} \qquad \text{Gleichung 4.139}$$

$$i = 1,2,\ldots,n_j\,;\; j = 1,2,\ldots,N$$

Die Modellparameter sind hier in dem Parametervektor $p_j = (p_1, p_2, \ldots, p_{kj})^T$ zusammengefasst. Der Populationsmittelwert der Parameter (μ_p) wird durch $\hat{\mu}_p = \bar{p}$ geschätzt.

Die Datenanalyse erfolgt am häufigsten mit dem „Nonlinear Mixed Effect Model“ (Sheiner et al. 1977), das als Computerprogramm **NONMEM** verfügbar ist. Die Methode differenziert zwischen Populationsparametern, die feste Effekte, und solchen, die Zufallseffekte, beschreiben:

- Mixed-Effect-Parameters:
  - Populationsmittelwerte, z. B. für Cl und V_d,
  - patientenspezifische Faktoren (Kovariaten),
- Random-Effect-Parameters:
  - interindividuelle Populationsvarianzen, z. B. für Cl und V_d,
  - intraindividuelle Restvarianzen, z. B. durch tageszeitliche Schwankungen,
  - fehlende Bioäquivalenz von Arzneiformen und Messfehler.

Mit dem „Nonlinear Mixed Effect Model“ (NONMEM) lassen sich Populationsparameter schätzen, die Abhängigkeit pharmakokinetischer Parameter von physiologischen Größen untersuchen und Vorhersagen zur individuellen Pharmakokinetik auf der Basis der Populationswerte und der Messung weniger individueller Plasmaspiegel mit Hilfe der **Bayes'schen Schätzung** vornehmen.

Dabei wird ein Parameter p_j des Individuums j als Summe aus dem Mittelwert von p (μ_p) und einer zufälligen Abweichung η_j betrachtet:

$$p_j = \mu_p + \eta_j \qquad \text{Gleichung 4.140}$$

Linearisiert man danach ◘ Gleichung 4.139 durch eine Taylor-Entwicklung in den zufälligen Abweichungen, so kann eine ELS-Schätzung vorgenommen werden. Diese liefert Schätzwerte der Populationsmittelwerte, der intraindividuellen Varianz (zufällige Messfehler usw.) und der interindividuellen Varianz. Im Fall von biexponentiellen Dispositionskurven lautet z. B. die Modellfunktion:

$$M_{ij} = D_j\left(a_j \cdot e^{-\alpha_j \cdot t_{ij}} + b_j \cdot e^{-\beta_j \cdot t_{ij}}\right) \qquad \text{Gleichung 4.141}$$

und der Ansatz für die interindividuelle Variabilität der Parameter, z. B.

$$\ln\left(a_j\right) = \ln a + \eta_j \qquad \text{Gleichung 4.142}$$

(analog auch für b, α und β).

Ein Vorteil der NONMEM-Methode beruht auf der Möglichkeit, den Zusammenhang zwischen pharmakokinetischen Parametern und physiologischen Kenngrößen (z. B. Kreatinin-Clearance, Körpermasse und Leberfunktion) zu analysieren. Sheiner und Beal (1981) definierten deshalb das Konzept der **Populationspharmakokinetik** als *„typische Beziehungen zwischen Physiologie und Pharmakokinetik, sowie die interindividuelle Variabilität in diesen Beziehungen und deren restliche, nicht erklärbare intraindividuelle Variabilität“*.

Theoretische Konzepte der Dosierungsoptimierung gehen von bekannten individuellen Parametern oder von den Populationsmittelwerten aus. Sie liefern Dosierungsschemata für den einzelnen Patienten bzw. für den „Durchschnittspatienten“ auf der Basis einer am optimalen Konzentrations-Zeit-Profil orientierten Dosierungsoptimierung oder für die Grundgesamtheit auf der Basis der interindividuellen Variabilität als Populationscharakteristik.

Größere Bedeutung für die **Dosisindividualisierung** in der klinischen Praxis hat die Dosierungsoptimierung auf der Grundlage von Kontrollmessungen des Plasmaspiegels oder der Effekte (**Therapeutic Drug Monitoring** = **TDM**; ▸Kap. 4.7).

Das Problem der Dosisindividualisierung besteht in der Praxis vor allem darin, dass eine exakte Dosierungsberechnung auf der Grundlage einer vollständigen Charakterisierung der Pharmakokinetik (deterministisches Verfahren) für die klinische Routine zu aufwendig und für die Patienten mitunter zu belastend ist. Von Interesse sind daher Methoden, die ausreichende pharmakokinetische Informationen aus möglichst wenigen Messwerten liefern, z. B. aus ein oder zwei Plasmaspiegelbestimmungen nach einer Initialdosis (Ein- und Zwei-Punkt-Methode). In den vergangenen Jahren haben **Bayes'sche Schätzverfahren** Eingang in die klinische Pharmakokinetik gefunden, die neben den Kontrollwerten zusätzlich Populationsparameter zur Vorhersage individueller pharmakokinetischer Parameter heranziehen.

Mit dem **Bayes-Theorem** kann der wahrscheinlichste Wert für pharmakokinetische Parameter (in der Regel für Cl_{tot} und V_d) geschätzt werden. Das Bayes-Theorem beruht auf den Axiomen der Wahrscheinlichkeit. In der Bayes-Statistik betrachtet man den gesuchten Parameter als Zufallsvariable und sucht die Wahrscheinlichkeitsverteilung (Wahrscheinlichkeitsdichte) der Parameter vor dem Hintergrund der bestimmten Stichprobenwerte. Zunächst werden ohne Berücksichtigung von Messwerten für ein Individuum Parameter angenommen, die den Erfahrungswerten (Populationsmittelwert und Varianz) entsprechen (= **A-priori-Wahrscheinlichkeit**). Liegen Messwerte von Plasmaspiegeln des gleichen Individuums vor, so gehen diese in die Berechnung der Wahrscheinlichkeit ein und man erhält eine sog. **A-posteriori-Wahrscheinlichkeit**. Je mehr individuelle Messwerte vorliegen, desto geringer ist der Einfluss der Populationsmittelwerte auf die A-posteriori-Wahrscheinlichkeit. Letztere wird nach Abschluss der Datenanalyse zur A-priori-Wahrscheinlichkeit für zukünftige Datenanalysen (entsprechend dem Prinzip: „Lernen durch Erfahrung“) und zur Berechnung der individuellen Dosis herangezogen.

Das Bayes-Verfahren ist immer dann vorteilhaft, wenn nur wenige individuelle Beobachtungswerte aber Populationsdaten vorliegen und Parameterschätzungen nach komplizierten pharmakokinetischen Modellen (z. B. Bateman-Funktion oder Zwei-Kompartiment-Modell) vorzunehmen sind. Die Bayes'schen Schätzwerte der pharmakokinetischen Parameter p_i erhält man durch Minimierung folgender Funktion:

$$J_B = \sum_{i=1}^{k} \frac{(\overline{p}_i - p_i)^2}{s_{pi}^2} + \sum_{i=1}^{k} \frac{\left[C_{pi} - M(t_i, p)\right]^2}{\sigma_i^2}$$ Gleichung 4.143

Dabei sind $\overline{p}$ und s_{pi}^2 ($i = 1, 2, \ldots, k$) die Populationsmittelwerte und Varianzen der k Modellparameter, C_{pi} die gemessenen n individuellen Plasmaspiegel (meist $n < 3$), $M(t_i, p)$ die mit dem Parametersatz p_i berechneten Plasmaspiegel und σ_i^2 die Varianz des gemessenen i-ten Plasmaspiegels.

Im Vergleich zur einfachen Summe der gewichteten Abweichungsquadrate weist die Funktion in ○ Gleichung 4.143 einen zusätzlichen Term auf, der die Summe der Abweichungsquadrate der geschätzten Parameter vom Populationsmittelwert darstellt. Aus ○ Gleichung 4.143 geht hervor, dass die Populationsparameter in den Hintergrund treten, wenn mehr Messwerte zur Verfügung stehen.

Für die Schätzung der Populationsparameter $\overline{p}$ und s_{pi}^2 kann die NONMEM-Methode verwendet werden. Computerprogramme mit der Bayes-Methode als Option im Rahmen des TDM (Bayesian fitting) werden zur Berechnung individualisierter Dosierungen kommerziell angeboten.

Zusammenfassung

- Die pharmakokinetische Analyse erfordert eine gewissenhafte Versuchsplanung und seriöse Auswertung der erhaltenen Daten.
- Die Versuchsplanung wird weitgehend durch die Zielstellung der Untersuchung bestimmt. Sie umfasst die Auswahl der Versuchstiere oder Probanden, die Wahl der Applikationsart, die Festlegung der Dosierung, die Art und Zeit der Probenentnahme sowie die anzuwendenden analytischen Verfahren.
- Zur Auswertung pharmakokinetischer Daten werden verschiedene mathematische und statistische Verfahren herangezogen. Die entsprechenden Berechnungen werden mit Hilfe von geeigneten Computerprogrammen vorgenommen.
- Mittels Abschälverfahren werden Blutspiegelkurven zerlegt, damit die z.T. gleichzeitig ablaufenden pharmakokinetischen Einzelprozesse charakterisiert werden können.
- Eine wichtige Methode zum Anpassen von Modellfunktionen an Messdaten und damit zum Schätzen pharmakokinetischer Parameter ist die nichtlineare Regressionsrechnung.
- Die Kurvenmomente werden durch numerische Integration berechnet. Ein häufiges Verfahren beruht auf der Trapezregel.
- Die Populationspharmakokinetik charakterisiert die pharmakokinetischen Parameter in verschiedenen Patientenpopulationen. Indem bestimmte physiologische Parameter der Patienten berücksicht werden, wird die Variabilität der pharmakokinetischen Parameter in das pharmakokinetische Modell mit einbezogen.

4.5 Pharmakokinetische Parameter

Im Folgenden wird eine zusammenfassende Übersicht über die am häufigsten verwendeten pharmakokinetischen Kenngrößen gegeben.

4.5.1 Kenngrößen der Elimination

Eliminations- und Dispositionskonstanten. Eine zeitlich konstante Eliminationsrate ist nur im Fall des Ein-Kompartiment-Modells gegeben, das durch eine monoexponentielle Dispositionskurve gekennzeichnet ist. Die **Eliminationskonstante** lässt sich dementsprechend beim Ein-Kompartiment-Modell aus dem Anstieg der durch log-lineare Regression approximierten Ausgleichgeraden schätzen:

$$k_e = \frac{\ln C_{p1} - \ln C_{p2}}{t_2 - t_1} \quad \text{Gleichung 4.144}$$

Nach extravasaler Applikation ergibt sich k_e in der Regel aus dem monoexponentiell abfallenden terminalen Teil der Bateman-Funktion. Allerdings ist zu beachten, dass in seltenen Fällen $k_e > k_a$ sein kann und eine sog. **Flip-Flop-Kinetik** gegeben ist (▸ Kap. 4.3.2). Deshalb sollte im Rahmen pharmakokinetischer Grunduntersuchungen nach Möglichkeit zunächst das Dispositionsverhalten des Wirkstoffs (nach i. v. Applikation) geklärt werden.

Im Fall des Zwei-Kompartiment-Modells sind aus dem Plasmaspiegelverlauf, z. B. durch das Abschälverfahren, die **Dispositionskonstanten** α und β direkt zugänglich. Diese werden auch als phänomenologische Konstanten bezeichnet, da es sich um **Hybridkonstanten** handelt, die nicht eindeutig einem bestimmten pharmakokinetischen Prozess zugeordnet werden können. Die Modellparameter k_e, k_{12} und k_{21}, die auch als **Transfer-** oder **Mikrokonstanten** bezeichnet werden, lassen sich aus α, β und den fiktiven Anfangswerten a und b (Ordinatenschnittpunkte der beiden Exponentialterme) mit Hilfe der ○ Gleichung 4.70 bis ○ Gleichung 4.72 berechnen. Bei Zwei- und Mehr-Kompartiment-Modellen erreicht die spezifische Eliminationsrate erst in der terminalen Dispositionsphase einen konstanten Wert. Aus dem terminalen log-linearen Abfall der Plasmaspiegelkurve kann praktisch kompartimentmodellunabhängig die **terminale Dispositionskonstante** λ_z, die auch als Abklingkonstante bezeichnet wird, ermittelt werden, die in der Regel vorrangig von der Elimination geprägt wird.

Clearance. Die Gesamtkörperclearance (totale Clearance, Cl_{tot}) ist ein zeitunabhängiger Eliminationsparameter (Definition, ▸ Kap. 4.3.2). Sie lässt sich „modellunabhängig" nach

$$Cl_{tot} = \frac{D}{AUC}$$ Gleichung 4.145

oder nach konstanter intravenöser Dauerinfusion mit der Infusionsgeschwindigkeit ${}^{0}k_{in}$ aus der Plateaukonzentration C_p^{ss} (Steady-state-Konzentration) bestimmen:

$$Cl_{tot} = \frac{{}^{0}k_{in}}{C_p^{ss}}$$ Gleichung 4.146

Im Ein-Kompartiment-Modell gilt die Beziehung:

$$Cl_{tot} = k_e \cdot V_d$$ Gleichung 4.147

Bei peroraler Mehrfachdosierung gilt unter Berücksichtigung des durchschnittlichen Steady-state-Plasmaspiegels und des Dosierungsintervalls τ:

$$Cl_{tot} = \frac{D \cdot F}{\tau \cdot C_p^{ss}}$$ Gleichung 4.148

Im Fall des Zwei-Kompartiment-Modells gelten aufgrund des zeitabhängigen Verteilungsvolumens und der spezifischen Eliminationskoeffizienten die Beziehungen:

$$Cl_{tot} = k_e^{ss} \cdot V_{dss}$$ Gleichung 4.149

und

$$Cl_{tot} = \lambda_z \cdot V_z \qquad \text{Gleichung 4.150}$$

Halbwertszeit und mittlere Verweildauer. Die Popularität der Halbwertszeit $t_{1/2}$ resultiert aus ihrer Anschaulichkeit. Sie ist ein Parameter der Exponentialfunktion und charakterisiert Dispositionskurven, die monoexponentiell abklingen. Nur Geschwindigkeitskonstanten 1. Ordnung haben eine konzentrationsunabhängige Halbwertszeit. Im Ein-Kompartiment-Modell gilt für die **Eliminationshalbwertszeit**:

$$t_{1/2} = \frac{\ln 2}{k_e} = \frac{0{,}693}{k_e} \qquad \text{Gleichung 4.151}$$

In Mehr-Kompartiment-Modellen erhält man die **terminale Halbwertszeit** aus der Abklingkonstanten λ_z nach der Beziehung:

$$t_{1/2z} = \frac{\ln 2}{\lambda_z} \qquad \text{Gleichung 4.152}$$

Die **mittlere Verweilzeit** (MRT = mean residence time) als arithmetischer Mittelwert der Verweilzeiten aller Moleküle hängt von V_{dss} und Cl_{tot} ab und kann als empirische Kenngröße für jede Kurve $C_p(t)$ aus AUC und AUMC berechnet werden:

$$MRT = \frac{V_{ss}}{Cl_{tot}} = \frac{AUMC}{AUC} \qquad \text{Gleichung 4.153}$$

4.5.2 Verteilungsvolumen

Das Verteilungsvolumen ist für die meisten Wirkstoffe eine fiktive Größe, für die häufig der Begriff „scheinbares Verteilungsvolumen" verwendet wird (apparent volume of distribution), da es sich um kein geometrisches Volumen handelt. Da das Verteilungsvolumen definitionsgemäß als das Verhältnis zwischen der Wirkstoffmenge im Organismus und der Referenzkonzentration angesehen werden kann,

$$V_d(t) = A(t)/C_p(t) \qquad \text{Gleichung 4.154}$$

resultiert, z. B. bei starker Gewebebindung oder Anreicherung der Substanz in lipophilen Strukturen im extravasalen Raum, ein relativ kleiner C_p-Wert und ein großer Wert für V_d.

Ein einheitliches Verteilungsvolumen existiert nur im Fall des Ein-Kompartiment-Modells. Dieses lässt sich nach intravenöser Bolusinjektion mit Hilfe folgender Beziehungen berechnen:

$$V_d = \frac{D}{C_p(0)} \text{ bzw. } V_d = \frac{D}{k_e \cdot AUC} \qquad \text{Gleichung 4.155}$$

Es ist allerdings zu beachten, dass im Regelfall nach intravenöser Applikation der Verteilungsvorgang nicht vernachlässigt werden kann, so dass die Annahme eines Ein-Kompartiment-Modells nach intravenöser Bolusinjektion eine grobe Vereinfachung darstellt.

Nach extravasaler Applikation ist die Schätzung des Verteilungsvolumens problematisch, da der genaue Wert der Bioverfügbarkeit F bekannt sein muss:

$$V_d = \frac{D \cdot F}{k_e \cdot AUC} \qquad \text{Gleichung 4.156}$$

In Mehr-Kompartiment-Modellen ist von einem dynamischen Verteilungsvolumen auszugehen:

$$V_d(t) = \frac{A(t)}{C_p(t)} = \frac{D \cdot [AUC - AUC(t)]}{C_p(t) \cdot AUC} \qquad \text{Gleichung 4.157}$$

Die Zeitabhängigkeit $V_d(t)$ ist dadurch bedingt, dass V_d ausgehend vom initialen Wert $V_d(0)$, der mit dem **Volumen des zentralen Kompartiments** identisch ist,

$$V_d(0) = V_c = V_{d1} = \frac{D}{C_p(0)} \qquad \text{Gleichung 4.158}$$

anwächst und sich schließlich asymptotisch dem **terminalen Gleichgewichtsverteilungsvolumen** (V_z) nähert:

$$V_z = \frac{Cl_{tot}}{\lambda_z} \qquad \text{Gleichung 4.159}$$

$$V_d(0) \leq V_d(t) \leq V_z \qquad \text{Gleichung 4.160}$$

Im Zwei-Kompartiment-Modell gilt z. B.:

$$V_{d\beta} = \frac{Cl_{tot}}{\beta} \qquad \text{Gleichung 4.161}$$

Da die totale Clearance als Quotient aus Dosis und AUC ausgedrückt werden kann, wird das terminale Gleichgewichtsverteilungsvolumen häufig auch als V_{darea} bezeichnet:

$$V_{darea} = V_{d\beta} = \frac{D}{AUC \cdot \beta} = \frac{Cl_{tot}}{\beta} \qquad \text{Gleichung 4.162}$$

Im steady state besteht ein Gleichgewicht zwischen dem Wirkstofftransfer vom zentralen in das periphere Kompartiment und vom peripheren in das zentrale Kompartiment:

$$A_1 \cdot k_{12} = A_2 \cdot k_{21} \qquad \text{Gleichung 4.163}$$

Unter diesen Bedingungen gilt für das **Steady-state-Verteilungsvolumen**, dessen Höhe zwischen V_c und V_z liegt:

$$V_{dss} = V_c + V_{d2} = V_c\,(1 + k_{12}/k_{21}) = \frac{a \cdot \beta^2 + b \cdot \alpha^2}{(a \cdot \beta + b \cdot \alpha)^2} \cdot D \qquad \text{Gleichung 4.164}$$

Auf die „modellunabhängige" Berechnung von V_{dss} wurde bereits eingegangen (▸ Kap. 4.3.3).

Das manchmal in der pharmakokinetischen Literatur aus dem extrapolierten Ordinatenschnittpunkt b und der Dosis geschätzte Verteilungsvolumen

$$V_{dextrap} = \frac{D}{b} \qquad \text{Gleichung 4.165}$$

berücksichtigt nicht die Verteilungsphase (analog zum Ein-Kompartiment-Modell) und liefert zu hohe Werte für V_d.

4.5.3 Kenngrößen der Absorption

Die Analyse der Plasmaspiegelkurven nach extravasaler Applikation, die aus dem Invasionsprozess (Dissolution und Absorption) und dem Dispositionsprozess (Verteilung und Elimination) resultieren, erfordert allgemein zusätzliche Informationen zum reinen Dispositionsverhalten, die durch Analyse der Konzentrations-Zeit-Kurve nach intravenöser Bolusinjektion gewonnen werden.

4

Invasionsrate

Dekonvolution. Die Bestimmung der Invasionsrate ist ein wichtiges Anwendungsgebiet der numerischen Dekonvolution, deren Prinzip im Folgenden kurz beschrieben werden soll. Lineare Systeme (Systeme, die durch lineare Differenzialgleichungen beschrieben werden können) lassen sich nach der Systemtheorie vollständig durch ihre Antwort auf einen Eingangsimpuls (δ-Stoß; z. B. i. v. Bolusinjektion), die auch als Impulsantwort bezeichnet wird, beschreiben. Wenn die Impulsantwort $h(t) = H[\delta(t)]$, die für das pharmakokinetische System nach intravenöser Bolusinjektion der Dosis D_{iv} durch die Dispositionskurve

$$h(t) = \frac{C_{p\,iv}(t)}{D_{iv}} \qquad \text{Gleichung 4.166}$$

repräsentiert wird, bekannt ist, kann die Antwort des Systems auf jede beliebige Inputfunktion (Invasionsfunktion) vorhergesagt werden. Bei bekannter Impulsantwort h(t) und der Invasion I(t) als Inputfunktion resultiert die Outputfunktion

$$y(t) = \int_0^t h(t-t')\,I(t')\,dt' \qquad \text{Gleichung 4.167 a}$$

die man als **Konvolution** (Faltung) der Funktionen h(t) und I(t) bezeichnet und durch

$$y(t) = h(t) * I(t) \qquad \text{Gleichung 4.167 b}$$

beschreibt.

Für y(t) kann hier z. B. $C_p(t)$, die Urinausscheidungsrate oder der Effektverlauf eingesetzt werden. Die Plasmaspiegelkurve $C_{p\,ex}(t)$, als Antwort des Systems auf eine Invasionsfunktion I(t), kann danach durch die Beziehung

$$C_{p\,ex}(t) = \frac{\int_0^t C_{p\,iv}(t - t')\,I(t')\,dt'}{D_{iv}}$$ Gleichung 4.168

beschrieben werden.

Bei der Analyse der Invasion I(t) aus den gemessenen Konzentrationsverläufen $C_{p\,ex}(t)$ und $C_{p\,iv}(t)$ nach extravasaler Gabe und intravenöser Bolusinjektion ist die inverse Operation, die als **Dekonvolution** (Entfaltung) bezeichnet wird, von Interesse. Diese wird durch

$$I(t) = y(t)//h(t)$$ Gleichung 4.169

beschrieben.

Aus der Invasionsrate (vgl. Gleichung 4.168)

$$I(t) = \frac{C_{p\,ex}(t)//C_{p\,iv}(t)}{D_{iv}}$$ Gleichung 4.170

erhält man den Prozentsatz der Dosis (D_{ex}), der bis zum Zeitpunkt t absorbiert ist:

$$\frac{A_{abs}(t)}{D_{ex}} = \frac{\int_0^t I(t')\,dt'}{D_{ex}}$$ Gleichung 4.171

Die Analyse der Invasion erfolgt in der Regel durch numerische Dekonvolution direkt von den Messdaten ausgehend. Eine Anpassung von Kurvenmodellen ist nicht erforderlich.

Ausgehend vom Konvolutionsintegral der Gleichung 4.167, das mit dem Algorithmus der Trapezmethode berechnet werden kann,

$$y_i = \left[\sum_{j=1}^{i-1} I_j \cdot h_{ij} + 1/2 \cdot (I_0 \cdot h_i + I_i \cdot h_0)\right] \cdot \Delta t$$ Gleichung 4.172

erhält man den inversen Algorithmus:

$$I_i = \frac{2y_i/\Delta t - I_0 \cdot h_i - 2\sum_{j=1}^{i-1} I_j \cdot h_{i-j}}{h_0}$$ Gleichung 4.173

Für ein pharmakokinetisches System mit einer biexponentiellen Dispositionsfunktion als Impulsantwort,

$h(t) = a \cdot e^{-\alpha \cdot t} + b \cdot e^{-\beta \cdot t}$,

lautet der entsprechende numerische Algorithmus

$$I_i = \frac{y_i - \left(\sum_{j=1}^{i-1} I_j \cdot A_j\right) \cdot e^{-\alpha \cdot t_i} \left(\sum_{j=1}^{i-1} I_j \cdot j\right) \cdot e^{-\beta \cdot t_i}}{A_i \cdot e^{-\alpha \cdot t_i} + B_i \cdot e^{-\beta \cdot t_i}}$$ Gleichung 4.174

wobei

$A_i = (a/\alpha)(e^{\alpha \cdot t_i} - e^{\alpha \cdot t_{i-1}})$,

$B_i = (b/\beta)(e^{\beta \cdot t_i} - e^{\beta \cdot t_{i-1}})$ und $y_i = y(t_i)$

gilt.

Den Streuungen der Messdaten kann durch Anwendung von Dekonvolutionsverfahren auf der Basis der Methode der kleinsten Fehlerquadrate begegnet werden.

Ist bekannt, dass die Absorption nach einer Kinetik 1. Ordnung erfolgt, kann das Absorptionsprofil auch durch das Abschälverfahren ermittelt werden. Häufig zur Analyse des Absorptionsprofils verwendete Methoden beruhen auf einer Rekonstruktion der Invasionskurve aus den gemessenen Plasmaspiegeln (o Abb. 4.34). Diese gehen z. B. im Fall der Wagner-Nelson-Methode von der vereinfachenden Annahme eines Ein-Kompartiment-Modells aus oder stellen, wie im Fall der Loo-Riegelman-Methode für das Zwei-Kompartiment-Modell, einen Spezialfall des allgemeinen Dekonvolutionsverfahrens dar.

Wagner-Nelson-Methode. Diese kann im Fall des Ein-Kompartiment-Modells bei bekannter Eliminationsgeschwindigkeitskonstante zur Ermittlung des Absorptionsprofils angewendet werden. Die Überlegungen gehen davon aus, dass die in Abhängigkeit von der Zeit absorbierte Arzneistoffmenge $A_{abs}(t)$ nach der Massenbilanz

$$A_{abs}(t) = A(t) + A_e(t) \qquad \text{Gleichung 4.175}$$

ist. Die Arzneistoffmenge im Körper A(t) kann auch als Produkt

$$A(t) = C_p(t) \cdot V_d \qquad \text{Gleichung 4.176}$$

ausgedrückt werden. Die eliminierte Stoffmenge ergibt sich nach

$$A_e(t) = k_e \cdot V_d \int_0^t C_p(t)\,dt = Cl_{tot} \int_0^t C_p(t)\,dt \qquad \text{Gleichung 4.177}$$

Durch Substitution in o Gleichung 4.175 erhält man:

$$A_{abs}(t) = V_d\left[C_p(t) + k_e \int_0^t C_p(t)\,dt\right] \qquad \text{Gleichung 4.178}$$

Dividiert man diese Gleichung durch V_d, so erhält man mit

$$C_{pi}(t) = \frac{A_{abs}(t)}{V_d} = C_p(t) + k_e \int_0^t C_p(t)\,dt \qquad \text{Gleichung 4.179}$$

den Verlauf der Invasionskurve (o Abb. 4.34).
Für den Zeitpunkt $t = \infty$ gilt $C_p(\infty) = 0$ und

4

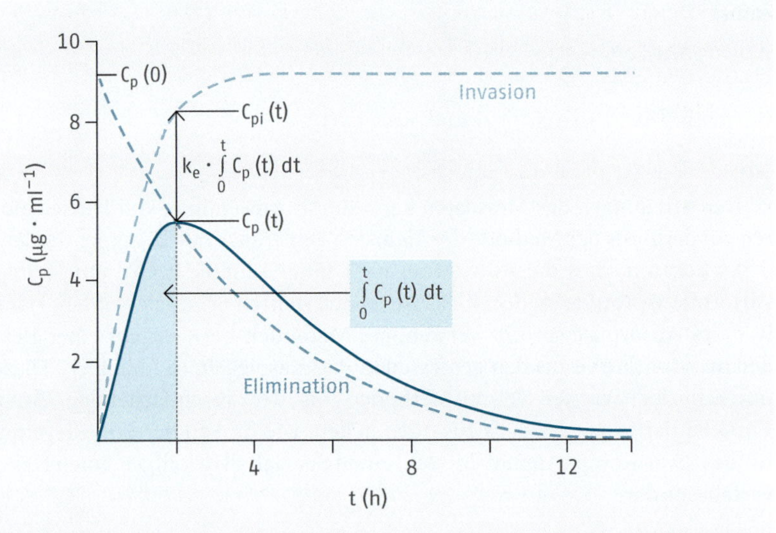

Abb. 4.34 Rekonstruktion der Invasionskurve $C_{pi}(t)$ aus der Plasmaspiegelkurve $C_p(t)$. Nach Kübler

$$A_{abs}(\infty) = k_e \cdot V_d \cdot AUC(0 - \infty) \qquad \text{Gleichung 4.180}$$

Die Fraktion der absorbierbaren Arzneistoffmenge $A_a = D \cdot F$, die im Zeitraum t absorbiert wird, beträgt

$$\frac{A_{abs}(t)}{A_{abs}(\infty)} = \frac{A_{abs}(t)}{D \cdot F} = \frac{C_p(t) + k_e \cdot AUC(0 - t)}{k_e \cdot AUC(0 - \infty)} \qquad \text{Gleichung 4.181}$$

Die halblogarithmische Darstellung von $1 - [A_{abs}(t)/D \cdot F]$ gegen t ergibt bei einer Absorption 1. Ordnung eine Gerade mit dem Anstieg $-k_a/2{,}303$.

Loo-Riegelman-Methode. Diese stellt im Fall des Zwei-Kompartiment-Modells das Analogon zur Wagner-Nelson-Methode dar. In diesem Fall ist es unbedingt erforderlich, für den untersuchten Arzneistoff am gleichen Probanden auch nach intravenöser Bolusinjektion das Dispositionsverhalten zu untersuchen. Das Absorptionsprofil ist im Fall der Loo-Riegelman-Methode durch die Beziehung

$$\frac{A_{abs}(t)}{A_{abs}(\infty)} = \frac{C_p(t) + k_e \cdot AUC(0 - t) + A_2(t)/V_c}{k_e \cdot AUC(0 - \infty)} \qquad \text{Gleichung 4.182}$$

charakterisiert, wobei k_e, hier die Mikrokonstante des Zwei-Kompartiment-Modells für die Elimination aus dem zentralen Kompartiment, die Stoffmenge im peripheren Kompartiment A_2 und das Volumen des zentralen Kompartiments V_c aus den i. v. Daten ermittelt werden.

Retardformen. Die Invasionskinetik von Retardformen lässt sich häufig nicht mit Invasionskonstanten 1. Ordnung beschreiben. Eine Anpassung gelingt mitunter durch die Einführung eines Verzögerungsgliedes bzw. einer Verzögerungszeit in das Differenzialgleichungssystem oder durch Invasionskonstanten 0. Ordnung. Bei Retardpräparaten wird gegenüber dem Standardpräparat eine Abflachung der Plasmaspiegelkurve bei gleicher AUC angestrebt, um Konzentrationsspitzen mit hoher Nebenwirkungsinzidenz zu vermeiden, über längere Zeiträume Konzentrationen im therapeutischen Bereich zu erzielen, Konzentrationsschwankungen bei Dauermedikation zu reduzieren und somit die Einnahmefrequenz zu verringern (Verbesserung der Compliance). Zur **Beurteilung von Retardpräparaten** dienen neben $C_{p\,max}$, t_{max} und AUC vor allem Kenngrößen, die Informationen über den Retardierungsgrad liefern. Besonders informativ sind neben Untersuchungen im steady state nach Mehrfachdosierung

- die mittlere Verweilzeit (mean residence time, MRT; ▸Kap. 4.3.3), die dem Schwerpunkt der Plasmaspiegelkurve entspricht und deshalb mitunter auch als gravity duration, GD, bezeichnet wird,
- verschiedene Plateauwerte, am häufigsten die Halbwertsdauer (half-value duration, HVD) und die Halbwertshöhe ($C_{p\,max}/2$) (○ Abb. 4.35).

Neben der Halbwertsdauer werden auch andere Konzentrationsgrenzen zur Bemessung von Plateauzeiten herangezogen (z. B. der wirksame Konzentrationsbereich). Zur vergleichenden Bewertung dienen **Retardquotienten**, beispielsweise

$$R_\Delta = \frac{\Delta_{1/2}\,(\text{Retardform})}{\Delta_{1/2}\,(\text{Standardform})} \qquad \text{Gleichung 4.183}$$

oder

$$R_C = \frac{C_{p\,max}/2\,(\text{Retardform})}{C_{p\,max}/2\,(\text{Standardform})} \qquad \text{Gleichung 4.184}$$

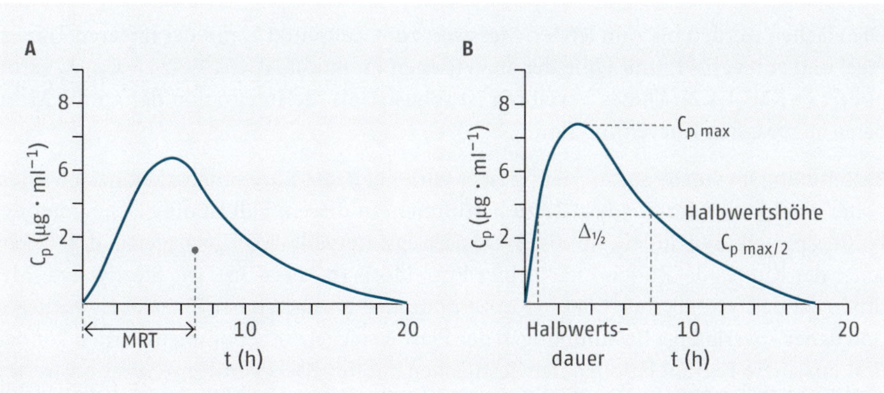

○ **Abb. 4.35** Beurteilung von Retardformen. Nach Meier et al.
A Schwerpunkt der Plasmaspiegelkurve, **B** Halbwertshöhe der Plasmaspiegelkurve und Halbwertsdauer

Absorptionsquote

Die Begriffe Absorptionsquote und absolutes Ausmaß der Bioverfügbarkeit (Inputmenge/Dosis) werden häufig synonym gebraucht. Genau genommen ist jedoch das **Ausmaß der Bioverfügbarkeit** F die Fraktion der Dosis, die im Körperkreislauf erscheint. Sie ergibt sich aus der Fraktion der absorbierten Dosis (f_a), die keinem First-pass-Metabolismus (f_{fp}) unterliegt:

$$F = f_a \cdot f_{fp} \qquad \text{Gleichung 4.185}$$

Schätzung bei konstanter Clearance. Am häufigsten verwendet man zur Bewertung der Bioverfügbarkeit die AUC-Formel, obwohl auch die Zeitverläufe der prozentualen Inputmenge als Bewertungsgrundlage vorgeschlagen wurden.

Die AUC-Methode beruht auf dem von Dost erkannten **Prinzip der korrespondierenden Flächen**, dessen Gültigkeit an die Konstanz der Clearance geknüpft ist. Danach ist die Fläche unter der Plasmaspiegelkurve (AUC), unabhängig von der Art und dem zeitlichen Verlauf der Invasion, der im Körperkreislauf erscheinenden Fraktion der Dosis (F) proportional. Definitionsgemäß ist dabei nach intravenöser Applikation F = 1. Dementsprechend kann die **absolute Bioverfügbarkeit** bei extravasaler Applikation, die bei fehlendem First-pass-Effekt mit der Absorptionsquote übereinstimmt, durch die Beziehung

$$F = \frac{AUC_{ex} \cdot D_{iv}}{AUC_{iv} \cdot D_{ex}} \qquad \text{Gleichung 4.186}$$

ermittelt werden (▸Kap. 5.1).

Die **relative Bioverfügbarkeit** (F_{rel}), die bei vergleichenden Untersuchungen der Bioverfügbarkeit eines Testpräparats (T) zu einem entsprechenden Referenzpräparat (R) von Interesse ist, wird wie folgt berechnet:

$$F_{rel} = \frac{AUC_T \cdot D_R}{AUC_R \cdot D_T} \qquad \text{Gleichung 4.187}$$

Die Flächen werden bis zum letzten Messwert zum Zeitpunkt t_n mit der linearen Trapezregel und von t_n bis t_∞ mit Hilfe der analytischen Funktion $AUC(t_n - t_\infty) = C_{pn}/\lambda_z$ extrapoliert (▸Kap. 4.4.2). Dieses Verfahren ist robuster als die Integration der an die Messdaten angepassten Kurvenfunktion.

Bestimmung im steady state. Häufig ist es vorteilhaft, die Bioverfügbarkeit nach wiederholter Applikation im steady state zu bestimmen. In diesem Fall ist die Fläche unter der Plasmaspiegelkurve innerhalb eines Dosierungsintervalls $AUC_{ss}(\tau)$ gleich der Fläche unter der Kurve $AUC(0 - \infty)$ nach einer Einzeldosis (○Abb. 4.36). Die Steady-state-Methode hat den Vorteil, dass höhere Konzentrationen als nach einer Einzeldosis vorliegen und daher zuverlässige Bestimmungen der Plasmaspiegel vorgenommen werden können und unsichere Extrapolationen der Restflächen auf der Basis von Konzentrationswerten im Bereich der Bestimmungsgrenze wegfallen.

Probleme können sich hierbei u. U. aufgrund einer Enzyminduktion oder einer nichtlinearen Pharmakokinetik bei wiederholter Applikation des Wirkstoffs ergeben.

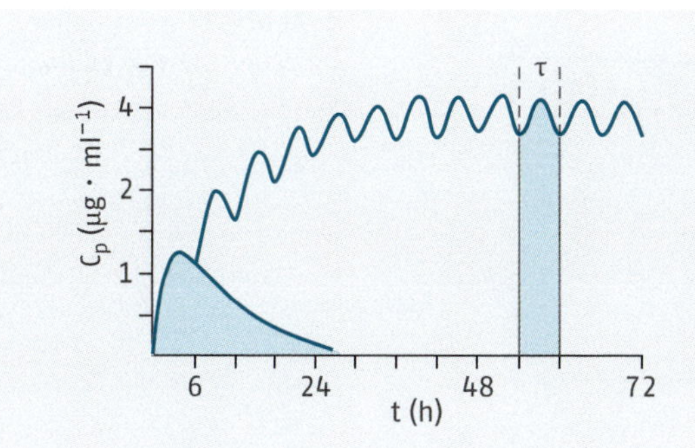

Abb. 4.36 Bestimmung der Bioverfügbarkeit mit der Steady-state-Methode

Schätzung bei unterschiedlicher Clearance. Die Voraussetzung einer zeitlich konstanten Clearance ist bei Bioverfügbarkeitsstudien häufig nur näherungsweise gegeben. Selbst wenn die Untersuchungen nach intravenöser Bolusinjektion und extravasaler Applikation, bzw. mit der Referenz- und Testdosis, am gleichen Probanden durchgeführt werden und eine ausreichende Auswaschzeit (5 · MRT) zwischen den Versuchen eingehalten wird, kann eine zeitliche Änderung der Clearance nicht ausgeschlossen werden, so dass die AUC-Gleichung 4.186 und Gleichung 4.187 um die Clearance zu korrigieren sind:

$$F = \frac{AUC_{ex} \cdot Cl_{tot,\,ex} \cdot D_{iv}}{AUC_{iv} \cdot Cl_{tot,\,iv} \cdot D_{ex}}$$ Gleichung 4.188 a

bzw.

$$F_{rel} = \frac{AUC_T \cdot Cl_{tot,\,T} \cdot D_R}{AUC_R \cdot Cl_{tot,\,R} \cdot D_T}$$ Gleichung 4.188 b

Da die Clearance-Werte bei den einzelnen Versuchen nicht bekannt sind, wird eine Korrektur mit den terminalen Dispositionskonstanten vorgeschlagen, die auf der Annahme beruht, dass das terminale Verteilungsvolumen konstant bleibt:

$$F = \frac{AUC_{ex} \cdot \lambda_{z,\,ex} \cdot D_{iv}}{AUC_{iv} \cdot \lambda_{z,\,iv} \cdot D_{ex}}$$ Gleichung 4.189 a

bzw.

$$F_{rel} = \frac{AUC_T \cdot \lambda_{z,\,T} \cdot D_R}{AUC_R \cdot \lambda_{z,\,R} \cdot D_T}$$ Gleichung 4.189 b

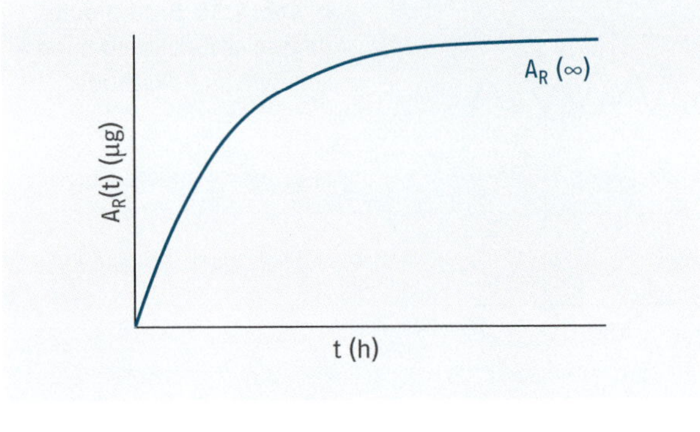

○ Abb. 4.37 Kumulative Harnausscheidungskurve

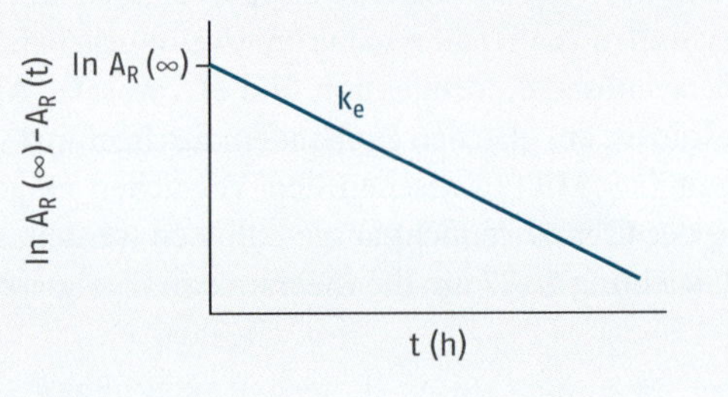

○ Abb. 4.38 Sigma-minus-Plot zur Bestimmung von k_e

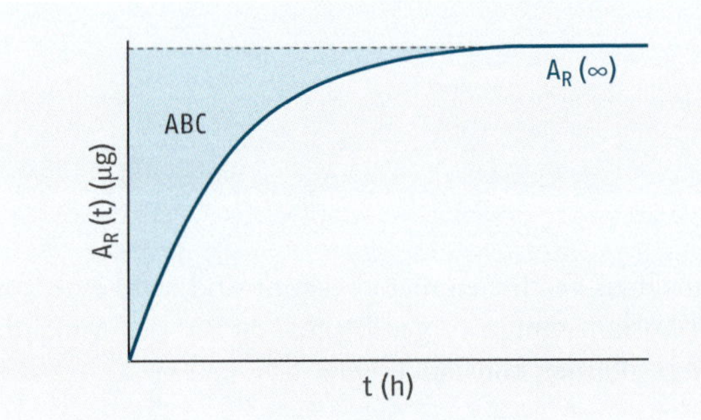

○ Abb. 4.39 Kumulative Harnauscheidungskurve und ABC

4.5.4 Renale Eliminationskinetik

Wenn der Arzneistoff ausschließlich renal ausgeschieden wird, können einige pharmakokinetische Parameter abgeleitet werden.

Ein häufig angewendetes Verfahren ist die Auswertung der kumulativen Harnausscheidungskurve (○ Abb. 4.37). Die Menge an unverändertem Arzneistoff A_R wird kumulativ zur Zeit aufgetragen. $A_R(\infty)$ ist die gesamte renal ausgeschiedene Arneistoffmenge.

Die Kurve kann mit folgender Gleichung beschrieben werden:

$$A_R(t) = A_R(\infty) \cdot (1 - e^{-k_e t})$$ Gleichung 4.190

Für die Bestimmung von k_e wird die „Sigma-minus-Plot"-Darstellung herangezogen. Hierzu trägt man halblogarithmisch die noch auszuscheidende Arzneistoffmenge gegen die Zeit auf (○ Abb. 4.38).

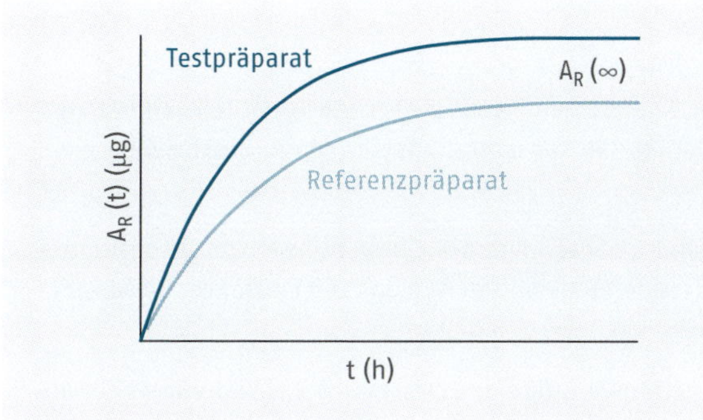

Abb. 4.40 Kumulative Harnausscheidungskurven zur Bestimmung der relativen Bioverfügbarkeit

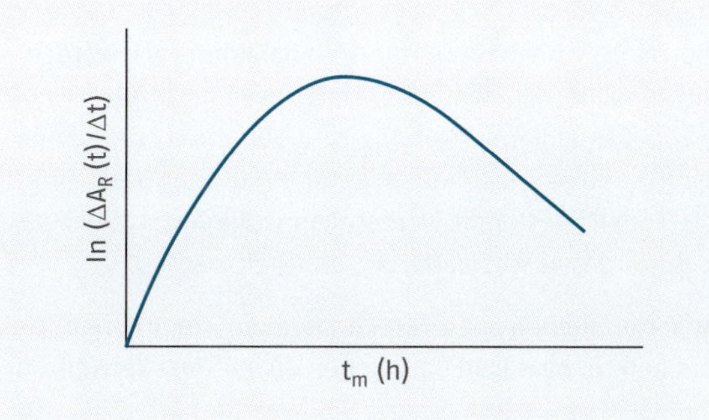

Abb. 4.41 Harnausscheidungsgeschwindigkeit

4

Die Gerade wird wie folgt beschrieben:

$$\ln [A_R(\infty) - A_R(t)] = \ln A_R(\infty) - k_e \cdot t \qquad \text{Gleichung 4.191}$$

Der Anstieg ist k_e und der Ordinatenschnittpunkt ln $A_R(\infty)$.

Aus der kumulativen Harnausscheidungskurve kann auch ABC (Area between the Curves) ermittelt werden (Abb. 3.39).

ABC ist ein Maß für das Verweilen des Arzneistoffes im Organismus. Dementsprechend kann aus ABC und $A_R(\infty)$ die mittlere Verweilzeit MRT ermittelt werden:

$$MRT = \frac{ABC}{A_R(\infty)} \qquad \text{Gleichung 4.192}$$

Kumulative Harnausscheidungskurven können auch zur Bestimmung der relativen Bioverfügbarkeit herangezogen werden. Üblicherweise werden dabei die $A_R(\infty)$-Werte von Test- und Referenzpräparat verglichen (Abb. 4.40).

Eine weitere Möglichkeit zur Gewinnung pharmakokinetischer Parameter aus Harndaten ist die Auswertung der Harnausscheidungsgeschwindigkeit. Hierzu wird die Harnausscheidungsrate $\Delta A_R(t)/\Delta t$ halblogarithmisch zur Mittelpunkszeit der Sammelintervalle t_m aufgetragen (Abb. 4.41).

Analog zu Blutspiegelkurven können aus der Kurve Geschwindigkeitskonstanten und Halbwertszeiten abgeleitet werden, allerdings mit geringer statistischer Güte.

Zusammenfassung

- Bei der pharmakokinetischen Analyse wird eine Reihe von pharmakokinetischen Kenngrößen abgeleitet, mit denen das Konzentrations-Zeit-Profil beschrieben werden kann.
- Kenngrößen der Elimination sind insbesondere die Eliminations- und Dispositionskonstanten mit den dazu gehörenden Halbwertszeiten und die Clearance. Diese Parameter beschreiben die Geschwindigkeit der Elimination.
- Das Verteilungsvolumen ist eine fiktive Größe und beschreibt das Verteilungsverhalten. Hohe Werte deuten auf Gewebeanreicherung bzw. Akkumulation des Wirkstoffes hin.
- Das Absorptionsprofil kann durch verschiedene Verfahren charakterisiert werden. Durch numerische Dekonvolution wird die Absorptionsrate bestimmt. Die Wagner-Nelson-Methode und die Loo-Riegelmann-Methode sind Verfahren, mit denen die absorbierte Arzneistoffmasse in einem bestimmten Zeitraum auf der Basis eines Ein- bzw. Zwei-Kompartiment-Modells bestimmt werden kann. Die Absorptionsgeschwindigkeitskonstante kann durch das Abschälverfahren ermittelt werden.
- Zur Beurteilung von Retardpräparaten dienen vor allem Kenngrößen, die Informationen über den Retardierungsgrad liefern. Aussagen dazu geben die mittlere Verweilzeit und verschiedene Plateauwerte, wie Halbwertsdauer und Halbwertshöhe.
- Die Fläche unter der Blutspiegelkurve entspricht der Arzneistoffmasse, die im systemischen Kreislauf verfügbar ist. Durch Flächenvergleich können absolute und relative Bioverfügbarkeit bestimmt werden.
- Wird der Arzneistoff renal ausgeschieden, können auf der Grundlage der Ausscheidungsdaten wichtige pharmakokinetische Parameter bestimmt werden.

4.6 Experimentelle Aspekte der Pharmakokinetik

Die bei pharmakokinetischen Untersuchungen zu bestimmenden Arzneistoffkonzentrationen liegen im Mikro-, meist im Nano- oder seltener im Pikogrammbereich je Milliliter Serum oder Plasma, wobei der Trend zu immer wirksameren und niedriger dosierten Arzneistoffen geht. Dementsprechend besitzt die mit den einzelnen analytischen Verfahren erreichbare Bestimmungsgrenze einen hohen Stellenwert bei der Methodenwahl. In ○ Abb. 4.42 sind die durchschnittlichen Bestimmungsbereiche der wichtigsten Analysenverfahren aufgeführt, wobei im Hinblick auf die einzelnen Substanzen und die verwendete Gerätetechnik Schwankungsbreiten um mindestens eine Zehnerpotenz möglich sind. Die Angaben in □ Tab. 4.2 über die bei pharmakokinetischen Untersuchungen ausgewählter Arzneistoffe verwendeten Methoden und die bei üblicher Dosierung erreichten Maximalplasmaspiegel dieser Substanzen unterstreichen diese Aussage. Zu beachten ist, dass eine hinreichende Beschreibung der terminalen Dispositionsphase eine Bestimmung der Konzentrationen bis zu etwa 1/10 der $C_{p\,max}$-Werte erforderlich macht.

Tab. 4.2 Methoden zur Bestimmung von Serumkonzentrationen

Arzneistoff	Applikation	Dosis (mg · kg^{-1})	$C_{p\ max}$	Methode
Theophyllin	Peroral	6,0	12,5 µg · ml^{-1}	UV
Diclofenac	Rektal	1,3	1,74 µg · ml^{-1}	GC
Phenprocoumon	Peroral	0,23	1,7 µg · ml^{-1}	HPLC
Glibenclamid	Peroral	0,047	118 ng · ml^{-1}	HPLC
Nifedipin	Peroral	0,13	73 ng · ml^{-1}	GC
Propranolol	Peroral	0,35	50 ng · ml^{-1}	Fluorimetrie
Morphin	Rektal	0,15	6,5 ng · ml^{-1}	GC-MS
Atropin	Intramuskulär	0,01	6,0 ng · ml^{-1}	RIA
Digoxin	Peroral	0,005	640 pg · ml^{-1}	RIA

GC: Gaschromatographie
GC-MS: Gaschromatographie mit Massenspektrometrie-Kopplung
HPLC: High Performance Liquid Chromatography
RIA: Radioimmunoassay
UV: UV-Spektrometrie

Ein Durchbruch bei der Bestimmung der Plasmaspiegel einer Reihe von Arzneistoffen im therapeutischen Dosisbereich wurde vor allem durch die Entwicklung spezifischer Immunoassays und der chromatographischen Hochleistungsverfahren erzielt (Abb. 4.42). Vor allem letztere ermöglichen die gleichzeitige Erfassung der Arzneistoffmetaboliten. Insbesondere die überragende Bedeutung der HPLC wird deutlich, wenn man die Häufigkeit der bei pharmakokinetischen Studien verwendeten analytischen Methoden betrachtet. Nach einer Durchsicht von ca. 2000 Veröffentlichungen der Jahre 1985/86 ergeben sich folgende prozentuale Anteile für die einzelnen Verfahren: HPLC 49,5 %; GC 18 %; Radioimmunoassay 8,5 %; mikrobiologische Wertbestimmungen 8 %; sonstige (UV-Vis-Verfahren, GC-MS, Fluorimetrie, andere Immunoassays, Polarographie usw.) 16 %.

Die bei pharmakokinetischen Untersuchungen für die Bestimmung von Arzneistoffen und deren Metaboliten verwendbaren empfindlichen und spezifischen Methoden müssen validiert sein. Für Laboratorien, die am TDM mitwirken, ist eine interne Qualitätskontrolle durch Messung von Kontrollserien mit definierten Konzentrationen des betreffenden Arzneistoffs und die Beteiligung an externen Qualitätskontrollen (Ringversuche) zu fordern.

Untersuchungen zur Pharmakokinetik sind ein wesentlicher Teil der Arzneimittelentwicklung. Die Grundsätze der Ergebnisdarstellung sind in der CPMP-Guideline (Committee for Proprietary Medicinal Products) „Structure and Content of Clinical Trial Reports“ (CPMP/ICH/137/95) beschrieben. Sie sollten beachtet werden, um die Studienberichte weltweit für Arzneimittelzulassungen verwenden zu können. Tab. 4.3 gibt einen Überblick über die pharmakokinetischen Parameter, die bei den pharmakokinetischen Studien zunächst für jeden Probanden individuell bestimmt werden sollten.

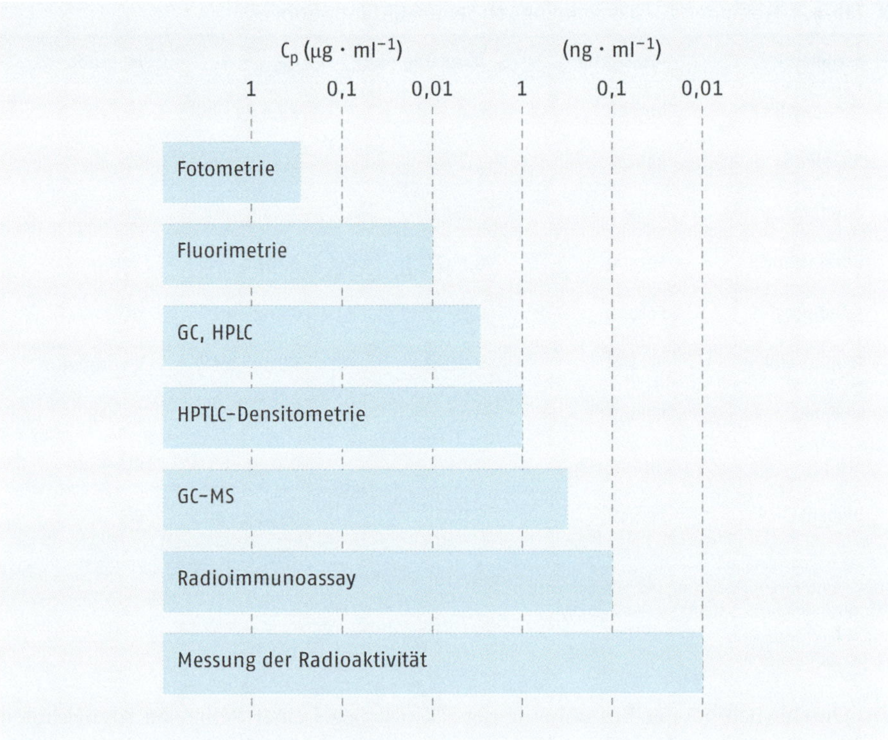

Abb. 4.42 Methoden zur Bestimmung von Plasmaspiegeln und ihre Anwendungsbereiche

Tab. 4.3 Standardparameter in Berichten über Studien zur Pharmakokinetik. Nach Cavello

Intravenöse Einzelgabe	Orale Einzelgabe	Orale Mehrfachgabe
$C_{p\,max}$	$C_{p\,max}$	$C^{ss}_{p\,max}$ $C^{ss}_{p\,min}$
		PTF
	t_{max}	t_{max}
$AUC_{(0-tz)}$	$AUC_{(0-tz)}$	
$AUC_{(0-\infty)}$	$AUC_{(0-\infty)}$	$AUC_{ss,\,\tau}$
$t_{1/2}$	$t_{1/2}$	$t_{1/2}$
MRT		
Cl	Cl/F	Cl/F
V_c		
V_z		
A_e	A_e	$A_{e,\,ss,\,\tau}$
Cl_r	Cl_r	Cl_r

Tab. 4.4 Korrekte Punktschätzer für ausgewählte pharmakokinetische Parameter. Nach Cavello

Parameter	Arithmetischer Mittelwert	Geometrischer Mittelwert	Median
$C_{p\,max}$		x	
$C^{ss}_{p\,max}$ $C^{ss}_{p\,min}$		x	
PTF		x	
t_{max}			x
t_{lag}			x
HVD	x		
$AUC_{(0-tz)}$		x	
$AUC_{(0-\infty)}$		x	
$AUC_{ss,\tau}$		x	
AUMC		x	
λ_z		x	
$t_{1/2}$		x	
MRT	x		
Cl, Cl/F		x	
Cl_r		x	
V_c, V_z		x	
$A_{e,\,ss,\,\tau}$	x		

Im nächsten Schritt werden die individuellen pharmakokinetischen Ergebnisse mit deskriptiven statistischen Größen für die gesamte Gruppe bzw. für die Untergruppen der Probanden zusammengefasst. Zwei Größen sind dabei von besonderem Interesse: das Maß für die zentrale Tendenz, der sog. Punktschätzer, und das Streumaß. Durch sie charakterisiert man das Zentrum der Einzelergebnisse und das Ausmaß ihrer Streuung. Die korrekte Wahl der beschreibenden statistischen Größen (Tab. 4.4) hängt von der Art der pharmakokinetischen Daten ab. Es lassen sich folgende Daten unterscheiden:

- diskrete Daten,
- normalverteilte stetige Daten und
- log-normalverteilte stetige Daten.

Diskrete Daten können im Gegensatz zu stetigen Daten nicht jede beliebige Zahl annehmen. Ein Beispiel ist t_{max}, dessen Werte nur an einem der geplanten Blutentnahmezeitpunkte liegen können. Das für diskrete Daten korrekte Maß für die zentrale Tendenz ist der **Median**. Die Streuung für diskrete Daten wird am besten durch die Minimal- und Maximalwerte beschrieben. Der Median ($\tilde{x}$) ist der mittlere Wert, den man abliest, wenn alle Einzelwerte der Größe nach geordnet werden. Liegt eine gerade Anzahl von Datenpunkten vor, so wird der arithmetische Mittelwert der beiden mittleren Werte als Median bezeichnet. Das Vorgehen zur Ermittlung des Medians soll am folgenden Beispiel verdeutlicht werden: Für t_{max} wurden bei fünf Probanden einer Studie folgende Einzelwerte festgestellt: 1, 2, 1,5, 3, 2 h. Nach der Größe sortiert liegen die Werte: 1, 1,5, 2, 2, 3 h vor. Der Median ($\tilde{x}$) ist hier der Wert 2 als arithmetischer Mittelwert der beiden mittleren Werte.

Stetige Daten mit einer Normalverteilung werden durch den **arithmetischen Mittelwert** ($\bar{x}$) und die arithmetische Standardabweichung bzw. den arithmetischen Variationskoeffizienten korrekt charakterisiert. Sind x_1, x_2, …, x_n die Parameter für die an einer Studie teilnehmenden Probanden, so wird der arithmetische Mittelwert mit

$$\bar{x} = \frac{1}{n} \cdot \sum_{i=1}^{n} x_i = \frac{x_1 + x_2 + \ldots + x_n}{n} \qquad \text{Gleichung 4.193}$$

und die Standardabweichung mit

$$sd = \sqrt{\frac{1}{n-1} \cdot \sum_{i=1}^{n} (x_i - \bar{x})^2} = \sqrt{\frac{1}{n-1} \cdot \left[\sum_{i=1}^{n} x_i^2 - \frac{1}{n} \cdot \left(\sum_{i=1}^{n} x_i\right)^2\right]} \qquad \text{Gleichung 4.194}$$

berechnet.

Der **Variationskoeffizient** drückt die Standardabweichung in % des Mittelwerts aus:

$$VK = \frac{sd}{\bar{x}} \cdot 100 \; [\%] \qquad \text{Gleichung 4.195}$$

Die meisten pharmakokinetischen Parameter, z. B. C_{max}, AUC, λ_z und Cl sind stetige Daten, die erst nach logarithmischer Transformation eine Normalverteilung zeigen. Diese werden korrekt durch den geometrischen Mittelwert und den geometrischen Variationskoeffizienten beschrieben. Der **geometrische Mittelwert** ergibt sich nach

$$\bar{x}_G = \sqrt[n]{\prod_{i=1}^{n} x_i} = \sqrt[n]{x_1 \cdot x_2 \cdot \ldots \cdot x_n} \qquad \text{Gleichung 4.196}$$

bzw.

$$\bar{x}_G = \exp\left(\frac{1}{n} \cdot \sum_{i=1}^{n} \ln(x_i)\right) \qquad \text{Gleichung 4.197}$$

Das geometrische Mittel ist also nichts anderes als der rücktransformierte arithmetische Mittelwert der log- (bzw. ln-) transformierten Werte.

Die Berechnung der **geometrischen Standardabweichung** (sd_L) und des **geometrischen Variationskoeffizienten** VK_G wird dann wie in Gleichung 4.198 und Gleichung 4.199 vorgenommen:

$$sd_L = \sqrt{\frac{\sum_{i=1}^{n} (x_i - \bar{x}_G)^2}{n - 1}} \quad \text{Gleichung 4.198}$$

$$VK_G = \sqrt{e^{sd_L^2} - 1} \cdot 100 \quad \text{Gleichung 4.199}$$

Zusammenfassung

- Bei pharmakokinetischen Untersuchungen sind für die Bestimmung von Arzneistoffen und deren Metaboliten empfindliche und spezifische Methoden erforderlich. Die zu bestimmenden Konzentrationen liegen häufig im Nano- oder Pikogrammbereich. Geeignete analytische Verfahren sind spezifische Immunoassays und chromatographische Hochleistungsverfahren.
- Für klinische pharmakokinetische Studien gibt es Grundsätze und Empfehlungen für die Ergebnisdarstellung. Dabei werden wichtige pharmakokinetische Standardparameter und die entsprechenden statistischen Größen benannt. Die Empfehlungen dienen der internationalen Vergleichbarkeit klinischer Studien und der Erleichterung von Zulassungen.

4

4.7 Therapeutisches Drug Monitoring

DEFINITION Beim **Therapeutischen Drug Monitoring (TDM)** handelt es sich um die **Dosisindividualisierung** für einen Patienten. Ziel ist es, die Dosis so einzustellen, dass solche Wirkstoffkonzentrationen im Organismus erreicht werden, die für den notwendigen pharmakodynamischen Effekt bei bestmöglicher Verträglichkeit bzw. vertretbaren Nebenwirkungen erforderlich sind.

4.7.1 Aufgabe und Zielstellung

Das TDM dient also der Überwachung der Pharmakotherapie. Die prinzipielle Notwendigkeit der Durchführung eines TDM ergibt sich einerseits aus dem physiologischen bzw. pathophysiologischen Status des Patienten und andererseits aus den physikochemischen und pharmakologischen Eigenschaften des einzunehmenden Arzneimittels.

4.7.2 Ablauf eines TDM

In der Regel wird ein TDM auf der Grundlage einer pharmakokinetischen Analyse durchgeführt. Es kann aber auch Gründe geben, die Blutspiegeluntersuchungen ausschließen. Das sind insbesondere Fälle, bei denen der Plasma-Konzentrations-Zeit-Verlauf nicht mit

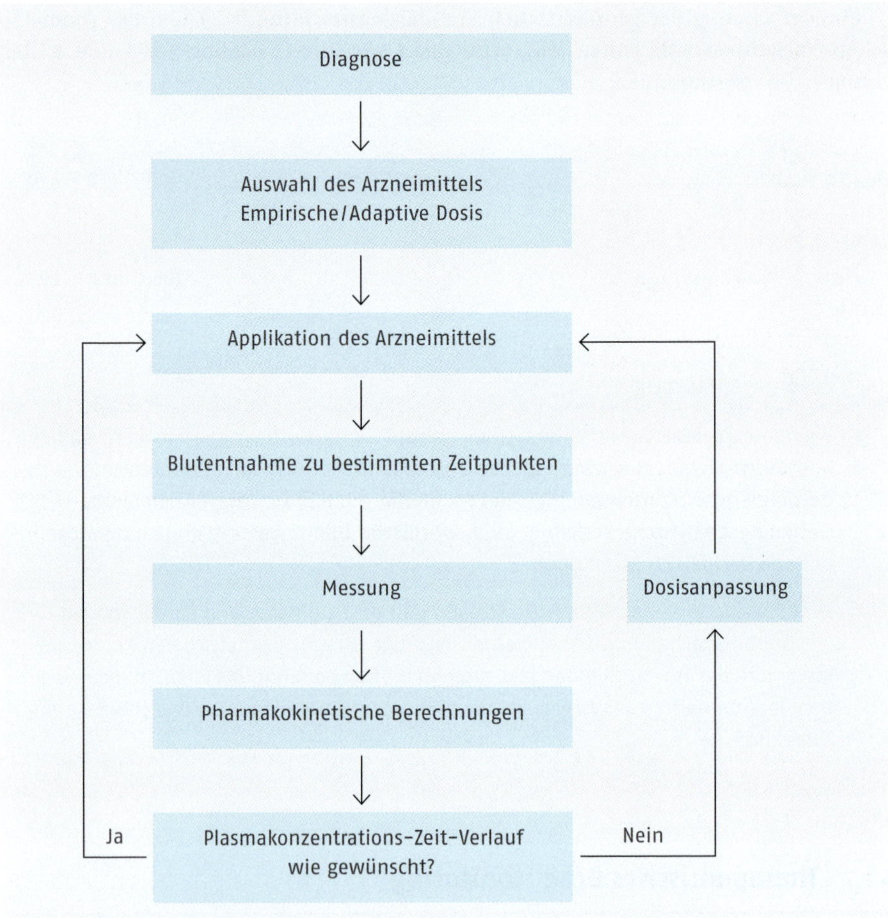

Abb. 4.43 Ablauf des Therapeutischen Drug Monitoring. Nach Jaehde et al.

dem klinischen Wirksamkeitsprofil korreliert. In dem Fall werden Pharmakodynamik-Zeit-Profile erstellt. Voraussetzung dafür ist, dass die pharmakologische Wirkung genau durch invasive oder nichtinvasive Methoden messbar sind und damit eine direkte quantitative Beziehung zwischen Dosis und Effekt bestimmbar wird.

In Abb. 4.43 ist der Ablauf eines TDM als pharmakokinetische Dosisindividualisierung dargestellt.

Entsprechend der gestellten Diagnose wird einem Patienten der Arzneistoff nach einem vorläufigen Dosierungsschema verabreicht. Die Festlegung der ersten Dosierungen erfolgt entweder empirisch oder adaptiv. Eine **empirische Dosierung** basiert auf den Ergebnissen der klinischen Erprobung in allen Phasen der Arzneimittelentwicklung sowie auf den klinischen Erfahrungen des behandelnden Arztes. **Adaptive Dosierungsschemen** berücksichtigen patientenspezifische Daten wie Lebensalter, Leber- und Nierenfunktion, die von Einfluss auf den Effekt sein können.

Sobald sich der Zustand des Fließgleichgewichts eingestellt hat, wird eine Überprüfung des Blutspiegels vorgenommen. Dabei werden zu bestimmten Zeiten Blutproben entnommen und der Wirkstoff wird mittels geeigneter präparativer und analytischer

Methoden quantitativ bestimmt. Die Entnahmezeiten müssen so gewählt werden, dass ein möglichst genaues Konzentrations-Zeit-Profil erstellt werden kann.

Die erhaltenen Daten gehen nun in die pharmakokinetischen Berechnungen ein. Diese haben die Aufgabe, auf der Grundlage eines geeigneten pharmakokinetischen Modells eine mathematische Beziehung zwischen Dosis und Konzentration zu den entsprechenden Zeiten herzustellen. Entspricht der Plasma-Konzentrations-Zeit-Verlauf nicht den gewünschten Erfordernissen, wird mittels dieser Beziehung eine Dosisanpassung vorgenommen.

Voraussetzung für die sichere Beurteilung und Interpretation des Blutspiegels sind folgende Daten:

- eine ausreichende Patienteninformation (z. B. Alter, Gewicht, Geschlecht, Nahrungsgewohnheiten),
- der klinische Status und daraus ableitbare Konsequenzen für die Arzneistoffdisposition,
- Laborbefunde, die der genaueren Interpretation des klinischen Status dienen,
- Informationen über sämtliche Medikamente, die aktuell eingenommen werden,
- Angaben zum zu überprüfenden Arzneistoff, der Arzneiform und der Applikationsart,
- das jeweils festgelegte Dosierungsschema,
- die Blutentnahmezeiten und
- die angewendeten Präparations- und Messmethoden mit den Angaben der analytischen Qualitätsparameter.

Der materielle und zeitliche Aufwand für ein TDM ist sehr groß. Es ist daher nur dann angezeigt, wenn die Einstellung der Arzneistoffkonzentration bzw. die Modifizierung der Wirkungsstärke über die Veränderung des Dosierungsschemas einen therapeutischen Fortschritt erbringt.

4

4.7.3 Notwendigkeit der Durchführung

Für ein TDM ergeben sich folgende Indikationen:

- enge therapeutische Breite des Arzneistoffes,
- steile Dosis-Wirkungs-Kurven,
- nichtlineare Pharmakokinetik,
- Anwendung bei lebensbedrohlichen Erkrankungen,
- die Wirkung des Arzneimittels ist nicht messbar bei einer prophylaktischen Therapie und
- Überwachung der Compliance.

Generell sollte bei der Durchführung eines TDM die **interindividuelle Variabilität** in der Pharmakokinetik berücksichtigt werden. Ist diese sehr hoch, ergibt sich grundsätzlich die Notwendigkeit, ein Monitoring durchzuführen. Eine hohe Variabilität ist oft durch den physiologischen und pathophysiologischen Patientenstatus bedingt. Besonders wichtig sind die genetisch bedingten Unterschiede, die in der Pharmakokinetik zum Tragen kommen und von den strukturellen Eigenschaften des Arzneistoffs abhängen. Ein genetischer Polymorphismus kann bei Transportvorgängen und Biotransformationsprozessen auftreten und damit alle pharmakokinetischen Teilprozesse beeinflussen.

Bei **Polymedikation** kann ein TDM zweckmäßig sein, wenn Informationen über relevante Wechselwirkungen, wie z. B. Enzyminhibition oder -induktion, vorliegen.

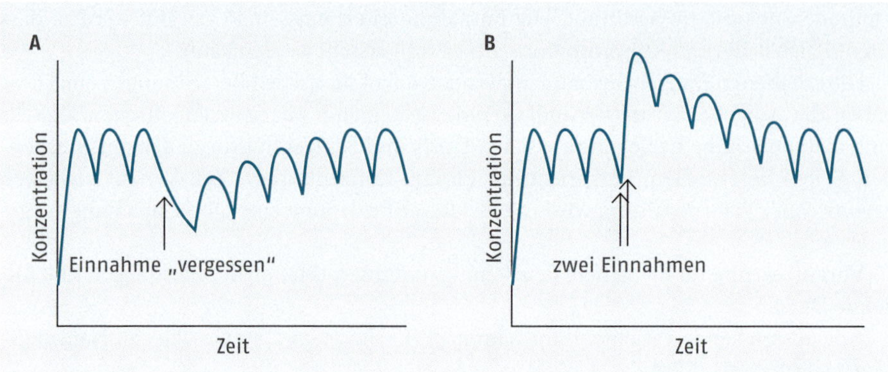

Abb. 4.44 Blutspiegelkurven von Patienten mit Complianceproblemen

Tab. 4.5 Arzneistoffe, für die ein Therapeutisches Drug Monitoring durchgeführt wird (Auswahl nach Kaiser)

Indikationsgruppe	Arzneistoffe
Antiarrhythmika	Chinidin, Procainamid
Antiasthmatika	Theophyllin
Antibiotika	Aminoglykoside, Vancomycin
Antiepileptika	Carbamazepin, Phenytoin
Herzglykoside	Digitoxin, Digoxin
Immunsuppressiva	Ciclosporin, Tacrolimus
Psychopharmaka	Lithium, Imipramin
Zytostatika	Methotrexat

Ein besonderes Problem ist die **Compliance**. Hierunter versteht man das Verhältnis des Patienten zur Einnahme des ihm verordneten Arzneimittels. Probleme bei der Compliance treten häufig bei älteren Patienten auf. Hier findet man oft die Situation der Multimorbidität mit entsprechender Polymedikation, die den Überblick für die Einnahme der Arzneimittel erschwert. Hält der Patient die Einnahmezeiten und Dosierungen nicht ein, können sich die pharmakokinetischen Parameter drastisch verändern, so dass die Blutspiegelwerte eine gewisse Zeit unterhalb (Abb. 4.44, A) bzw. oberhalb (Abb. 4.44 B) des therapeutischen Bereichs zu finden sind. Daraus resultiert dementsprechend für diese Zeit Wirkungslosigkeit bzw. Intoxikation.

In Tab. 4.5 ist eine Auswahl von Arzneistoffen zu finden, bei denen häufig ein TDM durchgeführt wird.

Zusammenfassung

- Ein Therapeutisches Drug Monitoring (TDM) ist die Bestimmung von Blutspiegeln mit dem Ziel, die individuelle Pharmakokinetik des Patienten zu charakterisieren. Sie dient der Dosisindividualisierung.
- Ein TDM ist vor allem dann erforderlich, wenn der Arzneistoff einen bestimmten Konzentrationsbereich über den Zeitraum der Therapie nicht unter- bzw. überschreiten darf.

Weiterführende Literatur

Derendorf H, Gramatte Th, Schäfer HG. Pharmakokinetik. Einführung in die Theorie und Relevanz für die Arzneimitteltherapie. 2. Aufl., Wissenschaftliche Verlagsgesellschaft Stuttgart, 2002

Derendorf H, Hochhaus G. Handbook of Pharmacokinetic/Pharmacodynamic Correlation. CRC Press, Boca Raton 1995

Derendorf H, Lesko LJ, Chaikin P, Colburn WA, Lee P, Miller R, Powell R, Rhodes G, Stanski D, Venitz J. Pharmacokinetic/Pharmacodynamic Modelling in Drug Research and Development. J Clin Pharmacol 40: 1399–1418, 2000

Gabrielson J, Weiner D. Pharmacokinetic and Pharmacodynamic Data Analysis. Swedish Pharmaceutical Press, Stockholm 2001

Gugeler N, Klotz U. Einführung in die Pharmakokinetik, Govi, Eschborn 2000

Jaehde U, Radziwill R, Kloft Ch (Hrsg). Lehrbuch der Klinischen Pharmazie. 4. Aufl., Wissenschaftliche Verlagsgesellschaft Stuttgart, 2017

Pang S, Rowland M. Hepatic Clearance of Drugs. I. Theoretical Considerations of a „well stirred“ Model and a „parallel tube“ Model. Influence of Hepatic Blood Flow, Plasma and Blood Cell Binding, and the Hepatocellular Enzymatic Activity on Hepatic Drug Clearance. J Pharmacokin Biopharm 5: 625–653, 1977

Pang S, Rowland M. Hepatic Clearance of Drugs. II. Experimental Evidence for Acceptance of the „well stirred" Model Over the „parallel tube" Model Using Lidocaine in the Perfused Rat Liver In situ Preparation. J Pharmacokin Biopharm 5: 655–680, 1977

Rowland M, Tozer TN. Clinical Pharmacokinetics: Concepts and Applications. Lea & Febiger, Philadelphia 1995

Rowland M, Tucker G. Symbols in pharmacokinetics. J Pharmacokin Biopharm 8: 497–507, 1980

Schiffter HA. Pharmakokinetik-Modelle und Berechnungen. Wissenschaftliche Verlagsgesellschaft Stuttgart, 2009

Shargel L, Yu ABC. Applied Biopharmaceutics and Pharmacokinetics. Appleton & Lange, Norwalk 1999

Sheiner LB, Rosenberg R, Marathe VV. Estimation of Population Characteristics of Pharmacokinetic Parameters from Routine Clinical Data. J Pharmacokin Biopharm 5: 445–479, 1977

Wagner JG. Pharmacokinetics for the Pharmaceutical Scientist. Technomic Publishing Company, Lancaster 1993

Weiss M. Theoretische Pharmakokinetik: Modellierung, Datenanalyse, Dosierungsoptimierung. Verlag Gesundheit, Berlin 1990

Winter ME. Clinical-Pharmacokinetics. Applied Therapeutics, Vancouver 1994

5 Bioverfügbarkeit

5.1 Begriffsentwicklung und Definitionen

Historisches

Erste Überlegungen zum Konzept der Bioverfügbarkeit (F) wurden bereits 1895 von Upjohn angestellt. Er ließ eine „friable pill" patentieren, die im Gastrointestinaltrakt sicher zerfällt und deren Wirkstoff zuverlässig absorbiert werden sollte. Das Prinzip der biologischen Verfügbarkeit erkennt man auch bei Hange (1902), der darauf hinwies, dass eine Tablette trotz exakter Zusammensetzung möglicherweise nicht die erwartete therapeutische Wirkung bringen könnte.

Den Begriff „Verfügbarkeit" prägte Oser 1945 bei Studien über die Vitaminresorption. Er verstand darunter den Quotienten der renal eliminierten Wirkstoffmengen nach Applikation einer Testdosis und einer Vergleichsdosis (wässrige Lösung).

Zerfallstest und Dissolutionstest. Ab 1948 nahmen einige Arzneibücher Zerfallstests für Tabletten auf (Brit. Ph., USP, N. F.). Es wurde aber bald deutlich, dass nicht allein der Zerfall der Arzneiform, sondern auch die Lösungsgeschwindigkeit des Arzneistoffs und damit seine Freisetzung aus der Arzneiform (Liberation) auf die physiologische Verfügbarkeit Einfluss nimmt. Danach musste noch mehr als ein Jahrzehnt vergehen, bis Levy 1961 vorschlagen konnte, den Tabletten-Zerfallstest der USP durch einen Lösungstest (dissolution test, Dissolutionstest) zu ergänzen.

Generika. Etwa zur gleichen Zeit hatte Levy die Ergebnisse einiger Studien über die therapeutischen Effekte identisch zusammengesetzter Präparate verschiedener Hersteller (Generika) so interpretiert, dass nachweisbar gleicher Arzneistoffgehalt bei unterschiedlichen Produkten nicht garantiert, dass diese „therapeutisch äquivalent" sind.

Davon ausgehend wurde zunehmend nachgewiesen, dass bis dahin unerkannte Faktoren die Bioverfügbarkeit beeinflussen.

So machten z. B. Campagna et al. 1963 auf Unterschiede in der klinischen Wirkung von Prednison-Tabletten verschiedener Herkunft aufmerksam, die hinsichtlich des Gehalts und Zerfalls den geltenden Anforderungen entsprachen. Differenzen ergaben sich in den Lösungsgeschwindigkeiten des Wirkstoffs (zwischen 4 und 100 min für 50 % Auflösung). Zwischen Lösungsgeschwindigkeit und therapeutischem Effekt war eine direkte Proportionalität zu erkennen.

1967 publizierten Aguiar et al. Ergebnisse aus Untersuchungen über die therapeutische Wirksamkeit von Chloramphenicolpalmitat-Suspensionen. Neben optimal wirksamen Präparaten wurden auch therapeutisch weitgehend inaktive Produkte gefunden, abhängig davon, welche der möglichen polymorphen Modifikationen des Wirkstoffs vorlag.

Auf den Einfluss von Hilfsstoffen auf die Bioverfügbarkeit von Tolbutamid machte Varley 1968 aufmerksam. Er wies nach, dass die Variation der Menge eines Tablettensprengmittels signifikante Veränderungen in den Tolbutamid-Plasmakonzentrationen wie auch im Blutzuckerspiegel zur Folge haben kann. Auf die therapeutische „Nichtäquivalenz" überraschend vieler Oxytetracyclin-Kapselpräparate wiesen 1969 Brich und Hammer hin. 16 Produkte (von 13 verschiedenen Herstellern), die den damals geltenden Anforderungen entsprachen, wurden geprüft. Sieben erzielten Plasmakonzentrations-Zeit-Kurven, die unterhalb der minimalen therapeutischen Wirkstoffkonzentration lagen.

Besonders der „Phenytoin-Zwischenfall", der sich 1970 in Australien ereignete, lenkte die Aufmerksamkeit auf die Wechselwirkungen zwischen Wirkstoff und Hilfsstoff und deren mögliche Konsequenzen für die Bioverfügbarkeit. Ein Wechsel des Füllstoffs (Lactose anstelle von Calciumsulfat) der Phenytoinkapseln war Ursache für eine veränderte Bioverfügbarkeit, die bei gleichbleibender Dosierung zu toxisch überhöhten Plasmakonzentrationen führte.

Definitionen

Bioverfügbarkeit

Der Begriff „Bioverfügbarkeit" hat sich im Laufe der Zeit geändert. Längere Zeit wurde über die Frage diskutiert, ob für den Arzneistoff das Erreichen der systemischen Zirkulation oder darüber hinaus auch des Wirkortes (Rezeptor) als Kriterium der Bioverfügbarkeit gelten soll.

Nach dem Ausschuss für Fertigarzneimittel der Europäischen Gemeinschaft CPMP (Committee for Proprietary Medicinal Products) wird in der Richtlinie „Investigation of Bioavailability and Bioequivalence" **Bioverfügbarkeit** wie folgt definiert:

- **DEFINITION** Die **Bioverfügbarkeit** wird als Geschwindigkeit (rate) und Ausmaß (extent) definiert, mit denen der Arzneistoff oder der wirksame Bestandteil aus einer Darreichungsform resorbiert wird und am Wirkort vorliegt (CPMP).

Eine Bestimmung der Arzneistoff-Konzentration am Wirkort ist in der Regel allerdings nicht möglich. Ausnahmen sind die Bestimmung des Arzneistoffs in der Synovialflüssigkeit (z. B. Diclofenac), Perilymphe, Liquorflüssigkeit. Für systemisch wirkende Arzneistoffe kann jedoch davon ausgegangen werden, dass die Konzentration des Arzneistoffs am Wirkort und in der systemischen Zirkulation proportional sind. Unter dieser Annahme kann die Bioverfügbarkeit auch wie folgt definiert werden:

- **DEFINITION** **Bioverfügbarkeit** bezeichnet das Ausmaß und die Geschwindigkeit, mit denen ein Arzneistoff oder der wirksame Bestandteil aus einer Darreichungsform in den systemischen Kreislauf gelangt (CPMP).

5

Als wirksamer Bestandteil wird in diesem Zusammenhang in der Regel der in der Arzneiform enthaltene Arzneistoff einschließlich sich der im Körper bildenden pharmakologisch aktiven Metaboliten verstanden. Bei Prodrugs (▸Kap. 6.4.2) tritt der wirksame Metabolit an dessen Stelle.

Die Bioverfügbarkeit (F) (▸Kap. 4.2) wird durch Messungen der Arzneistoffkonzentration in leicht zugänglichen Körperflüssigkeiten (Blut, Plasma, Serum, Urin, Speichel) ermittelt. Am Wirkort (z. B. am Rezeptor) sind Substanzkonzentrationen quantitativ meist nicht direkt erfassbar. Mithilfe der Mikrodialyse können jedoch Konzentrationen des ungebundenen Arzneistoffs in unterschiedlichen Organen, z. B. Gehirn, Auge, Muskel, Knochen, Haut, Gewebe, gemessen werden. Als Arzneistoffe, die mit dieser Methode bisher untersucht wurden, sind Linulizid, Cephalexin, Gentamicin, Levofloxazin, Omeprazol, Paracetamol, Metronidazol, Norfloxazin, Morphin und Carbamazepin zu nennen.

Prinzipiell ist eine Bestimmung über die Messung relevanter pharmakodynamischer Effekte möglich (▸Kap. 5.3).

Absolute Bioverfügbarkeit

■ **DEFINITION** Die **absolute Bioverfügbarkeit** (F_{abs}) beschreibt das Ausmaß, mit dem der Arzneistoff aus einer extravasal applizierten Arzneizubereitung im Vergleich zu einer intravenös verabreichten Lösung des Arzneistoffs systemisch verfügbar ist.

Definitionsgemäß ist die Bioverfügbarkeit nach intravenöser Applikation 100 %. Versteht man z. B. unter AUC_{Test} die Fläche unter der Plasmakonzentrations-Zeit-Kurve nach Applikation der Testzubereitung (z. B. zur peroralen, rektalen, sublingualen oder intramuskulären Applikation) und unter AUC_{iv} die Fläche nach Applikation der intravenös verabreichten Referenzzubereitung, so gilt:

$$F_{abs,\%} = \frac{AUC_{extravasal}}{AUC_{iv}} \cdot 100$$ Gleichung 5.1

Sollte aus Gründen der Löslichkeit oder der Gewebsverträglichkeit eine intravenöse Applikation nicht möglich sein, kann eine peroral gegebene wässrige Lösung als Referenzzubereitung an deren Stelle appliziert werden, vorausgesetzt aus dieser erfolgt eine vollständige Absorption und der First-pass-Effekt kann vernachlässigt werden (▸Kap. 4.5.3 und ▸Kap. 6.4.7).

In manchen Fällen muss die intravenös zu applizierende Dosis des Arzneistoffs verringert werden. Ein möglicher Grund hierfür kann in der zu geringen Wasserlöslichkeit des Arzneistoffs liegen. Zusätzlich können bei Gabe zu hoher Dosen Gewebeunverträglichkeiten oder eine Toxizität durch zu hohe Plasmakonzentrationen auftreten. Bei der Berechnung der Bioverfügbarkeit muss dies berücksichtigt werden (○ Gleichung 5.2).

$$F_{abs,\%} = \frac{D_{iv} \cdot AUC_{extravasal}}{D_{extravasal} \cdot AUC_{iv}} \cdot 100$$ Gleichung 5.2

Bestimmend für die absolute Bioverfügbarkeit sind
- Eigenschaften des Arzneistoffs,
- Eigenschaften der Arzneiform und die
- physiologischen Bedingungen am Resorptionsort.

Eine hohe Resorptionsrate nach peroraler Applikation führt nicht zwangsläufig zu einer hohen absoluten Bioverfügbarkeit, denn häufig vermindert ein hepatischer First-pass-Effekt die unverändert in der systemischen Zirkulation auftretende Arzneistoffmenge (z. B. Propranolol, Verapamil).

Die Bestimmung der absoluten Bioverfügbarkeit nach peroraler Applikation einer Lösung ist erforderlich, um
- die Resorptionseigenschaften (Resorbierbarkeit, First-pass-Effekt),
- den Resorptionsort und
- die Dosis, die für die Wirkung erforderlich ist (Dosisfindung),

kennenzulernen.

Nur bei Kenntnis der absoluten Bioverfügbarkeit eines Arzneistoffs kann der geeignete Applikationsweg und damit die geeignete Arzneiform ermittelt werden.

Bioverfügbarkeit lokal wirksamer Arzneimittel

- **MERKE** Für Arzneimittel, die nicht für die Resorption in den Blutstrom bestimmt sind, kann die Bioverfügbarkeit durch Messungen bestimmt werden, die Geschwindigkeit und Ausmaß, mit der der Arzneistoff oder der wirksame Bestandteil am Ort der Wirkung verfügbar wird, widerspiegeln (Food and Drug Administration, FDA).

Eine Bestimmung der Plasmakonzentration bei nichtsystemisch wirkenden Arzneimitteln ist dennoch sinnvoll und erforderlich, um das Risiko einer unbeabsichtigten Resorption und damit die Unbedenklichkeit beurteilen zu können. Beispiele hierfür sind die Aufnahme von Glucocorticoiden nach dermaler Applikation, die Resorption von Aluminium über die Schleimhaut des Gastrointestinaltrakts nach Einnahme von Antazida, die bei Patienten mit eingeschränkter Nierenfunktion zu Intoxikationen führen kann. Ein weiteres Beispiel ist die mögliche Resorption von Timolol nach Applikation am Auge, die kardiale unerwünschte Wirkungen hervorrufen kann.

Relative Bioverfügbarkeit

- **DEFINITION** Die **relative Bioverfügbarkeit** beschreibt das Ausmaß und die Geschwindigkeit, mit der der Arzneistoff aus einer Arzneiform im Vergleich zu einer auf gleichem Wege applizierten Referenzzubereitung systemisch verfügbar ist (CPMP).

Die Bioverfügbarkeit nach Applikation der Referenzformulierung wird hier als 100 % definiert. Die Referenzformulierung ist eine Zubereitungsform, die auf gleichem Applikationsweg verabreicht wird. Somit liegen gleiche physiologische Bedingungen für die Resorption des Arzneistoffs aus der Test- und Referenzzubereitung vor. Soll auf Bioäquivalenz (s. u.) geprüft werden, ist die Referenzformulierung in der Regel das Innovations-

5

produkt oder das Erstanmelderpräparat, auf dessen klinische Daten zur Wirksamkeit und Unbedenklichkeit Bezug genommen wird.

Für die relative Bioverfügbarkeit gilt:

$$F_{rel,\%} = \frac{AUC_{Test}}{AUC_{Referenz}} \cdot 100 \qquad \text{Gleichung 5.3}$$

| AUC_{Test} Fläche unter der Plasmakonzentrations-Zeit-Kurve nach Applikation der zu prüfenden Zubereitung | $AUC_{Referenz}$ Fläche unter der Plasmakonzentrations-Zeit-Kurve nach Applikation der Referenzzubereitung

Mögliche Referenzzubereitungen sind:
- Lösung des betreffenden Arzneistoffs (ohne Zusatz von absorptionsbeeinflussenden Hilfsstoffen, z. B. Lösungsvermittler),
- Suspension des Arzneistoffs (bei zu geringer Löslichkeit),
- eingeführtes, zugelassenes Fertigarzneimittel.

Bestimmend für die relative Bioverfügbarkeit sind deshalb aufgrund der Übereinstimmung von Arzneistoff und Resorptionsort allein die Eigenschaften der Arzneiform.

- **MERKE** Eine höhere relative Bioverfügbarkeit als 100 % ist möglich, da die resorbierte Menge der Testzubereitung lediglich auf die resorbierte Menge nach Gabe einer Referenzzubereitung bezogen wird. Die relative Bioverfügbarkeit lässt somit keine Aussage über die absolut resorbierte Arzneistoffmenge zu.

Äquivalenz

Zur Beurteilung der Vergleichbarkeit wirkstoffgleicher Präparate im Rahmen der Substitution müssen sowohl pharmazeutische als auch therapeutische und pharmakodynamische Eigenschaften eines Arzneimittels berücksichtigt werden. Deshalb sind mehrere Äquivalenzbegriffe definiert worden, die jeweils einen Aspekt berücksichtigen:

Pharmazeutisch äquivalente Präparate

Arzneimittel, die den gleichen Wirkstoff in gleicher chemischer Form (Salz, Ester, Komplex) und gleicher Menge enthalten und auch in Arzneiform und Applikationsweg identisch sind, werden als pharmazeutisch äquivalent bezeichnet. Pharmazeutisch äquivalente Präparate erfüllen zusätzlich die gleichen Anforderungen hinsichtlich Qualität, Identität, Reinheit und Dosierungsgenauigkeit. Unterschiede können jedoch in den verwendeten Hilfsstoffen (einschließlich Farb-, Geschmack- und Konservierungsstoffe), in Verpackung, Haltbarkeit und in gewissen Grenzen auch hinsichtlich der Kennzeichnung bestehen (CPMP).

Für die Bioverfügbarkeit können insbesondere Unterschiede in der Hilfsstoffzusammensetzung der Zubereitung von Bedeutung sein.

Pharmazeutisch alternative Präparate

Arzneimittel, die den gleichen wirksamen Bestandteil enthalten, aber in chemisch unterschiedlicher Form (z. B. als Salz, Ester oder Komplex), werden als pharmazeutische Alternativen bezeichnet, beispielsweise Präparate mit sich entsprechenden Mengen von Tetracyclinphosphat, Tetracyclinhydrochlorid oder Tetracyclin-Base. Arzneimittel, die den gleichen Wirkstoff enthalten, sich aber in Darreichungsform (z. B. Kapseln und Tabletten) oder Dosisstärke unterscheiden, werden ebenfalls als pharmazeutisch alternativ bezeichnet (CPMP).

Bioäquivalenz

Zwei Arzneimittel sind dann bioäquivalent, wenn sie pharmazeutisch äquivalent oder pharmazeutisch alternativ sind und wenn sie sich in ihrer Bioverfügbarkeit (Geschwindigkeit und Ausmaß) nach Verabreichung derselben molaren Dosis so gleichen, dass sich im Hinblick auf Wirksamkeit und Unbedenklichkeit im Wesentlichen dieselben Wirkungen ergeben (CPMP).

Eine wesentliche Voraussetzung für die Bioäquivalenz ist die vergleichbare pharmazeutische Qualität, die im Wesentlichen durch folgende Kriterien bestimmt wird:

- Identität,
- Reinheit,
- Dosierungsgenauigkeit,
- Freisetzungsgeschwindigkeit,
- Haltbarkeit.

Weiterhin müssen gewährleistet sein:

- Chargenhomogenität,
- Chargenkonformität.

Therapeutische Äquivalenz

■ **DEFINITION** Ein Arzneimittel ist dann mit einem anderen Präparat therapeutisch gleichwertig, wenn es den gleichen Wirkstoff oder wirksamen Bestandteil enthält und klinisch die gleiche Wirksamkeit und Unbedenklichkeit wie das Arzneimittel aufweist, dessen Wirksamkeit und Unbedenklichkeit nachgewiesen sind (CPMP).

Hierbei wird davon ausgegangen, dass die eingesetzten Hilfsstoffe keinen Einfluss auf die Sicherheit und Wirksamkeit ausüben.

Die therapeutische Äquivalenz wirkstoffgleicher Präparate ist zu unterscheiden von der therapeutischen Gleichwertigkeit von unterschiedlichen Wirkstoffen zur Behandlung derselben Erkrankung.

Ein Austausch (Substitution) von wirkstoffgleichen Präparaten (Generika) während einer Therapie darf nur dann erfolgen, wenn eine gleich bleibende Wirksamkeit und Unbedenklichkeit gewährleistet werden können. Ein solcher Nachweis der therapeutischen Gleichwertigkeit sollte idealerweise durch klinische Therapiestudien erbracht werden. Die Bestimmung der Bioverfügbarkeit über pharmakodynamische Zielgrößen ist jedoch an einige Voraussetzungen geknüpft, die gegenwärtig nicht oder nur unzureichend zu realisieren sind (▸ Kap. 5.3). Zusätzlich erfordern sie einen erheblich größeren Aufwand und den Einschluss einer sehr großen Anzahl an Patienten aufgrund der erheblich höheren Variabilität in pharmakodynamischen Zielgrößen. In Bioäquivalenstudien, die unter streng standardisierten Bedingungen durchgeführt werden (▸ Kap. 5.3.3), können relevante Unterschiede zwischen generischen Arzneimitteln sehr viel leichter und siche-

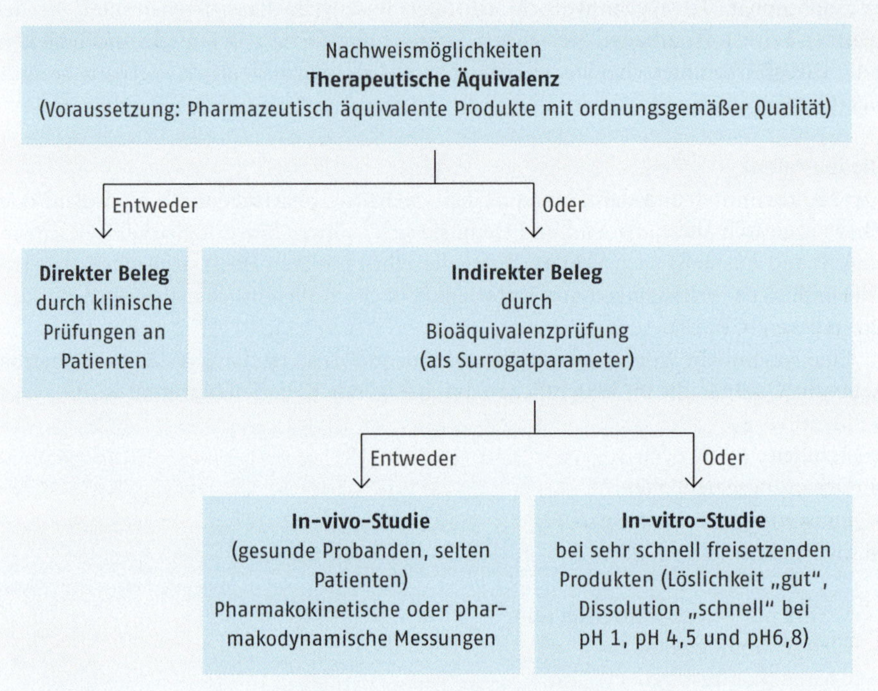

Abb. 5.1 Nachweismöglichkeiten der therapeutischen Äquivalenz. Nach Blume et al.

rer erkannt werden. Deshalb werden von Zulassungsbehörden klinische Patientenstudien zum Beleg der Therapeutischen Äquivalenz i. d. R. nicht akzeptiert, wenn grundsätzlich ein Beleg der Bioäquivalenz möglich ist (Abb. 5.1).

Generika

Nach der europäischen Arzneimittelagentur (EMA) wird ein Generikum wie folgt definiert:

DEFINITION Ein **Generikum** ist ein Arzneimittel, das die gleiche qualitative und quantitative Zusammensetzung aus Wirkstoffen und die gleiche pharmazeutische Darreichungsform aufweist und dessen Bioäquivalenz mit dem Referenzarzneimittel durch geeignete Bioverfügbarkeitsstudien nachgewiesen wurde.

Die unterschiedlichen Salze, Ester, Ether, Isomere, Isomermischungen, Komplexe und Derivate eines Wirkstoffs gelten als ein Wirkstoff, sofern sie sich nicht signifikant hinsichtlich ihrer Eigenschaften in Bezug auf Unbedenklichkeit und/oder Wirksamkeit unterscheiden. Die verschiedenen festen oralen Darreichungsformen mit sofortiger Wirkstofffreigabe werden als gleiche Darreichungsform betrachtet. Dem Antragsteller können die Bioverfügbarkeitsstudien erlassen werden, wenn er nachweisen kann, dass er die Kriterien in der entsprechenden detaillierten Leitlinie erfüllt (EMA, Directive 2001/83/EC, Article 10(2)(b)).

Die Verordnung von Generika hat in den letzten Jahren rasant zugenommen, da sie häufig eine kostengünstigere Therapie ermöglichen. So haben 2016 Zweitanmelderpräparate bereits 87,8 % der Verordnungen von generikafähigen Arzneistoffen (Patentschutz des Originalpräparats ist abgelaufen) erreicht, während 1992 dieser Anteil lediglich 59,5 % betrug. Der Generikaanteil der Verordnungen ist bei den Arzneistoffen sehr unterschiedlich, während er z. B. bei Clonazepam lediglich 11,8 % und bei Kaliumchlorid 21,3 % beträgt, sind z. B. bei Alendronsäure 99,5 %, bei Nifedipin 93,1 %, bei Theophyllin 100 % der Verordnungen Generika.

Biosimilars, Bioidenticals, Biobetters

Biosimilars. Biosimilars (EMA) oder Follow-on-Biologicals (FDA) sind Nachfolgeprodukte biotechnologisch hergestellter Arzneimittel (Biologicals, syn. Biologics), z. B. Arzneistoffe wie Insulin, Erythropoetin, Interferone, Granulozyten-Kolonie-stimulierende Faktoren (G-CSFs), therapeutische monoklonale Antikörper. Biologicals zeichnen sich durch relativ hohe Molmassen mit einer komplexen, für die Wirkung bedeutsamen dreidimensionalen Struktur und eine durch die Herstellung in lebenden Zellen bedingte Heterogenität (z. B. unterschiedliches Glykosylierungsmuster) aus. Biosimilars können deshalb nur ähnlich sein und können somit nicht als Biogenerika angesehen werden.

Bioidenticals. Hierbei handelt es sich um Biologicals, die aus derselben Produktionsstätte und damit demselben Herstellungsprozess entstammen. Sie werden sich somit in der molekularen Struktur und den Eigenschaften nicht unterscheiden. Ein Unterschied besteht aber im Präparatenamen. Sie wurden auf dasselbe Referenzarzneimittel bezugnehmend zugelassen. Als Beispiel für ein Bioidentical ist der Wirkstoff Filgastrin zu nennen, der unter dem Präparatenamen Biogastrin® und Ratiogastrim® im Handel ist. Im Gegensatz zu den Biosimilars ist eine Substition bei den Bioidenticals möglich, wenn keine pharmazeutischen Bedenken bestehen, z. B. unterschiedliche Applikation.

Biobetters. Biobetters sind Nachahmerprodukte von Biologika, die durch Änderung der molekularen Struktur häufig bessere Eigenschaften als das Original aufweisen. Mit dieser Optimierung können unterschiedliche Ziele verfolgt werden, wie z. B. eine veränderte Halbwertszeit, eine verbesserte Wirksamkeit in einer bestimmten Indikation, eine reduzierte Toxizität und verringerte Immunogenität oder auch eine effizientere Produktion. Diese veränderten Eigenschaften können durch unterschiedliche Maßnahmen erreicht werden, wie etwa:

- Austausch von Aminosäuren,
- Fusion mit anderen Proteinen,
- Verkleinerung des Moleküls,
- Humanisierung oder Kopplung mit einem Wirkstoff,
- Pegylierung.

Beispiele hierfür sind in ◘ Tab. 5.1 aufgeführt.

Biobetters müssen sich einem regelgerechten Zulassungsprozess unterziehen, in dem Wirksamkeit und Unbedenklichkeit nachgewiesen werden.

Non-Biological-Complex-Drug-Similars (NBCD-Similars)

Eine weitere hinsichtlich der generischen Substitution kritische Gruppe von Arzneimitteln sind die Non-Biological-Complex-Drug-Similars (NBCD-Similars). Es handelt sich

Tab. 5.1 Beispiele für zugelassene Biobetters. Nach Dingermann

Veränderung am Molekül	Erzielter Effekt	Wirkstoff, Handelsname
Austausch von Aminosäuren	Schnellere Wirksamkeit	Insulin lispro, Liprolog®, Humalog®
	Längere Wirksamkeit	Insulin glargin, Lantus®, Optisulin®
Fusion mit einem Peptid	Verlängerte Halbwertszeit	Corifollitropin, Elonva®
Verkürzung des Proteins	Kürzere Halbwertszeit, bessere Penetration in das Gewebe	Ranibizumab, Lucentis®
	Effizientere Produktion	Moroctocog alfa, ReFacto®
Humanisierte und humane Antikörper	Verringerte Immunogenität	Adalimumab, Humira®
Antikörper-Konjugate	Gezielte Applikation eines sehr toxischen Zytostatikums	Trastuzumab emtansin, Kadcyla®, Brentuximab vedotin, Adcetris®
Pegylierung	Verlängerung der Halbwertszeit	Pegfilgramstin, Neulasta®, Peginterferon alfa-2a, Pegasys®

hierbei um Generika mit sehr komplexer Zusammensetzung, die deshalb mit den Biologicals in gewisser Weise vergleichbar sind. Als Beispiele sind intravenös zu applizierende Eisen-III-Kohlenhydratkomplexe (z. B. Venofer®), liposomale Darreichungsformen (z. B. AmBisome®, DepoCyte®), Glatirameracetat und Sevelamer-HCl zu nennen. Auch bei diesen Arzneimitteln sind durch Abweichungen in den eingesetzten Ausgangsstoffen und den mehrstufigen Herstellungsverfahren therapeutisch relevante Unterschiede möglich. So konnten bei einer Umstellung von Venofer® auf FerMed® therapeutisch kritische Unverträglichkeiten beobachtet werden. Bei diesen Arzneistoffen wird ebenfalls der Nachweis der Bioäquivalenz für die Beurteilung der therapeutischen Äquivalenz nicht ausreichend sein.

Bioäquivalenz und Therapeutische Äquivalenz

Bioäquivalenzstudien werden überwiegend durch Vergleich von Plasmakonzentrations-Zeit-Verläufen durchgeführt. Es wird heute überwiegend akzeptiert, dass Bioäquivalenzstudien zur Einschätzung der therapeutischen Äquivalenz geeignet sind und beim gegenwärtigen Stand von Methodik und Analytik das beste Kriterium für eine Produktäquivalenz liefern. Dabei wird angenommen, dass Plasmakonzentrationen die Wirkstoffmengen repräsentieren, die in der Biophase, also am Wirkort, vorliegen und dort den therapeutischen Effekt auslösen. Hierbei wird auch davon ausgegangen, dass nach der Resorption eines Arzneistoffs dessen Verteilung und damit das Erreichen des Wirkortes nicht mehr durch die Zusammensetzung der Arzneiform beeinflusst wird (basic assumption). Die Liberation und die nachfolgende Resorption sind dagegen von den Eigenschaften und den Hilfsstoffen der Arzneiform abhängig (○ Abb. 5.2). Somit stellt die Bioverfügbarkeit eines Arzneistoffs einen geeigneten Surrogatparameter (Ersatz-

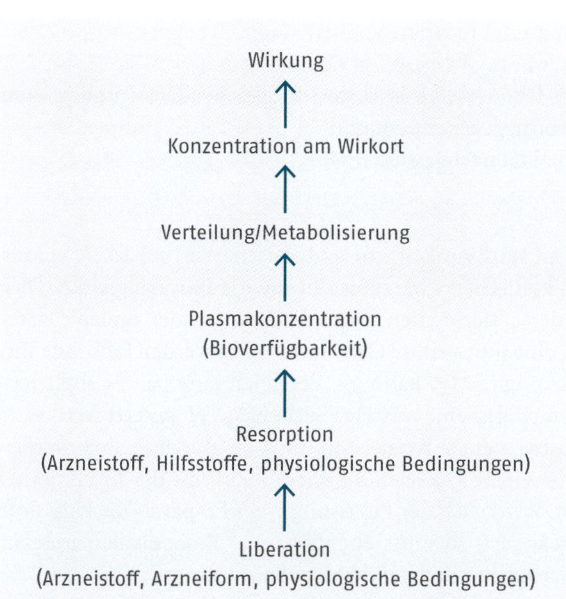

Abb. 5.2 Weg des Arzneistoffs aus der Arzneiform bis zum Wirkort

parameter) für die Konzentration in der Biophase und damit für die therapeutische Äquivalenz dar.

MERKE Eine Gleichsetzung von Plasmakonzentrationen oder Urinausscheidungsdaten mit der pharmakodynamischen Wirkung kann problematisch sein, da häufig nicht genügend Kenntnisse über den Zusammenhang zwischen Plasmakonzentration und Wirkung vorhanden sind.

Absorptionsbedingungen und klinische Situation können von Patient zu Patient erheblich differieren. Darüber hinaus muss davon ausgegangen werden, dass Patienten anders als die üblicherweise an den Untersuchungen teilnehmenden (gesunden!) Versuchspersonen reagieren können.

Das Vorliegen von pharmazeutischer Äquivalenz und Bioäquivalenz ist für die amerikanische Zulassungsbehörde (FDA) das wichtigste Kriterium, zwei Arzneimittel als therapeutisch äquivalent einzustufen und damit den Austausch der beiden Arzneimittel zu ermöglichen. Die europäische Zulassungsbehörde fasst den Begriff der therapeutischen Äquivalenz etwas weiter, indem sie auch pharmazeutisch alternative Präparate einschließt.

Notwendigkeit der Durchführung von Bioverfügbarkeits- und Bioäquivalenzuntersuchungen

Bei der Zulassung von Arzneimitteln sind die nach dem Stand der wissenschaftlichen Erkenntnisse notwendigen Unterlagen einzureichen, die eine „ausreichende biologische Verfügbarkeit der arzneilich wirksamen Bestandteile belegen“. Bei Zulassungsanträgen für Arzneimittel, die bereits für einen anderen Hersteller unter Nachweis der Bioverfügbarkeit zugelassen worden waren, „muss [...] nachgewiesen werden, dass das Arzneimittel dem […] zugelassenen Arzneimittel bioäquivalent ist“ (sog. bezugnehmende Zulassung). Zusätzlich müssen bei einer bezugnehmenden Zulassung

- pharmazeutische Äquivalenz, d. h. derselbe Wirkstoff in gleicher Dosis und in einer vergleichbaren Darreichungsform, gegeben sein und
- adäquate pharmazeutische Qualität nachgewiesen sein.

Neue Arzneistoffe

Bei neuen Arzneistoffen, für deren Wirksamkeit eine systemische Verfügbarkeit Voraussetzung ist, muss zur pharmakokinetischen Charakterisierung die Bioverfügbarkeit, d. h. Ausmaß und Geschwindigkeit der systemischen Verfügbarkeit aus der oralen Darreichungsform, vergleichend gegen eine intravenöse Gabe untersucht werden (absolute Bioverfügbarkeit). Wenn dies nicht möglich ist, kann als Vergleich eine per os applizierte wässrige Lösung oder in Ausnahmefällen eine wässrige Suspension eingesetzt werden.

Bioäquivalenzstudien mit einem neuen Arzneistoff müssen durchgeführt werden, wenn die für die Zulassung vorgesehene Darreichungsform nicht mit der in klinischen Studien eingesetzten identisch ist. Wird nach der Zulassung eines Präparats die Hilfsstoffzusammensetzung wesentlich geändert, so muss ebenfalls eine Bioäquivalenzuntersuchung zum Nachweis der Gleichartigkeit durchgeführt werden.

Bekannte Stoffe

Bioäquivalenzuntersuchungen sind notwendig, wenn aus therapeutischen Gründen eine Sicherstellung der gleichen Wirksamkeit und Unbedenklichkeit gegenüber dem Arzneimittel, mit welchem die klinischen Erfahrungen und Studien gemacht wurden, zu fordern ist.

Dies trifft für Arzneimittel zu, die Stoffe mit den in ◻ Tab. 5.2 genannten Eigenschaften enthalten.

Bedeutung der Arzneiform. Eine ungeeignete Arzneiform kann aber auch bei an sich biopharmazeutisch unproblematischen Arzneistoffen zu unzureichender Bioverfügbarkeit führen, da die Art der Arzneiform, Herstellungstechnik und insbesondere die Auswahl der Hilfsstoffe die biopharmazeutischen Eigenschaften entscheidend bestimmen.

Unabhängig von den Eigenschaften des Arzneistoffs müssen bei den nachfolgend genannten Darreichungsformen Bioverfügbarkeitsuntersuchungen durchgeführt werden, wenn eine systemische Aufnahme des Arzneistoffs für die Wirksamkeit erforderlich ist (◻ Tab. 5.3).

Für Parenteralia (ausgenommen Zubereitungen zur intravenösen Applikation, s. o.) gilt, dass bei Formulierungen zur extravasalen parenteralen Applikation die absolute Bioverfügbarkeit bestimmt werden muss, z. B. bei intramuskulär applizierbaren öligen Lösungen und Suspensionen.

Verzicht auf Bioäquivalenzuntersuchungen

Nach den Richtlinien der europäischen Zulassungsbehörde kann bei den nachfolgenden Arzneiformen auf eine Bioäquivalenzuntersuchung verzichtet werden, wobei jeweils sämtliche Bedingungen erfüllt sein müssen:

- Lösungen zur oralen Applikation:
  - Das neue Präparat ist zum Zeitpunkt der Applikation eine wässrige Lösung und enthält den gleichen Wirkstoff in der gleichen Konzentration wie das Referenzprodukt.
  - Das neue Präparat enthält keine Hilfsstoffe, die die gastrointestinale Verweilzeit, die Löslichkeit (z. B. Cosolvenzien), die Stabilität und die Resorption des Arzneistoffs beeinflussen.

Tab. 5.2 Arzneistoffeigenschaften, die zu Bioverfügbarkeitsproblemen führen können. Nach BfArM 1998

Eigenschaften	Bioverfügbarkeitsproblem
Pharmakodynamische	■ Arzneistoffe mit vitaler Indikation (z. B. Antiobiotika, Antiepileptika, Antiarrhythmika, Zytostatika), ■ enge therapeutische Breite (z. B. Phenytoin, Digoxin, Theophyllin), ■ steile Dosis-Wirkungskurve, ■ Risiko schwerer unerwünschter Wirkungen.
Pharmakokinetische	■ Nichtlineare Pharmakokinetik im therapeutischen Bereich (z. B. Phenytoin), ■ hoher First-pass-Effekt (> 70 %, z. B. Nifedipin, Propranolol, Isosorbiddinitrat), ■ geringes Ausmaß der Resorption (< 30 %, z. B. Aciclovir, Bisphosphonate), ■ Resorption nur in eng begrenzten Bereichen des Gastrointestinaltrakts (Vorliegen eines Resorptionsfensters).
Physikalisch-chemische	■ Geringe Löslichkeit, ■ geringe Lösungsgeschwindigkeit, ■ schlechte Benetzbarkeit der Substanz, ■ Instabilität im Gastrointestinaltrakt, ■ metastabile Modifikationen, ■ Stereoisomerie, ■ Polymorphie.

Tab. 5.3 Arzneiformen, bei denen Bioverfügbarkeitsuntersuchungen erforderlich sind (systemische Wirkung beabsichtigt). Nach BfArM 1998

Arzneiform	Beispiele
Mit modifizierter Wirkstofffreisetzung zur peroralen Anwendung	■ Retard-Arzneimittel, ■ magensaftresistent überzogene Granulate, Tabletten und Kapseln, ■ flüssige Darreichungsformen mit modifizierter Wirkstofffreisetzung
Für andere Resorptionswege	■ Darreichungsformen zur rektalen und vaginalen Anwendung, ■ Arzneiformen zur Anwendung auf der Haut (z. B. Salben, Emulsionen, Lösungen, Pflaster, transdermale therapeutische Systeme), ■ Arzneiformen zur Anwendung im Respirationstrakt (Nase, Lunge) und in der Mundhöhle (z. B. Tabletten, Kapseln, Zerbeißkapseln, Lösungen, Emulsionen und Suspensionen zur Installation oder Inhalation, Pulver zur Inhalation), ■ i. m. Applikationsformen, ausgenommen wässrige Lösungen, ■ Implantate.

5

- Lösungen zur intravenösen Applikation:
  - Das neue Präparat enthält den gleichen Wirkstoff in gleicher Konzentration wie das Referenzprodukt.
- Lösungen zur parenteralen Applikation (außer intravenös):
  - Das neue Präparat stellt die gleiche Art Lösung (wässrig oder ölig) dar wie das Referenzpräparat.
  - Das neue Präparat enthält den gleichen Wirkstoff in gleicher Konzentration und die gleichen oder vergleichbaren Hilfsstoffe wie das Referenzprodukt. Die verwendeten Hilfsstoffe dürfen keine Wechselwirkung, z. B. Komplexbildung, mit dem Arzneistoff eingehen.
- Gase:
  - Das neue Präparat ist ein Gas zur Inhalation.

Lokal wirksame Arzneimittel ohne systemische Wirkung

Bei lokal wirksamen Arzneimitteln (oral, nasal, Inhalation, okular, dermal, rektal, vaginal), bei denen eine systemische Wirkung nicht beabsichtigt ist, ist das Bioäquivalenz-Konzept basierend auf der Messung von Plasmakonzentrationen nicht anwendbar, und es müssen pharmakodynamische oder vergleichende klinische Studien durchgeführt werden.

Biopharmazeutisches Klassifizierungssystem

MERKE Geschwindigkeit und Ausmaß der Absorption von Arzneistoffen werden maßgeblich durch deren Löslichkeit in der gastrointestinalen Flüssigkeit und Permeabilität durch biologische Membranen beeinflusst. Dies gilt insbesondere bei der Absorption von Arzneistoffen, die vorzugsweise durch passive Diffusion erfolgt.

Vor diesem Hintergrund wurde das Biopharmazeutische Klassifizierungssystem (BCS) entwickelt, das Arzneistoffe nach ihrer Löslichkeit in wässrigen Medien bei physiologischen pH-Werten von 1 bis 8 und ihrem Permeabilitätsvermögen in vier Klassen einteilt (Tab. 5.4).

Eine hohe Löslichkeit liegt dann vor, wenn der Arzneistoff in seiner höchsten therapeutischen Einzeldosis in 250 ml Wasser des physiologischen pH-Bereichs von 1 bis 8 löslich ist. Beispiele für gut lösliche Arzneistoffe sind Atenolol, Captopril, Cimetidin, Etidronat, Metformin, Metoprolol, Paracetamol, Propranolol, Ranitidin, Theophyllin, Verapamil.

Die Permeabilität kann in vitro mithilfe von Zellkulturen bestimmt werden, wobei der Permeationsprozess des Arzneistoffs durch die Membran von Adenocarcinom-Zellen (CaCo-2–Zellen) untersucht wird (▸Kap. 5.4.4). Das Ausmaß der Permeabilität wird durch den Permeabilitätskoeffizienten P_{app} (10^{-6} cm · s^{-1}) beschrieben. Permeabilitätskoeffizienten von > 10 geben einen Hinweis auf eine gute Absorption nach peroraler Applikation (über 90 %). Eine schlechte Absorption kann bei Arzneistoffen mit Permeabilitätskoeffizienten von < 0,1 erwartet werden, eine mittlere Absorption von etwa 40 bis 70 % wäre demzufolge von Permeabilitätskoeffizienten von 0,1 bis 10 abzuleiten.

Löslichkeit und Permeabilität können den Resorptionsvorgang und damit die Bioverfügbarkeit in unterschiedlicher Weise beeinflussen. Wenn Löslichkeit und Permeabilität hoch sind (Klasse I), wird die Absorption wesentlich von der Geschwindigkeit der Magenentleerung beeinflusst.

Tab. 5.4 Einteilung von Arzneistoffen nach dem Biopharmazeutischen Klassifizierungssystem (BCS)

Klasse (Beispiele)	Löslichkeit	Permeabilität	Resorption
I (Metoprolol, Theophyllin, Paracetamol)	Hoch	Hoch	Kontrolliert durch Magenentleerung
II (Atovaquon, Carbamazepin, Danazol, Glibenclamid, Griseofulvin, Ketoconazol, Phenytoin Mefenaminsäure, Spironolacton)	Niedrig	Hoch	Kontrolliert durch Freisetzung
III (Atenolol, Aciclovir, Buserelin, Captopril, Cimetidin, Desmopressin, Protirelin, Ranitidin)	Hoch	Niedrig	Kontrolliert durch die Membranpassage
IV (Ciclosporin, Furosemid, Hydrochlorothiazid, Terfenadin)	Niedrig	Niedrig	Von Fall zu Fall unterschiedlich

Bei hoher Permeabilität und niedriger Löslichkeit (Klasse II) kann dagegen erwartet werden, dass die Absorption von der Löslichkeit oder auch von der Lösungsgeschwindigkeit des Arzneistoffs beeinflusst wird. Hierbei ist zusätzlich zu bedenken, dass die Löslichkeit häufig pH-abhängig ist. Für die Freisetzungsgeschwindigkeit wird insbesondere die Teilchengröße des in der Darreichungsform verarbeiteten Arzneistoffs von Bedeutung sein.

Bei Arzneistoffen mit hoher Löslichkeit und niedriger Permeabilität (Klasse III) wird die Absorption nicht von der Lösungsgeschwindigkeit bzw. Freisetzungsgeschwindigkeit des Arzneistoffs aus der Arzneiform bestimmt. Bei einer schnellen Freisetzung des Arzneistoffs aus der Darreichungsform ist die Resorption unabhängig von der Freisetzung. Die geringe Permeabilität kann jedoch zu einer verzögerten und möglicherweise verminderten Absorption führen, beispielsweise bedingt durch die intestinale Metabolisierung.

Bei Arzneistoffen mit geringer Löslichkeit und schlechtem Permeabilitätsverhalten (Klasse IV) ist der Einfluss auf die Absorption nur sehr schwierig vorherzusagen. In solchen Fällen muss untersucht werden, ob die Freisetzung und/oder Absorption für die Bioverfügbarkeit bestimmend sind.

Biowaiver

Ziel der biopharmazeutischen Klassifizierung von Arzneistoffen ist ein möglicher Verzicht auf Bioäquivalenzstudien (Biowaiver). So könnten diese Studien für Arzneistoffe der Klasse I nach Änderungsmaßnahmen (z. B. in der Herstellung und/oder Zusammensetzung), wie sie heute gefordert sind, vermieden werden.

Nach den zurzeit gültigen Richtlinien kann bei schnell freisetzenden Arzneimitteln mit gleichem Arzneistoff oder einem entsprechenden Salz (Biowaiver nicht anwendbar auf z. B. Ester oder Ether der entsprechenden Verbindung) auf Bioäquivalenzuntersuchungen verzichtet werden, wenn folgende Voraussetzungen erfüllt sind:

5

- Arzneistoffe in Test- und Referenzzubereitung sind gleich oder Salze, die zur BCS-Klasse I gehören (nicht anwendbar auf Ester, Ether, Isomere, Mischung von Isomeren, da Gefahr von unterschiedlichen Bioverfügbarkeiten),
- Löslichkeit und Permeabilität sind hoch (BCS-Klasse I),
- In-vitro-Freisetzung erfolgt innerhalb von 15 min ≥ 85 % (drei unterschiedliche Prüfmedien, z. B. 0,1 N HCl, Pufferlösung pH 4,5 und 6,8).

Unter diesen Bedingungen ist davon auszugehen, dass sich der Wirkstoff nach der Applikation bereits im Magen vollständig auflöst, wodurch sich die feste orale Zubereitung anschließend wie eine orale Lösung verhalten würde. Für Letztere werden aber generell keine In-vivo-Studien zum Nachweis der Bioäquivalenz verlangt. Darüber hinaus ist in der Diskussion, diese Regelung auch auf gut lösliche, aber schlecht permeable Arzneistoffe auszuweiten (Arzneistoffe der BCS-Klasse III).

Zusätzlich zu den Lösungs- und Permeabilitätseigenschaften müssen noch weitere Kriterien erfüllt sein:

- Therapeutische Breite des Arzneistoffs ist unkritisch,
- Hilfsstoffe sind bereits zugelassen und unkritisch (problematisch sind z. B. hohe Anteile an Gleit- oder Netzmitteln),
- Stabilität des Arzneistoffs im pH-Bereich 1–8 (> 3 h) ist ausreichend,
- Bioverfügbarkeitsuntersuchungen sind bekannt (Phase I bzw. Klinische Prüfungen Phase II und III).

Die Biowaiver-Regelung ist nicht anwendbar bei Arzneimitteln, bei denen die Freisetzung in der Mundhöhle (buccal, sublingual, orodispersibel) erfolgen soll.

Beispiele für Arzneistoffe, bei denen unter den genannten Voraussetzungen auf eine Bioäquivalenz-Studie verzichtet werden kann, sind Acetylsalicylsäure, Atenolol, Cimetidin, Diclofenac-Natrium, Furosemid, Ibuprofen, Ketoprofen, Metoclopramid-Hydrochlorid, Paracetamol, Prednisolon, Prednison, Propranolol-Hydrochlorid, Ranitidin-Hydrochlorid.

Absorptionszahl, Auflösungszahl und Dosiszahl

MERKE Eigenschaften von Arzneistoffen können durch die drei dimensionslosen Größen Absorptionszahl (absorption number), Auflösungszahl (dissolution number) und Dosiszahl (dose number) beschrieben werden. Sie berücksichtigen sowohl physikochemische Eigenschaften (Löslichkeit, Permeabilität) als auch physiologische Parameter und damit die für die Absorption von Arzneistoffen aus dem Gastrointestinaltrakt wesentlichen Einflussgrößen.

Der Transport einer Substanz durch die Membran des GI-Trakts kann durch die modifizierte Fick'sche Diffusionsgleichung beschrieben werden:

$$J_w = P_w \cdot C_w = \frac{dM}{dt} \cdot \frac{1}{A} \qquad \text{Gleichung 5.4}$$

Danach ist der Transport J_w einer Substanzmenge (dM) über das gastrointestinale Epithel pro Zeiteinheit (dt) und Fläche (A) von P_w, dem Permeabilitätskoeffizienten einer Substanz durch die Wand des GI-Trakts, und C_w, der Substanzkonzentration an der Membran, abhängig. Häufig wird die effektive Permeabilität P_{eff} ($cm \cdot s^{-1}$) anstelle der Wandpermeabilität P_w verwendet. P_{eff} beschreibt die Geschwindigkeit, mit der eine gelöste Substanz durch eine Membran wandert, und berücksichtigt damit auch die Permeabilität der direkt mit der Membran assoziierten, nicht bewegten Wasserschicht (unstirred water layer), die experimentell schwer von der eigentlichen Wandpermeabilität zu trennen ist.

Eine weitere die Absorption beschreibende Größe ist die Absorptionszahl A_n. Sie beschreibt das Verhältnis der Verweilzeit des gelösten Arzneistoffs im Dünndarm t_{si} zu seiner Absorptionszeit t_{abs}:

$$A_n = \frac{P_{eff}}{r} \cdot t_{si} = \frac{t_{si}}{t_{abs}}$$ Gleichung 5.5

| r Radius des Darms

Der aus einer Arzneistofflösung absorbierte Anteil einer verabreichten Dosis kann mit Hilfe der Absorptionszahl f_a berechnet werden:

$$f_a = 1 - e^{-2A_n}$$ Gleichung 5.6

Die Auflösungszahl (Dissolution number) D_n beschreibt die Auflösung in Abhängigkeit von der Verweilzeit im Dünndarm und der Auflösungszeit t_{diss}:

$$D_n = \left(\frac{3D}{r^2}\right)\left(\frac{C_s}{\rho}\right) \cdot t_{si} = \frac{t_{si}}{t_{diss}}$$ Gleichung 5.7

| C_s Löslichkeit | D Diffusionskoeffizient | p Dichte | r Teilchenradius

Wird für D_n ein hoher Wert erhalten, so ist die Auflösungsgeschwindigkeit sehr hoch. Arzneistoffe der Klasse 1 und 3 zeichnen sich deshalb durch einen hohen Wert für D_n aus.

Aus ○ Gleichung 5.4 geht hervor, dass die Absorption entscheidend von der Konzentration des gelösten Arzneistoffs an der zu permeierenden Membran abhängig ist. Diese wird wiederum durch die verabreichte Dosis und die Löslichkeit in den gastrointestinalen Flüssigkeiten bestimmt.

Aus der Berechnung des Verhältnisses von Dosis und Löslichkeit lässt sich das zur Auflösung der Dosis erforderliche Volumen (ml) berechnen:

$$V = \frac{M}{C_s}$$ Gleichung 5.8

| M Dosis (mg) | C_s Löslichkeit ($mg \cdot ml^{-1}$)

Alternativ zum M/C_s Quotienten lässt sich eine dimensionslose Dosiszahl D_0 berechnen:

$$D_0 = \frac{M/V_0}{C_s}$$ Gleichung 5.9

| C_s Löslichkeit | M Dosis | V_0 Volumen der Flüssigkeit, mit der das Arzneimittel eingenommen wird (im Allgemeinen mit 250 ml angenommen)

5

▫ **Tab. 5.5** Löslichkeitsangaben nach BCS für Digoxin, Griseofulvin, Nifedipin und Felodipin. Nach Langguth et al.

Arzneistoff	Dosis (mg)	C_s (mg · ml^{-1})	V (ml)	D_0
Digoxin	0,5	0,024	20,8	0,08
Griseofulvin	500	0,015	33333	133
Nifedipin	10	0,0027	3704	14,8
Felodipin	5	0,0005	10000	40

Dosiszahlen ≤ 1 weisen darauf hin, dass die Löslichkeit sich nicht negativ auf die Absorption eines Wirkstoffs auswirken sollte. Für einige Arzneistoffe ist allerdings bekannt (z. B. Nifedipin, Felodipin), dass sie trotz Dosiszahlen > 1 vollständig absorbiert werden.

Die besondere Bedeutung der Dosis zeigt ein Vergleich der Wirkstoffe Digoxin und Griseofulvin, die eine ähnliche Wasserlöslichkeit aufweisen (▫ Tab. 5.5). Während Digoxin aufgrund der geringen Dosis nach BCS als gut löslich eingestuft wird, ist dies bei Griseofulvin nicht der Fall; hier beträgt das Volumen, das zum Lösen der Dosis erforderlich ist, 33,3 l. Diese Überlegungen zeigen, dass Bioverfügbarkeitsprobleme nicht nur auf eine geringe Löslichkeit zurückzuführen sind, sondern auch auf die applizierte Dosis.

Zusammenfassung

- Die Verfügbarkeit eines Arzneistoffs am Wirkort ist entscheidend für dessen Wirksamkeit. Eine Bestimmung am Wirkort ist in der Regel aber nicht möglich. Deshalb wird als Surrogat der Konzentrations-Zeit-Verlauf des Arzneistoffs im Plasma gemessen.
- Absolute Bioverfügbarkeit beschreibt das Ausmaß, mit dem der Arzneistoff aus einer extravasal applizierten Arzneizubereitung im Vergleich zu einer intravenös verabreichten Lösung des Arzneistoffs systemisch verfügbar ist. Nur bei Kenntnis der absoluten Bioverfügbarkeit eines Arzneistoffs kann der geeignete Applikationsweg und damit die geeignete Arzneiform ermittelt werden.
- Relative Bioverfügbarkeit beschreibt das Ausmaß und die Geschwindigkeit, mit der der Arzneistoff aus einer Arzneiform im Vergleich zu einer auf gleichem Wege applizierten Referenzzubereitung systemisch verfügbar ist. Sie wird allein durch die Eigenschaften der Arzneiform bestimmt.
- Zur Beurteilung der Vergleichbarkeit wirkstoffgleicher Präparate im Rahmen der Substitution müssen sowohl pharmazeutische als auch pharmakodynamische Eigenschaften eines Arzneimittels berücksichtigt werden.
- Bioverfügbarkeitsprobleme sind bei Arzneistoffen zu erwarten, die folgende physikalisch-chemische Eigenschaften aufweisen: geringe Löslichkeit und Lösungsgeschwindigkeit, polymorphe und metastabile Modifikationen, schlechte Benetzbarkeit, Instabilität im Gastrointestinaltrakt.
- Eine zuverlässige Bioverfügbarkeit muss insbesondere bei Arzneistoffen mit vitaler Indikation (z. B. Antibiotika, Antiepileptika, Antiarrhythmika, Zytostatika) und enger therapeutische Breite (z. B. Phenytoin, Theophyllin) gewährleistet sein.

- Biopharmazeutisch kritische Arzneistoffe sind ebenfalls solche mit nichtlinearer Pharmakokinetik im therapeutisch eingesetzten Dosisbereich (z. B. Phenytoin), hohem First-pass-Effekt (> 70 %, z. B. Nifedipin, Propranolol, Isosorbiddinitrat) und einer Absorption nur in eng begrenzten Bereichen des Gastrointestinaltrakts.
- Biopharmazeutisch kritische Arzneiformen sind perorale feste Zubereitungen mit schwer löslichen Wirkstoffen, perorale und parenterale Suspensionen, Retard- und Depotzubereitungen, Therapeutische Systeme, magensaftresistent überzogene feste Darreichungsformen, Implantate und andere Arzneiformen mit modifizierter Wirkstofffreisetzung, rektale und vaginale Darreichungsformen, Darreichungsformen zur Anwendung auf der Haut, Darreichungsformen zur Resorption durch die Mund-, Nasen- oder die Lungenschleimhaut.
- Geschwindigkeit und Ausmaß der Absorption von peroral verabreichten Arzneistoffen werden maßgeblich durch deren Löslichkeit in der gastrointestinalen Flüssigkeit und Permeabilität durch biologische Membranen beeinflusst.
- Nach dem Biopharmazeutischen Klassifizierungssystem (BCS) werden Arzneistoffe nach ihrer Löslichkeit in wässrigen Medien bei physiologischen pH-Werten von 1 bis 8 und ihrem Permeabilitätsvermögen in vier Klassen eingeteilt.

5.2 Faktoren mit Einfluss auf die Bioverfügbarkeit

5

Unterschiedliche Faktoren beeinflussen Liberation und Absorption und damit häufig die Bioverfügbarkeit. Neben physiologisch-biochemischen Faktoren können diese beiden Vorgänge durch pharmazeutisch-technologische Maßnahmen beeinflusst werden. Hierbei kann in wirkstoffspezifische und arzneiformenbezogene Einflussgrößen unterschieden werden.

5.2.1 Physiologisch-biochemische Faktoren

Hierzu gehören alle physiologischen Bedingungen im Organismus, die Absorption, Verteilung, Biotransformation und Ausscheidung hemmen oder fördern.

Absorptionsgeschwindigkeit

Sie kann vielfältig beeinflusst werden (▸ Kap. 3.2), u. a. durch

- die pH-Verhältnisse im Magen-Darm-Trakt,
- die Motilität des Magen-Darm-Trakts,
- den Füllungszustand des Magen-Darm-Trakts und die Art der Füllung,
- die enzymatischen Aktivitäten sowie Frequenz und Ausmaß der Gallesekretion,
- die Durchblutung der absorbierenden Organe.

Metabolisierungsgeschwindigkeit

Sie beeinflusst direkt die Bioverfügbarkeit, vor allem über die Durchblutung und biochemische Aktivität der Leber und der Darmwand. Dieser Faktor beeinflusst die Bioverfügbarkeit insbesondere während der Darm- und der ersten Leberpassage

(First-pass-Metabolismus), indem bei ausgeprägtem First-pass-Effekt (▸Kap. 6.4.7) trotz u. U. hoher Absorptionsrate nur geringe Mengen unveränderten Arzneistoffs im Kreislauf erscheinen. Hierbei ist zu unterscheiden zwischen präsystemischem und hepatischem First-pass-Effekt. Insbesondere die Bedeutung des präsystemischen First-pass-Effektes, der chemischen oder enzymatischen Inaktivierung des Wirkstoffs im Lumen des Gastrointestinaltrakts oder in der Darmwand, für die Bioverfügbarkeit ist in den letzten Jahren erkannt worden, so auch die mögliche Beeinflussung der Uptake- und Efflux-Transportersysteme durch Arzneistoffe, Hilfsstoffe und Nahrungsstoffe (▸Kap. 2.6).

Ausscheidungsgeschwindigkeit

Sie kann die Bioverfügbarkeit ebenfalls verändern und ist bei der (vorherrschenden) renalen Ausscheidung eine Funktion

- der Nierenleistung,
- der Flüssigkeitszufuhr und -bilanz (in diesem Falle besonders in Gegenwart von Diuretika),
- des pH-Wertes des Harns und
- der Bindung des Arzneistoffs an Plasmaproteine und Gewebe.

Bei der (selteneren) biliären Ausscheidung ist die Ausscheidungsgeschwindigkeit eng mit der Gallenaktivität verbunden.

Verteilungsvolumen

Schließlich müssen Faktoren genannt werden, die über das Verteilungsvolumen wirken, wie

- das Blutvolumen (insbesondere bei hohen Blutverlusten, aber auch während großvolumiger Flüssigkeitsverluste des Organismus) und
- Flüssigkeitsverlagerungen im Organismus (Ödeme).

Zusätzlich kann das Verteilungsvolumen durch die Bindung des Arzneistoffs an Körperbestandteile beeinflusst werden. Diese Bindung ist von den physikalisch-chemischen Eigenschaften des Arzneistoffs abhängig. Als Bindungsstellen sind zu nennen Plasmaproteine, Gewebeproteine, Fettgewebe (insbesondere lipophile Arzneistoffe) und Knochen (z. B. Tetracycline, Bisphosphonate).

Physiologische Einflussfaktoren und Bioverfügbarkeitsstudien

Bei Bioverfügbarkeitsstudien wird angestrebt, die physiologischen Faktoren durch Auswahl geeigneter Probanden, Testbedingungen und ein insgesamt weitgehend standardisiertes „Studiendesign" nach Möglichkeit im Normbereich zu halten, damit von ihnen ausgehende Einflüsse auf die Bioverfügbarkeit nicht zu Fehlbeurteilungen über Testpräparate führen (▸Kap. 5.3).

5.2.2 Wirkstoffeigenschaften

Für die Absorption ist in der Regel Voraussetzung, dass der Arzneistoff gelöst vorliegt. Daher wird die Bioverfügbarkeit durch alle Faktoren beeinflusst, die auf die Löslichkeit einwirken.

Als physikalische und physikalisch-chemische Eigenschaften des Wirkstoffs, die die Bioverfügbarkeit beeinflussen können, sind zu nennen:

- Verteilungskoeffizient, pK_a-Wert,
- Löslichkeit, Lösungsgeschwindigkeit,
- Kristallform, amorpher Zustand,
- Salz-, Hydrat- und Solvatbildung,
- physikalische und chemische Stabilität,
- Komplexbildungsvermögen.

Verteilungskoeffizient und pK_a-Wert

Gegenüber der Mehrzahl der Arzneistoffe wirkt die Gastrointestinalwand als Lipidbarriere.

Lipiddiffusion

Lipoidlösliche Stoffe können diese Barriere unter passiver Diffusion leicht passieren. Unzureichend lipoidlösliche Verbindungen sind dazu in geringerem Umfang (u. U. unter Ausnützung anderer Mechanismen wie Porendiffusion, aktiver Transport, Ionenpaarabsorption, Pinozytose) in der Lage. Die Lipidlöslichkeit wird durch den Lipoid/Wasser-Verteilungskoeffizienten charakterisiert und bei schwachen Säuren und Basen durch deren pK_a-Wert sowie durch den pH-Wert des Mediums beeinflusst (▸ Kap. 2.3.2). Die von der Lipophilie eines Stoffes abhängige Membranpermeabilität ist deshalb auch ein wesentliches Kriterium des Biopharmazeutischen Klassifizierungssystem (BCS; ▸ Kap. 5.1). Der Einfluss des pK_a-Wertes und damit des Dissoziationsgrades auf die Resorption darf jedoch nicht isoliert betrachtet werden. So werden nur geringe Mengen einer nichtdissoziierten schwachen Wirkstoffsäure aus dem Magen wegen dessen geringer Oberfläche resorbiert. Andererseits wird die Säure weitgehend aus dem Dünndarm resorbiert, obwohl sie zum größten Teil in dissoziierter Form vorliegt. Aufgrund der großen Resorptionsoberfläche im Dünndarm wird der undissoziierte Anteil sehr schnell resorbiert. Damit wird das Gleichgewicht zwischen der dissoziierten und undissoziierten Form gestört und infolgedessen die undissoziierte Form nachgebildet.

Absorptionsbeeinflussung

Der Gedanke liegt nahe, die Absorption schwacher Säuren oder Basen dadurch zu verbessern, dass man den pH-Wert am Absorptionsort verschiebt. Auch eine Basizitäts- oder Aziditätsänderung beim Wirkstoff ist denkbar.

Theoretisch kann der pH-Wert des Mageninhalts durch Antazida angehoben und damit die Absorption von schwachen Säuren verringert werden. In praxi hat das sicher wenig Sinn. Möglich ist aber, die Azidität/Basizität des Wirkstoffmoleküls und damit sein Verteilungsverhalten über geeignete Strukturabwandlungen soweit zu beeinflussen, dass die Absorption verbessert wird, ohne dass sich dabei die pharmakodynamische Aktivität wesentlich ändert.

Relativ überschaubare Zusammenhänge zwischen Absorption und Verteilungskoeffizient wurden nur innerhalb homologer Reihen gefunden, z. B. bei Barbitalen (○ Abb. 5.3).

Lösungsgeschwindigkeit und Löslichkeit

Die Bedeutung der Löslichkeit und Lösungsgeschwindigkeit ist für die Bioverfügbarkeit von sehr großer Bedeutung. Nur der gelöste Arzneistoff kann in der Regel absorbiert wer-

5

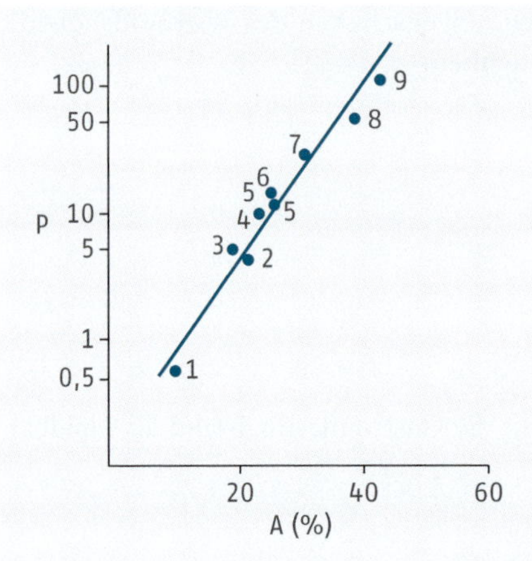

○ Abb. 5.3 Beziehung zwischen Verteilungskoeffizient P und intestinaler Absorption A für Barbitale. Nach Schanker
1 Barbital, 2 Phenobarbital, 3 Aprobarbital, 4 Butobarbital, 5 Allylbarbitursäure, 6 Cyclobarbital, 7 Pentobarbital, 8 Secobarbital, 9 Hexethal

den. Es muss sichergestellt werden, dass während der Passage im resorptionsbefähigten Bereich des Gastrointestinaltrakts die für das Erreichen therapeutisch wirksamer Konzentrationen erforderliche Menge aufgelöst wird. Für das Auflösen steht jedoch nur eine begrenzte Zeit zur Verfügung. Ist die Lösungsgeschwindigkeit kleiner als die Absorptionsgeschwindigkeit, kann sie zum geschwindigkeitsbestimmenden Schritt in der Folge Liberation-Absorption werden. Alle Faktoren, die die Lösungsgeschwindigkeit beeinflussen, wirken sich dann bei hinreichenden Unterschieden in der Kinetik der Teilprozesse auch auf die Absorption aus. Unterschiede in der Lösungsgeschwindigkeit sind die wesentliche Ursache für variierende Bioverfügbarkeiten.

Teilchengröße

Die Kinetik der Phasenumwandlung Festkörper/Lösung ist u. a. abhängig von der Größe der Phasengrenzfläche, wobei die Lösungsgeschwindigkeit mit abnehmender Teilchengröße zunimmt (▸ Kap. 5.4.2, ○ Gleichung 5.29).

Teilchenoberfläche

Verringerung der Teilchengröße, d. h. Vergrößerung der Teilchenoberfläche, beschleunigt den Lösungsvorgang. Wenn bei Applikation eines Wirkstoffes keine ausreichende Lösungsgeschwindigkeit im Magen-Darm-Kanal zu erwarten ist, kann die Absorption durch Oberflächenvergrößerung verbessert werden.

1945 wurden die ersten klinischen Ergebnisse veröffentlicht, die beim Einsatz von Sulfadiazin-Präparaten unterschiedlicher Teilchengröße erhalten wurden. Aus Suspensionen mit geringer Teilchengröße wurde der Wirkstoff schneller (maximale Plasmakonzentration 2h früher) und vollständiger (Steigerung der absorbierten Menge um 20 %) absorbiert als aus Suspensionen mit größerer Teilchengröße, so dass um 40 % erhöhte Plasmakonzentrationen das Ergebnis waren. Ähnliche Beobachtungen wurden für Sulfaethidol publiziert.

Praktische Auswirkungen hatten Ergebnisse, die 1962 über den Einfluss der Teilchengröße auf die Absorption von Griseofulvin bekannt wurden (○ Abb. 5.4). Zwischen dem Logarithmus der spezifischen Oberfläche und der „relativen Absorbierbarkeit“, d. h. der Bioverfügbarkeit, besteht direkte Proportionalität. So kann die absorbierte Wirkstoffmenge auf das 2,5-Fache gesteigert werden, wenn die spezifische Oberfläche auf das

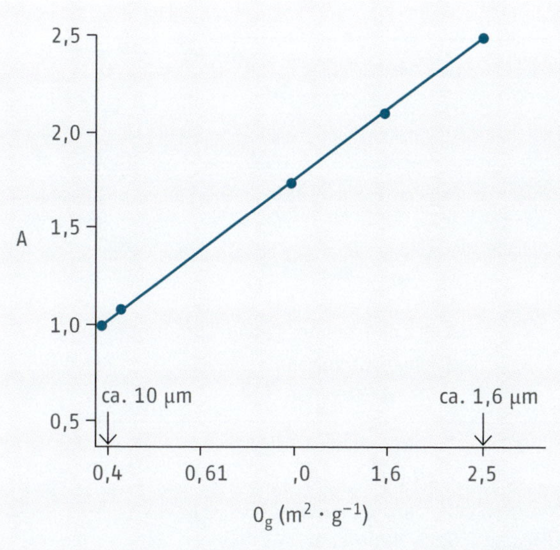

Abb. 5.4 Beziehung zwischen der gewichtsbezogenen spezifischen Oberfläche O_g und der relativen Absorbierbarkeit A von Griseofulvin. Nach Atkinson et al.

6-Fache vergrößert wird. Diese Beobachtungen führten zur Einführung eines mikronisierten Präparats (Griseofulvin mikrofein, Likudem®), dessen Dosis im Vergleich zur ursprünglichen Zubereitung auf die Hälfte verringert wurde, jedoch zu vergleichbaren Plasmakonzentrationen führte.

Für die Auswirkungen der Teilchengröße auf Lösungsgeschwindigkeit, Absorption und Bioverfügbarkeit gelten die von Ritschel (1973) formulierten Grundsätze:

- Mit abnehmender Partikelgröße nimmt die Oberfläche und somit die Auflösungsgeschwindigkeit zu, jedoch wird die Löslichkeit kaum verändert.
- Die kleinere Partikelgröße ist nur dann von Bedeutung, wenn die Lösungsgeschwindigkeit und die Löslichkeit des Arzneistoffs den absorptionslimitierenden Faktor darstellen, d. h. für Arzneistoffe, deren Löslichkeit weniger als 0,3 % beträgt.
- Die Reduzierung der Partikelgröße ist technisch begrenzt. Für Arzneistoffe liegt die untere Grenze der Partikelgröße bei etwa 1 µm bei mechanischer Zerkleinerung. Mikronisierte Stoffe weisen Partikelgrößen zwischen 10 und 20 µm auf.
- Bei Verwendung verschiedener Partikelgrößen treten Unterschiede insbesondere zu Beginn der Absorption auf. Die Partikelgröße kann den Wirkungseintritt, die Intensität und die Wirkungsdauer beeinflussen.
- Oberhalb eines bestimmten Grenzwerts der Partikelgröße besteht kein ausgeprägter Unterschied in der Absorption.
- Arzneistoffe mit geringer Löslichkeit (< 0,3 %) sollten nach Möglichkeit mikronisiert werden, wenn diese in hohen Dosen peroral verabreicht werden. Es wird dabei nicht nur die Geschwindigkeit, sondern auch das Ausmaß der Absorption erhöht, so dass die zu verabreichende Dosis reduziert werden kann.

Mit abnehmender Teilchengröße nimmt nach der Young-Laplace-Gleichung der Lösungsdruck zu (○ Gleichung 5.10). Dieser Effekt geht in die Ostwald-Freundlich-Gleichung ein, nach der das Verhältnis der Löslichkeiten (syn. wird auch der Begriff Sättigungslöslichkeit verwendet) mit abnehmender Teilchengröße exponentiell zunimmt (○ Glei-

5

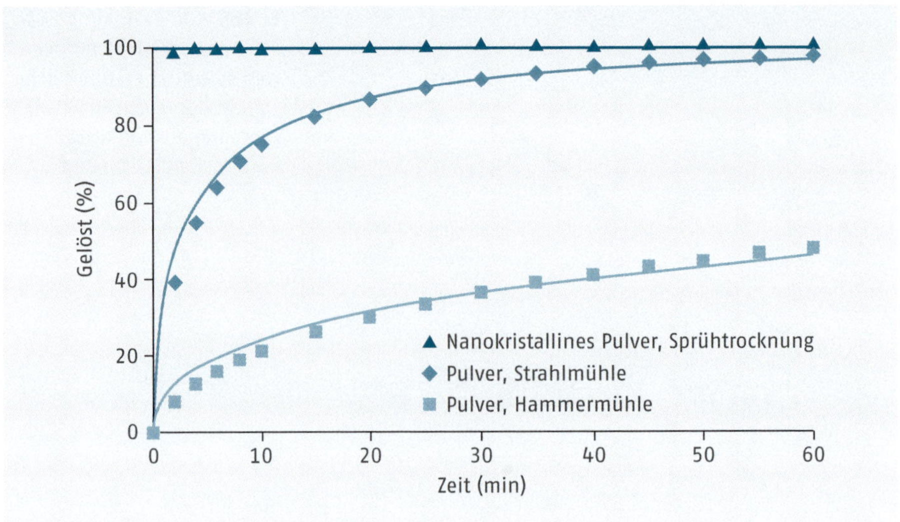

Abb. 5.5 Auflösungskurven für Cilostazol. Nach Jinno et al.

chung 5.11). Die Erhöhung der Löslichkeit durch eine Verkleinerung der Partikelgröße wirkt sich allerdings erst bei Teilchengrößen unterhalb von 2 µm deutlich aus, so dass dieser Effekt nur im nanoskaligen Bereich zu beobachten ist. Eine Zerkleinerung einer Substanz in den Nanometerbereich wird als nanonisieren bezeichnet und kann mit unterschiedlichen Techniken erreicht werden, wie z. B. Nassmahlung mit Perlmühlen oder Hochdruckhomogenisation. Die Erhöhung der Löslichkeit wird gemäß der Noyes-Whitney-Gleichung (Gleichung 5.29) zu einer erhöhten Lösungsgeschwindigkeit führen. Deutlich verbesserte Lösungseigenschaften konnten für Cilostazol nach Nanoisierung beobachtet werden (Abb. 5.5). Aus einer Suspension, deren Teilchen durch eine Hammermühle zerkleinert wurden, waren nach 60 Minuten lediglich 45 %, bei Zerkleinerung mit einer Luftstrahlmühle 95 % aufgelöst, während bei Verwendung von nanokristallinem Wirkstoff eine spontane Auflösung zu beobachten war. Die Bioverfügbarkeit von Aprepitant konnte nach Applikation einer Nanosuspension im Vergleich zu einer konventionell hergestellten Suspension um etwa 300 % erhöht werden (Abb. 5.6). Allerdings ist durch die hohe Oberflächenenergie nanoskaliger Systeme die Agglomerationsneigung besonders hoch, so dass diese physikalisch instabil sind und durch Zusatz oberflächenaktiver Stoffe stabilisiert werden müssen.

$$\Delta p = \frac{2 \cdot \gamma}{r}$$ Gleichung 5.10

$$\frac{C_s}{C_{s_0}} = \exp\left(\frac{2 \cdot \gamma \cdot V}{r \cdot R \cdot T}\right)$$ Gleichung 5.11

| C_s Löslichkeit sehr kleiner Teilchen | C_{s_0} Löslichkeit sehr großer Teilchen | p Lösungsdruck | γ Grenzflächenspannung (fest-flüssig) | r Teilchenradius | V Molares Volumen (Molekulargewicht/Dichte) | R Allgemeine Gaskonstante (8,314 $J \cdot K^{-1} \cdot mol^{-1}$) | T Absolute Temperatur

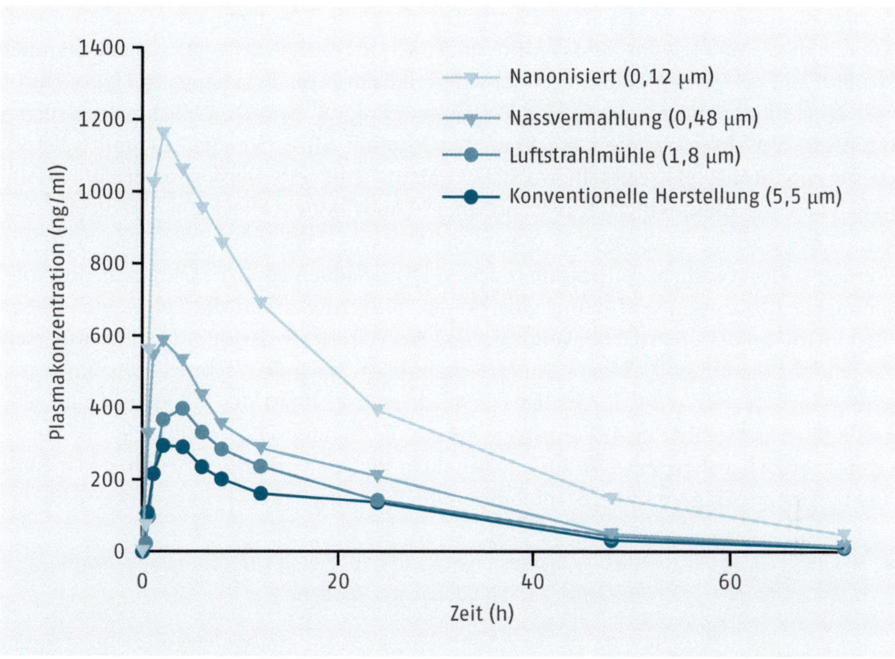

Abb. 5.6 Mittlere Plasmakonzentrationen von Aprepitant nach peroraler Applikation von unterschiedlichen Suspensionen am Beagle Hund (n = 5). Nach Wu et al.

Als bereits zugelassene nanopartikuläre Arzneistoff-Formulierungen sind zu nennen Rapamune® (Sirolimus), Emend® (Aprepitant), TriCor® (Fenofibrat), Triglide® (Fenofibrat), Lipidil One® (Fenofibrat), Megace ES® (Megestrolacetat), Invega® (Paliperidon) und Abraxane® (Paclitaxel).

5

Vergrößerung der Teilchenoberfläche

Die Vergrößerung der Teilchenoberfläche durch Zerkleinerung geht nicht selten mit einer Erhöhung der Aerophilie (Umhüllung der Partikel mit Luft) und der elektrostatischen Aufladung des Wirkstoffs einher. Zusätzlich bilden sich häufig Agglomerate (Schneeball-Effekt), so dass bei sehr kleinen Teilchen die Benetzbarkeit und die Rieselfähigkeit verschlechtert sind und die Teilchen eine hohe Haftung an Oberflächen (z. B. Gefäßwänden) aufweisen. In solchen Fällen wird die Lösungsverbesserung durch die Folgen der elektrostatischen Aufladung oft aufgehoben. Netzmittel und Antistatika können hier Abhilfe schaffen.

Feste Dispersionen. Weitere Möglichkeiten zur Vergrößerung der Teilchenoberfläche eröffnet die Herstellung mikrokristalliner Dispersionen in festen Matrices aus wasserlöslichen Trägern. Physikalisch betrachtet liegen feste Dispersionen vor, also feindisperse Verteilungen eines oder mehrerer Feststoffe in einem inerten, ebenfalls festen Träger. Als Hilfsstoffe werden z. B. Polyvinylpyrrolidon, Macrogole, Cellulosederivate, Zuckeralkohole, Zucker und Harnstoff verwendet. Die Herstellung fester Dispersionen kann z. B. durch Coevaporation, Sprüherstarrung, Sprüh- und Gefriertrocknung, Schmelzerstarrung und Schmelzextrusion erfolgen. Je nach Aufarbeitung entstehen unterschiedliche

Zustandsformen, z. B. echte feste Lösungen, glasartige Lösungen oder Suspensionen, Kopräzipitate, Moleküleinschlussverbindungen sowie „Komplexe" nicht näher bekannter Struktur mit geeigneten Hilfsstoffen. Eine feste Lösung von Tacrolimus in Hydroxypropylmethylcellulose liegt bei dem Handelspräparat Prograf® vor. Durch Schmelzextrusion (Meltrex®-Verfahren) werden die Präparate Isoptin® SR-E (Verapamil) und Kaletra® (Lopinavir/Ritonavir) hergestellt, wobei bei Kaletra® eine feste Glaslösung der Wirkstoffe in Polyvinylpyrrolidonvinylacetat-Copolymer (Copovidon) vorliegt.

Werden schlecht lösliche Wirkstoffe in festen Dispersionen appliziert, können eine vollständigere Absorption und damit eine bessere Bioverfügbarkeit die Folge sein. Dieser Effekt wird mit der Oberflächenvergrößerung des Wirkstoffs, die im molekulardispersen Zustand ihr theoretisches Maximum erreicht, erklärt. Nach dem schnellen Auflösen der hydrophilen Matrix steht durch den feinstdispersen Zustand des Wirkstoffs eine sehr große Oberfläche für den Lösungsvorgang zur Verfügung. Die verbesserten Lösungseigenschaften beruhen teilweise auch auf direkten Wechselwirkungen zwischen Wirkstoff und polymeren Trägern mit z. B. solubilisierenden Eigenschaften.

■ **MERKE** Nach Applikation fester Dispersionen kann häufig eine vollständigere Absorption und damit eine bessere Bioverfügbarkeit beobachtet werden.

Echte feste Lösungen. Hier liegen Einphasensysteme vor, die unter Auskristallisieren von Mischkristallen der Komponenten entstehen. Beispielsweise wird die Lösungsgeschwindigkeit von Griseofulvin im System Griseofulvin/Bernsteinsäure (o Abb. 5.7) und von Chloramphenicol im System Chloramphenicol/Harnstoff erhöht, wenn Wirkstoff und Träger gemeinsam geschmolzen werden und anschließend kristallisieren. Nach Applikation werden, verglichen mit dem Arzneistoff allein, erhöhte Plasmakonzentrationen erreicht (o Abb. 5.8).

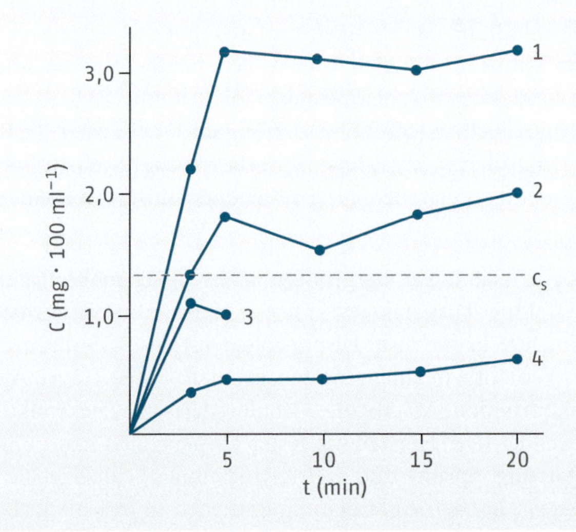

o **Abb. 5.7** Lösungsgeschwindigkeit und Löslichkeit von Griseofulvin in festen Dispersionen. Nach Goldberg et al.
1 feste Lösung,
2 eutektisches Gemisch,
3 mikronisierte Substanz,
4 kristalline Substanz;
c_s Sättigungslöslichkeit

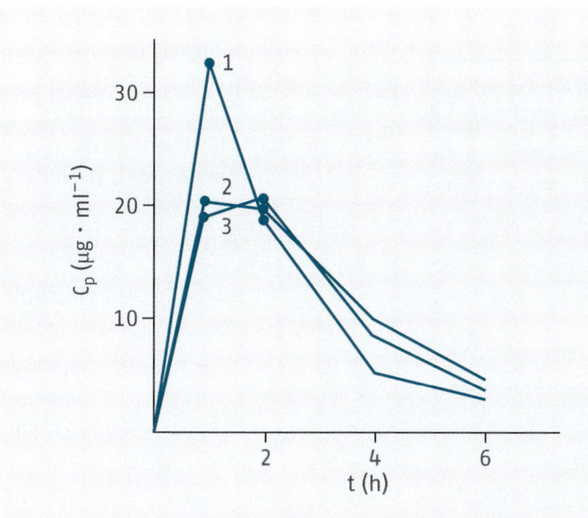

Abb. 5.8 Blutspiegel nach peroraler Applikation von Chloramphenicol/Harnstoff-Dispersionen. Nach Sekiguchi et al.
1 Schmelze Chloramphenicol/Harnstoff (20 : 80), 2 Chloramphenicol, 3 mechanisches Gemisch Chloramphenicol/Harnstoff (20 : 80); jeweils 200 mg Wirkstoff (Teilchengröße 150–300 µm) in Natriumcarboxymethylcellulose

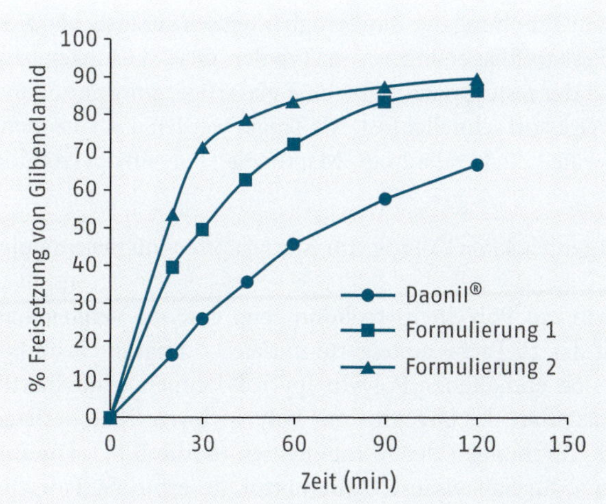

Abb. 5.9 Freisetzung von Glibenclamid in Phosphatpuffer pH 7,4 aus unterschiedlichen Formulierungen: Daonil®, feste Dispersion in Gelucire 44/14 (Formulierung 1), feste Dispersion in Macrogol 6 000 (Formulierung 2). Nach Tashtoush et al.

5

Tab. 5.6 Pharmakokinetische Parameter (Mittelwert, ± s) von Gliblenclamid (5 mg) nach peroraler Applikation von Daonil® Tabletten, Formulierung 1 und Formulierung 2 an sechs gesunden Versuchspersonen. Nach Tashtoush et al.

	Daonil®	**Formulierung 1**	**Formulierung 2**
$AUC_{0-\infty}$ (ng·h/ml)	432,1 ± 67,8	680,8 ± 94,4	1035,7 ± 317,0
C_{max} (ng/ml)	103,6 ± 30,5	209,0 ± 63,8	237,6 ± 73,9
t_{max} (h)	3,42 ± 0,93	3,17 ± 0,69	2,67 ± 0,69

Auch das Auflösungsverhalten von Glibenclamid ist im Vergleich zu einem Handelspräparat (Daonil®) deutlich verbessert, wenn es in festen Dispersionen mit Gelucire 44/14 oder Macrogol 6000 eingesetzt wird (Abb. 5.9). Nach peroraler Applikation dieser Zubereitungen konnte auch eine erhöhte Bioverfügbarkeit festgestellt werden (Tab. 5.6).

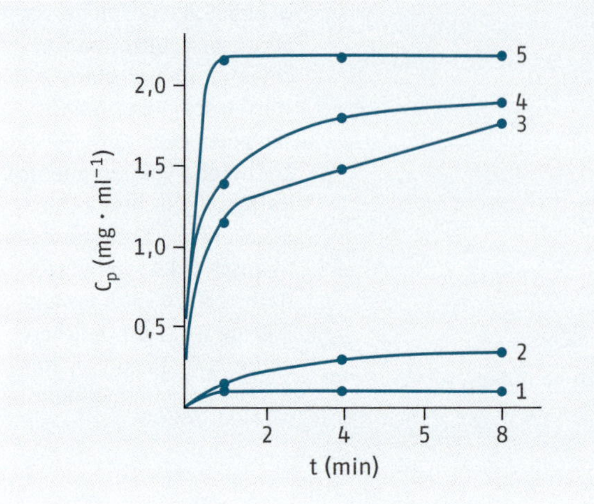

○ **Abb. 5.10** Lösungsgeschwindigkeit von Griseofulvin (G) in Kopräzipitaten mit Polyvinylpyrrolidon (PVP). Nach Mayersohn et al. 1 G (mikronisiert), 2 PVP/G (5 : 1), 3 PVP/G (10 : 1), 4 PVP/G (20 : 1), 5 PVP/G (40 : 1)

Glas-Lösungen und Glas-Suspensionen. Eine weitere Methode zur Löslichkeitsverbesserung und damit prinzipiell auch zur Erhöhung der Bioverfügbarkeit schwer löslicher Arzneistoffe ist die Herstellung von Feststoffdispersionen vom Typ der „Glas"-Lösungen bzw. „Glas"-Suspensionen. Hier besitzt der feste Arzneiträger eine glasartige, amorphe Struktur, aus der sich eingearbeiteter Wirkstoff schneller löst. Als Träger werden u. a. Citronensäure, Saccharose, Cellulosederivate, Zuckeralkohole, Macrogole, Polyvinylpyrrolidon und Harnstoff eingesetzt.

Kopräzipitate. Sie werden durch gemeinsame Fällung von Arzneistoffen mit makromolekularen Hilfsstoffen erhalten.
Ein Kopräzipitat von Griseofulvin mit Polyvinylpyrrolidon zeigt eine im Vergleich zu mikronisiertem Griseofulvin auf das 10-Fache gesteigerte initiale Lösungsgeschwindigkeit. Diese ist der in der Dispersion enthaltenen Polyvinylpyrrolidonmenge annähernd proportional (○ Abb. 5.10). Kopräzipitate des Digoxins mit Polyvinylpyrrolidon besitzen eine höhere Bioverfügbarkeit als Mischungen der Komponenten (○ Abb. 5.11). Die Bildung von Kopräzipitaten wird u. a. für Salicylsäure, Sulfathiazol, Reserpin, Sulfadiazin, Prednisolon und Pentaerythrityltetranitrat beschrieben.

Moleküleinschlussverbindungen. Für den Einbau von Wirkstoffen in Trägermoleküle wird auch das Prinzip der Moleküleinschlussverbindung diskutiert. Hier werden Wirkstoffmoleküle in Hohlräume einer wasserlöslichen Matrix eingeschlossen. Die verbesserte Wasserlöslichkeit der Produkte lässt eine höhere Bioverfügbarkeit erwarten, wenn eine hinreichende Menge ungebundenen Arzneistoffs mit der eingeschlossenen Verbindung im Gleichgewicht steht.

Häufig untersuchte Matrices sind Polyvinylpyrrolidon und Cyclodextrine.

Die Löslichkeit lässt sich durch Einsatz von Einschlussverbindungen mit Cyclodextrinen teilweise in erheblichem Ausmaß erhöhen. Cyclodextrine sind zyklische Oligosaccharide, die aus 6–8 Glucoseeinheiten aufgebaut sind. Je nach Ringgröße werden sie als α- (6 Glucoseeinheiten), β- (7 Glucoseeinheiten) oder γ-Cyclodextrine (8 Glucoseeinheiten) bezeichnet (○ Abb. 5.12 A). Durch Aufeinanderlagern der ringförmigen Cyclodextrinmoleküle wird ein kanalförmiger Hohlraum gebildet, in den „Gastmoleküle" einge-

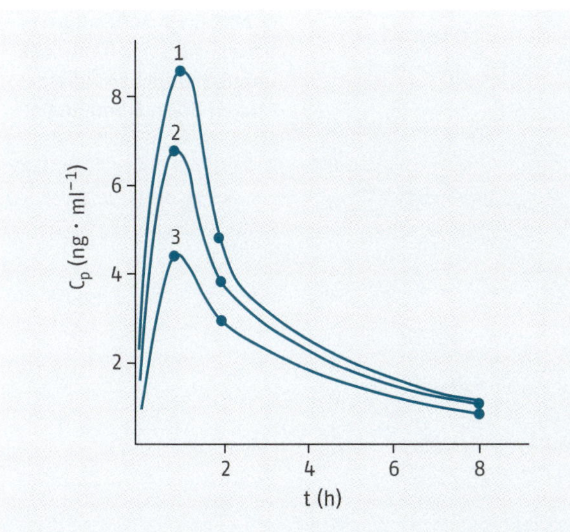

Abb. 5.11 Digoxin-Plasmaspiegel nach peroraler Applikation von Digoxin-Polyvinylpyrrolidon-Präparationen als Tabletten. Nach Rietbrock
1 Kopräzipitat mit 0,25 mg Digoxin (D) und 4 mg Polyvinylpyrrolidon (PVP) je Tablette, Bioverfügbarkeit BV (Kurve nach intravenöser Applikation nicht dargestellt) = 83 %, **2** = 0,125 mg D/2 mg PVP, BV = 70 %, **3** Mischung mit 0,25 bzw. 0,125 mg D und 4 bzw. 2 mg PVP, BV = 58 % bzw. 55 %

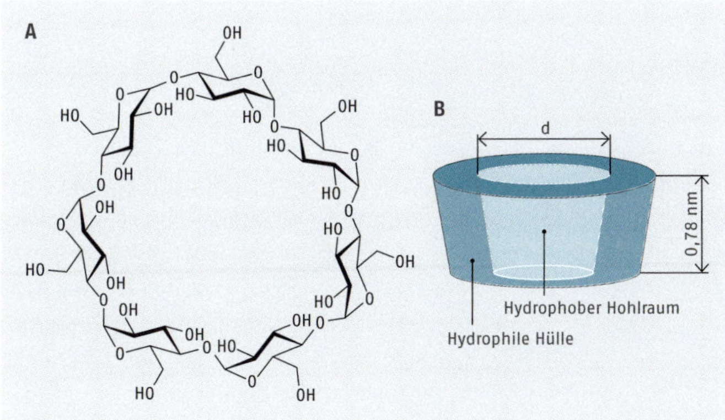

Abb. 5.12
A Struktur von β-Cyclodextrin
B Struktureller Aufbau von Cyclodextrinen

Tab. 5.7 Eigenschaften von Cyclodextrinen

	α-Cyclodextrin	β-Cyclodextrin	γ-Cyclodextrin
Glucosemoleküle	6	7	8
Innen-Durchmesser (nm), d	0,45	0,7	0,8–0,9
Löslichkeit in Wasser, 25 °C, g/100 ml	14,5	1,58	23,2

schlossen werden können. Durch die Stellung der Hydroxylgruppen besitzt die äußere Fläche des Hohlzylinders hydrophile Eigenschaften, während die innere Fläche hydrophob ist und deshalb mit unpolaren Wirkstoffmolekülen Wechselwirkungen eingehen kann (Abb. 5.12 B). Der Hohlraumdurchmesser liegt je nach Ringgröße zwischen 0,45 und 0,9 nm (Tab. 5.7). Es können nur Arzneistoffe mit entsprechender Struktur und Molekülgröße vollständig eingeschlossen werden. Arzneistoffe können auf diesem Weg molekular verkapselt (Molekülverkapselung) werden, so dass Löslichkeit und Lösungs-

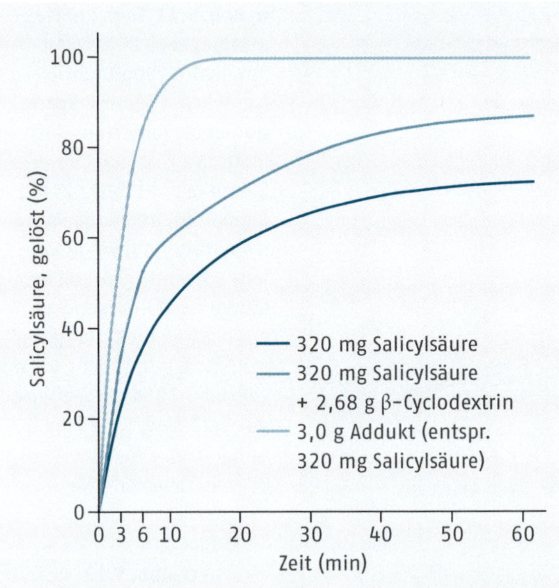

Abb. 5.13 Auflösungsverhalten von Salicylsäure aus unterschiedlichen Zubereitungen. Nach Frömming et al.

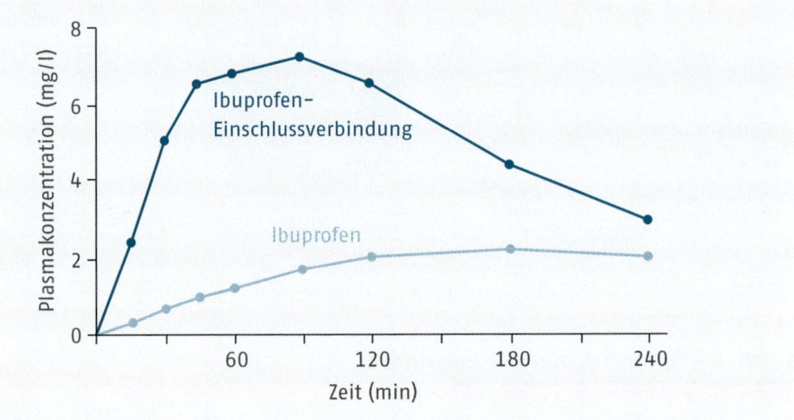

Abb. 5.14 Plasmakonzentrations-Zeit-Verlauf nach Applikation von Suppositorien mit Ibuprofen und einer Ibuprofen-β-Cyclodextrin-Einschlussverbindung (n = 5). Nach Frijlink et al.

geschwindigkeit wesentlich verbessert werden (z. B. steigt die Löslichkeit von 17β-Estradiol um mehr als den Faktor 1 000 an). Aus einer β-Cyclodextrin-Salicylsäure-Einschlussverbindung sind nach 3 Minuten bereits 60 % und nach 15 Minuten der gesamte Arzneistoff herausgelöst, während von der eingesetzten freien Salicylsäure nach einer Stunde erst 75 % in Lösung gegangen waren (Abb. 5.13). Der Einschluss chemisch labiler Arzneistoffe kann zu einer Stabilitätsverbesserung führen, bei einem unvollständigen Einschluss in den Hohlraum kann allerdings auch ein beschleunigter Abbau der Substanz erfolgen, z. B. bei Vitamin-A-Acetat. Cyclodextrin-Einschlussverbindungen können in unterschiedliche Arzneiformen eingearbeitet werden, z. B. in Tabletten, Kapseln, Salben, Suppositorien, Sprays. Hierbei kann die Bioverfügbarkeit des Arzneistoffs

Tab. 5.8 Beispiele für Lösungsvermittlung und Stabilitätsverbesserung durch Cyclodextrine

Wirkstoff	Cyclodextrin	Handelspräparat	Arzneiform
Alprostadil	α-Cyclodextrin	Prostavasin®	Infusionslösung
Brivaracetam	β-Cyclodextrin	Briviact®	Filmtabletten
Dextromethorphan	β-Cyclodextrin	Silomat® DMP Lutschpastillen	Pastillen
Diclofenac-Natrium	Hydroxypropyl-γ-cyclodextrin	Voltaren® ophtha Augentropfen	Augentropfen
Flurbiprofen	β-Cyclodextrin	Dobendan® Direkt Flurbiprofen Spray	Spray
Itroconazol	Hydroxypropyl-β-cyclodextrin	Sempera® Liquid	Lösung zur peroralen Applikation
Omeprazol	β-Cyclodextrin	Omeprazol® AL T 20	Tabletten
Piroxicam	β-Cyclodextrin	Brexidol®	Tabletten
Trockenextrakt aus Färberhülsen, Purpursonnenhut, Sonnenhut und Lebensbaumspitzen	β-Cyclodextrin	Esberitox® COMPACT	Tabletten
Trockenextrakt aus Thymianextrakt	β-Cyclodextrin	Bronchipret® Thymian Pastillen	Pastillen
Voriconazol	Sulfobutyl-β-cyclodextrin	VFend®	Infusionslösung
Ziprasidonmesilat	Sulfobutyl-β-cyclodextrin	Zeldox®	Injektionslösung

durch die verbesserten Lösungseigenschaften erhöht werden (Abb. 5.14). Die verschiedenen Cyclodextrine sind unterschiedlich gut in Wasser löslich. Durch Derivatbildung lässt sich die Löslichkeit der Cyclodextrine verbessern, was besonders im Fall des β-Cyclodextrins von Bedeutung ist (z. B. Hydroxypropyl-β-Cyclodextrin, Sulfobutyl-β-Cyclodextrin) ist. In Tab. 5.8 sind Beispiele für im Handel befindliche Arzneimittel mit Cyclodextrin-Einschlussverbindungen aufgeführt.

MERKE Die verbesserte Löslichkeit von Arzneistoffen in Moleküleinschlussverbindungen (z. B. Polyvinylpyrrolidon und Cyclodextrine) führt zu einer höheren Bioverfügbarkeit, wenn eine ausreichende Menge ungebundenen Arzneistoffs mit dem eingeschlossenen Anteil im Gleichgewicht steht.

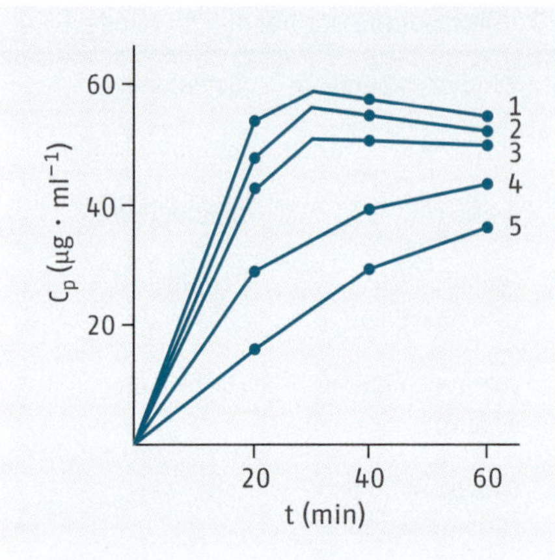

Abb. 5.15 Salicylat-Blutspiegel nach peroraler Applikation verschiedener Zubereitungen mit jeweils 640 mg Acetylsalicylsäure (ASS). Nach Leonards
1 ASS-Na, 2 ASS-Brausetablette ($NaHCO_3$), 3 ASS (in heißem Wasser), 4 ASS (gepuffert), 5 ASS

Salzbildung

Zwischen der Löslichkeit (Sättigungslöslichkeit, Grenzlöslichkeit) C_s und der Lösungsgeschwindigkeit dC/dt besteht entsprechend Gleichung 5.29 (▸ Kap. 5.4.2) direkte Proportionalität. Lässt sich die Löslichkeit eines Arzneistoffs durch Salzbildung beträchtlich verbessern, steigt im Allgemeinen die Bioverfügbarkeit.

Ionisation bei Säuren

Bei schwachen Säuren kann C_s durch Veränderung des pH-Werts vergrößert werden. Schwache Säuren werden besser löslich, wenn ihre Dissoziation gefördert wird (▸ Kap. 2.3.2). In festen Arzneiformen erreicht man dies durch Mischen mit einer Base, die beim Lösen einen geeigneten pH-Wert in unmittelbarer Umgebung des Arzneistoffs einstellt. Nach Zerfall einer gepufferten Acetylsalicylsäure-Tablette im Magen wird um den sich auflösenden Wirkstoff (Mikroklima) der pH-Wert erhöht und es kommt damit zu einer Salzbildung der Acetylsalicylsäure.

Die leicht löslichen Salze können auch direkt appliziert werden. Bei der Acetylsalicylsäure führen beide Maßnahmen zu annähernd gleichen Salicylat-Blutspiegeln, die im Vergleich zur Applikation der Säure nach 10 Minuten etwa drei- bis viermal und nach 20 Minuten etwa dreimal höher sind (Abb. 5.15).

Im Magen macht sich die Pufferkapazität der Salze schwacher Säuren bemerkbar. Sie erhöht zunächst in unmittelbarer Umgebung des sich lösenden Teilchens den pH-Wert des Magensafts. Wenn sich dann die Salzlösung mit dem Magensaft vermischt, sinkt dessen pH-Wert wieder ab, so dass die Säure ausfällt. Allerdings entsteht hierbei ein sehr feindisperses Präzipitat mit sehr guten Lösungseigenschaften. Eine höhere Bioverfügbarkeit ist die Folge.

Insgesamt verbessert also die Salzbildung die Bioverfügbarkeit schwacher Säuren – eine Regel, die experimentell gut belegt ist, jedoch nicht ausnahmslos gilt.

So wurde schon 1957 bei Phenoxymethylpenicillin nachgewiesen, dass zwar die Lösungsgeschwindigkeiten in der Reihenfolge Kaliumsalz > Calciumsalz > Säure abnehmen, nach p. o. Applikation jedoch Absorptionsraten und Plasmakonzentrationen gleich sind. Bei Novobiocin zeigte sich hingegen ein deutlicher Unterschied in den Bioverfügbarkeiten von Natriumsalz, Calciumsalz und Säure (50 : 25 : 1). Umfangreiche Untersuchungen galten Anfang der 1960er Jahre der Bioverfügbarkeit von Tolbutamid. Hier

Tab. 5.9 pK_a-Werte, Löslichkeiten L ($g \cdot 100\,ml^{-1}$) und Lösungsgeschwindigkeiten V_L ($mg \cdot ml^{-1} \cdot 100\,min^{-1}$) ausgewählter schwacher Säuren sowie V_L-Werte der Natriumsalze. Nach Nelson

Verbindung	pK_a[a]	L[a]	V_L pH 1,5[b]	V_L pH 6,83[c]	V_L pH 9,0[d]
Benzoesäure	4,2	0,29	2,1	14	28
Natriumbenzoat			980	1770	1600
Phenobarbital	7,4	0,1	0,24	1,2	22
Phenobarbital-Natrium			~200	820	1430
Salicylsäure	2,98	0,22	1,7	27	53
Natriumsalicylat			1870	2500	2420
Bernsteinsäure	4,18	~7,7	2100	310	310
Natriumsuccinat			6000	3360	2920
Sulfathiazol	7,26	0,06	<0,1	−0,50	8,5
Sulfathiazol-Natrium			550	810	1300

[a] 25 °C
[b] HCl (0,1 mol · l^{-1}),
[c] Phosphatpuffer (0,1 mol^{-1})
[d] Boratpuffer(0,1 mol^{-1})

wurde der Zusammenhang zwischen Lösungsgeschwindigkeit, Bioverfügbarkeit und therapeutischer Wirkung besonders deutlich. Das Verhältnis der Lösungsgeschwindigkeiten von Natriumsalz und Säure beträgt mehr als 1000 : 1 (saures Milieu) bzw. mehr als 100 : 1 (pH 7,2). Nach Applikation äquimolarer Dosen verhalten sich die absorbierten Mengen wie 15 : 1 und die Blutzuckersenkungen eine Stunde nach Applikation wie 3 : 1.

Die bereits erwähnten Untersuchungen über die Bioverfügbarkeit der Acetylsalicylsäure waren der Ausgangspunkt für die Entwicklung von Brausepräparaten. Vor allem aus Stabilitätsgründen ist die Applikation des Natriumsalzes weniger effektiv als dessen Bildung durch Umsetzung mit Natriumhydrogencarbonat unmittelbar vor der Applikation.

Löslichkeiten und Lösungsgeschwindigkeiten von schwachen Säuren und ihren Salzen unterscheiden sich teilweise beträchtlich. Eine Übersicht gibt Tab. 5.9.

Ionisation bei Basen

Schwache Basen und deren Salze verhalten sich analog. Im Magensaft liegen schwache Basen zu einem großen Anteil ionisiert vor, so dass sich diese sehr schnell lösen. Die Resorption erfolgt, wie bei den schwachen Säuren, bevorzugt im Dünndarm, in dem die für die Resorption zur Verfügung stehende Fläche wesentlich größer ist als im Magen. Durch den dort herrschenden höheren pH-Wert wird die Protonierung der Base zurückgedrängt, und die Absorption setzt ein.

Die Verwendung gut löslicher Salze von Wirkstoffbasen mit dem Ziel eines verbesserten Auflösungsverhaltens ist im Allgemeinen biopharmazeutisch nutzlos, da im Magen ohnehin Salzbildung erfolgt.

Salzbildung und Bioverfügbarkeit

Obwohl aus physikalischer Sicht zwischen Löslichkeit und Lösungsgeschwindigkeit ein direkter Zusammenhang besteht, zieht eine hohe Löslichkeit in vivo nicht zwangsläufig eine hohe Lösungsgeschwindigkeit nach sich. Die Konstante „Löslichkeit" ist aus einer Gleichgewichtsbedingung abgeleitet, während der Vorgang des „Lösens" ein kinetischer Prozess ist. Im Gastrointestinaltrakt bilden sich selten arzneistoffgesättigte Lösungen. Vielmehr sorgen Absorptions- und Distributionsvorgänge kontinuierlich für einen Abtransport des gelösten Arzneistoffs (Sink-Bedingungen). Daher ist es vor allem wichtig, wie schnell ein fester Arzneistoff beim Lösen in eine absorptionsfähige Form übergeht. Infolgedessen ist die Lösungsgeschwindigkeit häufiger der absorptionsbegrenzende Faktor als das Erreichen der Sättigungskonzentration in physiologischen Flüssigkeiten.

Polymorphie und Pseudopolymorphie

Polymorphe Modifikationen unterscheiden sich vor allem in ihren physikalischen Konstanten. Verändertes Schmelz- und Lösungsverhalten sind auf die Unterschiede in der Kristallstruktur zurückzuführen, die mittels IR-Spektroskopie, Schmelzanalyse (Thermomikroskopie, Differenzthermoanalyse, Dynamische Differenzkalorimetrie) und Röntgendiffraktometrie erkannt werden können. Für die Bioverfügbarkeit sind Unterschiede in Löslichkeit und Lösungsgeschwindigkeit von Bedeutung.

Stabile, instabile und metastabile Modifikationen

Unter gegebenen Parametern (Druck, Temperatur) ist von allen kristallinen Modifikationen (polymorphe Formen, Polymorphe) nur eine thermodynamisch stabil. Die anderen instabilen Modifikationen wandeln sich unterschiedlich schnell in die stabile Modifikation um. Ist der Übergang in die stabile Modifikation irreversibel, liegt eine monotrope Umwandlung vor. Daneben ist (unter Energiezufuhr) eine Überführung der stabilen Form in instabile Modifikationen möglich (enantiotrope Umwandlungen). Ist die Umwandlungsgeschwindigkeit einer instabilen Modifikation so gering, dass sie über einen längeren Zeitraum stabil erscheint (metastabile Modifikation), kann davon ausgegangen werden, dass sich Löslichkeit und Bioverfügbarkeit nicht verändern.

Polymorphe Arzneistoffe

Schätzungsweise ein Drittel aller organischen Verbindungen zeigt die Eigenschaft der Polymorphie. Bei Arzneistoffen rechnet man etwa mit der gleichen Größenordnung (36 %).

In bestimmten Arzneistoffklassen liegt der Anteil jedoch höher. So wurden unter 22 Barbitursäurederivaten etwa 50 % und unter 100 Steroiden etwa 60 % Verbindungen gefunden, die polymorphe bzw. pseudopolymorphe (s. u.) Formen bilden.

Bei einzelnen Arzneistoffen sind zwei bis acht verschiedene Modifikationen bekannt.

Eine Auswahl von Arzneistoffen mit vier und mehr kristallinen Modifikationen (ohne Solvate, s. u.) gibt ◘ Tab. 5.10.

Polymorphie und Bioverfügbarkeit

Allgemein gilt, dass instabile (metastabile) Modifikationen besser wasserlöslich sind als stabile. Die zunächst verbreitete Erwartung, dass sich dies stets auf die Bioverfügbarkeit auswirkt, hat sich nicht erfüllt.

Tab. 5.10 Arzneistoffe mit vier und mehr kristallinen Modifikationen (ohne Solvate). Nach Burger u. Kuhnert-Brandstätter

Arzneistoff	Zahl der Modifikationen	Arzneistoff	Zahl der Modifikationen
Barbital	6	Methylparaben	6
Chloramphenicolpalmitat	4	Nicotinamid	4
Chlorpropamid	5	Phenobarbital	6*
Corticosteron	4	Progesteron	5
Estradiolbenzoat	4	Pyrithyldion	4
Flufenaminsäure	8	Sulfapyridin	6
Fluorcortisonacetat	6	Testosteron	4
Imipraminhydrochlorid	4	Tolbutamid	4
Metahexamid	4		

* Zuzüglich fünf weiterer Modifikationen auf Grund von Isomorphiebeziehungen mit weiteren Barbitalen

So fanden sich bei Sulfamethoxydiazin- und Mefenaminsäure-Polymorphen trotz relativ großer Differenzen in der freien Energie ΔG 1218 und 1051 $J \cdot mol^{-1}$ (30 °C) kaum Unterschiede in den Absorptionsraten. Unter einer größeren Zahl von Arzneistoffen, bei denen die Löslichkeiten der polymorphen Formen geprüft wurden (Aminophenazon, Calciumpantothenat, Barbital, Chlorpropamid, Chlortetracyclinhydrochlorid, Meprobamat, Phenylbutazon, Progesteron, Prednisolon, Phenobarbital, Riboflavin, Succinylsulfathiazol, Tolbutamid), ergaben sich außer bei Chlortetracyclinhydrochlorid kaum stichhaltige Beweise dafür, dass sich die Polymorphie auf die Bioverfügbarkeit auswirkt.

Prinzipiell kann man mit deutlichen Bioverfügbarkeitsunterschieden rechnen, wenn sich die infrage kommenden Modifikationen bei 37 °C hinreichend in der Löslichkeit unterscheiden oder die Freisetzung aus der Arzneiform den geschwindigkeitsbestimmenden Schritt für die Pharmakokinetik darstellt.

Bereits 1962 wurde gezeigt, dass Unterschiede in der Löslichkeit zweier polymorpher Formen des Methylprednisolons Änderungen der Bioverfügbarkeit verursachen. So werden mit der besser löslichen metastabilen Modifikation Absorptionsraten erreicht, die um den Faktor 1,7 höher sind als mit der schlechter löslichen stabilen Modifikation (s. c. Implantat, Ratte). Beide Modifikationen unterscheiden sich in der Lösungsgeschwindigkeit um den Faktor 1,4.

Bei peroraler Applikation von Chloramphenicolpalmitat-Modifikationen (◘ Tab. 5.11) führt das (instabile) Polymorph II (Form B, α) zu therapeutischen Chloramphenicol-Blutspiegeln, während das (stabile) Polymorph I (A, β) wesentlich geringere Werte erreicht und daher praktisch unwirksam ist.

Zwischen dem Verhältnis Modifikation II : Modifikation I in einem Präparat und den damit maximal erreichbaren Chloramphenicol-Serumwerten besteht eine lineare Beziehung. Die maximalen Serumspiegel nach Applikation der reinen polymorphen Formen II bzw. I verhalten sich wie 7 : 1 (● Abb. 5.16).

5

Tab. 5.11 Kenndaten der Modifikationen von Chloramphenicolpalmitat. Nach Burger

Bezeichnung der Modifikation	Schmelzpunkt (°C)	ΔH_F[a]	ΔH_U[b]	Umwandlung in Modifikation
I, A, β	95	15,30 ± 10,24		–
II, B, α	89	9,98 ± 0,34	−5,32 + 0,41	I
III	–[c]	9,83 ± 0,23	−0,40 ± 0,04	II
IV	–[c]	9,61 ± 0,31	−1,09 ± 0,06	II

[a] Schmelzwärme (kcal · mol^{-1})
[b] Umwandlungswärme (kcal · mol^{-1})
Vertrauensbereiche von ΔH_F und ΔH_U entsprechen 5 % Irrtumswahrscheinlichkeit
[c] Beim Erwärmen Umwandlung in Modifikation II

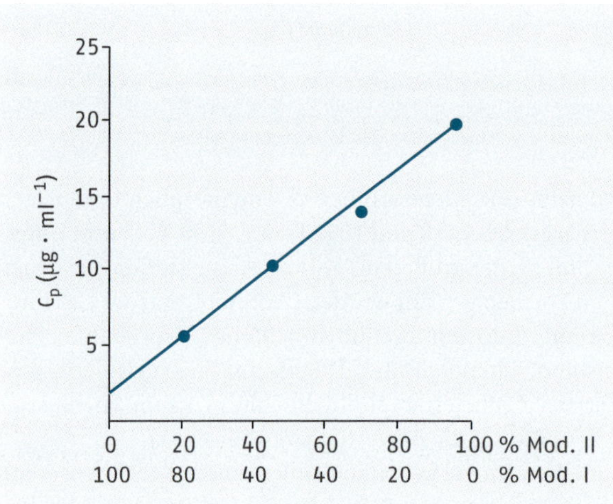

Abb. 5.16 Chloramphenicol-Plasmaspiegel 2 h nach peroraler Applikation von Chloramphenicolpalmitat in Abhängigkeit vom Anteil der Modifikationen I und II. Nach Aguiar et al.

Ester des Chloramphenicols werden im Darm enzymatisch hydrolysiert. Das entstandene Chloramphenicol wird absorbiert. Die Esterspaltung vollzieht sich wahrscheinlich zwischen kristallinem Wirkstoff und Enzym. Damit wirken sich in diesem Fall Unterschiede in der Reaktivität der Polymorphe auf die Bioverfügbarkeit des Chloramphenicolpalmitats aus, nicht aber auf die Löslichkeit.

MERKE Polymorphe Modifikationen können sich in ihrem Lösungsverhalten in einem für die Bioverfügbarkeit bedeutsamen Ausmaß voneinander unterscheiden.

Pseudopolymorphe Arzneistoffe

Bei der Kristallisation von Substanzen aus Lösungen können Lösungsmittelmoleküle in die Kristallstruktur eingebaut werden. Damit liegt im Vergleich zur solvatfreien Form eine abweichende Kristallstruktur vor. Die entstandenen Kristallisate werden als Solvate bezeichnet. Wird Wasser eingelagert, liegen Hydrate vor. Die Eigenschaft einer Substanz, solvenshaltige und solvensfreie Kristallgitter zu bilden, wird Pseudopolymorphie genannt.

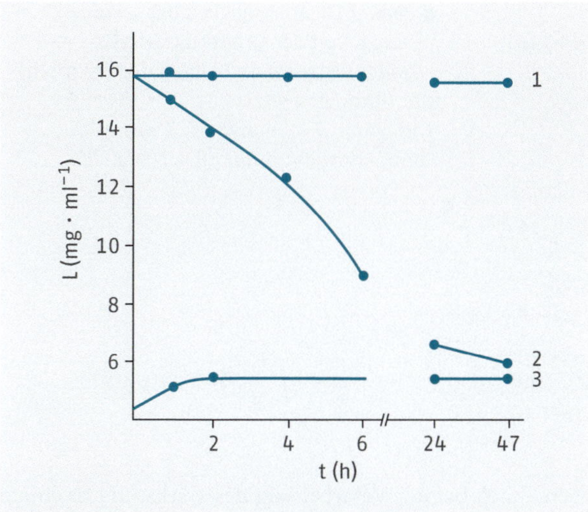

o Abb. 5.17 Einfluss des Gehalts an Trihydrat in wasserfreiem Ampicillin auf die Löslichkeit L in Wasser. Nach Poole et al.
1 wasserfrei, 2 mit 1 % Trihydrat, 3 Trihydrat; 10 °C

Pseudopolymorphie und Bioverfügbarkeit

Löslichkeit und Lösungsgeschwindigkeit können sich bei Pseudopolymorphen unterscheiden.

Hydrate. Im Allgemeinen haben die kristallwasserfreien Formen eine höhere Löslichkeit als die Hydrate. Dies gilt z. B. bei Coffein, Theophyllin, Glutethimid, Prednisolon, Calciumaminosalicylat und Ampicillin. Bei Ampicillin konnte nachgewiesen werden, dass die wasserfreie Form eine größere freie Energie als die wasserhaltige besitzt. Dennoch wird weitgehend das Trihydrat verwendet, da wegen der geringeren Lösungsgeschwindigkeit und der langsameren Absorption, die jedoch insgesamt vollständiger sein soll als beim wasserfreien Präparat, eine längere Wirkdauer erzielt wird. Die Modifikationsstabilität der wasserfreien Form des Ampicillins, deren Umwandlungstemperatur in wässriger Lösung bei 42 °C liegt, und damit die Konstanz der Löslichkeit, hängt beträchtlich von der Reinheit des Präparats ab. Bereits 1 % Trihydrat beschleunigt in der wasserfreien Form die Umwandlung in das schlechter lösliche Trihydrat bedeutend (o Abb. 5.17).

In einzelnen Fällen kehrt sich das Lösungsverhalten in wässrigem Milieu auch um.

So ist von den Pseudopolymorphen des Erythromycins das Dihydrat die Form mit der weitaus größten Lösungsgeschwindigkeit, gefolgt vom Monohydrat und der wasserfreien Modifikation (o Abb. 5.18).

Solvate mit nichtwässrigen Lösungsmitteln: Sie lösen sich in wässrigen Medien meist schneller als die solvatfreien Kristalle. Dies wurde u. a. für Fluorcortisonacetat (n-Pentanol/Ethylacetat als Lösungsmittel), Succinylsulfathiazol (n-Pentanol), Glibenclamid (Toluen, Methanol), verschiedene Prednisolonester und Hydrocortisonester (Ethanol) nachgewiesen.

Stabilitätsprobleme

Polymorphie und Pseudopolymorphie verursachen z. T. Probleme bei der Sicherung der biopharmazeutischen Eigenschaften von Arzneiformen. Schwierigkeiten ergeben sich vor allem daraus, dass bei der Lagerung metastabile in stabile Formen und wasserfreie Kris-

5

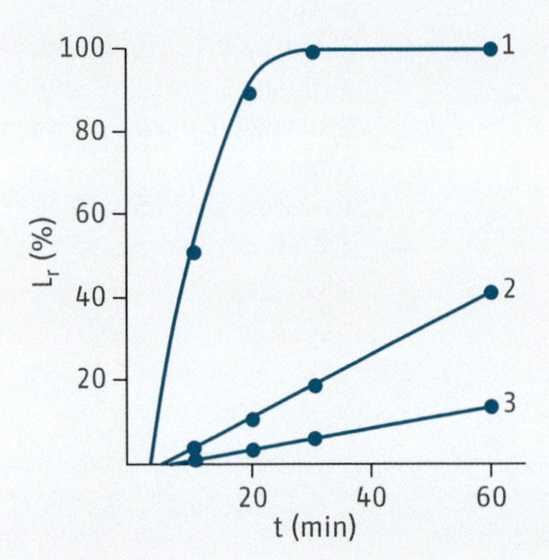

Abb. 5.18 Abhängigkeit der relativen Auflösung L_r von der Auflösungszeit für die pseudopolymorphen Formen des Erythromycin. Nach Allen et al.
1 Dihydrat, 2 Monohydrat, 3 wasserfreie Form; Phosphatpuffer pH = 7,5, 37 °C

talle in Hydrate übergehen können. Auch bei der Verarbeitung des Wirkstoffs zu einem Arzneimittel muss darauf geachtet werden, dass die Wirkstoffform erhalten bleibt. So kann bei der Feuchtgranulierung ein solvatfreier Stoff in das Hydrat umgewandelt werden.

Als Ursache für die Verschlechterung der Bioverfügbarkeit von 4-Aminosalicylsäure- bzw. Pentobarbital-Tabletten, die längere Zeit gelagert waren, wurde z. B. die langsame Umwandlung der wasserfreien Arzneistoffe in die Hydrate erkannt (vgl. Ampicillin, s. o.).

Die Wirksamkeit und Verträglichkeit von Arzneimitteln kann vermindert werden, wenn es nicht gelingt, die energiereicheren, biologisch aktiveren, polymorphen oder pseudopolymorphen Formen zu stabilisieren. Durch Zusatz makromolekularer Hilfsstoffe lässt sich diese Umwandlung teilweise verhindern.

Amorpher Zustand

Bei der Auflösung eines Kristallgitters muss mehr Energie aufgewendet werden, als bei der Freisetzung des gleichen Moleküls aus einer amorphen Struktur, da hierbei keine Gitterenergie überwunden werden muss. Daher ist eine amorphe Substanz im Allgemeinen schneller löslich als ihre kristalline(n) Form(en). Allerdings besitzen amorphe Stoffe häufig das Bestreben, in den energieärmeren kristallinen Zustand überzugehen, so dass spezielle Stabilisierungsmaßnahmen erforderlich sind.

■ **MERKE** Amorphe Stoffe sind thermodynamisch instabil, so dass häufig eine Umwandlung in die kristalline Form erfolgen kann.

Amorpher Zustand und Bioverfügbarkeit

Im Hinblick auf die erheblichen Löslichkeitsdifferenzen zwischen amorphen und kristallinen Formen einer Verbindung ist mit beträchtlichen Bioverfügbarkeitsunterschieden zu rechnen, wenn beide Formen stabil erhalten werden können.

Nach peroraler Applikation von kristallinem Novobiocin sind keine Plasmakonzentrationen messbar. Der amorphe Wirkstoff wird hingegen gut absorbiert. Die Plasmakonzentrationen sind doppelt so hoch wie nach Applikation des Natriumsalzes (Abb. 5.19). Jedoch korrelieren die Lösungsgeschwindigkeiten der verschiedenen Formen nicht direkt mit den Bioverfügbarkeiten.

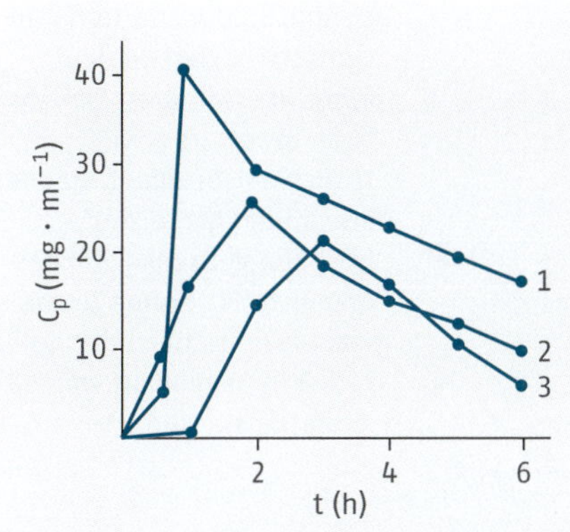

Abb. 5.19 Novobiocin-Plasmaspiegel (Hund) für verschiedene Novobiocinformen. Nach Mullins et al.
1 Säure (amorph), 2 Calciumsalz, 3 Natriumsalz

Ähnliches ist beim Zink-Insulin bekannt, das amorph oder kristallin hergestellt werden kann. Die amorphe Form wird rasch absorbiert und wirkt ähnlich wie das lösliche Insulin. Die kristalline Form zeigt einen verzögerten Wirkungseintritt und eine längere Wirkungsdauer. Einzelne Arzneibücher beschreiben Mischungen beider Spezies, z. B. im Verhältnis von 70 % kristallinem zu 30 % amorphem Zink-Insulin. Hier ist ein rascher Wirkungseintritt mit einer ausreichenden Wirkdauer kombiniert.

MERKE Bei erheblichen Löslichkeitsdifferenzen zwischen amorphen und kristallinen Formen einer Verbindung ist mit beträchtlichen Bioverfügbarkeitsunterschieden zu rechnen, wenn beide Formen physikalisch stabil erhalten werden können.

5

Übersättigte Systeme

Durch Applikation von übersättigten Systemen (SDDS, supersaturating drug delivery systems), die den Arzneistoff in einer hochenergetischen Form enthalten, können im gastrointestinalen Lumen übersättigte Lösungen entstehen. Eine übersättigte Lösung enthält eine größere Menge an gelöstem Stoff als seiner Löslichkeit bei der entsprechenden Temperatur entspricht. Diese übersättigten Systeme können beispielsweise durch feste Dispersionen, amorphe Arzneistoffe, Verreibung von Arzneistoffen mit gut wasserlöslichen Hilfsstoffen, Nanopartikel und Cyclodextrin-Einschlussverbindungen entstehen.

Allerdings sind die übersättigten Systeme metastabil und neigen zur Präzipitation bzw. Rekristallisation. Der Grad der Übersättigung (Gleichung 5.12) ist die treibende Kraft für die Präzipitation; je höher der Übersättigungsgrad ist, desto schneller erfolgt die Präzipitation.

Übersättigungsgrad

$$S = \frac{C}{C_s}$$ Gleichung 5.12

| S Übersättigungsgrad | C Arzneistoffkonzentration | C_s Sättigungslöslichkeit

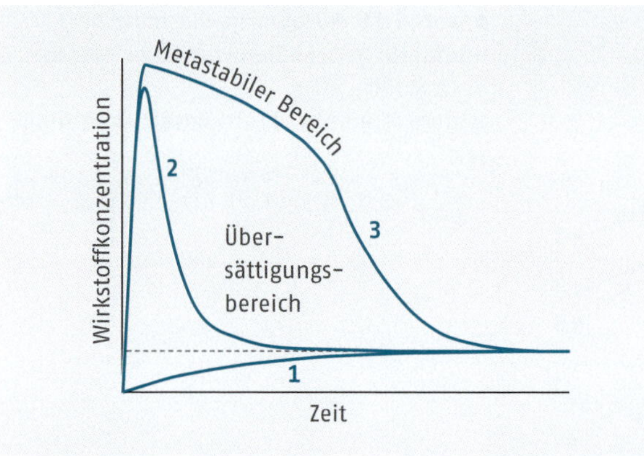

Abb. 5.20 Arzneistoffkonzentrations-Zeit-Verlauf eines übersättigten Systems. Nach Brouwers et al. Löslichkeitsprofile: **1** stabiler kristalliner Arzneistoff, hochenergetische Form des Arzneistoffs, **2** ohne Zusatz von Präzipitationsinhibitoren, **3** in Gegenwart von Präzipitationsinhibitoren

Relativer Übersättigungsindex δ

$$\delta = S - 1 = \frac{C - C_s}{C_s}$$ Gleichung 5.13

| $S < 1$ ($\delta < 0$) Nicht gesättigte Lösung | $S = 1$ ($\delta = 0$) Gesättigte Lösung | $S > 1$ ($\delta > 0$) Übersättigte Lösung

In Abb. 5.20 ist der Lösungsvorgang eines Arzneistoffs aus einem übersättigten System dargestellt. Nach einer sehr schnellen Zunahme der gelösten Arzneistoffkonzentration (Spring) wird durch Präzipitation die gelöste Arzneistoffmenge wieder rasch abnehmen (Kurve 2). Diese kann jedoch durch Zusatz von Inhibitoren (Parachuts) zumindest zeitlich verzögert werden (Kurve 3). Als Kristallisationsinhibitoren werden unterschiedliche Hilfsstoffe eingesetzt. Als Beispiele sind zu nennen:

- Hydroxypropylmethylcellulose (HPMC),
- Hydroxypropylmethylcellulose-Acetat (HPMCAS),
- d-α-Tocopheryl Polyethylenglycol 1000 Succinat (TPGS),
- Cyclodextrine,
- Polyvinylpyrrolidon.

MERKE Übersättigte Systeme sind instabil und neigen zur Rekristallisation. Durch Zusatz von Inhibitoren kann diese Rekristallisation verzögert werden.

Übersättigte Systeme und Bioverfügbarkeit

Die Bioverfügbarkeit von schlecht wasserlöslichen Arzneistoffen kann aus übersättigten Systemen erhöht sein, da die Resorption nach dem 1. Fick'schen Diffusionsgesetz (Gleichung 5.14) von der gelösten Konzentration des Arzneistoffes am Resorptionsort abhängig ist. So wird bei Arzneistoffen der BCS-Klasse II (schlecht wasserlösliche Arzneistoffe) die Resorption durch die maximale Löslichkeit im gastrointestinalen Lumen begrenzt.

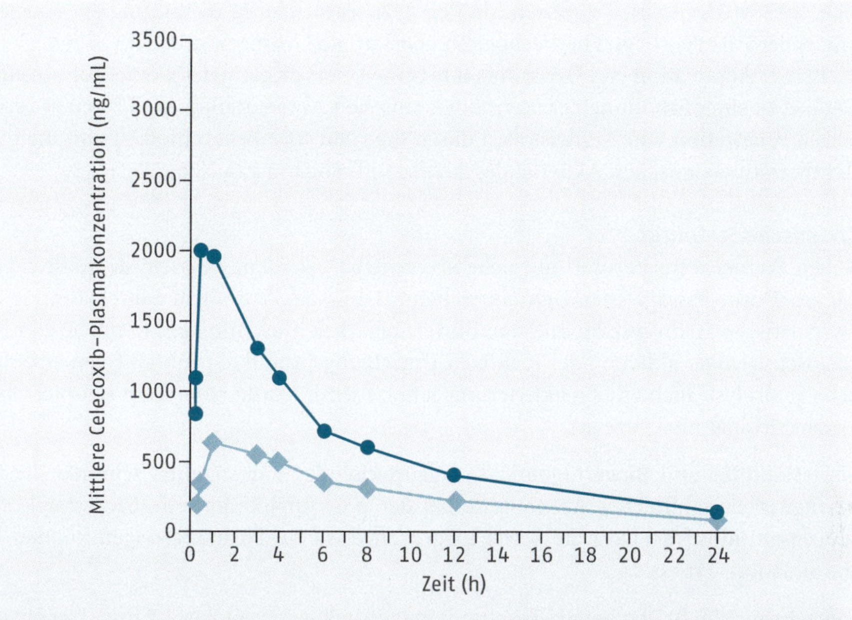

Abb. 5.21 Plasmakonzentrations-Zeit-Verlauf von Celecoxib nach Gabe Celebrex® (5 mg/kg) (◆) und Na-Celecoxib/Hydroxypropylcellulose (HPC)/d-α-Tocopheryl Polyethylenglycol 1000 Succinat (TPGS)-Verreibung (im Massenverhältnis 1 : 1 : 1, bezogen freie Säure von Celecoxib) 5 mg/kg (●), an Beagle-Hunde (n = 6). Nach Guzmán et al.

1. Fick'sches Diffusionsgesetz:

$$J = \frac{K \cdot D \cdot c_{gelöst}}{h} \qquad \text{Gleichung 5.14}$$

| J Flux | D Verteilungskoeffizient | $C_{gelöst}$ Arzneistoffkonzentration in Lösung | h Scheinbare Dicke der Barriere

Der Effekt der Erhöhung der Bioverfügbarkeit ist entscheidend davon abhängig, wie lange der übersättigte Zustand im gastrointestinalen Lumen erhalten werden kann.

Die absolute Bioverfügbarkeit von Celecoxib wird nach Applikation eines übersättigten System im Vergleich zur Celebrex® Hartkapsel um 60 % erhöht (Abb. 5.21).

■ **MERKE** Die Bioverfügbarkeit eines Arzneistoffes aus übersättigten Systemen kann erhöht sein.

Der Mechanismus der Erhöhung der Bioverfügbarkeit ist bei sauren und basischen Arzneistoffen unterschiedlich.

Schwach saure Arzneistoffe sind im sauren pH-Milieu des Magens weitgehend unlöslich. Bei der Passage in den Dünndarm lösen sie sich bei schwach sauren bis neutralen pH-Werten unter zunehmender Dissoziation auf. Schwach basische Arzneistoffe hingegen lösen sich schnell bei sauren pH-Werten im Magen auf, sie können jedoch bei neutralen pH-Werten im Darmsaft wieder ausfallen. Die sich bildenden Präzipitate können sich aber wieder schnell auflösen, da der Arzneistoff häufig in mikrokristalliner oder amorpher Form vorliegt. Hierbei können übersättigte Lösungen gebildet werden.

Bei der Applikation von Dermatika führt eine Übersättigung des Arzneistoffs in einem Vehikel zu einer Erhöhung der thermodynamischen Aktivität und somit zu einer verbesserten Penetration von Arzneistoffen durch die Haut. Die Penetration ist vorrangig von der thermodynamischen Aktivität des Arzneistoffs abhängig (▸ Kap. 5.2.3).

Chemische Stabilität

Sollen Arzneistoffe peroral ausreichend verfügbar werden, müssen sie während der Magen-Darm-Passage chemisch hinreichend stabil sein. Vor allem Säurehydrolyse und enzymatische Hydrolyse können die Bioverfügbarkeit einschränken, wenn sie zu therapeutisch weniger aktiven oder inaktiven Umsetzungsprodukten führen (dass enzymatische Hydrolyse auch zur Bioaktivierung genutzt wird, wurde bereits am Beispiel Chloramphenicolpalmitat gezeigt).

Säurestabilität und Bioverfügbarkeit. Unzureichende Säurestabilität schränkt die Bioverfügbarkeit zahlreicher Arzneistoffe bei der p.o. Applikation ein. Säurestabile oder magensaftunlösliche Derivate sowie magensaftresistente Formulierungen können hier die Situation verbessern.

Benzylpenicillin besitzt bei pH 1,3 eine Stabilitätshalbwertszeit von 3,5 min. Der entsprechende Wert für das ebenfalls säureinstabile Methicillin beträgt 2,3 min. Als „säurestabil" (in bezug auf die perorale Applikation) gelten Phenoxymethylpenicillin und Oxacillin mit einer Halbwertszeit von 160 min und Ampicillin mit 660 min (50 % Ethanol, 35 °C). Die beiden erstgenannten Verbindungen sind p. o. ausreichend bioverfügbar, Ampicillin trotz der Säurestabilität aber nicht, da es ein inneres Salz bildet und damit nicht genügend lipophil ist. Zu den säureinstabilen Antibiotika zählt auch Erythromycin, dessen Halbwertszeit im Magensaft bei etwa 2 min liegt. Erythromycinstearat ist im Magensaft sehr schwer löslich. Es wird im Darm in seine Komponenten zerlegt; das freigesetzte Erythromycin wird absorbiert. Allgemein gilt, dass die Bioverfügbarkeiten von Erythromycinestern ihren Lösungsgeschwindigkeiten in verdünnter Salzsäure umgekehrt proportional sind.

Wechselwirkungen

Arzneistoffe können mit Grund- und Hilfsstoffen und mit anderen Arzneistoffen reagieren. Diese Wechselwirkungen werden häufig unter dem Sammelbegriff Inkompatibilitäten zusammengefasst.

Inkompatibilitäten und Bioverfügbarkeit

Inkompatibilitäten äußern sich z. B. als Änderungen der Löslichkeit und der chemischen Struktur, aber auch durch einen Wechsel der physikalischen Zustandsform. Sie wirken sich damit insgesamt auf die Stabilität von Arzneiformulierungen aus. Meistens ändern sich mit dem Verteilungsverhalten und der damit verbundenen Fähigkeit zur Diffusion durch Lipoidbarrieren auch Stoffparameter, die Voraussetzung für eine ausreichende Bioverfügbarkeit sind. Diese Wechselwirkungen werden traditionell als „Komplexbildung" beschrieben. Über die Natur der gegebenenfalls entstehenden Wechselwirkungsprodukte ist meist wenig bekannt. Da sich der Komplexbegriff auf einen chemisch definierten Zustand bezieht, sollte man ihn bei der Beschreibung von Wechselwirkungsphänomenen streng genommen nur anwenden, wenn echte Komplexe entstehen.

Wechselwirkungen mit Makromolekülen. Zur Wechselwirkung mit Arzneistoffen neigen Makromoleküle wie Cellulosederivate, hochmolekulare Polyole und nichtionische Tenside. Die Auswirkungen auf die Bioverfügbarkeit sind meist gering. In seltenen Fällen ist sie eingeschränkt.

So wird z.B. die Absorption von Amphetamin durch Carboxymethylcellulose stark verringert.

Wechselwirkungen mit Tensiden. Diese Hilfsstoffe können die Bioverfügbarkeit sowohl verbessern als auch verschlechtern. Beides ist meist schwer zu begründen, weil oberflächenaktive Substanzen mit Arzneistoffen, Grund- und Hilfsstoffen, sowie mit biologischen Membranen reagieren. Die Tensideffekte wirken in der Regel gleichsinnig, mitunter aber auch gegenläufig, und ihre Richtung wird häufig von der Tensidkonzentration bestimmt.

Aus Studien über die Kinetik der rektalen Absorption kann geschlossen werden, dass Tensidkonzentrationen unterhalb der kritischen Mizellkonzentration die Absorption fördern, wenn das Tensid den Kontakt des Arzneistoffs mit Absorptionsbarrieren verbessert. Hingegen werden oberhalb der kritischen Mizellkonzentration Arzneistoffanteile oft mizellar eingeschlossen und damit der Absorption entzogen. Mitunter bewirkt die mit dem Tensideinsatz beabsichtigte Löslichkeitsverbesserung das Gegenteil.

Tenside können ferner die Benetzung eines Arzneistoffs fördern. Dies hat gegebenenfalls erhöhte Lösungsgeschwindigkeiten zur Folge und verbessert die Bioverfügbarkeit.

■ **MERKE** Wechselwirkungen mit Tensiden können die Bioverfügbarkeit sowohl verbessern als auch verschlechtern. Tenside verbessern die Benetzbarkeit von Substanzen und damit deren Lösungsgeschwindigkeit. Während unterhalb der kritischen Mizellbildungskonzentration die Absorption gefördert werden kann, werden oberhalb der kritischen Mizellkonzentration Arzneistoffanteile oft mizellar eingeschlossen und damit der Absorption entzogen.

Wechselwirkungen mit anderen Hilfsstoffen. Wechselwirkungen mit Hilfsstoffen können nicht nur Löslichkeit und Lösungsgeschwindigkeit eines Arzneistoffes beeinflussen, sondern auch physiologische Verhältnisse und Prozesse sowie die Membranpermeation verändern. Des Weiteren können luminale Reaktionen auftreten sowie der Arzneistoffmetabolismus und -transporter inhibiert werden.

Neben der Veränderung des pH-Wertes der Gastrointestinalflüssigkeit und des Mikroklima-pH-Wertes kann die Verweilzeit im Gastrointestinaltrakt durch Hilfsstoffe beeinflusst werden. So führen Dinatriumhydrogenphosphat, Mannitol, Sorbitol, Xylitol, Lactulose und Macrogol 400 zu einer verringerten intestinalen Transitzeit. Dies kann zu einer verringerten Resorption und Bioverfügbarkeit führen, wie das in ○ Abb. 5.22 dargestellte Beispiel zeigt.

Nach Gabe von Cimetidin in Form einer mannitolhaltigen Kautablette oder einer Mannitol enthaltenen Lösung ist die Resorption im Vergleich zu den entsprechenden saccharosehaltigen Darreichungsformen deutlich verringert. Dieses Ergebnis konnte auch bei den anderen sechs Probanden beobachtet werden, die an dieser Studie teilgenommen haben. Die genannten Hilfsstoffe besitzen laxative Eigenschaften. Sie erhöhen die Peristaltik und verursachen damit eine verkürzte Transitzeit.

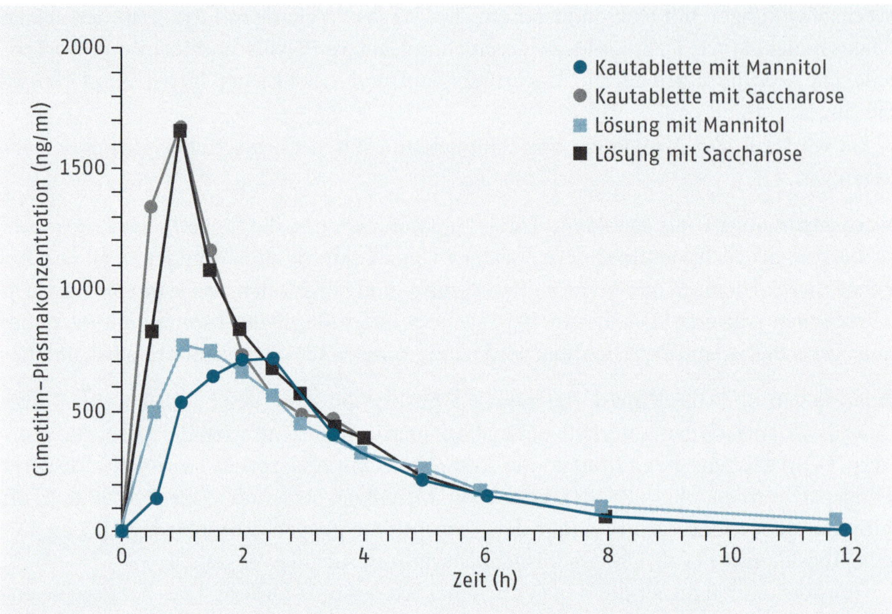

Abb. 5.22 Plasmakonzentrations-Zeit-Kurve von Cimetidin an einem Probanden nach Gabe zusammen mit jeweils 2,264 g Mannitol oder Saccharose. Nach Adkin et al.

Ölsäure hingegen verlängert die intestinale Transitzeit, die durch die sog. Ileumbremse ausgelöst wird. Sobald Fett ins Ileum gelangt, wird die Bewegung des Dünndarms gebremst, um eine möglichst vollständige Resorption der Fette aus dem Dünndarm zu ermöglichen. In diesem Fall wird sich die Resorption erhöhen.

Die **Membranpermeation** kann durch unterschiedliche Hilfsstoffe erhöht werden, z. B. mittelkettige Fettsäuren (z. B. Natriumdecanoat), Eudragit® E, EDTA, Gallensalze und mittelkettige Glyceride. Carbopol besitzt mukoadhäsive Eigenschaften. Durch Bindung eines Arzneistoffes an Carbopol wird die Kontaktzeit mit der Membran verlängert und somit kann die Resorption erhöht werden. Als weitere Mechanismen der verbesserten Membrangängigkeit werden Öffnung der tights junctions und Schädigung der Membran (z. B. durch Herauslösen von Proteinen und/oder Phospholipiden) diskutiert.

Reaktionen zwischen Arzneistoff und Hilfsstoff in der Gastrointestinalflüssigkeit (luminale Reaktionen) sind in der Regel unbeabsichtigte Reaktionen und können zur Bildung schwer löslicher (z. B. mit Calciumsulfat) und schwer permeabler Komplexe führen. Es können sich aber auch Komplexe mit einer höheren Membrangängigkeit bilden, wie das Beispiel der Resorption von Heparin nach peroraler Applikation mit dem Permeationsenhancer SNAC (Natrium-[8-(2-hydroxybenzoyl)amino]caprylat) zeigt. In der Literatur wird berichtet, dass durch SNAC die Bioverfügbarkeit auch von Ibandronat, Cyanocobalamin und Insulin deutlich erhöht wird. So wird die Bioverfügbarkeit von Ibandronat nach Gabe gemeinsam mit SNAC um das Zehnfache erhöht (Abb. 5.23).

Eine Inhibition sowohl des Arzneistoffmetabolismus (CYP3A4) als auch des Effluxtransporters P-Glycoprotein (P-gp) tritt in Gegenwart von Tensiden wie Tween®20, Tween®80, Span®20, Poloxamer®, Pluronic®, Cremophor® EL, Cremophor® RH 40, d-α-Tocopheryl Polyethylenglycol 1 000 Succinat (TPGS), Macrogolen und Lipiden auf. Die Bioverfügbarkeit wird in Gegenwart dieser Hilfsstoffe ansteigen. Diese Wechselwirkung

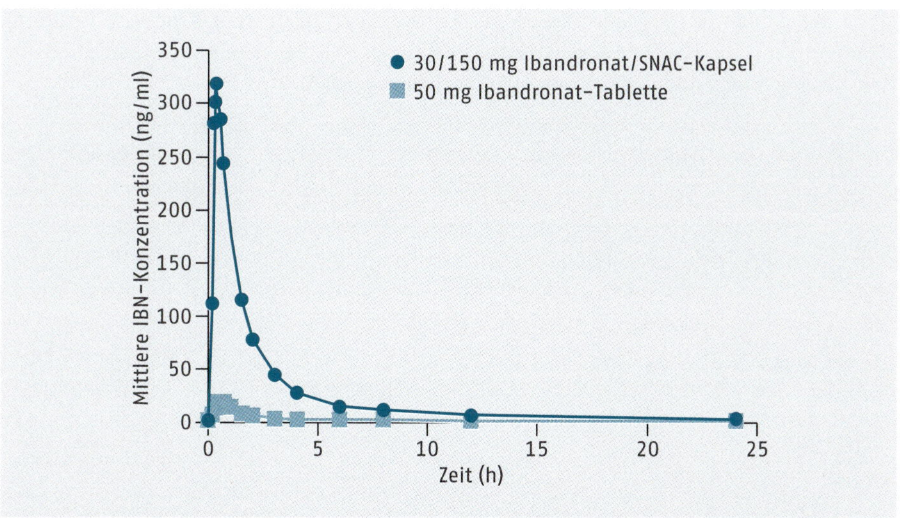

Abb. 5.23 Plasmakonzentrations-Zeit-Verlauf von 20 mg Ibandronat, appliziert in einer Tablette und mit 100 mg SNAC in Form von Pellets abgefüllt in einer Hartgelatine-Kapsel, n = 48. Nach McIntyre et al.

könnte gezielt zur Erhöhung der Permeabilität von Arzneistoffen der BCS-Klasse III eingesetzt werden.

Die Kenntnis dieser Wechselwirkungen von Hilfsstoffen und Arzneistoffen ist auch von Bedeutung, wenn ein Biowaiver für die Zulassung eines Generikums beantragt wird. Ein Biowaiver für die BCS-Klasse-1-Substanzen kann nur dann angewendet werden, wenn die eingesetzten Hilfsstoffe die Bioverfügbarkeit nicht beeinflussen.

5

5.2.3 Faktoren der Arzneiformung

Arzneistofflösungen bieten die besten Voraussetzungen für eine rasche und vollständige Absorption, da hier der Arzneistoff bereits in resorptionsbefähigter Form zur Verfügung steht. Bei allen anderen Arzneiformen können Bioverfügbarkeitsprobleme auftreten, da der Arzneistoff erst freigesetzt und gelöst werden muss, bevor er resorbiert werden kann.

Kinetische Grundlagen. Die Konzentrations-Zeit-Abläufe nach Applikation einer peroralen Arzneiform können grundsätzlich durch ein einfaches Kompartimentmodell simuliert werden (nach Schneider):

$$AF \xrightarrow{k_f} GI \xrightarrow{k_a} B \xrightarrow{k_e} U/F \qquad \text{Gleichung 5.15}$$

Kompartimente:
| AF Arzneiform | GI Gastrointestinaltrakt | B Blut | U/F Urin/Faeces

Geschwindigkeitskonstanten:
| k_f Liberationsgeschwindigkeitskonstante | k_a Absorptionsgeschwindigkeitskonstante | k_e Eliminationsgeschwindigkeitskonstante

Unter der Annahme, dass alle Reaktionen (irreversibel) nach einer Kinetik 1. Ordnung ablaufen, kann die Änderung der Arzneistoffmengen in den Kompartimenten mit der Zeit durch die folgenden Gleichungen beschrieben werden:

$$\frac{d[AF]}{dt} = -k_f \cdot [AF]_t$$ Gleichung 5.16

$$\frac{d[GI]}{dt} = k_f \cdot [AF]_t - k_a \cdot [GI]_t$$ Gleichung 5.17

$$\frac{d[B]}{dt} = k_a \cdot [GI]_t - k_e \cdot [B]_t$$ Gleichung 5.18

$$\frac{d[U/F]}{dt} = k_e \cdot [B]_t$$ Gleichung 5.19

Mithilfe dieses Gleichungssystems, das sinngemäß auch auf andere Applikationswege mit vorgeschaltetem Liberations-/Absorptionsschritt anwendbar ist, kann simuliert werden, wie sich die Wirkstoffliberation auf den Plasmakonzentrations-Zeit-Verlauf auswirkt, wenn Absorptions- und Eliminationsgeschwindigkeitskonstante unverändert bleiben ($k_a = 2{,}3\ h^{-1}$; $k_e = 0{,}4\ h^{-1}$) und die Liberationsgeschwindigkeitskonstante k_f zwischen $0{,}04\ h^{-1}$ und ∞ variiert (Abb. 5.24).

Ausgehend von der ungehinderten Absorption aus einer Lösung ($k_f = \infty$), erkennt man, dass die Verlangsamung der Liberation (Verringerung von k_f) zu einer zunehmenden Abflachung der Blutspiegelkurven führt.

Die Verhältnisse bei Applikation einer Lösung werden realistisch simuliert, wenn k_f etwa drei- bis fünfmal größer als k_a gewählt wird (Abb. 5.24, Kurve 2). Wenn k_f und k_a annähernd in gleicher Größe angenommen werden (Abb. 5.24, Kurve 3), wird bereits die steuernde Wirkung der Liberation auf den Plasmakonzentrations-Zeit-Profil sichtbar.

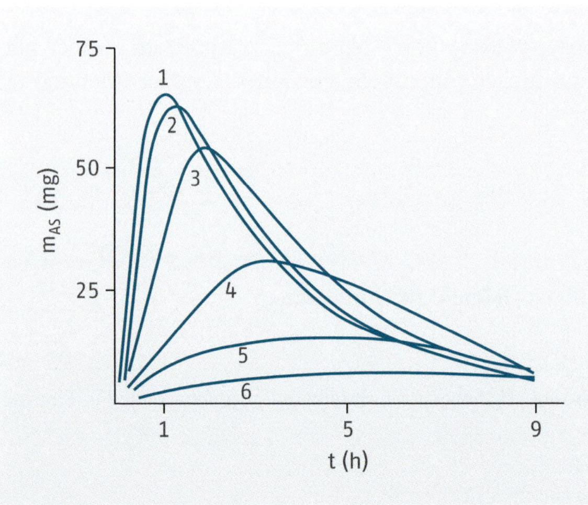

Abb. 5.24 Arzneistoffmenge m_{AS} im Blut in Abhängigkeit von der Zeit bei verschiedenen Liberationsgeschwindigkeitskonstanten k_f. Nach Schneider k_f: **1** ∞; **2** $6\ h^{-1}$, **3** $2\ h^{-1}$, **4** $0{,}3\ h^{-1}$, **5** $0{,}09\ h^{-1}$, **6** $0{,}04\ h^{-1}$; Absorptionsgeschwindigkeitskonstante $k_a = 2{,}3\ h^{-1}$, Eliminationsgeschwindigkeitskonstante $k_e = 0{,}4\ h^{-1}$ (Simulation mit einer Dosis von 100 mg Wirkstoff)

Diese geht in einen Retardeffekt über, wenn k_f weniger als 10 % von k_a beträgt (Abb. 5.24, Kurven 5 u. 6).

Diese gezielte Anwendung der Liberationssteuerung führt zu Retardarzneiformen. Die Wirkungsverlängerung bei Langzeit- und Depotarzneiformen beruht hingegen auf verzögerter Elimination (einschließlich Biotransformation und Redistribution). Angesichts der oben diskutierten quantitativen Zusammenhänge wird die Wahl einer geeigneten Anwendungsform zu einer zentralen Frage der Arzneimittelentwicklung. Hierbei muss man sich immer bewusst sein, dass mit der Überführung von Arzneistoffen in Applikationsformen in der Regel eine Bioverfügbarkeitseinschränkung verbunden ist. Die Wahrscheinlichkeit dafür nimmt in der Reihenfolge Suspension < Pulver < Kapsel < Tablette < Dragee zu.

Zu diesem Grundproblem der Arzneiformulierung gibt es viele Erkenntnisse aus Einzelbeobachtungen. Allgemeingültige Gesetzmäßigkeiten sind nur begrenzt erkennbar. Soweit dies der Fall erscheint, werden sie im Folgenden dargestellt.

Lösungen, Emulsionen

Lösungen bieten die besten Voraussetzungen zur Absorption aus dem Gastrointestinaltrakt. Unter den schon in ▸ Kap. 5.1 genannten Voraussetzungen können sie daher bei Bestimmung der absoluten Bioverfügbarkeit die intravenöse Applikation ersetzen.

Hydrophilie und Lipophilie der verwendeten Lösungsmittel und damit der Grad der Ähnlichkeit mit den wässrigen Medien im Organismus wirken als wesentliche **Einflussfaktoren** auf die Bioverfügbarkeit.

Wässrige Systeme

Ein Arzneistoff wird am schnellsten aus dem Gastrointestinaltrakt absorbiert, wenn er in wässriger Lösung vorliegt.

5

Nichtwässrige, hydrophile Systeme

Aus diesen Vehikeln werden Arzneistoffe im Vergleich zur wässrigen Lösung gut absorbiert, selbst wenn sie im Kontakt mit dem Mageninhalt kurzfristig ausfallen, da hierbei häufig ein feindisperses Präzipitat entsteht. Bei schwerlöslichen Arzneistoffen ergeben sich Absorptionsvorteile, wenn es gelingt, sie mit einer geeigneten Lösungsmittelkombination in Lösung zu bringen.

Bei peroraler Gabe von Digoxin (Abb. 5.25) erhält man bei Applikation der Lösung im Vergleich zur Tablette eine um mehr als 100 % höhere maximale Serumkonzentration und eine etwa 40 % größere Absorption (gemessen als AUC der Serumkonzentrations-Zeit-Kurve oder der Urinexkretions-Zeit-Kurve).

Nichtwässrige, lipophile Systeme

Die Absorption ist im Vergleich zur wässrigen Lösung verzögert, wenn eine Lösung des Arzneistoffs in einem nichtwässrigen, mit Wasser nicht mischbaren Lösungsmittel, z. B. einem fetten Öl, vorliegt. Hier stellt oft der Verteilungsvorgang zwischen lipophiler und hydrophiler Phase den geschwindigkeitsbestimmenden Schritt der Liberation dar.

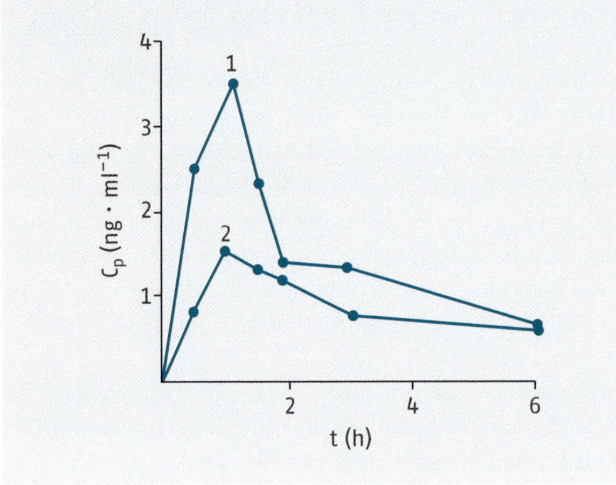

Abb. 5.25 Digoxin-Serumkonzentrationen nach peroraler Applikation von Digoxin. Nach Lindenbaum
1 Lösung, **2** Tablette; 100 mg Wirkstoff

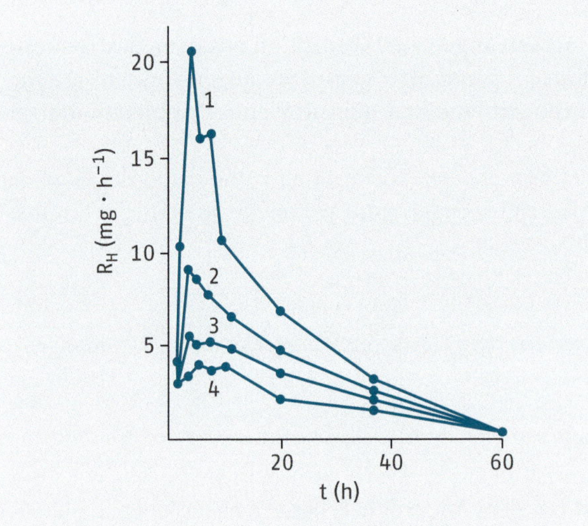

Abb. 5.26 Harnausscheidungsrate R_H des Griseofulvin-Metaboliten 6-Dimethylgriseofulvin in Abhängigkeit von der Zeit nach Applikation von mikronisiertem Wirkstoff in verschiedenen Formulierungen. Nach Bates et al.
1 O/W-Emulsion, **2** Tablette 1, **3** Tablette 2, **4** wässrige Suspension; 500 mg Wirkstoff

Emulsionen

Im Vergleich mit anderen peroralen Arzneiformen kann die Emulsion Absorptionsvorteile bieten. Voraussetzung ist, dass ihre Viskosität nicht liberationsbegrenzend wirkt.

So wird Griseofulvin aus einer O/W-Emulsion erheblich besser absorbiert als aus Tabletten oder aus mikronisiertem Pulver (Abb. 5.26).

Trotz einiger biopharmazeutischer Vorzüge werden Arzneistofflösungen, gemessen an der Gesamtmenge der Arzneiformen, in der Therapie nur begrenzt eingesetzt. Das ist einmal in der oft nicht ausreichenden Löslichkeit des Arzneistoffs begründet, zum anderen in den relativ häufig auftretenden chemischen Stabilitätsproblemen. Zusätzlich kann der schlechte Geschmack des Arzneistoffs störend wirken. Schließlich ist es für den Patienten unter Umständen problematisch, Lösungen hinreichend exakt zu dosieren. Nicht selten wird daher mit anderen, einzeldosierten Arzneiformen das therapeutische Ziel besser erreicht.

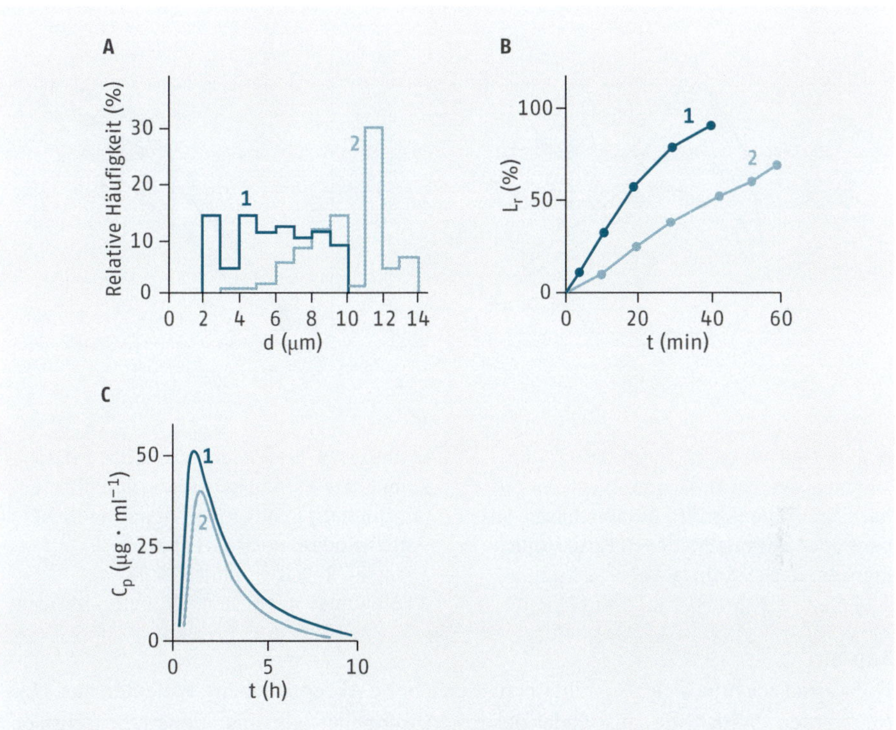

o Abb. 5.27 Beziehung zwischen **A** Partikelgrößenverteilung, **B** Lösungsverhalten und **C** Plasmaspiegeln bei Sulfamethizol-Suspensionen. Nach Strum et al.
1 Suspension 1, **2** Suspension 2

Suspensionen

Im Allgemeinen bieten Suspensionen gute Voraussetzungen für eine schnelle Liberation, da Wirkstoffe in der Regel als Partikel mit großer Oberfläche dispergiert sind.

Die Partikelgröße der dispersen Phase und die Viskosität des Dispersionsmittels wirken als **Einflussfaktoren** auf die Bioverfügbarkeit.

Teilchengröße. Mit abnehmender Partikelgröße wächst die Lösungsgeschwindigkeit (o Abb. 5.27 A, B). Deutliche Bioverfügbarkeitsunterschiede resultieren jedoch nur bei sehr ausgeprägten Partikelgrößendifferenzen (o Abb. 5.27, C).

Die gleichen Zusammenhänge gelten für die Absorption von suspendierten Wirkstoffen aus der Tränenflüssigkeit durch die Cornea (o Abb. 5.28).

Viskosität des Vehikels. Wachsende Vehikelviskosität scheint in der Regel eine Absorptionsverzögerung nach sich zu ziehen, da die Diffusionsgeschwindigkeit des Arzneistoffs mit steigender Viskosität abnimmt. Bei Thiamin und Riboflavin wurden auch entgegengesetzte Effekte beobachtet. Der Vehikeleinfluss erstreckt sich hauptsächlich auf die initiale Absorptionsphase, während die insgesamt absorbierte Arzneistoffmenge, offenbar durch den im Gastrointestinaltrakt wirkenden Verdünnungseffekt, im Wesentlichen unbeeinflusst bleibt (o Abb. 5.29).

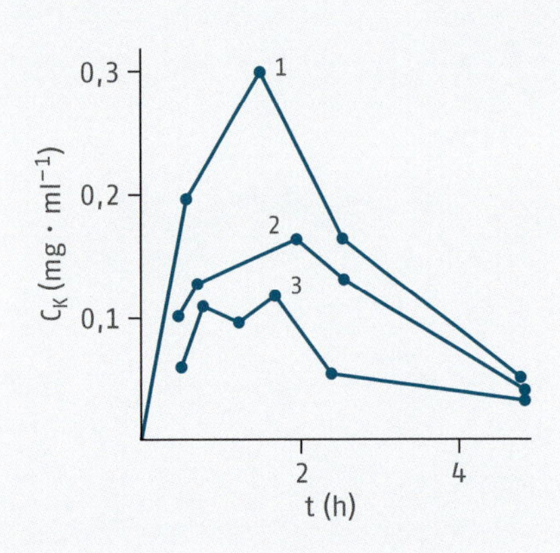

Abb. 5.28 Wirkstoffkonzentration C_K im Kammerwasser in Abhängigkeit von der Zeit nach Applikation von ^{3}H-Dexamethason-Suspensionen mit verschiedenen Partikeldurchmessern. Nach Schönwald et al. **1** 5 µm, **2** 11,5 µm, **3** 22 µm; 0,1 % Wirkstoff, H_2O

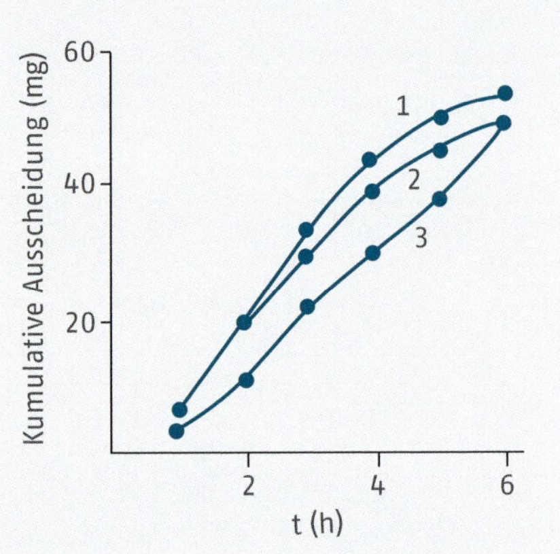

Abb. 5.29 Einfluss der Viskosität auf die kumulative Harnausscheidung von Nitrofurantoin nach Applikation unterschiedlicher Suspensionen. Nach Soci et al.
1 Wasser, **2** Methylcellulose 4 Pa · s,
3 kolloidales Magnesium-Aluminium-Silicat

Kapseln

Die Kapsel zeichnet sich als Arzneiform durch hohe Akzeptanz beim Patienten aus. Häufig werden Wirkstoffe aus Gelatinekapseln schneller als aus Tabletten freigesetzt (Abb. 5.30). Über die einfache Konfektionierung von Arzneistoffen hinaus (meist mit Füllstoffen) bestehen gute Möglichkeiten, schlecht lösliche Verbindungen mit geeigneten Hilfsstoffen wie Lösungsmitteln und Tensiden zu kombinieren (Abb. 5.31). Ohne diese Hilfsmittel ist deren Liberation aus Kapseln erschwert.

Einflüsse auf die Bioverfügbarkeit gehen häufig von den Hilfsstoffen aus. Gelegentlich erweist sich die Weichgelatinekapsel bezüglich der Liberation (Abb. 5.32) der Hartgelatinekapsel als überlegen.

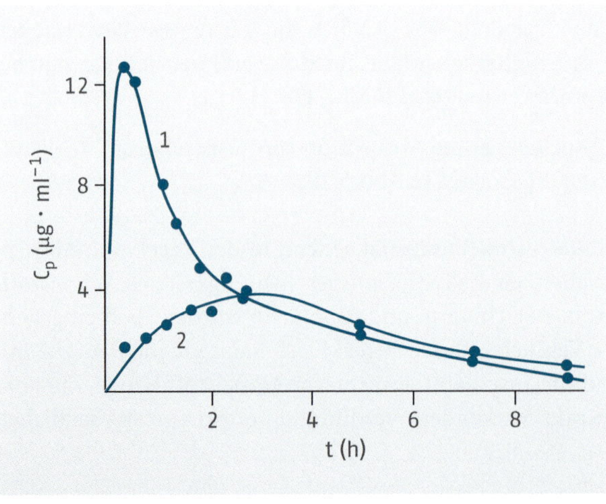

Abb. 5.30 Hexobarbital-Blutspiegel nach peroraler Applikation verschiedener Formulierungen.
Nach Breimer
1 Kapseln, **2** Tabletten;
500 mg Wirkstoff

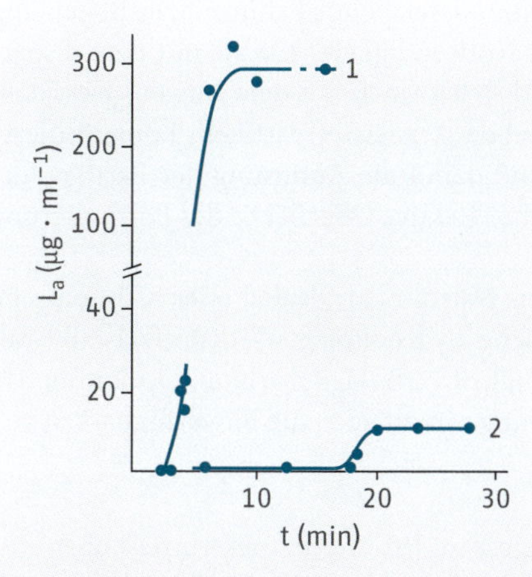

Abb. 5.31 Absolute Auflösung L_a von Phenylbutazon aus verschiedenen Formulierungen in künstlichem Magensaft. Nach Hom et al.
1 Weichgelatinekapseln (Lösung in Polyglycolen/Tensiden 1 : 1), 2 Tabletten

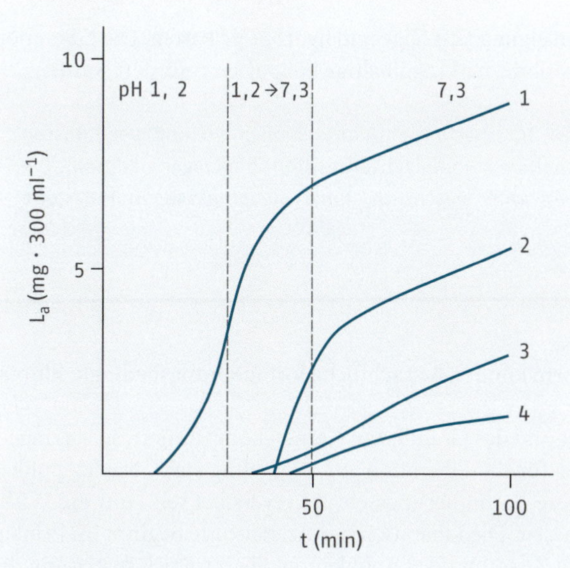

Abb. 5.32 Liberation von Tetracyclin aus verschiedenen Formulierungen. Nach Weyers et al.
1 Substanz, 2 Weichgelatinekapsel, 3 Hartgelatinekapsel, 4 Dragee; 500 mg Wirkstoff

Hartgelatinekapseln

Die Kapselhülle dient lediglich als „Transportmittel" für den Arzneistoff und beeinflusst dessen Freisetzung in der Regel nicht. Als Ausnahme sind magensaftresistent überzogene Kapseln zu nennen. Nicht überzogene Kapseln öffnen sich günstigenfalls im Magen in 1–2 Minuten und geben den Inhalt in 3–6 Minuten frei. Die nachfolgend aufgeführten **Einflussfaktoren** sind bei der Formulierung zu beachten.

Füllmittel. Eine zu hohe Fülldichte behindert die Liberation; bei hydrophoben Wirkstoffen sind hohe Füllmittelanteile (Lactose, Stärke) liberationsbegünstigend, besonders bei Kopräzipitaten mit Polyolen.

Gleitmittel. Magnesiumstearat überführt die Kapselfüllung in einen hydrophoben Zustand und verringert die Liberation; der Effekt wächst mit steigenden Hilfsstoffanteilen.

Lösungs- bzw. Dispersionsmittel. Sie müssen eine ausreichende Fähigkeit zur Benetzung des Arzneistoffs zeigen. Das ergibt sich aus der Notwendigkeit, dass sie mit dem dispergierten Arzneistoff in engen Kontakt treten und sich schnell mit dem Magen- bzw. dem Darmsaft vermischen. Besonders bei hydrophoben Arzneistoffpartikeln können inerte hydrophile Lösungsmittel die Dispergierung und damit die Auflösung der Partikel fördern. So wird ein Verklumpen verhindert und die effektive Oberfläche der Formulierung vergrößert.
Dazu eignen sich auch hydrophile Netzmittel wie Natriumlaurylsulfat oder nichtionische Tenside. Auch das Imprägnieren der Oberfläche hydrophober Wirkstoffkristalle mit Methylcellulose steigert die Lösungsgeschwindigkeit (z. B. Hexobarbital, Optimum: 5 % Cellulosederivat). Mit der Liberationsverbesserung nimmt auch die Bioverfügbarkeit zu.

Weichgelatinekapseln

Sie werden peroral wie Hartgelatinekapseln eingesetzt. Ihr Einsatzspektrum ist aber größer (Tropfkapseln, Zerbeißkapseln, Lutschkapseln, Rektal- und Vaginalkapseln, Salbenkapseln).

Füllmittel. Als Füllkomponenten eignen sich ölige und hydrophile Pasten. Die Liberation kann unter anderem durch hydrophile, makrogolhaltige Füllpasten gefördert werden.

■ **MERKE** Kapseln dienen nur als „Transportmittel" von Arzneistoffen und beeinflussen nicht die Freisetzung; eine Ausnahme sind magensaftresistent überzogene Kapseln. Die Wirkstofffreisetzung aus Kapseln wird wesentlich durch die eingesetzten Hilfsstoffe bestimmt.

Tabletten

Bei Arzneimitteln in Tablettenform können beträchtliche formulierungsbedingte Bioverfügbarkeitsprobleme auftreten.

Werden Wirkstoffe granuliert und das Granulat zu Kernen komprimiert, so verringert sich die Wirkstoffoberfläche, die für die Liberation zur Verfügung steht. Nach Applikation der Arzneiform müssen diese Formulierungsschritte reversibel sein, um die Wirkstoffe bioverfügbar werden zu lassen. Die Liberation der Arzneistoffe beginnt im Prinzip an der intakten Tablette mit dem Zeitpunkt der Applikation. Sie setzt sich fort, wenn die Tablette im Kontakt mit den Körperflüssigkeiten wieder zum Granulat (Desintegration) und in Pulverpartikel aus Arzneistoffen und Hilfsstoffen (Desaggregation) zerfällt. Durch direkte Verpressung hergestellte Kerne setzen die pulverförmigen Ausgangsstoffe in einem Zerfallsschritt frei.

Selbst bei sehr gut löslichen Arzneistoffen trägt die Liberation aus der intakten Tablette, die nur eine relativ geringe Oberfläche bietet, wenig zur Gesamtlösungsgeschwindigkeit bei. Größer ist der Einfluss von Desintegration und Desaggregation. Beide können zu geschwindigkeitsbestimmenden Schritten für die Absorption tablettierter Arzneistoffe werden. Zerfallsprobleme sind jedoch in der Regel durch den Einsatz geeigneter Hilfsstoffe zu überwinden. Daher ist die Bioverfügbarkeit auch bei Tabletten in erster Linie eine Funktion der Lösungsgeschwindigkeit der Wirkstoffe.

Da Tabletten Vielkomponentensysteme sind, ist eine Vorhersage der Auswirkungen, die Variationen in der Zusammensetzung der Formulierung bzw. beim Herstellungsver-

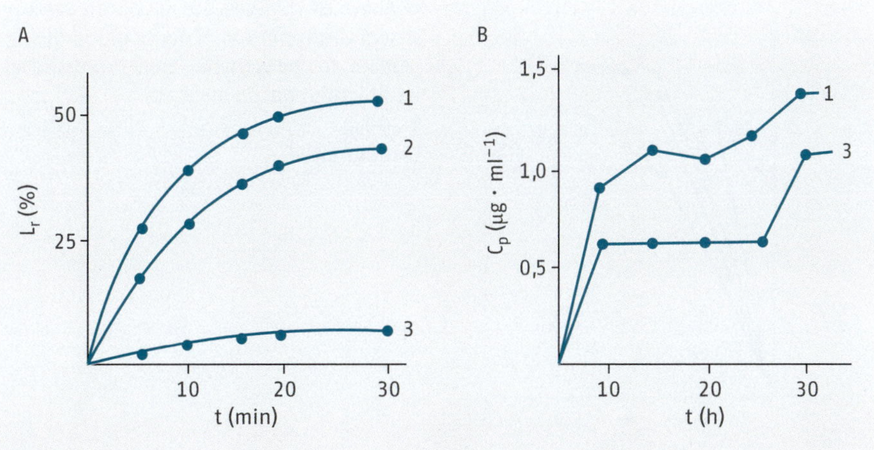

Abb. 5.33 In-vitro-Liberation **A** und Plasmakonzentrationen beim Kaninchen **B** von Sulfadiazin in Abhängigkeit von der Bindemittelkonzentration. Nach Erni et al.
1 1 %, **2** 3 %, **3** 6 % Natriumcarboxymethylcellulose

fahren nach sich ziehen, gegenwärtig bestenfalls in der Tendenz möglich. Diese formulierungsbedingten Probleme werden daher im Folgenden jeweils nur für einen **Einflussfaktor** dargestellt.

Hilfsstoffe

Ihr Einfluss auf die Bioverfügbarkeit ist schwierig gegeneinander abzugrenzen.

Bindemittel. Steigende Mengen an Bindemitteln (Stärke, Natriumcarboxymethylcellulose, Gelatine) behindern in der Regel die Arzneistoffliberation.
Beispielsweise verringert ein Anstieg des Gehalts an Natriumcarboxymethylcellulose von 1 % auf 6 % die In-vitro-Liberation von Sulfadiazin (Abb. 5.33, A) sowie die Plasmakonzentrationen(Abb. 5.33, B). Die Bioverfügbarkeit sinkt um etwa 30 %. Ein entgegengesetzter Effekt ist bei Polyvinylpyrrolidon beobachtet worden.

Gleitmittel. Zwischen der Menge an Gleitmittel und den Lösungsgeschwindigkeiten lässt sich eine umgekehrte Proportionalität erkennen.
Bei Sulfadiazin-Tabletten werden beispielsweise durch wachsende Anteile von **Magnesiumstearat** die Zerfalls- und Lösungszeiten heraufgesetzt, während die Bioverfügbarkeit sinkt. Der Grund liegt in einer Lipophilisierung der Oberflächen durch Magnesiumstearat.

Granulierung

Vergleicht man einzelne Granulierungsmethoden, so lassen sich unter sonst gleichen Voraussetzungen gelegentlich Bioverfügbarkeitsunterschiede erkennen.

Bei einem Krustengranulat aus Proxyphyllin nahm die Liberation innerhalb eines bestimmten Konzentrationsbereichs mit wachsendem Anteil an organischem Lösungsmittel ab (Abb. 5.34).

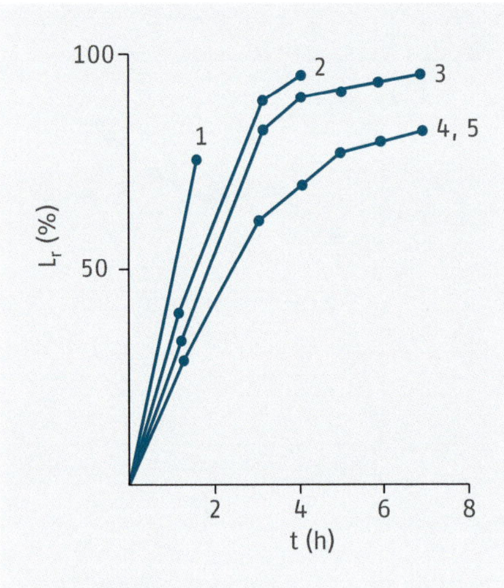

Abb. 5.34 Einfluss des Anteils an organischem Lösungsmittel in der Granulierflüssigkeit auf die Proxyphyllin-Liberation aus Matrixtabletten. Nach Erni et al.
1 20 %, 2 25 %, 3 27,5 %, 4 30 %, 5 35 % Lösungsmittel

Pressdruck

Bei Tabletten, die mit wachsendem Pressdruck hergestellt wurden, verringert sich im Allgemeinen die Liberationsgeschwindigkeit, weil das Eindringen von Wasser behindert wird.

Form und Größe der Tablette

Schließlich ist auch die Tablettenoberfläche von Bedeutung, die durch Größe und Gestalt des Formlings bestimmt wird. Mit wachsender Oberfläche wird die Liberationsgeschwindigkeit erhöht, soweit die Tablette in ihrer Form erhalten bleibt.

■ **MERKE** Bei Tabletten können ausgeprägte formulierungsbedingte Bioverfügbarkeitsprobleme auftreten. Durch hohen Anteil an Bindemitteln oder Gleitmitteln (z. B. Magnesiumstearat) wird die Liberationsgeschwindigkeit verringert. Nicht lösliche oder quellende Filmüberzüge bilden Diffusionsbarrieren und werden aufgetragen, um die Arzneistofffreisetzung kontrolliert zu verändern, lösliche Filmüberzüge beeinflussen die Freisetzung nicht.

Dragees und Filmtabletten

Wird auf einen arzneistoffhaltigen Kern ein Überzug aufgebracht, so wird eine weitere Barriere zwischen Arzneistoff und Magen- bzw. Darmsaft errichtet.

Überzogene Kerne

Bevor die Verdauungsflüssigkeiten die Desintegration/Desaggregation und die Auflösung einleiten können, muss zunächst die Überzugsschicht gelöst oder gesprengt werden. Bioverfügbarkeitsprobleme resultieren daher bei Dragees im Wesentlichen aus Art und Güte der Überzüge.

Magensaftlösliche Filmüberzüge. Bei Tabletten mit leicht im Magensaft löslichen Filmüberzügen ist wegen der üblicherweise dünnen Auftragsschicht keine Behinderung der

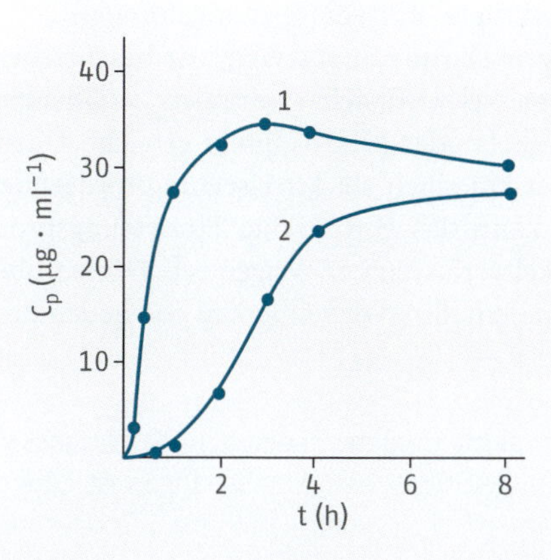

Abb. 5.35 Phenylbutazon-Plasmakonzentrationen nach Applikation verschiedener überzogener Formulierungen. Nach Leeson
1 Filmtablette, **2** Zuckerdragee

Liberation zu erwarten. Daher ergeben sich im Vergleich zu nicht überzogenen Tabletten in der Regel kaum Differenzen in der Bioverfügbarkeit.

Zuckerüberzüge. Die bei der Dragierung erhaltenen Zuckerüberzüge können die Bioverfügbarkeit im Vergleich zu den Filmüberzügen deutlich verringern. Unterschiede ergeben sich vor allem in der Geschwindigkeit, mit der der Arzneistoff in der initialen Applikationsphase liberiert und absorbiert wird (Abb. 5.35). Fehler in der Dragiertechnik wirken sich auf die Liberation besonders stark aus.

Magensaftresistente Überzüge. Größere Probleme bereiten Überzüge, die für eine Arzneistofffreigabe im Darm ausgelegt sind. Ob dieses Ziel erreicht wird, hängt nicht allein von dem durch die Hülle vorgegebenen Freisetzungsprogramm, sondern auch von der Größe der Arzneiform sowie von physiologischen Faktoren wie Magenentleerung und gastrointestinaler Motilität ab. Die beiden letzten Faktoren sind starken individuellen Schwankungen unterworfen.

Wenn die Pylorusspassage magensaftresistenter Tabletten aufgrund ihrer Größe erschwert ist, können diese viele Stunden lang im Magen verweilen und werden erst in der Nüchternphase der höchsten Motilität durch peristaltische Bewegungen, die sogenannten housekeeper waves, ins Duodenum weitertransportiert. Hierdurch wird der Freisetzungsbeginn in nicht vorhersehbarer Weise verzögert.

Retardierende Filmüberzüge. Das Auftragen von Filmüberzügen, die in Magen- und Darmsaft gleichermaßen unlöslich sind, jedoch eine langsame Diffusion von Arzneistoffmolekülen zulassen, führt zu monolithischen oder Single-Unit-Retardformen. Für diese gilt hinsichtlich der Pylorusspassage der gleiche Nachteil, der zuvor bei den magensaftresistent überzogenen Tabletten geschildert wurde. Darüber hinaus besteht das Risiko eines sog. dose dumpings, einer unbeabsichtigten zu schnellen Freisetzung der höheren, für einen längeren Resorptionszeitraum vorgesehenen Dosis.

Wegen dieser Nachteile werden heute Darreichungsformen bevorzugt, bei denen die Dosis in viele kleine, einen magensaftresistenten oder retardierenden Überzug tragende Partikel aufgeteilt ist.

Überzogene Granulate, Pellets, Mikrokapseln (Multiple-Unit-Darreichungsformen)
Verzögerte und verlängerte Liberation im Magen-Darm-Kanal setzen, wie beschrieben, eine problemlose Pyloruspassage voraus. Dieses Ziel wird sicher mit rasch zerfallenden Komprimaten aus überzogenen Granulaten, Pellets oder Mikrokapseln erreicht. Durch Kombination von Pellets ohne sowie mit unterschiedlich stark freisetzungsfördernden Überzügen innerhalb einer solchen Tablette kann das gewünschte Freisetzungsprofil erhalten werden. Die arzneistoffhaltigen Partikel verlassen den Magen schubweise, aber kontinuierlich, und setzen den Arzneistoff nach dem durch den Überzug gegebenen Programm frei.

■ **MERKE** Pellets werden unabhängig von der Nahrungsaufnahme in den Dünndarm transportiert. Durch Kombination von Pellets mit unterschiedlichen Filmüberzügen ist eine gezielte Freisetzungssteuerung möglich.

Gastroretentive Arzneiformen

Das Ausmaß der Resorption eines Arzneistoffes wird entscheidend von der Verweildauer im Magen und im Dünndarm beeinflusst. Der Hauptresorptionsort für die meisten Arzneistoffe liegt im Dünndarm. Eine verlängerte Verweildauer im Magen wird somit in der Regel zu einer verzögerten Resorption führen. Allerdings gibt es eine Reihe von Arzneistoffen, die nur in eng begrenzten Bereichen des oberen Dünndarms (Vorliegen eines „Resorptionsfensters") resorbiert werden. Als Beispiele sind Metformin, Ciprofloxacin, Furosemid, Levodopa, Gabapentin, Amoxicillin, Captopril, Ciclosporin, Proteaseinhibitoren, Antimykotika und Cephalosporine zu nennen. Bei diesen Arzneistoffen kann durch die verlängerte Magenverweildauer die Bioverfügbarkeit erhöht werden, da der Arzneistoff, insbesondere bei einer langsamen Wirkstofffreisetzung aus der Arzneiform (Retardarzneimittel), nur in kleinen Mengen an das Resorptionsfenster gelangt und damit eine optimale, vollständige Resorption möglich wird.

Bei Arzneimitteln, die lokal im Magen wirken sollen, ist eine verlängerte Magenverweildauer ebenfalls sinnvoll, die zu hohen Wirkstoffkonzentrationen in der Magenschleimhaut führt. Basische Arzneistoffe werden sich im sauren pH-Milieu des Magens in größeren Mengen lösen, bevor sie in den Dünndarm gelangen, wobei hier allerdings auch die Gefahr besteht, dass diese Arzneistoffe teilweise wieder ausfallen.

Die Verlängerung der Magenverweildauer von Arzneiformen ist durch die Verabreichung von gastroretentiven Arzneiformen möglich. Als gastroretentive Darreichungsformen (GRDFs) werden Arzneiformen bezeichnet, die mehrere Stunden im Magen verweilen und dabei den Wirkstoff freisetzen. Sehr häufig handelt es hierbei um Retardpräparate.

■ **MERKE** Magenverweilformen werden bevorzugt für Wirkstoffe eingesetzt, die nur in oberen Dünndarmabschnitten resorbiert werden oder im Magen ihre Wirksamkeit entfalten sollen.

Eine verlängerte Magenverweildauer lässt sich durch unterschiedliche technologische Konzepte erreichen. Die am häufigsten eingesetzten Methoden sind Folgende:

Bioädhasion. Bioadhäsive Drug Delivery Systeme (BDDS) haften an der Oberfläche der Magenschleimhaut durch Einarbeitung von bioadhäsiven Polymeren (z. B. Chitosan, Polyacrylate, Lectine, Carboxymethylcellulose), insbesondere in Form von Mikropartikeln, und ermöglichen dadurch eine verlängerte Magenverweildauer.

Expansion. Bei diesen Arzneiformen, die auch als „plug-type systems" (pfropfenartige Systeme) bezeichnet werden, wird der Weitertransport in den Dünndarm durch eine ausgeprägte Quellung und damit Volumenzunahme bis zu einem Durchmesser von 20 mm verhindert.

Flotation. Diese Arzneiformen (floating drug delivery systems, FDDS) schwimmen aufgrund ihrer geringen Dichte (Wert < 1) auf dem Mageninhalt. Sie werden deshalb auch als Schwimmarzneiformen bezeichnet. Neben ausreichend vorhandenem Mageninhalt ist der Auftrieb der Arzneiform entscheidend. Es werden flotierende Arzneiformen mit und ohne Gasbildung unterschieden. Diese gastroretentive Arzneiform ist das intensivste und am weitesten entwickelte galenische Konzept.
Als Handelspräparate, bei denen das Konzept der Flotation eingesetzt wird, sind zu nennen: Madopar® HBS (L-Dopa-Benserazid-Kombination), Valrelease® (Diazepam), Topalkan® (Al-Mg-Antacidum), Almagate Flot-Coat® (Al-Mg-Antacidum), Cytotech® (Misoprostol), Liquid Gaviscon® (flüssige Alginat-Zubereitung).

Weitere Einzelheiten und Konzepte für gastroretentive Arzneiformen sind der weiterführenden Literatur und den Lehrbüchern der Pharmazeutischen Technologie zu entnehmen.

■ **MERKE** Die Flotation von Arzneiformen ist nur in Gegenwart von Flüssigkeit möglich.

5

Vorteile von FDDS

Verlängerte Wirkstofffreisetzung. Bei einem Vergleich von flotierenden Nicardipin-Kapseln mit konventionellen Kapseln betrug die Resorptionszeit der flotierenden Kapseln mit 16 Stunden etwa das Doppelte wie bei den konventionellen Kapseln. In einer In-vitro-Vergleichsstudie zwischen einem flotierenden Madopar-System und der Madopar-Standardformulierung wurde der Wirkstoff im ersten Fall über acht Stunden freigesetzt, dagegen war die Freisetzung bei der Madopar-Standardformulierung bereits nach 30 Minuten abgeschlossen. Somit kann das Dosierungsintervall verlängert und dadurch die Adhärenz der Patienten gesteigert werden.

Resorptionsverbesserung. Flotierende Systeme eignen sich besonders für Wirkstoffe, die ein Resorptionsfenster im proximalen Teil des Dünndarms aufweisen, wie beispielsweise Furosemid. Mit Hilfe einer flotierenden Furosemid-Tablette war die AUC des flotierenden Systems etwa 1,8-mal größer als bei der konventionellen Tablette.

Mit einem multipartikulären FDDS konnte die Bioverfügbarkeit von Aminobenzoesäure gegenüber einem nicht flotierenden Vergleichspräparat um 60 % erhöht werden (o Abb. 5.36).

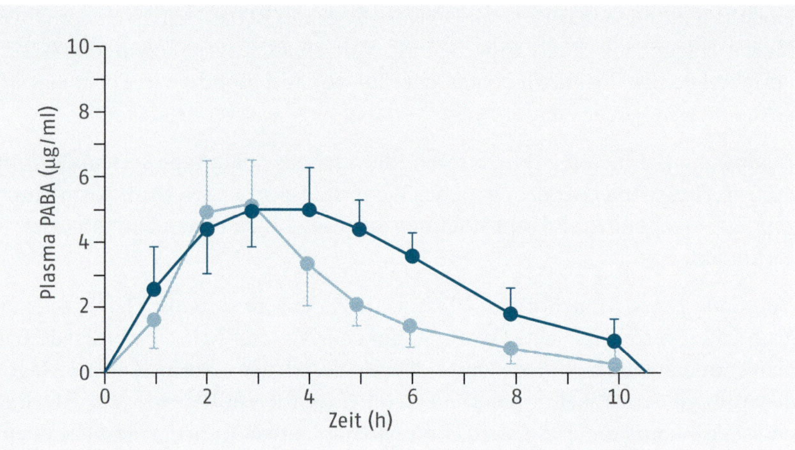

o Abb. 5.36 Plasmakonzentrations-Zeit-Verlauf von *p*-Aminobenzoesäure nach Applikation einer Schwimm-Arzneiform (●) und einer herkömmlichen Tablette (●) an Beagle-Hunden (n = 6). Nach Ichikawa et al.

Nachteile von gastroretentiven Arzneiformen

Wirkstoffe, die Schleimhautirritationen hervorrufen, sind für gastroretentive Arzneiformen nicht geeignet, ebenso Wirkstoffe, die im sauren Magenmilieu instabil sind. Werden Arzneistoffe nicht nur im oberen Dünndarm, sondern auch in anderen Bereichen des Gastrointestinaltrakts resorbiert, ist die Formulierung als gastroretentive Arzneiform nicht sinnvoll.

Orodispersible Arzneiformen

Die Resorption der meisten Arzneistoffe aus der Mundhöhle ist aufgrund der im Vergleich zum Dünndarm sehr kleinen Oberfläche von nur 0,02 m^2 sehr gering (▸ Kap. 3.2.1).

Für einige Arzneistoffe mit ausgeprägten lipophilen Eigenschaften ist jedoch die prägastrale Resorption von Bedeutung. Als Vorteil dieses Resorptionsortes ist vorrangig die Umgehung des hepatischen First-pass-Effektes zu nennen. Zusätzlich tritt auch kein präsystemischer First-pass-Effekt (keine Metabolisierung in der Darmmukosa) auf, da keine Magen-Darm-Passage erfolgt.

■ **MERKE** Die Bioverfügbarkeit kann bei Resorption aus der Mundhöhle im Vergleich zu peroral applizierten Tabletten insbesondere durch Vermeidung des hepatischen First-pass-Effektes deutlich erhöht sein.

Instabilitätsprobleme in der gastrointestinalen Flüssigkeit und Interaktionen mit der Nahrung werden ebenso vermieden. Zusätzlich sind häufig initial sehr hohe Plasmakonzentrationen und damit ein sehr schneller Wirkungseintritt zu beobachten, da die Mundschleimhaut durch ein dichtes Kapillarnetz sehr gut durchblutet wird. Als Nachteile sind die begrenzte Resorptionskapazität für schwer lösliche und hochdosierte Arzneistoffe (> 20 mg), die Gefahr des Verschluckens und insbesondere Geschmacksprobleme zu nennen, die teilweise sehr aufwendig durch Zusatz von Geschmackskorrigenzien überdeckt werden müssen.

Für die orale Applikation von Arzneistoffen stehen einige Arzneiformen zur Verfügung (z. B. Bukkal-, Sublingualtabletten), die in der Monographie „Zubereitungen zur Anwendung in der Mundhöhle“ der Ph. Eur. ausführlich beschrieben werden. In den letzten Jahren gewinnen orodispersible Arzneiformen zunehmend an Bedeutung. Es handelt sich hierbei um Schmelztabletten, Schmelzfilme (orodispersible Filme) und orodispersible Tabletten. Diese Arzneiformen zerfallen sehr schnell in der Mundhöhle, häufig innerhalb von wenigen Sekunden; nach Ph. Eur. müssen Schmelztabletten nach spätestens drei Minuten zerfallen sein. Ein Schlucken von Tabletten oder Kapseln kann somit vermieden werden, eine Einnahme mit Wasser ist nicht erforderlich.

■ **MERKE** Orodispersible Arzneiformen können ohne Wasser verabreicht werden. Die Arzneiformen zerfallen sehr schnell in kleine Partikel oder lösen sich vollständig im Speichel auf.

Durch diese erleichterte Einnahme wird die Adhärenz verbessert. Deshalb eignen sich diese Arzneiformen insbesondere für Kinder, ältere Patienten und Patienten mit Schluckbeschwerden (Dysphagie). Eine Anwendungseinschränkung liegt allerdings bei Patienten vor, bei denen die Speichelproduktion verringert ist und Mundtrockenheit auftritt (Xerostomie), z. B. bei Parkinson- und Alzheimer-Patienten.

■ **MERKE** Schnell zerfallende orale Arzneiformen vermeiden die Angst vor dem Schlucken von Tabletten bei Patienten. Sie besitzen eine hohe Akzeptanz bei Kindern, älteren Patienten oder psychisch Erkrankten.

Schmelztabletten

Schmelztabletten sind feste orale Arzneiformen. Allerdings ist der in der deutschen Ausgabe der Ph. Eur. verwendete Begriff „Schmelztabletten“ irreführend, da die Tabletten im Mundraum nicht schmelzen. Häufig handelt es sich um Lyophilisate, die den Wirkstoff in Form einer festen Lösung in einer hydrophilen, amorphen und porösen Polymermatrix enthalten (z. B. Dextrane, Dextrine, Gelatine, Alginate, Polyvinylalkokol, Polyvinylpyrrolidon). Die Herstellung dieser Lyophilisate ist sehr kostenintensiv, die Stabilität (hohe Zerbrechlichkeit) ist gering und aufgrund ihrer Hygroskopizität müssen sie sehr aufwendig verpackt werden (Peel-off-Blister).

Orodispersible Filme (Ph. Eur.)

Hier handelt es sich um ein- oder mehrschichtige Filme, die den Wirkstoff entweder gelöst oder partikulär enthalten. Sie können zur lokalen Wirksamkeit in der Mundhöhle oder zur systemischen Aufnahme des Wirkstoffs bestimmt sein. Im Gegensatz zu Buccalfilmen zeigen sie eine sehr kurze Zerfallszeit. Neben dem Arzneistoff enthalten diese Filme wasserlösliche, filmbildende Polymere (z. B. Hydroxypropylcellulose, Carboxymethylcellulose, Polysaccharide, Polyvinylalkohol, Natriumalginat und Pektin), Weichmacher sowie weitere Zusätze wie Füllstoff, Farbstoff und geschmacksmaskierende Stoffe.

Minitabletten

Minitabletten sind Komprimate mit einem Durchmesser von höchstens 3 mm. Die Herstellung erfolgt auf Rundläufertablettenpressen und ist deshalb im Vergleich zu den anderen orodispersiblen Arzneiformen kostengünstig. Als Hilfsstoffe werden z. B. sprühgranuliertes Mannit/Croscarmellose-Natrium (Parteck® ODT) oder eine Mischung von Mannitol, Crospovidon und Polyvinylacetat (Ludiflash®) verwendet. Orodispersible Minitabletten zerfallen aufgrund des gestiegenen Verhältnisses von Oberfläche zu Volumen sehr schnell. Als Nachteil ist zu nennen, dass sie bei einem Gewicht von 7 mg nur etwa 2–2,5 mg Wirkstoff enthalten können. Diese Arzneiform findet eine besonders hohe Akzeptanz in der Pädiatrie.

Nicht immer wird der Wirkstoff nach Applikation orodispersibler Arzneiformen über die Mundhöle resorbiert. Hierbei wird die im Mund nach Zerfall der Arzneiform entstandene Lösung oder Suspension des Arzneistoffs verschluckt und erst nach der Magenpassage aus dem Dünndarm resorbiert. Als Beispiele für Arzneistoffe, die in orodispersiblen Arzneiformen formuliert werden, bei denen aber keine Resorption über die Mundschleimhaut stattfindet, sind zu nennen: Ondansetron, Zolmitriptam, Loperamid, Desloratadin, Ticagrelor, Psychopharmaka wie Aripiprazol, Donezepil, Lorazepam, Mirtazapin, Olanzapin und Risperidon. Bei diesen Arzneistoffen steht als Grund für die Formulierung in orodispersiblen Arzneiformen die einfache Handhabung und die in der Regel hohe Akzeptanz durch die Patienten im Vordergrund, z. B. bei Migränepatienten, da Kopfschmerzen häufig von Übelkeit und Erbrechen begleitet werden.

■ **MERKE** Nicht alle Arzneistoffe werden bevorzugt aus der Mundhöhle resorbiert.

Dagegen werden Glyceroltrinitrat, Midazolam, Desmopressin, Asenapin und Fentanyl über die Mundhöhle resorbiert. So wird bei Midazolam die Bioverfügbarkeit innerhalb von vier Stunden nach Applikation auf den vierfachen Wert erhöht. Die Plasmakonzentrationen steigen nach sublingualer Verabreichung im Vergleich zur peroralen Applikation wesentlich schneller an und nehmen erst nach zwei Stunden langsam wieder ab (**o** Abb. 5.37).

Bei diesen Arzneistoffen kann die Bioverfügbarkeit im Vergleichzur peroralen Applikation durch die Vermeidung des First-pass-Effektes teilweise erheblich erhöht werden.

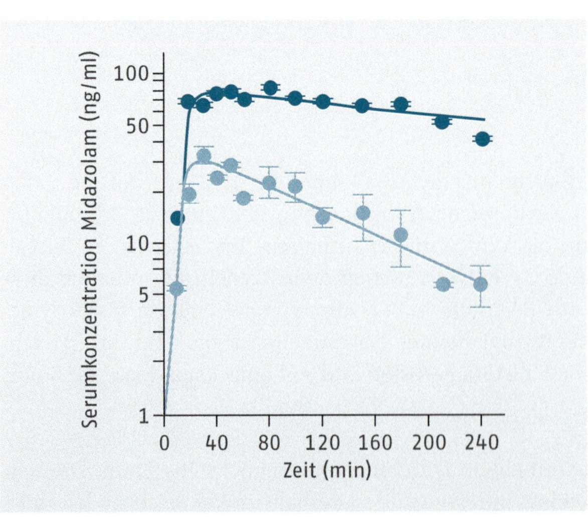

o Abb. 5.37 Plasmakonzentrationen von Midazolam nach peroraler (●) und sublingualer (●) Applikation, n=3. Nach Fujii et al.

Ein weiteres Beispiel sind Xilopar® Schmelztabletten, bei denen nur etwa ein Achtel (1,25 mg) der herkömmlichen Selegilin-Dosis erforderlich ist und die Plasmakonzentrationen deutlich schneller ansteigen, da kein hepatischer First-pass-Effekt auftritt (Clarke et al., 2003).

Wirkstoffhaltige Kaugummis

Nach Ph. Eur. sind wirkstoffhaltige Kaugummis feste Einzeldosiszubereitungen mit einer Grundmasse, die vorwiegend aus Gummi besteht. Sie sind zum Kauen, jedoch nicht zum Schlucken bestimmt.

Die Wirkstoffe werden durch Kauen freigesetzt. Wirkstoffhaltige Kaugummis können zur lokalen Behandlung von Krankheiten in der Mundhöhle eingesetzt werden. Es kann auch eine systemische Wirkung nach Resorption des Arzneistoffes über die Mundschleimhaut oder über den Gastrointestinaltrakt beabsichtigt sein.

Vorteile. Die Vorteile dieser Darreichungsform sind in dem Applikationsort Mundhöhle (s. o., orodispersible Arzneiformen) begründet. So wird bei der prägastralen Resorption (sublingual, buccal) über die Mundschleimhaut der hepatische First-pass-Effekt und präsystemische First-pass-Effekt (keine Inaktivierung im Gastrointestinaltrakt) vermieden. Damit ist häufig eine erhöhte Bioverfügbarkeit verbunden.
Es erfolgt eine sehr rasche Resorption und damit ist ein schneller Wirkungseintritt zu beobachten.Ein zusätzlicher Vorteil der wirkstoffhaltigen Kaugummis ist die sehr einfache Anwendung, die jederzeit ohne Wasser erfolgen kann.

Nachteile. Nachteilig ist, dass schlecht schmeckende und schleimhautreizende Arzneistoffe nicht eingesetzt werden können. Da die Resorptionsgeschwindigkeit durch den Kauvorgang erheblich beeinflusst wird, sind teilweise stark ausgeprägte interindividuelle Schwankungen in den Plasmakonzentrations-Zeit-Kurven zu beobachten.

Zur lokalen Therapie eignen sich u. a. Antimykotika (Miconazol, Nystatin) und Therapeutika zur Behandlung von Zahnfleischentzündungen (Chlorhexidin), Karies oder Xerostomie. Nikotinhaltige Kaugummis (Nicotinell®, Nicorette®) und Kaugummis mit Dimenhydrinat gegen Reiseübelkeit (Superpep®, Travel®) sollen eine systemische Wirkung entfalten.

Der Wirkstoffgehalt in einem Kaugummi kann sehr unterschiedlich sein; er kann zwischen 0,05 % und 30 % bzw. bis maximal 50 % liegen.

Die Geschwindigkeit der Wirkstofffreisetzung wird durch die Zusammensetzung des Kaugummis, den Herstellungsprozess und durch die Eigenschaften des Wirkstoffs sowie durch die Intensität und Dauer des Kauvorgangs bestimmt. Als resorptionsbeeinflussende Wirkstoffeigenschaften sind Löslichkeit im Speichel, pK_a-Wert und Verteilung des Wirkstoffs zwischen Kaugummimasse und Speichel zu nennen.

Ein im Speichel löslicher Wirkstoff wird sehr schnell, innerhalb von 10–15 Minuten, vollständig freigesetzt, während ein lipophiler Arzneistoff, der sich in der Kaugummimasse löst, wesentlich langsamer und unvollständiger freigesetzt wird. Die Prüfung der Wirkstofffreisetzung erfolgt nach Ph. Eur., Wirkstofffreisetzung aus wirkstoffhaltigen Kaugummis (Kap. 2.9.25) (▸ Kap. 5.4.3).

Die Kaumasse ist eine komplexe Mischung von natürlichen oder künstlichen Elastomeren (z. B. Butadien-Styrol-Copolymerisate), Weichmachern (z. B. Kolophonester),

Strukturgebern (Calciumcarbonat), Wachsen, Lipiden (z. B. Sojaöl) und Emulgatoren (z. B. Lecithin) sowie Farbmitteln und Aromastoffen.

Die Herstellung kann durch unterschiedliche Verfahren erfolgen, wie z. B. Erweich- bzw. Schmelzverfahren oder auch durch Verpressen von pulverförmigen, direkt verpressbaren Kaugummihilfsstoffmischungen (z. B. Pharmagum) erfolgen.

Wirkstoffhaltige Kaugummis können zusätzlich mit einem Überzug versehen werden.

Rektale Arzneiformen

Die am häufigsten rektal applizierte Arzneiform mit etwa 98 % sind Suppositorien. Wesentlich seltener werden Rektalkapseln, Makro- und Mikroklysmen sowie Klistiertabletten eingesetzt. Im weiteren Sinne können auch Salben und Injektionslösungen zur Anwendung im Analbereich zu den Rektalia gezählt werden. Ebenso ist eine Einbeziehung der vaginalen Arzneiformen (Globuli, Ovula, Vaginaltabletten) üblich.

Pharmakokinetische Besonderheiten der Arzneiform

Verglichen mit Peroralia, tritt die systemische Wirkung nach rektaler Applikation langsamer ein und hält länger an (o Abb. 5.38). Bei gleicher Dosierung sind die maximalen Plasmakonzentrationen niedriger. Näherungsweise gilt, dass bei rektaler im Vergleich zur p. o. Applikation etwa die doppelte Arzneistoffdosis eingesetzt werden sollte, wenn gleiche $C_{p\,max}$-Werte angestrebt werden.

Rektale Applikation und First-pass-Effekt. Die lange Zeit verbreitete Erwartung, dass der First-pass-Effekt durch rektale Applikation umgangen werden kann, hat sich nicht bestätigt.

Die Venensysteme des Plexus hämorrhoidalis leiten teils in den großen Kreislauf (unteres und mittleres System), teils in die Pfortader (oberes System) ab. Aus dieser anatomischen Situation wurde die Vorstellung abgeleitet, der First-pass-Effekt könne mehr oder weniger umgangen werden, wenn Arzneistoffe bevorzugt im unteren Abschnitt des Rektums freigesetzt und dort absorbiert würden.

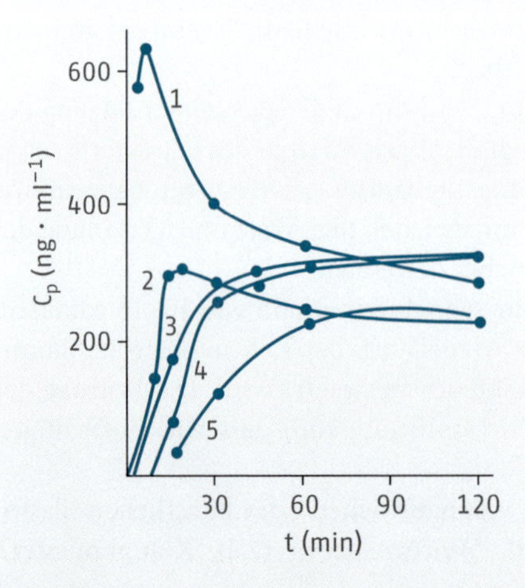

o **Abb. 5.38** Diazepam-Plasmakonzentrationen nach Applikation verschiedener Formulierungen. Nach Moolenar et al. 1 intravenöse, 2 rektale (Lösung), 3 intramuskuläre, 4 perorale (Tablette), 5 rektale (Zäpfchen) Applikation

Diese Annahme berücksichtigt nicht, dass zwischen den Rektalvenen zahlreiche Anastomosen existieren, die eine Vermischung der rektal absorbierten Arzneistoffanteile unabhängig von deren Absorptionsort gestatten. Die Annahme ist daher anatomisch unbegründet (▸ Kap. 3.2.4). Außerdem gelingt es ohne besondere mechanische Vorkehrungen nicht, die entstehende Schmelze im unteren Rektumabschnitt mit dem Ziel verringerter Spreitung zu fixieren. Vielmehr hat es sich gezeigt, dass Suppositorienschmelzen rasch über die gesamte Rektumschleimhaut spreiten.

Unter diesen Umständen ist der Wunsch nach Ansteuerung einer definierten Absorptionsregion durch Suppositorien weitgehend unrealistisch.

Übereinstimmend damit zeigten Plasmakonzentrationsmessungen von Arzneistoffen mit ausgeprägtem First-pass-Effekt und ihren Metaboliten (Propranolol, Salicylamid, Paracetamol, Acetylsalicylsäure und Benzoesäure), dass auch bei rektaler Applikation ein vollständiger oder partieller First-pass-Effekt abläuft, der manchmal sogar den nach p. o. Gabe übersteigt.

Für Lidocain ergab sich peroral eine geringere Bioverfügbarkeit als rektal. Hier ist unklar, ob der First-pass-Metabolismus der Leber wirklich umgangen wurde. Denkbar ist auch, dass der Wirkstoff bei peroraler Applikation zusätzlich in der Darmwand metabolisiert wird, was die perorale Bioverfügbarkeit im Vergleich mit der rektalen senken würde.

Liberationsmechanismen. Die Liberation lässt abhängig vom Dispersionszustand in der Grundlage verschiedene Teilschritte erkennen. Liegt der Arzneistoff (überwiegend) gelöst vor (Lösungszäpfchen), folgen Schmelzen, Spreiten, Diffundieren der gelösten Arzneistoffmoleküle zur Grenzfläche und Passieren der Grenzfläche unter Verteilung zwischen Schmelze und wässrigem Akzeptormedium (2–3 ml Rektalschleim) aufeinander. Bleibt der Arzneistoff (überwiegend) ungelöst (Suspensionszäpfchen), so läuft die Teilschrittfolge Schmelzen, Spreiten, Sedimentieren der suspendierten Arzneistoffpartikel zur Grenzfläche und Passieren der Grenzfläche unter Lösen im Akzeptormedium ab.

Liberation und Bioverfügbarkeit werden bei Suppositorien durch Wirkstoffe und Grundmassen sowie durch Hilfsstoffe und die Herstellungstechnologie beeinflusst. Diese **Einflussfaktoren** wirken primär auf die recht komplexe Liberation, die nach Applikation der Arzneiform einsetzt. Die anschließende Absorption ist eine einfache passive Diffusion durch eine Lipidbarriere, bei der Carriermechanismen keine Rolle spielen.

Wirkstoffe

Ihre Eigenschaften können die Bioverfügbarkeit bei Suppositorien stark beeinflussen. Dabei sind die nachfolgend aufgeführten Faktoren zu berücksichtigen.

Löslichkeit. Mit der Wasserlöslichkeit steigt die Liberation aus lipidartigen Vehikeln. Dies gilt allgemein für Arzneiformen mit fettartigen Trägern, also auch für Suppositorien aus Fettmassen.

Hinreichende Lipophilie bleibt jedoch die Grundvoraussetzung für die passive Diffusion durch Lipidmembranen. Somit haben Arzneistoffe die besten Voraussetzungen für eine gute Absorption aus Fettmassen, die im Hinblick auf die Liberation ausreichend hydrophil, im Hinblick auf die Absorption ausreichend lipophil sind.

So findet man in der Reihe Chininsulfat, Chininhydrochlorid, Aminophenazon, Natrium-4-aminosalicylat, 4-Aminoantipyrin mit steigender Wasserlöslichkeit eine wach-

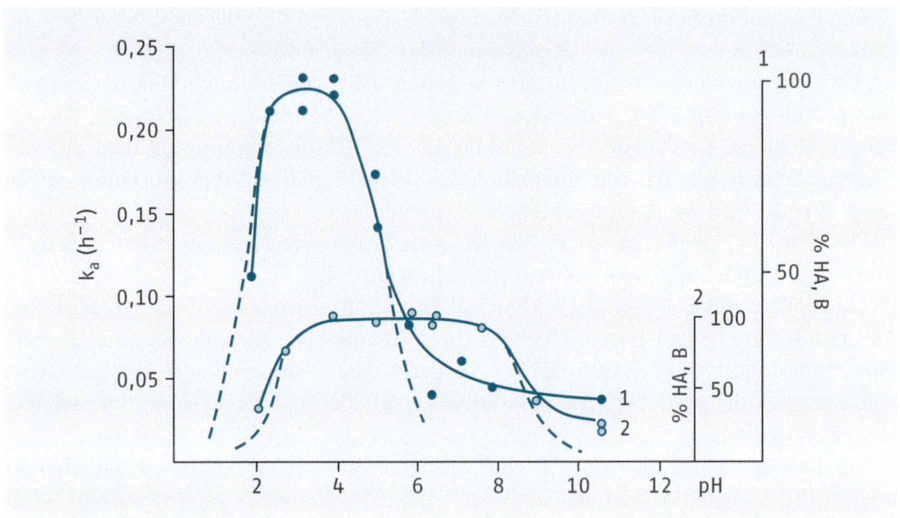

Abb. 5.39 Beziehung zwischen Absorptionsgeschwindigkeitskonstante k_a und pH-Wert (Perfusion) bei rektaler Applikation. Nach Kakemi et al.
1 Sulfafurazol, 2 Sulfapyridin; (—) experimentelle Werte; (– –) berechnete Werte: Anteil der nichtionisierten Formen HA (Säure) bzw. B (Base) im Ionisationsgleichgewicht

sende Gesamtabsorption. Phenobarbital-Natrium wird rascher absorbiert als das schlechter wasserlösliche Phenobarbital.

Die Bedeutung der Lipophilie ist gut zu erkennen, wenn Wirkstoffe unter ansonsten physiologischen Bedingungen pH-abhängig ionisierte und nichtionisierte Formen (▸ Kap. 2.3.2) bilden. Übereinstimmend mit der pH-Verteilungshypothese werden die lipophileren, nichtionischen Formen schneller als die hydrophileren, ionischen Formen absorbiert (Abb. 5.39).

Teilchengröße. Der Einfluss dieses Faktors auf die Liberation wird wesentlich von der Wasserlöslichkeit des Arzneistoffs bestimmt. Bei gut wasserlöslichen Wirkstoffen hängt die Absorptionsrate nach dem Durchschmelzen des Zäpfchens weitgehend vom Angebot an Wirkstoffteilchen an der Grenzfläche Lipid/Wasser ab. Nach dem Stokes'schen Gesetz sedimentieren größere Partikeln schneller als kleinere. Damit verbessern sich mit wachsender Teilchengröße die Voraussetzungen für den Transport zur Grenzfläche und für die Lösung im wässrigen Akzeptor (s. o.).

Entsprechend dieser Regel wurde nach Applikation von Suppositorien, die Proxyphyllin in einer Fettgrundlage enthielten, bei Verwendung größerer Wirkstoffpartikel eine schnellere und vollständigere Absorption festgestellt als beim Einsatz kleinerer Partikel.

Analoge Befunde wurden auch für die Absorption des gut wasserlöslichen Natriumsalicylats publiziert. Hier wurden mit Partikeldurchmessern von 125–250 µm wesentlich höhere Blutspiegel erzielt als mit solchen unter 20 µm. Hingegen liegen die Verhältnisse beim schwerer wasserlöslichen Paracetamol umgekehrt (Abb. 5.40).

Aus den geschilderten Zusammenhängen folgt, dass gut wasserlösliche Wirkstoffe in nicht zu geringer Korngröße eingesetzt werden sollten. Das Optimum liegt im Mittel zwischen 100 und 150 µm. Für schlecht wasserlösliche Wirkstoffe erweisen sich geringere Teilchendurchmesser als günstiger.

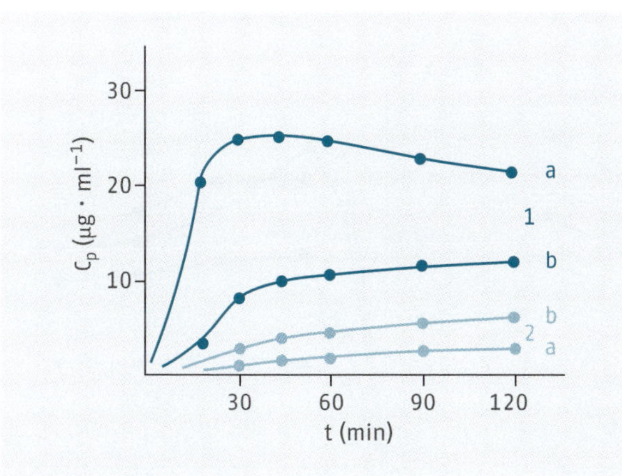

o Abb. 5.40 Mittlere Plasmakonzentrationen nach rektaler Applikation in Abhängigkeit von der Teilchengröße: Nach Moolenaar et al.
1 Natriumsalicylat, **2** Paracetamol; a = 125–250 µm, b = 20 µm

Bei schlecht wasserlöslichen Wirkstoffen wird die Liberation durch die Lösungsgeschwindigkeit begrenzt. Verkleinerung der Partikelgröße wirkt sich nach dem Noyes-Whitney-Gesetz (o Gleichung 5.29; ▸ Kap. 5.4.2) fördernd auf die Lösungsgeschwindigkeit und damit positiv auf die Absorption aus, da dann eine größere effektive Oberfläche für den Lösungsprozess zu Verfügung steht.

Grundlagen

Fettmassen oder wasserlösliche Grundlagen beeinflussen die Bioverfügbarkeit inkorporierter Arzneistoffe unterschiedlich.

Fettmassen. Sie unterscheiden sich hauptsächlich im Schmelzpunkt und in der Hydroxylzahl, die im Wesentlichen durch den Gehalt an Partialglyceriden bestimmt ist. Allgemein gilt, dass die Liberation reduziert wird, wenn der Schmelzpunkt 36,5–37 °C überschreitet. Dieser Effekt ist auch in vivo nachweisbar. Er ist deutlich bei gut wasserlöslichen Wirkstoffen zu erkennen, während bei schlechter löslichen die Lösungsgeschwindigkeit als Einflussfaktor dominiert. In diesem Zusammenhang ist auch die Hydroxylzahl von Bedeutung. Für gut wasserlösliche Wirkstoffe werden Massen mit einer Hydroxylzahl um 15 empfohlen, da mit steigendem Partialglyceridgehalt die Viskosität der Schmelzen wächst. Dies verschlechtert die Liberationsbedingungen. Für mäßig bis schlecht wasserlösliche Wirkstoffe erweisen sich Massen mit höheren Hydroxylzahlen als günstiger, da der größere Gehalt an Partialglyceriden lösungsvermittelnd auf die Wirkstoffe wirkt und die Grenzflächenspannung zwischen Masse und Rektalschleimhaut erniedrigt. Beide Faktoren wirken sich positiv auf die Absorption aus.

Wasserlösliche Massen. Voraussetzung für die Absorption aus wasserlöslichen Grundlagen ist, dass sich das Zäpfchen in der im Rektum vorhandenen Flüssigkeit löst.

Die Desintegration des Zäpfchens, wie auch die anschließende Dissolution, werden jedoch durch die geringe Menge Rektalschleim erheblich eingeschränkt. Hinzu kommt, dass die hohe osmotische Aktivität der wasserlöslichen Masse Irritationen der Rektalschleimhaut auslösen und den Defäkationsreflex stimulieren kann (s. Glycerol-Zäpfchen).

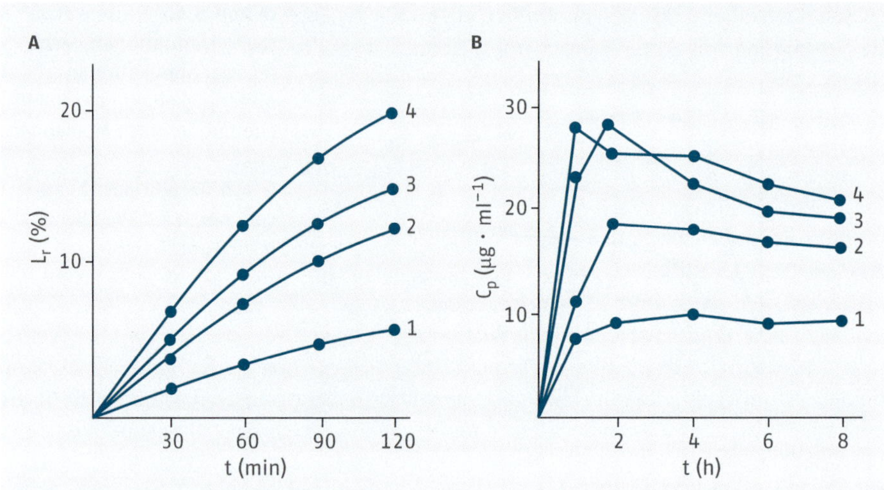

Abb. 5.41 Einfluss von Natriumlaurylsulfat auf die Liberation **A** und Absorption **B** von Sulfafurazol. Nach Kakemi et al.
1 0 %, 2 0,5 %, 3 1 %, 4 5 %

Wasserlösliche Massen auf Macrogolbasis haben sich in der Praxis jedoch bei weitgehend wasserunlöslichen Arzneistoffen bewährt (z. B. Diazepam, Indometacin), vermutlich im Zusammenhang mit ihren lösungsvermittelnden Eigenschaften.

Bei näherer Untersuchung sind Macrogole bezüglich der Liberation und z. T. auch der Absorption oft besser zu beurteilen als Fettmassen (Chininhydrochlorid, Indometacin, Paracetamol, Benzocain, Theophyllin, Diazepam). Chloramphenicol und Naproxen werden ebenfalls schneller freigegeben als aus Fettmassen, jedoch aus letzteren schneller absorbiert.

Zusammenfassend beurteilt, bleiben Macrogolgrundlagen, sowohl von der rektalen Verträglichkeit als auch von der Wirkstoffkompatibilität her gesehen, problematisch, und ihr Einsatz wird wohl auf löslichkeitsbedingte Ausnahmen begrenzt bleiben.

Hilfsstoffe

Tenside können als Sorptionsvermittler die Bioverfügbarkeit verbessern. Ihre Konzentration darf einen Grenzwert nicht überschreiten, da die Absorption durch Mizellbildung behindert werden kann.

Für eine Förderung der Absorption durch Tenside (z. B. Macrogolsorbitanfettsäureester oder Natriumlaurylsulfat) existieren zahlreiche Beispiele, u. a. bei Pentobarbital-Natrium, Penicillin, Streptomycin und Sulfonamiden. Beispielsweise wird Sulfafurazol unter dem Einfluss von Natriumlaurylsulfat aus Kakaofettsuppositorien besser liberiert, und die Absorptionsquote wird erhöht (Abb. 5.41). Dabei erreicht die Absorptionsförderung offenbar bei einer bestimmten Tensidkonzentration (hier: 1 %) ihr Optimum, während diese Begrenzung bei der Liberationsförderung nicht erkennbar ist.

Der Einsatz von Absorptionsverbesserern (Enhancer) kann vor allem bei Arzneistoffen mit unzureichender Bioverfügbarkeit zu einer Verbesserung der Situation führen.

In diesem Zusammenhang werden der Zusatz von Salicylsäure (Theophyllin, Lidocain, L-Dopa) oder der Natriumsalze der Dihydroxybenzoesäuren, der Einschluss als β-Cyclodextrinkomplex (Phenobarbital, Ibuprofen (Abb. 5.14), Diazepam) oder auch die Salzbildung mit Aminosäuren wie L-Lysin, L-Histidin und L-Arginin (Diclofenac) diskutiert.

Herstellungsmethodik

Liberation und Bioverfügbarkeit werden auch durch die Herstellungsmethodik beeinflusst. Wirkstoffe lösen sich beim Schmelzen rasch und z. T. in überraschend hoher Sättigungskonzentration C_s in der Masse, z. B. Propyphenazon: 3,9 %, Benzocain: 5,5 %, Procain: 16,0 %, Lidocain: 26,0 % (Hartfett, 37 °C). Sie kristallisieren nach dem Abkühlen wieder aus, gelegentlich unter Modifikationswechsel (Benzocain). Bei der Rekristallisation entstehen ohne weitere Zusätze gröbere Partikel mit u. U. verändertem Lösungsverhalten. Man erhält hingegen feinkörnigere Rekristallisate, wenn der Wirkstoff in einem kleinen Volumen eines organischen Lösungsmittels gelöst und diese Lösung in die Masse eingearbeitet wird. Nach dem Verdunsten des Lösungsmittels kristallisiert der Wirkstoff feinverteilt aus.

Salben

Zu den topischen Arzneiformen zählen eine Reihe von Dermatika im weiteren Sinne, wie Salben, Cremes, Gele, Pflaster und Folien, aber auch Lösungen und Öle. Unter ihnen werden die Salben als Therapeutika am häufigsten angewendet.

Pharmakokinetische Besonderheiten der Arzneiform

Stärker als bei anderen Arzneiformen ist das Vehikel zusätzlich zum Arzneistoff Träger der therapeutischen Wirkung. Ihm werden therapeutische Effekte zugeschrieben. Dies ist insbesondere bei akuten Erkrankungen der Fall, während Arzneistoffeffekte im subakuten und chronischen Stadium dominieren.

Wechselwirkungen zwischen Arzneiform und dem Applikationsort, der Haut, sind besonders ausgeprägt. So kann durch die Zusammensetzung des Dermatikums die Hautbarriere verändert werden, z. B. durch Eindringen von Hilfsstoffen in das Stratum corneum, das die Hauptbarriere der Haut darstellt, oder durch okkludierende Eigenschaften, wodurch der Hydratationsgrad des Stratum corneum verändert wird. Beide Effekte erhöhen im Allgemeinen die Durchlässigkeit und damit die Penetration von Wirkstoffen. Als weiterer Effekt ist zu beachten, dass nach Applikation auf der Haut sich die Eigenschaften der Salbengrundlage verändern können. Durch Mischen der Salbengrundlage mit Hautbestandteilen ist es möglich, dass sich die Lösungseigenschaften der Grundlage für die enthaltenen Arzneistoffe verändern, was wiederum die Hautabsorption beeinflusst. Zusätzlich können Hilfsstoffe verdunsten, z. B. Wasser, Ethanol, Isopropanol, und sich damit die Konzentration des Wirkstoffes in der Grundlage erhöhen (Bildung übersättigter Systeme), wodurch die Penetration ebenfalls erhöht wird.

Insgesamt ist festzuhalten, dass das Wechselspiel Wirkstoff, Haut und Grundlage sehr vielseitig ist und die Therapie in erheblichem Maße beeinflusst. Die Beeinflussung des therapeutischen Effektes ist in Abb. 5.42 schematisch dargestellt.

Nach Applikation einer Salbe laufen bei der dermalen Absorption (Invasion) die folgenden Teilschritte ab:

- Liberation (Freisetzung aus der Grundlage),
- Penetration (Eindringen in die Hornschicht und in tiefere Schichten der Epidermis),
- Permeation (Durchdringung der Epidermis und perkutane Absorption).

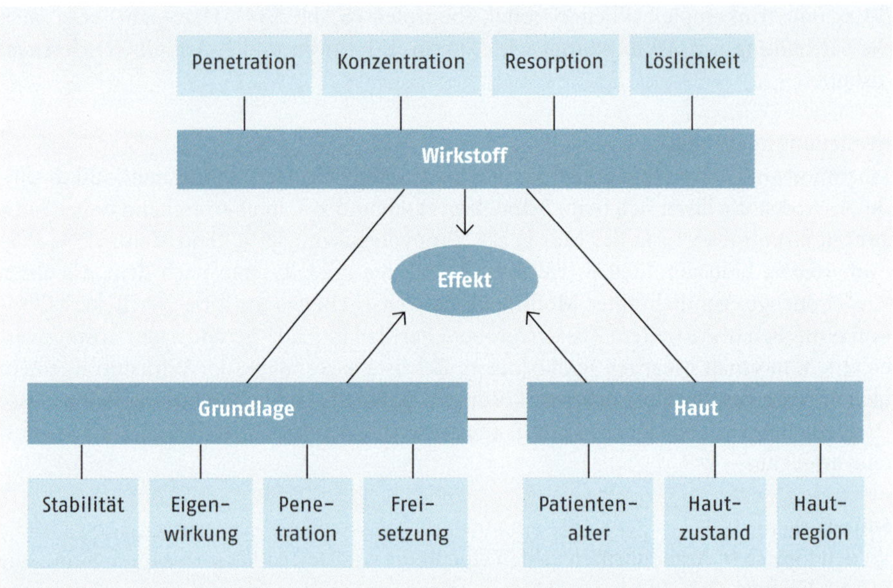

Abb. 5.42 Beeinflussung des therapeutischen Effektes eines Dermatikums durch unterschiedliche Einflussfaktoren

Entsprechend ergeben sich folgende therapeutische Zielstellungen (▸ Kap. 3.2.8):

- Der Arzneistoff soll auf der Hautoberfläche wirken. Dieser Effekt wird bei Desinfektions- oder Lichtschutzmitteln angestrebt, wobei offen bleibt, ob Anteile nicht auch in die Haut einwandern.
- Der Arzneistoff soll in die Haut oder tiefer liegende Gewebe eindringen und dort eine „lokale" Wirkung entfalten. Eine systemische Wirkung ist nicht beabsichtigt (z. B. bei der Anwendung von Antihistaminika, Antiphlogistika, Antirheumatika, Lokalanästhetika, Antimykotika und Spasmolytika), kann jedoch in der Regel nicht ausgeschlossen werden. Dies ist insbesondere bei längerer Verweildauer auf der Haut der Fall.
- Der Arzneistoff soll eine systemische Wirkung entfalten (transdermale Applikation). Lokale Reaktionen sollen vermieden werden.

Bioverfügbarkeitsbegriff bei Salben. Angesichts der in der Regel beabsichtigten lokalen Wirkung einer Salbe kann die übliche Definition der Bioverfügbarkeit nicht angewendet werden. Die Definition und die Bestimmung der Bioverfügbarkeit lokal wirksamer Arzneimittel sind in ▸ Kap. 5.1 und ▸ Kap. 5.3 ausführlich beschrieben. Ausgenommen davon ist das zu den therapeutischen Systemen zählende Transdermale Therapeutische System, bei dem die Freigaberate die Plasmakonzentrationen bestimmen soll.

Liberations- und Penetrationsmechanismen. Es erweist sich als überaus kompliziert, die nachstehend sehr differenziert betrachteten Faktoren in ihren Beziehungen untereinander zu erkennen und die Konsequenzen für die therapeutische Wirkung der Salben abzuleiten. Ansätze dazu sind z. B. in Vorstellungen erkennbar, die von Horsch (1984) entwickelt wurden, wobei zunächst die Grenzfläche Salbe/Haut und anschließend die tiefer gelegene Schicht näher betrachtet wird.

Nach Applikation wird initial eine relativ große Menge Arzneistoff an der Grenzfläche Salbe/Haut zur Verfügung gestellt, da der Diffusionswiderstand der Grundlage zu Beginn der Liberation geringer ist. Der Übertritt des Arzneistoffs in die Haut wird durch eine Reihe von Faktoren gesteuert:

- Bei gelöstem Arzneistoff wirkt der Verteilungskoeffizient Salbe/Haut; das weitere Vordringen nach der Verteilung folgt den Regeln der Diffusion.
- Bei suspendiertem Arzneistoff dominiert dessen Löslichkeit in Hautoberfläche und Hautsekret (parallel läuft auch hier ein Verteilungsvorgang ab). Die Teilchengröße bestimmt außerdem, inwieweit das Einreiben bei der Applikation ein mechanisches Eindringen der Feststoffe in die Haut ermöglicht.
- Arzneistoffinvasion mit einem flüssigen Bestandteil der Salbe („strömender" Träger), d. h. konvektiver Transport, ist als ein weiterer Mechanismus zu nennen.
- Diffusion des Arzneistoffs aus dem Stratum corneum in die lebende Epidermis und gegebenenfalls in tiefere Hautschichten schließt die Penetration ab. Dieser Teilschritt eröffnet auch Möglichkeiten zur Biotransformation und Absorption des Arzneistoffs.

Durch die initial hohe Liberation kann u. U. schon innerhalb von 10 Minuten das Hornschichtreservoir aufgefüllt sein. Diese wird durch Salbenanteile ergänzt, die in die oberflächlich lockeren Schichten des Stratum corneum eindringen, Interzellularräume ausfüllen und in Follikel- und Drüsenöffnungen gelangen. Damit ist die Kontaktfläche Salbe/Haut viel größer als die Fläche des behandelten Hautareals.

Einzelne Salbenbestandteile sind, z. B. auf Grund niedriger Viskosität oder ausgeprägten Spreit- oder Kriechvermögens, in der Lage in tiefere Hautbereiche einzudringen und übernehmen eine Art „Schlepperfunktion" für gelöste oder suspendierte Arzneistoffanteile. Dazu sind u. a. niedere Alkohole, flüssiges Wachs, mittelkettige Triglyceride (Miglyol®) oder Isopropylmyristat in der Lage. Bei Emulsionsgrundlagen kann der Vorgang des Auftragens und Verreibens im Sinne eines Schervorganges wirken, d. h. teilweise zur Entmischung führen. Daraus ergeben sich für die innere und für die äußere Phase direkter Hautkontakt und die Möglichkeit zur Konvektion.

Bezüglich der **Einflussfaktoren**, die die therapeutische Wirkung der Dermatika bestimmen, sind die Verhältnisse also komplexer als bei den meisten anderen Arzneiformen. Der therapeutische Effekt wird durch das Dreikomponentensystem aus Haut, Wirkstoff und Grundlage bestimmt. Exaktere Zusammenhänge zwischen einzelnen Einflussgrößen und der Arzneistoffliberation wurden bisher vor allem bei einfachen topischen Modellsystemen gefunden, in denen sich einzelne Parameter wie Viskosität, Verteilungsverhalten oder Sättigungslöslichkeit des Arzneistoffs relativ unabhängig voneinander variieren lassen.

Haut

Die von der Haut ausgehenden Einflüsse sind von sehr großer Bedeutung, sie werden bisweilen allerdings unterschätzt. Der Hautzustand, das für die Therapie vorgesehene Hautareal und dessen Vorbehandlung bestimmen wesentlich die Penetration von Wirkstoffen (▸ Kap. 3.2.8).

Wirkstoffe

Für den Wirkstoff sind insbesondere dessen Teilchengröße, Löslichkeit, Lösungs- und Verteilungsverhalten, Molekülgröße und intermolekulare Bindungen und die angewendete Konzentration von erheblicher Bedeutung.

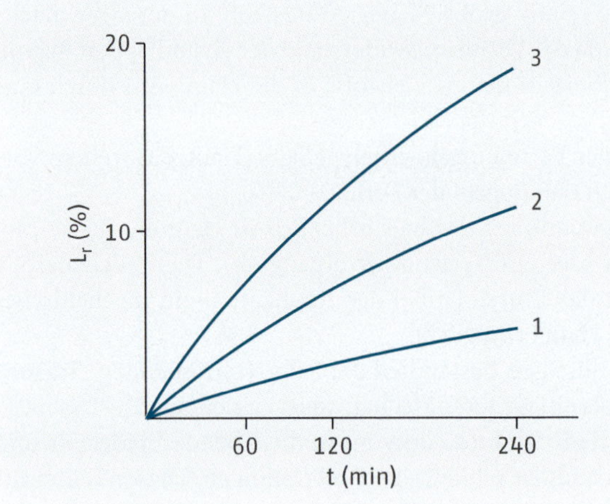

Abb. 5.43 Liberation für Prednisolon aus einer O/W-Emulsionssalbe in Abhängigkeit von der volumenbezogenen spezifischen Oberfläche O_g. Nach Horsch et al.
1 0,52 μm^{-1}, 2 0,75 μm^{-1}, 3 2,15 μm^{-1}

Teilchengröße. Ein wesentlicher Einfluss kommt der Teilchengröße zu. Bei Suspensionssalben mit schwerlöslichen Arzneistoffen steigt die Liberation mit zunehmender Dispersität des Arzneistoffs an. Da mit wachsender Lösungsgeschwindigkeit zunehmend mehr gelöster Arzneistoff für die Diffusion zur Verfügung steht, wirken sich bei hoher Dispersität auch Konsistenzunterschiede aus; hingegen nimmt der Einfluss der Dispersität auf die Liberation in dem Maß ab, wie das Lösevermögen der Grundlage für den Arzneistoff zunimmt. Der Einfluss der Dispersität auf die Liberation aus einer Suspensionssalbe wird aus Abb. 5.43 erkennbar: Mit steigender Oberfläche der suspendierten Partikel wird die Liberation deutlich verbessert. Zu beachten ist jedoch, dass sich dieser Effekt in Realität bei der dermalen Anwendung nur dann auswirkt, wenn nicht die Diffusion im Stratum corneum, wie dies im Allgemeinen für die dermale Absorption der Fall ist, sondern die Liberation aus der Zubereitung heraus geschwindigkeitsbestimmend ist.

Für den Einfluss der Verteilungskoeffizienten gilt im Prinzip, dass ein hoher Verteilungskoeffizient Haut/Salbe die Arzneistoffliberation und -penetration in die Haut fördert. Ist er zu hoch, kann der Arzneistoff in Hautschichten gebunden werden, die u. U. nicht das Therapieziel sind. So penetrieren sehr lipophile Stoffe sehr gut in das Stratum corneum, diffundieren aus diesem allerdings aufgrund der lipophilen Eigenschaften nur sehr langsam in tiefer gelegene Schichten und bilden so ein Depot im Stratum corneum. Dies ist für einige Antimykotika der Fall (z. B. Terbenafin), aber auch Glucocorticoide weisen dieses Phänomen auf. Insbesondere für Antimykotika erweist sich diese Depotbildung bei Hautmykosen als Vorteil, da hierdurch bei genügend hohem Depoteffekt das Applikationsintervall reduziert werden kann. Daher wird allgemein akzeptiert, dass Substanzen mit hinreichend ausgewogenen lipophilen und hydrophilen Eigenschaften (log P-Wert von 1–3) für den Einsatz auf der Haut die besten Voraussetzungen mitbringen.

Beispielsweise existiert für das System Prednisolon/variables Lipoidgemisch/hochdisperse Kieselsäure zwischen der Arzneistoffliberation und dem Quotienten aus Sättigungslöslichkeit und Verteilungskoeffizient ein linearer Zusammenhang (Abb. 5.44).

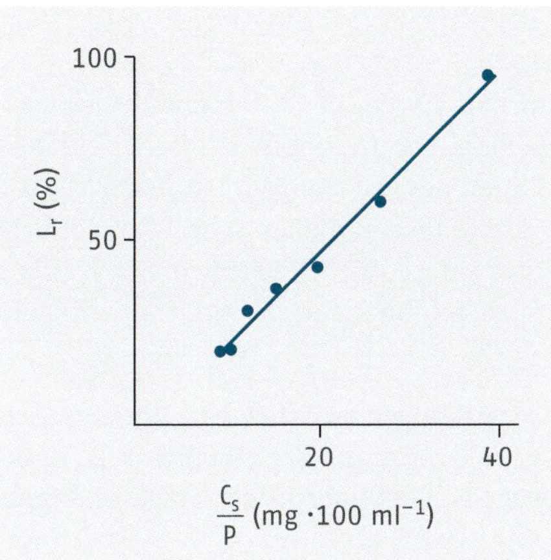

Abb. 5.44 Abhängigkeit der Liberation des Prednisolons vom Quotienten aus Lipoidlöslichkeit C_s und Lipoid/Wasser-Verteilungskoeffizient P für Aerosil-Oleogele. Nach Horsch et al.
Wirkstoffkonzentration 0,25 %, Liberation: kumulierte Freigabe innerhalb von 4 h

Molekülgröße und Verteilungskoeffizient. Zwischen der Molmasse, dem Verteilungskoeffizienten und dem Permeabilitätskoeffizienten besteht eine ausgeprägte Beziehung, die von Potts und Guy mathematisch wie folgt formuliert wurde:

$$\log K_p = -2{,}72 + 0{,}71 \log K_{Oct} - 0{,}0061\, MW \quad \text{Gleichung 5.20}$$

| K_p Permeabilitätskoeffizient | K_{Oct} Verteilungskoeffizient Octanol-Wasser | MW Molmasse

So nimmt der Permeabilitätskoeffizient um etwa den Faktor 1 000 ab, wenn die Molmasse von 100 auf 600 steigt, d. h., je kleiner das Molekül ist, desto schneller permeiert der Wirkstoff. Zusätzlich ist aus Abb. 5.45 erkennbar, dass mit steigender Lipophilie ebenfalls der Permeabilitätskoeffizient zunimmt.

Des Weiteren gilt, dass eine abnehmende Interaktion zwischen Arzneistoff und Vehikel die Penetration in das Stratum corneum fördern wird (zunehmende Fluchtneigung aus dem Vehikel in das Stratum corneum, Push-Effekt). Eine zunehmende Wechselwir-

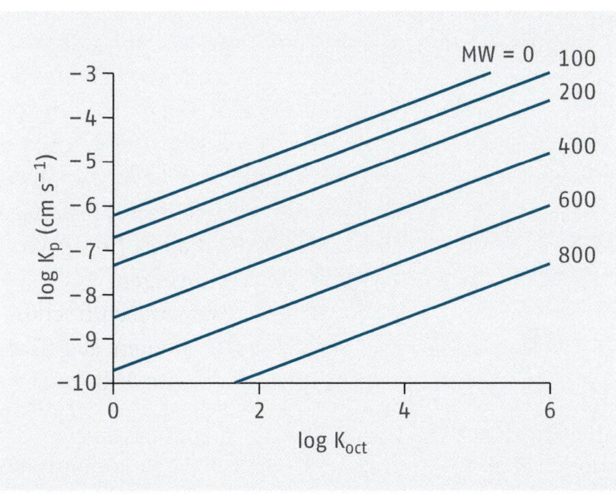

Abb. 5.45 Zusammenhang zwischen Molekülgröße, Verteilungskoeffizient und Permeabilitätskoeffizient. Nach Potts et al.

5

kung zwischen Stratum-corneum-Lipiden und dem Arzneistoff wird dagegen die Affinität zum Stratum corneum erhöhen (Pull-Effekt).

Das Bestreben eines Wirkstoffs, in das Stratum corneum zu penetrieren, lässt sich auch durch die thermodynamische Aktivität beschreiben. Die thermodynamische Aktivität eines Wirkstoffs ist das Verhältnis der Konzentration des gelösten Wirkstoffs im Vehikel und der Sättigungslöslichkeit im Vehikel. Die größte thermodynamische Aktivität liegt vor, wenn die Konzentration des Wirkstoffs die Sättigungslöslichkeit erreicht hat. Deshalb wird der Wirkstoff in der Regel aus Suspensionssalben besser in das Stratum corneum penetrieren als aus Lösungssalben.

Intermolekulare Bindungen. Sie sind als Wechselwirkungen zwischen einzelnen Arzneistoffen sowie Hilfsstoffen oder Bestandteilen der Salbengrundlagen erkennbar. Es resultiert meist primär eine Diffusionsbehinderung im Vehikel oder in der Haut, oder eine Veränderung des Verteilungsverhaltens.

Aus der Fülle der Beispiele sollen nur wenige genannt werden, z.B. die starke Wechselwirkungstendenz von Salicylsäure (Polyethylenglycol-Salben), von kationischen Wirkstoffen wie Ethacridinlactat (anionische Komplexemulgatorsalben, Hydrogele), von Wasserstoffbrückenbildnern wie Phenolen (Methylcellulose, Polyethylenglycole) oder von Mizellbildnern wie Lokalanästhetika oder Antihistaminika, die zur Mischmizellbildung mit nichtionischen Emulgatoren neigen.

Konzentration. Bezüglich des Einflusses der Konzentration auf Liberation und Penetration gilt allgemein:

- Bei Suspensionssalben bleibt die Arzneistoffkonzentration ohne Einfluss, solange die Sättigungskonzentration nicht unterschritten wird.
- Bei Lösungssalben wachsen Liberation und Penetration mit steigender Arzneistoffkonzentration. Damit besitzen Lösungssalben besonders dann gute Voraussetzungen für die Liberation, wenn die Arzneistoffkonzentration in der Nähe der Sättigungskonzentration liegt.

Die geschilderten Verhältnisse werden aus ○ Abb. 5.46 deutlich: Bei einer Erhöhung der Wirkstoffkonzentration um den Faktor 4 wird die absolut liberierte Wirkstoffmenge nur relativ wenig größer. Hingegen sinken die relativen Liberationsraten mit steigender Wirk-

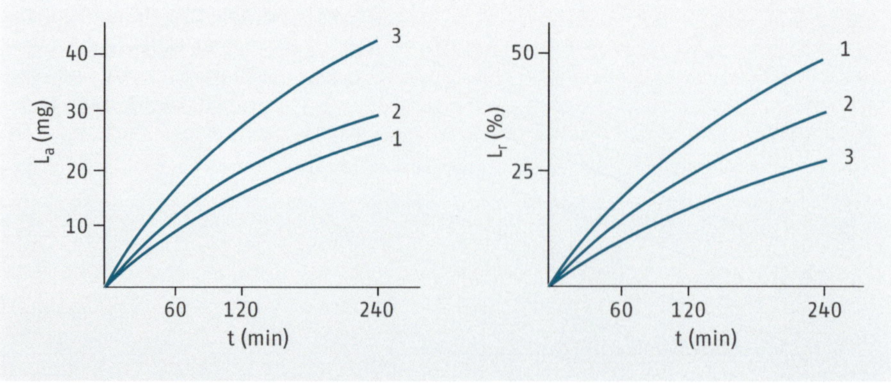

○ **Abb. 5.46** Absolute (L_a) und relative (L_r) kumulative Liberation in Abhängigkeit von der Prednisolon-Konzentration. Nach Horsch et al. **1** 0,25 %, **2** 0,5 %, **3** 1 %; O/W-Emulsionssalbe

stoffkonzentration sogar ab, d.h., der „Ausnutzungsgrad" des Wirkstoffs in der höher konzentrierten Salbe wird geringer.

Grundlagen

Im Gegensatz zu anderen Arzneiformen kommt der Grundlage eine besondere Bedeutung zu. Salbengrundlagen entfalten bei der Einwirkung auf die erkrankte Haut einen eigenen therapeutischen Effekt.

Lösungssalben. Einflussfaktoren sind bei Lösungssalben das Verteilungsverhalten der Grundlage, der Emulsionstyp, die Viskosität, die Bedeckungsfläche und die Schichtdicke sowie die Spreitfähigkeit. Sie bestimmen, ob der Arzneistoff eher freigesetzt oder eher gebunden wird. Auch der Ordnungsgrad der gerüstbildenden Phase, der je nach den angewandten Herstellungstechniken unterschiedlich ausgebildet wird, wirkt auf die Liberation ein. Lösungssalben zeigen damit insgesamt einen ausgeprägten Vehikeleffekt.

Suspensionssalben. Hier gilt, dass die Wahl des Vehikels solange ohne Einfluss auf die Penetration des Wirkstoffes bleibt, wie dieser in gesättigter Lösung vorliegt und damit zu einem bestimmten Teil für die Penetration verfügbar ist. Ferner ist es für die Wirkungsintensität ohne Bedeutung, ob viel oder wenig suspendierte Substanz in der Salbe enthalten ist.

Hinsichtlich der Beziehungen zwischen Arzneistoffeigenschaften und den Eigenschaften der beiden o.g. Salbentypen sowie der sich daraus ableitenden Auswirkungen auf die Liberation sind die folgenden allgemeinen Zusammenhänge erkennbar:

- Bei **Suspensionssalben** ist eine ausreichende Liberation zu erwarten, wenn der Arzneistoff in der Grundlage etwas löslich ist, keine Assoziate mit ihr bildet und der pH-Wert der gegebenenfalls vorhandenen wässrigen Phase die Ionisierung des Wirkstoffs zurückdrängt.
- Bei **Lösungs- und Emulsionssalben** ist eine sorgfältige Abstimmung zwischen Verteilungsverhalten des Wirkstoffs und den Löseeigenschaften der Grundlage bzw. der den Arzneistoff lösenden Phase erforderlich. Es ist immer damit zu rechnen, dass der Wirkstoff zwar in der Salbe gelöst vorliegt, aber nicht ausreichend von ihr freigegeben wird. Für einzelne Wirkstoffe ergeben sich vor allem in Abhängigkeit vom Verteilungsverhalten zwischen Grundlage und Akzeptormedium sowie unter Berücksichtigung der Löslichkeit in beiden Phasen charakteristische Liberationsprofile (o Abb. 5.47).

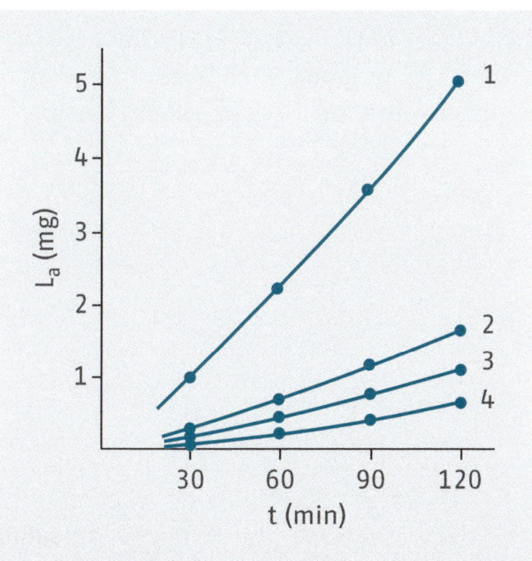

o **Abb. 5.47** Liberationsprofil für Benzocain aus verschiedenen Vehikeln. Modif. nach Pasich et al.
1 Polyethylenglycol/Wasser, 2 W/O-Emulsion, 3 Absorptionsbase, 4 Vaselin; Wirkstoffkonzentration 10 %

5

■ **MERKE** Bei in der Salbengrundlage gelöstem Arzneistoff wird die Liberation entscheidend vom Verteilungskoeffizienten Salbe/Haut bestimmt. Bei in der Salbengrundlage suspendiertem Arzneistoff dominiert dessen Löslichkeit in Hautoberfläche und Hautsekret. Für den Wirkstoff sind insbesondere dessen Teilchengröße, Löslichkeit, Lösungs- und Verteilungsverhalten, Molekülgröße und intermolekulare Bindungen und die angewendete Konzentration von erheblicher Bedeutung. Ein hoher Verteilungskoeffizient Haut/Salbe fördert die Arzneistoffliberation und -penetration in das Stratum corneum. Ist er zu hoch, kann der Arzneistoff allerdings in dieser Hautschicht ein Depot bilden.

Hilfsstoffe

Tenside, Lösungsvermittler, Lösungsmittel, penetrations- bzw. permeationsbeeinflussende Substanzen, Konservierungsmittel und Antioxidanzien sind ebenfalls bezüglich ihrer physikalischen und chemischen Eigenschaften zu berücksichtigen, da sie die Eigenschaften der Grundlage modifizieren können.

Tensidzusätze erhöhen im Allgemeinen die Arzneistoffliberation (teilweise auf das 10-Fache), während Liberationshemmungen nur in Ausnahmefällen zu erwarten sind. Ein allgemeingültiger Zusammenhang zwischen dem HLB-Wert des Tensids und der Liberation aus einer tensidhaltigen Salbe scheint nicht zu existieren, während zwischen der Tensidkonzentration und der Liberation ein linearer Zusammenhang besteht.

Als bedeutsame liberationsfördernde Größe fungiert die Benetzbarkeit, während den z. T. ausgeprägten tensidbedingten Löslichkeitsverbesserungen und Viskositätsbeeinflussungen nur eine untergeordnete Bedeutung zukommt. Abhängig von der Tensidstruktur ergeben sich für den gleichen Arzneistoff verschiedene Abhängigkeiten der Liberation von der Tensidkonzentration (○ Abb. 4.48), je nachdem, ob liberationsfördernde (Verbesserung der Benetzbarkeit) oder liberationshemmende (Bindung des Arzneistoffs in Mizellen) Effekte überwiegen.

Zusammenfassend muss betont werden, dass die hier dargestellten Untersuchungen zur Liberation des Arzneistoffs aus Salben den Einfluss unterschiedlichster Faktoren (z. B.

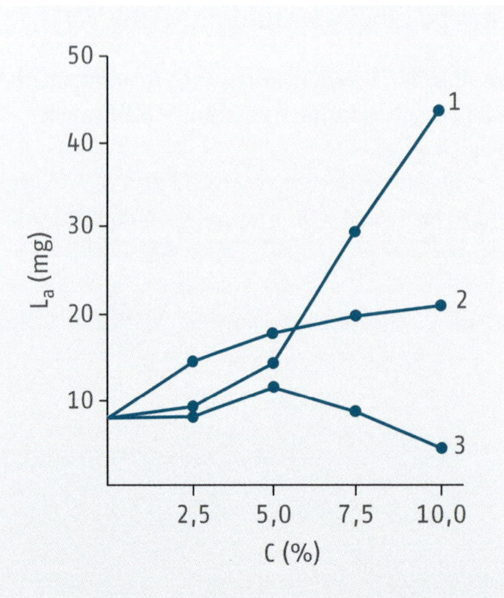

○ **Abb. 5.48** Liberation von Natriumsalicylat in Abhängigkeit von der Konzentration C verschiedener Tenside. Nach Bornschein et al. 1 Span® 85, 2 Span® 20, 3 Tween® 65; Wirkstoffkonzentration 10 % in gelbem Vaselin

Wirkstoff, Salbengrundlage) zeigen können. Mit diesen Untersuchungen kann die maximal freisetzbare Wirkstoffmenge aus einer Salbe bestimmt werden, ohne dass dabei der Einfluss einer Barriere berücksichtigt wird. Eine Korrelation mit der zu erwartenden Penetration und damit der Bioverfügbarkeit ist allerdings nicht gegeben. Dies ist aufgrund der beschriebenen komplexen Wechselwirkungsmöglichkeiten zwischen Arzneiform und dem Zielorgan Haut allerdings auch nicht zu erwarten. Es handelt sich hierbei „lediglich" um ein pharmazeutisches Qualitätsmerkmal eines Produkts.

Parenterale Arzneiformen

Dem Wortsinne nach sollte man als „parenteral" alle Arzneiformen verstehen, die nicht über den Magen-Darm-Trakt wirken, also z. B. auch die Dermatika. Es hat sich aber eingebürgert, den Begriff auf invasive Applikationsformen zu beschränken. In diesem Kontext orientieren sich daher die folgenden Betrachtungen auf intravasale und extravasale Injektionen.

Pharmakokinetische Besonderheiten der Arzneiform

Intravasale Applikationen werden überwiegend intravenös, seltener intraarteriell vollzogen, im letzteren Fall nur unter speziellen Bedingungen. Unter den extravasalen Formen sind intramuskuläre und subkutane Injektionen am häufigsten. Hier gelangen die Arzneistoffe zuerst in eine kleine, lokalisierte Gewebsregion, von der aus sie Kapillarwände durchdringen müssen, um sich in das Blutkompartiment verteilen zu können. Aus dieser Situation resultieren Absorptionsbedingungen, die sich wesentlich von denen unterscheiden, die bei peroraler Medikation gegeben sind (▸ Kap. 3.2.9). Für die Besonderheiten der Absorption aus dem Gewebe ist in erster Linie die hohe Permeabilität der Kapillarwand verantwortlich, die als hochporöse Lipidmembran wirkt. Sie bildet eine schwächere Diffusionsbarriere als eine Epithelschicht (▸ Kap. 2.2).

Trotz dieser günstigen Voraussetzungen muss auch bei intramuskulär applizierten Arzneiformen mit unzureichender oder schwankender Bioverfügbarkeit gerechnet werden. Gelegentlich findet man eine geringere Absorptionsgeschwindigkeit als bei peroraler Gabe.

Bioverfügbarkeitsbegriff bei Parenteralia. Definitionsgemäß (▸ Kap. 5.1) beträgt die Bioverfügbarkeit eines Arzneistoffs bei intravenöser Applikation 100 %. Hier gelangt der Wirkstoff direkt in die Blutbahn. Eine Absorption findet nicht statt. Daher stellt die nach intravenöser Gabe ermittelte Fläche unter der Plasmakonzentrations-Zeit-Kurve die Bezugsgröße für die absolute Bioverfügbarkeit dar.

Hingegen sind bei extravasaler parenteraler Applikation Absorptionsschritte zwischen Dosierung und Verteilung geschaltet. Die Plasmakonzentrations/Zeit-Zusammenhänge lassen sich wie bei peroraler und rektaler Arzneistoffzufuhr in der Regel durch die Bateman-Funktion (○ Gleichung 4.45; ▸ Kap. 4.3.2) beschreiben. Dabei ist allgemein mit einer Abnahme der maximalen Plasmakonzentrationen und einer Verlängerung der Zeit bis zum Auftreten der maximalen Plasmakonzentrationen in der Reihenfolge extravasal-parenteral, peroral, rektal zu rechnen.

Wirkungsverlängerung und Bioverfügbarkeit. Die zunehmende Entwicklung von parenteralen Arzneiformen mit verlängerter Wirkung birgt zahlreiche Bioverfügbarkeitsprobleme in sich. Eine Wirkungsverlängerung wird in der Mehrzahl der Fälle durch gezielte Liberations- bzw. Absorptionsbehinderung erreicht (◻ Tab. 5.12).

5

Tab. 5.12 Prinzipien der Wirkungsverlängerung parenteraler Arzneiformen durch Depotbildung. Nach H. Pflegel

Prinzip der Depotbildung	
Langsame Arzneistoffauflösung	▪ Schwerlösliche Wirkstoffe ▪ Schwerlösliche Formen der Wirkstoffe ▪ Wirkstoff-Hilfsstoff-Komplexe ▪ Verringerung der spezifischen Oberfläche der Hilfsstoffe
Verteilung Vehikel/Gewebe	▪ Einsatz lipophiler Vehikel
Verzögerung der Arzneistoffdiffusion	▪ Erhöhung der Viskosität ▪ Errichtung von Diffusionsbarrieren
Einsatz biodegradabler Trägerpolymere	▪ Erosion an der Polymeroberfläche ▪ Diffusion durch die Polymermatrix

Es ist in diesem Zusammenhang von grundlegender Bedeutung, dass die angewandten Retardierungsprinzipien sicher und reproduzierbar wirken, d.h. nicht außer Kontrolle geraten. Da jede Retardierung einen Eingriff in die Bioverfügbarkeit darstellt, kommt der Sicherung der biopharmazeutischen Qualität auf der Basis der oben genannten Prinzipien besonderes Gewicht zu.

Ausmaß und Geschwindigkeit der Absorption aus dem Gewebe werden durch eine Reihe von **Einflussfaktoren** bestimmt.

Verteilungsverhalten

Unter den Einflussfaktoren nimmt das Verteilungsverhalten der Wirkstoffe einen besonderen Rang ein. Lipoidlösliche Stoffe werden sehr rasch absorbiert. Da sie vorwiegend durch passive Diffusion in das Kapillarlumen gelangen, ist ihre Absorptionsgeschwindigkeit abhängig vom Lipoid/Wasser-Verteilungskoeffizienten und (bei schwachen Säuren und Basen) vom Ionisierungsgrad. Eine Abnahme der Lipophilie verlangsamt die Membrandiffusion und lässt mit zunehmender Hydrophilie die Porendiffusion stärker in den Vordergrund treten. Wird hingegen mit dem Ziel der Retardierung ein lipophiles Vehikel eingesetzt, sinkt die Liberations- und damit die Absorptionsgeschwindigkeit mit steigendem O/W-Verteilungskoeffizienten des Wirkstoffs (○ Abb. 5.49).

Wirkstofflöslichkeit

Auch die Löslichkeit der Wirkstoffe muss zu den Einflussfaktoren gezählt werden. Mithilfe geeigneter Lösungsmittelsysteme kann man auch von schwer wasserlöslichen Arzneistoffen wie Digoxin oder Diazepam Lösungen herstellen, die extravasal injizierbar sind. Bei der Applikation ist jedoch mit Bioverfügbarkeitsproblemen zu rechnen, wenn der Arzneistoff im Zuge der Durchmischung mit der Gewebsflüssigkeit ausfällt.

Analoge Probleme treten bei Arzneistoffen wie Chlordiazepoxid oder Phenytoin auf. Sie können nur bei pH-Werten in Lösung gebracht werden, die von denen der Gewebsflüssigkeit beträchtlich abweichen. Eine pH-Verschiebung in den physiologischen Bereichen kann auch hier zur Überschreitung der Sättigungslöslichkeit führen. In diesen Fällen ist die Absorptionsgeschwindigkeit so niedrig, dass eine perorale oder rektale Appli-

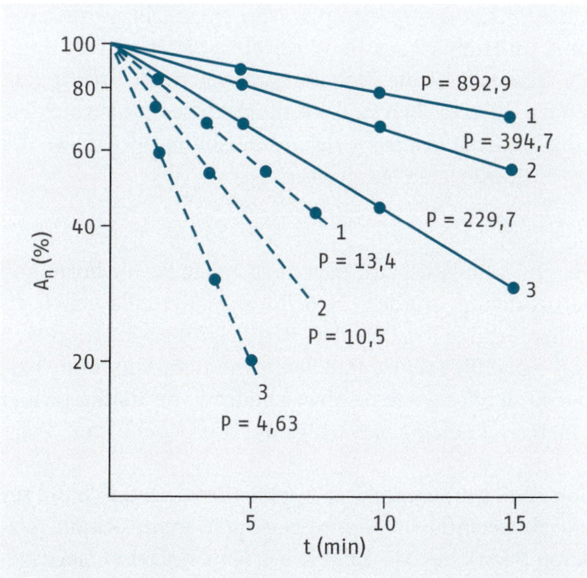

Abb. 5.49 Abhängigkeit der Absorption A_n aus verschiedenen Lipoiden vom O/W-Verteilungskoeffizienten P. Nach Tanaka et al., vgl. H. Pflegel (—) ^{14}C-Testosteron, (- - -) Methylisonicotinat. Wässrige Phase isotonische Phosphatpufferlösung pH 7,0

kation zuverlässiger wirkt als eine intramuskuläre Injektion. Da bei einigen Arzneistoffen auch bei intramuskulärer Applikation Bioverfügbarkeitsprobleme bekannt sind (u. a. Ampicillin, Cefaloridin, Cefradin, Dicloxacillin, Phenylbutazon, Chinidin), ist eine sichere Arzneimittelzufuhr bei i. m. Injektion nicht bei allen Arzneistoffen gewährleistet.

Der Einsatz von lösungsfördernden Hilfsstoffen, wie nichtwässrigen Lösungsmitteln und Tensiden, bedarf insgesamt einer kritischen Prüfung seiner Voraussetzungen und Konsequenzen. So muss bei Verwendung von Alkoholen und Tensiden mit einem negativen Einfluss auf die Absorption intramuskulär applizierter Arzneistoffe gerechnet werden. Gründe dafür sind Wechselwirkungen mit Proteinen (Alkohole und Tenside) und Mucopolysacchariden (Tenside), die die Permeation der Pharmaka in das Interstitium einschränken können. Der Hemmeffekt nimmt mit steigender relativer Molmasse der Alkohole zu und ist bei gleicher relativer Molmasse bei einwertigen Alkoholen stärker als bei dreiwertigen. Ionogene Tenside beeinträchtigen die Absorption stärker als nichtionogene Tenside.

Wirkstoffkonzentration

Auch die Wirkstoffkonzentration beeinflusst die Bioverfügbarkeit. Die Applikation kleiner Volumina konzentrierter Lösungen kann, wie im Falle des Atropins, die Absorption beschleunigen. Eine Verlangsamung der Absorption ist möglich, wenn bei gleichbleibender Arzneistoffkonzentration durch einen indifferenten Hilfsstoff die Osmolarität erhöht wird. Allgemeingültige Zusammenhänge hinsichtlich des Konzentrations- und Osmolaritätseinflusses sind bisher jedoch nicht zu erkennen.

Isotonie und Isohydrie

Eine Angleichung an die physiologischen Werte von Tonizität und pH-Wert ist bei wässrigen und wässrig-organischen Lösungen und bei Suspensionen erforderlich, jedoch nicht für alle Applikationsarten von gleicher Bedeutung. So sollen Arzneiformen zur intramuskulären und zur subkutanen Injektion auf einen pH-Wert eingestellt werden, der dem physiologischen nahe kommt. Im Hinblick auf die Wirkstoffstabilität sind oft Kompromisse notwendig (Euhydrie). Dennoch ist die Einhaltung dieser Regel wichtig, um möglichst schmerzarme Injektionen zu erreichen und lokale Nekrosen zu vermeiden. Gleiches gilt für die Einstellung der Tonizität. Anisohydrie und Anisotonie werden bei der Verabreichung intravenöser Applikationsformen besser toleriert.

Mechanische Faktoren

Spezielle Bedingungen müssen bei Injektionssuspensionen hinsichtlich Partikelform und -größe sowie Injizierbarkeit berücksichtigt werden. Nadelförmige Kristalle gelten als ungünstiger als tafel- oder plättchenförmige Kristalle. Die Partikelgröße soll zwischen 5 und 80 µm liegen und in der Regel einheitlich sein, damit Sedimentation, Aufschüttelbarkeit und Injizierbarkeit nicht beeinträchtigt werden. Abweichungen von diesen primär technologisch bedingten Parametern können Bioverfügbarkeitsprobleme zur Folge haben.

Weiterhin wird die Absorption nach intramuskulärer Applikation auch durch die zur Verfügung stehende Diffusionsfläche beeinflusst. Sie wird gesteigert, wenn sich die Arzneistofflösung über einen größeren Bezirk des Muskelgewebes verteilt. Der entgegengesetzte Effekt tritt ein, wenn die Lösung in einem relativ lokalisierten Depot verbleibt. Damit übt auch die Applikationstechnik einen Einfluss auf die Bioverfügbarkeit aus, wenn man die Ausbreitung der applizierten Lösung durch Massieren der Injektionsstelle oder durch Anwendung von Hochdruck-Injektionstechniken fördert.

Durchblutung

Schließlich bestimmt auch die Durchblutung des Injektionsbezirks das Ausmaß und die Geschwindigkeit der Absorption. Sie ist für die meisten intramuskulär applizierten Arzneistoffe der geschwindigkeitsbestimmende Faktor.

Augenarzneiformen

Ophthalmika sind, als Formulierungen beurteilt, traditionelle Arzneiformen, wobei Lösungen (Augentropfen) am häufigsten angewendet werden. Suspensionen in öligen und wässrigen Vehikeln werden ebenfalls eingesetzt, seltener Salben. Dies ist im Wesentlichen auf unterschiedliche Akzeptanz der Applikationsformen bei den Patienten zurückzuführen.

Ihre besondere Stellung unter den Arzneiformen ist durch die physiologischen Bedingungen am Zielorgan begründet. Augenarzneiformen dienen der lokalen Anwendung am äußeren Auge (präcornealer Bereich), im vorderen Teil des inneren Auges (postcornealer Bereich) sowie als Hilfsmittel für die Diagnostik. Die Pharmakotherapie der Erkrankungen des hinteren Teils des inneren Auges wird systemisch oder durch lokale Injektionen durchgeführt.

■ **MERKE** Die okulare Verfügbarkeit von Arzneistoffen ist sehr gering. Nur 3–6 % des applizierten Arzneistoffs gelangen über das Hornhautepithel in das Auge selbst und können einen therapeutischen Effekt entfalten.

Diese sehr geringe okulare Verfügbarkeit von Ophthalmika ist einerseits auf die geringe Permeabilität der Cornea (s. u.), andererseits auf den raschen Wirkstoffverlust im präcornealen Bereich zurückzuführen. Nach der Applikation von Augentropfen (typischerweise 25–50 µl) wird der größte Teil der Arzneistofflösung rasch von der Augenoberfläche über den Tränenkanal zur Nase abgeleitet. Dies ist auf das volumenmäßig geringe Aufnahmevermögen des Bindehautsackes und die hohe Drainagerate zurückzuführen. Der reflexartige Lidschlag (Reflexblinken), häufig ausgelöst durch die Applikation von Augentropfen, erhöht die Tränenproduktion und somit auch die Drainagerate. Über die nasalen Blutgefäße kann der Arzneistoff resorbiert werden und damit unerwünschte systemische Wirkungen auslösen. Dieser mögliche systemische Effekt im Zusammenhang mit der lokalen Applikation wurde lange Zeit nicht berücksichtigt. Erst mit der Einführung von Timolol, einem Arzneistoff mit relativ geringer therapeutischer Breite, wurden vermehrt kardiovaskuläre und respiratorische Nebenwirkungen nach okularer Applikation beobachtet.

Die Verfügbarkeit kann zusätzlich durch die Bindung an Proteine sowohl in der Tränenflüssigkeit als in der Hornhaut und durch enzymatischen Abbau in der Hornhaut verringert werden.

Die okulare Wirkstoffaufnahme kann erhöht werden, wenn es gelingt, die präcorneale Verweilzeit zu verlängern. Diese wird entscheidend durch das applizierte Volumen und die Zusammensetzung der Zubereitung beeinflusst.

Pharmakokinetische Besonderheiten der Arzneiform

Die Bioverfügbarkeit von Arzneistoffen im postcornealen Abschnitt des Auges wird durch die Barriereeigenschaften der Cornea gegenüber einer Stoffpermeation bestimmt. Diese ergeben sich aus dem lipophilen Charakter von Epithel und Endothel und dem hydrophilen Charakter des Stromas. Um die Cornea passieren zu können, müssen Arzneistoffe sowohl ausreichend lipidlöslich sein (Permeation aus der Tränenflüssigkeit in das Epithel sowie durch das Endothel in das Kammerwasser) als auch ausreichend hydrophile Eigenschaften aufweisen (Diffusion innerhalb des Stromas). Bei schwachen Basen, deren Salze in der Augenheilkunde bevorzugt werden, aber auch bei schwachen Säuren müssen aus dem Ionisationsgleichgewicht jeweils die lipophilen Anteile (Basen, Säuren) und die hydrophilen Anteile (protonierte Basen, Säureanionen) in ausreichender Menge zur Verfügung stehen, damit die in ◦ Abb. 5.50 dargestellten Transportvorgänge ablaufen können.

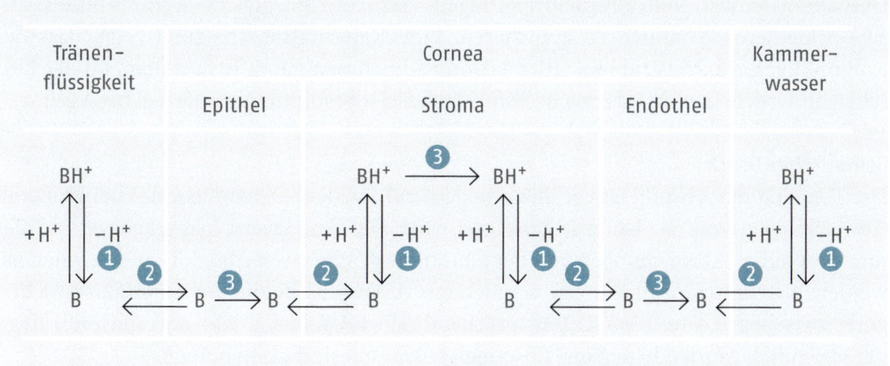

◦ **Abb. 5.50** Mechanismus des Transports einer Base B durch die Cornea. Nach Lippold
1 Ionisationsgleichgewicht (Dissoziation, Protonierung), 2 Verteilungsgleichgewicht, 3 Transport durch Diffusion in den Schichten

5

Die sehr kurze Kontaktzeit einer wässrigen Lösung mit der Cornea (1–2 min) begrenzt die Wirkstoffaufnahme von vornherein. Aus den oben genannten Gründen kommt dem Corneaepithel eine ausgeprägte Barrierefunktion zu, wobei die Durchlässigkeit der Cornea bei Beschädigung des Epithels oder bei Entzündungen zunimmt. Die Beurteilung des Corneaeinflusses wird darüber hinaus dadurch unübersichtlich, dass sich manche Arzneistoffe in ihr anreichern und andere in ihr metabolisiert werden.

Das Schicksal eines am Auge angewendeten Arzneistoffs wird weiter durch die für dieses Organ typischen hydrodynamischen Bedingungen bestimmt. So befinden sich am Auge normalerweise 7–10 µl Tränenflüssigkeit, deren durchschnittliche Umsatzrate bei etwa 15 % · min^{-1} liegt: Innerhalb von 7–8 min wird die Tränenflüssigkeit unter Normalbedingungen erneuert. Nach Applikation von Augentropfen wird ein vermehrter Tränenfluss induziert (maximal 50 µl/min), der in seinem Ausmaß, wie bereits erwähnt, von der Verträglichkeit und dem Volumen der Zubereitung bestimmt wird. Die Flüssigkeit (und in ihr gelöste Arzneistoffe) wird überwiegend über die Tränenkanäle abgeleitet. Die Umsatzrate des Kammerwassers (0,3 ml) liegt bei ca. 1 % · min^{-1}. Augenarzneiformen werden in wässrigen oder nichtwässrigen Vehikeln appliziert. Die von den Arzneistoffträgern ausgehenden, auf die Bioverfügbarkeit wirkenden **Einflussfaktoren** sind gemeinsam mit den substanzbedingten Wirkgrößen zweckmäßigerweise einer getrennten Betrachtung zu unterziehen.

Die Bioverfügbarkeit von Wirkstoffen in wässrigen Systemen wird im Wesentlichen durch Arzneistoffkonzentration, Tonizität, pH-Wert, Viskosität und Oberflächenaktivität des Mediums sowie durch die chemische Stabilität der Arzneistoffe bestimmt.

Wirkstoffkonzentration

Sie nimmt sowohl auf die lokale Wirkung wie auch auf die Permeation durch die Cornea Einfluss. Geht man von einem Tropfenvolumen von 25–50 µl aus, so ist der Verdünnungseffekt durch die vorhandenen maximal 10 µl Tränenflüssigkeit (s. o.) nicht allzu groß. Voraussetzung ist allerdings, dass nicht zusätzlich Tränenflüssigkeit auf Grund einer Reizung der Tränendrüse sezerniert wird. Wesentlicher ist, dass das applizierte Flüssigkeitsvolumen wegen der begrenzten Kapazität des Auges abfließt. Daher wird sich eine Verringerung der üblichen Tropfengröße unter gleichzeitiger Konzentrationserhöhung günstiger auswirken, als die Applikation größerer, aber geringer konzentrierter Tropfen. Deshalb wird mit Mikrotropfeinrichtungen versucht, die gleiche Arzneistoffdosis in einem kleineren Volumen zu applizieren. Eine Kapazitätsabschätzung zeigt, dass der Konjunktivalsack 25–30 µl bzw. 10 µl Lösung aufnehmen kann, je nachdem, ob der Lidschlag unterdrückt wird oder nicht. Ein „ideales" Tropfvolumen würde 8 µl betragen.

Osmotischer Druck

Die Tonizität der Lösung ist vor allem bedeutend für den Tränenfluss, der bei größeren Abweichungen von der Isotonie gesteigert wird. Das Auge weist bemerkenswerte Toleranz gegenüber Abweichungen von der Isotonie auf. Wie aus ○ Abb. 5.51 zu erkennen ist, werden Natriumchloridlösungen schmerzlos vertragen, deren Gefrierpunktserniedrigung zwischen 0,4 und 0,8 °C (entsprechend 0,7–1,4 % NaCl, 240–480 mosmol) liegt. Offensichtlich werden hypertone Lösungen besser toleriert als hypotone.

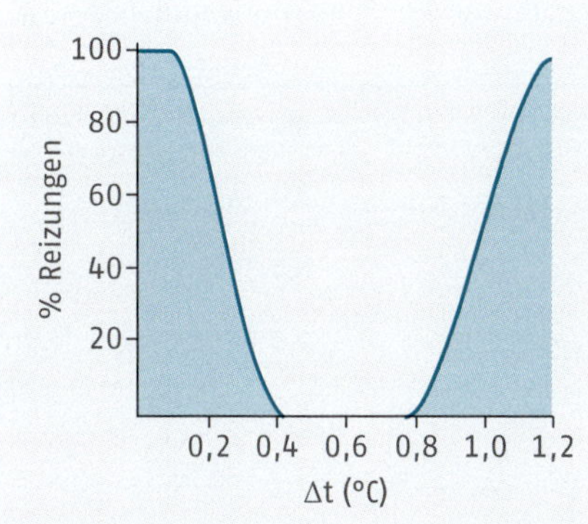

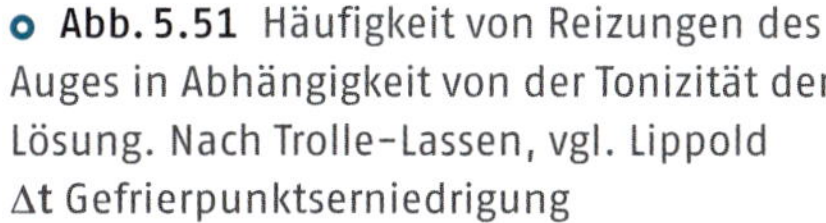
Abb. 5.51 Häufigkeit von Reizungen des Auges in Abhängigkeit von der Tonizität der Lösung. Nach Trolle-Lassen, vgl. Lippold
Δt Gefrierpunktserniedrigung

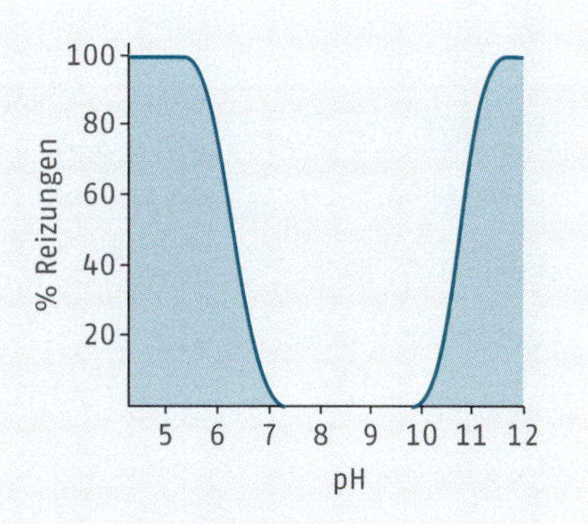

Abb. 5.52 Häufigkeit von Reizungen des Auges in Abhängigkeit vom pH-Wert der Lösung. Nach Trolle-Lassen, vgl. Lippold

pH-Wert

Der Einfluss des pH-Werts der Lösung erstreckt sich in mehrere Richtungen. Einmal ist er bei schwachen Basen oder Säuren wichtig für die Bildung der corneapermeationsfähigen lipophilen Formen der Arzneistoffe (s. o.). Zum anderen hat er u. U. entscheidenden Einfluss auf die chemische Stabilität der Arzneiform (s. dort). Im Vordergrund steht jedoch die Verträglichkeit der Lösungen am Auge. Hier gilt, dass pH-Werte zwischen 7 und 9 reizlos vertragen werden und auch ungepufferte Lösungen mit pH-Werten zwischen 5 und 10 keine deutliche Steigerung des Tränenflusses verursachen. Insgesamt ist festzustellen, dass saure Lösungen schlechter vertragen werden als alkalische (Abb. 5.52).

Die genannten Faktoren wirken häufig gegenläufig. So ist aus Stabilitätsgründen bei Estern, Lactonen, Lactamen und anderen hydrolyseempfindlichen Verbindungen die Einstellung auf einen schwach sauren pH-Wert häufig nicht zu umgehen. Da dieser jedoch Tränenfluss produzieren kann, wird ein Kompromiss („euhydrischer pH-Wert") gewählt. Sicher muss primär die Stabilität der Lösung gewährleistet werden. Aus diesem Grunde wird oft empfohlen, den erforderlichen pH-Wert mit Säuren bzw. Laugen statt mit Puffern einzustellen. Dann verschiebt die Pufferkapazität der Tränenflüssigkeit den pH-Wert der Lösung nach der Applikation zu dem der Tränenflüssigkeit hin, was ihr beim Einsatz gepufferter Arzneistofflösung schwerer gelingt. Diese Verfahrensweise hat darüber hinaus den Vorteil, dass die Verlagerung des pH-Werts in den Neutralbereich bessere Voraussetzungen für die Bildung der permeationsfähigen Formen der Alkaloide schafft, deren pK_a-Wert zwischen 7 und 9,5 liegt (Tab. 5.13).

So ist beispielsweise die Permeabilität (am Kaninchenauge) der schwachen Base Pilocarpin bei pH 7 um den Faktor zwei höher als bei pH 4, da die Substanz bei physiologischem pH-Wert zu etwa 50 % undissoziiert vorliegt.

Zwischen Isotonie und Isohydrie besteht in gewissen Grenzen eine Relation. Allgemein gilt, dass bei ungünstigem pH-Wert eine Lösung u. U. noch reizlos vertragen wird, wenn sie sorgfältig isotonisiert ist.

Tab. 5.13 Euhydrische pH-Werte (Auge) einiger gebräuchlicher Arzneistoffe und deren pK_a-Werte

Arzneistoff	pH-Wert	pK_a-Wert*
Atropinsulfat	6,3	9,3
Cocainhydrochlorid	5,5	8,5
D, L-Ephedrinhydrochlorid	6,5	9,6
Epinephrinbitartrat	5,5	8,5
Physostigminsalicylat	5,5	8,1
Pilocarpinhydrochlorid	6,05	7,1

*pK_a-Werte der protonierten Basen

Viskosität

Die Viskosität der Tränenflüssigkeit beträgt aufgrund ihres Proteingehalts 1–2 mPa · s. Eine Erhöhung der Viskosität der am Auge applizierten Zubereitungen bewirkt eine verlängerte Verweildauer. Zusätzlich sind die Filmbildung und die Haftfähigkeit verbessert. Unter geeigneten Bedingungen resultieren daraus Intensivierung und Verlängerung der Wirkung (Abb. 5.53).

Häufig werden Cellulosederivate (z. B. Methylcellulose, Hydroxyethylcellulose, Hydroxypropylmethylcellulose), Polyvinylpyrrolidon und Polyvinylalkohol eingesetzt. Nach Möglichkeit sollte berücksichtigt werden, dass der Brechungsindex der Tränenflüssigkeit (1,336–1,337) möglichst wenig verändert wird. Anderenfalls wird der Visus beeinträchtigt. Zusätzlich muss das rheologische Verhalten der Polymerlösungen sowohl in Ruhe als auch während des Blinzelns beachtet werden. Während bei ideal-viskosen Lösungen die Viskosität unabhängig von der Scherbeanspruchung immer konstant ist, tritt bei pseudoplastischen Solen der Effekt der Scherverdünnung auf. Das bedeutet, dass deren Viskosität während des Lidschlags abnimmt und der Lidschlag nicht erschwert wird. Als Polymere, die pseudoplastische Systeme bilden, sind Gellan Gum, Hyaluronsäure und Carbo-

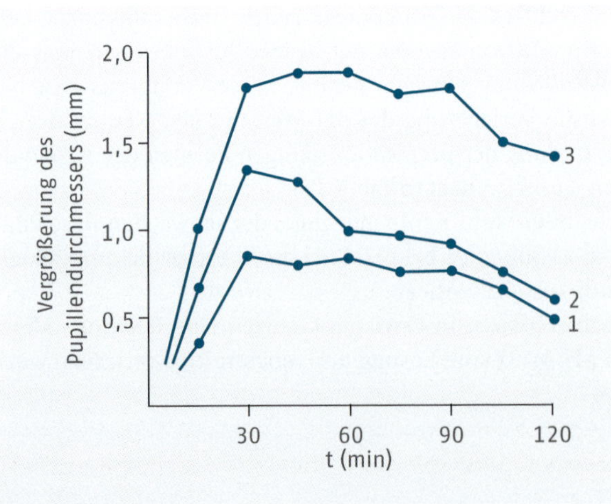

Abb. 5.53 Einfluss viskositätserhöhender Hilfsstoffe auf die corneale Permeation einer Homatropin-Lösung. Nach Wang et al., vgl. Lippold et al.
1 0,0075 % Lösung, 2 Lösung mit 1,4 % Polyvinylalkohol, 3 Lösung mit 0,5 % Hydroxypropylmethylcellulose

Tab. 5.14 Relative AUC und Wirkungsdauer der Miosis durch Pilocarpin am Kaninchenauge. Nach Keipert

Vehikel	AUC (rel.)	Wirkungsdauer (min)
Wasser	1,00	150
Hyaluronsäure	1,65	210
Polygalacturonsäure	1,80	210
Carboxymethylchitin	2,15	240
Carbopol 910	1,98	240
Carbopol 940	2,44	270

mer zu nennen. Allerdings ist zu beachten, dass bei zu hoher Viskosität das Präparat nicht mehr problemlos getropft werden kann. Auch Gele, insbesondere auf Grundlage von Cellulosederivaten, werden zur Verlängerung der Verweilzeit in präcornealen Bereich eingesetzt. In Gele inkorporierte Arzneistoffe unterschiedlicher Löslichkeit ergaben drei- bis fünffach höhere Absorptionsraten gegenüber wässrigen Tropfen.

Eine zusätzliche Verbesserung der Bioverfügbarkeit von Arzneistoffen ist zu erreichen, wenn die verwendeten Polymere mukoadhäsive Eigenschaften aufweisen. Als Beispiele für in Ophthalmika eingesetzte mukoadhäsive Polymere sind Carbomer (Polyacrylsäure), Mischungen von Carbomeren und Poloxameren und Hyaluronsäure zu nennen. Die Polymermoleküle werden an den Mucus adsorbiert und durchdringen sich gegenseitig mit den Molekülen der Mucinschicht (Interpenetrationsphase). Durch diese intensive Wechselwirkung haften diese Gele auf dem Cornea-Epithel. Da die Erneuerung der Mucinschicht etwa 15–20 Stunden dauert, wird ein mukoadhäsives Gel idealerweise auch über diesen Zeitraum an der Augenoberfläche zurückgehalten. Als Beispiele für Fertigarzneimittel, in denen das Prinzip der Mukoadhäsion angewendet wird, sind Nyolol Gel®, Predni-Opthal® Gel, Lac-Ophthal® Gel, Pan-Ophthal® Gel und Virgan Augengel® zu nennen, die Carbomer enthalten.

Hyaluronsäure kann mit kationischen Arzneistoffen Polymersalze bilden, so dass die beobachtete Erhöhung der Bioverfügbarkeit gegenüber wässrigen Vergleichslösungen sowohl auf einen Bioadhäsions- und Polymersalzeffekt als auch auf eine Viskositätserhöhung zurückgeführt werden kann.

Ein Beispiel für den Einfluss der Viskosität auf die Bioverfügbarkeit ist in Tab. 5.14 aufgeführt. Insbesondere der Zusatz von Carbopol 940 zeigt einen ausgeprägten Effekt auf die Bioverfügbarkeit und eine damit verbundene verlängerte Wirkdauer von Pilocarpin.

Kationische Nanoemulsionen führen ebenfalls zu einer verlängerten Verweildauer am Auge durch elektrostatische Wechselwirkung der positiv geladenen Emulsionströpfchen und der negativ geladenen Augenoberfläche (Novasorb®-Technologie). Zusätzlich ist die Kontaktfläche durch die hohe Anzahl der sehr kleinen Emulsionströpfchen vergrößert. Als Handelspräparate sind Iverkis® (Ciclosporin-Augentropfen) und Cationorm® (Tränenersatzmittel) zu nennen.

Besondes ausgeprägte mukoadhäsive Eigenschaften besitzen Augentropfen auf Basis eines thiolierten Chitosans (Lacrimera®, Medizinprodukt zur Behandlung des trockenen Auges).

5

Gelbildende Systeme. In situ gelierende Systeme erhöhen ebenfalls die Verweilzeit am Auge. Diese sind bei der Applikation dünnflüssig und werden in der Tränenflüssigkeit zum Gel umgewandelt. Diese Sol-Gel-Umwandlung kann durch eine

- pH-Veränderung,
- Temperaturerhöhung oder durch eine
- Erhöhung der Elektrolytkonzentration ausgelöst werden.

Für **thermosensitive Gele** eignen sich Poloxamere (Pluronic F 127), die bei Raumtemperatur flüssig und damit tropfbar sind und sich bei der Temperatur des Auges von 32–34 °C in ein Gel umwandeln.

Als **pH-sensitiver Gelbildner** wird Celluloseacetatphthalat (CAP) in 30%iger Konzentration in Form einer Nanopartikeldispersion vom pH-Wert 4,5 und einer Viskosität von etwa 50 mPa · s eingesetzt. Durch Neutralisation bei Tränenfilmkontakt erfolgt innerhalb weniger Sekunden eine Gelierung und damit eine Verminderung der Drainagerate. Der Latex kann aus dem Auge nicht so leicht ausgewaschen werden. Die Retentionshalbwertzeit auf der Cornea (Kaninchen) wurde verzehnfacht.

Mit dem Polysaccharid Gelrite® kann ein **elektrolytsensitives Gel** gebildet werden. Die geringe Natrium-Ionenkonzentration des Tränenfilms (etwa 0,3 %) reicht für die Bildung eines transparenten Gels bereits aus. Die Verlängerung der präcornealen Retentionszeit führte zu einer signifikanten Erhöhung der Bioverfügbarkeit von Timolol, so dass sich hierdurch eine einmal tägliche Gabe realisieren lässt (Timoptic-XE®). Trotz verlängerter Verweildauer im Konjunktivalsack wurde keine Zunahme systemischer Wirkungen beobachtet.

MERKE In situ gelierende Systeme erhöhen die Verweilzeit am Auge. Diese sind bei der Applikation dünnflüssig und werden in der Tränenflüssigkeit zum Gel umgewandelt. Diese Sol-Gel-Umwandlung kann durch eine pH-Veränderung, Temperaturerhöhung oder Erhöhung der Elektrolytkonzentration ausgelöst werden.

Oberflächenspannung

Eine Veränderung der Oberflächenaktivität der Lösung durch Tensidzusatz kann, wenn keine Reizeffekte gesetzt werden, in verschiedener Richtung, aber insgesamt positiv wirken.

Zum einen wird die Permeation, z. B. von Lokalanästhetika, durch Erniedrigung der Oberflächenspannung gefördert.

Die diesbezügliche Wirkung der als Konservanzien eingesetzten Substanzen wie Cetylpyridiniumchlorid oder Benzalkoniumchlorid wird als kompetitive Hemmung der Eiweißbindung einzelner Wirkstoffe oder als Änderung der Barrierefunktion der Cornea interpretiert.

Zum anderen wird die Haftfähigkeit der Augentropfen an der Cornea gefördert. Schließlich ist zu berücksichtigen, dass sich das Tropfenvolumen und damit gegebenenfalls die applizierte Wirkstoffmenge wegen der Senkung der Oberflächenspannung verringern kann.

Im Allgemeinen kann man davon ausgehen, dass die **Bioverfügbarkeit** von Arzneistoffen aus wässrigen Lösungen trotz Ausnutzung der oben genannten Einflussfaktoren gering bleibt und höchstens einige Prozent der applizierten Dosis das Kammerwasser

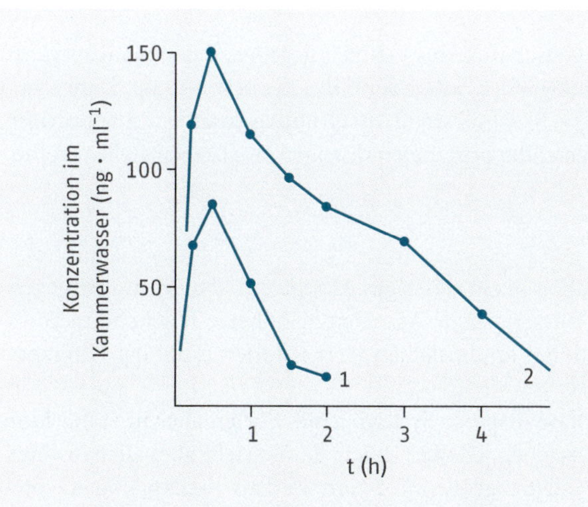

o Abb. 5.54 Beitrag suspendierter Partikel zur Bioverfügbarkeit von Fluometholon am Kaninchenauge. Nach Sieg et al.
1 Gesättigte Lösung, **2** 0,1 % Suspension

erreichen. Dies ist im Wesentlichen in der kurzen Kontaktzeit der Arzneiform mit der Cornea (s. o.) begründet. Eine längere Kontaktzeit als mit wässrigen Lösungen wird mit wässrigen Suspensionen erreicht, deren ungelöste Partikel im Bindehautsack ein Depot bilden. Optimal sind hier Formulierungen weitgehend isotroper (im Idealfall sphärischer) Partikel mit einem mittleren Durchmesser von 10 µm, deren Anwesenheit am Auge allerdings 15 Minuten auch nicht überschreitet. Man erhält dennoch im Vergleich zu gesättigten Lösungen höhere und länger anhaltende Kammerwasserspiegel (o Abb. 5.54). Diese sind partikelgrößenabhängig.

Entsprechend verhalten sich die Flächen unter den Kammerwasserkonzentrations-Zeit-Kurven von drei 0,1 % Dexamethason-Suspensionen mit den mittleren Partikeldurchmessern von 5,75, 11,5 und 22,0 µm wie 3 : 2 : 1.

Die Wirkungsintensität nichtwässriger Systeme (Augensalben, ölige Augentropfen) ist hauptsächlich eine Funktion der Einflussfaktoren, die vom Vehikel ausgehen (Schichtdicke, Fläche, Haftfähigkeit, Spreitung, Liberation).

Salben und ölige Lösungen bzw. Suspensionen verweilen länger am Auge als wässrige Zubereitungen. Da das Vehikel nicht in die Tränenkanäle gelangen und auf diesem Wege abtransportiert werden kann, resultieren mit Kontaktzeiten zwischen zwei und drei Stunden (W/O-Emulsionen) und 24 Stunden (Salben) Depoteffekte. Nachteilig ist die nach Applikation unvermeidbare Sehbehinderung. Sie hält bei Salben länger an als bei Ölen.

Beiden Arzneiformen ist gemeinsam, dass Wirkstoffe in Form eines Depots appliziert und über längere Zeit an die Tränenflüssigkeit abgegeben werden. Die Dauer der Wirkung und die Transportgeschwindigkeit sind Funktionen der Liberationsgeschwindigkeit. Zu beachten sind die folgenden **Einflussfaktoren**.

Schichtdicke und Kontaktfläche

Infolge der mechanischen Einwirkung des Lidschlages nimmt die Schichtdicke ab und die Kontaktfläche um so mehr zu, als die Viskosität der Augensalbe geringer wird. Weil dies auch die Liberation beschleunigt, beeinflusst die Einstellung einer optimalen Viskosität den therapeutischen Effekt der Augensalbe erheblich. Als günstig gilt eine Viskosität unter 1 000 mPa · s bei 32 °C bzw. eine Fließgrenze kleiner als 300 mPa · s.

Haftfähigkeit und Spreitung

Sie sind durch die hydrophilen Eigenschaften des Vehikels gegeben, das einen Kontakt zu dem an Horn- und Bindehaut anliegenden wässrigen Film herstellen muss. Daher sind Zusätze von W/O-Emulgatoren, z. B. Cholesterol in Grundlagensalben, zweckmäßig, ebenso der Einsatz von Pflanzenölen oder geeigneten flüssigen Wachsen anstelle von flüssigem Paraffin.

Partikelgröße

Grundsätzlich gilt, dass bei Liberation in ein wässriges Akzeptormilieu, wie im vorliegenden Fall in die Tränenflüssigkeit, wasserlösliche Arzneistoffe höherer Teilchendurchmesser (100–300 µm) begünstigt sind. Bei lipidlöslichen Arzneistoffen steigt die Liberation mit abnehmendem Teilchenradius.

Von Ophthalmika, die partikuläre disperse Systeme sind, dürfen aber in erster Linie keine mechanischen Reizungen ausgehen. Dieser Gesichtspunkt steht über allen lösungskinetischen Überlegungen. Eine Teilchengröße um 20 µm wird als zweckmäßig erachtet, und ein Maximalwert von 40–50 µm darf nicht überschritten werden.

Verteilungsverhalten

Zwischen dem Verteilungskoeffizienten Salbengrundlage/Tränenflüssigkeit und der Liberationsgeschwindigkeit sind bisher keine Zusammenhänge erkennbar geworden.

Augeninserte

Augeninserte sind dünne, scheibchenförmige Wirkstoffträger, die in den Bindehautsack des Auges eingelegt werden. Das Ziel ist auch bei dieser Formulierung, für Stunden oder sogar Tage eine therapeutisch wirksame Arzneistoffkonzentration in der Tränenflüssigkeit zu erhalten.

Der Träger kann aus einem Hilfsstoff bestehen, der sich in der Tränenflüssigkeit gemeinsam mit dem Arzneistoff langsam auflöst, aus einem nicht wasserlöslichen, jedoch biodegradablen Polymer, das eine freisetzungsverzögernde Matrix bildet, oder aus einem komplexer aufgebauten therapeutischen System. Bei Verwendung eines biodegradablen Polymers als Matrixbildner sind Erosions- und Diffusionsvorgänge für die Liberation verantwortlich.

Eine achtfach höhere Bioverfügbarkeit von Pilocarpin im Vergleich zu Augentropfen konnte durch Einbettung des Wirkstoffs in einen Polyvinylalkoholfilm (NODS®, new ophthalmic delivery system) erzielt werden.

Eine langsamere Penetration in das Auge kann durch die Bindung von Wirkstoffen an Ionenaustauscherharze erreicht werden. Zusätzlich ist die lokale Verträglichkeit verbessert. So wurde Betaxolol an den Ionenaustauscher Amberlite gebunden und in Polyacrylsäure suspendiert (BetopticS®). Durch Ionenaustausch mit Natriumionen des Tränenfilms wird Betaxolol freigesetzt.

Ein gemeinsames Problem der unterschiedlichen Augeninserte ist die Akzeptanz durch die Patienten, da häufig nach dem Einsetzen ein Fremdkörpergefühl auftritt. Um dieses auf ein annehmbares Ausmaß zu beschränken, müssen Größe und Dicke so gering wie möglich dimensioniert und eine möglichst hohe Flexibilität gewährleistet sein. Bei biodegradablen Matrixsystemen können mukoadhäsive Eigenschaften erwünscht sein, um das Wandern des Inserts im Bindehautsack oder das Herausfallen zu verhindern.

Die okularen therapeutischen Systeme werden im nachfolgenden Abschnitt ausführlicher dargestellt.

Therapeutische Systeme

■ **DEFINITION** Ein **Therapeutisches System** (TS) ist eine arzneistoffenthaltende Vorrichtung bzw. eine Darreichungsform, die einen Arzneistoff oder mehrere Arzneistoffe in vorausbestimmter Rate kontinuierlich über einen festgelegten Zeitraum an einen festgelegten Anwendungsort abgibt.

Das Ziel des Einsatzes derartiger Entwicklungen, die man gelegentlich den „Arzneiformen der 2. Generation" zuordnet, liegt in einer optimierten Pharmakotherapie über vorherbestimmte Zeiträume.

Pharmakokinetische Besonderheiten der Arzneiform

Wesentliche Komponenten eines TS sind der Arzneistoff und die Arzneistoffabgabeeinheit. Letztere steuert die Liberation, die im Idealfall nach einer Kinetik 0. Ordnung verläuft, sowie die Länge der Abgabedauer. Beide bilden gemeinsam das Therapeutische System.

Vorteile der TS gegenüber den „klassischen Arzneiformen" werden u. a. darin gesehen, dass

- eine therapeutische Dosis mit einer vorherbestimmten Liberationsrate kontrolliert angewendet werden kann,
- die Arzneistoffkonzentration im Organismus dadurch für eine längere Anwendungsdauer in therapeutisch gewünschter Höhe gehalten wird,
- die Applikationshäufigkeit verringert und damit die Patienten-Compliance verbessert wird,
- durch Vermeidung von Plasmakonzentrationsspitzen damit häufig verbundene unerwünschte Wirkungen reduziert werden.

5

Wirkstoffe

Die Auswahl richtet sich vorrangig nach dem klinischen Bedürfnis nach länger andauernden, gleichbleibenden Plasma- bzw. Gewebsspiegeln. Ist dieses gegeben, so bestimmen die pharmakokinetischen, die physikalisch-chemischen und gegebenenfalls die chemischen Eigenschaften des Wirkstoffes dessen Auswahl und Einsatzmöglichkeiten.

Aus pharmakokinetischer Sicht sind Stoffe mit geringen Eliminationshalbwertszeiten zu bevorzugen, da deren Plasmaspiegel vorrangig durch die Liberationskinetik des TS und weniger durch die Eliminationskinetik des Wirkstoffes bestimmt sind. Durch diese Eigenschaft wird nach Ablauf des therapeutischen Zeitprogramms bzw. nach Absetzen des externen TS (s. Transdermale Therapeutische Systeme, ▸Kap. 5.2.3) die Wirkung schnell abklingen.

Aus physikalisch-chemischer Sicht müssen die Eigenschaften der Arzneistoffe deren Überführung vom System zum Zielorgan gewährleisten. Dies setzt eine ausreichende Permeationsfähigkeit bei Membransteuerung, ein geeignetes Diffusionsverhalten bei Matrixsteuerung (s. u.) und insgesamt eine den Permeations-, Diffusions- und Transportbedürfnissen entsprechende Löslichkeit voraus.

Anforderungen an die chemischen Eigenschaften zielen naturgemäß auf eine ausreichende chemische Stabilität der Wirkstoffe im System, u. U. bei längerer Aufbewahrung in Lösung, z. T. bei erhöhter Temperatur (Haut!).

Arzneistoffabgabeeinheit

Die Abgabeeinheit ist zugleich Wirkstoffträger und Steuerorgan. Sie stellt die für die Wirkstofffreisetzung erforderliche Energie bereit und steuert diesen Vorgang entsprechend dem gewählten Zeit- und Konzentrationsprogramm. Die technologische Realisierung dieser u. U. recht komplexen Aufgabe ist nicht Gegenstand dieser Darstellung. Aus ihr ergeben sich als Prinzipien der Liberationssteuerung (nach Chien):

- Diffusionssteuerung:
  - membranpermeationskontrollierte Freigabe (z. B. Progestasert® IUD, Ocusert®-System, Transderm-Nitro®-System, Transderm-Scop®-System, Catapress-TTS®-System),
  - matrixdiffusionskontrollierte Freigabe (z. B. Synchro-Mate-B®-Implant, Nitro-Dur®-System, Compudose®-Implant, Valrelease®-Tablette),
  - mikroreservoirlösungskontrollierte Freigabe (z. B. Nitrodisc®-System, Synchro-Mate-C®-System);
- Aktivierungssteuerung:
  - Aktivierung durch osmotischen Druck (z. B. Osmotische Verschiebepumpe Alzet®, Acutrim®-Tablette),
  - Aktivierung durch hydrodynamischen Druck,
  - Aktivierung durch Dampfdruck,
  - magnetische Aktivierung,
  - Aktivierung durch Ultraschall,
  - Aktivierung unter dem Einfluss des pH-Werts,
  - Aktivierung unter dem Einfluss der Ionenstärke.

Therapeutische Systeme werden zweckmäßigerweise nach ihrem Anwendungsort unterschieden.

Extrakorporale Infusionssysteme

Wesentliche Funktionselemente sind ein unter Druck stehendes Arzneistoffreservoir, ein regelbares Präzisionskontrollventil und ein mit Filter versehenes Schlauchsystem. Die Arzneistofflösung wird über einen venösen Dauerkatheter nach einem vorgegebenen Programm zugeführt.

Dem Prototyp LIS (Liquid Infusion System) AR/MED sind allein für die Insulinmedikation bisher zahlreiche Geräte (z. B. Microject MC 2®, Promedos El®, H-Tron®) gefolgt. Als weiteres Beispiel ist die Travenol®-Pumpe zu nennen, die insbesondere bei der Behandlung mit Antikoagulanzien, Antibiotika und Zytostatika eingesetzt wird.

Implantierbare Therapeutische Systeme

Die Entwicklung ging hier von der Osmotischen Verschiebepumpe Alzet® aus, die zur Anwendung an kleinen Labortieren konzipiert wurde (o Abb. 5.55). Das System besteht aus einer äußeren, starren, wasserdurchlässigen Polymermembran und einer inneren, flexiblen, undurchlässigen Membran, die das Arzneistoffreservoir bildet. Zwischen äußerer und innerer Membran ist eine osmotisch aktive Substanz angeordnet, die aus dem angrenzenden Milieu Wasser aufnehmen kann. Die resultierende Volumenzunahme engt das Reservoir ein, so dass Arzneistofflösung durch eine Abgabeöffnung ausströmt. Bei einem Reservoirvolumen von 170 µl sind Abgaberaten von 1 $\mu l \cdot h^{-1}$ (Dauer: 7 d) bis 2,5 $\mu l \cdot h^{-1}$ (Dauer: 3 d) möglich. Die Wirkstoffabgabe ist konstant, solange ein Überschuss an osmotisch aktiver Substanz vorhanden ist.

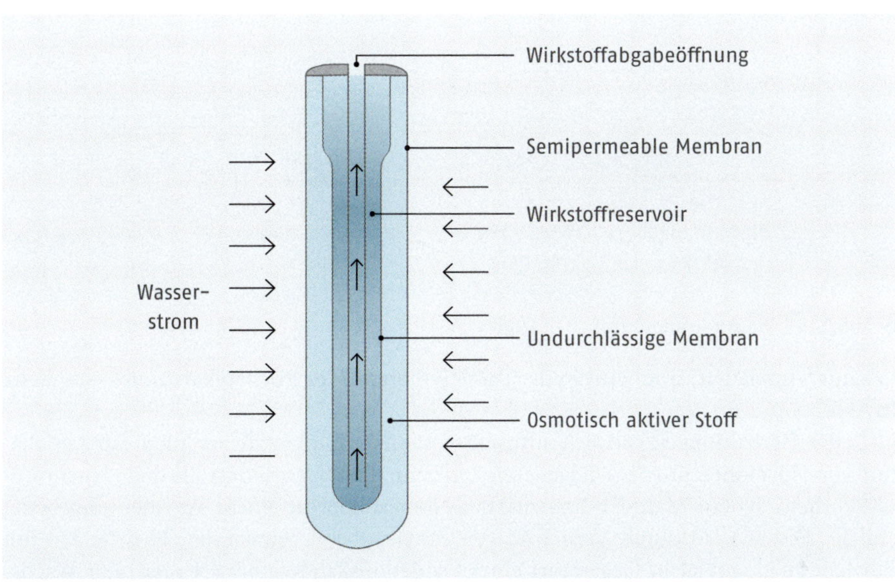

Abb. 5.55 Verschiebepumpe Alzet®

Weitere Entwicklungen sind implantierbare Pumpen, die wiederum überwiegend in der Diabetes-Therapie eingesetzt werden, z. B. Infusaid®- oder Promedos-I1®-Systeme. Bei geeigneter elektronischer Ausstattung ist eine Veränderung des Liberationsprogrammes von außen denkbar. Die Forderung nach einer extrakorporal „abrufbaren" Dosis aus einem Implantat liegt auch der Entwicklung eines magnetisch steuerbaren TS zugrunde. Es besteht aus einer Polymermatrix (Ethylenvinylacetat-Kopolymer), in die pulverförmiger Arzneistoff und kleine Partikel aus einem magnetisierbaren Material eingelagert sind. Unter dem Einfluss eines äußeren, magnetischen Wechselfeldes steigt die Liberation aus dem System bis auf das 30-Fache des Ausgangswerts. Sie geht nach Abschalten des Feldes auf den Ausgangswert zurück. Die Freisetzungsrate ist frequenzabhängig (Abb. 5.56).

Das DUROS®-System beruht ebenfalls auf dem Prinzip der Alzet®-Pumpe. Ein mit Leuprorelinacetat beladenes System gibt den Wirkstoff über 12 Monate kontinuierlich ab

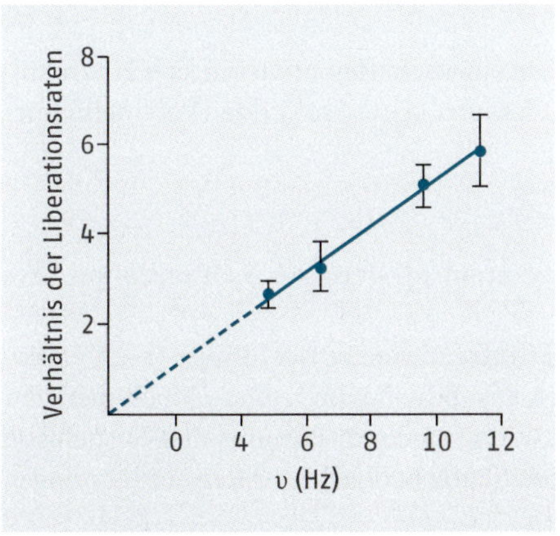

Abb. 5.56 Abhängigkeit des Verhältnisses der Liberationsraten für Rinderserumalbumin aus einem magnetisierbaren Ethylen-Vinylacetat-Kopolymer von der Frequenz ν des äußeren Magnetfeldes. Nach Kost und Langer

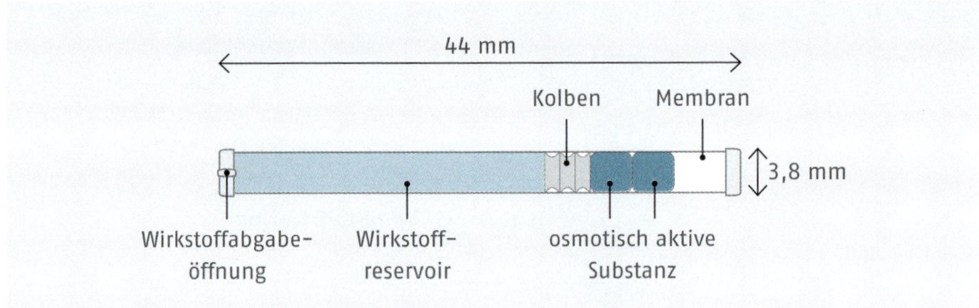

Abb. 5.57 Viadur®-Implantat

(Viadur®-Implantat) und wird in der Palliativtherapie des Prostatakarzinoms eingesetzt (Abb. 5.57).

In der Tierhaltung eignen sich diffusionsgesteuerte Implantate vor allem zur Applikation von Hormonen über einen längeren Zeitraum. Der Östruskontrolle und -synchronisation dient Syncro-Mate-B®-Implant, das Norgestomet in einem Polymer eingebettet enthält. Dieses wird durch Vernetzen von Ethylenglykolmethacrylat (Hydron S®) mit Ethylendimethacrylat in Gegenwart eines Oxidationskatalysators erhalten. Zur Wachstumsförderung wurde Compudose®-Implant entwickelt, das Estradiol in einem Siliconelastomer enthält. Beide Implantate setzen die Wirkstoffe matrixdiffusionskontrolliert frei.

Mikroreservoirlösungskontrollierte Freigabe liegt bei dem ebenfalls für die Tierhaltung einsetzbaren Synchro-Mate-C®-Implant vor. Arzneistoffreservoir ist hier eine Suspension von Norgestomet in einer wässrigen Lösung von Polyethylenglycol 400, die mittels einer speziellen Dispersionstechnik in eine Mischung von Siliconelastomeren eingearbeitet wird. Die entstandene Emulsion bildet mikroskopisch kleine Wirkstoffreservoirs. Die Freisetzung, für die auch die Bezeichnung MDD-Prinzip (microreservoir dissolution controlled drug delivery) verwendet wird (s. TTS), wird durch das umgebende Elastomer kontrolliert.

Intraorale Therapeutische Systeme

Die Entwicklung bioadhäsiver Arzneistofffreigabesysteme eröffnet neue Wege zu TS, die vor allem über Schleimhäute wirken. An der Mundschleimhaut angeheftet, sollen sie für einige Stunden gegenüber Speichelfluss, Zungenbewegung und Quellung stabil und zur Arzneistoffliberation geeignet sein.

Unter den zahlreichen Polymeren mit Adhäsiveigenschaften erwiesen sich Hydrokolloide, z. B. pectinhaltige Ethylen-Paraffin-Mischungen (Orabase®) oder Polymethylmethacrylat (Eudispert®) als geeignete Hilfsstoffe.

Intrauterine Therapeutische Systeme

Einsatzziel ist die programmierte Wirkstoffliberation in utero zur Kontrazeption bzw. lokalen Therapie.

Kontrazeptiv wirkt das intrauterine TS (IUD, intrauterine device) Progestasert® (Biograviplan®), das in einem T-förmigen Träger aus Ethylenvinylacetat-Copolymer, der gleichzeitig die Liberation steuert, eine Progesteron/Siliconöl/Bariumsulfat-Suspension enthält. In Deutschland ist dieses Präparat wegen häufig beobachteter Reizerscheinungen nicht mehr im Handel.

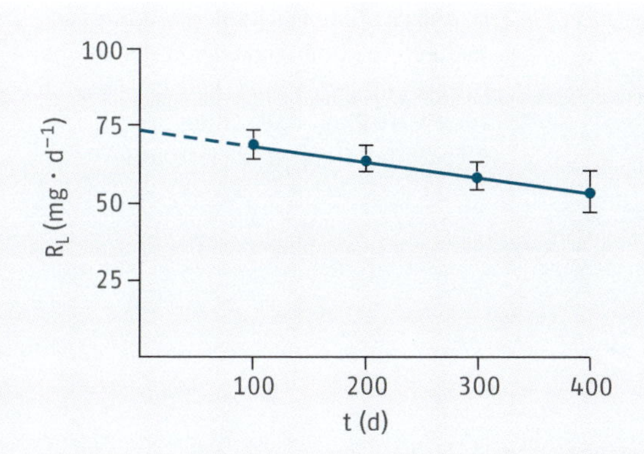

Abb. 5.58 Liberationsraten R_L für Progesteron in utero in Abhängigkeit von der Liegezeit des intrauterinen TS Biograviplan®. Nach Heilmann
Mittelwerte und Standardabweichungen für 429 Fälle

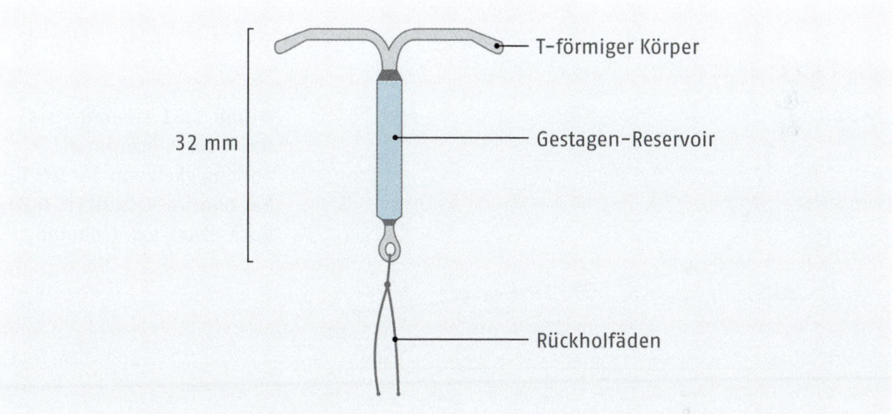

Abb. 5.59 Intrauterinsystem Mirena®

5

Der Progesteronvorrat für ein Jahr (38 mg) ist auf die Liberation von 65 µg · d^{-1} ausgelegt. Während dieser Zeit nimmt die im Reservoir vorhandene Menge um 24 mg ab, so dass der letztlich verbleibende Arzneistoff ausreicht, auch gegen Einsatzende eine Liberation 0. Ordnung annähernd aufrecht zu erhalten (Abb. 5.58).

Ein ähnlich aufgebautes Intrauterinsystem zur Kontrazeption setzt Levonorgestrel über einen Zeitraum von fünf Jahren mit einer durchschnittlichen Rate von 14 µg/24 h frei (Mirena®) (Abb. 5.59).

Intravaginale Therapeutische Systeme

Ein intravaginales TS zur Kontrazeption enthält eine Estrogen/Gestagen-Kombination in einem MDD-System (s. o.), das als vaginal applizierbarer Ring geformt ist.

Die Liegedauer ist für 21 Tage vorgesehen. Das unter der Bezeichnung Dual-Release® Vaginal Contraceptive Ring eingeführte System enthält Etynodioldiacetat und Mestranol in einem Siliconpolymer und setzt beide Arzneistoffe mit unterschiedlicher Liberationsrate, jedoch jeweils mit einer Liberationskinetik 0. Ordnung frei (Abb. 5.60).

In einem weiteren intravaginal zu applizierenden System (NuvaRing®) sind Etonogestrel und Ethylestradiol in Ethylenvinylacetat eingebettet. Die Wirkstoffe werden über

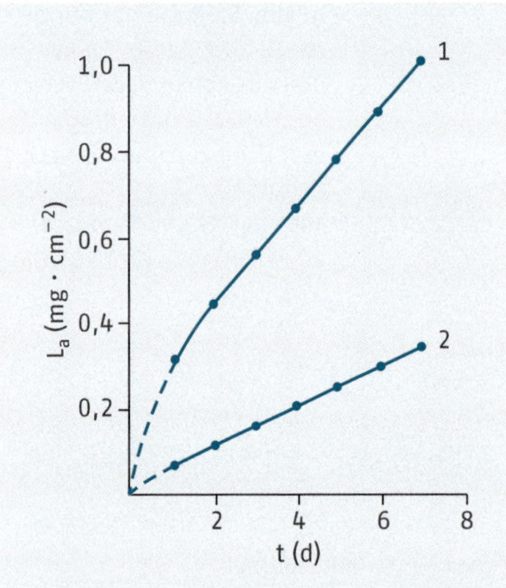

Abb. 5.60 Je Flächeneinheit liberierte Mengen in Abhängigkeit von der Zeit beim intravaginalen TS Dual-Release® Vaginal Contraceptive Ring. Nach Chien
1 Etynodioldiacetat, 2 Mestranol

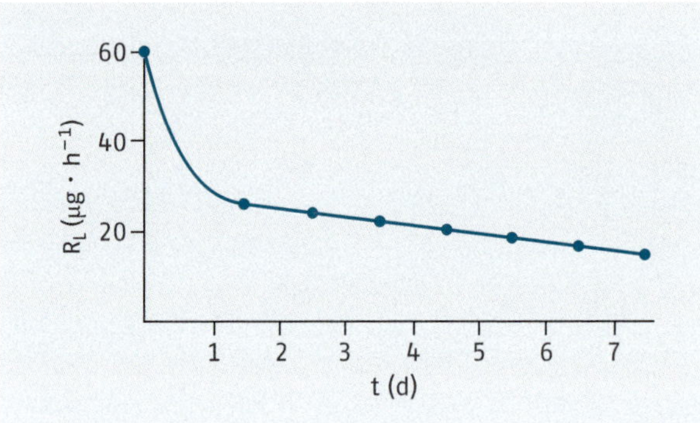

Abb. 5.61 Liberationsraten R_L für Pilocarpin in Abhängigkeit von der Zeit für das okulare TS Ocusert® P 20. Nach Baker, vgl. Frömming

einen Zeitraum von drei Wochen kontinuierlich mit unterschiedlichen Freisetzungsraten abgegeben (Etonogestrel: 0,120 mg/24 h, Ethinylestradiol: 0,015 mg/24 h).

Okulare Therapeutische Systeme

Zur Behandlung des Glaukoms wurde das okulare TS Ocusert® entwickelt. Es besteht aus einem Arzneistoffreservoir, das 5 mg (Ocusert® P 20) bzw. 11 mg (Ocusert® P 40) Pilocarpin-Base, eingebettet in ein Alginsäure-Gel, enthält.

Das Reservoir wird sandwichartig zwischen zwei Ethylenvinylacetat-Kopolymermembranen, die gleichzeitig als Träger und als Steuerelement dienen, eingesetzt. Ein weißer Rand aus Titandioxid dient der Ortung des Systems am Auge. Nach dem Einlegen in den Bindehautsack wird die sich in der eindringenden Tränenflüssigkeit lösende Base liberiert und corneal absorbiert. Die Liberationsraten betragen über einen Zeitraum von sieben Tagen 20 µg · h^{-1} (Ocusert® P 20) bzw. 40 µg · h^{-1} (Ocusert® P 40). Die höhere Liberationsrate wird durch die größere Pilocarpin-Menge im Reservoir und durch Zusatz eines Weichmachers Di-(2-ethylhexyl)-phthalat erzielt. Die Freisetzungskinetik 0. Ordnung wird nach einer Initialphase von etwa einem Tag (Abb. 5.61) über sechs Tage annähernd aufrechterhalten.

Vor dem Einsatz pilocarpinhaltiger okularer TS wird der Ophthalmologe entscheiden, ob die kontinuierliche Wirkstoffzufuhr über das TS oder die klassische Applikation mittels Augentropfen die zweckmäßigere therapeutische Variante darstellt. Wegen der u. U. eintretenden Akkomodationslähmung erweist sich bei einem Teil der Patienten die klassische, intermittierende Applikation als die günstigere Therapie. In Deutschland ist das beschriebene System nicht erhältlich, wofür insbesondere neben wirtschaftlichen Gründen, in manchen Fällen Unverträglichkeiten (Verwachsungen mit der Hornhaut) und Anwendungsschwierigkeiten älterer Patienten verantwortlich sind.

Zur Pilocarpin-Applikation wurden auch „Latex-Systeme" entwickelt und als TS bezeichnet, obwohl hier die Elemente eines TS nicht vollständig vorhanden sind. Es handelt sich um wässrige Polymersuspensionen auf der Basis von Polypropylen, Polyestern und Polyurethanen. Der Teilchendurchmesser liegt zwischen einigen nm und 2–3 µm. Der Arzneistoff kann bis zu einem Gehalt von 10 % molekular im Träger eingebettet sein. Für die okulare Anwendung ist eine 3,4 % Pilocarpin enthaltende Dispersion mit einem mittleren Teilchendurchmesser von 0,3 µm in die Therapie eingeführt worden.

Perorale Therapeutische Systeme

Unter diesen in zahlreichen Varianten existierenden Arzneiformen finden sich sowohl echte TS, bei denen die Liberation mit konstanter Rate nach vorgegebenem Programm erfolgt, als auch Retardformen, bei denen die Liberationsverzögerung dominiert. Die Grenze zwischen beiden Gruppen ist nicht allzu scharf zu ziehen.

Beim peroralen TS OROS® (Orales Osmotisches System; auch als GITS, Gastrointestinales Therapeutisches System, bezeichnet) entsteht mit dem Eindringen von Wasser durch eine semipermeable Membran aus dem Wirkstoff (ggf. bei nicht ausreichender Löslichkeit unter Zusatz eines Salzes als Hilfsstoff) eine gesättigte Lösung. Beim Lösen des Hilfsstoffes, u. U. auch nur des Wirkstoffes allein, baut sich im System ein osmotischer Druck auf. Dieser treibt die Wirkstofflösung durch eine Abgabeöffnung mit im Idealfall konstanter Rate in den Gastrointestinaltrakt.

Die Freisetzungsrate des Wirkstoffs wird durch die aufgenommene Wassermenge und die Größe der Abgabeöffnung bestimmt. Die Abgabeöffnung muss deshalb mit hoher Präzision in die Membran gebohrt werden. Dies geschieht in der Regel mittels eines Laserstrahles. Die Substanzabgabe dm/dt ist proportional der Wasseraufnahme dV/dt und der gelösten Substanzmenge C (Gleichung 5.21):

$$\frac{dm}{dt} = C \cdot \frac{dV}{dt}$$ Gleichung 5.21

$$\frac{dV}{dt} = K \cdot \frac{A}{l} \cdot (\Delta\pi - \Delta P)$$ Gleichung 5.22

Das von dem System pro Zeit aufgenommene Wasservolumen dV/dt ist wiederum abhängig von der Permeabilität K, der Fläche A und Dicke l der Membran, der i. Allg. niedrigen hydrostatischen Druckdifferenz ΔP und der osmotischen Druckdifferenz $\Delta\pi$ (Gleichung 5.22).

Ein wesentlicher Vorteil dieser Systeme ist, dass die Wirkstoff-Freisetzung weitgehend unabhängig von den physiologischen Schwankungen, wie pH-Wert oder Zusammensetzung der Verdauungssäfte, und der aufgenommenen Nahrung ist.

5

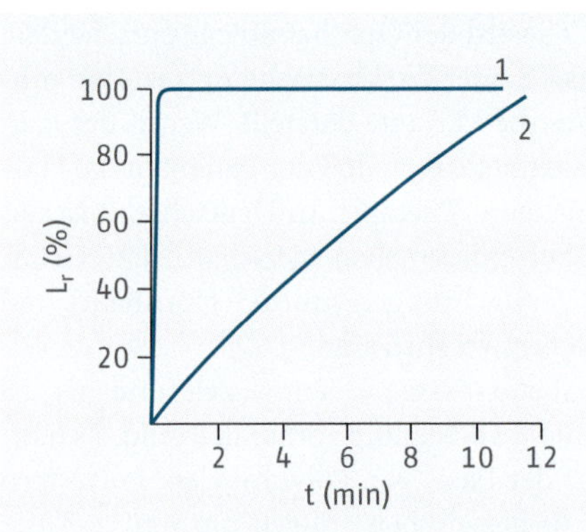

o Abb. 5.62 Liberation L_r (kumulativ) von Diazepam aus einer HB-Kapsel. Nach Erni et al.
1 Tablette, 2 HB-Kapsel Valrelease®

Man unterscheidet **Einkammersysteme**, die nach dem geschilderten Prinzip aufgebaut sind, und **Zweikammersysteme (Push-Pull-Pumpen)**, bei denen der osmotisch aktive Hilfsstoff in einer separaten Kammer angeordnet wird. Die bei Wasseraufnahme resultierende Volumenzunahme wird über eine flexible, impermeable Membran auf die die Arzneistofflösung enthaltende Reservoirkammer übertragen und diese dadurch entleert.

Indometacin enthaltende perorale TS mussten 1983 wegen schwerwiegender Nebenwirkungen aus dem Verkehr gezogen werden, nachdem Darmperforationen aufgetreten waren. Es sollte vor dem Einsatz peroraler TS immer kritisch geprüft werden, ob der Kontakt mit einer relativ konzentrierten Arzneistofflösung von der Darmschleimhaut toleriert wird („Schneidbrenner-Effekt").

Als Einkammersystem ist auch die Acutrim®-Tablette konzipiert, bei der ein 2-Amino-1-phenyl-propanol-Komprimat mit einer semipermeablen Cellulosetriacetatmembran überzogen ist, in die mittels Laserstrahls eine Freigabeöffnung gebohrt wurde. Das System ist mit einer Arzneistoffschicht überzogen, deren Auflösung nach Applikation eine Initialdosis liefert und gleichzeitig die Freigabeöffnung freilegt. Die kontrollierte Abgabe des Appetitzüglers ist über einen Zeitraum von 16 Stunden geplant.

Das perorale TS Theo-Dur® ist für eine kontrollierte Theophyllin-Freisetzung aus zahlreichen kleinen, in einer Kapsel eingeschlossenen Pellets vorgesehen.

Nach dem Prinzip der HB-Kapsel wirkt das System Valrelease®, bei dem eine Diazepam-Freigabe 0. Ordnung über einen Zeitraum von 12 Stunden gesichert werden konnte (o Abb. 5.62).

Beim System Pennkinetik® (Liquitard®) das erstmals für die protrahierte Abgabe von Dextromethorphan (Delsym®) eingesetzt wurde, ist der Arzneistoff an Ionenaustauscherharzpartikel gebunden und mit Ethylcellulose umhüllt, die die Liberationsgeschwindigkeit regelt. In Mikrokapseln werden Wirkstoffe beim Diffutab®-System inkorporiert. Dies führt zu einer pH-unabhängigen Freisetzung mit einer Kinetik annähernd 0. Ordnung, wobei die Möglichkeit der Tablettierung der mikroverkapselten Substanz von Vorteil sein kann.

Zum Aufbau eines ausreichend hohen osmotischen Drucks sollte die Wirkstofflöslichkeit mindestens 5–10 % betragen oder es müssen zusätzliche Hilfsstoffe mit verarbeitet werden. Im Handel sind z. B. Nifedipin, Phenylpropanolamin, Prazosin oder Salbutamol enthaltende Einkammersysteme.

Eine Weiterentwicklung des Einkammersystems ist das Zweischichtensystem (Push-Pull-Osmotische Pumpe), bei dem sich in einer Schicht der osmotisch aktive Hilfs-

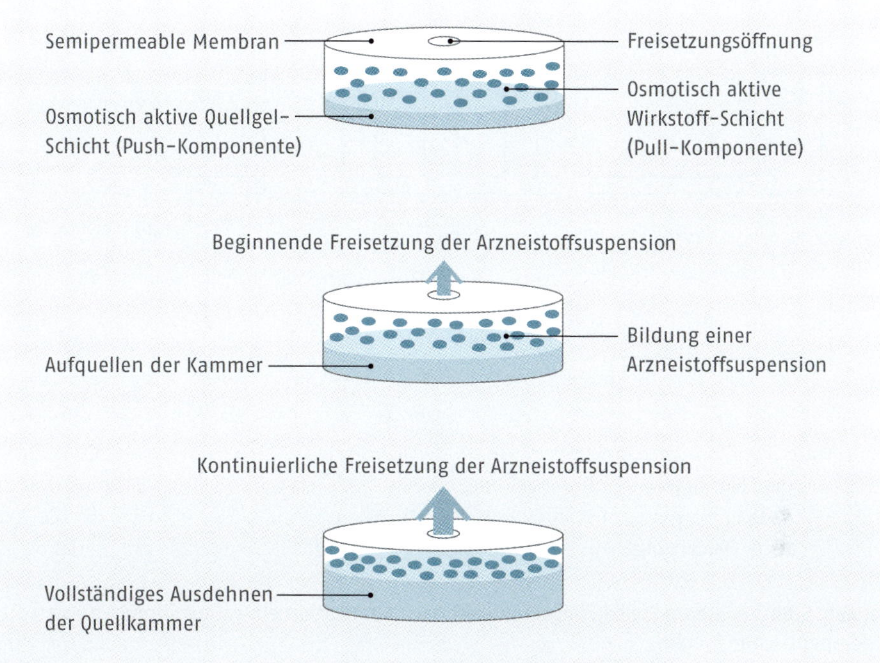

Abb. 5.63 Aufbau und Funktionsweise eines Zweischichtensystems

stoff, häufig in Kombination mit einem quellenden Hydrogelbildner (z. B. ein Gemisch aus Natriumchlorid, Macrogol und Hydroxypropylmethylcellulose) befindet, in der anderen ist der Wirkstoff inkorporiert (Abb. 5.63). Durch die feste semipermeable Membran dringt auf Grund eines osmotischen Gradienten kontrolliert Wasser in das Innere des Systems ein (Pull-Phase). Die Quellschicht beginnt sich auszudehnen und pumpt dadurch langsam und kontinuierlich den Arzneistoff durch die Öffnung in der Hülle nach außen (Push-Phase). Wenn der Quellkörper die feste Außenhülle vollständig ausfüllt, wird das System inaktiv und die Arzneistofffreisetzung wird beendet. Dieses Prinzip wird angewendet, wenn infolge zu geringer Löslichkeit des Wirkstoffes nach Eindringen des Wassers in das Reservoir kein ausreichender Druck erzeugt werden kann. Als Beispiele für ein Zweischichtensystem sind Präparate mit Hydromorphon (Jurnista®), Doxazosinmesilat (Cardular® PP, Diblocin® PP), Oxybutynin (Lyrinel® uno) zu nennen.

5

Pulsatile Arzneiformen

Eine Wirkstoff-Freisetzung nach 0. Ordnung mit dem Ziel konstanter Plasmakonzentrationen ist aus pharmakodynamischen Gründen nicht in jedem Fall erwünscht. Liegen zirkadiane Rhythmen vor, so soll der Wirkstoff zu den Zeiten freigegeben werden, in denen er im Körper besonders benötigt wird. Eine zeitlich verzögerte Freisetzung lässt sich mit pulsatilen Darreichungsformen erzielen. Hierbei erfolgt die Freisetzung nicht nach einer 0. Ordnung. Bei den pulsatilen Darreichungsformen kann unterschieden werden zwischen Systemen mit zeitlicher Verzögerung, Doppel-Puls-Systemen und Mehrfach-Puls-Systemen (Einzelheiten s. Lehrbücher der Pharmazeutischen Technologie) (Abb. 5.64).

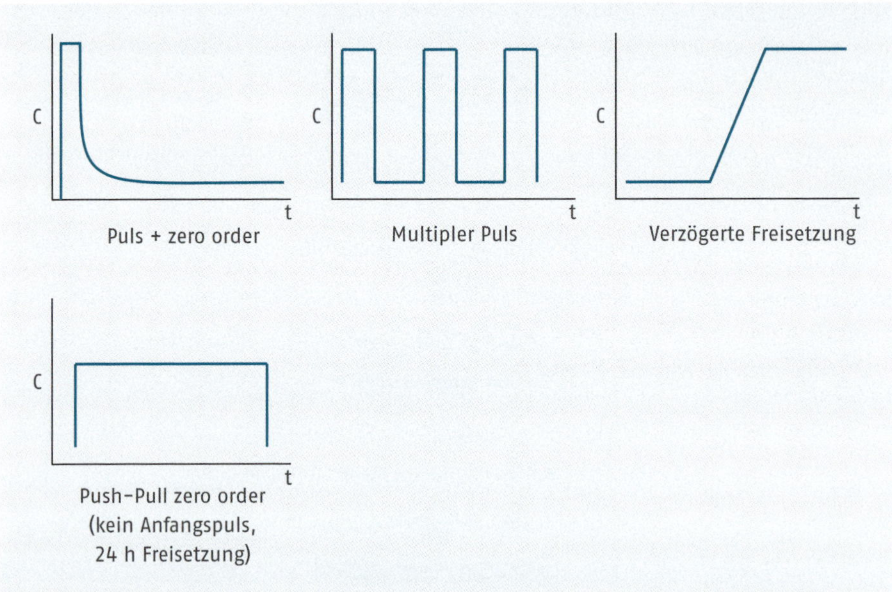

Abb. 5.64 Erzielbare Freisetzungskinetiken nach Applikation eines Gastrointestinalen Therapeutischen Systems

■ **MERKE** Mit pulsatilen Arzneiformen kann eine zeitlich verzögerte Freisetzung realisiert werden. Der Arzneistoff wird erst zu den Zeiten freigegeben, zu denen er im Körper benötigt wird (bedarfsgerechte Arzneistofffreisetzung).

Systeme mit zeitlicher Verzögerung sollen den Wirkstoff erst eine bestimmte Zeit nach der Applikation freisetzen. Die Berücksichtigung zirkadianer Rhythmen bei der Einnahme von Arzneimitteln wird als **Chronotherapie** bezeichnet. So sind vielfach therapeutische Plasma-Konzentrationen in den Morgenstunden erwünscht. Beispiele sind Asthma, Arthritis, Parkinson'sche Krankheit. Diese Systeme sollen die Arzneimitteleinnahme bereits am vorangehenden Abend erlauben. Ein Beispiel für ein zeitlich verzögert freisetzendes System ist die Tempus-Tablette (Geoclock™-Technologie), die den Wirkstoff Prednison enthält und zur Behandlung der Morgensteifigkeit bei rheumatoider Arthritis eingesetzt wird (Lodotra®). Die Tablette besteht aus einem wirkstoffhaltigen Kern und dem umgebenden Mantel, der hauptsächlich aus Glyceroldibehenat und Calciumhydrogenphosphat-Dihydrat besteht. Unabhängig vom umgehenden pH-Wert und der Lokalisation im Magen-Darm-Trakt bleibt der Mantel über mehrere Stunden intakt. Die Prednison-Freisetzung erfolgt erst vier Stunden nach Einnahme; sie erfolgt dann aber sehr rasch und stellt den Wirkstoff vollständig zur Verfügung.

Transdermale Therapeutische Systeme

Von ihrer physiologischen Funktion her gesehen, ist die Haut kein Absorptionsorgan. Dennoch ist es möglich, mit Hilfe Transdermaler TS (TTS) Arzneistoffe unter Permeation der Epidermis bis zum Kapillarsystem zu bringen, durch das sie in den Kreislauf gelangen, wo sie eine systemische Wirkung entfalten können. Dabei bildet das Stratum corneum die Hauptbarriere auf dem Weg in die Blutbahn. Perkutane Absorption kann

auch das Resultat der Wirkstoffpassage zwischen den keratinisierten Bestandteilen des Stratum corneum über Haarfollikel, Schweiß- und Talgdrüsen sein. Der natürliche Lipidfilm auf der Hautoberfläche setzt der perkutanen Wirkstoffabsorption nur geringen Widerstand entgegen.
Einer transdermalen Therapie werden u. a. folgende **Vorteile** zugeschrieben:

- nahezu gleichmäßige und nahezu konstante Plasmakonzentrationen über die Zeit, in der das TTS aufgeklebt ist,
- Plasmakonzentrationsspitzen werden dadurch vermieden und damit verbundene unerwünschte Wirkungen,
- Umgehung des Gastrointestinaltrakts und damit des First-pass-Metabolismus, Wirkstoffe mit hohem First-pass-Effekt können in geringerer Dosierung als peroral angewendet werden (z. B. Östrogene),
- Steuermöglichkeit der Dosierung durch die Variation der Fläche des TTS,
- Verlängerung der Wirkdauer von Arzneistoffen mit kurzer biologischer Halbwertszeit,
- verringerte Nebenwirkungen bei Arzneistoffen mit geringer therapeutischer Breite,
- lange Applikationsintervalle verbessern die Compliance der Patienten,
- Therapie lässt sich durch Entfernung des TTS unterbrechen.

Als **Nachteile** werden genannt:

- wegen der begrenzten Pflasterkapazität und der begrenzten Hautgängigkeit nur für niedrig dosierte Wirkstoffe anwendbar,
- verzögerter Wirkungseintritt (erst nach Gewebesättigung),
- Abdeckfolie schafft Okklusionsbedingungen, hierdurch bewirkte Quellung der Haut kann zu veränderten Diffusionsbedingungen für den Wirkstoff führen,
- unvollständige Abgabe des Wirkstoffs an die Haut bei den meisten Pflastertypen,
- nur mit einer begrenzten Zahl von Wirkstoffen lassen sich bisher die therapeutisch erforderlichen Plasmakonzentrationen aufbauen (nicht mit Arzneistoffen durchführbar, die hohe Plasmakonzentrationen voraussetzen),
- bei manchen Wirkstoffen muss mit dem Auftreten von Toleranzerscheinungen gerechnet werden,
- je nach Hauttyp sind Allergien auf Bestandteile der in TTS verwendeten Kleber und/oder Enhancer möglich,
- Hautschädigung durch Beeinflussung der Hautflora oder -enzyme sind möglich,
- nach Entfernung des TTS unverminderte Arzneistoffresorption aus Hautdepot, schlechte Steuerung der Therapie.

Für den Einsatz in TTS geeignete Arzneistoffe müssen den durch die Eigenschaften der Haut gegebenen physikalisch-chemischen Parametern entsprechen. Über die Entwicklung eines TTS entscheiden beim Vorliegen dieser Voraussetzungen letztlich die pharmakodynamischen Eigenschaften der Arzneistoffe und die klinische Situation des Patienten. Danach muss der Arzneistoff eine möglichst kurze Eliminationshalbwertszeit aufweisen, damit der Blutspiegel durch Liberation und Absorption und nicht durch die Geschwindigkeit der Elimination bestimmt wird. Weiter ist eine angesichts der auch unter günstigen Voraussetzungen zu erwartenden niedrigen Plasmakonzentrationen hohe pharmakodynamische Aktivität unverzichtbar. Schließlich muss aus klinischer Sicht das Bedürfnis nach über einen längeren Zeitraum gleichbleibenden Plasmaspiegeln bestehen, wobei keine Toleranz entstehen darf.

Die Absorption von Wirkstoffen aus TTS ist von einer Zahl von **Einflussfaktoren** abhängig.

Von Seiten des Empfängers beeinflussen die Hautregion, der Hautzustand (Okklusivbedingungen, Hautkrankheiten), das Alter, das Geschlecht sowie daraus resultierende Metabolismus-Unterschiede, Mikroorganismen, Hydratation und die Hauttemperatur die Absorption.

Von den Arzneistoffeigenschaften her betrachtet, wird die Permeationsgeschwindigkeit wesentlich durch den Diffusionskoeffizienten und den Haut-Vehikel-Verteilungskoeffizienten gesteuert. Danach haben kleine, ausreichend lipophile Moleküle (relative Molmasse < 500 Da) die besten Aussichten für eine ausreichende Permeation und nachfolgende Absorption. Insgesamt bleiben aber die erreichbaren Blutspiegel weit unter den durch andere Absorptionswege erzielbaren. Daher ist der Kreis der in TTS einsetzbaren Arzneistoffe selbst beim Vorliegen optimaler physikochemischer Voraussetzungen auf Wirkstoffe mit hoher pharmakodynamischer Aktivität beschränkt (s. u.).

TTS enthalten nach verschiedenen Prinzipien arbeitende **Steuersysteme**, die einen mehr oder weniger gleichbleibenden Arzneistoff-Flux in die Haut aufrechterhalten. Eine Fluxsteuerung ist nur sinnvoll, wenn der geschwindigkeitsbestimmende Prozess nicht die Permeation durch die Haut, sondern die Freisetzung aus dem TTS ist.

Nach dem Prinzip der Steuerung des Ausstroms aus dem TTS unterscheidet man zwischen

- Membrandiffusionskontrolle,
- Matrixdiffusionskontrolle und
- Mikroreservoirlösungskontrolle.

Membrandiffusionskontrolle. Nach diesem Prinzip arbeitende Freigabesysteme (membrane moderated systems) enthalten ein Arzneistoffreservoir, das nach der Freigabeseite hin von einer die Liberation kontrollierenden Membran abgeschlossen wird (○ Abb. 5.65). Der Arzneistoff liegt in Form fester Partikel, als Dispersion oder als Lösung in einem geeigneten Medium vor. Die Membranen bestehen aus homogenen oder heterogenen Polymeren, sie sind mikroporös oder semipermeabel. Die so erhaltenen Systeme, die auch als Reservoirsysteme bezeichnet werden, zeigen eine über den Anwendungszeitraum recht konstante Liberation. Ein Nachteil ist die Möglichkeit der schlagartigen Freigabe bei mechanischer Verletzung der Membran („dose dumping").

Als Arzneistoffreservoir wird z. B. beim Trans-derm-Nitro®-TTS eine Glyceroltrinitrat-Lactose-Verreibung eingesetzt, die in Siliconöl dispergiert ist. Sie wird in einen dünnen, elastischen Körper eingeschlossen, der auf der einen Seite von einem arzneistoffundurchlässigen Metall-Polymer-Laminat und auf der anderen von der arzneistoff-durchlässigen Steuermembran gebildet wird. Diese besteht aus einem Ethylenvinylacetat-Kopolymer. Der Kontakt zur Hautoberfläche und die notwendige

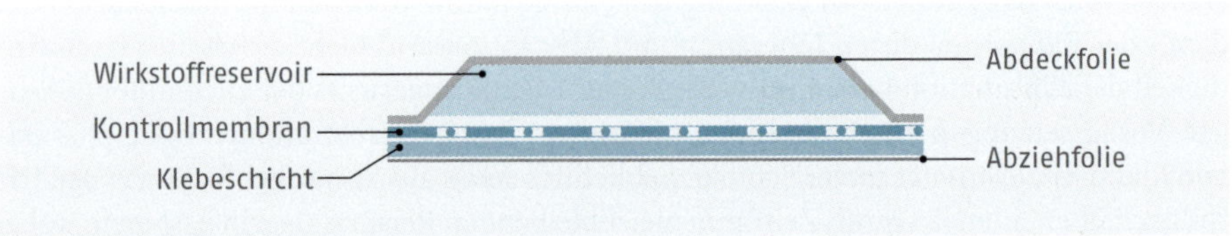

○ **Abb. 5.65** Aufbau eines Membranpflasters

Haftfähigkeit werden durch eine gut arzneistoffpermeable Adhäsivschicht gewährleistet. Die Liberationsrate beträgt 500 µg · cm² · d⁻¹.

Nach dem gleichen Prinzip arbeitet das Trans-derm-Scop®-TTS. Hier wird Scopolamin zur Prophylaxe von Kinetosen eingesetzt, gegen die es wegen der starken Nebenwirkungen und der langen Eliminationshalbwertszeit bisher in konventionellen Arzneiformen nicht mit hinreichendem Effekt angewendet werden konnte. Mithilfe des Scopolamin-TTS werden gleichbleibend niedrige Blutspiegel erhalten, bei denen die Kinetosesymptome ausbleiben, die unerwünschten anticholinergen Effekte des Wirkstoffes jedoch noch nicht einsetzen.

Matrixdiffusionskontrolle. Nach diesem Prinzip wirkende Freigabesysteme enthalten eine homogene Dispersion fester Arzneistoffpartikel in einer lipophilen oder hydrophilen Polymermatrix, nur ein geringer Teil liegt molekulardispers gelöst vor. Die Liberation in der Zeiteinheit ist nicht konstant. Sie kann jedoch an eine Kinetik 0. Ordnung angenähert werden, wenn gelartige, quellbare Matrizes eingesetzt werden, die die sogenannte Case-II-Diffusion ausnützen. Dabei wandert die Grenze zwischen gelartig gequollenem und glasartigem Polymer mit konstanter Geschwindigkeit von der Oberfläche in Richtung Matrix-Inneres, so dass in der Zeiteinheit gleiche Wassermengen eindiffundieren wie Arzneistoffmengen freigesetzt werden. Moderne Matrixsysteme bestehen neben der Abdeckschicht nur noch aus einer Schicht, die gleichzeitig die Funktion des Wirkstoffreservoirs, des Abgabe-Kontrollelements und der Klebeschicht („drug-in-adhesive") ausübt (o Abb. 5.66).

Eine weitere Steuermöglichkeit besteht in der **Trägerfixierung** eines Teiles des Arzneistoffes in der Matrix.

So wird z. B. als Arzneistoffreservoir/Abgabekontrollelement-Kombination beim Nitro-Dur®-TTS ein Polymer eingesetzt, das durch Erwärmen einer wässrigen Lösung eines geeigneten Polymers mit Glycol und Polyvinylalkohol hergestellt wird, wobei vor dem Erstarren eine Glyceroltrinitrat/Lactose-Verreibung zugesetzt wird.

Beim Deponit®-TTS wird das Prinzip der Trägerfixierung angewendet, wobei Glyceroltrinitrat in einen selbsthaftenden Polymerfilm auf Polyisobutylenbasis eingebettet wird. In einer oberen Schicht ist der Wirkstoff überwiegend an Lactose als Trägermaterial adsorbiert, während er in der unteren, der Haut zugekehrten Schicht hauptsächlich im Polymer gelöst vorliegt.

Mikroreservoirlösungskontrolle. Ihr liegt das bereits bei den intrauterinen TS beschriebene MDD-Prinzip zugrunde, dessen Bezeichnung auch von „microsealed drug delivery" abgeleitet wird. Hier ist die Arzneistoffreservoir/Abgabekontrollelement-Kombination eine Matrix, in die eine sehr große Zahl von Mikrokompartimenten (Durchmesser

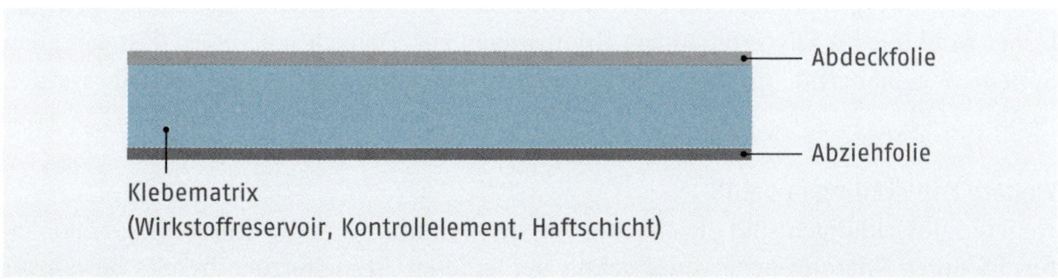

o **Abb. 5.66** Aufbau eines Matrixpflasters

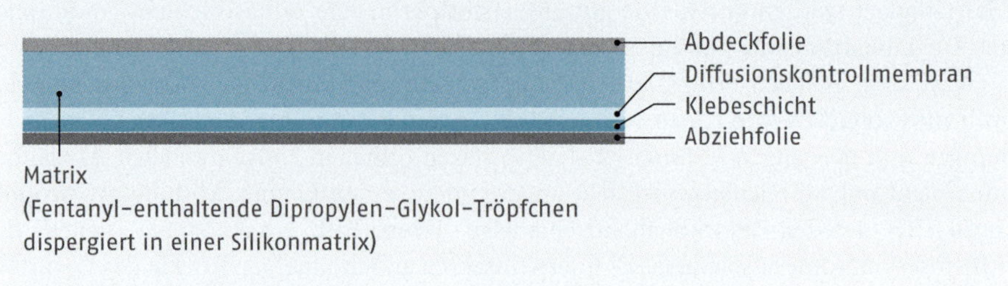

Abb. 5.67 Matrifen®-Pflaster

10–200 µm) eingelagert sind, die den Wirkstoff enthalten. Wegen dieser Struktur werden die MDD-Systeme gelegentlich den Matrixsystemen zugeordnet, mit denen sie die Sicherheit gegen „dose dumping" und die zeitabhängige Liberationsrate gemeinsam haben.

Nach dem MDD-Prinzip arbeitet das TTS Nitra-disc® (Nitrodisc®), zu dessen Herstellung eine Suspension einer Glyceroltrinitrat-Verreibung in einer wässrigen Lösung von 40 % Polyethylenglycol 400 homogen in Isopropylpalmitat dispergiert wird, das als Permeationsförderer dient. Die Dispersion wird unter Anwendung einer speziellen Hochenergiedispersionstechnik in ein viskoses Siliconelastomer eingearbeitet, das durch einen gleichzeitig zugefügten Katalysator polymerisiert wird.

Ein ähnlich aufgebautes Pflaster enthält den Wirkstoff Fentanyl (Matrifen®) (Abb. 5.67). Im Unterschied zu anderen Systemen ist Fentanyl nicht direkt an die Matrix gebunden, sondern befindet sich in gelöster Form in Dipropylenglykol-Tröpfchen. Diese Mikroreservoirs sind in der Matrix dispergiert. Zusätzlich ist eine Diffusions-Kontrollmembran (Copolymer aus Ethylen und Vinylacetat, EVA) unterhalb der Wirkstoffmatrix vorhanden, die für eine konstante Wirkstofffreigabe sorgt und das Pflaster stabilisiert. Wie bei einem Membranpflaster ist eine zusätzliche Klebeschicht aufgebracht. Durch diese spezielle Formulierung kann der Nutzungsgrad des Wirkstoffs wesentlich erhöht werden, die eingesetzte Fentanylmenge ist um nahezu 35 % gegenüber anderen Pflastern verringert.

Arzneistoffe in TTS

Unter den eingangs erwähnten Umständen wird verständlich, dass bisher nur wenige Arzneistoffe in TTS in die Therapie eingeführt wurden, z. B. Clonidin (Hypertonie), Estradiol (Postmenopause-Syndrom), Fentanyl (Analgesie), Buprenorphin (Analgesie), Glyceroltrinitrat (Angina pectoris), Nicotin (Entwöhnung) und Scopolamin (Kinetosis), Oxybutynin (Dranginkontinenz), Testosteron (sexuelle Appetenz), Rotigotin (Parkinson-Erkrankung) und Rivastigmin (Alzheimer-Demenz).

Über den Vergleich mehrerer Freigabeprinzipien im Hinblick auf ihre Effizienz liegen bisher wohl nur für Glyceroltrinitrat Erfahrungen vor. Danach scheint es, dass mit allen Systemen annähernd gleiche, therapeutisch wirksame Blutspiegel erzielt werden (Abb. 5.68).

Weitere Entwicklungen bei TS

Neuere Entwicklungen sind gleichzeitig Teil der Bemühungen, die Einsatzmöglichkeiten für TS unter Nutzung neuer oder schon bei anderen Arzneiformen bereits bewährter Prinzipien zu erweitern.

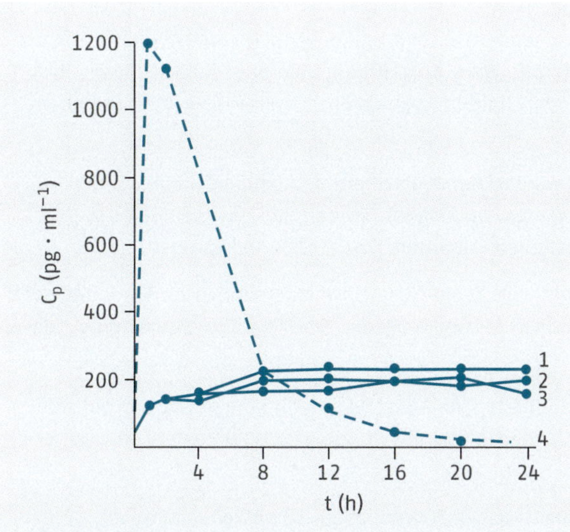

Abb. 5.68 Mittlere Glyceroltrinitratplasmaspiegel C_p nach perkutaner Absorption. Nach McAllister et al. 1 Reservoir-TTS (Transderm-Nitro®), 2 MDD-TTS (Nitradisc®), 3 Matrix-TTS (Nitro-Dur®), 4 Salbe (Nitrobid®)

Dazu können Studien über Nanopartikel als Arzneistofffreigabesysteme ebenso gezählt werden, wie Untersuchungen zu liposomalen Wirkstoffträgern, bei denen Zelltropismus zumindest erwartet wird. Die erfolgreiche Realisierung würde zumindest im letztgenannten Falle Möglichkeiten der Target-Orientierung (s. Polymerpharmaka, ▸ Kap. 6.4.2) eröffnen.

Interessante Entwicklungen dürften von der breiteren Anwendung des Prodrug-Prinzips in Form enzymatisch kontrollierter Arzneistofffreigabesysteme ausgehen. Sinnvoll erscheinen Versuche, die Permeationseigenschaften von Arzneistoffen für den Einsatz in TTS durch Derivatisierung zu verbessern. Veresterung (z. B. bei Estradiol oder Metronidazol) führt zu Prodrugs (s. u.), die gut permeieren, während der Hautpassage vollständig durch Esterasen gespalten werden, wobei die entstandenen Wirkstoffe gut absorbierbar sind. Nach dem Prodrug-Prinzip arbeitende TTS werden als TBHD-Systeme (transdermal bioactivated hormone delivery systems) bezeichnet.

Des Weiteren gibt es Versuche, die Hautpermeation durch Einschluss von Arzneistoffen in Liposomen oder Mikroemulsionen zu fördern.

Ferner richten sich Erwartungen auf den breiten Einsatz von biodegradablen Polymeren in der kontrollierten Freigabe.

Zusammenfassung

- Die Bioverfügbarkeit wird wesentlich beeinflusst durch Liberation und Absorption des Arzneistoffes.
- Darüber hinaus kann die Bioverfügbarkeit durch physiologisch-biochemische Faktoren, z. B. Metabolisierung, ausgeprägten First-pass-Metabolismus (präsystemisch und/oder hepatisch), Ausscheidung oder Verteilungsvolumen, verändert werden.
- Wirkstoffspezifische und arzneiformenbezogene Einflussgrößen beeinflussen die Liberation und damit sehr häufig die Absorption des Arzneistoffes. Als physikalische und physikalisch-chemische Eigenschaften des Wirkstoffs, die die Bioverfügbarkeit

beeinflussen können, sind zu nennen: Verteilungskoeffizient, Permeabilität, Löslichkeit, Lösungsgeschwindigkeit, pK_a-Wert, Kristallform, amorpher Zustand, Salz-, Hydrat- und Solvatbildung, Komplexbildungsvermögen, physikalische und chemische Stabilität.

- Die Löslichkeit kann erhöht werden durch Salzbildung, Komplexbildung, Solubilisation in Mizellen, Verringerung der Partikelgröße in den nanoskaligen Bereich, durch Einsatz metastabiler Modifikationen, amorpher Substanzen und Solvaten.
- Die Auflösungsgeschwindigkeit wird beeinflusst durch Maßnahmen zur Erhöhung der Löslichkeit und zusätzlich durch Verringerung der Partikelgröße, Verbesserung der Benetzbarkeit.
- Arzneistofflösungen bieten die besten Voraussetzungen für eine rasche und vollständige Absorption, da hier der Arzneistoff bereits in resorptionsbefähigter Form zur Verfügung steht.
- Bei allen anderen Arzneiformen können Bioverfügbarkeitsprobleme auftreten, da der Arzneistoff erst freigesetzt und gelöst werden muss, bevor er resorbiert werden kann. Die Auflösung und Diffusion wird durch die Viskosität (Emulsionen, Suspensionen, Suppositorien, Salben, Ophthalmika, Parenteralia) des Vehikels und die Partikelgröße des Wirkstoffs (Suspensionen, Suppositorien, Salben, Tabletten, Ophthalmika) beeinflusst.
- Der Verteilungskoeffizient zwischen Arzneistoff und Bestandteilen der Arzneiform (z. B. Suppositorienmassen, Salbengrundlagen, lipophile Dispersionsmittel) bestimmt die Freisetzung.
- Die Verlängerung der Magenverweildauer von Arzneiformen ist durch die Verabreichung von gastroretentiven Arzneiformen (GRDF) möglich. Diese Darreichungsformen verweilen mehrere Stunden im Magen und dabei wird der Wirkstoff freigesetzt. Sehr häufig handelt es sich hierbei um Retardpräparate.
- Eine verlängerte Magenverweildauer lässt sich erreichen durch Bioädhasion an der Magenschleimhaut, Expansion der Darreichungsform durch starke Quellung im Magen, so dass aufgrund ihrer Größe den Pylorus nicht passieren können, und Schwimmen der Arzneiform auf dem Mageninhalt aufgrund ihrer geringen Dichte.
- Gastroretentive Arzneiformen sind sinnvoll bei Arzneistoffen, die nur in begrenzten Bereichen des oberen Dünndarms resorbiert bzw. lokal im Magen wirken sollen.
- Als Vorteile des Resorptionsortes Mundhöhle sind vorrangig die Umgehung des hepatischen First-pass-Effektes und präsystemischen First-pass-Effektes zu nennen.
- Schmelztabletten, Schmelzfilme (orodispersible Filme) und orodispersible Tabletten sind orodispersible Arzneiformen. Diese Arzneiformen zerfallen sehr schnell in der Mundhöhle, häufig innerhalb von wenigen Sekunden. Nach Ph. Eur. müssen Schmelztabletten nach spätestens drei Minuten zerfallen sein.
- Schmelztabletten sind sehr häufig Lyophilisate. Der Wirkstoff ist in einer hydrophilen, amorphen und porösen Polymermatrix eingebettet, die sich sehr schnell auflöst, aber auch sehr zerbrechlich ist.

- Minitabletten sind Komprimate mit einem Durchmesser von höchstens 3 mm. Sie zerfallen sehr schnell. Sie werden auf Rundläufertablettenpressen hergestellt und sind deshalb im Vergleich zu anderen orodispersiblen Arzneiformen relativ kostengünstig.
- Nach Ph. Eur. sind wirkstoffhaltige Kaugummis feste Einzeldosiszubereitungen mit einer Grundmasse, die vorwiegend aus Gummi besteht. Sie sind zum Kauen, jedoch nicht zum Schlucken bestimmt. Die Wirkstofffreisetzung wird wesentlich durch die Intensität und Dauer des Kauvorganges beeinflusst.
- Die Vorteile dieser Darreichungsform sind in dem Applikationsort Mundhöhle begründet. So wird bei der prägastralen Resorption (sublingual, buccal) über die Mundschleimhaut der hepatische First-pass-Effekt und präsystemische First-pass-Effekt vermieden. Damit ist häufig eine erhöhte Bioverfügbarkeit verbunden.
- Durch eine sehr rasche Resorption ist häufig ein schneller Wirkungseintritt zu beobachten.
- Ein wesentlicher Vorteil der wirkstoffhaltigen Kaugummis ist die sehr einfache Anwendung, die jederzeit ohne Wasser erfolgen kann.
- Nachteilig ist, dass schlecht schmeckende und schleimhautreizende Arzneistoffe nicht eingesetzt werden können. Da die Resorptionsgeschwindigkeit durch den Kauvorgang erheblich beeinflusst wird, sind teilweise stark ausgeprägte interindividuelle Schwankungen in den Plasmakonzentrations-Zeit-Kurven zu beobachten.
- Verglichen mit Peroralia, tritt die systemische Wirkung nach rektaler Applikation langsamer ein und hält länger an. Bei gleicher Dosierung sind die maximalen Plasmakonzentrationen niedriger.
- Bei Salben sind Wechselwirkungen zwischen Arzneiform und dem Applikationsort, der Haut, besonders ausgeprägt. Durch Eindringen von Hilfsstoffen in das Stratum corneum oder durch okkludierende Eigenschaften, wodurch der Hydratationsgrad des Stratum corneum verändert wird, kann die Hautbarriere verändert werden. Beide Effekte erhöhen im Allgemeinen die Durchlässigkeit und damit die Penetration von Wirkstoffen. Zusätzlich können Hilfsstoffe verdunsten, z. B. Wasser, Ethanol, Isopropanol, und damit kann sich die Konzentration des Wirkstoffes in der Grundlage erhöhen (Bildung übersättigter Systeme), wodurch die Penetration ebenfalls erhöht wird.
- Die okulare Verfügbarkeit von Arzneistoffen ist sehr gering. Nur 3–6 % des applizierten Arzneistoffs gelangen über das Hornhautepithel in das Auge. Diese sehr geringe okulare Verfügbarkeit von Ophthalmika ist einerseits auf die geringe Permeabilität der Cornea, andererseits auf den raschen Wirkstoffverlust im präcornealen Bereich zurückzuführen. Die okulare Wirkstoffaufnahme kann durch eine verlängerte präcorneale Verweilzeit erhöht werden. Diese wird entscheidend durch das applizierte Volumen und die Zusammensetzung der Zubereitung beeinflusst. Über die nasalen Blutgefäße kann der Arzneistoff resorbiert werden und damit unerwünschte systemische Wirkungen auslösen.
- Die Bioverfügbarkeit von Wirkstoffen in wässrigen Systemen wird im Wesentlichen durch Arzneistoffkonzentration, Tonizität, pH-Wert, Viskosität und Oberflächenaktivität des Mediums sowie durch die chemische Stabilität der Arzneistoffe bestimmt:

Hypertone Lösungen werden vom Auge besser toleriert als hypotone, saure Lösungen schlechter vertragen als alkalische. Eine Erhöhung der Viskosität der am Auge applizierten Zubereitungen bewirkt eine verlängerte Verweildauer. Zusätzlich sind die Filmbildung und die Haftfähigkeit verbessert. In Gele inkorporierte Arzneistoffe unterschiedlicher Löslichkeit ergaben 3- bis 5-fach höhere Absorptionsraten gegenüber wässrigen Tropfen.

- Ein Therapeutisches System (TS) ist eine arzneistoffenthaltende Vorrichtung bzw. eine Darreichungsform, die einen Arzneistoff oder mehrere Arzneistoffe in vorausbestimmter Rate kontinuierlich über einen festgelegten Zeitraum an einen festgelegten Anwendungsort abgibt. Vorteile der TS gegenüber den „klassischen Arzneiformen" bestehen u.a. darin, dass die Arzneistoffkonzentration im Organismus für eine längere Anwendungsdauer in therapeutisch gewünschter Höhe gehalten wird, die Applikationshäufigkeit verringert und damit die Patienten-Compliance verbessert wird, durch Vermeidung von Plasmakonzentrationsspitzen damit häufig verbundene unerwünschte Wirkungen reduziert werden.
- Transdermale Therapeutische Systeme (TTS) ermöglichen nahezu gleichmäßige und konstante Plasmakonzentrationen über die Zeit, in der das TTS aufgeklebt ist. TTS sind wegen der begrenzten Pflasterkapazität und der begrenzten Hautgängigkeit nur für niedrig dosierte Wirkstoffe anwendbar.

5.3 Bestimmung der Bioverfügbarkeit

5.3.1 Allgemeines

Die Bestimmung der Bioverfügbarkeit kann erfolgen durch

- Messung der Wirkstoffkonzentrationen in Blut, Plasma, Serum oder Harn,
- Messung eines pharmakologischen oder therapeutischen Effekts.

Beide Methoden sind In-vivo-Verfahren. Darunter werden nachfolgend stets Untersuchungen am Menschen verstanden. Versuche am Tier haben den Charakter von Modellstudien. Sie sind bei der Entwicklung neuer Arzneistoffe und Arzneistoffzubereitungen unentbehrlich. Ihre Aussagekraft ist aber ähnlich wie die von In-vitro-Untersuchungen nur auf die Methode begrenzt. Die Übertragbarkeit ist nur eingeschränkt gegeben.

Ohne Zweifel sind pharmakologische Daten über Ausmaß und Geschwindigkeit, mit denen der Wirkstoff in die Biophase (z.B. Rezeptor und Umgebung) eintritt, am aussagekräftigsten. Die Ergebnisse aller anderen Verfahren stellen demgegenüber nur eine erste Annäherung an die „Pharmakodynamische Verfügbarkeit" dar. Nur in Kenntnis dieser Größe ist letztlich eine Beurteilung der Therapeutischen Äquivalenz (▸ Kap. 5.1) möglich. Dem sind gegenwärtig noch Grenzen gesetzt, weil

- geeignete Messmethoden teilweise fehlen,
- die vorhandenen messbaren Effekte auf Veränderungen der Wirkstoffmenge entweder nicht ausreichend empfindlich, nicht linear oder nach dem „Alles-oder-Nichts-Gesetz" reagieren,
- die Forderung nach einer ausreichenden Zahl von Patienten mit möglichst einheitlicher Konstitution nur schwer erfüllt werden kann; zusätzlich ist die Anzahl von Patien-

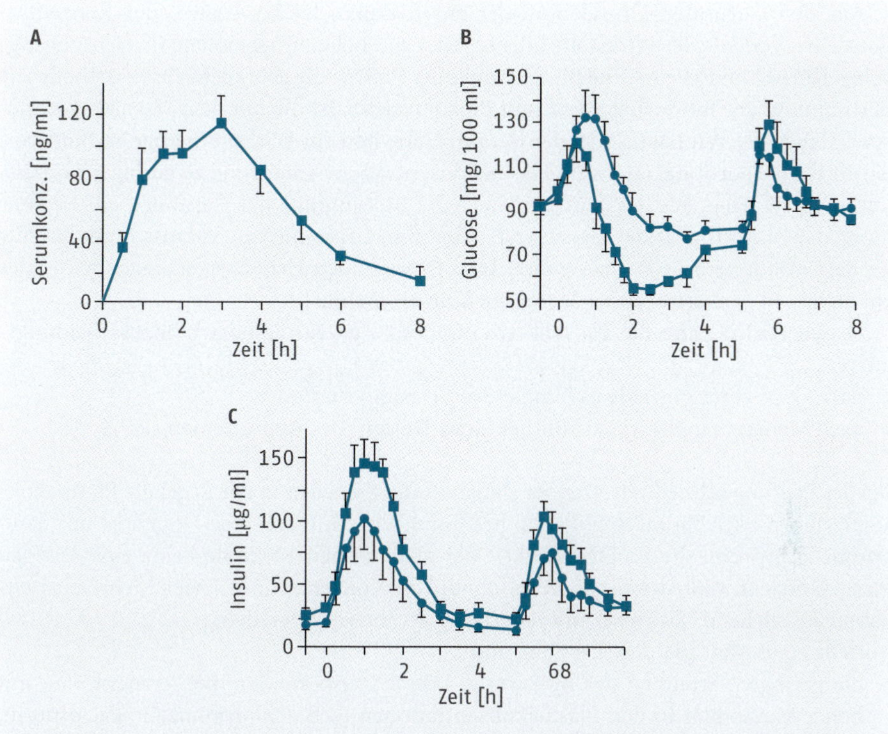

o Abb. 5.69 Serumkonzentration von Glibenclamid **A** nach peroraler Applikation eines Tablettenpräparats, **B** Glucoseblutspiegel und **C** Insulinspiegel nach Gabe des Glibenclamid-Präparats (■) und eines Placebos (●). Nach Mehnert
Mittelwertskurven ± SEM, n = 7

ten, die erforderlich ist, um Unterschiede zwischen zwei Präparaten aufdecken zu können, aufgrund der hohen interindividuellen Variabilität sehr hoch.

Die Bestimmung der Bioverfügbarkeit über Pharmakodynamik ist an einige Voraussetzungen geknüpft, die häufig nicht erfüllt sind. Eine wesentliche Voraussetzung besteht darin, dass in dem vorliegenden Konzentrationsbereich ein dosisabhängiger Effekt besteht. Der Effekt muss weiterhin erkennbar und ausreichend groß sein. Das Ausmaß und die Variabilität müssen bekannt sein. Die messbaren Effekte sind allerdings häufig nur ein Surrogat (Ersatzgröße) der beabsichtigten klinischen Wirksamkeit.

Pharmakologische und diagnostische Parameter, die zur Bestimmung der Bioverfügbarkeit herangezogen werden können, sind u. a. Blutdruck, Blutzuckerspiegel, Pupillengröße, Augeninnendruck, Körpertemperatur, Prothrombinzeit, Speichelfluss, Herzfrequenz sowie Ergebnisse aus EKG- und EEG-Messungen. Die Veränderung des jeweiligen Parameters wird in Abhängigkeit von der Zeit gemessen, die Fläche unter der erhaltenen Effekt-Zeit-Kurve ist ein Maß für die Bioverfügbarkeit. Bioverfügbarkeitsbestimmungen über pharmakokinetische Messungen können durch zusätzliche pharmakodynamische Messungen ergänzt und evtl. bestätigt werden. Ein Beispiel ist die simultane Bestimmung der Glibenclamid-, Insulin- und Glucosekonzentration (o Abb. 5.69).

Aus den genannten Gründen ist die pharmakokinetische Analyse der Konzentrations-Zeit-Verläufe des Wirkstoffs oder seltener eines Hauptmetaboliten in leicht zugänglichen Körperflüssigkeiten wie Blut, Serum oder Plasma die gebräuchlichste Methode zur Bestimmung der Bioverfügbarkeit und Bioäquivalenz. Ist die mit dem Harn ausgeschiedene Menge des Wirkstoffs oder der Hauptmetaboliten der Wirkstoffmenge im Blutkompartiment proportional oder sind Plasmakonzentrationen aufgrund zu geringer Konzentration nicht genau bestimmbar, kann auch die Bestimmung der Harnwerte zur Bestimmung der Bioverfügbarkeit dienen (z. B. Clonidin, Griseofulvin). Voraussetzung hierfür ist, dass mindestens 10 % der verabreichten Dosis in den Urin ausgeschieden wird oder ein Metabolit in ausreichender Menge im Urin erscheint.

Grundsätzlich kann die Plasmakonzentrations-Zeit-Kurve oder Urinausscheidungskurve

- nach Gabe einer Einzeldosis (Single-dose-Design) und/oder
- nach Mehrfachapplikation (Multiple-dose-Design) bestimmt werden.

Bei der Prüfung schnellfreisetzender Zubereitungen werden in der Regel die Plasmakonzentrationen nach Einmalapplikation bestimmt. Ein Multiple-dose-Design ist nur dann erforderlich, wenn die Empfindlichkeit der analytischen Methode keine zuverlässigen Plasmakonzentrationswerte gewährleistet und die Konzentrationen nach Mehrfachapplikation ausreichend hoch sind, um zuverlässig gemessen zu werden.

Vorteile eines Multiple-dose-Designs sind

- die geringere Streuung der Messwerte. Dies ist insbesondere bei Arzneistoffen mit hoher Variabilität in den Plasmakonzentrationen (z. B. Chlorpromazin, Ciclosporin, Erythromycin, Verapamil) von Bedeutung. In diesen Fällen ist die intraindividuelle Streuung in den Plasmakonzentrationen so hoch, dass eine Aussage zur Bioäquivalenz mit einer vertretbaren Anzahl von Probanden in einer Single-dose-Studie häufig nicht zu treffen ist.
- die häufig höheren Arzneistoffkonzentrationen als nach Single-dose-Verabreichung. Dadurch wird eine analytische Bestimmung des Arzneistoffes oft erst möglich.
- dass die Extrapolation zur Bestimmung der Gesamtfläche nicht erforderlich ist, da die gesamte Fläche unter der Kurve innerhalb eines Dosierungsintervalls durch Messpunkte belegt ist.

5.3.2 Zielgrößen

Zielgrößen bei Vorliegen von Plasmakonzentrationen

Ausgehend vom Flächensatz nach Dost (▸ Kap. 4.5.3) ist die Fläche unter der Plasma-Konzentrations-Zeitkurve (Blutspiegelkurve) (AUC) den absorbierten Wirkstoffmengen proportional, soweit die Absorption vollständig erfolgt und kein First-pass-Effekt auftritt. Die AUC beschreibt damit das Ausmaß der verfügbaren Arzneistoffmenge. Allerdings ist eine solche Dosis-Proportionalität nicht für alle Arzneistoffe im gesamten Dosierungsbereich vorhanden. Dies ist im Allgemeinen auf eine Sättigung des metabolisierenden Enzymsystems (z. B. bei Phenytoin, Salicylat) und der damit verbundenen Verlängerung der Eliminationshalbwertszeit (nichtlineare Pharmakokinetik, ▸ Kap. 4.2) zurückzuführen. In einem solchen Fall nimmt die AUC bei einer Dosissteigerung nicht mehr proportional zu, weil ein wesentlich kleinerer Anteil des resorbierten Arzneistoffs in dem betrachteten Zeitraum eliminiert wird.

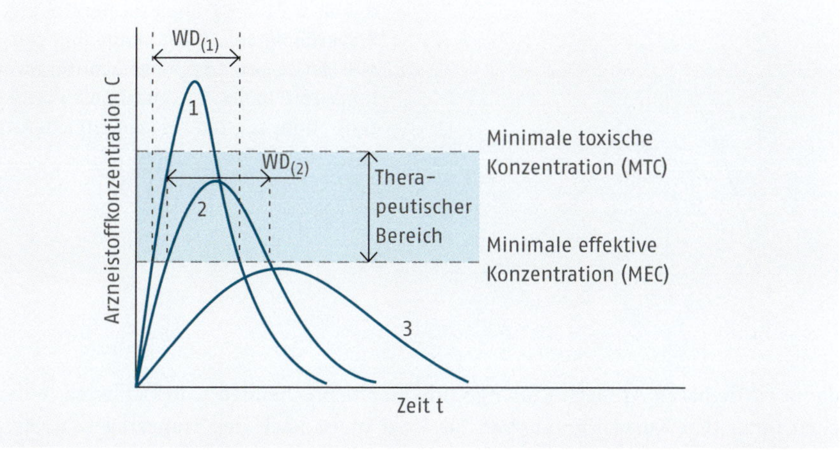

Abb. 5.70 Plasmakonzentrations-Zeit-Kurven von drei wirkstoffgleichen Arzneimitteln mit gleichem Ausmaß der Resorption (AUC), aber unterschiedlicher Resorptionsgeschwindigkeit
WD Wirkdauer

Nicht in jedem Fall reicht jedoch die AUC-Bestimmung als alleinige Zielgröße zur Beurteilung der Bioverfügbarkeit (s. Definition der relativen Bioverfügbarkeit, ▸Kap. 5.1) zweier Formulierungen aus. Aus physiologischen (z. B. Veränderung der Magenentleerung) oder pharmazeutisch-technologischen Gründen (z. B. Veränderung der Freisetzungsgeschwindigkeit des Arzneistoffs aus der Darreichungsform) können Plasmakonzentrations-Zeit-Profile resultieren (Abb. 5.70), die für die Formulierungen 1, 2 und 3 jeweils denselben Flächenbetrag ausweisen, die sich aber in den maximalen Plasmakonzentrationen deutlich unterscheiden. Dies kann zur Folge haben, dass eine unterschiedliche Wirkdauer (WD) erzielt wird, u. U. die minimale therapeutisch erforderliche Konzentration (MEC) nicht überschritten wird (Formulierung 3). Zusätzlich sind Unterschiede hinsichtlich Intensität und Eintritt der Wirkung zu erwarten. So werden bei Präparat 1 vermehrt unerwünschte Wirkungen auftreten, da die minimale toxische Konzentration (MTC) überschritten wird.

Deshalb muss auch die Geschwindigkeit berücksichtigt werden, mit der der Arzneistoff in die systemische Zirkulation gelangt oder in der Biophase auftritt. Ein Überschreiten der MTC durch Plasmaspitzen ist durch eine zu hohe Absorptionsgeschwindigkeit möglich (Formulierung 1), während bei einem zu langsamen Anfluten des Arzneistoffs nur subtherapeutische Konzentrationen auftreten können (Formulierung 3).
Daher wird die Bioverfügbarkeit durch die „Zielgrößen" charakterisiert (Abb. 5.71):

- Fläche unter der Blutspiegelkurve (AUC),
- Höhe der maximalen Plasmakonzentration ($C_{p\,max}$),
- Zeit bis zum Erreichen der maximalen Arzneistoffkonzentration im Plasma (t_{max}).

Diese pharmakokinetischen Größen beschreiben die Absorption eines Arzneistoffs in Ausmaß und Geschwindigkeit.

Fläche unter der Plasmakonzentrations-Zeit-Kurve (AUC)

Die AUC gilt als Hauptzielgröße in der Bestimmung der Bioverfügbarkeit. Sie beschreibt das Ausmaß der Absorption eines Arzneistoffs. Abweichungen in der absorbierten und

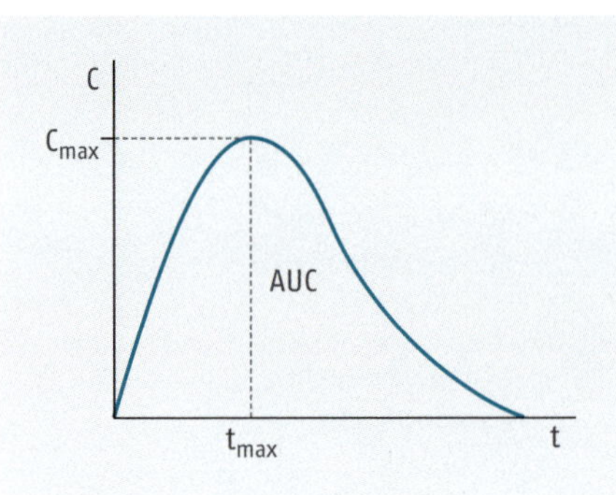

Abb. 5.71 Zielgrößen zur Beurteilung der Bioverfügbarkeit. Nach Blume und Mutschler **AUC** Fläche unter der Plasmakonzentrations-Zeit-Kurve, C_{max} maximale Plasmakonzentration, t_{max} Zeit bis zum Erreichen von C_{max}

damit verfügbaren Arzneistoffmenge sind an entsprechenden Unterschieden in den Flächen unter den Kurven erkennbar. Sie wird meist nach der Trapezregel (▸ Kap. 4.4.2) ermittelt. Messpunkte für die AUC sind allenfalls bis zur Bestimmungsgrenze von Wirkstoff oder Metabolit zu erhalten. Es verbleibt eine Restfläche AUC_{last} (Abb. 5.72), die durch Extrapolation berechnet werden kann. Dazu kann die aus der Integration der Eliminationsfunktion 1. Ordnung gewonnene Beziehung $AUC = C_t \cdot k_e^{-1}$ herangezogen werden, wobei $C_t = C_{last}$ gesetzt wird und k_e die terminale Eliminationsgeschwindigkeitskonstante darstellt.

Als eine weitere Methode zur Bestimmung der AUC ist die modellabhängige Datenanalyse zu nennen, die allerdings die genaue Kenntnis des für den betreffenden Arzneistoff zutreffenden Kompartimentmodells voraussetzt (z. B. pharmakokinetische Gleichungen des Ein- oder Zwei-Kompartiment-Modells). Eine alleinige Bestimmung der AUC durch Kurvenanpassung im Rahmen von Bioverfügbarkeitsuntersuchungen wird von den Zulassungsbehörden nicht akzeptiert.

■ **MERKE** Die Zielgröße AUC beschreibt das Ausmaß der Resorption.

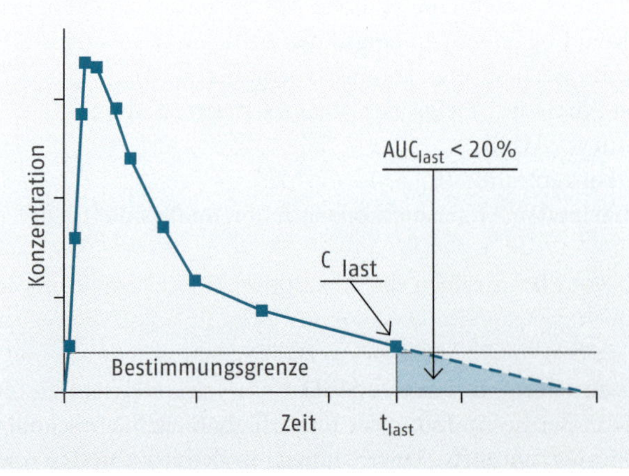

Abb. 5.72 Berechnung der AUC-Restfläche ab letztem Messpunkt. Nach Blume und Mutschler

Höhe der maximalen Arzneistoffkonzentration ($C_{p\ max}$)

Die maximale Arzneistoffkonzentration wird sowohl durch das Ausmaß als auch durch die Geschwindigkeit der Resorption beeinflusst. Der $C_{p\ max}$-Wert muss innerhalb des therapeutisch erforderlichen Bereichs liegen. Die Ermittlung der $C_{p\ max}$-Werte erfolgt in der Regel aus dem Verlauf der Blutspiegelkurven. Um mit hinreichender Präzision $C_{p\ max}$ bestimmen zu können, muss im Bereich der maximal erreichten Konzentration eine genügende Zahl von Messwerten vorhanden sein. Wie die AUC-Werte können auch die maximal erreichten Arzneistoffkonzentrationen unter den erwähnten Bedingungen über Kurvenanpassung berechnet werden. Aus den $C_{p\ max}$-Werten lässt sich die Intensität der zu erwartenden pharmakodynamischen Effekte bei Arzneistoffen abschätzen, die entsprechende Konzentrations-Wirkungs-Beziehungen aufweisen. Hierbei ist allerdings zu berücksichtigen, dass eine Korrelation zwischen der Höhe der aktuellen Plasmakonzentration und der Intensität des pharmakologischen Effekts bisher nicht bei allen Arzneistoffen (wie z. B. bei Steroiden, Spironolacton, Psychopharmaka) nachgewiesen werden konnte. Dies kann auf den Wirkungsmechanismus dieser Arzneistoffe zurückgeführt werden. Bei Arzneistoffen, die eine irreversible Wirkung ausüben, ist die Intensität weniger vom Plasmakonzentrations-Zeit-Verlauf ($C_{p\ max}$, t_{max}) als von der insgesamt resorbierten Menge (AUC) abhängig. So führte z. B. eine schnelle intravenöse Injektion von Acetylsalicylsäure im Vergleich zu einer Infusion über einen Zeitraum von 30 Minuten zwar zu ca. 180-fach höheren Plasmakonzentrationen, jedoch zu einem vergleichbaren Effekt in der Thrombozytenaggregation.

■ **MERKE** $C_{p\ max}$ wird sowohl durch das Ausmaß als auch durch die Geschwindigkeit der Resorption beeinflusst, aus den $C_{p\ max}$-Werten lässt sich häufig die Intensität der Wirkung abschätzen.

Zeit bis zum Auftreten der maximalen Arzneistoffkonzentration (t_{max})

Aus den t_{max}-Werten erhält man Rückschlüsse auf die Geschwindigkeitskomponente der Bioverfügbarkeit, z. B. auf die Geschwindigkeit der Liberation aus der Arzneiform und der Absorption und damit auf den zu erwartenden Wirkungseintritt.

Auch dieser Wert wird üblicherweise aus dem Kurvenverlauf entnommen oder mit den entsprechenden Funktionen berechnet. Um eine ausreichende Genauigkeit erzielen zu können, gilt auch hier, dass im Bereich von $C_{p\ max}$ genügend Messpunkte vorhanden sein müssen.

■ **MERKE** t_{max} beschreibt die Geschwindigkeit, mit der ein Arzneistoff in das Blut gelangt und gibt damit einen Hinweis auf den zu erwartenden Wirkungseintritt.

Zielgrößen bei Vorliegen von Urinausscheidungswerten

Wird die Bioverfügbarkeit über die Urinausscheidung eines Arzneistoffes bestimmt, so ist die Zielgröße die **insgesamt ausgeschiedene Menge** des unveränderten Arzneistoffs oder/und seiner Metaboliten. Sie stellt ein Maß für die insgesamt resorbierte Arzneistoffmenge dar. Hierzu sollte der gesamte Urin über mindestens 10 Eliminationshalbwertszeiten des zu bestimmenden Arzneistoffs gesammelt werden. Als weitere Zielgröße ist die **Urinausscheidungsrate** (ausgeschiedene Menge/Zeiteinheit) zu nennen, die einen Hinweis auf

Tab. 5.15 Zielgrößen zur Beurteilung der Bioverfügbarkeit von Arzneimitteln

	Einmalapplikation	Mehrfachapplikation
Schnellfreisetzende Arzneiformen		
Ausmaß	AUC	AUC_{τ}
Geschwindigkeit	$C_{p\,max}$, t_{max}	$C^{ss}_{p\,max}$, t_{max}
Retard-Arzneiformen		
Ausmaß	AUC	AUC_{τ}
Geschwindigkeit	$C_{p\,max}$	$C^{ss}_{p\,max}$
Retardierung	HVD, MRT	AUC-Fluktuation
Fluktuation		PTF

die Resorptionsgeschwindigkeit gibt. Die graphische Darstellung der Urinausscheidungsrate zeigt eine dem Plasmakonzentrationsverlauf entsprechende Kurve. Allerdings ist eine große Anzahl von Urinproben mit ausreichend großem Volumen erforderlich, die in der Praxis nur mit großen Problemen zuverlässig erhalten werden kann.

Zielgrößen für Retard-Arzneimittel

Bei der Beurteilung von Retardpräparaten müssen die Ziele, die mit der Formulierung von Retardpräparaten angestrebt werden, berücksichtigt werden. Es sind dies im Wesentlichen:

- verlängerte Wirkdauer und eine damit verbundene geringere Applikationsfrequenz, die zu einer verbesserten Compliance führt,
- verringerte Fluktuation der Plasmakonzentrationen durch verzögerte Freisetzung.

So können durch eine kontrollierte Wirkstofffreigabe und damit einen gleichmäßigeren Plasmakonzentrations-Zeit-Verlauf auch die Häufigkeit und Intensität unerwünschter Wirkungen, die durch zu hohe Plasmakonzentrationen verursacht werden, vermieden werden.

Zielgrößen nach Einmalapplikation. Neben AUC und $C_{p\,max}$ müssen Parameter ermittelt werden, die den Retardcharakter und bei Mehrfachapplikation die Schwankungen der Plasmakonzentrationen zwischen zwei Dosierungen beschreiben (Tab. 5.15).

Das Ausmaß der Retardierung wird im Vergleich zu einer per os applizierten Lösung des Arzneistoffs oder einer schnellfreisetzenden Formulierung bestimmt.

Als Zielgröße zur Beurteilung der Retardierung wird häufig die Plateauzeit verwendet. Sie gibt die Zeitdauer an, während der die Plasmakonzentrationen oberhalb eines bestimmten festgelegten Wertes liegen. So gibt die Halbwertsdauer (HVD) den Zeitraum an, in dem die Konzentration über der halbmaximalen Plasmakonzentration (½ $C_{p\,max}$) liegt. Die Ermittlung der Halbwertsdauer ist jedoch nicht unkritisch, da sie auf dem i. Allg. nicht exakt zu erfassenden $C_{p\,max}$-Wert beruht. Bei Kenntnis der minimalen effekti-

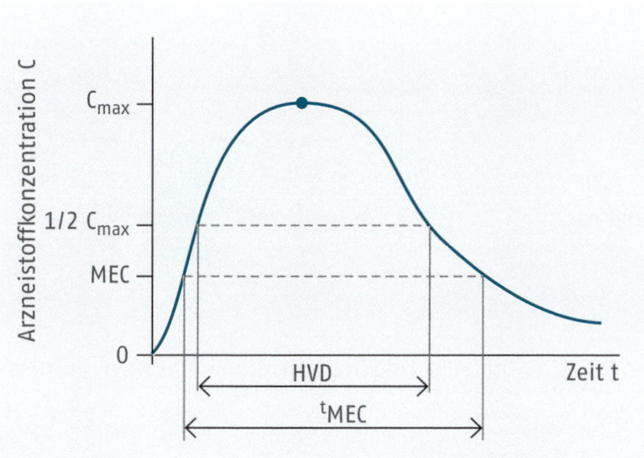

o Abb. 5.73 Darstellung der Zielgrößen Halbwertsdauer (HVD) und t_{MEC}

ven Wirkstoffkonzentration kann die Plateauzeit auch auf diese Größe bezogen werden (t_{MEC}) (o Abb. 5.73).

Weitere Möglichkeiten, die Retardierungsgrad zu quantifizieren, sind die Bestimmung der Mittleren Absorptionszeit (MAT) (o Gleichung 5.24) und der Mittleren Verweilzeit (MRT) (o Gleichung 5.23), die mithilfe der statistischen Momenttheorie bestimmt werden. Während die MAT die durchschnittliche Verweildauer eines Arzneistoffmoleküls im Gastrointestinaltrakt charakterisiert, beschreibt die MRT die Verweildauer im gesamten Organismus.

$$\text{MRT} = \frac{\text{AUMC}}{\text{AUC}}$$ Gleichung 5.23

$$\text{MAT} = \text{MRT}_{\text{po}} - \text{MRT}_{\text{iv}}$$ Gleichung 5.24

Da die Plasmakonzentrations-Zeit-Kurven häufig sehr flach verlaufen, wird auf eine Bewertung von t_{max} üblicherweise verzichtet.

Zielgrößen nach Mehrfachapplikation. Als Zielgrößen zur Beschreibung der Schwankungen der Plasmakonzentrationen werden mehrere Größen vorgeschlagen, wobei die prozentuale Peak-trough-Fluktuation (PTF) bisher am häufigsten eingesetzt wird. Sie beschreibt die Schwankungen zwischen der maximalen ($C^{ss}_{p\,max}$) und minimalen Plasmakonzentration am Ende eines Dosierungsintervalls ($C^{ss}_{p\,min}$) im steady state im Verhältnis zur mittleren Steady-state-Konzentration ($C^{ss}_{p\,av}$) (o Gleichung 5.25). Bei der Berechnung des sog. prozentualen Swing (PTS) wird als Bezugsgröße die minimale Plasmakonzentration eingesetzt (o Gleichung 5.26).

$$\text{PTF, \%} = \frac{C^{ss}_{p\,max} - C^{ss}_{p\,min}}{C^{ss}_{p\,av}} \cdot 100$$ Gleichung 5.25

$$\text{PTS, \%} = \frac{C^{ss}_{p\,max} - C^{ss}_{p\,min}}{C^{ss}_{p\,min}} \cdot 100$$ Gleichung 5.26

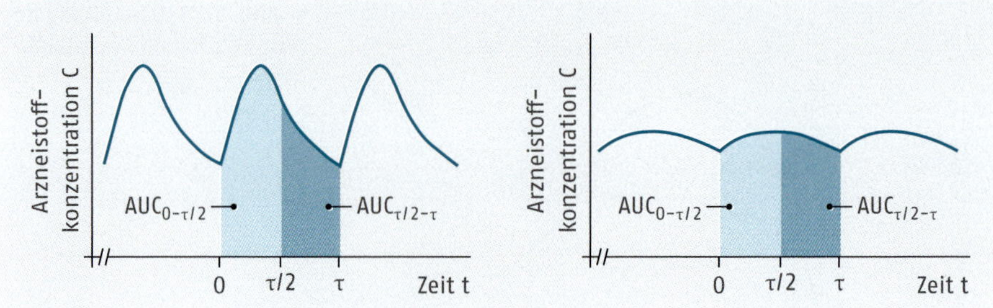

Abb. 5.74 Darstellung der Zielgröße AUC_{ratio} nach Mehrfachapplikation eines Arzneimittels

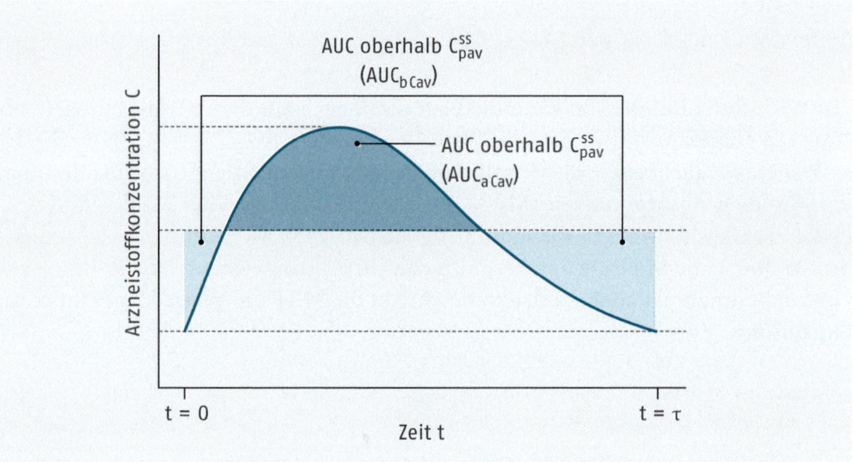

Abb. 5.75 Darstellung der Zielgröße AUC-Fluktation nach Mehrfachapplikation eines Arzneimittels

Diese Zielgrößen sind in starkem Maße von den experimentell zu bestimmenden Werten $C^{ss}_{p\,max}$ und $C^{ss}_{p\,min}$ abhängig. Aus diesem Grund kann insbesondere der prozentuale Swing relativ große Streuungen aufweisen.

Die AUC_{ratio} beschreibt das Verhältnis zwischen den Flächen in der ersten Hälfte $AUC_{0-\tau/2}$ und in der zweiten Hälfte $AUC_{\tau/2-\tau}$ des Dosierungsintervalls und ist somit in erster Linie von der Geschwindigkeit der Resorption abhängig (Gleichung 5.27) (Abb. 5.74). Ein Wert von nahe 1 bedeutet, dass ein relativ gleichmäßiger Plasmakonzentrationsverlauf innerhalb des gesamten Dosierungsintervalls vorliegt.

$$AUC_{ratio} = \frac{AUC_{0-\tau/2}}{AUC_{\tau/2-\tau}} \qquad \text{Gleichung 5.27}$$

Zur Charakterisierung des Retardierungsgrades ist die Zielgröße AUC-Fluktuation gut geeignet. Sie wird aus den Flächenanteilen oberhalb ($AUC_{a\,Cav}$) und unterhalb ($AUC_{b\,Cav}$) der durchschnittlichen Steady-state-Konzentration berechnet und ist damit unabhängig von den einzelnen Konzentrationswerten, die teilweise mit erheblichen Fehlern behaftet sein können (Gleichung 5.28, Abb. 5.75).

$$\text{AUC} - \text{Fluktuation, } \% = \frac{\text{AUC}_{\text{a Cav}} + \text{AUC}_{\text{b Cav}}}{\text{AUC}} \cdot 100$$ Gleichung 5.28

■ **MERKE** Bei der Beurteilung von Retardpräparaten müssen neben der Bestimmung der AUC und $C_{p\ max}$ bzw. $C^{ss}_{p\ av}$ auch solche Parameter berücksichtigt werden, die den Retardcharakter (HVD, t_{MEC}, MRT) und bei Mehrfachapplikation die Schwankungen der Plasmakonzentrationen (PTF, PTS, AUC-Fluktuation) beschreiben.

5.3.3 Bioäquivalenzstudien

Arzneimittel mit identischen Wirkstoffen gelten als bioäquivalent, wenn sie sich in ihrer Bioverfügbarkeit nicht oder nur geringfügig unterscheiden. Die Unterschiede dürfen nicht zu einer therapeutischen Inäquivalenz führen, damit eine Substitution während einer bereits bestehenden Therapie möglich ist (s. Definition Bioäquivalenz und Therapeutische Äquivalenz, ▸ Kap. 5.1).

Die Bestimmung der Bioverfügbarkeit – insbesondere mit dem Ziel der Bewertung der Bioäquivalenz verschiedener Präparate mit gleichem Wirkstoff – ist an eine Reihe von Voraussetzungen geknüpft:

- Proportionalität zwischen der Fläche unter der Plasmakonzentrations-Zeit-Kurve und der applizierten Dosis sowie Unabhängigkeit von der Reaktionsordnung und -geschwindigkeit der Absorption bestehen nur, wenn
  - die Eliminationsgeschwindigkeit dem Geschwindigkeitsgesetz einer Reaktion 1. Ordnung gehorcht,
  - die Bindung zwischen Wirkstoff und Plasmaeiweißen nicht abgesättigt ist,
  - ein gegebenenfalls vorliegender First-pass-Effekt nicht abgesättigt ist (▸ Kap. 6.4.7).
- Das Verhältnis von unverändertem Arzneistoff und Biotransformationsprodukten muss unabhängig von Dosis, Zubereitung und Verabreichungsart und -ort sein.
- Bei Vorliegen eines First-pass-Effekts darf der Flächenvergleich nur bei gleichem Applikationsweg vorgenommen werden.

■ **MERKE** Bioäquivalenzprüfungen sind vergleichende Studien zur relativen Bioverfügbarkeit.

Es handelt sich hierbei im Grunde genommen um In-vivo-Untersuchungen der Arzneistofffreisetzung und der anschließenden Absorption. Ziel dieser Untersuchungen ist es zu untersuchen, ob ein Arzneistoff aus Arzneimitteln, die den gleichen Wirkstoff in gleicher Dosierung enthalten und auf gleichem Weg appliziert werden, in vergleichbarer Weise freigesetzt und absorbiert wird. Somit soll der Einfluss der unterschiedlichen Darreichungsform geprüft werden. Die Unterschiede können in der Hilfsstoffzusammensetzung und dem Herstellungsverfahren bestehen.

■ **MERKE** Ziel von Bioäquivalenzstudien ist es, den Einfluss unterschiedlicher Hilfsstoffzusammensetzung und Herstellungsverfahren bei wirkstoffgleichen Fertigarzneimitteln zu untersuchen.

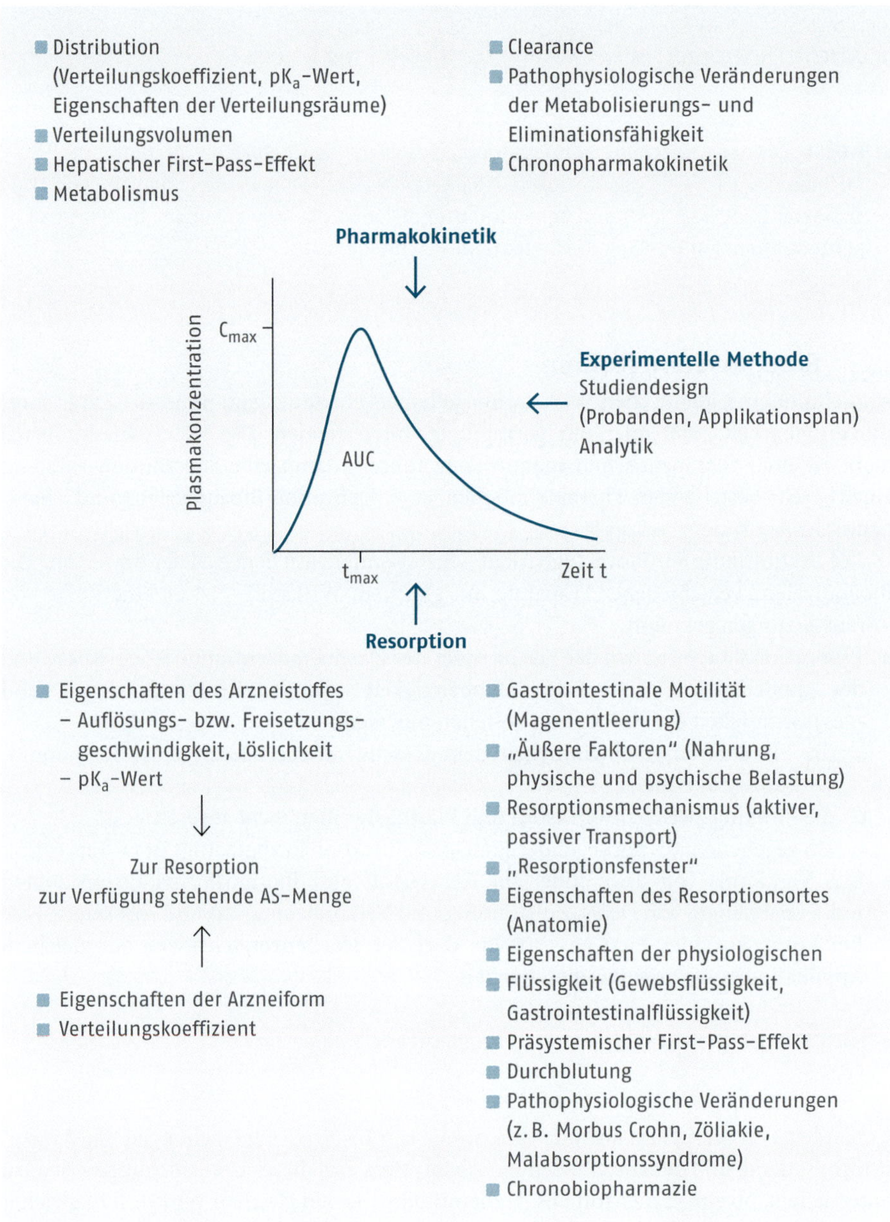

Abb. 5.76 Faktoren, die den Verlauf der Plasmakonzentrations-Zeit-Kurve beeinflussen können

Es handelt sich damit um einen Parameter der pharmazeutischen Qualitätskontrolle. Allerdings wird der Verlauf der Plasmakonzentrations-Zeit-Kurve nicht nur durch die Eigenschaften der Darreichungsform beeinflusst, sondern auch durch eine Vielzahl sehr unterschiedlicher anderer Faktoren (Abb. 5.76). Deshalb muss durch eine strenge Standardisierung (Versuchsplan, Probanden) versucht werden, den Einfluss dieser Faktoren, die eigentlich nicht untersucht werden sollen, zu verringern. Die Formulierungseffekte müssen von den anderen Effekten unterschieden werden können.

Studienanlage und -durchführung

Belastungsplan

Aufgrund der großen interindividuellen Unterschiede des menschlichen Organismus bezüglich Absorption, Verteilung, Metabolismus und Exkretion eines Wirkstoffes wird der „Cross-over-Versuch" („Überkreuzversuch", intraindividueller Vergleich) allgemein als geeignete Studienanlage betrachtet, d. h., jede Versuchsperson erhält nacheinander Testformulierung (T) und Referenzformulierung (R), wobei sie zufällig den Applikationsfolgen (TR bzw. RT) zugeordnet wird (Randomisierung). Es handelt sich somit um einen intraindividuellen Vergleich. Hierbei ist eine geringere Streuung der zu vergleichenden Zielparameter als bei einem interindividuellen Vergleich von zwei Präparaten zu erwarten. Eine Randomisierung ist erforderlich, um einen Periodeneffekt zu vermeiden. Ein Periodeneffekt liegt dann vor, wenn der Applikationszeitpunkt des Test- bzw. Referenzpräparats zu unterschiedlichen Plasmakonzentrationen führt. Es muss deshalb sichergestellt werden, dass in jeder Applikationsperiode jedes der zu prüfenden Präparate an der gleichen Anzahl von Probanden untersucht wird (◘ Tab. 5.16). Die im Versuchsplan sich wiederholende Grundeinheit wird als lateinisches Quadrat bezeichnet (◘ Tab. 5.17). Es ist zu erkennen, dass die Anzahl der Probanden im Cross-over-Versuch beim Vergleich von

◘ **Tab. 5.16** Randomisiertes Cross-over-Design zur Bioäquivalenzprüfung eines Testpräparats (T) mit 12 Probanden

Proband	Versuchsperiode	
Nr.	I	II
1	R	T
2	T	R
3	R	T
4	T	R
5	R	T
6	T	R
7	R	T
8	T	R
9	R	T
10	T	R
11	R	T
12	T	R

T: Testpräparat
R: Referenzpräparat

▫ **Tab. 5.17** Lateinisches Quadrat eines Cross-over-Design zur Prüfung von zwei Präparaten

Proband	Versuchsperiode	
Nr.	I	II
1	R	T
2	T	R

T: Testpräparat
R: Referenzpräparat

zwei Präparaten ein Vielfaches von 2 sein muss, allgemein ein Vielfaches der Dimension des lateinischen Quadrates, die durch die Anzahl der Prüfpräparate festgelegt wird.

Bei Arzneimitteln mit sehr langsamer Elimination kann ein Parallelgruppenvergleich sinnvoll sein, um einen Periodeneffekt zu vermeiden. Allerdings wird infolge der interindividuell meist höheren Variabilität eine größere Anzahl an Probanden (größerer Stichprobenumfang) erforderlich sein.

▪ **MERKE** Bioäquivalenzstudien werden in der Regel als intraindividueller Vergleich der zu prüfenden Präparate durchgeführt (Cross-over-Design).

Auswaschphase

Das genannte Studien-Design ist nur sinnvoll, wenn zum Zeitpunkt der zweiten Arzneimittelapplikation kein Arzneistoff der ersten Gabe in den Proben nachweisbar ist. Die dazu notwendige Frist (wash-out-period) ist durch die Pharmakokinetik der Wirkstoffe, in erster Linie durch deren Elimination gegeben. Soweit nicht Liberationsverzögerung über eine Flip-Flop-Kinetik eine scheinbar langsamere Elimination bestimmt, ist in der reinen Eliminationsphase damit zu rechnen, dass der Arzneistoff nach 5–6 Eliminationshalbwertszeiten praktisch vollständig ausgeschieden ist.

Aus physiologischen Gründen wird empfohlen, für die Auswaschphase einen Zeitraum von einer Woche nach Möglichkeit nicht zu unterschreiten. Danach haben sich in der Regel die durch die Blutentnahmen (Verlust an Plasmaproteinen) und ggf. durch die Arzneimittelwirkung (z. B. Enzyminduktion) verursachten Veränderungen zurückgebildet.

Analytik

Messpunkte, aus denen Plasmakonzentrations-Zeit-Kurven entwickelt werden sollen, müssen in ausreichender Anzahl und zu den richtigen Zeiten gewonnen werden. Allgemein gelten 13–15 Messpunkte je Kurve als ausreichend, 3–5 davon sollten in der Absorptionsphase liegen, 2–3 im Bereich des Kurvenmaximums und 5–8 in der Eliminationsphase. Eine genaue Erfassung der Eliminationsphase ist erforderlich, um mit ausreichender Genauigkeit die terminale Eliminationskonstante bestimmen zu können, die zur Abschätzung der Restfläche (Fläche nach dem letzten Messpunkt) erforderlich ist. In der terminalen Eliminationsphase (log-lineare Phase) sollten 3–4 Messpunkte liegen. Die extrapolierte Restfläche darf nicht mehr als 20 % der Gesamtfläche unter der Plasmakonzentrations-Zeit-Kurve betragen. Damit werden an die Empfindlichkeit der analytischen

Methode hohe Anforderungen gestellt, denn dadurch wird bestimmt, wie lange die Arzneistoffkonzentration mit ausreichender Präzision im Blut bestimmt werden kann. Die zeitliche Verteilung der Messpunkte ist abhängig von den pharmakokinetischen Eigenschaften des Arzneistoffs und den Eigenschaften der Arzneiform (schnellfreisetzende Zubereitungen/Retardarzneiformen). Der Messzeitraum sollte mindestens drei Halbwertszeiten der Elimination betragen, damit die terminale Eliminationsphase mit ausreichender Genauigkeit bestimmt werden kann.

Hinreichende Selektivität der Bestimmungsmethode ist eine entscheidende analytische Voraussetzung, vor allem mit Blick auf die Trennung von Arzneistoff und Metaboliten.

Empfindlichkeit und Präzision des Verfahrens bestimmen sehr wesentlich die Sicherheit, mit der die Bioäquivalenzentscheidung (s. u.) begründet werden kann. Die Bestimmungsgrenze sollte möglichst niedrig sein und nicht mehr als ein Zehntel des $C_{p\,max}$-Wertes betragen.

Bei Arzneistoffen mit sehr langer Halbwertszeit kann die Beurteilung der Bioäquivalenz auch über Teilflächen erfolgen. In diesem Fall sollen die Messpunkte so liegen, dass ein Vergleich der Resorptionsphase möglich ist.

■ **MERKE** Die zur quantitativen Bestimmung des Arzneistoffes eingesetzte Analytik muss ausreichend selektiv, sensitiv und präzise sein.

Einnahmebedingungen

Da eine Vielzahl anderer Faktoren als die zu prüfende Freisetzung des Arzneistoffs aus der Darreichungsform und die anschließende Absorption den Verlauf der Plasmakonzentrations-Zeit-Kurve bestimmen, müssen Bioäquivalenzstudien streng standardisiert werden (○ Abb. 5.76). So beeinflussen Modalitäten und Randbedingungen der Einnahme die Bioverfügbarkeit des Wirkstoffs u. U. erheblich. Hier ist zuerst an Nahrungseinflüsse zu denken (▸ Kap. 7.5). Einerseits ist eine Verminderung der Bioverfügbarkeit, andererseits aber auch eine Verbesserung der Bioverfügbarkeit z. B. bei Arzneistoffen mit hohem First-pass-Effekt (z. B. Propranolol, Nifedipin) oder durch fettreiche Nahrung beobachtet worden. Letztere Effekte sind auf eine Hemmung der Biotransformation, vor allem des First-pass-Metabolismus durch Nahrungsbestandteile (einschließlich Xenobiotika), auf die Steigerung der Leberdurchblutung und die Anregung der Gallesekretion zurückzuführen. Zusätzlich ist zu berücksichtigen, dass in Abhängigkeit von der Zusammensetzung und Menge der gleichzeitig aufgenommenen Nahrung die Magenverweilzeit des Arzneimittels verlängert wird.

Eine besondere Bedeutung hat der Nahrungseinfluss bei Retardformen. Durch Nahrungsaufnahme bedingte Veränderungen der physiologischen Verhältnisse im Gastrointestinaltrakt, wie beispielsweise Erhöhung des pH-Werts im Magen, Veränderung der Motilität, Erhöhung der Durchblutung und vermehrte Gallesekretion, können die Bioverfügbarkeit von retardierten Arzneiformen beeinflussen, weil die Arzneistofffreisetzung über einen längeren Zeitraum erfolgt. Zusätzlich ist eine direkte Wechselwirkung zwischen bestimmten Nahrungsbestandteilen (z. B. Fett, lösungsvermittelnde Substanzen) und dem retardierenden Prinzip der Arzneiform möglich, die zu einer unbeabsichtigten Freisetzung des Arzneistoffs führen kann. Da die applizierte Arzneistoffmenge im Allgemeinen größer ist, müssen bei einer unbeabsichtigten schnellen Freisetzung des

Arzneistoffs (dose dumping) zum Teil ausgeprägte unerwünschte Wirkungen befürchtet werden. Der mögliche Nahrungsmittel-Effekt (food effect) muss deshalb bei Retard-Arzneiformen untersucht werden.

Eine wichtige Rolle kommt der Gabe hinreichender Flüssigkeitsmengen gemeinsam mit den Arzneizubereitungen zu, insbesondere bei Arzneistoffen mit relativ geringer Löslichkeit. Die Menge sollte mindestens 150 ml betragen, nach der Richtlinie der amerikanischen Zulassungsbehörde (FDA) 250 ml. Es sollten keine Flüssigkeiten und Nahrung aufgenommen werden, deren Bestandteile den Kreislauf, Magen-Darm-Trakt, Leber, Nierenfunktion beeinflussen können, ebenso können Interaktionen mit Alkohol, xanthinhaltigen Getränken und bestimmten Fruchtsäften (Grapefruit-Saft) auftreten. Insgesamt begründet diese Situation die Forderung nach streng standardisierter Applikation der Prüfpräparate an den einzelnen Studientagen mit Blick auf

- Einnahmezeitpunkt (zirkadiane, chronopharmakokinetische Effekte),
- Applikationsbedingungen (Applikationszeitpunkt relativ zur Mahlzeit, Zusammensetzung und Menge der Mahlzeit, Flüssigkeitsmenge),
- Verhalten des Probanden während der Studie (zusätzliche Nahrungsaufnahme, körperliche Betätigung).

MERKE Die Studienbedingungen müssen standardisiert werden, z. B. Applikationsbedingungen (Applikationszeitpunkt relativ zur Mahlzeit, Zusammensetzung der Mahlzeit, Flüssigkeitsmenge) und das Verhalten des Probanden während der Studie (zusätzliche Nahrungsaufnahme, körperliche Betätigung).

Probandenauswahl

Lebensalter, Körpergewicht, Erkrankungen, Alkoholkonsum und Rauchen verändern wichtige pharmakokinetische Parameter. Daher ist eine gezielte Auswahl der Probanden notwendig, um die durch die Probanden verursachte Streuung der Plasmakonzentrationen möglichst gering zu halten. An einer Bioäquivalenzstudie nehmen deshalb in der Regel nur gesunde Versuchspersonen teil. Eine Ausnahme besteht, wenn für die Probanden durch den pharmakologischen Effekt und dessen mögliche unerwünschte Wirkungen ein zu hohes Risiko besteht. In diesen Fällen müssen Patienten in die Studie einbezogen werden.

Für den Normalfall gelten folgende Anforderungen an die Probanden (Prüfung von Arzneimitteln für die Geriatrie oder Pädiatrie bedingt Abweichungen):

- gesunde Probanden (belegt durch umfassende medizinische Untersuchungen und Laboruntersuchungen),
- Alter mindestens 18 Jahre,
- Körpergewicht innerhalb des Body-Mass-Index von 18,5 bis 30 kg/m^2,
- Probanden beiderlei Geschlechts,
- Nichtraucher (bevorzugt), kein Alkohol- und Drogenabusus,
- Probanden eines bestimmten Phäno- bzw. Genotyps bei Arzneistoffen, die in ihrer Metabolisierung vom genetischen Polymorphismus abhängig sind.

Die Mindestzahl der für eine Bioäquivalenzstudie benötigten Probanden wird durch unterschiedliche Faktoren, wie gefordertes Signifikanzniveau, erwarteter Unterschied zwischen Referenz-Präparat und Testpräparat, geforderte Power (β-Fehler), bestimmt, insbesondere durch die geschätzte Varianz der Studienergebnisse. Diese zu erwartende Varianz der AUC als primäre Zielgröße wird aus früheren Untersuchungen mit dem betreffenden Arzneistoff oder publizierten Daten abgeleitet, in einigen Fällen ist eine Pilotstudie erforderlich, um die Variabilität zu bestimmen. Die erforderliche Probandenzahl kann nomographisch geschätzt werden (o Abb. 5.77), sie sollte allerdings mindestens 12 betragen. An dem von Fluehler et al. (1983) vorgeschlagenen Nomogramm wird deutlich, dass die Variabilität der Ergebnisse einen sehr großen Einfluss auf die erforderliche Probandenzahl hat. So sind beispielsweise bei einer mittleren relativen Bioverfügbarkeit des Testpräparats von 90 % und bei einem Variationskoeffizienten von 20 % 20 Probanden erforderlich, um mit einer Wahrscheinlichkeit von 95 % Bioäquivalenz nachweisen zu können. Bei einem Variationskoeffizienten von 15 % verringert sich die erforderliche Probandenzahl auf 12.

Kriterien der Bioäquivalenzentscheidung

Bei der Auswertung von Bioäquivalenzstudien muss deren Zielsetzung beachtet werden. Ziel von Bioäquivalenzstudien ist der Nachweis, dass Präparate mit gleichem Arzneistoff in gleicher Dosierung ausgetauscht werden können, ohne dass für den Patienten die Gefahr besteht, dass die Wirkung und Verträglichkeit sich therapierelevant ändert. Deshalb müssen bei der Bewertung vorhandener Unterschiede zwischen Test- und Referenzpräparat sowohl

- die Eigenschaften des Arzneistoffs und der Arzneiform als auch
- das therapeutische Ziel berücksichtigt werden.

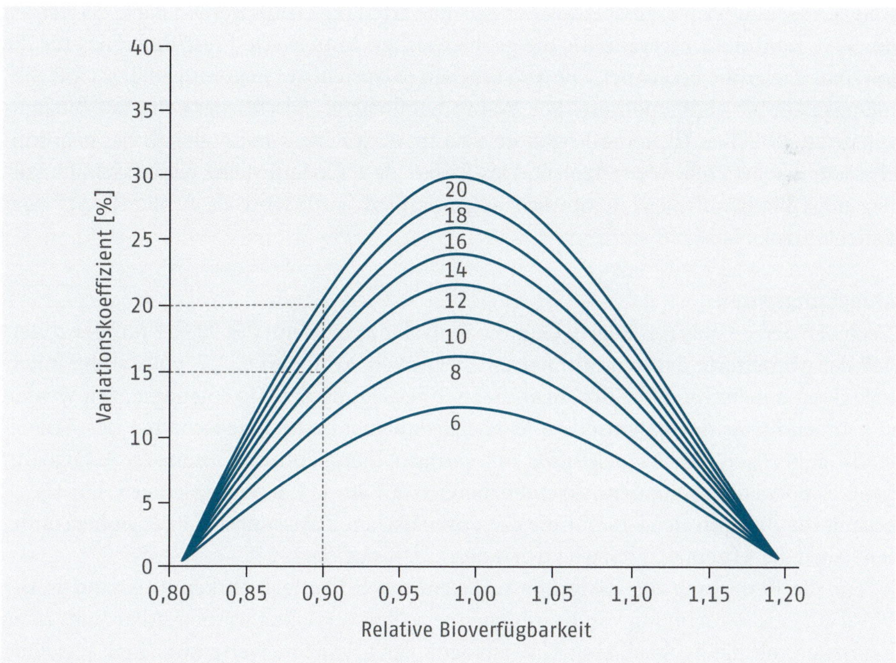

o Abb. 5.77 Nomogramm zur Abschätzung der erforderlichen Probandenzahl in Abhängigkeit vom Variationskoeffizienten und der ermittelten Bioverfügbarkeit; die Wahrscheinlichkeit, eine positive Bioäquivalenzentscheidung treffen zu können, beträgt 95 %. Modif. nach Fluehler et al.

Ist ein rascher Wirkungseintritt (z. B. bei Analgetika, Antidiabetika) erwünscht, können bereits kleine Unterschiede in den t_{max}-Werten therapierelevant sein. Ist das Arzneimittel dagegen zur Dauermedikation vorgesehen, so sind kleine Unterschiede in den t_{max}-Werten für die Plasmakonzentrationen ohne Bedeutung.

■ **MERKE** Der intraindividuelle Vergleich der nach Gabe des Test- und Referenzpräparats erhaltenen AUC-Werte ($AUC_{Test}/AUC_{Referenz}$) bildet die Grundlage der Bioäquivalenzentscheidung.

Zusätzlich werden bei der vergleichenden Beurteilung $C_{p\,max}$ und t_{max} berücksichtigt. Bei diesen Zielgrößen muss eine größere Variabilität akzeptiert werden, da die Werte im Allgemeinen direkt aus dem Plasmakonzentrations-Zeit-Verlauf ermittelt werden.

Statistische Auswertung

Die allgemeingültige Aussage, ob zwei Präparate auf der Grundlage der Untersuchung eines Probandenkollektivs (Stichprobe) bioäquivalent sind, wird mithilfe statistischer Methoden getroffen. Hierbei ist es das Ziel abzuschätzen, wie groß der Unterschied in den biopharmazeutischen Zielgrößen zwischen Test- und Referenzpräparat ist. Die Berechnung von Vertrauensbereichen für den zu erwartenden Unterschied zwischen den Präparaten stellt deshalb eine adäquate Auswertung dar. Für die statistische Auswertung von Bioäquivalenzuntersuchungen werden die logarithmierten Werte von AUC und $C_{p\,max}$ eingesetzt, da damit die an parametrische statistische Verfahren (Varianzanalyse, ANOVA) geknüpfte Voraussetzung der Normalverteilung erfüllt werden kann. Es werden die 90 %-Konfidenzintervalle für die geometrischen Mittelwerte (Test/Referenz) für die jeweilige Zielgröße berechnet. Dieses Vorgehen entspricht zwei einseitigen Tests mit Bioinäquivalenz als Nullhypothese. Die Wahrscheinlichkeit, fälschlicherweise auf Bioäquivalenz zu schließen (d. h. die Präparate sind in Wirklichkeit nicht gleich), ist behördlicherseits auf maximal 5 % festgelegt. Das Risiko, dass Bioäquivalenz bei tatsächlich vorliegender Bioinäquivalenz irrtümlich angenommen wird, wird als Fehler 1. Art oder Patientenrisiko bezeichnet.

Akzeptanzgrenzen

Nach den derzeit gültigen Regeln liegt Bioäquivalenz vor, wenn das 90 %-Konfidenzintervall der Mittelwerte der logarithmierten Zielgrößen AUC und $C_{p\,max}$ vollständig innerhalb des Bereichs von 80–125 % liegt. Bei der Festlegung der Akzeptanzgrenzen werden zunehmend pharmakokinetische und pharmakodynamische Eigenschaften des Arzneistoffs einbezogen. Bei Arzneistoffen mit geringer therapeutischer Breite (z. B. Digoxin) kann es notwendig sein, den Akzeptanzbereich auf 90–111 % zu verkleinern. Für $C_{p\,max}$ erlaubt die Bioäquivalenz-Richtlinie der europäischen Zulassungsbehörde in begründeten Fällen die Akzeptanzgrenzen zu erweitern, z. B. auf 70–133 %.

Für die Bewertung der Zielgröße t_{max} kann nach heutigem Erkenntnisstand in der Regel auf eine Berechnung von Konfidenzintervallen verzichtet werden. Allerdings ist zu beurteilen, ob die beobachteten Unterschiede der t_{max}-Mittelwerte zwischen Test- und Referenzzubereitung von therapeutischer Bedeutung sein könnten. Hierbei müssen sowohl der Arzneistoff als auch das therapeutische Ziel berücksichtigt werden. So können z. B. bei einem oralen Antidiabetikum oder Analgetikum bereits kleine Abweichungen der t_{max}-Werte zu therapierelevanten Unterschieden führen, während diese bei einem

Antibiotikum oder Antirheumatikum vernachlässigbar wären. Eine statistische Bewertung ist nur dann sinnvoll, wenn erwünschte oder unerwünschte Wirkungen mit dem Anfluten des Arzneistoffs korrelieren. In solchen Fällen werden wiederum die 90 %-Konfidenzintervalle anhand der nichttransformierten Werte mithilfe verteilungsunabhängiger (nichtparametrischer) Verfahren berechnet. Diese müssen dann innerhalb der vorher unter klinischen Aspekten festgelegten Akzeptanzgrenzen liegen.

■ **MERKE** Für die Bewertung der Zielgröße t_{max} ist zu beurteilen, ob die beobachteten Unterschiede der t_{max}-Mittelwerte zwischen Test- und Referenzzubereitung von therapeutischer Bedeutung sein könnten.

Bei der Festlegung der Akzeptanzgrenzen werden zunehmend pharmakokinetische und pharmakodynamische Eigenschaften des Arzneistoffs berücksichtigt (z. B. Michaelis-Menten-Kinetik, therapeutische Breite, Indikation), da bei einigen Arzneistoffen die Akzeptanzgrenzen als zu großzügig angesehen werden und bei einer generischen Substitution teilweise die Therapiesicherheit nicht mehr gewährleistet werden kann. Die europäische Zulassungsbehörde (EMA) hat deshalb engere Akzeptanzgrenzen für die EU-weite Zulassung einiger Generika festgelegt. So wird bei Arzneistoffen mit enger therapeutischer Breite (**narrow therapeutic index drugs**, NTID) der Akzeptanzbereich für AUC und C_{max} auf 90–111 % eingeschränkt. Als Beispiele für NTID sind Antiarrhythmika, Psychopharmaka, Schilddrüsenhormone (Levothyroxin), Antiepileptika (z. B. Carbamazepin, Phenytoin), Theophyllin-haltige Depotformulierungen, orale Antikoagulanzien, Immunsuppressiva (z. B. Azathioprin, Ciclosporin, Tacrolimus) und Opioide (in TTS und peroralen Retard-Formulierungen) zu nennen. Die beobachteten Probleme sind allerdings häufig nicht auf die geringe therapeutische Breite des Arzneistoffs, sondern auf die unterschiedliche Galenik der Präparate zurückzuführen, denn hierin dürfen sich Generika unterscheiden.

Bei Arzneistoffen, bei denen die intraindividuelle Variabilität in den Plasmakonzentrationen (AUC, C_{max}) sehr hoch ist (> 30 %, **highly variable drugs**, HVD) darf hingegen der Akzeptanzbereich für C_{max} auf maximal 70–143 % erweitert werden. Als Beispiele für HVD sind ACE-Hemmer, Calciumkanalblocker, Statine und Bisphosphonate zu nennen.

Bewertung nichtsystemisch wirkender Arzneimittel

Bei der Bewertung der Bioäquivalenz nichtsystemisch wirkender Arzneimittel müssen deren Besonderheiten berücksichtigt werden (Definition der Bioverfügbarkeit lokal wirksamer Arzneimittel, ▸ Kap. 5.1). Eine systemische Verfügbarkeit der Wirkstoffe ist bei diesen Arzneimitteln unerwünscht. Beispiele für meist lokal wirksame Arzneimittel sind Dermatika, Inhalationsarzneimittel (Pulver oder Aerosole), Augentropfen, nasale, rektale und vaginale Arzneiformen, aber auch perorale Zubereitungen, die im Gastrointestinaltrakt wirken (z. B. Lokalantibiotika, Antazida, Anthelmintika). Nach Applikation dieser Arzneimittel müssen einerseits lokal ausreichend hohe Arzneistoffkonzentrationen erreicht werden. Andererseits sollen die Arzneistoffe die systemische Zirkulation aber nicht erreichen, um unerwünschte systemische Wirkungen zu vermeiden. Deshalb müssen auch bei diesen Arzneimitteln Plasmakonzentrations-Zeit-Profile erstellt werden, um nachzuweisen, dass nicht unbeabsichtigt Arzneistoffe resorbiert werden. So können Plasmakonzentrationsbestimmungen z. B. von Glucocorticoiden oder von Aluminium nach Applikation entsprechender Präparate notwendig sein, um das Risiko einer unbeabsichtigten Resorption über die Haut oder die Schleimhaut des Gastrointestinaltrakts zu bestimmen. Bei aluminiumhaltigen Arzneistoffen (z. B. Sucralfat) wird zwar ein geringer Teil des Aluminiums resorbiert, aber bei normaler Nierenfunktion wieder vollständig ausgeschieden. Hier kann es jedoch erforderlich sein, die Äquivalenz durch Serum-Aluminiumbestimmungen an Patienten mit eingeschränkter Nierenfunktion aus Sicherheitsgründen zu untersuchen. Ein weiteres Beispiel für die Notwendigkeit der Bestimmung von Plasmakonzentrationen ist die unerwünschte systemische Verfügbarkeit des β-Rezeptorenblockers Timolol nach Applikation von Augentropfen, die zu kardialen unerwünschten Wirkungen führen kann.

Klinische Studien

Der Nachweis der Bioäquivalenz von Dermatika muss in klinischen Studien erbracht werden, da die Möglichkeiten der Wirkungsbeeinflussung besonders vielfältig sind, insbesondere durch die Wechselwirkung zwischen Haut und Salbengrundlage (▸ Kap. 5.2.3). So besitzen die Hilfsstoffe eine wesentlich größere Bedeutung als bei festen Arzneiformen, da sie nicht nur die Freisetzung aus dem Vehikel beeinflussen, sondern auch die Penetration des Arzneistoffs in die Haut und die lokale Verträglichkeit. Allerdings gilt auch hier, dass klinische Prüfungen lokal wirksamer Arzneiformen sehr aufwendig sind. Zusätzlich besitzen auch klinische Studien nur eine begrenzte Aussagekraft, wobei neben der Größe des Probandenkollektivs die Möglichkeit der Standardisierung des Hautzustands der Probanden von sehr großer Bedeutung ist, da das Ergebnis davon abhängig ist. Deshalb werden insbesondere zur Bioäquivalenzbeurteilung dermaler Zubereitungen folgende alternative Methoden untersucht:

- Bestimmung pharmakodynamischer Parameter,
- Bestimmung pharmakokinetischer Parameter,
- In-vitro-Methoden.

Bestimmung pharmakodynamischer Parameter

Pharmakodynamische Parameter (z. B. UV-Erythemtest oder Abblassungstest bei Glucocorticoiden, Analgesietest bei Lokalanästhetika) werden zur Beurteilung der Bioverfügbarkeit herangezogen, allerdings sind diese in der Regel nur ein Surrogat-Parameter für den angestrebten Effekt. Dies gilt auch für die etablierte Methode des Vasokonstriktionstests, bei dem die nach Applikation von Glucocorticoiden zu beobachtende Abblassung der Haut (Blanching) gemessen wird. Es ist zu bedenken, dass die Hautabblassung nur ein Effekt von Glucocorticoiden ist, alle weiteren Effekte werden mit diesem Test nicht erfasst. Einige Glucocorticoide erzeugen nur eine schwache Hautabblassung, manche Patienten zeigen nur eine schwache oder keine Reaktion.

Um den Grad der Bronchodilatation nach Applikation von Arzneiformen zur Inhalation zu vergleichen, werden als pharmakodynamische Größen Lungenfunktionsparameter wie forciertes Exspirationsvolumen (FEV), mittelexspiratorische Atemstromstärke (MEFR) und forcierte Vitalkapazität (FVC) gemessen.

Bestimmung pharmakokinetischer Parameter

Pharmakokinetische Messungen gewinnen auch zur Prüfung von lokal wirksamen Arzneimitteln zunehmend an Bedeutung. So kann nach Anwendung dermaler Arzneizubereitungen die Arzneistoffaufnahme („uptake“) in das Stratum corneum und der Arzneistoffabtransport (Elimination) aus dem Stratum corneum in vivo gemessen werden (Dermatopharmakokinetik, DPK). Hierbei wird von der Hypothese ausgegangen, dass die Bioverfügbarkeit durch die Bestimmung der Menge an Arzneistoff im Stratum corneum in Zeitabhängigkeit erfolgen kann. Diese Annahme trifft zu, wenn entweder das Stratum corneum zugleich der Wirkort ist (z. B. bei Antimykotika) oder der Wirkort, z. B. die Epidermis, mit dem Stratum corneum in einem Fließgleichgewicht steht, wie z. B. bei Glucocorticoiden. Bei dieser Methode werden Schichten des Stratum corneums mittels eines Klebebandes (tape stripping) zu verschiedenen Zeitpunkten abgetragen, in denen die Konzentration des Arzneistoffs bestimmt wird. Nach Beendigung der Uptake-Phase wird die überschüssige Arzneistoffmenge entfernt und anschließend die Elimination des Arzneistoffs aus dem Stratum corneum bestimmt. Zwei Zubereitungen sind nach dieser Untersuchungsmethode dann bioäquivalent, wenn ihre Uptake- und Eliminationskurven innerhalb bestimmter Grenzen identisch sind. Interindividuelle Unterschiede werden ausgeschlossen, indem die Pharmakokinetik des Arzneistoffs aus den zu vergleichenden Formulierungen am selben Probanden zur selben Zeit geprüft wird.

Zur Beurteilung von topisch applizierten Antirheumatika und Antiphlogistika (z. B. Diclofenac) kann die Arzneistoffkonzentration am Wirkort (Synovialflüssigkeit und Synovialgewebe) gemessen werden.

In-vitro-Methoden

Mithilfe von In-vitro-Methoden wird im Wesentlichen geprüft, ob die Präparate eine ausreichende pharmazeutische Qualität aufweisen. Sie können klinische Studien bzw. Bioäquivalenzstudien jedoch nicht ersetzen.

Bei Dermatika werden die Freisetzung und die anschließende Penetration des Arzneistoffs mit künstlichen Membranen oder auch Humanhaut, in der Regel aus plastischen Operationen, geprüft. Als In-vitro-Methode bei Aerosolen ist die aerodynamische Teilchengrößenverteilung in sog. Kaskadenimpaktoren zur Beurteilung der Inhalierbarkeit zu nennen, in denen eine Abscheidung der Teilchen in Abhängigkeit von ihren aerodynamischen Eigenschaften erfolgt. Bei Antazida wird die Säurebindungskapazität untersucht. Gleiche Säurebindungskapazität muss jedoch nicht zwingend therapeutische Äquivalenz bedeuten, weil andere Bestandteile des Arzneimittels an der Wirksamkeit ebenfalls beteiligt sein können, z. B. durch Filmbildung an der Schleimhautoberfläche.

Die Ergebnisse dieser Methoden könnten zur Beurteilung der Bioverfügbarkeit eingesetzt werden, wenn eine Korrelation mit dem Ausmaß und der Geschwindigkeit, mit der der Arzneistoff am Wirkort verfügbar wird, nachgewiesen werden kann.

Insgesamt muss festgestellt werden, dass zurzeit der Nachweis der Austauschbarkeit von arzneistoffgleichen Präparaten mit lokaler Wirksamkeit mithilfe klinischer Studien erbracht werden muss, da die beschriebenen alternativen Methoden bislang nicht ausreichend validiert sind. Weiterhin lässt sich eine Korrelation zwischen den mit diesen Verfahren erhaltenen Ergebnissen und der Pharmakodynamik in vielen Fällen bisher noch nicht beweisen. Im Gegensatz zu Arzneimitteln mit systemischer Wirkung (AUC, $C_{p\,max}$, t_{max}) sind die Zielgrößen, die zur Entscheidung herangezogen werden sollen, noch nicht festgelegt.

Bewertung von Biosimilars (similar biological medicinal products)

Bei der Bewertung der Austauschbarkeit von Biologicals müssen andere Kriterien herangezogen werden als bei Generika. Biologicals sind nicht mit chemisch-synthetischen Arzneistoffen vergleichbar, da sie eine Reihe von spezifischen Eigenschaften aufweisen, wie relativ hohe Molmassen mit einer komplexen, für die Wirkung bedeutsamen dreidimensionalen Struktur und eine durch die Herstellung in lebenden Zellen bedingte Heterogenität (z. B. unterschiedliches Glykosylierungsmuster) (Definition ▸ Kap. 5.1). Zusätzlich können diese Substanzen ein erhebliches Immunogenitätspotenzial aufweisen. Eine eindeutige und umfassende Charakterisierung dieser Arzneistoffe mit physikalisch-chemischen und biologischen Methoden in vitro ist bisher nicht möglich. Eine Substitution des Originalpräparats durch ein Biosimilar kann aus diesen Gründen für den Patienten mit einer erheblichen Gefährdung verbunden sein. Diese Arzneistoffe unterliegen deshalb einem besonderen Zulassungsverfahren der europäischen Arzneimittelagentur (EMA). Danach ist der Nachweis der Bioäquivalenz für Biosimilars nicht ausreichend, sondern die Wirksamkeit und Unbedenklichkeit im Vergleich zum Originalpräparat müssen in klinischen Studien belegt werden. Zusätzlich muss nach der Zulassung eine besonders engmaschige Erfassung von unerwünschten Wirkungen durchgeführt werden, um Sicherheitsrisiken, die selbst durch klinische Studien nicht ausgeschlossen werden können, zu erkennen. Hierzu müssen Pharmakovigilanz-Pläne vorgelegt werden, wobei insbesondere die mögliche Immunogenität sicher erfassbar sein muss.

Zusammenfassung

- Die Bioverfügbarkeit wird in der Regel über die Messung der Arzneistoffkonzentration in Abhängigkeit von der Zeit im Plasma, seltener im Blut oder Harn gemessen. In Einzelfällen ist auch eine Bestimmung über die Intensität und Dauer eines pharmakologischen Effekts möglich.
- Biopharmazeutische Zielgrößen bei Vorliegen von Plasmakonzentrationen sind die Fläche unter der Plasmakonzentrations-Zeit-Kurve (AUC), die Höhe der maximalen Arzneistoffkonzentration ($C_{p\,max}$) und die Zeit bis zum Auftreten der maximalen Arzneistoffkonzentration (t_{max}).
- Bioäquivalenzstudien sind vergleichende Studien zur relativen Bioverfügbarkeit. Es sind In-vivo-Untersuchungen der Arzneistofffreisetzung und der anschließenden Absorption.
- Bioäquivalenzstudien müssen unter streng standardisierten Bedingungen durchgeführt werden, da nicht nur die Darreichungsform den Plasmakonzentrations-Zeit-Verlauf beeinflusst, sondern auch eine Vielzahl sehr unterschiedlicher Faktoren, z. B. Probanden, Applikationsbedingungen.
- Bioäquivalenzstudien werden in der Regel mit gesunden Versuchspersonen durchgeführt. Das Alter muss mindestens 18 Jahre betragen, die Anzahl sollte mindestens 12 betragen.
- Die statistische Auswertung erfolgt über die Berechnung der 90 %-Konfidenzintervalle für den zu erwartenden Unterschied zwischen den Präparaten. Nach den derzeit gültigen Regeln liegt Bioäquivalenz vor, wenn das 90 %-Konfidenzintervall der Mittelwerte der logarithmierten Zielgrößen AUC und $C_{p\,max}$ vollständig innerhalb des Bereichs von 80–125 % liegt.
- Bei Arzneistoffen mit enger therapeutischer Breite (**narrow therapeutic index drugs**, NTID) wird der Akzeptanzbereich für AUC und C_{max} auf 90–111 % eingeschränkt.

- Bei Arzneistoffen, bei denen die intraindividuelle Variabilität in den Plasmakonzentrationen (AUC, C_{max}) sehr hoch ist (> 30 %, **highly variable drugs**, HVD) darf hingegen der Akzeptanzbereich für C_{max} auf maximal 70–143 % erweitert werden.
- Nach Applikation nichtsystemisch wirkender Arzneimittel ist eine systemische Verfügbarkeit der Wirkstoffe unerwünscht. Dennoch müssen auch bei diesen Arzneimitteln Plasmakonzentrations-Zeit-Profile erstellt werden, um nachzuweisen, dass nicht unbeabsichtigt Arzneistoff resorbiert wird.
- Der Nachweis der Bioäquivalenz von Dermatika muss in klinischen Studien erbracht werden, da die Möglichkeiten der Wirkungsbeeinflussung durch die Wechselwirkung zwischen Haut und Salbengrundlage besonders vielfältig sind.
- Da klinische Prüfungen sehr aufwendig sind, werden insbesondere zur Bioäquivalenzbeurteilung dermaler Zubereitungen alternative Methoden untersucht, die allerdings klinische Studien bisher nicht ersetzen können: In-vivo erfolgt die Bestimmung pharmakodynamischer Parameter (z. B. UV-Erythemtest oder Abblassungstest bei Glucocorticoiden, Analgesietest bei Lokalanästhetika) und die Bestimmung pharmakokinetischer Parameter (z. B. Arzneistoffaufnahme („uptake") in das Stratum corneum und Arzneistoffabtransport (Elimination) aus dem Stratum corneum) (Dermatopharmakokinetik). Als In-vitro-Methode ist die Prüfung der Freisetzung und der anschließenden Penetration des Arzneistoffs mit künstlichen Membranen oder auch Humanhaut zu nennen.
- Nach heutigem Kenntnisstand ist der Nachweis der Bioäquivalenz für Biosimilars nicht ausreichend. Wirksamkeit und Unbedenklichkeit im Vergleich zum Originalpräparat müssen in klinischen Studien belegt werden.

5

5.4 Bestimmung der Pharmazeutischen Verfügbarkeit

5.4.1 Allgemeines

Sollen Arzneistoffe wirksam werden, müssen sie – von wenigen Ausnahmen abgesehen – gelöst sein. Das gilt im Besonderen für alle zur Absorption vorgesehenen Pharmaka. Diese müssen spätestens am Absorptionsort gelöst vorliegen. Die Liberation wird zum absorptionsbestimmenden Schritt, wenn sie der langsamste, d. h. geschwindigkeitsbestimmende Teilvorgang ist. Hier bestimmt die Pharmazeutische Verfügbarkeit die Bioverfügbarkeit. Insbesondere bei schwerlöslichen Arzneistoffen (BCS-Klassen II und IV) und bei Arzneiformen mit modizifizierter Wirkstofffreisetzung kann der Auflösungsvorgang zum geschwindigkeitsbestimmenden Schritt in der Folge Zerfall der Arzneiform, Auflösung des Wirkstoffs und Absorption werden.

Die Untersuchung der Liberation eines Wirkstoffs ist eine wesentliche Grundlage für die

- Entwicklung und Optimierung von Arzneiformen (Freisetzungsbeeinflussung durch Hilfsstoffe und Verarbeitungsmethoden (z. B. Korngröße, Tablettenhärte, Überzüge),
- Qualitätskontrolle (Sicherung der gewünschten Freisetzungseigenschaften, Einheitlichkeit innerhalb jeder Herstellungscharge und von Charge zu Charge),
- Qualitätsvergleich zwischen wirkstoffgleichen Fertigarzneimitteln (Generika),
- Erstellung von In-vitro/In-vivo-Korrelationen.

Bei der Erstellung von In-vitro/In-vivo-Korrelationen soll untersucht werden, ob die In-vitro-Prüfung etwas über das In-vivo-Verhalten aussagt und ob ein abweichendes In-vitro-Freisetzungsverhalten therapeutisch relevant ist. Die Ergebnisse sollten bei der Festlegung von Anforderungen (Grenzwerten) für die In-vitro-Freisetzung (wie in der USP oder den Standardzulassungen) berücksichtigt werden.

Wegen der erheblichen, z. T. prinzipiellen Schwierigkeiten, die Liberation in vivo zu bestimmen, vereinfacht sich die Bestimmung der Pharmazeutischen Verfügbarkeit zu einem analytischen Verfahren in vitro, dies jedoch mit allen Vorteilen für Richtigkeit, Präzision und Variierbarkeit einzelner Einflussgrößen. Dieser Freisetzungstest simuliert den ersten biopharmazeutischen Schritt im LADME-Modell.

Die einfachste, bisher von vielen Arzneibüchern zumindest für perorale Arzneiformen standardisierte Methode ist der Löseversuch in vitro (Dissolutionstest, dissolution test), die Charakterisierung des Lösungsvorganges in Abhängigkeit von der Zeit oder die Bestimmung des gelösten Arzneistoffanteils der deklarierten Arzneistoffmenge zu einem festgelegten Zeitpunkt.

Der Vorgang der Lösung eines festen Arzneistoffs in einem Solvens ist prinzipiell durch die Lösungsgeschwindigkeit zu beschreiben. Dabei wird zwischen „wahrer" und „scheinbarer" Lösungsgeschwindigkeit unterschieden.

5.4.2 Zielgrößen

Wahre Lösungsgeschwindigkeit

■ **DEFINITION** Die **wahre Lösungsgeschwindigkeit** (intrinsische Lösungsgeschwindigkeit, intrinsic dissolution rate) ist definiert als die Lösungsgeschwindigkeit von reinen, kompaktierten Substanzen bei konstanter, porenfreier Oberfläche.

Es handelt sich hierbei allerdings um einen theoretischen Wert, da die experimentelle Bestimmung nur an Festkörpern mit minimaler Porosität ermittelt werden kann. Die intrinsische Lösungsgeschwindigkeit charakterisiert das Auflösungsverhalten von Arznei- und Hilfsstoffen. Sie wird entscheidend beeinflusst durch physikochemische Eigenschaften einer Substanz wie Kristallinität, Kristallaufbau (Polymorphie, Pseudopolymorphie), Teilchengröße und spezifische Oberfläche. Hydrate, Anhydrate und Solvate eines Stoffes können unterschiedliche Auflösungsgeschwindigkeiten aufweisen. Die intrinsische Lösungsgeschwindigkeit wird als gelöste Substanzmasse je Zeiteinheit und Fläche angegeben, im Allgemeinen in $mg \cdot min^{-1} \cdot cm^{-2}$, zum Vergleich verschiedener Substanzen in $mol \cdot min^{-1} \cdot cm^{-2}$.

Von biopharmazeutischer Bedeutung ist, ab welcher intrinsischen Lösungsgeschwindigkeit die Liberation und damit die Resorption wesentlich beinflusst wird. Nach Literaturangaben liegt diese Grenze bei $0{,}1\, mg \cdot min^{-1} \cdot cm^{-2}$, nach anderer Quelle bereits ab $1\, mg \cdot min^{-1} \cdot cm^{-2}$.

Auflösungsgesetze

Noyes-Whitney-Gesetz

Für die Auflösung eines Feststoffs in einem Lösungsmittel, das nicht mit diesem reagiert, ist bereits 1897 durch Noyes und Whitney folgende Beziehung formuliert worden:

$$\frac{dC}{dt} = k \cdot F \cdot (C_s - C)$$ Gleichung 5.29

| dC/dt Zunahme der Konzentration in der Lösung je Zeiteinheit (Lösungsgeschwindigkeit) | k Proportionalitätsfaktor (stoffspezifisch) | F Oberfläche des aufzulösenden Stoffes | C_s Sättigungskonzentration bzw. -löslichkeit (Grenzlöslichkeit) | C Konzentration des Stoffes in der Lösung zur Zeit t

■ **MERKE** Nach dem Gesetz von Noyes und Whitney ist die Aufflöungsgeschwindigkeit entscheidend von der Löslichkeit der betreffenden Substanz, der Größe der von dem Lösungsmittel benetzbaren Substanzoberfläche und der im Auflösungsmedium bereits gelösten Menge abhängig.

Bezieht man den Diffusionsvorgang, der den Substanztransport aus der die Partikeln umgebenden Diffusionsschicht (Dicke etwa $3 \cdot 10^{-3}$ cm) in die umgebende Lösung steuert, in die Betrachtungen ein, so folgt nach Einsetzen des 1. Fick'schen Gesetzes in ○ Gleichung 5.29 die von Nernst und Brunner abgeleitete Beziehung:

$$\frac{dC}{dt} = k \cdot \frac{D \cdot F}{h \cdot V} \cdot (C_s - C)$$ Gleichung 5.30

| D Diffusionskoeffizient | F Oberfläche des Festkörpers | h Dicke der Diffusionsschicht | V Volumen der Lösung

Werden während der Bestimmung der Lösungsgeschwindigkeit die Bedingungen (dem Lösungsmittel ausgesetzte Oberfläche des Feststoffes, Lösungsmittel, Temperatur, Agitation) konstant gehalten, so können die Größen D, F, h und V mit k zur Auflösungskonstanten K (wahre Auflösungskonstante, intrinsic dissolution rate) zusammengefasst werden:

$$k \cdot \frac{D \cdot F}{h \cdot V} = K$$ Gleichung 5.31

Auf diese Weise nimmt die ○ Gleichung 5.30 eine einfachere Form an:

$$\frac{dC}{dt} = K \cdot (C_s - C)$$ Gleichung 5.32

Durch Integration wird eine Reaktionsgleichung 1. Ordnung für den Auflösungsvorgang erhalten:

$$C = C_s \left(1 - e^{-K \cdot t}\right)$$ Gleichung 5.33

○ Gleichung 5.33 ist eine Exponentialfunktion, die formal der Invasionsfunktion im Ein-Kompartiment-Modell entspricht. Werden die gemessenen Konzentrationen C gegen die Zeit t aufgetragen, so wird eine typische Auflösungskurve (○ Abb. 5.78) erhalten. Die Lösungsgeschwindigkeit ist durch den Anstieg dC/dt in jedem Kurvenpunkt gegeben. Sie fällt von einem anfänglichen Maximalwert, der auch als initiale Lösungsgeschwindigkeit

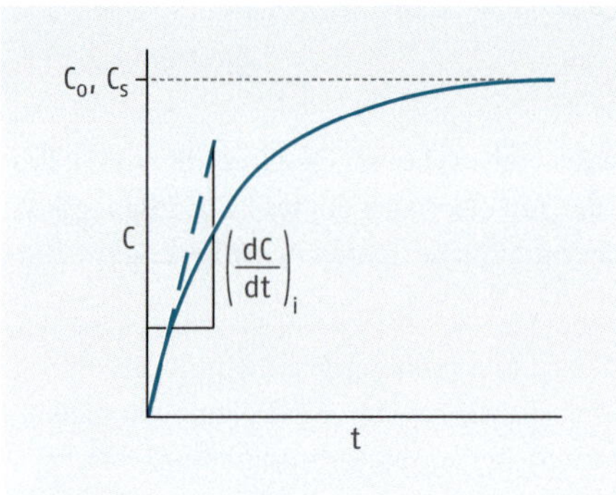

o Abb. 5.78 Lösungskurve C = f(t) und initiale Lösungsgeschwindigkeit $(dC/dt)_i$
C_0 Grenzkonzentration nach vollständiger Lösung, C_s Sättigungslöslichkeit

$(dC/dt)_i$ bezeichnet wird, bis zur vollständigen Lösung (C_0) bzw. bis zum Erreichen der Sättigungslöslichkeit (C_s) auf Null ab. Die Lösungsgeschwindigkeit ist als Konzentrationsänderung in der Zeiteinheit (z. B. $mg \cdot ml^{-1} \cdot min^{-1}$) definiert.

Die aus der Noyes-Whitney-Gleichung abgeleitete Lösungskurve (o Abb. 5.78) ist durch die Parameter C_0 (bzw. C_s) und K eindeutig definiert. Der Lösungsprozess entspricht einer Reaktion 1. Ordnung. Dieser (ideale) Fall ist in der Praxis nur selten streng verwirklicht.

So setzt u. U. die Auflösung des Wirkstoffes erst nach einer Verzögerungszeit T (lag time) ein. In diesem Falle kann die Auflösung durch o Gleichung 5.34 beschrieben werden:

$$C = C_0 \left(1 - e^{-K(t-T)}\right) \qquad \text{Gleichung 5.34}$$

| T Verzögerungszeit (lag time)

Biphasische Auflösungskurven. Weiter können sich z. B. zwei zeitabhängige Prozesse überlagern, etwa, wenn ein langsamer Zerfallsvorgang stattfindet oder wenn die Primärpartikel unterschiedliche Lösungscharakteristika aufweisen. Im Falle einer rascheren Auflösung zu Beginn kann die Lösungskurve durch eine zusammengesetzte Exponentialfunktion dargestellt werden, der Lösungsvorgang wird biphasisch (biexponentiell):

$$C = A_0 \left(1 - e^{-\alpha \cdot t}\right) + B_0 \left(1 - e^{-\beta \cdot t}\right) \qquad \text{Gleichung 5.35}$$

| A_0, B_0 Hilfskonstanten (Schnittpunkte der extrapolierten Geraden mit der Ordinate) | α, β Geschwindigkeitskonstanten der Teilprozesse

Hingegen gilt bei einer verzögerten Auflösung am Beginn:

$$C = C_0 - \left(A_0 \cdot e^{-\beta \cdot t} - B_0 \cdot e^{-\alpha \cdot t}\right) \qquad \text{Gleichung 5.36}$$

Die graphische Darstellung (o Abb. 5.79) macht deutlich, dass die der o Gleichung 5.33 entsprechende „Normalkurve“ 1 bei biphasischem Verlauf entweder in Kurve 2 (o Gleichung 5.35, rasche initiale Lösung) oder in Kurve 3 (o Gleichung 5.36, verzögerte initiale Lösung) übergeht.

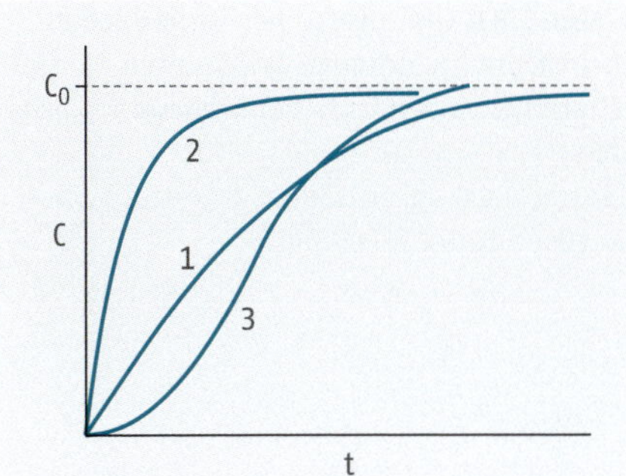

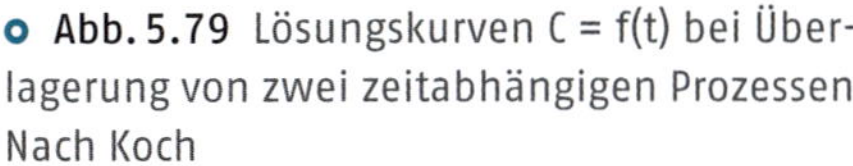

Abb. 5.79 Lösungskurven C = f(t) bei Überlagerung von zwei zeitabhängigen Prozessen. Nach Koch
1 Lösungskurve 1. Ordnung, **2** Lösungskurve 1. Ordnung bei biphasigem Verlauf mit rascher initialer Lösung, **3** Lösungskurve 1. Ordnung bei biphasigem Verlauf mit langsamer initialer Lösung

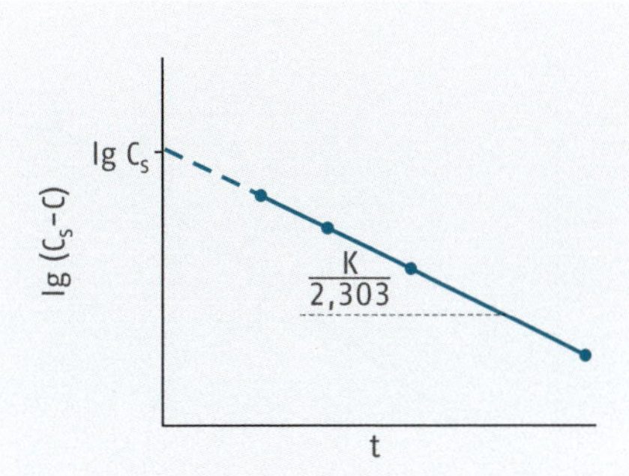

Abb. 5.80 Graphische Bestimmung der Lösungsgeschwindigkeitskonstanten K. Nach Koch
C_s Sättigungskonzentration, **C** Konzentration der Lösung zum Zeitpunkt t

Zur Bestimmung der Auflösungskonstanten K wird die Gleichung 5.29 umgeformt:

$$\frac{dC}{dt} = K \cdot C_s - K \cdot C \quad \text{Gleichung 5.37}$$

Die Lösung der Differenzialgleichung (Gleichung 5.37) führt zu:

$$\log(C_s - C) = \log C_s - \frac{K \cdot t}{2{,}303} \quad \text{Gleichung 5.38}$$

Trägt man $\lg(C_s - C)$ gegen t oder $(C_s - C)$ gegen t im halblogarithmischen Netz auf, ergibt sich eine Gerade mit dem Ordinatenschnittpunkt lg C_s und dem Anstieg –K/2,303 (Abb. 5.80). Wird die Zeit t in Stunden angegeben wird, hat K die Dimension h^{-1}. Dieses Linearisierungsverfahren wird als „Sigma-minus-Plot" bezeichnet, nach dem Zeichen Sigma für Summe oder Gesamtmenge (C_s, C_0), von der der jeweils gelöste Anteil C subtrahiert wird.

Zu Beginn des Auflösungsvorganges ist die Konzentration C des gelösten Stoffes im Auflösungsmedium sehr gering. Es liegen Sink-Bedingungen vor, d. h., C beträgt maximal 10 % der Sättigungskonzentration C_s. Die Lösungsgeschwindigkeit wird unter dieser Bedingung durch den bereits gelösten Stoff nicht beeinträchtigt. In diesem Falle kann C in Gleichung 5.37 gegenüber C_s vernachlässigt werden. Man erhält

$$\frac{dC}{dt} = K \cdot C_s \quad \text{Gleichung 5.39}$$

und nach Integration

$$C = K \cdot C_s \cdot t \quad \text{Gleichung 5.40}$$

5

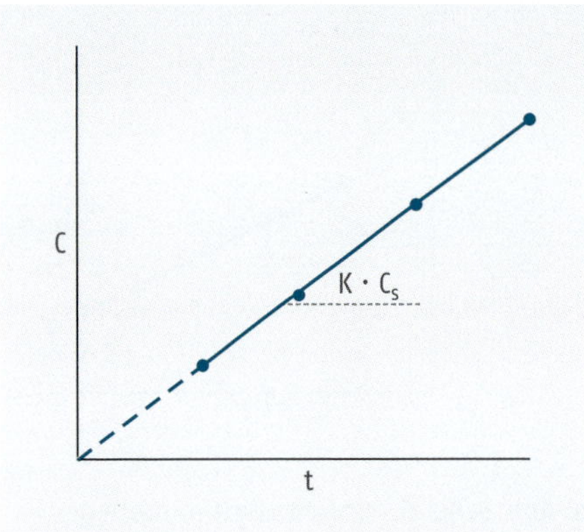

o Abb. 5.81 Graphische Bestimmung der Lösungsgeschwindigkeitskonstanten K unter näherungsweisen Sink-Bedingungen. Nach Koch
C_s Sättigungskonzentration, C Konzentration der Lösung zum Zeitpunkt t

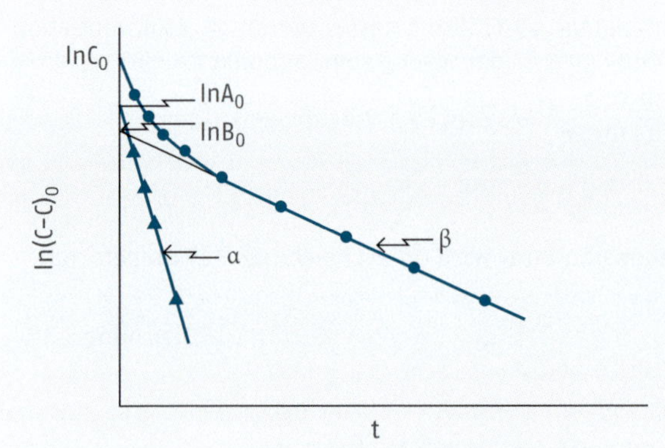

o Abb. 5.82 Sigma-minus-Plot und Bestimmung der Geschwindigkeitskonstanten durch Abschälverfahren bei initial beschleunigter Wirkstoffliberation

Wird C gegen t aufgetragen, resultiert eine Gerade mit dem Anstieg K · C_s, aus der, wie oben beschrieben, K mit der Dimension t^{-1} erhalten wird (o Abb. 5.81).

Nach dieser Methode bestimmt man zweckmäßigerweise die initiale Lösungsgeschwindigkeit. Zu Beginn des Lösungsprozesses besteht zwischen C und t meist ein (annähernd) linearer Zusammenhang.

Bei komplex ablaufenden Auflösungsvorgängen müssen zur Bestimmung der Geschwindigkeitskonstanten die Teilprozesse, aus denen sich die Auflösungskurve zusammensetzt, voneinander getrennt werden. Dies gelingt nach der Darstellung der Werte im Sigma-minus-Plot durch die Methode der Differenzbildung (Abschälverfahren, ▸Kap. 4.4.2). Biphasige Verläufe entsprechend o Gleichung 5.35 bzw. o Gleichung 5.36 sind in der graphischen Darstellung durch Abweichungen von der Linearität erkennbar. Die Geschwindigkeitskonstanten der Teilprozesse werden in der Regel aus dem sekundären linearen Abschnitt (β) bzw. nach Abschälen des nichtlinearen Primärabschnitts (α) erhalten (o Abb. 5.82).

Mit Hilfe eines von Nogami entwickelten graphischen Näherungsverfahrens lässt sich aus den Messwerten des Löseversuchs ebenfalls die Sättigungslöslichkeit C_s ermitteln. Dazu ist erforderlich, dass die Konzentrationsmessung in der Lösung in stets gleichbleibenden Zeitabständen erfolgt. Die Konzentrationen, die jeweils am Beginn und am Ende eines Intervalls gemessen werden, werden in einem linearen Koordinatensystem gegeneinander aufgetragen. Der Schnittpunkt der dabei erhaltenen Geraden mit einer im Win-

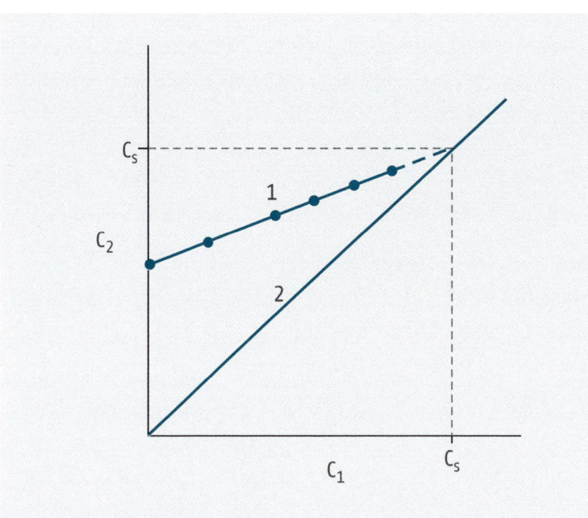

Abb. 5.83 Bestimmung der Sättigungslöslichkeit C_s aus der Lösungskinetik. Nach Nogami et al.
1 Gerade aus den Konzentrationen C_1 und C_2 am Anfang und am Ende des Messintervalls t, **2** Hilfsgerade entsprechend $C_1 = C_2 =$ konst.

kel von 45° in das Koordinatensystem gelegten Hilfsgeraden (entsprechend $C_1 = C_2 =$ const.) liefert wegen

$$C_2 = C_1 \cdot e^{-K \cdot \Delta t} + C_s \left(1 - e^{-K \cdot \Delta t}\right) \qquad \text{Gleichung 5.41}$$

auf der C_1- und der C_2-Achse den Wert für C_s (Abb. 5.83).

Kubikwurzelgesetz von Hixson und Crowell

Eine andere Gleichung zur Beschreibung des Auflösungsvorganges von Feststoffen ist von Hixson und Crowell entwickelt worden:

$$m_0^{1/3} - m^{1/3} = K \cdot t \qquad \text{Gleichung 5.42}$$

| m Feststoffmasse zur Zeit t | m_0 Feststoffmasse bei Versuchsbeginn

Die Gleichung besagt, dass die Gewichtsabnahme des (noch ungelösten) Festkörpers mit der Zeit während des Auflösungsvorgangs der dritten Wurzel der Festkörpermasse proportional ist.

Für den Anfang des Lösungsvorgangs, bei dem die Konzentration des gelösten Stoffes viel kleiner ist als seine Sättigungskonzentration (Sink-Bedingungen), vereinfacht sich die Gleichung zu:

$$m_0^{1/3} - m^{1/3} = 1 - \frac{t}{T} \qquad \text{Gleichung 5.43}$$

| T Gesamtlösezeit

Das Kubikwurzelgesetz gilt für alle Körper mit definierter Oberfläche, also regelmäßige geometrische Gebilde wie Kristalle und Presslinge, ebenso aber für Haufwerke von Partikeln mit regelmäßiger Korngrößenverteilung.

■ **MERKE** Nach dem Kubikwurzelgesetz von Hixson und Crowell ist die Gewichtsabnahme des (noch ungelösten) Festkörpers mit der Zeit während des Auflösungsvorgangs der dritten Wurzel der Festkörpermasse proportional.

Bestimmungsmethoden

Zur Bestimmung der wahren Lösungsgeschwindigkeit sind verschiedene Versuchsanordnungen geeignet. Wesentlich ist, dass die Fläche der Phasengrenze Festkörper-Lösungsmittel während des Versuchs konstant bleibt. Diese Bedingung lässt sich z. B. erfüllen,

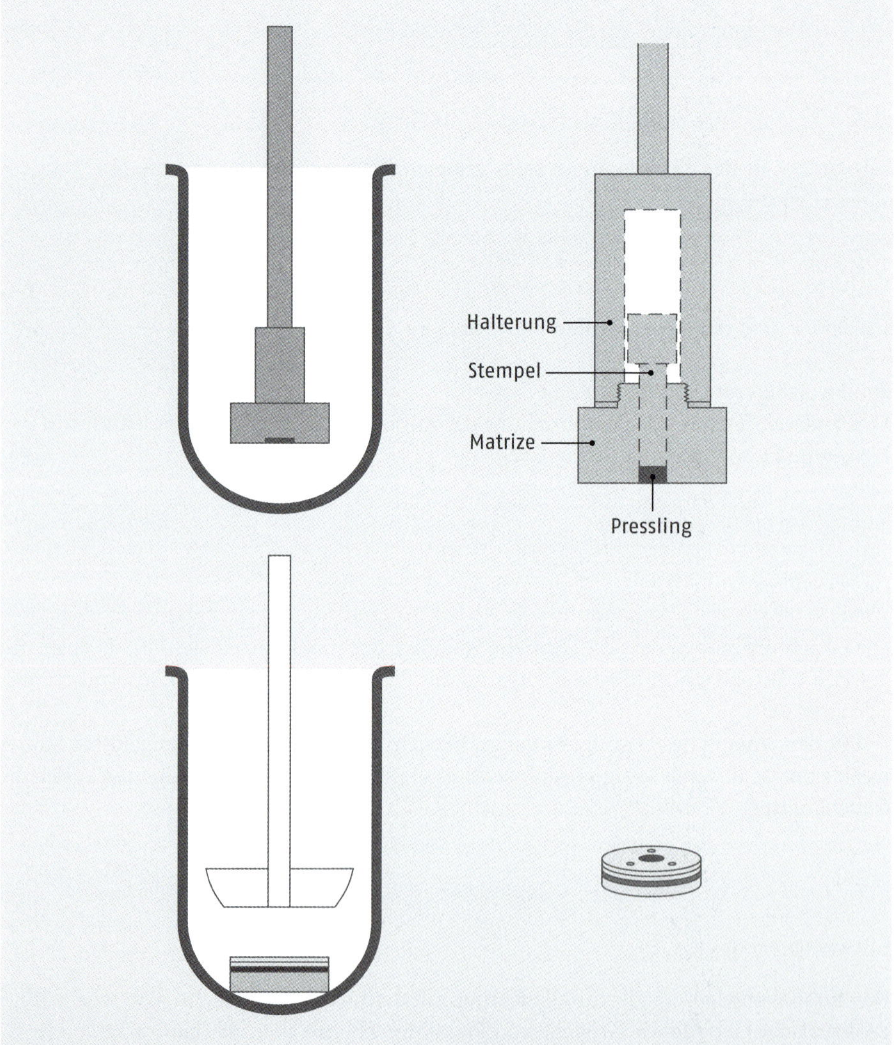

Abb. 5.84 Apparaturen zur Bestimmung der wahren Lösungsgeschwindigkeit. Oben: Beweglicher Probenhalter („rotating disk system") nach Ph. Eur., unten: stationärer Probenhalter („stationary disk system")

wenn der zu prüfende Wirkstoff zu einer Tablette mit minimalem Porenanteil verpresst wird und der Pressling in einer geeigneten Halterung so angeordnet wird, dass nur eine Teilfläche mit dem Lösungsmittel in Kontakt steht (o Abb. 5.84). Der Pressling wird nach Art eines KBr-Presslings für die IR-Technik hergestellt. Zu beachten ist, dass aufsteigende Luftblasen aus dem Auflösungsmedium sich an der Wirkstoffoberfläche festsetzen und damit die Kontaktoberfläche des Presslings mit der Prüfflüssigkeit verringern können. Weitere Versuchsparameter, wie Temperatur, Ionenstärke, pH-Wert und Volumen des Lösungsmittels sowie Agitation (Rührgeschwindigkeit) müssen ebenfalls unverändert bleiben. Das Arzneibuch beschreibt ausführlich eine Methode zur Bestimmung der intrinsischen Lösungsgeschwindigkeit (Ph. Eur. 8, 2.9.29).

Scheinbare Lösungsgeschwindigkeit

■ **DEFINITION** Die **scheinbare Lösungsgeschwindigkeit** beschreibt die Auflösung von reinen Feststoffen oder die Lösungsgeschwindigkeit von Wirkstoffen aus Zubereitungen wie Pulvern oder Granulaten. Unter scheinbarer Lösungsgeschwindigkeit wird häufig auch die Freisetzung eines Arzneistoffs aus einer Arzneiform verstanden.

Im Gegensatz zur Bestimmung der intrinsischen Lösungsgeschwindigkeit wird der Arzneistoff oder das Arzneistoff-Hilfsstoff-Gemisch nicht kompaktiert, so dass ein möglicher Einfluss der Kompaktierung auf die Auflösungseigenschaften entfällt. Mit dieser Methode kann der Einfluss der Morphologie, Partikelgröße und Partikelgrößenverteilung einer Substanz auf die Lösungsgeschwindigkeit untersucht werden. Das Arzneibuch (Ph. Eur. 8, 2.9.43) sieht die Bestimmung mit der Durchflusszellen-Apparatur unter Verwendung der Pulverzelle vor, wobei die Apparatur als offenes System betrieben werden kann, so dass Sink-Bedingungen eingestellt werden können. Ein pH-Wechsel kann realisiert werden, indem das Auflösungsmedium gewechselt wird. Ein Aufschwimmen des Pulvers, das zu unterschiedlichen benetzbaren Oberflächen und damit zu schlecht reproduzierbaren Ergebnissen führt, wird durch Siebe in der Zelle verhindert. Feinfilter verhindern, dass nicht vollständig aufgelöste Partikel die Durchflusszelle verlassen können.

5.4.3 Liberationsprüfung

Die Beurteilung der Pharmazeutischen Verfügbarkeit erfolgt anhand der Freisetzung des Arzneistoffs aus der Arzneiform. Weitergehende Informationen werden aus Untersuchungen der Arzneistoffdiffusion durch geeignete Barrieren erhalten. Danach wird zwischen zwei Typen von Prüfanordnungen („Modellen") unterschieden.

Lösemodelle. Zur Prüfung der Arzneistoffliberation aus Arzneiformen wurden in der Vergangenheit geeignete Methoden entwickelt und zum Teil durch die Arzneibücher standardisiert. Die dabei verwendeten apparativen Anordnungen werden auch als Löse- oder Freisetzungsmodelle bezeichnet.

Permeationsmodelle. Weiterhin kann die Prüfung der Arzneistoffdiffusion durch geeignete Barrieren wertvolle biopharmazeutische Informationen liefern. Sie wird mithilfe von Permeationsmodellen durchgeführt. Gelegentlich wurden derartige Versuchsanordnungen als „Resorptionsmodelle" bezeichnet. Dies ging von der Vorstellung aus, die Absorption könne mit einfachen physikalischen Diffusionsvorgängen hinreichend simuliert werden (vgl. In-vitro/In-vivo-Korrelation, ▸ Kap. 5.5).

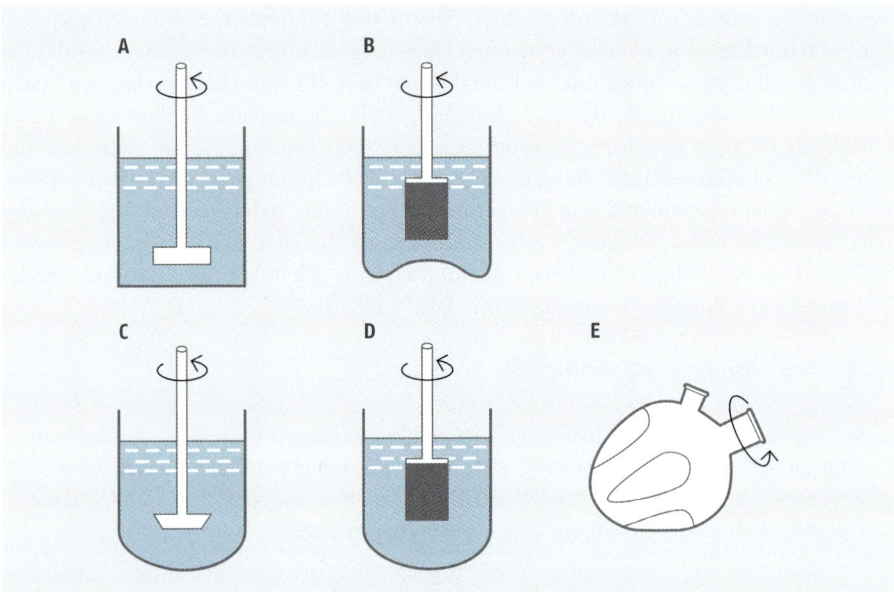

o Abb. 5.85 Lösemodelle (geschlossenes System)
A Becher (beaker)-Methode, **B** Drehkörbchen (rotating basket)-Methode nach USP XIX, **C** Rührblatt (paddle)-Methode nach USP XXII, **D** Drehkörbchen (rotating basket)-Methode nach USP XXII, **E** Drehkolben (rotating flask)-Methode

Die Liberation schließt bei manchen Arzneiformen Permeationsvorgänge ein. Unabhängig davon werden alle Verfahren der Liberationsprüfung in ▸Kap. 5.4.3 behandelt, Methoden zur Prüfung der Permeation folgen in ▸Kap. 5.4.4.

Bisher wurden Verfahren zur Liberationsprüfung für Arzneiformen zur peroralen Applikation (Tabletten, Dragees, Kapseln), für Suppositorien und Transdermale Therapeutische Systeme entwickelt und in Pharmakopöen standardisiert. Bei Salben gestaltet sich die Entwicklung geeigneter Methoden zur Liberationsprüfung wegen der Komplexität der Einflussfaktoren auf die therapeutische Wirkung ausgesprochen schwierig, so dass sie bisher noch nicht in den Arzneibüchern aufgeführt sind.

Tabletten, Dragees und Kapseln

Historisches

Die erstmals von Levy und Hayes beschriebene Becher (beaker)-Methode verwendete als Lösegefäß ein mit einem Rührer versehenes, temperiertes Becherglas, auf dessen Boden die zu prüfende Arzneiform liegt (o Abb. 5.85, A).

Mit der Rührblatt (paddle)-Methode nach Poole wurde ein Rundbodengefäß mit einem Flügelrührer spezieller Blattform eingeführt (o Abb. 5.85, C).

Charakteristisch für die von Pernakowski beschriebene Drehkörbchen (rotating basket)-Methode (o Abb. 5.85, B) ist die Verwendung eines Drahtkörbchens definierter Abmessungen und Maschenweite, das die Arzneiform aufnimmt und mit festgelegter Umdrehungszahl im Prüfmedium rotiert. Für die Prüfung nach USP XIX war die in o Abb. 5.85, B wiedergegebene Gefäßform in doppelwandiger Ausführung verbindlich. Bei der von Koch angegebenen Drehkolben (rotating flask)-Methode wird ein spezieller,

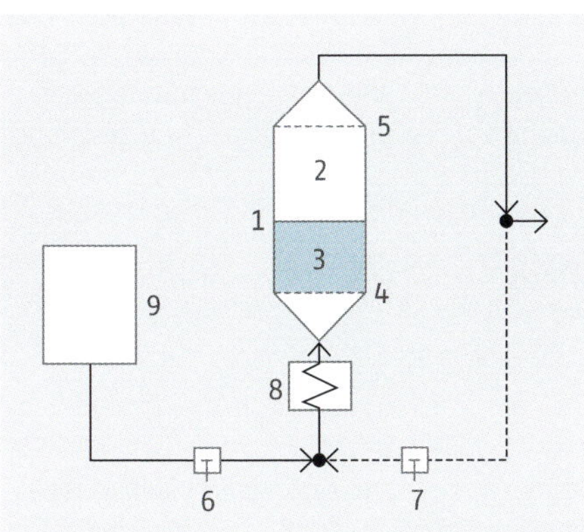

Abb. 5.86 Prinzip einer vertikalen Durchflusszelle für den Dissolutionstest. Nach Langenbucher
1 Zelle, 2 Auflösungskammer, 3 Raum für Füllkörper, 4,5 Filter, 6,7 Pumpen, 8 Wärmeaustauscher, 9 Vorratsbehälterfür das Testmedium; (—) offenes System, (- - -) geschlossenes System

birnenförmiger Kolben benutzt, der in einem Temperierbad durch den Antrieb eines Vakuumrotationsverdampfers in Drehung (30 min^{-1}) versetzt wird (Abb. 5.85, E). Laterale Einwölbungen im Kolben sorgen für eine ausreichende Bewegung der Probe und Durchmischung des Prüfmediums.

Die von Langenbucher entwickelte Durchflusszelle (Abb. 5.86), als Prinzip einer Anordnung mit vertikaler Strömung für das Dissolutionsmedium, hat sich gegenüber anderen Zellen mit horizontaler Strömung weitgehend durchgesetzt.

Im Zuge der Entwicklung haben sich zwei Versuchsanordnungen herausgebildet, bei denen die Arzneiform während des Lösevorgangs entweder mit der gesamten Menge Lösungsmittel oder nacheinander mit Anteilen davon in Kontakt gebracht wird.

Geschlossene Systeme. Hier wird die Arzneiform in einem geeigneten, temperierbaren Behälter mit einem Lösungsmittel, das durch Rühren, Schütteln, Rotieren oder Oszillieren in Bewegung gehalten wird, auf Arzneistofffreigabe geprüft. Die Flüssigkeitsmenge muss so bemessen sein, dass die Arzneistoffkonzentration am Ende des Lösevorgangs noch genügend weit von der Sättigungskonzentration entfernt ist.

Offene Systeme. Bei einem offenen System steht für den Lösevorgang ständig neues, wirkstofffreies Lösungsmittel zur Verfügung, es herrschen Sink-Bedingungen. Die kontinuierliche oder diskontinuierliche Erneuerung des Lösemediums, das beim offenen System ein geringeres Volumen besitzen kann als beim geschlossenen, lässt sich mit Durchflusszellen realisieren.

In Tab. 5.18 sind weitere Vorteile und Nachteile eines geschlossenen und offenen Systems aufgeführt.

Standardmethoden der Freisetzungsprüfung des Europäischen Arzneibuchs

Als Apparaturen zur Wirkstofffreisetzung aus festen Arzneiformen (Tabletten, Kapseln) sind im Europäischen Arzneibuch (Ph. Eur. 2.9.3) folgende beschrieben:

- Drehkörbchen-Apparatur (Apparatur 1, entspr. „Rotating basket“-Methode USP),
- Blattrührer-Apparatur (Apparatur 2, entspr. „Paddle“-Methode USP),
- Eintauchender Zylinder (Apparatur 3),
- Durchflusszellen-Apparatur (Apparatur 4).

5

Tab. 5.18 Vergleich von geschlossenen und offenen Systemen

	Geschlossenes System („Eintopf-Methode“)	Offenes System (Durchflussmethode)
Experimenteller Aufwand	Relativ gering	Relativ hoch
Analytik des gelösten Arzneistoffs	Im Allg. kein Problem (ausreichende Konz.)	Evtl. Probleme (niedrige Konz.)
Auflösungsvolumen, mit dem die Arzneiform in Kontakt steht	Groß	Klein
Untersuchung schwer löslicher Arzneistoffe	Oft problematisch (Non-sink-Bedingungen)	Problemlos (Sink-Bedingungen)
pH-Wechsel des Auflösungsmediums	Umständlich	Einfach
Reproduzierbarkeit	Im Allg. gut	Oft größere Streuung (Überbetonung kleiner Unterschiede)
Differenzierungsvermögen	Abhängig von Rührgeschwindigkeit	Gut

Blattrührer- und Drehkörbchenapparatur bilden geschlossene Systeme („Eintopfmethoden“), bei denen die Konzentration des gelösten Stoffes im Auflösungsmedium während der Freisetzungsprüfung zunimmt. Die Durchflusszellen-Apparatur kann als offenes System betrieben werden.

Es handelt sich um konventionelle Methoden, die nur bei Einhaltung der festgelegten Versuchsbedingungen zu reproduzierbaren Ergebnissen führen. Daher werden für jede zu prüfende Arzneizubereitung zahlreiche Angaben zu den Prüfbedingungen gefordert:

- verwendete Apparatur (Art und Form, Abmessungen, Material),
- Zusammensetzung und Menge der Prüfflüssigkeit (immer wässrig, pH-Wert, Temperatur),
- Zusatz oberfächenaktiver Substanzen,
- Flüssigkeitsbewegung (Agitation, Drehzahl des Rührers oder Drehkörbchens bzw. Durchflussrate des Auflösungsmittels),
- Probenahmen (Entnahmestelle, Zeitpunkt, Menge der geprüften Lösung, Ersatz durch neues Auflösungsmedium),
- Akzeptanzgrenzen (Mengen des Wirkstoffs oder der Wirkstoffe, die sich nach einer vorgeschriebenen Zeit gelöst haben).

Weiter gilt allgemein, dass alle Teile der Apparatur gegenüber dem Wirkstoff inert sein müssen, neben der Rührvorrichtung oder dem Durchflusssystem weitere Vibrationsquellen nicht vorhanden sein dürfen und eine Beobachtung der Probe während der Prüfung möglich sein sollte.

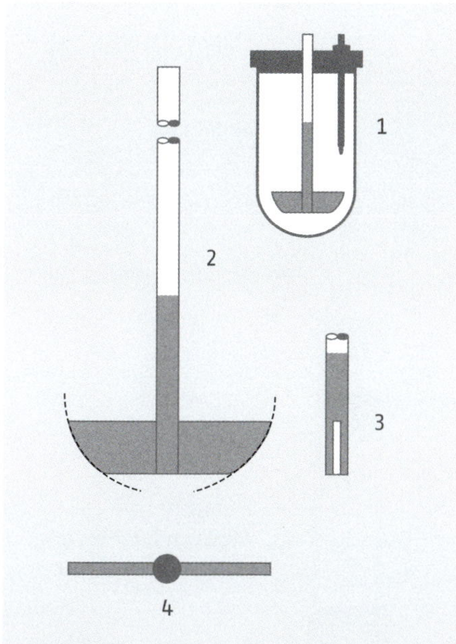

o Abb. 5.87 Blattrührer-Apparatur nach Ph. Eur.
1 Gesamtansicht, 2 Rührer, 3 Rührstab mit Befestigung des Rührflügels, 4 Rührflügel (Aufsicht)

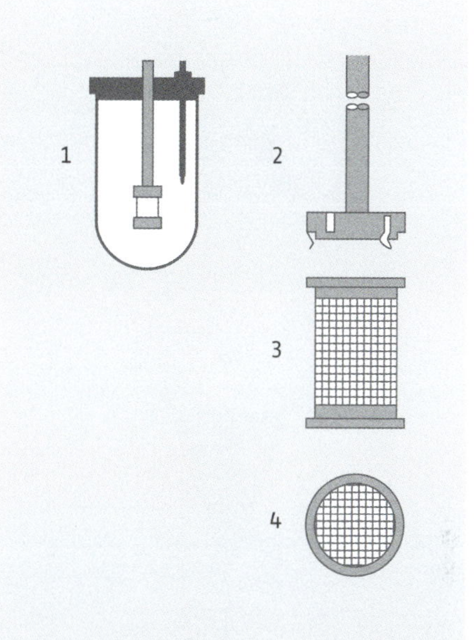

o Abb. 5.88 Drehkörbchen-Apparatur nach Ph. Eur.
o 1 Gesamtansicht, 2 Rührstab mit Flansch für das Drehkörbchen, 3 Drehkörbchen (Seitenansicht), 4 Drehkörbchen (Aufsicht)

5

Blattrührer-Apparatur

Diese Prüfanordnung (o Abb. 5.87) besteht aus einem zylindrischen Gefäß (1 000 ml Inhalt) mit halbkugelförmigem Boden und einem Rührer definierter Geometrie. Für die Anordnung des Rührers, der durch einen geeigneten, drehzahlkonstanten Motor angetrieben wird, gelten enge Toleranzen bezüglich Zentrierung und Abstand zum Gefäßboden. Die zu testende Arzneizubereitung muss auf den Gefäßboden sinken, bevor der Rührer gestartet wird. Falls sie schwimmt, wird sie in geeigneter Weise, z. B. mit einer Draht- oder Glasspirale (Sinker) waagerecht am Boden fixiert. Der Ort der Probennahme ist festgelegt (Mitte zwischen der Flüssigkeitsoberfläche und Oberkante des Blattrührers bzw. Drehkörbchens, nicht weniger als 10 mm Entfernung zur Gefäßwand). Aus diesen bis in die Einzelheiten reichenden Vorschriften wird deutlich, dass bei der Blattrührer- wie bei der Drehkörbchen-Methode mit inhomogener Verteilung der liberierten Wirkstoffe in den Lösungen zu rechnen ist und nur die strenge Beachtung der Versuchsvorschriften zu hinreichend reproduzierbaren Versuchsergebnissen führt.

Drehkörbchen-Apparatur

Die Prüfanordnung (o Abb. 5.88) besteht aus dem oben beschriebenen Gefäß und einem Drehkörbchen. Dessen Geometrie und Maschenweite sind festgelegt. Die Drehzahl ist mit einer Toleranz von ± 4 % konstant zu halten. Für den Ort der Probenentnahme gelten die bei der Blattrührer-Methode beschriebenen Festlegungen.

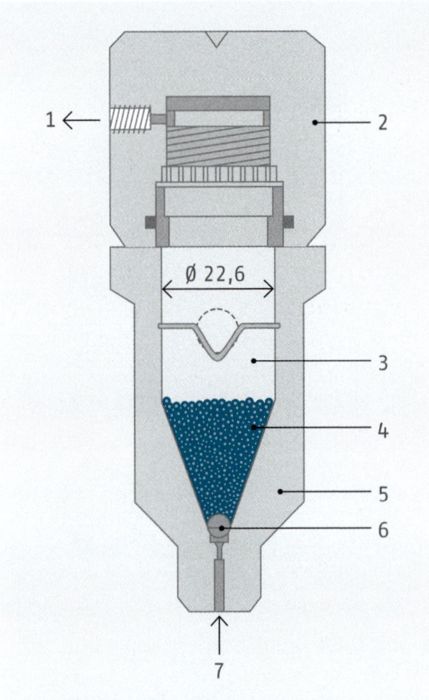

o Abb. 5.89 Durchflusszelle nach Langenbucher. Vgl. Möller
1 Abfluss, 2 Filterkopf mit Filtereinsatz, 3 Löseraum, 4 Füllkörper, 5 Zellenkörper, 6 Kugel (Rückflussventil), 7 Zufluss

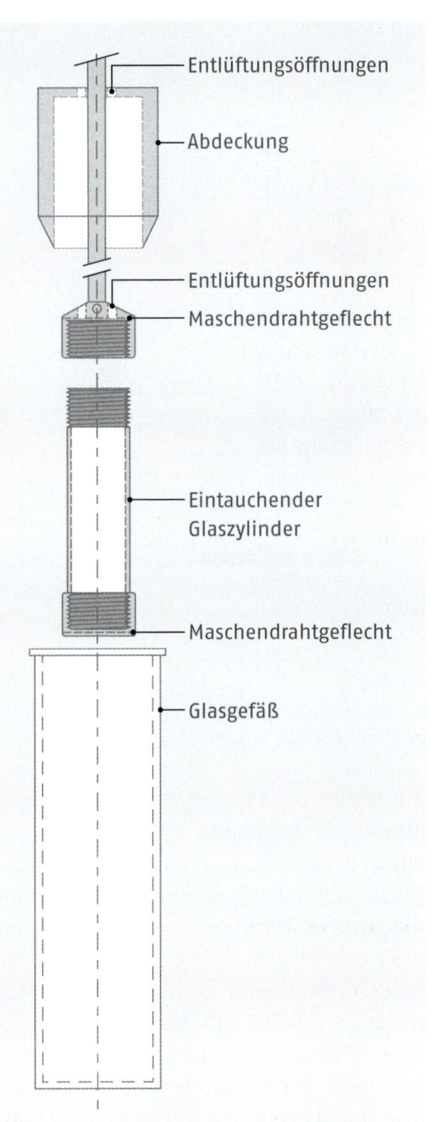

o Abb. 5.90 Eintauchender Zylinder (Apparatur 3) nach Ph. Eur.

Durchflusszellen-Apparatur

Die Zelle (o Abb. 5.89) wird mit Glasperlen beschickt und enthält im unteren Teil des Konus eine Glasperle, die als Rückflusssperre wirkt. Die zu prüfende Zubereitung wird auf oder zwischen die Glasperlen oder in einen Einsatz gegeben. Die Prüfflüssigkeit wird vorgewärmt und mit einer geeigneten Pumpe in vorgeschriebener Durchflussrate (± 5 %) vertikal aufwärts durch die Zelle geführt.

Durchflusszellen können im offenen wie auch im geschlossenen System betrieben werden. Im letzteren Fall wird die Zelle von einer Lösung, die wachsende Mengen an gelöstem Arzneistoff enthält, durchflossen. Wird die Lösungsmittelmenge ausreichend groß gehalten, ergeben sich jedoch gegenüber dem offenen System keine Nachteile.

Eintauchender Zylinder (BioDis Dissolutionstester)

Der Eintauchende Zylinder (Abb. 5.90) ist als eine Weiterentwicklung der Zerfallsapparatur anzusehen. Die Arzneiform befindet sich in einem mit einem Drahtgeflecht nach unten und oben abgeschlossenen Glaszylinder, der im Freigabemedium mit 5–40 Hüben/min auf und ab bewegt wird. Die Gefäße sind während der Prüfung mit einer Abdeckung versehen, um das Verdunsten des Lösemittels zu verhindern. Durch die Öffnung des Drahtgeflechts kann Auflösungsmedium in den Glaszylinder einströmen und die Arzneiform auflösen. Nach einer vorgegebenen Zeit wird die Apparatur mit dem verbliebenen Teil der Arzneiform in weitere mit frischem wirkstofffreiem Lösemittel gefüllte Gefäße eingetaucht, so dass der Freigabevorgang fortgesetzt wird. Der einfache Medienwechsel ist der wesentliche Vorteil dieser Methode. Einerseits können Sink-Bedingungen bei schwerlöslichen Arzneistoffen leicht aufrechterhalten werden, andererseits ist ein pH-Wechsel des Auflösungsmediums sehr einfach durchzuführen. So kann unter den wechselnden pH-Werten der Gastrointestinalflüssigkeit die Freisetzung simuliert werden. Aus diesem Grund wird dieses Gerät auch als BioDis-Apparatur bezeichnet.

Methoden

An die Freisetzungstest-Methoden (-Apparaturen) sind folgende allgemeine Anforderungen zu stellen:

- einfache, übersichtliche Apparatur,
- einfache Handhabung,
- gute Reproduzierbarkeit,
- gutes Differenzierungsvermögen.

Zur Reproduzierbarkeit und Vergleichbarkeit der mit diesen Methoden erhaltenen Werte liegen zahlreiche Untersuchungen vor. Jede Methode hat ihre Eigenheiten, die beim Einsatz beachtet werden sollten.

Blattrührer-Methode

- Der Formling liegt an der tiefsten Stelle des Prüfgefäßes und damit am Ort der geringsten Bewegung des Systems.
- Aus Gründen der Dichte oder der unzureichenden Benetzbarkeit (Luftblasen!) schwimmen möglicherweise die zu prüfenden Formlinge auf. Dies führt zu Verzögerungen der Liberation und hoher Streuung der Messergebnisse. Aufschwimmende Arzneiformen müssen deshalb mit einem Sinker beschwert werden.
- Veränderungen der Position des Rührblatts im Prüfgefäß (Abweichung von der Vertikalachse des Prüfgefäßes, Abstand vom Gefäßboden) wirken sich auf die Strömung im Gefäß und damit auf die Liberation aus.
- Das Verfahren ist einfach und relativ robust.
- Die Reproduzierbarkeit ist im Allgemeinen durch die intensivere Durchmischung der Lösung besser.

Drehkörbchen-Methode

- Das Drahtnetz kann bei Tabletten einen mechanischen Abrieb bewirken.
- Die Reproduzierbarkeit ist häufig schlechter, da Tablettenpartikel und Quellstoffe die Maschen des Drahtnetzes verstopfen und damit den Konzentrationsausgleich zwischen Körbcheninnerem und Prüflösung behindern können. Der Formling befindet

sich am Ort der geringsten Bewegung des Systems. Dadurch kann sich der Konzentrationsausgleich mit der Prüflösung verzögern.
- Unterhalb des Drehkörbchens tritt eine hydrodynamisch „tote Zone" auf. In dieser können sich durch das Siebgeflecht fallende Partikel ansammeln.
- Die Methode reagiert auf Vibrationen der Rührwelle sehr empfindlich mit Reproduzierbarkeitsschwankungen.
- Aufschwimmende Arzneiformen benötigen keine Beschwerung.
- Eine Entgasung des Auflösungsmediums ist erforderlich.

Durchflusszellen-Methode
- Eine hohe Konstanz der Durchflussgeschwindigkeit des Dissolutionsmediums ist erforderlich, da die Liberationsergebnisse durch Abweichungen erheblich beeinflusst werden.
- Aus der zerfallenden Arzneiform freigesetzte Partikel können die Filter in der Zelle verstopfen und damit ebenfalls die Ergebnisse verfälschen.
- Beim Transport der Wirkstofflösungen durch Schlauchsysteme müssen durch das Schlauchmaterial bedingte Adsorptionsverluste ausgeschlossen werden. Es ist zweckmäßig, in Modellversuchen Stoffbilanzen aufzustellen, um adsorbierte Wirkstoffanteile und Sättigungsphänomene bei wiederholter Nutzung der Schlauchsysteme zu erkennen.
- Die Hydrodynamik ist durch die Durchflussgeschwindigkeit des Mediums einstellbar.
- Ein Wechsel des Auflösungsmediums und die Einhaltung von Sink-Bedingungen ist einfach zu realisieren.
- Das Auflösungsmittel muss entgast werden.
- Die Versuchsanordnung ist relativ aufwendig.

Eintauchender Zylinder
- Einfacher Medien-Wechsel ist durch Einsatz verschiedener Auflösegefäße möglich.
- Hydrodynamische Verhältnisse sind durch Hubzahl und Maschenweite steuerbar.
- Das Volumen des Auflösungsmediums beträgt maximal 250 ml.
- Ein Verlust von noch nicht gelöster Substanz durch das Sieb ist möglich.
- Bisher liegen wenige Erfahrungen mit diesem Freisetzungsmodell vor.

Experimentelle Bedingungen

Bei Festlegung der Testbedingungen sind
- physikalisch-chemische Eigenschaften des Arzneistoffs,
- Besonderheiten der Arzneiform (z. B. magensaftresistente Arzneiformen),
- physiologische Verhältnisse am Freisetzungsort zu berücksichtigen.

Agitation. Die Agitation, die durch die Umdrehungsgeschwindigkeit des Rührers oder durch die Durchflussrate erzeugt wird, ist die wichtigste apparative Einflussgröße. Ist die Agitation zu gering, so ist die Durchmischung des Auflösungsmediums unzureichend. Zusätzlich ist der mechanische Einfluss auf den Zerfall der Arzneiform gering. Unter diesen experimentellen Bedingungen verläuft die Wirkstofffreisetzung langsam und es können relativ große Schwankungen der freigesetzten Wirkstoffmengen auftreten. Eine zu hohe Agitation führt zu schnellerer Freisetzung, allerdings werden Unterschiede in der

Freisetzung möglicherweise nicht erkannt. Unterschiede im Freisetzungsverhalten werden leichter bei sog. diskrimierenden Bedingungen durch die Methode erkannt, z. B. eine geringe Drehzahl bei der Blattrührermethode oder eine geringe Flussrate bei der Durchflusszelle. Bei der Blattrührer- oder Drehkörbchen-Methode wird häufig eine Drehzahl zwischen 50 und 75 U · min^{-1} gewählt, bei der Durchflusszellen-Apparatur liegt die Durchflussrate üblicherweise zwischen 4 und 50 ml je Minute. Für Freisetzungsuntersuchungen im Rahmen der Qualitätskontrolle werden häufig stark diskriminierende Bedingungen gewählt. Ob die gewählten Bedingungen eine In-vivo-Relevanz besitzen, kann nur durch eine erfolgreiche In-vitro-/In-vivo-Korrelation entschieden werden.

Auflösungsmedium. Die Auswahl des Auflösungsmediums (pH-Wert, Menge) muss die Löslichkeit des Arzneistoffs berücksichtigen. Wie bereits erwähnt, sollten Sink-Bedingungen ($C_t < 0,1 \cdot C_s$ bis $C_t < 0,3 \cdot C_s$) vorliegen, da ansonsten die Freisetzung durch den bereits gelösten Stoff verlangsamt wird. Der pH-Wert des Lösemittels kann nicht nur die Löslichkeit, sondern auch die chemische Stabilität des Arzneistoffs beeinflussen. Zusätzlich kann die Stabilität durch Temperatur, Versuchsdauer und Lichteinfluss während der Prüfung beeinträchtigt werden.

Als Freisetzungsmedien werden wässrige Medien mit pH-Werten von 1–6,8 eingesetzt, selten werden pH-Werte oberhalb von 6,8 gewählt. Wasser darf als Prüfflüssigkeit nur dann verwendet werden, wenn die Freisetzung des Arzneistoffs pH-unabhängig ist. Im Wasser gelöstes CO_2 aus der Luft kann zur Abnahme des pH-Werts führen. Zusätzlich können Arzneistoff oder Hilfsstoffe den pH-Wert des Wassers beeinflussen und somit können die Bedingungen während des Freisetzungsversuchs nicht konstant gehalten werden. In der Ph. Eur. sind unterschiedliche Prüfflüssigkeiten beschrieben, z. B. Salzsäure, Acetat-Pufferlösungen, Phosphat-Pufferlösungen, künstlicher Darmsaft, künstlicher Magensaft.

Das Standardvolumen beträgt 900 oder 1 000 ml. Bei besonders schwerlöslichen Arzneistoffen können auch Volumina von mehr als 1000 ml eingesetzt werden. Als Standardmedium bei niedrigem pH-Wert wird 0,1 N Salzsäure verwendet. Alternativ hierzu kann simulierter Magensaft ohne Enzyme oder simulierter Magensaft mit Enzymen (Zusatz von Pepsin) eingesetzt werden. Als weiteres Auflösungsmedium ist simulierte Intestinalflüssigkeit (Zusatz von Pankreatin) zu nennen. Bei magensaftresistenten Arzneiformen erfolgt ein Wechsel des Auflösungsmediums. Bei der Prüfung in 0,1 N HCl darf während zwei Stunden nicht mehr als 10 % der Dosis freigesetzt werden, bei der anschließenden Prüfung bei pH 6,8 sollte der Wirkstoff in der Regel zu 80 % nach 45 Minuten freigegeben werden.

Da bei Arzneiformen mit modifizierter Wirkstofffreigabe (z. B. Retardarzneiformen) der Einfluss des pH-Werts auf die Freisetzung von besonders großer Bedeutung ist, wird die Freisetzungsprüfung bei mindestens drei unterschiedlichen pH-Werten (z. B. pH-Wert 1,0, 4,5 und 6,8) durchgeführt. Hierdurch werden die pH-Verhältnisse simuliert, denen die Arzneiform im Magen, Dünndarm und Dickdarm ausgesetzt ist.

Das gleiche Ziel wird mit der Half-change-Methode verfolgt. Hierbei wird die Prüfung im künstlichen Magensaft begonnen, nach jeweils einer Stunde wird die Hälfte des Mediums entnommen und durch künstlichen Darmsaft ersetzt. Dadurch wird der pH-Wert stufenweise aus dem sauren in den neutralen Bereich gehoben. Diese Methode kann sehr einfach mit der Durchflusszelle realisiert werden.

Tab. 5.19 „Biorelevante" Auflösungsmedien. Nach Dressman et al.

Auflösungsmedium	Zusammensetzung		
Simulierter Magensaft (1) (SGF, Simulating Gastric Fluid)	Natriumlaurylsulfat	0,25 %	
	Natriumchlorid	0,2 %	
	HCl 0,01–0,05 N	ad 1 000 ml	
Simulierter Magensaft (2) (SGF 2)	Triton® X-100	0,01 %	
	Natriumchlorid	0,2 %	
	HCl 0,01–0,05 N	ad 1 000 ml	
Simulierter Dünndarmsaft im Nüchternzustand (FaSSIF, Fasted State Simulating Intestinal Fluid)	KH_2PO_4	3,9 g	pH-Wert: 6,5 Osmolarität: 270 ± 10 mOsm
	Natriumtaurocholat	3 mM	
	Lecithin	0,75 mM	
	Kaliumchlorid	7,7 g	
	Natriumhydroxid	qs pH 6,5	
	Demineralisiertes Wasser	ad 1 000 ml	
Simulierter Darmsaft nach Nahrungsaufnahme (FeSSIF, Fed State Simulating Intestinal Fluid)	Essigsäure	8,65 g	pH-Wert: 5,0 Osmolarität: 635 ± 10 mOsm
	Natriumtaurocholat	15 mM	
	Lecithin	3,75 mM	
	Kaliumchlorid	15,2 g	
	Natriumhydroxid	qs pH 5,0	
	Demineralisiertes Wasser	ad 1 000 ml	

Bei Einsatz sog. „biorelevanter" Freisetzungsmedien ist eine In-vitro/In-vivo-Korrelation eher zu erwarten (Tab. 5.19). Insbesondere bei der Freisetzungsprüfung von Darreichungsformen mit Wirkstoffen der BCS-Klassen II und IV haben sich diese als vorteilhaft erwiesen. Mit diesen Auflösungsmedien lassen sich pH-Wert, Osmolarität und Konzentration an Gallensalzen der Gastrointestinalflüssigkeit in Abhängigkeit von der Nahrungsaufnahme besser nachahmen.

Die Ionenstärke des Auflösungsmediums ist ebenfalls von Bedeutung. Sie kann zum Beispiel die Löslichkeit des Arzneistoffs und damit dessen Lösungsgeschwindigkeit beeinflussen. Die Quellung von Polymeren kann ebenfalls verändert werden; durch sie kann die Freisetzung aus Retardarzneiformen gesteuert werden. Die Ionenstärke wird durch Zusatz von NaCl oder Puffersubstanzen eingestellt.

Sowohl Magensaft (35–50 $mN \cdot m^{-1}$) als auch Darmsaft weisen eine geringere Oberflächenspannung als Wasser (72 $mN \cdot m^{-1}$) auf. Um die dadurch bessere Benetzung nachzuahmen, können dem Auflösungsmedium oberflächenaktive Substanzen (z. B. Gallensalze, Natriumlaurylsulfat, Polyoxyethylen-20-sorbitanmonooleat (Tween® 80)) in Kon-

Tab. 5.20 Akzeptanztabelle der Ph. Eur. für die Beurteilung von Prüfergebnissen des Dissolutionstests mit Darreichungsformen mit unveränderter Wirkstofffreisetzung. Nach Ph. Eur.

Prüfungsstufe	Anzahl der geprüften Einheiten	Akzeptanzkriterium
S_1	6	Jede Prüfeinheit enthält nicht weniger als Q + 5 %.
S_2	6	Der Mittelwert von 12 Prüfeinheiten ($S_1 + S_2$) ist gleich oder größer als Q, keine Prüfeinheit ist kleiner als Q – 15 %.
S_3	12	Der Mittelwert von 24 Prüfeinheiten ($S_1 + S_2 + S_3$) ist gleich oder größer als Q, nicht mehr als zwei Prüfeinheiten sind kleiner als Q – 15 % und keine Prüfeinheit ist kleiner als Q – 25 %.

zentrationen unterhalb ihrer kritischen Mizellbildungskonzentration (CMC) zugesetzt werden. Bei Konzentrationen oberhalb der CMC kann der Wirkstoff solubilisiert werden (Bildung von Mischzellen aus Gallensalz und Lecithin) und damit Sink-Bedingungen bei schwerlöslichen Arzneistoffen erhalten werden.

Entgasung des Freisetzungsmediums. Luftblasen aus dem Auflösungsmedium können sich an der Arzneiform oder an Teilen der Apparatur festsetzen und so die Freisetzungsgeschwindigkeit beeinflussen. Gasblasen können beispielsweise das Drahtgewebe des Drehkörbchens verschließen. Ph. Eur. schlägt zur Entgasung vor, die Lösemittel unter leichtem Rühren auf 41 °C zu erwärmen, anschließend unter starkem Rühren unter Vakuum durch einen Membranfilter (Porengröße ≤ 0,45 µm) zu filtrieren. Danach wird das filtrierte Medium unter Vakuum weitere fünf Minuten gerührt.

5

Akzeptanzkriterien

In der Ph. Eur. ist detailliert beschrieben, unter welchen Bedingungen die Anforderungen an die Wirkstofffreisetzung erfüllt sind. Hierbei wird zwischen Darreichungsformen mit unveränderter, mit verlängerter und verzögerter Wirkstofffreisetzung unterschieden. So sind bei Arzneiformen mit unveränderter Freisetzung die Anforderungen erfüllt, wenn die Menge des gelösten Arzneistoffs den Akzeptanzkriterien der Tab. 5.20 entspricht. Die Größe Q ist die geforderte Menge des Wirkstoffs, die aus der Zubereitung in Lösung gegangen ist, in Prozent des deklarierten Gehalts. In der ersten Prüfungsstufe (S_1) (Tab. 5.20) werden 6 „Prüfeinheiten" (Tabletten, Kapseln etc.) untersucht. Die Charge wird akzeptiert, wenn alle (!) Einheiten nicht weniger als Q + 5 % (!) enthalten. Anderenfalls werden weitere 6 Einheiten in der Stufe S_2 geprüft.

Voraussetzung für die Annahme der Charge ist nun, dass der Mittelwert der 12 Prüfergebnisse gleich oder größer als Q und keines der einzelnen Ergebnisse kleiner als Q – 15 % ist. Ist eines der Kriterien nicht erfüllt, werden weitere 12 Einheiten in die Prüfung einbezogen. Dann fällt nach insgesamt 24 Einzeltestungen in der Stufe S_3 die Entscheidung über die Annahme der Charge: es gelten die gleichen Kriterien wie bei S_2, zusätzlich darf keine Prüfeinheit weniger als Q – 25 % enthalten.

Tab. 5.21 Akzeptanzkriterien für die Freisetzung von Theophyllin aus Retardkapseln. Nach USP

Zeitpunkt (Stunden)	Freigesetzte Wirkstoffmenge (% der Dosis)
1	Zwischen 3 und 15 %
2	Zwischen 20 und 40 %
4	Zwischen 50 und 75 %
6	Zwischen 65 und 100 %
8	≥ 80 %

Im Gegensatz zur Pharmakopoe der Vereinigten Staaten (USP) sind in der Ph. Eur. keine Monographien wirkstoffhaltiger Arzneizubereitungen und somit auch keine Anforderungen hinsichtlich Freisetzung enthalten. Es werden jedoch Vorschläge gemacht; so sollten bei Arzneiformen mit unveränderter Wirkstofffreisetzung mindestens 75 % (Q) innerhalb von 45 min freigesetzt werden.

Bei Darreichungsformen mit verlängerter Wirkstofffreisetzung sind nach Ph. Eur. vom Hersteller Spezifikationen für die Wirkstofffreisetzung bei üblicherweise drei oder mehr Zeitpunkten festzulegen. Der erste Zeitpunkt wird festgelegt, um eine unbeabsichtigte rasche Wirkstofffreisetzung (dose dumping) zu erkennen, der gewählte Zeitpunkt entspricht der Wirkstofffreisetzung von 20–30 %. Mit dem zweiten Zeitpunkt, bei dem etwa 50 % freigesetzt sein sollen, wird der Freisetzungsverlauf charakterisiert. Mit dem letzten Zeitpunkt wird überprüft, ob die Wirkstofffreisetzung vollständig erfolgt (freigesetzte Menge > 80 %).

Anders als die Ph. Eur. enthält die USP eine große Zahl von Monographien für wirkstoffhaltige Arzneizubereitungen, in denen Prüfmethode und -bedingungen sowie Anforderungen an die Zubereitung festgelegt sind. So ist für schnellfreisetzende Acetylsalicylsäure-Tabletten vorgeschrieben, dass innerhalb von 30 Minuten mindestens 80 % des Wirkstoffs freigesetzt werden. Für Theophyllin-Retardtabletten sind die in Tab. 5.21 aufgeführten Freisetzungskriterien zu erfüllen (Prüfbedingungen: Paddle-Apparatur, $50\,U \cdot min^{-1}$, Auflösungsmedium: 900 ml, in der ersten Stunde: künstlicher Magensaft pH 1,2 ohne Enzym, in dem folgenden Prüfzeitraum: Phosphatpuffer pH 6,0).

Biorelevantes Freisetzungsgerät

Die in den Arzneibüchern beschriebenen Standardmethoden der Freisetzungsprüfung (s. o.) dienen vorrangig dem Nachweis der reproduzierbaren Qualität hinsichtlich der Wirkstofffreisetzung. Sie sind relativ einfach aufgebaut, liefern reproduzierbare Werte und können Formulierungsunterschiede in der Regel diskriminieren. Eine Vorhersage des In-vivo-Verhaltens der Zubereitungen ist mit diesen Methoden allerdings nur sehr begrenzt möglich. Durch Einsatz biorelevanter Auflösungsmedien (Tab. 5.19) werden für die Freisetzung relevante Eigenschaften des Auflösungsmittels wie Viskosität, Oberflächenspannung, Osmolaritäten oder Ionenkonzentration den In-vivo herrschenden Bedingungen besser angepasst. Wie in zahlreichen Untersuchungen gezeigt werden konnte, kann das In-vivo-Verhalten bei Verwendung biorelevanter Auflösungsmedien erfolgreich vorhersagt werden. Ein nächster Schritt ist die Entwicklung von biorelevanten

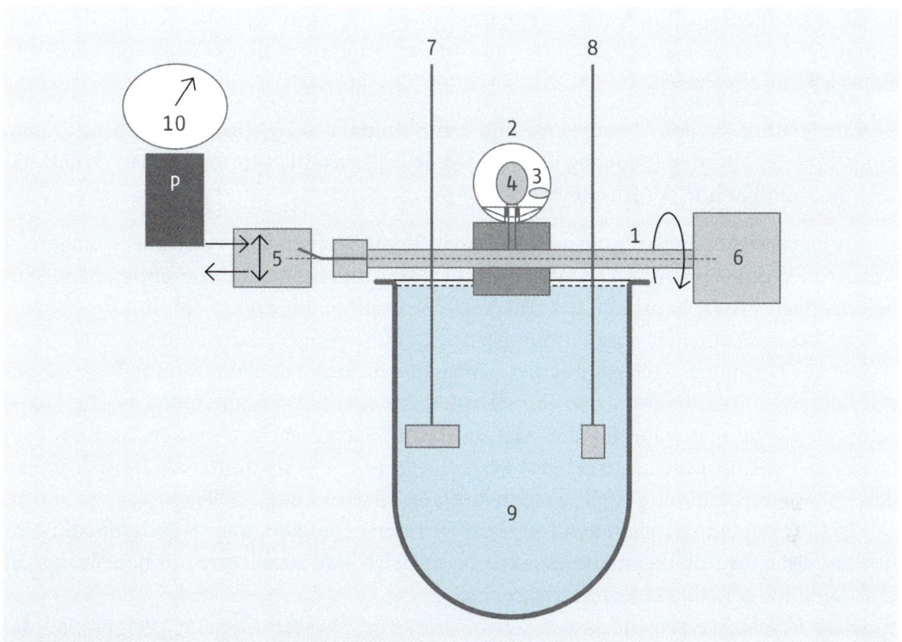

Abb. 5.91 Biorelevantes Freisetzungsmodell nach Garbacz et al.
1 Rohrförmige Welle, 2 Probengefäß (Körbchen), 3 Arzneiform, 4 Düse mit Ballon, 5 Magnetventil, 6 Motor, 7 Blattrührer, 8 Probenzug, 9 Gefäß mit Freisetzungsmedium, 10 Druckregulationsmodul

Freisetzungsmodellen, in denen die mechanische Belastung einer Arzneiform während der Magen-Darm-Passage simuliert wird, die das Freisetzungsverhalten erheblich beeinflussen kann.

Ein solches Modell ist von Garbacz entwickelt worden (Abb. 5.91) (Garbacz et al., 2009). In diesem Freisetzungsmodell werden insbesondere drei In-vivo-Bedingungen simuliert, die auf Arzneiformen während ihrer Magen-Darm-Passage einwirken:

- die physiologische Bewegung im Magen-Darm-Trakt, die nicht kontinuierlich erfolgt, sondern gekennzeichnet ist durch relativ lange „Ruhephasen", gefolgt von Phasen mit intensiver propulsiver Bewegung mit Geschwindigkeiten bis zu 50 cm/s,
- die gastrointestinale Motilität, die in Sequenzen von mechanischen Kontraktionen auf den Formling einwirkt und bis 300 mbar betragen kann,
- der intermittierende Kontakt mit der gastrointestinalen Flüssigkeit.

Die Arzneiform (3) befindet sich in einem kugelförmigen Körbchen (2) aus einem Drahtgeflecht. Durch Auf- und Abpumpen eines Ballons (4) wird der peristaltische Druck auf den Formling simuliert. Durch eine Rotationsbewegung wird das Körbchen mit der Arzneiform abwechselnd durch das Auflösungsmedium und durch die Luft bewegt. Scherkräfte und mechanischer Abrieb entstehen dadurch, dass die Arzneiform sich bei den Rotationsbewegungen im Körbchen bewegt und dabei gegen das Körbchen stößt.

Ein mögliches mechanisches Belastungsprogramm, das durch einen Computer gesteuert wird, könnte wie folgt aussehen (nach Garbacz et al., 2008):

Rotationssequenzen. Einminütige Rotationsphasen mit einer Drehzahl von 100 UpM, die in der Sequenz 1 alle19 Minuten und in der Sequenz 2 alle 59 Minuten auftreten, dazwischen Ruhephasen.

Druckbelastung. In den Sequenzen 3 und 4, die einmal pro 20 Minuten (Sequenz 3) bzw. einmal pro 60 Minuten (Sequenz 4) auftreten, jeweils aus drei symmetrischen Druckwellen von 300 mbar und 6 Sekunden Dauer.

Dieses biorelevante Freisetzungsgerät ist bereits in zahlreichen Untersuchungen eingesetzt worden. So konnte gezeigt werden, dass die in einer klinischen Studie bei einem nifedipinhaltigen Generikum beobachteten Plasmakonzentrationsspitzen auf ein durch mechanischen Stress verursachtes dose dumping zurückzuführen sind (Garbacz et al., 2009).

Die bei Diclofenac-Retardtabletten beobachteten Plasmakonzentrations-Doppelspitzen konnten mit Hilfe des Stress-Freisetzungstests ebenfalls auf die mechanische Belastung der Formlinge während der Magen-Darm-Passage erklärt werden, während im Standard-Freisetzungstest derartige Unterschiede in der Wirkstofffreisetzung zwischen den Präparaten nicht festgestellt werden konnten (Garbacz et al., 2008).

Ein Unterschied zwischen den Freisetzungsuntersuchungen unter Standardbedingungen und Stressbedingungen konnte auch bei HPMC-Matrixtabletten mit dem Wirkstoff Quetiapin festgestellt werden (Garbacz et al., 2014).

Diese Ergebnisse zeigen, dass dieses biorelevante Freisetzungsgerät geeignet ist, das Verhalten von Arzneiformen im Gastrointestinaltrakt und die dadurch beeinflusste Wirkstofffreisetzung besser zu verstehen. Es leistet damit einen wichtigen Beitrag bei der Erstellung von In-vitro/In-vivo-Korrelationen.

Suppositorien

Die Prüfung der Liberation aus Suppositorien gestaltet sich ähnlich wie der Dissolutionstest bei Peroralia, weil bei beiden Arzneiformen wesentliche Schritte der Arzneistofffreisetzung vergleichbar sind. Schmelzen und Spreiten der Fettgrundlage sind Desaggregation und Desintegration bei der Tablette ähnlich. Auflösung der suspendierten Partikel und diffusionsbegrenzter Transport des gelösten Wirkstoffs in die wässrige Phase (Akzeptormedium) haben ihre Parallele in der Wirkstoffauflösung.

Liberationsprüfungen für Suppositorien sind erst mit dem Erscheinen der Ph. Eur. 5.3 in das Arzneibuch aufgenommen worden, obwohl eine sehr große Anzahl von Methoden zur Prüfung der In-vitro-Freisetzung seit vielen Jahren bekannt ist. Das vom Arzneibuch vorgeschlagene Verfahren beruht auf der Durchflusszellen-Apparatur mit einer speziellen Zelle (Wirkstofffreisetzung aus lipophilen Arzneiformen, 2.9.42).

Für schlecht wasserlösliche Arzneistoffe in wasserlöslichen Vehikeln gilt, dass die Lösung der Matrix nach der Applikation weitgehend davon abhängt, mit welcher Geschwindigkeit die Rektumschleimhaut auf den osmotischen Reiz hin wässriges Medium sezerniert. Die methodischen Varianten der Prüfung von Zäpfchen aus Fettmassen lassen sich danach unterscheiden, ob (geschmolzenes) Zäpfchen und Akzeptorflüssigkeit durch eine Membran getrennt sind oder ob sie direkt aneinandergrenzen.

Methoden mit Trennmembran

Zwischen Zäpfchenmasse und Akzeptormedium wird eine Membran angeordnet. Von Vorteil ist hier, dass Fettmasse und Lösungsmittel getrennt werden. Damit werden Störungen der Arzneistoffanalytik durch Teile der Fettmasse auf Grund der UV-Eigenabsorption

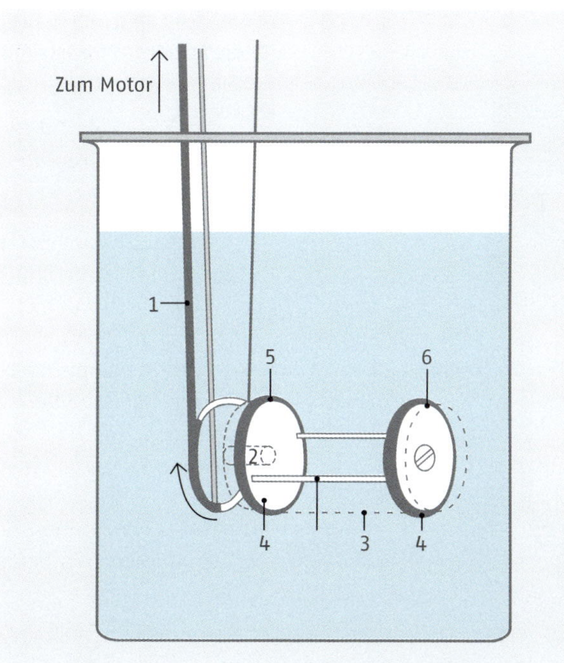

Abb. 5.92 Rotierende Dialysezelle zur Liberationsprüfung von Suppositorien. Nach Dibbern und Wirbitzki
1 Transmission, 2 Antriebswelle, 3 Dialysierschlauch, 4 Scheibe, 5 Gummiring, 6 Schraubverschluss, 7 Distanzstab

vermieden. Als nachteilig kann es sich erweisen, dass ungeeignete Membranen eine Diffusionsbarriere bilden, die in den diffusionsbestimmten Liberationsvorgang eingreift.

Rotierende Dialysezelle. Das von Dibbern und Wirbitzki beschriebene Verfahren zeichnet sich durch hohe Liberationsraten und Reproduzierbarkeit der Ergebnisse aus. Kernstück der Apparatur ist eine Dialysezelle (Abb. 5.92), die mit 6 U · min^{-1} in einer Akzeptorflüssigkeit rotiert. Die zylindrische Zelle besteht aus zwei Plexiglasscheiben, die durch zwei Distanzstäbe miteinander verbunden und mit einem Dialyseschlauch überzogen sind. Sie enthält einige ml Flüssigkeit (Innenphase) sowie das Zäpfchen. Die Zelle taucht in die auf 37 °C temperierte Akzeptorflüssigkeit (Außenphase) ein, in der sie mittels eines Antriebsmotors über eine geeignete Transmission in Rotation versetzt wird.

Stationäre Dialysezelle. Wesentlich geringere Liberationsraten werden mit einer von Korsatko und Müller vorgeschlagenen Liberationszelle erreicht. Sie lehnt sich konstruktiv an die Permeationszelle im Sartorius-Diffusionsmodell an. Die Zelle besteht aus einer Riffelplatte mit seitlichem Stutzen für den Zu- und Abfluss der Akzeptorflüssigkeit sowie aus einer zweiten Platte, in die ein Hohlraum zur Aufnahme der Suppositorienmasse eingearbeitet ist. Zwei dieser Zellen sind zu einem Block zusammengefügt, der im Wasserbad temperiert wird. Die Akzeptorflüssigkeit wird durch eine Schlauchpumpe bewegt und strömt, bedingt durch die Riffelplatte, weitgehend laminar an der Membran vorbei. Die relativ geringe Liberationsrate erklärt sich aus dem für dieses Modell charakteristischen Transportweg Schmelze-Membran-Außenphase. Im Gegensatz zum vorstehend beschriebenen Weg Schmelze-Innenphase-Membran-Außenphase begrenzt der Phasenübergang Schmelze-Membran als geschwindigkeitsbestimmender Teilschritt die Liberation. Ungünstig ist, dass die Liberationsprüfung nicht am Zäpfchen, sondern an dessen umgeschmolzener Masse durchgeführt wird.

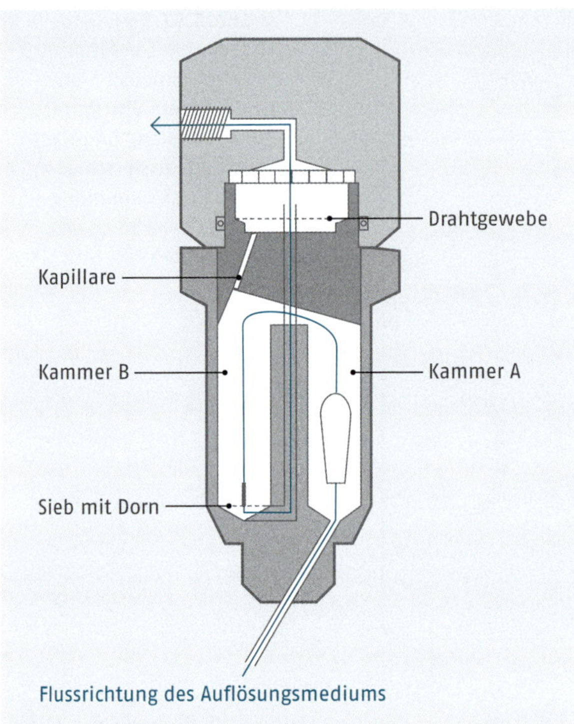

Abb. 5.93 Durchflusszelle für die Arzneistofffreisetzung aus Suppositorien nach Ph. Eur.

Methoden ohne Trennmembran

Zäpfchenmasse und Akzeptormedium stehen miteinander in direktem Kontakt. Das hat den Vorteil, dass den einzelnen Teilschritten der Liberation kein verfahrensbedingter Diffusionsschritt folgt. Der direkte Kontakt zwischen Fettmasse und Akzeptorflüssigkeit kann aber zu Störungen der Arzneistoffanalytik durch Fettbestandteile führen.

Durchflusszelle. Das vom Arzneibuch vorgeschlagene Prüfverfahren gehört zu den Methoden ohne Trennmembran. Es handelt sich hierbei um eine spezielle Durchflusszelle, die aus zwei vertikalen Kammern besteht (Abb. 5.93). Nach dem Schmelzen des Zäpfchens in Kammer A sammelt sich die Masse im oberen Teil der Kammer B. Die Prüfflüssigkeit fließt durch die zweite Kammer von oben nach unten und führt damit zu einer intensiven Durchmischung der geschmolzenen Zäpfchenmasse. Die Freisetzung erfolgt an der Grenzfläche zwischen Zäpfchenmasse und wässrigem Auflösungsmedium. In der Grundmasse gelöste Arzneistoffe werden durch Diffusion freigesetzt. Nicht lösliche Wirkstoffe müssen durch andere Transportvorgänge, z. B. Sedimentation, an die Grenzfläche gelangen, bevor der Auflösungsvorgang beginnen kann. Das Verfahren ist zur Prüfung der Wirkstofffreisetzung sowohl aus Suppositorien mit lipophilen als auch hydrophilen Grundmassen geeignet.

Blattrührer-Apparatur. Das Verfahren von Cox und Bremer ist eine sinnvolle Adaptation der Rührblattmethode der Arzneibücher für feste Peroralia. Hier wird das Zäpfchen in einem Glasrohr fixiert, das in ein Gefäß mit Akzeptorflüssigkeit taucht (Abb. 5.94). Durch ein Drahtkörbchen, das das Glasrohr nach unten abschließt, wird verhindert, dass Fettmassetröpfchen in die Akzeptorphase übertreten und die Bestimmung des Arznei-

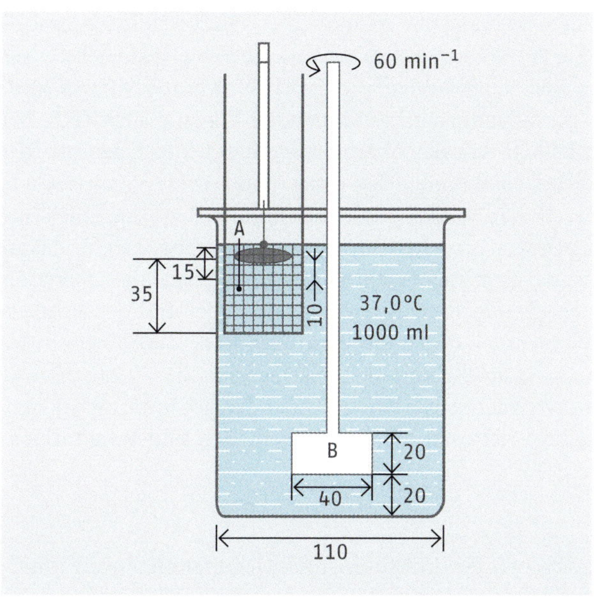

Abb. 5.94 Liberationszelle zur Prüfung von Suppositorien nach Cox und Breimer. Vgl. Deblaey et al. **A** Drahtkörbchen, **B** Flügelrührer

stoffs stören können. Dies gelingt, wenn man die Agitation der Akzeptorphase in Grenzen hält. Die Liberationsraten sind im Vergleich zu den mit der rotierenden Dialysezelle erhaltenen Werten wegen der kleineren Kontaktfläche geringer. Eine vergleichsweise höhere Streuung der Messwerte resultiert, wenn die Schmelze den Rohrquerschnitt nicht vollständig ausfüllt.

Zweckmäßig ist eine von Müller beschriebene Variante, bei der an die Stelle des Glasrohrs ein Uhrglas am Boden des Dissolutionsgefäßes tritt, das die Schmelze fixiert. Bei Versuchsbeginn wird ein Zäpfchen unter dem Glas platziert. Die entstehende Schmelze nimmt eine linsenförmige Gestalt an, deren Oberfläche auch während der Agitation recht konstant bleibt. Gut reproduzierbare Liberationsraten sind das Ergebnis dieser einfachen Versuchsanordnung.

Drehkolben. Unter den Geräten ohne Trennmembran ist der Drehkolben nach Koch hinsichtlich der Liberationsraten der rotierenden Dialysezelle annähernd gleichwertig. Man kann die bereits beschriebene Ausführung mit wässriger Akzeptorphase einsetzen, oder aber auch den als Verteilungsmodell entwickelten kompartimentierten Kolben (Abb. 5.110, ▸Kap. 5.4.4) verwenden. Im Sinne des „erweiterten Resorptionsmodells" kann man bei der zweiten Variante kinetische Teilprozesse formulieren, die zusätzlich zur Liberation wirken (z. B. Übergänge von Wirkstoffen zwischen Lösungen, die die pH-Differenz zwischen Darmflüssigkeit und Blut simulieren).

Salben

Die therapeutische Wirkung topischer Zubereitungen wird – sofern an ihr Arzneistoffe beteiligt sind – durch deren Liberation aus der Arzneiform und durch deren anschließende Penetration in die Haut bestimmt. Eine aus In-vitro-Versuchen abgeleitete Aussage über die Pharmazeutische Verfügbarkeit muss dies berücksichtigen.

Aus Liberationsversuchen allein können nur in speziellen Fällen Schlüsse gezogen werden, die in direkter Beziehung zur Wirkung stehen. Voraussetzung ist zunächst, dass die therapeutische Wirkung der Salbe überwiegend durch den Wirkstoff bestimmt wird, dann, dass die Liberation den geschwindigkeitsbestimmenden Vorgang stellt (z. B. bei schlechter Löslichkeit), und schließlich, dass das Akzeptorsystem in seinen Eigenschaften den realen physiologischen Gegebenheiten möglichst nahekommt. Diese Voraussetzungen werden, wenn man die Liberation in wässrige Systeme zugrunde legt, eigentlich nur bei Augensalben erfüllt. Die Aussagekraft von In-vitro-Liberationsergebnissen für das zu erwartende In-vivo-Verhalten ist darüber hinaus sehr eingeschränkt, weil die Liberation und Penetration nicht nur durch die Eigenschaften des Arzneistoffs und des Vehikels beeinflusst wird, sondern auch wesentlich durch die Wechselwirkung der Salbe mit der Haut (▸ Kap. 3.2.8). Methoden zur Untersuchung der Pharmazeutischen Verfügbarkeit sind bei Salben bisher noch keine Arzneibuchverfahren. Unter den gegenwärtig bekannten Versuchsanordnungen unterscheidet man Liberationsmethoden und Penetrationsmethoden.

Liberationsmethoden

Bei dieser Gruppe kann man zwischen Geldiffusions- und Membranmethoden unterscheiden.

Geldiffusionsmethode. In eine Agar- oder Gelatinegallerte werden scheibenförmige Löcher gestanzt, die die Salbenprobe aufnehmen. Je nach Liberation diffundiert der Wirkstoff in unterschiedlichem Ausmaß in das umgebende Gel. Sein Nachweis ist durch Farbentwicklung (nach geeigneter Indikatorreaktion), Autoradiographie oder Hemmung des Wachstums von Testkeimen möglich. Beurteilt wird meist der Durchmesser der Farbringe bzw. Hemmhöfe als Maß der Liberation. Der Nachteil dieser Methode besteht darin, dass sie nur für farbige, anfärbbare, antibiotisch oder antimykotisch wirksame Substanzen eingesetzt werden kann.

Membranmethode (Modelle mit künstlichen Membranen). Freisetzungsmodelle bestehen aus einem Donor- und Akzeptorkompartiment. Membranfreie Modelle, bei denen häufig nichtwässrige Akzeptormedien (z. B. Isopropylmyristat, Dodecanol) eingesetzt wurden, haben ihre Bedeutung verloren. Eine wesentlich bessere Trennung der beiden Kompartimente erfolgt durch eine Membran, die allerdings für die Liberation nicht geschwindigkeitsbestimmend sein darf. Ihre Aufgabe besteht bei Freisetzungsuntersuchungen im Wesentlichen in einer mechanischen Trennung von Salbe und Akzeptormedium, um eine Vermischung und Änderung der Zubereitung während der Prüfung zu verhindern. Zusätzlich werden die beim Übertritt von Vehikelbestandteilen in das Akzeptormedium auftretenden analytischen Probleme vermieden. Die Membran muss aus einem indifferenten Material bestehen. So sollte der Arzneistoff von dem Membranmaterial nicht oder nur in geringem Ausmaß durch Adsorption oder Absorption aufgenommen werden. Als Barriere wurden zunächst Cellophan-, Cellulose- und andere Polymermembranen eingesetzt. Eine bessere Trennung des Donor- und Akzeptorkompartiments lässt sich durch Verwendung von Lipidmembranen, z. B. Polydimethylsiloxan, bzw. den Zweischichtsystemen nach Loth erreichen, bei denen eine hydrophile und lipophile Membran eingesetzt wird. Auch diese Membranen sollen lediglich die Phasen voneinander trennen und nicht die menschliche Haut simulieren.

Tab. 5.22 Membranen für Penetrations- und Permeationsuntersuchungen

Membrantyp	Vor- und Nachteile	Anwendungsgebiete
Synthetische Membran	Definierte Zusammensetzung und Aufbau	Arzneistoff-Freisetzung, Qualitätskontrolle (Chargenkonformität)
Tierische Haut	Größere Ähnlichkeit zur Humanhaut, jedoch je nach Spezies große Unterschiede, wesentlich größere Anzahl an Haarfollikeln	Penetrations- und Permeationsuntersuchungen, nur beschränkte Vorhersage von In-vivo-Ergebnissen möglich, Forschung und Entwicklung
Rekonstruierte Haut	Epidermales Gewebe aus humanen Keratinozyten und Fibroblasten, Barriereeigenschaft vermindert, Penetration nur bedingt auf In-vivo-Verhältnisse übertragbar	Metabolische Vorgänge, Eignung für Penetrations- und Permeationsuntersuchungen wird zzt. geprüft, für Phototoxizitätstest validiert, Qualitätskontrolle fraglich, Forschung und Entwicklung
Exzidierte Humanhaut	Derzeit bestes verfügbares In-vitro-Modell, größte Ähnlichkeit zu In-vivo-Verhältnissen	Penetrations- und Permeationsuntersuchungen, Optimierung von Dermatika, Forschung und Entwicklung

In Freisetzungsuntersuchungen kann lediglich die maximal mögliche Arzneistoffabgabe aus der Salbe bestimmt werden, wobei die Geschwindigkeit der Liberation durch die Zusammensetzung der Zubereitung bestimmt wird. Mit diesen Untersuchungen kann die pharmazeutische Qualität (Chargenkonformität) überprüft werden. Weiterhin kann der Einfluss unterschiedlicher Hilfsstoffe auf die Liberation ermittelt werden. Für die Freisetzung in vivo besitzen die Versuche mit künstlichen Membranen jedoch nur eine geringe Aussagekraft. So stellt in vivo das Stratum corneum die diffusionskontrollierende Membran dar. Ebenfalls unberücksichtigt bleiben Interaktionen des Vehikels mit der Haut und mögliche Veränderungen der Permeation der Haut, z. B. Hydratation der Haut durch Okklusionseffekt oder Erhöhung der Penetration durch Penetrationsförderer.

5

Franz-Diffusionzelle. Ein häufig eingesetztes und etabliertes Modell ist die Franz-Zelle (Abb. 5.95). Sie kann zur Untersuchung sowohl der Liberation, der Penetration als auch der Permeation eingesetzt werden. Sie besteht aus der Donor- und Akzeptorkammer, die durch eine künstliche oder natürliche Membran voneinander getrennt sind. Eine Zusammenstellung der Membranen und ihrer Anwendung ist in Tab. 5.22 gegeben. Das zu prüfende Produkt wird auf einer Seite der Membran (Donorkammer) aufgetragen, auf der anderen Seite befindet sich das Akzeptormedium, das häufig aus isotonischem Phosphatpuffer pH 7,4 besteht, der auf die physiologische Temperatur der Hautoberfläche von 32 ± 1 °C temperiert wird. Die gleichmäßige Durchmischung des Akzeptormediums wird durch einen Rührkern gewährleistet. Um eine einfache kinetische Auswertung der Versuche vornehmen zu können, sind Sink-Bedingungen während des gesamten Versuchs erforderlich. Dies bedeutet, dass der Arzneistoffgehalt im Donor weitestgehend konstant bleiben muss (maximale Abnahme um bis zu 10 %; infinite dose) und die Konzentration im Akzeptorkompartment lediglich 10 % der Sättigungskonzentration erreichen darf. Ansonsten kann es zu Sättigungsphänomenen und zu einer Rückdiffusion in den Akzeptor kommen. Wird das Akzeptormedium während des Permeationsversuchs nicht konti-

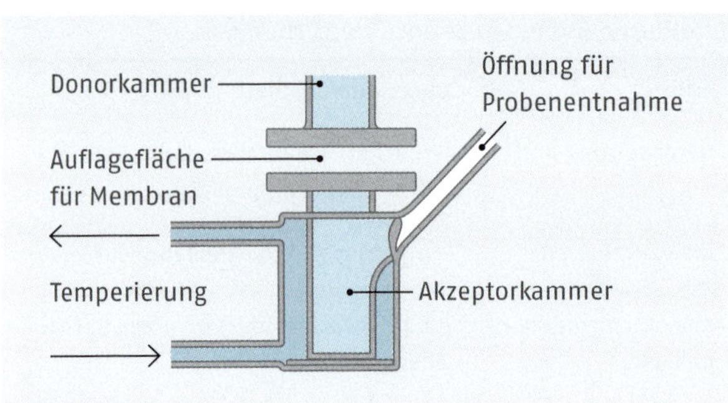

Abb. 5.95 Franz-Diffusionszelle

nuierlich erneuert, liegt ein statisches Versuchsdesign vor. Hierbei muss darauf geachtet werden, dass während des gesamten Versuchs die Sink-Bedingungen erhalten bleiben (Bestimmung der Sättigungslöslichkeit der Testsubstanz im Akzeptormedium). Bei dynamischen Franz-Diffusionszellen sind Sink-Bedingungen gewährleistet, da über ein Pumpsystem während des Versuchs kontinuierlich frisches Akzeptormedium zu- und wirkstoffhaltiges Akzeptormedium abgeführt wird.

Auswertung. Die Liberation von gelösten bzw. suspendierten Wirkstoffen aus Ein- oder Mehrphasensystemen lässt sich unter bestimmten Voraussetzungen durch eine Reihe von Gleichungen beschreiben, die von Higuchi (Quadratwurzelgesetz) entwickelt worden sind.

Die Liberation aus einer Suspensionssalbe kann durch die folgende Beziehung beschrieben werden:

$$Q = \sqrt{2 \cdot C_0 \cdot D \cdot C_s \cdot t} \qquad \text{Gleichung 5.44}$$

| C_0 Konzentration der suspendierten Teilchen | C_s Sättigungskonzentration in der Salbe | D Diffusionskoeffizient | t Zeit | Q Freigesetzte Menge pro Flächeneinheit

Dabei wird gefordert, dass der Wirkstoff fein verteilt ist, die Teilchendurchmesser geringer sind als die Schichtdicke der Salbe und die Löslichkeit des Wirkstoffs in der Salbe wesentlich kleiner ist als die Konzentration der suspendierten Teilchen ($C_0 \gg C_S$). Werden die Bedingungen (C_0, C_S, D) konstant gehalten, dann ist die freigesetzte Wirkstoffmenge der Wurzel aus der Zeit proportional.

Für die Liberation aus einer Lösungsalbe gilt unter der Voraussetzung, dass die Salbe in ausreichender Schichtdicke vorliegt und maximal 30 % des Arzneistoffs freigesetzt werden, näherungsweise der Ausdruck:

$$Q = 2 \cdot C_0 \sqrt{\frac{D \cdot t}{\pi}} \qquad \text{Gleichung 5.45}$$

| Q An der Grenzfläche Salbe/Haut per Flächeneinheit abgegebene Wirkstoffmenge | C_0 Wirkstoffkonzentration in der Salbe bei Versuchsbeginn | D Diffusionskoeffizient des Wirkstoffs in der Salbe | t Zeitspanne nach Applikation

Nach dieser Gleichung ist die Freisetzung aus einer Salbe, in der Wirkstoff gelöst vorliegt, direkt der Anfangskonzentration proportional. Von Bedeutung ist weiterhin der Diffusionskoeffizient, dessen Größe von der Temperatur, der Viskosität und der Molekülgröße des Arzneistoffs abhängig ist.

Lässt sich die Liberation des Wirkstoffs aus der Salbe nach den Higuchi-Gleichungen beschreiben, so erhält man beim Auftragen von Q über $t^{1/2}$ Geraden („Higuchi-Plot", o Abb. 5.103).

■ **MERKE** Die Liberation von gelösten bzw. suspendierten Wirkstoffen aus Salben lässt sich häufig durch das von Higuchi entwickelte Quadratwurzelgesetz beschreiben.

Eine statistische Vergleichsmöglichkeit zur Beurteilung von Liberationsdaten wird in der FDA Guideline SUPAC-SS aufgezeigt.

Bei Salben gilt es als Ausnahmefall, wenn sich der Liberation und Penetration in nachweisbarem Ausmaß die Permeation anschließt. Dann gerät der Wirkstoff in tiefere, ausreichend kapillarisierte Hautregionen, aus denen er die Kapillarwände permeieren und so in den großen Kreislauf gelangen kann. So haben Glyceroltrinitrat-Salben, wenn auch unsicher in der Anwendung, beim pektanginösen Anfall jahrzehntelange Tradition. Als unerwünschte Wirkungen können bei Salben bei großflächiger Anwendung (u. U. auf geschädigter Haut) absorptive Wirkungen in Erscheinung treten (z. B. bei Corticosteroid-Salben).

Für den sicheren Nachweis solcher Effekte sind Plasmakonzentrationsuntersuchungen notwendig.

Natürliche Membranen. Werden natürliche Membranen, wie Tierhäute, menschliche Haut oder auf Zellkultur basierte künstliche Hautkonstrukte, in Franz-Zellen eingesetzt, so werden diese Versuche als Permeationsversuche bezeichnet. Bei dieser Versuchsart ist der geschwindigkeitsbestimmende Schritt, im Gegensatz zu den oben beschriebenen Liberationsversuchen, in der eingesetzten Haut lokalisiert. Bei diesen Versuchen können zusätzlich Wechselwirkungen der Zubereitung mit der Haut mit untersucht werden, was die Relevanz solcher Versuche für den In-vivo-Bezug erhöht. Allgemein gelten Permeationsversuche mit Humanhaut als Goldstandard für In-vitro-Versuche. Die Auswertung von Permeationsversuchen erfolgt nach dem Fick'schen Diffusionsgesetz.

5

Penetrationsmethoden

Mithilfe dieser Verfahren wird eine ortsaufgelöste Diffusion des Arzneistoffs in einzelne Schichten („Hautschichten") ermittelt.

Penetrationsmodelle. Mit diesen Modellen soll im Unterschied zu den Freisetzungsmodellen das Eindringen des Wirkstoffs in die Haut untersucht werden. Grundsätzlich lassen sich Penetrationsmodelle einteilen in Versuchsanordnungen, die künstliche Membranen verwenden, und solche, bei denen natürliche Membranen eingesetzt werden.

Bei den Modellen mit **artifiziellen Membranen** kann in Einschichtmembransysteme und Mehrschichtmembransysteme unterteilt werden.

- Bei den Einschichtsystemen werden die bei der Liberationsprüfung genannten Membranen verwendet, bei denen zusätzlich unterschiedliche Lipide in das Membranmatrial inkorporiert werden. Dadurch soll eine gewisse Ähnlichkeit mit den Verhältnissen an der natürlichen Haut bzw. dem Stratum corneum geschaffen werden.

- Ein Mehrschichtenmodell ist von Neubert und Fürst beschrieben worden. Der Akzeptor dieses Modells besteht aus bis zu sechs übereinander angeordneten, etwa 10 µm starken Membranen, die aus einer Kollodium-Matrix bestehen. Als lipophiler Zusatz wird häufig Dodecanol verwendet, als hydrophile Hilfsstoffe können beispielsweise Glycerol oder Propylenglykol in die Membranmatrix eingelagert werden. Aus der Analyse der in die einzelnen Membranen diffundierten Arzneistoffmengen lassen sich Aussagen sowohl zur Liberation und als auch zur Permeation des Arzneistoffs aus dem aufgetragenen Dermatikum machen.

Als **natürliche Membranen** werden in Penetrationsmodellen tierische Häute (z. B. Schweinehaut) und exzidierte Humanhaut verwendet, die häufig aus kosmetischen Operationen stammt. Neben Aussagen zur Verteilung in den Hautschichten erfährt man, ob es in der Haut Areale gibt, in denen sich der Arzneistoff vermehrt anreichert (Depotbildung). Das Abtragen der Hornschicht erfolgt mit der Tape-stripping-Technik. Aus der verbleibenden Resthaut werden Schnitte mit einem Gefriermikrotom angefertigt. Anschließend wird der Arzneistoff aus den Hautschichten extrahiert. Die Konzentrationen sind häufig relativ gering, so dass radioaktiv markierte Arzneistoffe eingesetzt werden oder ein sehr empfindliches analytisches Verfahren nötig ist. In-vitro-Untersuchungen mit Humanhaut können zur Beurteilung der Penetrationseigenschaften des Arzneistoffs sehr informativ sein. Im Gegensatz zu den Liberationsuntersuchungen können diese Untersuchungen Wechselwirkungen zwischen der wirkstoffhaltigen Formulierung und der Haut aufzeigen. Der geschwindigkeitsbestimmende Schritt liegt in der Penetration des Arzneistoffs in die Haut. Hautpenetrationsexperimente zeigen in ihren Ergebnissen häufig gute Übereinstimmung mit In-vivo-Versuchen. Sie können deshalb auch für eine Optimierung einer Formulierung eingesetzt werden. Allerdings weisen sie auch einige Nachteile auf: hohe Variabilität bedingt durch unterschiedliche Herkunft, Lagerungsbedingungen und Präpariermethoden der Haut; zusätzlich fehlen Vorgänge in der Haut wie Metabolismus und Blutfluss, die die Penetration und Elimination beeinflussen können.

In-vivo-Hautprüfungsverfahren, die auf speziellen pharmakodynamischen Effekten von Arzneistoffen beruhen

Die lokale Wirkung eines Arzneistoffs (z. B. Nicotinsäureester), die sich als Hautveränderungen (z. B. Quaddeln oder Rötungen) manifestieren, kann mit dem Ausmaß der Penetration korrelieren. Messbar sind z. B. Hauttemperatur, Intensität und Flächenausbreitung der Rötung. Dabei gilt der Intensität/Zeit-bezogene Messwert, also die Fläche unter der Temperatur-Zeit-Kurve, als interessantester Parameter.

Als weiteres Beispiel ist der Vasokonstriktionstest als eine etablierte Methode zur Ermittlung der topischen Aktivität von Glucocorticoiden zu nennen. Der von McKenzie und Stoughton entwickelte Test beruht auf der Abnahme der Hautfarbe (Hautabblassung, skin blanching) nach topischer Applikation von Corticosteroiden. Der Mechanismus ist noch nicht vollständig geklärt. Vermutlich verursacht eine lokale Vasokonstriktion und die verminderte Durchblutung der betreffenden Hautregion die Hautabblassung. Die Intensität der Hautabblassung ist ein Maß für die Penetration des Wirkstoffs.

Transdermale Therapeutische Systeme

Ziel der Anwendung Transdermaler Therapeutischer Systeme (TTS) ist die Wirkstoffabsorption. Daher ist die Kontrolle der Pharmazeutischen Verfügbarkeit notwendig. In der Ph. Eur. ist deshalb eine Bestimmung der Freisetzung vorgeschrieben (2.9.4). Für diese Prüfung beschreibt das Arzneibuch drei Methoden unter Verwendung der Blattrührerapparatur:

- Freisetzungsscheibe,
- Extraktionszelle,
- Rotierender Zylinder.

Die Freisetzung wird bei einer Temperatur von 32 °C bestimmt.

Freisetzungsscheibe. Am Boden des Prüfgefäßes ist eine Scheibe aus rostfreiem Stahl mit einem Drahtgewebe angeordnet, auf die das TTS mit der Freisetzungsseite nach oben aufgezogen wird (o Abb. 5.96, A).

Extraktionszelle. Das Pflaster wird in eine Halterung aus runder Bodenplatte und ringförmiger Abdeckung eingelegt. Auf die Abgabeseite des Pflasters kann zusätzlich eine Membran aufgebracht werden. Die Extraktionszelle wird auf den Boden des Gefäßes mit der Abdeckung nach oben gelegt (o Abb. 5.96, B).

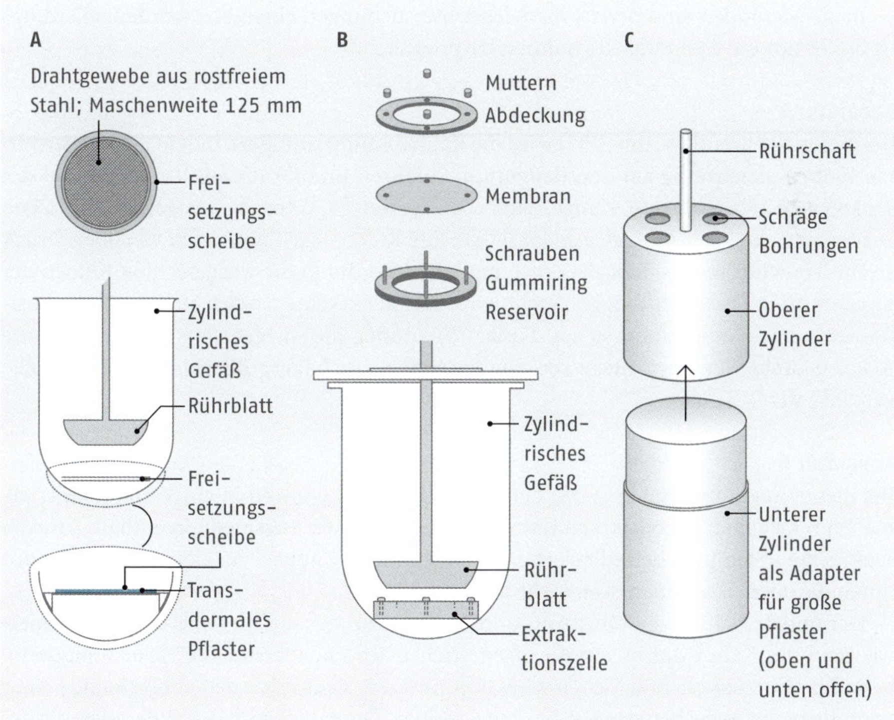

o Abb. 5.96 Apparaturen zur Wirkstofffreisetzung aus Transdermalen Therapeutischen Systemen nach Ph. Eur.
A Freisetzungsscheibe, B Extraktionszelle, C Rotierender Zylinder

5

Rotierender Zylinder. Die Versuchsanordnung ist vergleichbar mit der Drehkörbchenapparatur, bei der das Drehkörbchen durch einen Zylinder ersetzt wird. Das TTS wird mit der Abgabeseite nach außen auf die Außenseite eines Zylinders geklebt, der mit dem Antrieb des Dissolutions-Testsystems in Rotation gebracht wird (**○** Abb. 5.96, C).

Wirkstofffreisetzung aus wirkstoffhaltigen Kaugummis

In der Ph. Eur. sind zwei Methoden zur Bestimmung der Wirkstofffreisetzung beschrieben. Die Freisetzung aus Kaugummis wird wesentlich durch das Kauen und die sich dabei andauernde Oberflächenneubildung bestimmt, was in den beiden Arzneibuch-Methoden durch eine mechanische Belastung simuliert wird. Als Freisetzungsmedium wird künstlicher Speichel mit einem pH-Wert = 6,2 bei 37 °C eingesetzt (Zusammensetzung des künstlichen Speichels: KH_2PO_4 (12 mM/l), NaCl (40 mM/l, $CaCl_2$ (1,5 mM/l) NaOH (1 N) einstellen auf pH 6,2)). Die Anzahl der Kaubewegungen beträgt im Allgemeinen 60/min. Das Kaugummistück oder der ganze Kaugummi werden genau gewogen und in die Kaukammer eingebracht. In festgelegten Zeitabständen werden zur Bestimmung der freigesetzten Wirkstoffmenge Proben entnommen.

Diese Methoden werden vorrangig im Rahmen der Qualitätskontrolle zur Prüfung der Homogenität der Wirkstofffreisetzung innerhalb einer Charge und zwischen unterschiedlichen Chargen eingesetzt.

In einigen Fällen können aus der In-vitro-Freisetzung Hinweise auf die In-vivo-Freisetzung erhalten und für die Formulierungsentwicklung genutzt werden.

Beide Methoden sind bereits in vielen Untersuchungen eingesetzt worden, allerdings ist bisher nur die Apparatur B kommerziell erhältlich.

Apparatur A

Bei dieser Apparatur (**○** Abb. 5.97) wird die Kaubelastung simuliert, indem die waagerechten Kolben gleichzeitig auf den Kaugummi zufahren und Druck ausüben, während der senkrechte Kolben, die sog. Zunge, nach oben ausweicht. Wenn die waagerechten Kolben wieder zurückfahren, bewegt sich der senkrechte Kolben nach unten, übt von oben Druck aus und bewirkt so eine Längsverformung, während durch die waagerechten Kolben der Kaugummi in Querrichtung gestaucht wird. Der senkrechte Kolben stellt auch die Positionierung des Kaugummis sicher. Zusätzlich können die waagerechten Kolben um ihre Achse gedreht werden, so dass die Kaubewegung durch Vergrößerung der Oberfläche verstärkt wird.

Apparatur B

Bei dieser Apparatur (**○** Abb. 5.98) befindet sich der Kaugummi in einer mit Temperiermantel versehenen zylindrischen Kammer, die das Freisetzungsmedium enthält. An zwei senkrechten Stempeln befinden sich zwei abnehmbare Kaubacken. Der Kaugummi wird durch die obere und untere Kaufläche gekaut.

Der untere Prüfbacken führt Auf- und Ab-Bewegungen aus, der obere Stempel rotiert während des Kauprozesses um die eigene Achse zwischen 0 und 180°. Der Kaugummi befindet sich zusätzlich zwischen zwei Nylonnetzen. Damit werden abbröckelnde Kaugummipartikel zwischen den Kaubacken gehalten. Zusätzlich wird durch die Reibung des Kaugummis an den Nylonnetzen immer wieder eine neue Oberfläche erzeugt und damit die weitere Freisetzung gefördert.

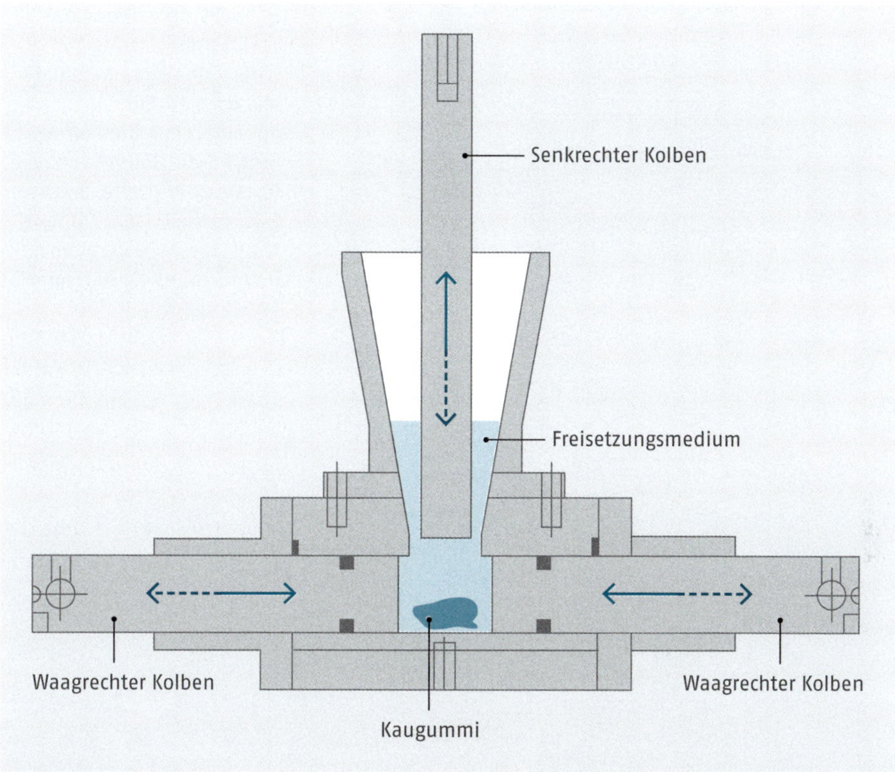

Abb. 5.97 Prüfung der Wirkstofffreisetzung aus wirkstoffhaltigen Kaugummis nach Ph. Eur. Apparatur A

Die Anwendung beider Methoden ist bereits in der Fachliteratur veröffentlicht. Eine In-vitro/In-vivo-Korrelation (▸Kap. 5.5) konnte mit der Apparatur B für einen Kaugummi mit dem Wirkstoff Nikotin (Nicorette®) gefunden werden (Abb. 5.99).

Auswertung von Freisetzungstests

Liberationsuntersuchungen werden sehr häufig durch Parametrisierung ausgewertet. Unter Parametrisierung wird die Bestimmung von charakteristischen Kennzahlen zur Beschreibung eines Vorgangs oder einer Eigenschaft verstanden.
Gründe für die Parametrisierung sind:

- einfachere Darstellung und Beurteilung von Freisetzungsergebnissen, leichtere Vergleichbarkeit,
- Möglichkeit der Aufstellung von In-vitro/In-vivo-Korrelationen, darauf basierend: offizielle Freisetzungs-Anforderungen (USP, Standardzulassungen),
- Vergleich oder Justierung von In-vitro-Modellen.

Grundsätzlich können folgende Parameter bestimmt werden:

- empirische Parameter,
- funktionsgebundene Parameter,
- statistische Parameter.

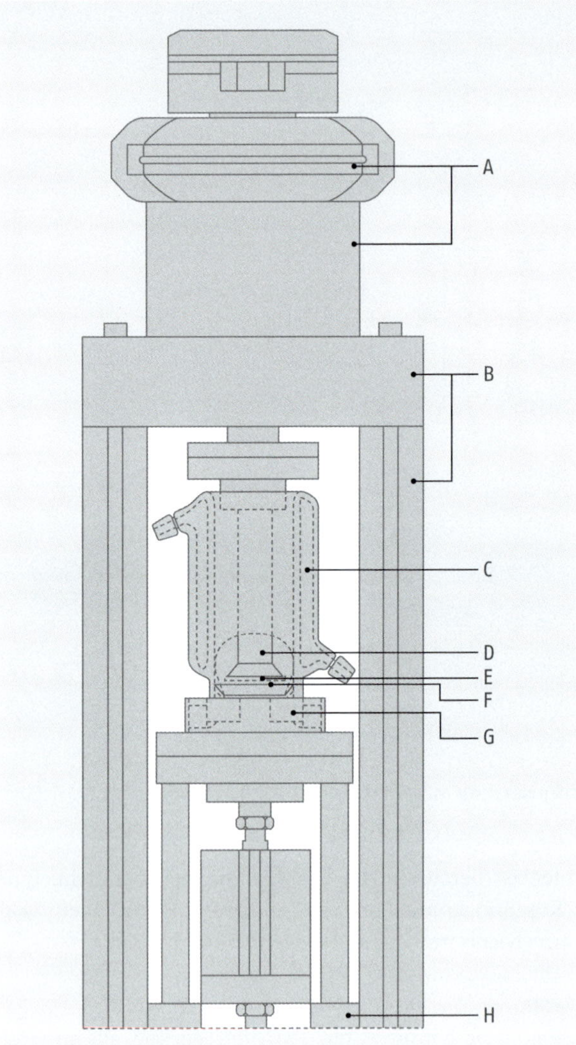

Abb. 5.98 Prüfung der Wirkstofffreisetzung aus wirkstoffhaltigen Kaugummis nach Ph. Eur. Apparatur B. **A** Drehvorrichtung für die obere Kaufläche, **B** Stativ, **C** Prüfzelle, **D** Achse, **E** Obere Kaufläche, **F** Untere Kaufläche, **G** Basiskammer, **H** Vorrichtung für Auf- und Abbewegung

Empirische Parameter

Aus dem Verlauf einer Auflösungskurve können unterschiedliche empirische Parameter ermittelt werden (Abb. 5.110).

- Arzneistoffanteil, der zu einer bestimmten Zeit gelöst vorliegt, z. B. $L_{10\,min}$, $L_{20\,min}$, $L_{60\,min}$: Dieser Parameter wird häufig als Qualitätsanforderung für Tabletten und Kapseln, z. B. in der USP und in den Standardzulassungen, eingesetzt. Die Zeiten müssen der Arzneizubereitung angepasst werden (schnellfreisetzende oder Retardarzneiform). Vorteilhaft ist, dass gemessene Werte verwendet werden, d. h., eine Berechnung oder Interpolation ist nicht erforderlich.
- Zeiten t, zu denen ein bestimmter Arzneistoffanteil gelöst vorliegt, z. B. $t_{50\,\%}$, $t_{80\,\%}$, $t_{90\,\%}$: Hierbei ist keine Anpassung an Freisetzungsgeschwindigkeit der Arzneiformen notwendig, allerdings muss der Parameter aus dem Kurvenverlauf interpoliert werden.

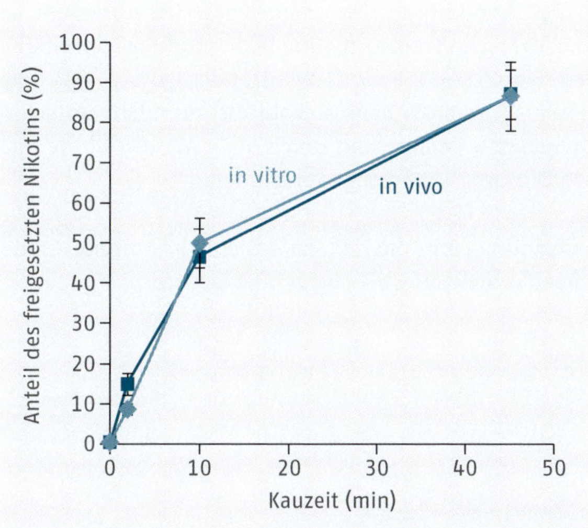

Abb. 5.99 Zusammenhang zwischen der In-vitro- und In-vivo-Freisetzung aus Nicorette® 2 mg, Freisetzungsapparatur B nach Ph. Eur.; In-vitro-Untersuchungen: n = 6, In-vivo-Untersuchungen: 8 Probanden. Nach Kvist et al.

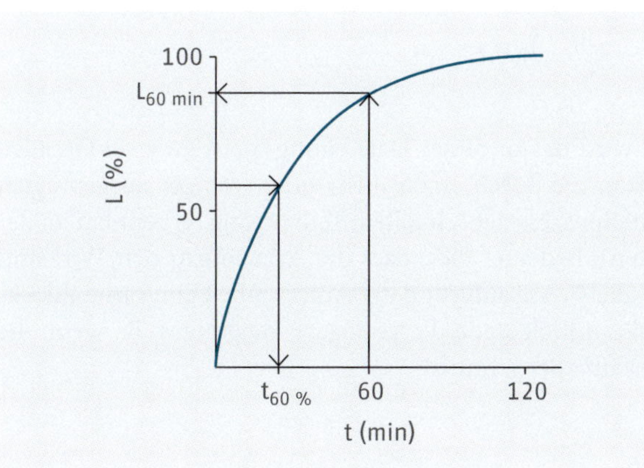

Abb. 5.100 Bestimmung konventioneller Löslichkeitsdaten aus der Lösungskurve L kumulativ gelöste Menge (in %), t Lösungszeit

Für beide empirischen Parameter ist eine uneingeschränkte Anwendbarkeit, auch bei kinetisch nicht definierten Freisetzungsvorgängen, möglich. Als Nachteil ist allerdings zu nennen, dass nur eine punktuelle Beschreibung des Freisetzungsvorgangs und keine Charakterisierung des Kurvenverlaufs möglich ist, und damit ein Informationsverlust gegenüber den Rohdaten verbunden ist.

Funktionsgebundene Parameter

In bestimmten Fällen erweist sich eine Linearisierung der experimentell erhaltenen Dissolutionskurven als sinnvoll, um funktionelle Parameter (▸ Kap. 5.5.1) der scheinbaren Lösungsgeschwindigkeit zu erhalten. Im Gegensatz zu den empirischen Parametern beschreiben funktionsgebundene Parameter den gesamten Freisetzungsverlauf. Zusätzlich ist eine rechnerische Interpolation der Zeiten möglich, zu denen bestimmte Arzneistoffmengen oder -anteile gelöst sind. Nachteilig ist, dass die Parameter nicht angewendet werden können, wenn der Freisetzungsvorgang kinetisch uneinheitlich verläuft. In diesem Fall ist z. B. der empirische $t_{50\,\%}$-Wert keine Halbwertszeit im kinetischen Sinne.

Liberation 1. Ordnung. Hier fällt die Liberationsgeschwindigkeit von einem anfänglichen Höchstwert gegen Null ab (Abb. 5.101). Die Transformation in den halblogarithmischen Sigma-Minus-Plot ergibt Geraden. Dazu trägt man lg (100 – L) oder lg (M_0 – M) gegen die Zeit auf. Unter L wird in diesem Zusammenhang sowohl die kumulativ aufgelöste Menge als auch die kumulativ freigesetzte Menge und unter M_0 – M sowohl die nicht gelöste als auch die nicht liberierte Wirkungsstoffmenge verstanden.

Bei einer Freisetzungskinetik 1. Ordnung kann die Zeit, zu der eine bestimmte Arzneistoffmenge (x %) gelöst vorliegt, nach Gleichung 5.46 berechnet werden:

$$t_{x\%} = -\frac{2{,}303}{k_f} \cdot \lg\left(1 - \frac{x}{100}\right) = -\frac{1}{k_f} \cdot \ln\left(1 - \frac{x}{100}\right) \quad \text{Gleichung 5.46}$$

| k_f Freisetzungsgeschwindigkeitskonstante (min^{-1} oder h^{-1})

z. B.

$$t_{80\%} = -\frac{2{,}303}{k_f} \cdot \lg\left(1 - \frac{80}{100}\right) = -\frac{2{,}303}{k_f} \cdot \lg 0{,}2$$

Liegen biphasische Verläufe vor, wird das in dieser Darstellung meist an zwei Geraden unterschiedlicher Steigung sichtbar, die durch einen mehr oder weniger ausgeprägten Knick verbunden sind. Ist der Initialprozess der schnellere Teilvorgang (erkennbar an der stärkeren Neigung der Teilgeraden), bedeutet dies, dass die Arzneiform den Wirkstoff anfänglich schneller freisetzt, beispielsweise aufgrund der Anwesenheit einer Initialdosis. Im entgegengesetzten Falle hat die Initialgerade die geringere Steigung, z. B., wenn die Arzneiform zunächst langsam zerfällt oder schmilzt.

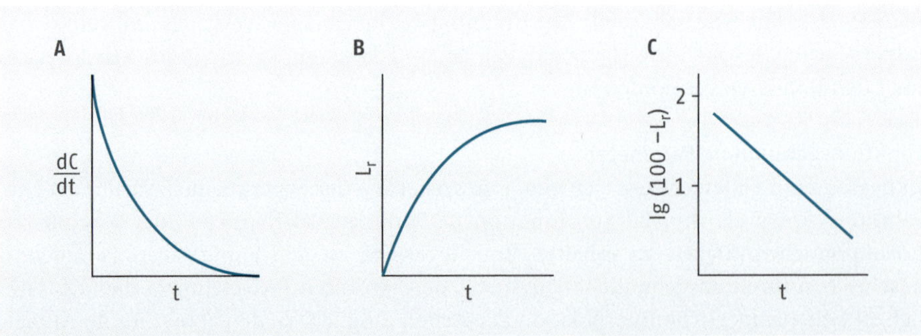

Abb. 5.101 Liberation 1. Ordnung
A Abhängigkeit der Liberationsgeschwindigkeit dC/dt von der Zeit, **B** Abhängigkeit der freigesetzten Menge L (kumulativ) von der Zeit, **C** Sigma-Minus-Plot (halblogarithmisch)

Liberation 0. Ordnung. Gesteuerte Liberationen, z. B. aus Retardformen oder Therapeutischen Systemen, folgen oft einer Kinetik 0. Ordnung, deren Geschwindigkeitsgesetz

$$\frac{dC}{dt} = {}^{0}K$$ Gleichung 5.47

| ${}^{0}K$ Geschwindigkeitskonstante für eine Reaktion 0. Ordnung

lautet. Integration führt zur Liberationsgleichung:

$$C = {}^{0}K \cdot t$$ Gleichung 5.48

Bei einer Freisetzungskinetik 0. Ordnung lässt sich die Zeit, zu der eine bestimmte Arzneistoffmenge gelöst vorliegt, nach ○ Gleichung 5.49 berechnen:

$$t_{x\,\%}(\text{min}) = \frac{x\,(\%)}{K\,(\% \cdot \text{min}^{-1})}$$ Gleichung 5.49

Bei der graphischen Darstellung erhält man die in ○ Abb. 102 wiedergegebenen Abhängigkeiten der Liberationsgeschwindigkeit, der kumulativ freigesetzten Menge und der in Bezug zur Gesamtmenge im System verbliebenen Anteile von der Liberationszeit.

Quadratwurzelgesetz. Für die diffusionskontrollierte Liberation von Arzneistoffen aus nicht zerfallenden Arzneiformen gilt nach Higuchi in der allgemeinen Form die Beziehung

$$C = K_d \cdot \sqrt{t}$$ Gleichung 5.50

| K_d Diffusionskonstante

deren graphische Darstellung in ○ Abb. 5.103 wiedergegeben ist. Sie ist als „Higuchi-Plot" bekannt geworden.

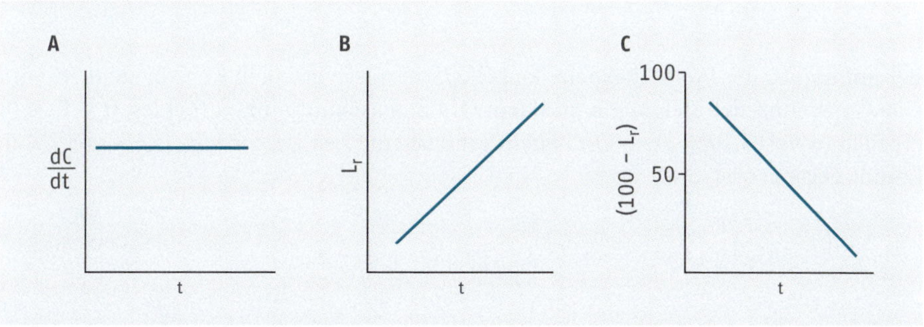

○ **Abb. 5.102** Liberation 0. Ordnung
A Abhängigkeit der Liberationsgeschwindigkeit dC/dt von der Zeit, **B** Abhängigkeit der freigesetzten Menge L (kumulativ) von der Zeit, **C** Sigma-Minus-Plot (linear)

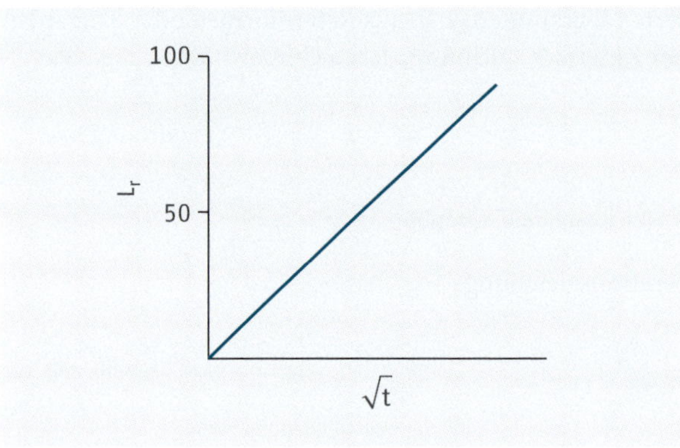

Abb. 5.103 Liberation nach dem Quadratwurzelgesetz („Higuchi-Plot")

Nach dem Quadratwurzelgesetz ist die Diffusion des Arzneistoffs aus der Arzneiform direkt proportional der Quadratwurzel der Zeit. Die Konstante K ist in diesem Fall eine Diffusionskonstante.

Weibull-Verteilung (RRSBW-Verteilung). Zur Linearisierung von Lösungs- oder Dissolutionsdaten lässt sich auch die Rosin-Rammler-Sperling-Weibull-(„RRSW")-Funktion (Gleichung 5.51) einsetzen, die ursprünglich zur Beschreibung von Korngrößenverteilungen abgeleitet wurde.

$$M = M_\infty \left[1 - e^{-\frac{(t-T)^b}{a}}\right] \quad \text{Gleichung 5.51}$$

| M Substanzmenge (%) gelöst zur Zeit t | M_∞ Gesamte Substanzmenge (100 %) | t Zeit ab Versuchsbeginn | T „Ortsparameter" (lag-time, Verzögerungszeit) | a Skalierungsparameter | b Kurvenformparameter

Diese Funktion lässt sich zu Gleichung 5.52 umformen, die die allgemeine Form der Gleichung einer Geraden hat:

$$\log\left[-\ln\left(1 - \frac{M}{M_\infty}\right)\right] = b \cdot \log\left(t - T\right) - \log a \quad \text{Gleichung 5.52}$$

$$y = b \cdot x - a$$

Bei Auftragung der Werte in einem doppellogarithmisch geteilten Koordinatennetz wird eine Gerade mit der Steigung b und dem Ordinatenschnittpunkt a (bei log (t – T) = 0) erhalten (Abb. 5.104). Dem Ordinatenwert 0 ist eine Zeit zugeordnet, bei der 63,2 % in Lösung gegangen ist, da

$$\left[-\ln\left(1 - \frac{M}{M_0}\right)\right] \quad \text{Gleichung 5.53}$$

bei M = 63,2 % gleich 1 ist. Dieser Wert wird als Dissolutionszeit T_d bezeichnet (Abb. 5.104).

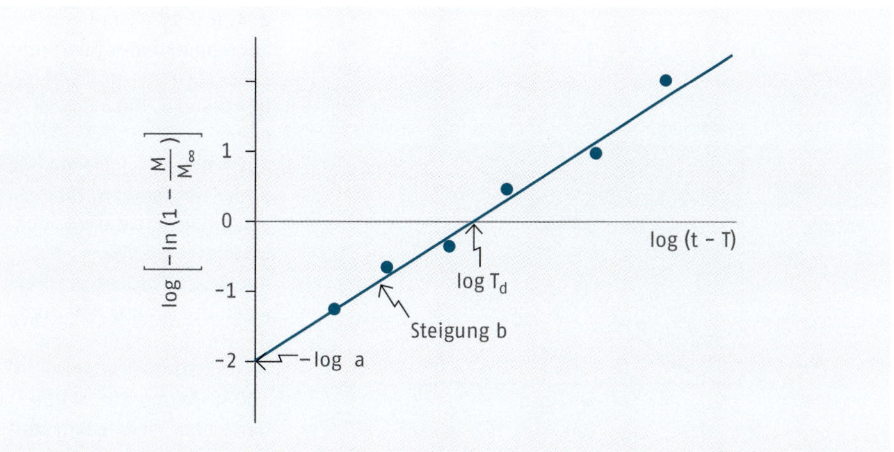

o Abb. 5.104 Auswertung von Freisetzungskurven mit der Weibull-Verteilung

Die Steigung b charakterisiert als Kurvenparameter die Form der Auflösungskurve:

- $b = 1$ Die Kurve ist rein exponentiell, der Auflösungsvorgang ist eine Reaktion 1. Ordnung.
- $b > 1$ Die Kurve ist sigmoid-ansteigend mit einem Wendepunkt.
- $b < 1$ Die Kurve steigt monoton an, aber mit einem steileren initialen Ast als bei der rein exponentiellen Form. Der Auflösungsvorgang ist biphasisch. Je kleiner b ist, desto steiler verläuft die Kurve in der 1. Phase.

Der Parameter a stellt einen Skalierungsfaktor für die x-Achse dar und beschreibt summarisch die Zeitabhängigkeit des Auflösungs- bzw. Freisetzungsvorgangs. Zwei Kurven, die sich nur im Parameter a unterscheiden, sind entlang der x-Achse gestreckt bzw. gestaucht.

Konzept der „Mittleren Verweildauer"

Kumulative Freisetzungskurven können als ein „Protokoll" der Verweilzeiten der Arzneistoffmoleküle in der Arzneiform unter den gegebenen experimentellen Bedingungen angesehen werden. Nach der allgemeinen Definition nach Dost ist die Mittlere Verweildauer das arithmetische Mittel der individuellen Verweilzeiten aller Moleküle in einem System. Die mittlere Lösungszeit (bzw. mittlere Freisetzungszeit) MDT (mean dissolution time, auch als $MRT_{diss\text{-}vitro}$ bezeichnet) ist demnach das arithmetische Mittel der individuellen Verweilzeiten (horizontale Linien in o Abb. 5.105) aller Wirkstoffmoleküle in der Zubereitung bis zum Übergang in Lösung. Sie ist bestimmt durch die Fläche $ABC_{diss\text{-}vitro}$ zwischen der Lösungs- bzw. Freisetzungsfunktion und ihrer 100 %-Asymptote, bezogen auf die insgesamt gelöste oder freigesetzte Wirkstoffmenge M_0:

$$MDT = \frac{ABC_{diss-vitro}}{M_0} \qquad \text{Gleichung 5.54}$$

Die insgesamt freigesetzte Menge M_0 sollte nahezu 100 % (zumindest > 90 %) betragen, da ansonsten das erhaltene Ergebnis problematisch ist.

Diese Auswertungsmethode stellt eine rein empirische Vorgehensweise dar und ist unabhängig von kinetischen Modellen. Es erfolgt keine punktuelle Beschreibung, son-

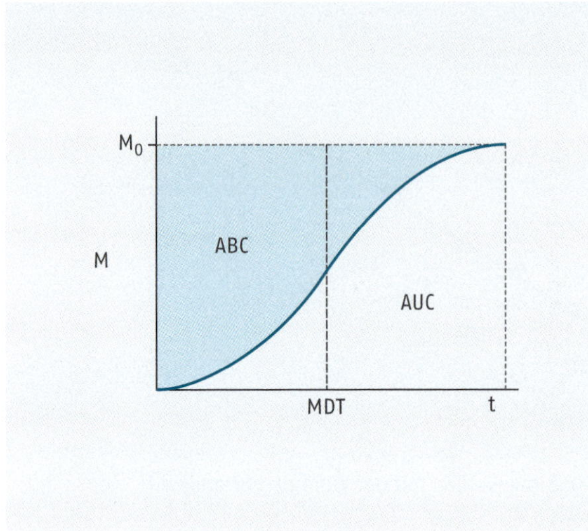

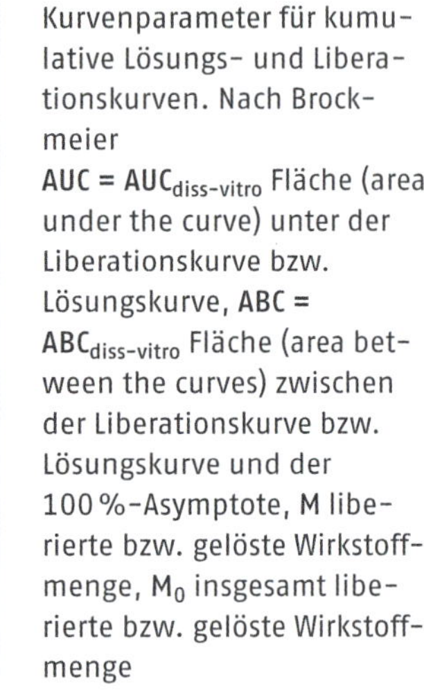
Abb. 5.105 Empirische Kurvenparameter für kumulative Lösungs- und Liberationskurven. Nach Brockmeier
AUC = AUC$_{diss\text{-}vitro}$ Fläche (area under the curve) unter der Liberationskurve bzw. Lösungskurve, **ABC = ABC$_{diss\text{-}vitro}$** Fläche (area between the curves) zwischen der Liberationskurve bzw. Lösungskurve und der 100 %-Asymptote, **M** liberierte bzw. gelöste Wirkstoffmenge, **M$_0$** insgesamt liberierte bzw. gelöste Wirkstoffmenge

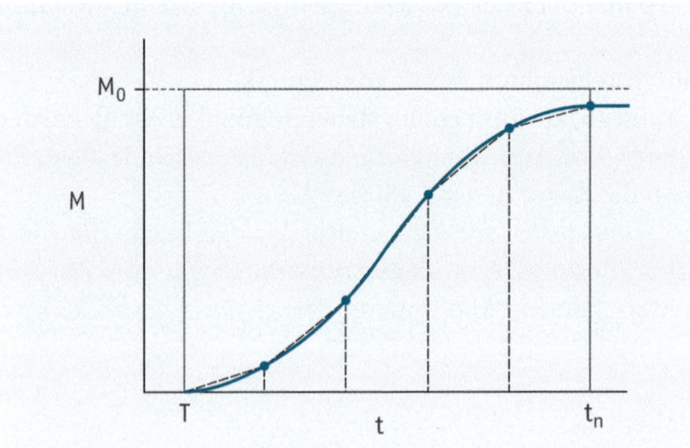

Abb. 5.106 Bestimmung der Dissolutionseffizienz

dern die Parameter enthalten die Informationen aller Messwerte. Ein Ziel dieser Auswertung ist es auch, einen analogen Parameter zur Korrelation mit $MDT_{in\ vivo}$ zu erhalten (▸ Kap. 5.5.1).

Dissolutionseffizienz

Ein weiterer Parameter, der auf dem Gesamtvorgang der Auflösung beruht, ist die Dissolutionseffizienz, die von Khan und Rhodes eingeführt wurde. Hierzu wird die Fläche unter der Dissolutionskurve von dem Beginn der Auflösung bis zu einem Zeitpunkt t_n bestimmt, zu dem etwa 90 % des Arzneistoffs gelöst sind. Diese Fläche wird in Relation zu der Rechteckfläche gesetzt, die der vollständigen Auflösung (M_0) bis zum gleichen Zeitpunkt entspricht. Das Vorgehen bei der Bestimmung der Dissolutionseffizienz ist vergleichbar mit dem Verfahren zur Ermittlung der Bioverfügbarkeit (o Abb. 5.106).

$$DE\,\% = \frac{\int_{T}^{t_n} M \cdot dt}{M_0 \cdot t_n} \cdot 100$$

Gleichung 5.55

| DE Dissolutionseffizienz | M Gelöste Substanzmenge | M_0 Gesamtmenge der Substanz | T Verzögerungszeit | t_n Endzeitpunkt

Vergleich der In-vitro-Wirkstofffreisetzung

Der Vergleich von In-vitro-Freisetzungskurven ist insbesondere bei der Beurteilung der Pharmazeutischen Äquivalenz wirkstoffgleicher Präparate (▸ Kap. 5.1) von Bedeutung. Im einfachsten Fall wird hierzu ein empirischer Parameter, z. B. der nach einer bestimmten Zeit freigesetzte Arzneistoffanteil, verglichen. Allerdings wird hiermit, wie oben beschrieben, nicht der Gesamtverlauf der Freisetzung beurteilt, so dass Freisetzungskurven als äquivalent angesehen werden können, obwohl sie nur zufällig zu einem Zeitpunkt übereinstimmen. Alternativ kann mit statistischen Methoden (z. B. t-Test oder Varianzanalyse) geprüft werden, ob die zu mehreren Zeitpunkten freigesetzten Arzneistoffmengen sich signifikant unterscheiden. Es hat sich gezeigt, dass bei dieser Methode häufig signifikante Unterschiede in der Wirkstofffreisetzung gefunden werden, die aber aus pharmazeutischer Sicht nicht relevant sind bzw. die verglichenen Zubereitungen Bioäquivalenz zeigen.

Eine weitere Möglichkeit, um Freisetzungskurven zu vergleichen, besteht in der Bestimmung des sog. Unterschiedsfaktors f_1 (difference factor) und des Ähnlichkeitsfaktors f_2 (similarity factor). Diese Kenngrößen sind modellunabhängig. Der Unterschiedsfaktor ist definiert als:

$$f_1 = \frac{\sum_{t=1}^{n} |R_t - T_t|}{\sum_{t=1}^{n} R_t} \cdot 100$$

Gleichung 5.56

| n Anzahl der Zeitpunkte, zu denen die freigesetzte Menge bestimmt wird | R_t, T_t Kumulativ zu den jeweiligen Zeitpunkten freigesetzte Anteile (in Prozent der Dosis) der Referenz- (R_t) bzw. der Testzubereitung (T_t)

Sind die Unterschiede der beiden Freisetzungskurven sehr gering, so nähert sich der Wert für f_1 dem Wert 0, f_1-Werte < 15 deuten auf Äquivalenz der zu vergleichenden Freigabekurven.

Der Ähnlichkeitsfaktor f_2 ist definiert als:

$$f_2 = 50 \cdot \log \left[\frac{1}{\sqrt{1 + \frac{1}{\frac{1}{n} \sum_{t=1}^{n} (R_t - T_t)^2}}} \cdot 100 \right]$$

Gleichung 5.57

Sind zwei Freisetzungsprofile deckungsgleich, ergibt sich ein f_2-Faktor mit einem Wert von 100. Nach der Leitlinie der EMA zur Prüfung der Bioäquivalenz (Guideline on the Investigation of Bioequivalence) gelten Freisetzungskurven als ähnlich, wenn die f_2-Faktoren den Wert von 50 übersteigen.

5

Die Auswertung über den Ähnlichkeitsfaktor ist jedoch an folgende Voraussetzungen geknüpft:

- mindestens drei Probenahmezeiten (t = 0 ausgeschlossen), die für Test- und Referenzformulierung identisch sein müssen,
- 12 Einzelwerte für jeden Zeitpunkt und jede Formulierung,
- nicht mehr als ein Probenahmezeitpunkt nach Freisetzung von mehr als 85 %,
- relative Standardabweichung für jede Formulierung darf nicht mehr als 10 % für alle Zeitpunkte bis auf den ersten Zeitpunkt betragen, bei dem diese nicht größer als 20 % sein dürfen.

Nach der bereits erwähnten Leitlinie gelten Freisetzungskurven als äquivalent ohne weitere mathematische Evaluierung, wenn mehr als 85 % innerhalb von 15 Minuten freigesetzt werden; dies gilt nicht für magensaftresistente Formulierungen.

In ○ Abb. 5.107 sind die zahlreichen, sehr unterschiedlichen Einflussfaktoren, die das Ergebnis einer Freisetzungsprüfung beeinflussen, zusammenfassend dargestellt.

■ **MERKE** Der Vergleich von Freisetzungskurven kann unabhängig von der Freisetzungskinetik mit Hilfe des Unterschiedsfaktors und des Ähnlichkeitsfaktors vorgenommen werden.

5.4.4 Permeationsprüfung

Neben der Liberation des Arzneistoffs aus der Darreichungsform ist auch die Permeation durch die biologische Membran (nach peroraler Applikation durch das intestinale Epithel) von entscheidender Bedeutung für die Bioverfügbarkeit des Arzneistoffs. Die Permeation wird sowohl durch die physikalisch-chemischen Eigenschaften des Arzneistoffs (Verteilungskoeffizient, pK_a-Wert, ▸ Kap. 2.3.1) als auch durch die Eigenschaften der zu überwindenden Membran (Aufbau, Dicke) bestimmt. Insbesondere bei Arzneistoffen, die der BCS-Klasse III und IV zu zuordnen sind, wird die Permeation zum geschwindigkeitsbestimmenden Schritt der Resorption. Für die Bestimmung der Permeationseigenschaften sind eine Vielzahl von Versuchsanordnungen entwickelt worden, allerdings ist bisher noch keine dieser Methoden in ein Arzneibuch aufgenommen worden.

Ursprünglich mit dem Ziel der Simulation der Absorption in vitro („Resorptionsmodelle") entwickelt, werden Permeationsmodelle heute überwiegend zur Gewinnung biopharmazeutischer Kenngrößen wie Verteilungs-, Geschwindigkeits- und Permeationskonstanten eingesetzt. Dies sind Studien an Mehrphasenmodellen, die aus dem „äußeren" Kompartiment A (Donorkompartiment), dem „inneren" Kompartiment C (Akzeptorkompartiment) und der Membranphase B aufgebaut sind. Die Kompartimente A und C sind wässrige, häufig gepufferte Lösungen. Die Zusammensetzung der wässrigen Kompartimente werden oft so gewählt, dass die pH- und gegebenenfalls auch die Ionen- und Enzymverhältnisse im Magen-Darm-Kanal simuliert werden (A: „künstlicher Magen- bzw. Darmsaft") und der pH-Wert des Plasmas vorliegt (C: „künstliches Plasma").

Als Membranphase dient ein geeignetes Lipoid, entweder ein mit Wasser nicht mischbares organisches Lösungsmittel (z. B. Octanol, Hexan), mit dem beide wässrige Phasen in Kontakt stehen (Verteilungsmodell), oder eine künstliche, seltener auch eine natürliche Membran zwischen den beiden wässrigen Phasen (Membranmodell) (○ Abb. 5.108). Die Membranen können noch mit einer lipoidartigen Flüssigkeit getränkt sein.

Arzneistoff
Löslichkeit,
Lösungsgeschwindigkeit,
Partikelgröße,
Kristallform,
Polymorphismus, pK_a

Arzneiform
Arzneiform mit
- schneller Freisetzung (IR)
- modifizierter Freisetzung (MR)

Formulierung
Zusammensetzung (Hilfsstoffe, Anteile von Arznei- und Hilfsstoff)

Herstellungs-bedingungen
Zusammensetzung (Mischen, Granulieren, Trocknen, Tablettierung, Coating)

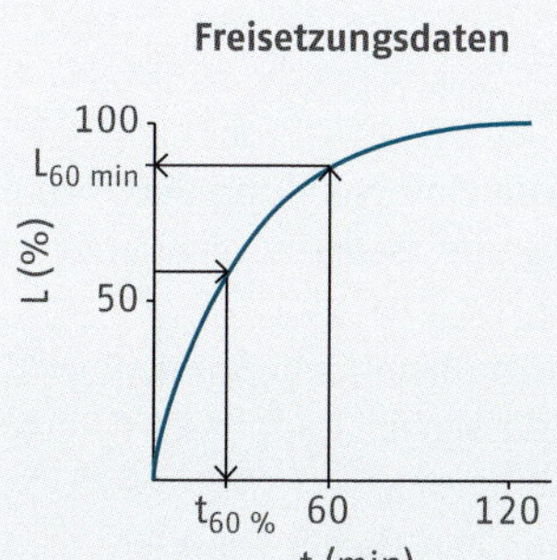

Freisetzungsapparatur

Auflösungsmedium
Zusammensetzung (z. B. pH-Wert, Ionenstärke, Oberflächenspannung), Menge

Versuchsbedingungen
Zusammensetzung (z. B. Agitation, Temperatur, offenes oder geschlossenes System)

Abb. 5.107 Einflussgrößen, die die Freisetzung eines Arzneistoffes beeinflussen können

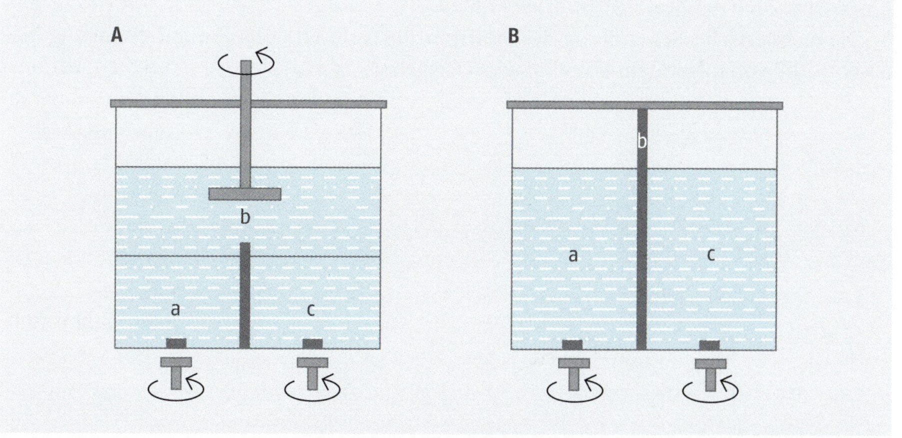

Abb. 5.108 Schematischer Aufbau von Permeationsmodellen **A** Verteilungsmodell, **B** Membranmodell
a Donorkompartiment, **b** Membrankompartiment, **c** Akzeptorkompartiment

5

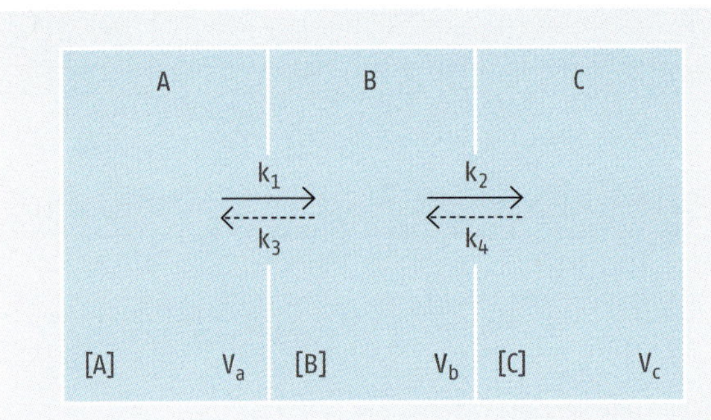

○ Abb. 5.109 Dreiphasenmodell für die Stoffübergänge zwischen den wässrigen Phasen **A** und **C** sowie der Lipoidphase **B**. Nach Koch
k_1–k_4 Geschwindigkeitskonstanten; **[A]**, **[B]**, **[C]** Konzentrationen der Substanz in den einzelnen Phasen; **V_a**, **V_b**, **V_c** Volumina der Phasen

In den letzten Jahren hat für die Untersuchung der Permeabilität durch das intestinale Epithel ein In-vitro-Modell große Bedeutung erlangt, das auf der Caco-2-Zelllinie beruht.
Die Vielzahl der In-vitro-Resorptionsmodelle kann eingeteilt werden in

- apparative Methoden mit flüssigen Lipidphasen (Verteilungsmodelle) oder künstlichen Membranen,
- Methoden unter Verwendung natürlicher Gewebe,
- Zellkulturen.

Permeationskinetik

Durch den Konzentrationsgradienten wird die Substanz von A über die Membranphase B nach C transportiert. Die geschwindigkeitsbestimmenden Schritte sind die Übergänge an den Phasengrenzen A/B und B/C, die u. a. durch Größe der Grenzflächen, Zusammensetzung der Lipoidphase, Volumen und Viskosität der drei Phasen, pH-Wert der wässrigen Phasen, Verteilungskoeffizient des diffundierenden Wirkstoffmoleküls, Temperatur und Durchmischung der Phasen bestimmt werden. Bei Membranmodellen kommen außerdem noch die Membrandicke, die Porengröße und das Porenvolumen, die „Verteilungskoeffizienten" Donorphase/Membranphase und Membranphase/Akzeptorphase sowie die Dicke der auf beiden Seiten der Membran auftretenden Diffusionsschichten als Einflussfaktoren auf den Stofftransport hinzu.

Die rechnerische Behandlung des Stofftransports im Dreiphasenmodell muss gemäß **○** Abb. 5.109 von folgendem Gleichgewicht ausgehen:

$$A \underset{k_3}{\overset{k_1}{\rightleftharpoons}} B \underset{k_4}{\overset{k_2}{\rightleftharpoons}} C$$

Gleichung 5.58

$$V_a \frac{d[A]}{dt} = k_1 \cdot V_a \cdot [A] - k_3 \cdot V_b \cdot [B]$$

Gleichung 5.59

$$V_b \frac{d[B]}{dt} = k_1 \cdot V_a \cdot [A] - k_3 \cdot V_b \cdot [B] - k_2 \cdot V_b \cdot [B] + k_4 \cdot V_c \cdot [C]$$

$$V_c \frac{d[C]}{d[t]} = k_2 \cdot V_b \cdot [B] - k_4 \cdot V_c \cdot [C]$$ Gleichung 5.60

| V_a, V_b, V_c Volumina der Phasen A, B, und C | [A], [B], [C] Arzneistoffkonzentrationen in den Phasen A, B, und C zum Zeitpunkt t | k_1, k_2, k_3, k_4 Geschwindigkeitskonstanten für die Phasenübergänge des Arzneistoffs

Die Differenzialgleichungen ⚬ Gleichung 5.58 bis ⚬ Gleichung 5.60 für die Geschwindigkeiten, mit denen sich die Arzneistoffkonzentrationen in den drei Phasen verändern, können exakt nur mit großem Aufwand gelöst werden. Näherungslösungen sind möglich, da die durch k_3 und k_4 geregelten Rückstromprozesse häufig durch „Ionenfallenbedingungen" (s. u.) im Kompartiment C unterdrückt werden. In diesem Falle gleicht die Konzentrationsabnahme in Phase A einer Elimination l. Ordnung, der Konzentrationsverlauf in B folgt einer Bateman-Funktion und der Konzentrationsanstieg in C entspricht einer Invasion 1. Ordnung. Damit sind k_2 und k_1 formal mit der pharmakokinetischen Eliminationskonstante k_2 bzw. Invasionskonstante k_1 vergleichbar. Sie können aus den experimentellen Daten leicht ermittelt werden. In Anlehnung an die physiologischen Verhältnisse wird meist nach dem Prinzip der „nichtionischen Lipid-Diffusion" verfahren, d. h., der Übergang aus der wässrigen Phase A über die Lipoidphase B in die wässrige Phase C ist mit ausreichender Geschwindigkeit nur für lipophile Moleküle möglich. Für schwache Säuren trifft dies auf die undissoziierten Säuren, für schwache Basen auf die unprotonierten Basen zu. Durch Schaffung von Ionenfallenbedingungen, d. h. geeignete pH-Einstellung in C, wird die Rückdiffusion dadurch unterbunden, dass in dieser Phase die Säuren möglichst vollständig dissoziiert und die Basen möglichst vollständig protoniert vorliegen.

Die geschilderten Zusammenhänge gelten im Prinzip für Verteilungs- und Membranmodelle, wobei im zweiten Falle das Volumen V_b meist vernachlässigt werden kann.

5

Prüfmethoden

Verteilungsmodelle

Zur Verwendung kommen unterschiedliche konstruktive Lösungen, von denen die Schulman-Zelle und der Drehkolben nach Koch nachfolgend vorgestellt werden.

Schulman-Zelle. Sie ist das einfachste Verteilungsmodell. Die Zelle (⚬ Abb. 5.108 A) ist ein rechteckiger Trog, der durch eine mittlere, etwas niedrigere Scheidewand in zwei Hälften geteilt wird. Diese nehmen die wässrigen Phasen A und C auf, die ihrerseits mit der Lipoidphase B überschichtet werden. A und C werden jeweils mit einem Magnetrührer und B mit einem Flügelrührer durchmischt. Dabei ist eine hohe Konstanz der Rührfrequenzen Voraussetzung für reproduzierbare Ergebnisse. Die Verteilung der Wirkstoffmoleküle zwischen den Phasen A, B und C erfolgt entsprechend dem Verteilungssatz.

Drehkolben. Bei dem Drehkolben nach Koch (⚬ Abb. 5.110) handelt es sich um einen birnenförmigen Kolben, der an den Antrieb eines Rotationsverdampfers angeschlossen wird. Über einen verschließbaren Ansatz wird der Kolben mit den Phasen beschickt und erfolgt die Probennahme. Zur Aufnahme der Phasen A und C ist der Kolben durch eine kreisrunde, im Zentrum durchbrochene Scheidewand in zwei Kompartimente unterteilt. Deren Volumina sind so bemessen, dass sie bei Rotation des Kolbens voneinander getrennt bleiben. Die Phase B überschichtet unter diesen Bedingungen A und C als ein-

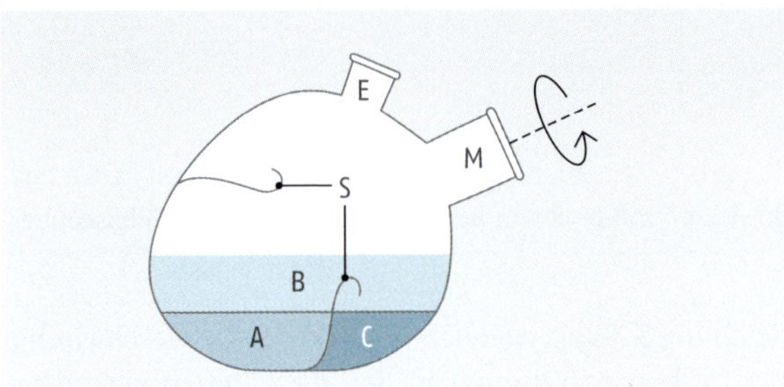

Abb. 5.110 Zweikammer-Drehkolben. Nach Koch
A Donorkompartiment, **B** Membrankompartiment, **C** Akzeptorkompartiment; **S** Scheidewand, **M** Anschluss zum Motor eines Rotationsverdampfers, **E** Entnahmeöffnung

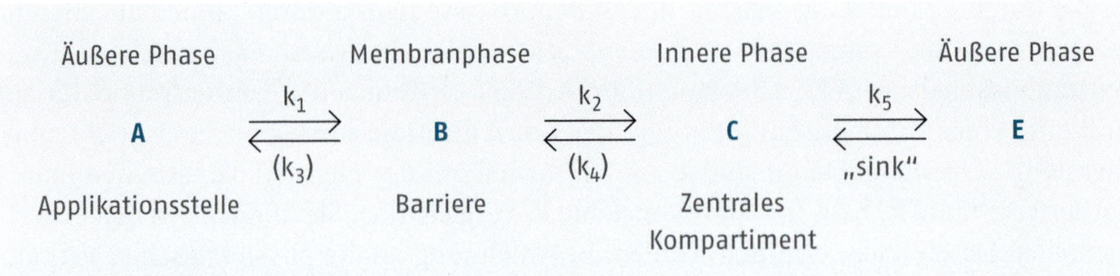

Abb. 5.111 Vierphasenmodell für Stoffübergänge zwischen wässrigen Phasen. Nach Koch
A Donorkompartiment, **B** Membrankompartiment, **C** Akzeptorkompartiment, **E** Eliminationsphase; **k_1–k_4** Geschwindigkeitskonstanten, **k_5** Geschwindigkeitskonstante für die Elimination aus dem Akzeptorkompartiment

heitliches Kompartiment. Der Substanzübergang an den Phasengrenzen A/B und B/C folgt den Gesetzmäßigkeiten des Dreiphasenmodells (s. o.). Im Vergleich zur Schulman-Zelle ist wichtig, dass statt dreier Rührgeschwindigkeiten nur die Rotation des Kolbens zu regeln ist. Da die Agitation der Phasen die Reproduzierbarkeit der Messergebnisse erheblich beeinflusst, ergibt sich ein beachtlicher experimenteller Vorteil.

Die Konzentrationsverhältnisse im beschriebenen, geschlossenen System können besser an die im Organismus (offenes System) herrschenden Bedingungen angepasst werden. Dazu muss die Stoffverteilung unter Sink-Bedingungen ablaufen. Wenn diskontinuierlich Lösungsanteile aus Phase C entnommen und dort durch Lösungsmittel ersetzt werden, wird ein System aus vier Kompartimenten geschaffen: „Erweitertes Resorptionsmodell" (Abb. 5.111). k_5 und über diese Konstante k_1 und k_2 werden so „reguliert", dass z. B. die Übertrittsgeschwindigkeitskonstanten den in vivo gefundenen Absorptionsgeschwindigkeitskonstanten numerisch angepasst werden. Das ist durch Variation des Entnahmeverhältnisses aus Phase C (ausgedrückt als Sink-Quotient) möglich. Mithilfe eines derart „eichbaren" Vierphasensystems erscheint die Prüfung des Einflusses biopharmazeutischer Parameter auf die Substanzbewegung in vitro und die Abschätzung ihres Einflusses auf die Situation in vivo möglich.

Membranmodelle

Membranmodelle sind Diffusionszellen. Sie bestehen im einfachsten Fall aus zwei Kammern, von denen die eine (A) Substanzlösung (Donorlösung), die andere (C) Lösungsmittel (Akzeptorlösung) enthält. Die Kammern werden durch die Membran B voneinander getrennt.

Für die konstruktive Gestaltung existieren zahlreiche Varianten, von denen einige in Abb. 5.112 vorgestellt werden.

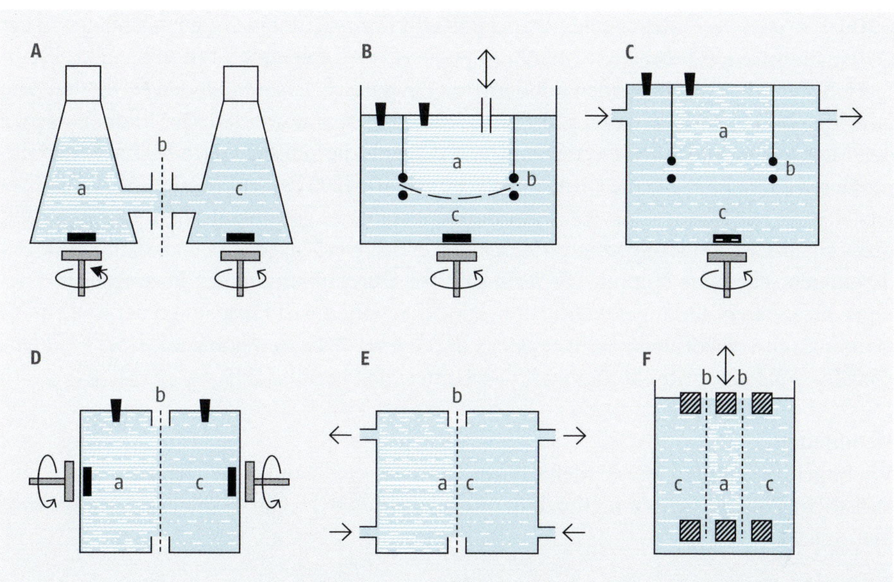

Abb. 5.112 Diffusions- bzw. Permeationszellen (schematisch) nach **A** Goldberg und Higuchi, **B** Dibbern, **C** Lapidus und Lordi, **D** Fürst, **E** Stricker, **F** Fürst
a Donorkompartiment, **b** Membrankompartiment, **c** Akzeptorkompartiment

5

In jedem Fall muss für eine ausreichende Durchmischung der Lösungen und gleichzeitig für den Abbau oder die reproduzierbare Gestaltung der zwangsläufig an den Membranen entstehenden Diffusionsschichten gesorgt werden. Diese beeinflussen die Permeationskinetik erheblich. Darüber hinaus ist eine sorgfältige Temperaturkontrolle erforderlich.

Das erste Membranmodell wurde wohl von Goldberg und Higuchi für Arzneimittel-Permeationsstudien eingesetzt. Es besteht aus zwei Erlenmeyerkolben (Abb. 5.112, A), die durch seitlich angebrachte zylindrische Zwischenstücke verbunden werden. Zwischen diese wird in einer Schablone die Membran eingesetzt. Donor- und Akzeptorlösung werden mithilfe von Magnetrührwerken durchmischt.

In dem von Dibbern beschriebenen Membranmodell wird die Donorphase A durch eine Wechseldruckpumpe in eine Art peristaltischer Bewegung versetzt (Abb. 5.112, B).

Die von Lapidus und Lordi verwendete Durchflussdiffusionskammer enthält ein am Boden mit der Membran verschlossenes Gefäß, das in ein größeres Akzeptorgefäß eintaucht. Die Akzeptorflüssigkeit wird mit einem Magnetrührwerk durchmischt und zugleich über eine Pumpe der Messzelle eines Durchflussphotometers zugeführt (Abb. 5.112, C).

Bei einer von Fürst eingesetzten Diffusionszelle wird ein im Vergleich zu anderen Geräten kleines Zellenvolumen mit einer Membran relativ großer Fläche kombiniert, die zwischen beiden Halbzellen angeordnet ist (Abb. 5.112, D).

Charakteristisch für die von Stricker (Sartorius-Resorptionsmodell) entwickelte Zelle sind in beiden Halbzellen angeordnete Riffelplatten, die eine weitgehend laminare Strömung von Donor- und Akzeptorlösung längs des zwischen den Halbzellen befestigten Membranfilters erzielen, der mit Lipoidgemisch getränkt ist. Diese als künstliche Magen- bzw. Darmwand eingesetzte Membran ist für Wasserstoff- und Hydroxylionen undurchlässig, so dass der pH-Gradient zwischen den beiden Kompartimenten erhalten bleibt. Die arzneistoffhaltige Lösung wird durch ein „Kreislaufsystem“ an die Membran herangeführt, so dass das Auftreten des Arzneistoffs im Kompartiment C hauptsächlich von der Geschwindigkeit, mit der diese Membran passiert wird, abhängig ist (○ Abb. 5.112, E).

Hohe Stoffdurchsätze werden mit dem von Fürst beschriebenen Modell erzielt, bei dem zwei Membranen zwischen drei Halterungsringe eingespannt werden. Der Raum zwischen den Membranen bildet den Donorraum, von dem aus die Substanz nach beiden Seiten diffundieren kann. Es steht eine Diffusionsfläche von 100–200 cm^2 zur Verfügung. Wegen des relativ geringen Donorvolumens kann durch Wahl eines geeignet großen Akzeptorvolumens ein ausreichendes Konzentrationsgefälle erzielt werden, so dass man damit Sink-Bedingungen sehr nahe kommt. Das Problem der Durchmischung der Lösungen und der reproduzierbaren Bildung der Diffusionsschichten wird durch Einspannen der Zelle in die Halterung einer Siebrüttelmaschine gelöst, die eine vertikale Bewegung mit einer Frequenz von 50 s^{-1} und einer Amplitude von 0,1–0,8 mm erzielt (○ Abb. 5.112, F).

Membranen

Wichtiger Bestandteil eines Membranmodells ist eine natürliche, häufiger aber eine künstliche Polymermembran, die in der Regel die Funktion einer Lipidbarriere übernehmen soll.

Natürliche Membranen. Sie gelten insgesamt als problematisch in der Handhabung und bezüglich der Reproduzierbarkeit der Ergebnisse.

Das als Everted-sac-Technik bezeichnete Modell (Modell des gewendeten Darms, umgestülpte Sackmethode) verwendet isolierte Darmabschnitte unterschiedlicher Versuchstiere (Ratte, Meerschwein, Hamster, Maus), die umgestülpt und an beiden Enden zugebunden werden. Die nun außen liegende Mukosaseite des Darmabschnitts wird in eine wirkstoffhaltige Pufferlösung eingebracht, während das Innere des Sacks mit wirkstofffreiem Puffer gefüllt wird. Durch Messung der Konzentration des Arzneistoffs in der inneren Pufferlösung kann die Permeabilität von Darmschleim und Darmwand untersucht werden. Die nahezu intakte Darmmukosa besitzt unter entsprechenden Voraussetzungen für eine gewisse Zeit auch noch aktive Resorptionsmechanismen und metabolische Aktivität. Allerdings ist die Lebensdauer des isolierten Gewebes sehr beschränkt. Deshalb muss die Zeit von der Entnahme des Darms bis zum Versuchsende möglichst kurz gehalten werden.

Als Membranen natürlicher Herkunft können auch Stücke abgestreifter Mukosa oder Haut in Diffusionskammern (Ussing-Kammern, Franz-Zellen) eingespannt werden.

Künstliche Membranen. Einige Verbreitung haben künstliche Membranen gefunden, die nach einem von Weatherby beschriebenen Verfahren durch Eintrocknen von Lösungen, die ein Lipoid und eine Gerüstsubstanz enthalten (z. B. Lecithin-Collodium-Membranen), oder durch Tränken eines Trägers mit einem Lipoid hergestellt werden können. Als Lipoide werden z. B. Laurylalkohol, Caprylsäure, Linolsäure, Oleylamin oder Mischungen dieser Verbindungen verwendet.

Schließlich wurden dünne Polymerfolien mit lipoidartigen Eigenschaften (z. B. Polyethylen, Silicone, Polyacrylate) auf ihre Eignung als Membranmaterialien geprüft, z. B. zur Steuerung der Arzneistofffreigabe aus Therapeutischen Systemen.

Eine vollständige Modellierung des Absorptionsgeschehens in vivo ist wegen des komplexen Charakters der zugrunde liegenden Vorgänge und Mechanismen mit den oben beschriebenen Modellen kaum möglich und heute in der Regel auch nicht mehr beabsichtigt. Ergebnisse aus Löse- und Diffusionsversuchen sind dennoch für biopharmazeutische Studien interessant, da Modellversuche die in vivo nicht vorhandene Möglichkeit eröffnen, das komplexe Absorptionsgeschehen in Einzelvorgänge aufzulösen. Mit diesen Modellen kann untersucht werden, welche Faktoren die Diffusion eines Arzneistoffs durch eine künstliche Magen-Darm-Wand beeinflussen können. So kann beispielsweise die Zusammensetzung der Flüssigkeit im Magen-Darm-Kompartiment (pH, Viskosität, Hilfsstoffzusatz) verändert werden. Eine verlässliche Aussage über Veränderungen der Resorption kann jedoch nur durch In-vivo-Versuche erhalten werden.

Zellkultur-Modelle

Ein weit verbreitetes In-vitro-Modell zur Prüfung von intestinalen Absorptionsprozessen ist die aus einem humanen Colon-Adenokarzinom stammende Caco-2-Zelllinie, die seit ihrer Isolierung im Jahre 1977 ausführlich charakterisiert wurde. Diese Zellen bilden auf Oberflächen, z. B. den Zellkulturflaschen oder auf Filtermaterialien, konfluente Monolayer, wobei die apikale Zellseite nach oben orientiert ist und die basolaterale Zellseite auf der Oberfläche anhaftet. Die Zellschicht weist morphologische und physiologische Ähnlichkeit zum normalen Dünndarmepithel des Menschen auf. So liegen funktionsfähige tight junctions vor. Für das Dünndarmepithel charakteristische Enzyme und Transportersysteme (z. B. P-Glykoprotein, CYP3A4) werden ebenfalls exprimiert. Die Schleim produzierenden Becherzellen sind allerdings nicht vorhanden. Wechselwirkungen von Arzneistoffen mit dem Mucus, der eine weitere biologische Barriere für die Resorption darstellt, können deshalb mit dem Caco-2-System nicht beobachtet werden. Aufgrund dieser beschriebenen Eigenschaften kann mit Caco-2-Zellen die Permeation sowohl passiv permeierender Substanzen als auch aktiv transportierter Substanzen untersucht werden.

Mit Caco-2-Zellen erhaltene Permeabilitätswerte dürfen nicht überinterpretiert werden. Bisher fehlt der Nachweis der klinischen Relevanz dieser Daten. Dennoch gewinnt dieses Zellkultursystem an Bedeutung, weil es die amerikanische FDA (Food and Drug Administration) für die Bestimmung der Permeabilität im Rahmen des biopharmazeutischen Klassifizierungssystems (BCS) (▸ Kap. 5.1) vorschlägt. Neben Caco-2-Zellmonolayern werden auch andere Kolonkarzinom-Zelllinien (z. B. HT29-Zellen, HCT-8- oder T84-Zellen) zur Untersuchung der intestinalen Resorption von Wirkstoffen verwendet. Diese Systeme sind jedoch bisher nicht so gut charakterisiert wie das Caco-2-System.

Die Prüfung der Liberation und der anschließenden Permeation mit einem Caco-2-Monolayer-System ist von Motz et al. beschrieben worden. Hierbei erfolgt die Liberation aus einer festen Darreichungsform in einer Durchflusszelle und der freigesetzte Arzneistoff (Propranolol) wird anschließend über die apikale Seite der Caco-2-Zellen geleitet.

Zusammenfassung

- Die Pharmazeutische Verfügbarkeit wird bestimmt durch die Liberation. Neben der Auflösung des Wirkstoffs ist bei festen Darreichungsformen häufig der Zerfall der Arzneiform erforderlich.
- Die Liberation wird zum absorptionsbestimmenden Schritt, wenn sie der langsamste Teilvorgang ist. Insbesondere bei schwerlöslichen Arzneistoffen (BCS-Klassen II und IV) und bei Arzneiformen mit modifizierter Wirkstofffreisetzung kann der Auflösungsvorgang zum geschwindigkeitsbestimmenden Schritt in der Folge Zerfall der Arzneiform, Auflösung des Wirkstoffs und Absorption werden.

- Standardisierte Verfahren zur Liberationsprüfung für Arzneiformen zur peroralen Applikation (Tabletten, Dragees, Kapseln), für Suppositorien, Transdermale Therapeutische Systeme und wirkstoffhaltige Kaugummis sind in Pharmakopöen beschrieben.
- Bei Festlegung der Testbedingungen sind physikalisch-chemische Eigenschaften des Arzneistoffs, Besonderheiten der Arzneiform (z. B. magensaftresistente Arzneiformen, Retard-Arzneiformen) und physiologische Verhältnisse am Freisetzungsort zu berücksichtigen. Einen erheblichen Einfluss auf die Freisetzung hat die Zusammensetzung und Menge des Auflösungsmittels. Bei Einsatz sog. „biorelevanter" Freisetzungsmedien ist eine In-vitro-/In-vivo-Korrelation eher zu erwarten.
- Als Akzeptanzkriterium schlägt die Ph. Eur. bei Arzneiformen mit unveränderter Wirkstofffreisetzung zur peroralen Einnahme vor, dass mindestens 80 % der deklarierten Arzneistoffmenge innerhalb von 45 Minuten freigesetzt werden.
- In einem von Garbacz entwickelten Freisetzungsgerät wird der mechanische Stress, der während der Magen-Darm-Passage auf Arzneiformen einwirkt, simuliert.
- Die bisher mit diesem Freisetzungsgerät erhaltenen Ergebnisse zeigen, dass es mit dieser Versuchsanordnung möglich ist, das Verhalten von Arzneiformen im Gastrointestinaltrakt nachzuahmen. Deshalb wird diese Apparatur auch als biorelevantes Freisetzungsgerät bezeichnet.
- Methoden zur Untersuchung der Pharmazeutischen Verfügbarkeit sind bei Salben bisher noch keine Arzneibuchverfahren. Ein häufig eingesetztes und etabliertes Modell ist die Franz-Zelle. Sie kann zur Untersuchung sowohl der Liberation, der Penetration als auch der Permeation eingesetzt werden. Die Bestimmung der Penetration kann auch über einen pharmakodynamischen Effekt erfolgen, z. B. Quaddeln oder Rötungen (Nicotinsäureester), Hautabblassung (Glucocorticoide).
- Liberationsuntersuchungen können durch Berechnung empirischer, funktionsgebundener und statistischer Parameter ausgewertet werden. Empirische Parameter erlauben nur eine punktuelle Beschreibung der Freisetzung. Funktionsgebundene Parameter charakterisieren bei bekannter Freisetzungskinetik den gesamten Dissolutionsverlauf. Als statistischer Parameter beschreibt die mittlere Auflösungszeit die mittlere Verweilzeit des Arzneistoffs in der Zubereitung bis zum Übergang in Lösung.
- Neben der Liberation des Arzneistoffs aus der Darreichungsform ist auch die **Permeation** durch die biologische Membran von entscheidender Bedeutung für die Bioverfügbarkeit des Arzneistoffs.
- Die Permeation wird sowohl durch die physikalisch-chemischen Eigenschaften des Arzneistoffs (Verteilungskoeffizient, pK_a-Wert) als auch durch die Eigenschaften der zu überwindenden Membran (Aufbau, Dicke) bestimmt. Insbesondere bei Arzneistoffen der BCS-Klasse III und IV wird die Permeation zum geschwindigkeitsbestimmenden Schritt der Resorption.
- Es gibt eine Vielzahl unterschiedlicher In-vitro-Resorptionsmodelle. Allerdings ist bisher keine dieser Methoden in ein Arzneibuch aufgenommen worden. Ein weit verbreitetes In-vitro-Modell zur Prüfung von intestinalen Absorptionsprozessen ist die aus einem humanen Colon-Adenokarzinom stammende Caco-2-Zelllinie, die morphologische und physiologische Ähnlichkeit zum normalen Dünndarmepithel des Menschen aufweist.

5.5 In-vitro/In-vivo-Korrelationen

Wie schnell und in welchem Umfang ein Wirkstoff aus einer Arzneiform freigesetzt wird, ist auch durch die Versuchsbedingungen bestimmt, unter denen dies geprüft wird. Somit kann aus dem erhaltenen Ergebnis nicht zwangsläufig geschlossen werden, wie schnell dieser Vorgang im Organismus abläuft. Außerdem ist die Liberationsgeschwindigkeit nur ein – in manchen Fällen allerdings sehr wesentlicher – begrenzender Faktor von vielen, die Geschwindigkeit und Ausmaß der Absorption des Wirkstoffs und damit letztlich sein Erscheinen am Wirkort bestimmen. Analoges gilt für Faktoren wie Molekülgröße, Lipoid/Wasser-Verteilungskoeffizient, pK_a-Wert.

Vom Organismus her gesehen, wirken ebenfalls vielfältige physiologische Einflüsse, z. B. Alter, Geschlecht, Ernährung, Biorhythmus, Applikationsort auf die Bioverfügbarkeit (▸ Kap. 7). Insgesamt ergibt sich aus dieser Situation die Frage, ob bei Standardisierung der In-vitro-Versuchsbedingungen und exakter Modellierung der Arzneistofffreigabe eine In-vitro-/In-vivo-Korrelation (IVIVC) erhalten werden kann.

Eine In-vitro/In-vivo-Korrelation beschreibt den Zusammenhang zwischen einer oder mehreren charakteristischen Größen nach Applikation eines Arzneimittels in einem Organismus (in vivo) einerseits und den Ergebnissen aus einer In-vitro-Prüfung andererseits. Das Ziel einer IVIVC besteht darin, Plasmakonzentrationen mithilfe von In-vitro-Freisetzungstests vorherzusagen.

Der Sinn und die Möglichkeit der Aufstellung von IVIVC sind weiterhin sehr umstritten. So wird insbesondere grundsätzlich infrage gestellt, ob die im Organismus ablaufenden Prozesse, die insgesamt zum Auftreten des Arzneistoffs im Plasma führen, durch In-vitro-Testsysteme simuliert werden können. Ob eine IVIVC erhalten werden kann, ist entscheidend von den Eigenschaften des Arzneistoffs und dessen Darreichungsform abhängig. Nur wenn die Freisetzung den langsamsten und damit geschwindigkeitsbestimmenden Schritt darstellt, kann eine Korrelation möglich sein. Dieser Fall kann gegeben sein, wenn ein schwerlöslicher Wirkstoff (BCS Klasse II) oder eine Arzneiform mit verlängerter Freisetzung vorliegt. Ist dagegen die Permeation durch das intestinale Epithel geschwindigkeitsbestimmend für die Absorption, z. B. bei einem Wirkstoff der BCS Klasse III, so ist eine IVIVC nicht zu erwarten.

Trotz dieser grundsätzlichen Bedenken ist heute unumstritten, dass für bestimmte Aufgaben der Nachweis eines Zusammenhangs zwischen In-vitro- und In-vivo-Wirkstofffreigabe erstrebenswert ist. So ist im Rahmen der Entwicklung eines Arzneimittels eine Verbesserung der Bioverfügbarkeit eines Arzneistoffs durch Veränderung der Zusammensetzung oder der Herstellungsbedingungen einer Formulierung auf der Grundlage von In-vitro-Freisetzungsuntersuchungen kostengünstiger und schneller möglich als eine Optimierung auf der Basis von aufwendigen In-vivo-Untersuchungen. Zusätzlich sind ethische Gesichtspunkte einer solchen klinischen Prüfung zu berücksichtigen. Bei Vorliegen einer IVIVC können Grenzwerte der In-vitro-Freisetzung unter Berücksichtigung von zu erwartenden Veränderungen in der Bioverfügbarkeit rationaler festgelegt werden. Ein Ersatz von Bioäquivalenzuntersuchungen durch In-vitro-Wirkstofffreisetzungstests ist bei Vorliegen einer IVIVC unter bestimmten Voraussetzungen zulässig.

Zur Korrelation können sehr unterschiedliche Daten herangezogen werden. Dabei erhaltene IVIVC werden nach einer Leitlinie der FDA (Guidance for Industry: Extended Release Dosage Forms: Development, Evaluation, and Application of In Vitro/In Vivo

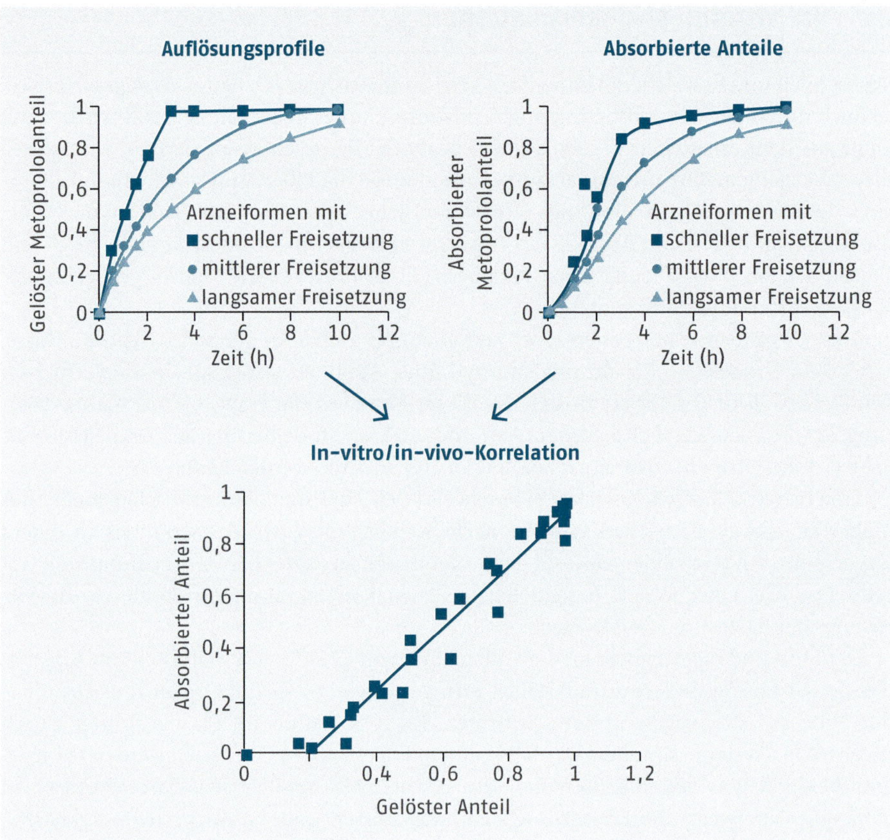

Abb. 5.113 Vorgehensweise bei der Erstellung einer In-vitro-/In-vivo-Korrelation der Ebene A. Nach Uppoor

Correlations) in drei unterschiedliche Ebenen (auch als Level bezeichnet) unterschieden.

Ebene A. Die Plasmakonzentrations-Zeit-Kurve lässt sich durch die In-vitro-Freisetzung vorhersagen. Für verschiedene Zeitpunkte werden die in vitro freigesetzten Arzneistoffmengen gegen die in vivo absorbierten Mengen der Dosis aufgetragen, im Idealfall ergibt sich ein linearer Zusammenhang zwischen beiden Größen. In einigen Fällen ist der Zusammenhang zwischen beiden Größen nicht über den gesamten Verlauf linear, sondern nur innerhalb bestimmter Zeiträume. Es wird auch über Korrelationen berichtet, bei denen ein nichtlinearer Zusammenhang zwischen den In-vitro- und In-vivo-Daten besteht. Die Absorptionsgeschwindigkeit kann mit unterschiedlichen Verfahren bestimmt werden, z. B. Wagner-Nelson-Methode (▸Kap. 4.5.3), Loo-Riegelman-Verfahren (▸Kap. 4.5.3) oder Dekonvolution (▸Kap. 4.5.3).

Die Vorgehensweise zur Erstellung einer Korrelation der Ebene A ist in Abb. 5.113 dargestellt.

Ebene B. Die Ermittlung der Korrelation erfolgt über die Analyse statistischer Momente, z. B. werden die mittleren In-vitro-Auflösungszeiten gegen die mittleren In-vivo-Auflösungszeiten, mittleren Verweilzeiten (MRT) oder mittleren Absorptionszeiten (MAT) aufgetragen.

Ebene C. Die Korrelation beruht auf einzelnen Punkten des In-vitro- und In-vivo-Verhaltens, z. B. dem zu einer bestimmten Zeit freigegebenen Anteil einer Dosis ($t_{50\,\%}$, $t_{90\,\%}$) und einem pharmakokinetischen Parameter (AUC, $C_{p\,max}$).

Bei der **mehrfachen Ebene C** (auch als Level D bezeichnet) lassen sich In-vivo-Parameter mit in vitro freigesetzten Anteilen zu mehreren Zeitpunkten der Freisetzungskurve korrelieren. Liegt ein solcher Zusammenhang vor, kann häufig auch eine Korrelation der Ebene A nachgewiesen werden.

Aus regulatorischen Gründen ist eine Korrelation der Ebene A anzustreben.

Die zur Aufstellung einer IVIVC verwendeten Daten müssen nach der oben genannten Leitlinie bestimmten Qualitätsanforderungen entsprechen. So müssen die In-vitro-Daten z. B. mit arzneibuchkonformen Freisetzungsmethoden gewonnen werden, wobei die in vivo eingesetzten Chargen geprüft werden müssen. Es werden Mittelwertsprofile aus 12 Bestimmungen zur Korrelation herangezogen, der Variationskoeffizient muss unter 10 % betragen. Die Freigabeprofile unterschiedlicher Formulierungen müssen den gleichen Kurventyp aufweisen. Als In-vivo-Daten dürfen nur Ergebnisse aus Humanstudien mit vorzugsweise sechs Probanden im Cross-over-Design verwendet werden. Die Applikation der zu prüfenden Zubereitung und der Referenz (intravenös applizierte Lösung, peroral zu verabreichende wässrige Lösung oder schnellfreisetzende Arzneiform) sollte nüchtern erfolgen.

5.5.1 Daten

Bei den In-vitro-Größen kann man empirische und modellgebundene Parameter aus der Dissolutionskurve, bei den In-vivo-Daten empirische und modellgebundene Parameter aus der Plasmakonzentrations-Zeit-Kurve ableiten (vgl. Stricker).

5

Empirische, modellunabhängige Parameter aus der Dissolutionskurve

- L_t — Mengen-(Masse)- bzw. %-Parameter: Anteil L, der nach Ablauf einer festgelegten Zeit t gelöst ist (Abb. 5.100)
- t_L — Zeitparameter: Zeit t, die bis zur Lösung eines festgelegten Anteils L abläuft (Abb. 5.100)
- v_{max} — Maximale Lösungsgeschwindigkeit (Abb. 5.114)

Kurvenmomente:

- $AUC_{diss\text{-}vitro}$ — Fläche unter der Lösungskurve (0. Moment) (Abb. 5.105)
- MDT — Mittlere Auflösungszeit (1. Moment) (Abb. 5.105) (▸ Kap. 5.4.3)

MERKE Als empirische, modellunabhängige Parameter werden aus der Dissolutionskurve Mengen- bzw. %-Parameter, Zeitparameter oder die maximale Auflösungsgeschwindigkeit, die Fläche unter der Lösungskurve und die mittlere Auflösungszeit ermittelt.

Funktionsgebundene, modellabhängige Parameter aus der Dissolutionskurve

Wenn sich die Lösungs- bzw. Freisetzungskurve durch eine Funktion beschreiben lässt, können aus den experimentellen Daten funktionsgebundene (modellgebundene) Parameter berechnet werden. Hierbei ist zu berücksichtigen, dass sich die Auflösungskurve

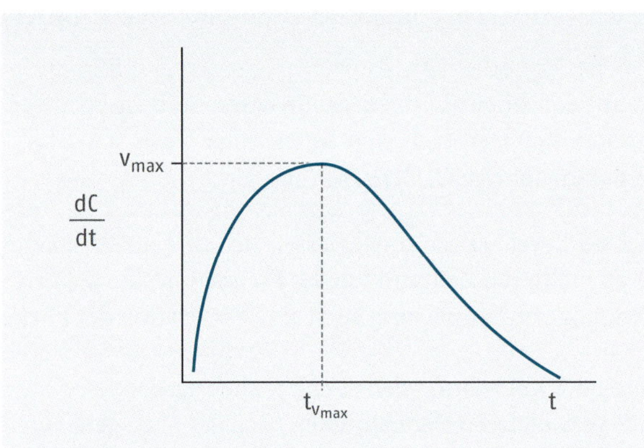

Abb. 5.114 Empirische Kurvenparameter für differenzielle Lösungs- und Liberationskurven. Nach Langenbucher
dC/dt Lösungsgeschwindigkeit, $\mathbf{v_{max}}$ maximale Lösungsgeschwindigkeit, $\mathbf{t_{v\,max}}$ Zeitpunkt der maximalen Lösungsgeschwindigkeit

häufig nur innerhalb eines gewissen Zeitraums durch eine einheitliche Kinetik beschreiben lässt.

| $k_{diss\text{-}vitro}$ Geschwindigkeitskonstante für Zeitgesetz 0. Ordnung

$$f(t) = k \cdot t \quad \text{Gleichung 5.61}$$

für Zeitgesetz 1. Ordnung

$$f(t) = 1 - k \cdot t \quad \text{Gleichung 5.62}$$

für Kubikwurzelgesetz

$$f(t) = 1 - (1 - k \cdot t)^3 \quad \text{Gleichung 5.63}$$

für Quadratwurzelgesetz

$$f(t) = k \cdot \sqrt{t} \quad \text{Gleichung 5.64}$$

$$F(t) = f(\mu, \sigma, \lg t) \quad \text{Gleichung 5.65}$$

| μ, σ Mittelwert und Standardabweichung der logarithmischen Normalverteilung

$$f(t) = 1 - e^{(t/T_d)^b} \quad \text{Gleichung 5.66}$$

| T_d, b Lösungszeit für 63,2 % Lösung und Kurvenformparameter der RRSW-Funktion (▸ Kap. 5.4.3)

■ **MERKE** Als funktionsgebundener Parameter kann die Auflösungsgeschwindigkeitskonstante $k_{diss\text{-}vitro}$ zur Korrelation eingesetzt werden.

Gesamtverlaufsparameter

Es werden zahlreiche Wertepaare der kumulativen Lösungs- bzw. Freisetzungskurve (% L_{t1}, % L_{t2}, % L_{t3}, … bzw. t_{L1}, t_{L2}, t_{L3}, …) zur Korrelation herangezogen.

Empirische Parameter aus der Plasmakonzentrations-Zeit-Kurve

$C_{p\,max}$	Maximaler Plasmaspiegel
t_{max}	Zeit bis zum Erreichen des maximalen Plasmaspiegels
A_t	%-Parameter: Anteil A, der nach Ablauf einer bestimmten Zeit absorbiert ist
t_A	Zeitparameter: Zeit t, zu denen bestimmte Wirkstoffmengen absorbiert sind

Kurvenmomente:

AUC	Fläche unter der Plasmaspiegel-Zeit-Kurve (0. Moment) (analog ▫ Abb. 5.105)
MRT	Mittlere Verweilzeit (1. Moment) (analog ▫ Abb. 5.105)
VRT	Varianz der Verweilzeit (2. Moment)
ABC_{el}	Fläche über der Transitkurve, die die Elimination aus dem Organismus beschreibt

Die mittlere Verweilzeit (▸ Kap. 4.3.3), die auch als „Schwerpunkt des Plasmaspiegels" bezeichnet wird, ergibt sich aus:

$$MRT = \frac{ABC_{el}}{AUC} \qquad \text{Gleichung 5.67}$$

Modellgebundene Parameter aus der Plasmaspiegel-Zeit-Kurve

Wenn sich eine Lösungs- bzw. Freisetzungskurve in vivo ermitteln lässt und diese durch eine mathematische Funktion beschrieben wird, kann man aus den errechneten Daten modellgebundene (funktionsgebundene) Parameter erhalten, z. B.:

$k_{diss\text{-}vivo}$	Geschwindigkeitskonstanten für Zeitgesetze verschiedener Ordnung (s. Dissolutionskurve)
k_a	Absorptionsgeschwindigkeitskonstante (Invasionskonstante, Inputkonstante, Bioverfügbarkeitsgeschwindigkeitskonstante)

Gesamtverlaufsparameter

Es werden zahlreiche Wertepaare der kumulativen Absorptionskurve (A_{t1}, A_{t2}, A_{t3} … bzw. t_{A1}, t_{A2}, t_{A3} …) zur Korrelation herangezogen. Die Absorptionskurve zur Beschreibung der Invasion in vivo muss jedoch aus der Plasmakonzentrations-Zeit-Kurve berechnet werden. Ist diese durch ein Ein-Kompartiment-Modell interpretierbar, wird die Wagner-Nelson-Methode angewendet. Gelingt die Anpassung an ein Zwei-Kompartiment-Modell, wird die Loo-Riegelman-Methode herangezogen, wobei hier Daten aus einer zusätzlichen intravenösen Applikation erforderlich sind. Die Rechnung selbst beruht in beiden Fällen auf einer Massenbilanz in Bezug auf den nicht absorbierten, den im Plasma enthaltenen und den bereits eliminierten Wirkstoffanteil. Da die Plasmaspiegel zum jeweiligen Zeitpunkt bekannt sind, kann man laufend die ausgeschiedene Menge berechnen und summieren. Zieht man die Summe dieser Beiträge von der Gesamtdosis ab, so erhält man jeweils die noch nicht ins System übergegangene Menge, aus deren Zeitabhängigkeit sich die Absorptionskurve aufstellen lässt. Aus dieser kann dann die Absorptionsgeschwindigkeitskonstante errechnet werden. Bei der Loo-Riegelman-Berechnung muss zusätzlich für jeden Zeitpunkt die im Gewebe befindliche Menge annähernd berechnet und in die Massenbilanz einbezogen werden (Näheres ▸ Kap. 4.5.3).

Beide Methoden setzen voraus, dass sich das vorliegende In-vivo-System möglichst genau durch eines der beiden Kompartimentmodelle darstellen lässt. Diese Schwierigkeit lässt sich durch Anwendung der Theorie linearer Systeme, die durch lineare Differenzialgleichungen definiert sind, mittels Dekonvolution überwinden.

5.5.2 Konvolution/Dekonvolution

Konvolutions-/Dekonvolutionsverfahren erfordern keinen Bezug zu pharmakokinetischen Kompartimentmodellen. Sie erlauben die Berechnung der Absorptionskinetik (▸Kap. 4.5.3) und der In-vivo-Freisetzungskinetik auf der Grundlage der Systemtheorie.

Nach der Theorie linearer Systeme lässt sich ein System vollständig durch seine Stoßantwort δ(t) beschreiben, mit der es auf einen Eingangsstoß (δ-Stoß, Dirac-Stoß) reagiert. Ist die Stoßantwort bekannt, kann die Antwort (Ausgangsfunktion a(t) für eine beliebige Eingangsfunktion e(t); ◘Tab. 5.23) berechnet werden. Es ist möglich, Rechnungen rein numerisch anhand gegebener Datenpaare durchzuführen. Die Anpassung algebraischer Funktionen sowie die Schätzung der für sie geltenden Parameter entfallen (Näheres ▸Kap. 4.5.3)

So lassen sich z. B. Plasmaspiegel aus Lösungsgeschwindigkeiten berechnen (Konvolution), da die Beziehung

$$a(t) = e(t) * a_\delta(t) \quad \text{Gleichung 5.68}$$

gilt, wobei * das sog. Konvolutionsintegral (Faltungsintegral) symbolisiert. Umgekehrt lässt sich in Kenntnis von Ausgangsfunktion a(t) und Stoßantwort $a_\delta(t)$ die Eingangsfunktion e(t) bestimmen (Dekonvolution) (◘Tab. 5.23).

Für die Gewinnung von Daten zur Kinetik der Absorption oder Liberation in vivo bzw. der Kombination aus beiden Vorgängen durch Dekonvolution (○Abb. 5.115) muss beachtet werden, dass die Antwortfunktionen $C_p(t)$ bzw. $m_{el}(t)$, die die Zeitabhängigkeit der Plasmaspiegel bzw. Harnelimination wiedergeben, je nach Applikationsart verschiedene Übergangsprozesse in den einzelnen Kompartimenten widerspiegeln. So beschreibt die Antwortfunktion auf eine i. v. Injektion den Eliminationsvorgang aus dem Plasma, die Antwortfunktion auf die Applikation einer Lösung per os die Absorption aus Magen/Darm sowie die Elimination aus dem Plasma und schließlich die Antwortfunktion auf die

◘ **Tab. 5.23** Prinzip der Konvolution und Dekonvolution. Nach Langenbucher

$a(t) = e(t) * a_\delta(t)$		
Eingangsfunktion e(t)	Lösungskurve, Absorptionskurve in vivo (z. B. Tablette)	
Ausgangsfunktion a(t)	Plasmaspiegelkurve, Harnausscheidungskurve (z. B. Tablette)	
Stoßantwort $a_\delta(t)$	Plasmaspiegelkurve, Harnausscheidungskurve nach Eingangsstoß δ(t) (i. v., Lösung)	
Bekannt	**Gesucht**	**Verfahren**
e(t), $a_\delta(t)$	a(t)	Konvolution
a(t), $a_\delta(t)$	e(t)	Dekonvolution

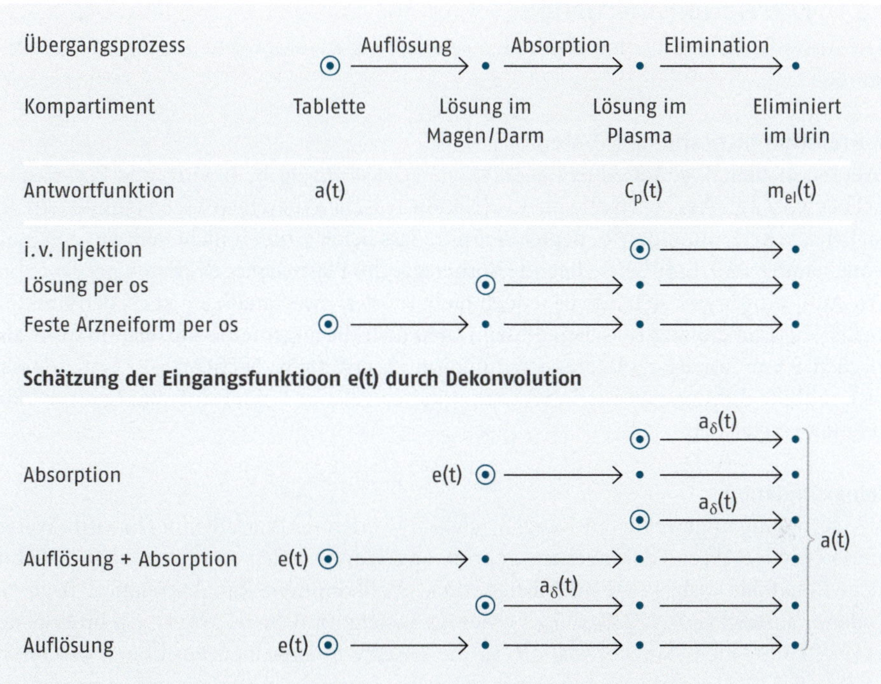

Abb. 5.115 Schätzung von Eingangsfunktionen durch Dekonvolution. Nach Langenbucher

Applikation per os, z. B. einer Tablette, die Liberation und Absorption aus Magen/Darm sowie die Elimination aus dem Plasma.

Entsprechend lassen sich durch Dekonvolution folgende Eingangsfunktionen e(t) schätzen:

- Absorption: durch Kombination von p. o. applizierter Lösung und i. v. applizierter Lösung [$a_\delta(t)$],
- Auflösung + Absorption: durch Kombination von p. o. applizierter Arzneiform, aus der der Wirkstoff liberiert wird, z. B. Tablette und i. v. applizierter Lösung [$a_\delta(t)$],
- Auflösung: durch Kombination von p. o. applizierter Arzneiform (s. Liberation + Absorption) und p. o. applizierter Lösung [$a_\delta(t)$].

Die Rechnungen lassen sich rein numerisch anhand der entsprechenden Datenpaare (Abb. 5.115) ausführen. Man gewinnt so Parameter der Liberations- bzw. Absorptionsvorgänge in vivo, z. B. die Liberationsgeschwindigkeitskonstante k_{diss}, die Absorptionsgeschwindigkeitskonstante k_a oder die Invasionsgeschwindigkeitskonstante k_i, aber auch die bereits erwähnten Mengen- bzw. Zeitparameter A_t bzw. t_A.

MERKE Konvolutions-/Dekonvolutionsverfahren erfordern keine Kenntnis des pharmakokinetischen Kompartimentmodells.

5.5.3 Korrelationsmethoden

Die Auswahl der Korrelationsmethoden ist abhängig davon, welche Parameter korreliert werden.

Korrelation nichtanaloger Daten

Werden nichtanaloge Daten (◘ Tab. 5.24) wie Wirkstofffreigabe in vitro und Plasmaspiegel in vivo verglichen, wird oft eine Korrelation zwischen diesen Größen gefunden. In der statistischen Terminologie bedeutet dies nur, dass beide Größen nicht völlig unabhängig voneinander sind. Eine befriedigende Vorhersage des Plasmaspiegelverlaufs aus der In-vitro-Auflösung ergibt sich daraus jedoch nicht immer. Zweckmäßiger ist es, den funktionellen Zusammenhang zwischen diesen Daten über die allgemeine Korrelation im statistischen Sinne hinaus als Regressionsfunktion zu ermitteln. Nichtanaloge Daten lassen sich mithilfe der Rangkorrelation („rank order correlation") oder der quantitativen Korrelation vergleichen.

Rangkorrelation

Bei der häufig angewendeten Rangkorrelation werden die Variablen y (In-vitro-Werte) und x (In-vivo-Werte) dahingehend geprüft, ob z. B. im Anstieg von y eine möglichst ähnliche Rangfolge vorliegt wie im Anstieg von x. „Vollkommene Rangkorrelation" liegt vor, indem y ansteigt (z. B. 1, 2, 3, 4, 5, ...), wenn x ansteigt (z. B. 3, 5, 7, 9, 11, ...). Im Falle der „Unvollkommenen Rangkorrelation" ist die x-Reihe in einzelnen Positionen vertauscht (z. B. 3, 7, 5, 9, 11). Zur Erzielung einer möglichst optimalen Rangkorrelation werden die In-vitro-Versuchsbedingungen (z. B. die Rührfrequenz beim Löseversuch) so lange variiert, bis die verschiedenen Zubereitungen des betreffenden Arzneistoffs in den Lösungs-

◘ Tab. 5.24 Parameter für In-vitro/In-vivo-Korrelationen

In-vitro-Parameter	In-vivo-Parameter
Korrelation nichtanaloger Parameter	
Aufgelöste Mengen bzw. Konzentrationen	Maximale Plasmakonzentration, Harnausscheidungswerte, Fläche unter der Plasmakonzentrations-Zeit-Kurve
Korrelation analoger Daten	
Auflösungskinetik	Resorptionskinetik
Auflösungs- bzw. Freisetzungsgeschwindigkeitskonstante	Resorptionsgeschwindigkeitskonstante
Gelöste Wirkstoffmenge	Resorbierte Wirkstoffmenge
Zeit, bis zu der eine bestimmte Wirkstoffmenge gelöst ist	Zeit, bis zu der eine bestimmte Wirkstoffmenge resorbiert ist
Fläche unter der Auflösungskurve	Fläche unter der Plasmakonzentrations-Zeit-Kurve
Mittlere Auflösungszeit MDT_{vitro}	Mittlere Verweilzeit MRT

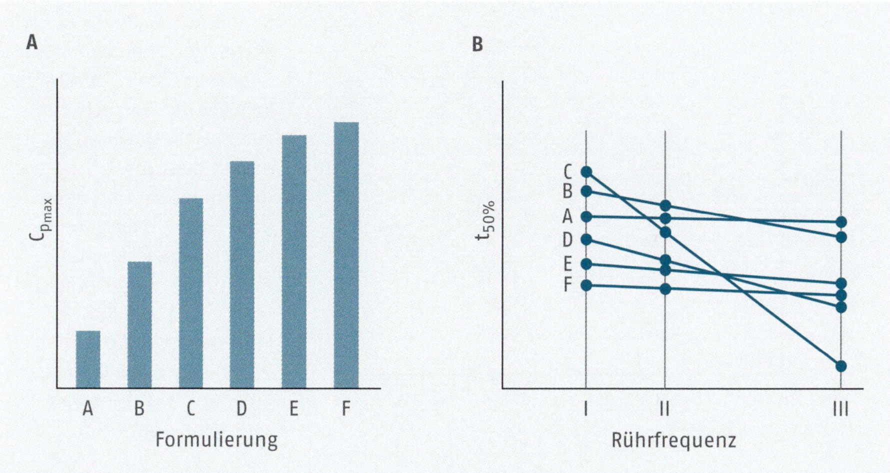

Abb. 5.116 Rangkorrelation zwischen nichtanalogen Daten für Acetylsalicylsäure. Nach Stricker
A In-vivo-Daten: Plasmaspiegelmaximalwerte C_{pmax} für verschiedene Formulierungen A–F,
B In-vitro-Daten: Lösehalbwertszeiten $t_{50\%}$ bei verschiedenen Rührfrequenzen I–III für die Formulierungen A–F

daten eine möglichst ähnliche Rangfolge ergeben wie die der In-vivo-Werte. Als Gütemaß der Rangkorrelation dient der Koeffizient r_s:

$$r_s = 1 - \frac{6\,\Sigma(x_i - y_i)^2}{n^3 - n} \qquad \text{Gleichung 5.69}$$

| x_j, y_i Rangzahlen | n Anzahl der Wertepaare

Abb. 5.116 gibt ein Beispiel für die Veränderung der Rangkorrelation zwischen Plasmaspiegelmaximalwert und Lösehalbwertszeit in Abhängigkeit von der Rührfrequenz.

Man erkennt, dass bei der niedrigsten Rührfrequenz (I) die Rangfolge C/B/A/D/E/F gefunden wird (r_s = 0,77), während sich bei der höchsten Rührfrequenz (III) die Rangfolge A/B/E/F/D/C (r_s = 0,46) ergibt. Das günstigste Ergebnis liegt bei der Rührfrequenz II vor, bei der in der Rangfolge nur das Paar A/B vertauscht ist (r_s = 0,94). Dieser Befund unterstreicht, welche Bedeutung die Einhaltung einmal als optimal ermittelter Versuchsbedingungen bei der In-vitro-Prüfung für die Gültigkeit einer Korrelation besitzt.

Nachteile der Rangkorrelation werden vor allem in der Notwendigkeit gesehen, zur Bestimmung der optimalen In-vitro-Versuchsbedingungen eine große Zahl verschiedener Zubereitungen des betreffenden Arzneistoffs in vivo prüfen zu müssen. Dabei sind Inter- bzw. Extrapolationen nicht zulässig.

Quantitative Korrelation

Bei der quantitativen Korrelation sind die Variablen y (In-vitro-Werte) und x (In-vivo-Werte) durch eine mathematische Beziehung (z. B. y = bx oder y = a + bx oder log y = log y_0 – bx) miteinander verknüpft. Die Qualität der linearen quantitativen Korrelation beschreibt der Korrelationskoeffizient r der linearen Regression. Ein Beispiel für quantitative Korrelation nichtanaloger Daten gibt Abb. 5.117. Es wird deutlich, dass für jede

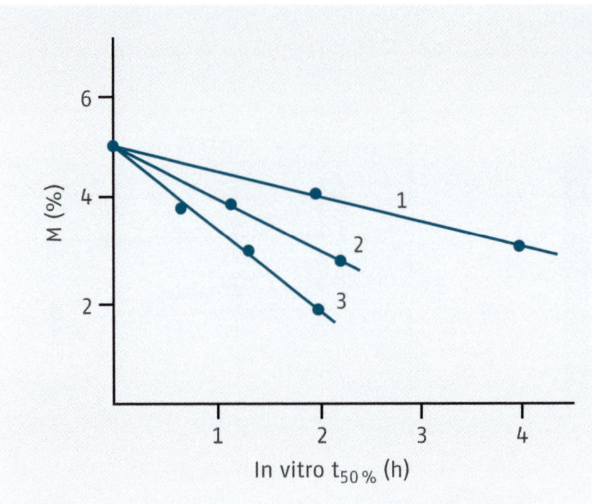

◯ Abb. 5.117 Quantitative Korrelation zwischen nichtanalogen Daten (Abhängigkeit von den Versuchsbedingungen) für Natriumsalicylat. Nach Krowczynski In-vivo-Daten (mit dem Harn nach 1 h ausgeschiedene Menge M%), In-vitro-Daten (Lösehalbwertszeiten $t_{50\%}$); **1** HCl, Rührblatt-Methode 30 min^{-1}, **2** H_2O, Rührblatt-Methode 30 min^{-1}, **3** H_2O, Durchflusszelle 40 ml min^{-1}

Methode eine eigene Korrelation existiert (1, 2 bzw. 3) und dass darüber hinaus ein Wechsel des Lösungsmittels ebenfalls zu einer Veränderung der Korrelation führt (1 bzw. 2). Bei der gleichen Untersuchung wurde gefunden, dass Korrelationen nur für eine bestimmte Flüssigkeitsbewegung (30 min^{-1}, 40 ml · min^{-1}) zu erhalten sind. Darüber hinaus werden z. B. für die 24-h-Harnwerte ebenfalls keine auswertbaren Beziehungen mehr gefunden. Es bestätigt sich auch in diesem Beispiel, dass die Lösungsgeschwindigkeit ihren stärksten Einfluss in der Invasionsphase, d. h. auf die Absorption, entfaltet.

Es kann nicht von vornherein erwartet werden, dass zwischen nichtanalogen In-vivo- und In-vitro-Daten generell eine Rangkorrelation oder eine lineare Korrelation existiert. Da im Körper eine Vielzahl verschiedenartiger Prozesse nebeneinander oder nacheinander ablaufen, sind einfache mathematische Beziehungen eher unwahrscheinlich. Gelingt es jedoch, aus den gemessenen In-vivo-Werten die nach verschiedenen Zeiten absorbierten bzw. im Gastrointestinaltrakt freigesetzten Wirkstoffmengen zu berechnen, so können quantitative Korrelationen resultieren. Dazu müssen Transformationen gefunden werden, die In-vivo- und In-vitro-Daten als lineare Zeitfunktionen beschreiben. Voraussetzung für solche Berechnungen ist, dass die Pharmakokinetik des betreffenden Arzneistoffs möglichst vollständig bekannt ist.

Korrelation analoger Daten

Im Allgemeinen gilt es als günstiger, analoge Daten (◻ Tab. 5.24) wie Wirkstofffreigabe in vitro und in vivo miteinander zu vergleichen (modellgebundene Korrelation). Durch entsprechende Parametersimulation können dann diejenigen Bereiche erkannt werden, in denen eine Korrelation zwischen In-vitro- und In-vivo-Daten prinzipiell gegeben oder nicht gegeben ist.

Die oben geschilderten Schwierigkeiten können zum Teil umgangen werden, wenn einander entsprechende In-vivo-Daten (z. B. aus Plasmakonzentrations-Zeit-Kurven berechnete Absorptionsgeschwindigkeitskonstanten) und In-vitro-Daten (z. B. Konstanten der Diffusion durch künstliche Lipoidbarrieren) gegenübergestellt werden. Die für die Korrelation verwendeten analogen Daten müssen zum Teil erst aus den experimentellen Werten berechnet werden. Daher gilt auch in diesem Falle die Voraussetzung, dass die Pharmakokinetik des betreffenden Arzneistoffs weitgehend bekannt sein sollte.

Korrelation der mittleren Verweilzeiten

Eine lineare Korrelation kann bei Korrelationen der mittleren Verweilzeiten aus In-vitro- und In-vivo-Versuchen als analoge Parameter erwartet werden. Das Konzept der mittleren Verweilzeit ist in ▸ Kap. 4.3.3 ausführlich beschrieben.

Nach extravasaler Applikation einer Lösung ist die MRT durch den notwendigen Resorptionsschritt gegenüber der intravenösen Bolusinjektion verlängert. Die mittleren Verweilzeiten der Einzelvorgänge verhalten sich additiv.

$$MRT_{Lösung} = MAT + MRT_{iv} \quad \text{Gleichung 5.70}$$

| MAT Mittlere Absorptionszeit (○ Gleichung 4.116)

Die einzelnen Verweilzeiten entsprechen den reziproken Werten der jeweiligen Geschwindigkeitskonstanten, wenn die Prozesse nach einer Kinetik 1. Ordnung verlaufen:

$$MAT = \frac{1}{k_a} \quad \text{Gleichung 5.71}$$

$$MRT = \frac{1}{k_e} \quad \text{Gleichung 5.72}$$

Nach peroraler Einnahme einer festen Darreichungsform muss vor Resorption die Auflösung des Wirkstoffs erfolgen. Die mittlere Verweilzeit des Wirkstoffs im System nach peroraler Applikation MRT ist nach ○ Gleichung 5.73:

$$MRT_{Feste\,AF} = MDT_{in\,vivo} + MAT + MRT_{iv} \quad \text{Gleichung 5.73}$$

Die mittlere In-vivo-Auflösungszeit lässt sich demnach berechnen nach:

$$MDT_{vivo} = MRT_{Feste\,AF} - MRT_{Lösung} \quad \text{Gleichung 5.74}$$

Die MRT kann sowohl über Harnausscheidungswerte des Arzneistoffs als auch über Plasmakonzentrationen bestimmt werden. Bei Vorliegen der kumulativen Harnausscheidungskurve erfolgt die Bestimmung entsprechend dem Verfahren zur Ermittlung von MDT_{vitro} (○ Gleichung 5.54):

$$MRT = \frac{ABC_u}{U_\infty} \quad \text{Gleichung 5.75}$$

Liegen Plasmakonzentrationen vor, so wird nach der Ermittlung der AUC diese Fläche von $t = 0$ bis $t = \infty$ als kumulative Zunahme bis zum Erreichen deren Endwerts in Zeitabhängigkeit dargestellt (○ Abb. 5.118).

Die hierbei erhaltene Kurve beschreibt die Elimination des Arzneistoffs aus dem System (Organismus). Die Fläche ABC ist ein Maß für das Verweilen des Arzneistoffs im

5

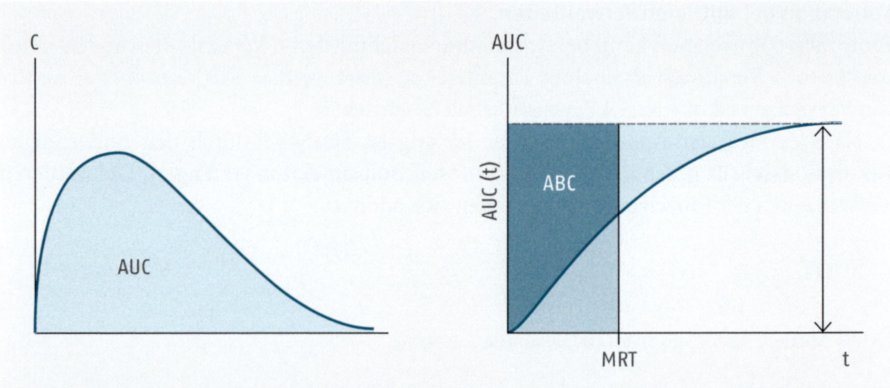

Abb. 5.118 Bestimmung der mittleren Verweilzeit aus Plasmakonzentrationen

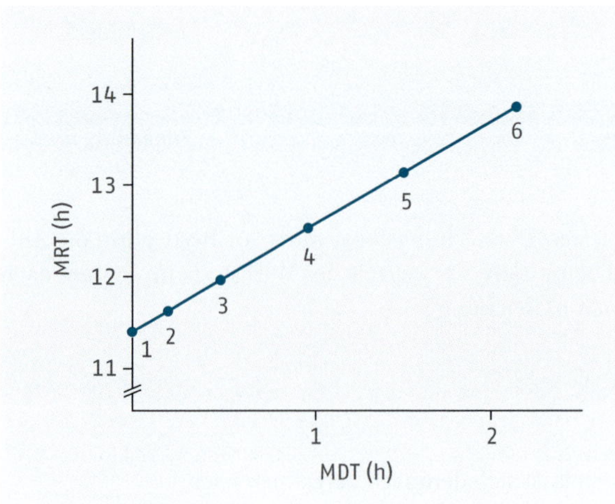

Abb. 5.119 Quantitative Korrelation zwischen analogen Daten. Nach Lippold In-vivo-Daten (mittlere Verweilzeit MRT), In-vitro-Daten (mittlere Auflösungszeit MDT) für verschiedene Theophyllin-Formulierungen (2–6), Lösung (1)

Körper. Sie hat den gleichen Betrag wie ein Rechteck mit der Ordinate AUC und der Abszisse MRT.

$$MRT = \frac{ABC}{AUC}$$ Gleichung 5.76

Ein Beispiel für eine der relativ seltenen, linearen Beziehungen (Tab. 5.24) zwischen analogen In-vitro- und In-vivo-Daten gibt Abb. 5.119. Hierbei sind die mittlere Verweilzeit und die mittlere In-vitro-Auflösungszeit unterschiedlicher Theophyllin-Formulierungen miteinander korreliert worden.

Fehlende Korrelationen

Für fehlende In-vitro/In-vivo-Korrelationen wird eine Reihe von Gründen verantwortlich gemacht, die in erster Linie auf die Komplexizität des Absorptionsprozesses zurückgeführt werden.

■ **Tab. 5.25** Beispiele für In-vivo/In-vitro-Korrelationen

In-vivo-Wert	In-vitro-Wert	Korrelationstyp[a]	Wirkstoff-Formulierung
Plasmakonzentration			
steady state	Gelöste Menge in 1 h	n. a.	Digoxin
	Gelöste Menge in 30 min	n. a.	Griseofulvin
$C_{p\,max}$	Zeit für 63,2 % Lösung	n. a.	Rifampicin
	Gelöste Menge in t(h)	n. a.	Spironolacton
Nach Zeit t[b]			
t = 1 h	Zeit für 20 % Lösung	n. a.	Tolbutamid
t = 1,5 h	Gelöste Menge in 20 min	n. a.	Phenylbutazon
Plasmazeiten	Zeit für 63,2 % Lösung	n. a.	Oxprenolol
t_{max} bis Absorption von 63,2 %	Zeit für 63,2 % Lösung	a.	Metoprolol
Mittlere Verweilzeit	Mittlere Lösungszeit	a.	Theophyllin
Fläche unter der Plasmaspiegelkurve	Zeit für 60 % Lösung	n. a.	Tetracyclinhydrochlorid
Harnspiegel Menge nach Zeit t			
t = 1 h	Gelöste Menge in 10 min	n. a.	Acetylsalicylsäure[c]
t = 4 h	Gelöste Menge in 15 min	n. a.	Acetylsalicylsäure[c]
t = 24 h	Zeit für 50 % Lösung	n. a.	Riboflavin
Fläche unter der Harnspiegelkurve	Zeit für 20 bzw. 50 % Lösung	n. a.	Sulfadimidin
	Dissolutionseffizienz[d]	a.	Acetylsalicylsäure[c]

[a] n. a.: nicht analog, a: analog
[b] Blutspiegel
[c] Hauptmetabolit (Salicylsäure)
[d] Von der Fläche unter der Lösungskurve abgeleitete Größe

Zu Fehlern kann auch der Unterschied zwischen Sink- und Non-sink-Bedingungen führen. Fehlinformationen sind zu verringern, wenn zur Untersuchung In-vitro-Verfahren herangezogen werden, in denen Sink-Bedingungen möglichst weitgehend eingestellt werden können (z. B. Durchflusszellen im offenen System).

Schließlich wirken physiologische Faktoren (▸ Kap. 5.2.1), deren Einfluss auf In-vitro-/In-vivo-Korrelationen allerdings nur in dem Maße zu beheben ist, in dem diese in vitro simulierbar sind.

5

5.5.4 Beispiele für In-vitro/In-vivo-Korrelationen

Trotz der geschilderten Probleme konnten In-vitro-/In-vivo-Korrelationen für eine Anzahl von Problemarzneistoffen aufgefunden werden. Beispiele sind in der ◻ Tab. 5.25 wiedergegeben. Dabei fällt auf, dass Korrelationen derzeit überwiegend für nichtanaloge Daten gesichert sind.

Zusammenfassung

- In-vitro/In-vivo-Korrelationen (IVIVC) beschreiben den Zusammenhang zwischen einer oder mehreren charakteristischen Größen nach Applikation eines Arzneimittels in einem Organismus (in vivo) einerseits und den Ergebnissen aus einer In-vitro-Prüfung andererseits.
- Das Ziel einer IVIVC besteht darin, Plasmakonzentrationen mit Hilfe von In-vitro-Freisetzungstests vorherzusagen.
- Nur wenn die Freisetzung den langsamsten und damit geschwindigkeitsbestimmenden Schritt darstellt, kann eine Korrelation möglich sein. Dieser Fall kann gegeben sein, wenn ein schwerlöslicher Wirkstoff (BCS Klasse II) oder eine Arzneiform mit verlängerter Freisetzung vorliegt.
- Als empirische, modellunabhängige Parameter werden aus der Dissolutionskurve Mengen- bzw. %-Parameter, Zeitparameter oder die maximale Auflösungsgeschwindigkeit, die Fläche unter der Lösungskurve und die mittlere Auflösungszeit ermittelt.
- Als empirische Parameter werden aus In-vivo-Untersuchungen z. B. maximale Plasmakonzentration, Zeit bis zum Erreichen der maximalen Plasmakonzentration, resorbierter Anteil nach einer bestimmten Zeit, AUC und MRT eingesetzt.
- Als funktionsgebundene Parameter werden Geschwindigkeitskonstanten der Freisetzung in vivo und die Absorptionsgeschwindigkeitskonstante berücksichtigt.
- Zur Beschreibung des Gesamtverlaufs werden zahlreiche Wertepaare der kumulativen Absorptionskurve (A_{t1}, A_{t2}, A_{t3}, ... bzw. t_{A1}, t_{A2}, t_{A3}, ...), die unter Annahme eines pharmakokinetischen Modells aus den Plasmakonzentrationen berechnet werden muss, zur Korrelation herangezogen.
- Bei der Korrelation nichtanaloger Daten werden Werte wie Wirkstofffreigabe in vitro und Plasmaspiegel in vivo verglichen.
- Bei der Korrelation analoger Parameter werden einander entsprechende In-vitro- und In-vivo-Daten verglichen, z. B. die nach einer bestimmten Zeit in vitro gelösten und in vivo resorbierten Arzneistoffmengen.
- Fehlende In-vitro/In-vivo-Korrelationen sind in erster Linie auf die Komplexizität des Absorptionsprozesses zurückzuführen.

Weiterführende Literatur

Arora S, Ali J, Ahuja A, Khar RK, Baboota S. Floating Drug Delivery Systems: A Review. AAPS Pharm Sci Tech 6: E372–E390, 2005

Bauer KH, Frömming K-H, Führer C, Lippold BC, Müller-Goymann Ch, Schubert R. Lehrbuch der Pharmazeutischen Technologie. 10. Aufl., Wissenschaftliche Verlagsgesellschaft Stuttgart, 2017

BfArM (Bundesinstitut für Arzneimittel und Medizinprodukte), Bundesanzeiger (BAnz.) Nr. 43 vom 4.3.1998. 9. Bekanntmachung gemäß § 26 Abs. 3 des Arzneimittelgesetzes (AMG) über die Zulassung nach § 21 AMG und die Verlängerung der Zulassung von Arzneimitteln nach § 105 AMG (Bioverfügbarkeit/Bioäquivalenz)

Blume H, Brauer KG, Dingermann Th, Mutschler E, Zündorf J. Gute Substitutionspraxis-GSP. Leitlinie der DPhG. Dtsch Apoth Ztg 142: 1205–1214, 2002

Blume H, Schug B, Tautz J, Erb K. Neue Richtlinien für die Beurteilung der Bioverfügbarkeit/ Bioäquivalenz. Bundesgesundheitsbl – Gesundheitsforsch – Gesundheitsschutz 48: 548–555, 2005

Blume H, Walluf-Blume D. Bioverfügbarkeit und Bioäquivalenz. In: Nürnberg E, Surmann P (Hrsg) Hagers Handbuch der pharmazeutischen Praxis, Bd. 2. Springer, Berlin, Heidelberg, New York, 1991

Brouwers J, Brewster ME, Augustijns P. Supersaturating Drug Delivery Systems: The Answer to Solubility-Limited Oral Bioavailability? J Pharm Sci 98: 2549–2572, 2008

Chiou WL, Riegelman S. Pharmaceutical Applications of Solid Dispersion Systems. J Pharm Sci 60: 1281–1302, 1971

Clarke A, Brewer F, Johnson ES, Mallard N, Harig F, Taylor S, Corn TH. A new Formulation of Selegiline: Improved Bioavailability and Selectivity for MAO-B Inhibition. J Neural Transm 110: 1241–1255, 2003

CPMP. Committee for Proprietary Medicinal Products, 2001 http://www.ema.europa.eu/

Davis SS. Formulation strategies for absorption windows. DDT 10: 249–257, 2005

Derendorf H, Gramatté Th, Schäfer HG, StaabA. Pharmakokinetik kompakt. 3. Aufl., Wissenschaftliche Verlagsgesellschaft Stuttgart, 2011

Dingermann T, Zündorf I. Kopien – besser als das Original. Pharm Ztg 160: 370–377, 2015

Dolder R, Skinner FS. Ophthalmika – Pharmakologie, Biopharmazie und Galenik der Augenarzneimittel. Wissenschaftliche Verlagsgesellschaft Stuttgart, 1990

Dost FH. Grundlagen der Pharmakokinetik. Thieme, Stuttgart 1968

Dressman JB, Amidon GL, Reppas Ch, Shah VP. Dissolution Testing as a Prognostic Tool for Oral Drug Absorption: Immediate Release Dosage Forms. Pharm Res 15: 11, 1998

Fahr A. Voigt Pharmazeutische Technologie. Deutscher Apotheker Verlag, 12. Aufl., Stuttgart 2015

Fluehler et al. Bayesian Approach to Bioequivalence Assessment: An Example. J Pharm Sci 72: 1178, 1983

Franz TJ. Percutinous Absorption. On the Releveance of In Vitro Data. J Invest Dermatol 64: 190–196, 1975

Garbacz G, Adam U, Schug B, Blume H, Weitschies W. Nifedipin-Retardtabletten mit unterschiedlicher Galenik. Dtsch Apoth Ztg 149: 3070–3077, 2009

Garbacz G, Kandzi A, Koziolek M, Mazgalski J, Weitschies W. Release Characterstics of Quetiapine Fumurate Extended Release Tablets Under Biorelevant Stress Conditions. AAPS PharmTech 15: 230–236, 2014

Garbacz G, Klein S. Dissolution Testing of Oral Modified-Release Dosage Forms. J Pharm Pharmacol 64: 944–968, 2012

Garbacz G, Wedemeyer R-S, Nagel S, Giessmann Th, Mönnikes H, Wilson CG, Siegmund W, Weitschies W. Irregular absorption profiles observed from diclofenac extended release tablets can be predicted using a dissolution test apparatur that mimic in vivo physical stress. Eur J Pharm Biopharm 70: 421–428, 2008

Horsch W. Transportmechanismen und Einflussfaktoren in den Systemen Salbe/Haut und Arzneistoff/Salbengrundlage. Pharmazie 39: 598, 1984

Hüttenrauch R, Speiser P. In Vitro – In Vivo Correlation: An Unrealistic Problem. Pharm Res 2: 97–107, 1985

Jacobsen J, Christrup LL, Jensen N-H: Medicated Chewing Gum. Am J Drug Deliv 2004: 75–88, 2004

Keipert S. Etablierte und neue Konzepte zur Optimierung von Ophthalmika. Pharmazie 139: 567, 1994

Klein S. Anwendung und Vergleich unterschiedlicher Dissolutionsmethoden: Techno Pharm 6; Teil 1: 112–116, Teil 2: 166–171, 2016

Koch HP. Eine praktische Vorrichtung zur Bestimmung der „wahren Auflösungsgeschwindigkeit“ von Arzneistoffen. Österreichische Apotheker-Zeitung 33: 119–126, 1979

Koch HP. Einführung in die Biopharmazie. Österreichische Apotheker-Zeitung 30: 111–119, 1976

Koch HP, Ritschel WA. Synopsis der Biopharmazie und Pharmakokinetik. ecomed Verlagsgesellschaft, Landsberg, München 1986

Koch HP. Die Technik der Dissolutionsbestimmung. Pharm Acta Helv 59: 98, 130, 178, 1984

Langguth P, Fricker G, Wunderli-Allenspach H. Biopharmazie. Wiley-VCH, Weinheim 2004

Lippold BC. Beziehungen zwischen In-vitro- und In-vivo-Auflösung bzw. resultierenden Plasmakonzentrationen. Pharm Ztg 127: 2167–2173, 1982

Lippold BC. Wirkstoffresorption aus Dermatika. Dtsch Apoth Ztg 121: 2585, 1981

Longer MA, Schaefer HG, Derendorf H. Fundamentals of Assessing Bioequivalence Studies. Pharm Ztg Wiss 5: 15–22, 1992

Loth H, Holla-Benninger A. Untersuchungen der Arzneistoffliberation aus Salben, Entwicklung eines In-vitro-Liberationsmodells. Pharm Ind 40: 256, 1978

Leuenberger H (Hrsg) Martin Physikalische Pharmazie. 4. Aufl., Wissenschaftliche Verlagsgesellschaft Stuttgart, 2002

Mäder K, Weidenauer U. Innovative Arzneiformen. Wissenschaftliche Verlagsgesellschaft Stuttgart, 2009

Mehnert W. Zur Frage der Bioäquivalenz wirkstoffidentischer Externa. Pharm Ztg 144: 1177–1182, 1999

Meier J, Rettig H, Hess H. Biopharmazie, Theorie und Praxis der Pharmakokinetik. Thieme, Stuttgart, New York 1981

Motz SA, Schaefer UF, Balbach S, Eichinger Th, Lehr C-M. Permeability Assessment for Solid Oral Drug Formulations Based on Caco-2 Monolayer in Combination with a Flow through Dissolution Cell. Eur J Pharmaceut Biopharm 66: 286–295, 2007

Müller BW (Hrsg) Suppositorien. Pharmakologie, Biopharmazie und Galenik rektal und vaginal anzuwendender Arzneiformen. Wissenschaftliche Verlagsgesellschaft Stuttgart, 1986

Neubert R, Wohlrab W, Marsch W. Dermatopharmazie. Wissenschaftliche Verlagsgesellschaft Stuttgart, 2001

Neubert R, Wohlrab W. In Vitro Methods for the Biopharmaceutical Evaluation of Topical Formulations. Acta Pharm Technol 36: 197, 1990

Niedner R, Ziegenmeyer J (Hrsg) Dermatika – Therapeutischer Einsatz, Pharmakologie und Pharmazie. Wissenschaftliche Verlagsgesellschaft Stuttgart, 1992

Panakanti R, Narang AS. Impact of Excipient Interactions on Drug Bioavailability from Solid Dosage Forms. Pharm Res 29: 2639–2659, 2012

Pflegel P. Arzneimittel und Organismus (V) – Biopharmazeutische Modelle und In-vivo/In-vitro-Korrelation. Pharmazie 38: 571, 1983

Pflegel P. Biopharmazeutische Aspekte parenteraler Arzneiformen. Pharmazie 37: 307, 1982

Plock N, Kloft Ch. Microdialysis – Theoretical background and Recent Implementation in Applied Life-Sciences. Eur J Pharm Sci 25: 1–24, 2005

Ritschel WA. Angewandte Biopharmazie. Wissenschaftliche Verlagsgesellschaft Stuttgart, 1973

Shah VP. Bioequivalence of Topical Dermatological Dosage Forms – Methods of Evaluation of Bioequivalence. Pharm Res 15: 167–171, 1998

Shah VP. Bioequivalence of Topical Dermatological Products. In: Shah VP, Maibach HI (eds) Topical Drug Bioavailability, Bioequivalence and Penetration. Plenum Press, New York, London 1993

Shargel L, Wu-Pong S, Yu ABC. Applied Biopharmaceutics and Pharmacokinetics. McGraw-Hill, New York 2004

Siewert M, Dressmann J, Brown CK, Shah VP. FIP/AAPS Guidelines to Dissolution/In Vitro Release Testing of Novel/Special Dosage Forms. AAPS Pharm Sci Tech 4: 52, 2003

Stricker H. Die Korrelation analoger und nichtanaloger In-vitro/In-vivo-Verfügbarkeitsdaten. Pharm Ind 41: 279, 1979

Uppoor VRS. Regulatory Perspectives on in vitro (Dissolution)/in vivo (Bioavailability) Correlations. J. Control Rel 72: 127–132, 2001

Voegele D, von Hattigberg HM, Brockmeier D. Ein einfaches Verfahren zur Ermittlung von In-vitro/In-vivo-Zusammenhängen in der Galenik. Acta Pharm Technol 27: 115, 1981

6 Biotransformation

6.1 Historisches

1841 isolierte Ure nach Einnahme von Benzoesäure als erstes Biotransformationsprodukt[2] eines Fremdstoffs Hippursäure. Da er gleichzeitig eine Verringerung der Ausscheidung von Harnsäure beobachtete, vermutete er, dass diese an der Bildung der Hippursäure beteiligt sei. Endgültig konnte dann 1842 Keller den Beweis der Biotransformation von Benzoesäure zu Hippursäure nach Selbstmedikation erbringen. Wahrscheinlich hatte jedoch schon Wöhler, in dessen Göttinger Laboratorium Keller arbeitete, 1824 Hippursäure in der Hand, als er Benzoesäure an einen Hund verfütterte und nadelförmige Kristalle isolierte, die er allerdings für Benzoesäure hielt. Hippursäure wurde nämlich erst 1829/30 von Liebig entdeckt. Danach postulierte Wöhler 1830 die Biotransformation von Benzoesäure zu Hippursäure.

Hippursäureanaloga (Glycine) stellten Schultzen und Gräbe 1867 durch Kupplung von substituierten Benzoesäuren (Chlorbenzoesäure, Anissäure) mit Glycocoll fest.

Ebenfalls schon 1842 isolierten Ure sowie Erdmann und Marchand nach Gabe von Zimtsäure Hippursäure, die nur nach Oxidation der Zimtsäure zu Benzoesäure entstanden sein konnte. Da sie jedoch das Glycin-Konjugat der Zimtsäure nicht ganz ausschließen konnten, blieb der endgültige Beweis für einen oxidativen Mechanismus vorerst aus. Dieser wurde dann von Wöhler und Frerichs 1848 mit der zweifelsfreien Isolierung von Hippursäure nach Zimtsäure- und Benzaldehyd-Applikation erbracht.

Eine der wichtigsten Phase-I-Reaktionen überhaupt – die C-Oxygenierung – wurde 1867 von Schultzen, Naunyn und Gräbe mit dem Nachweis von Phenol nach Verabreichen von Benzen an Mensch und Hund gefunden, nachdem Städeler schon 1851 die Hypothese der Benzenoxidation zu Phenol aufgestellt hatte. 1867 beobachteten dieselben Autoren ferner die Oxidation von Toluen zur Benzoesäure (Oxygenierung am aliphatischen C-Atom → Alkohol → Säure).

Nun folgte die Entdeckung so wichtiger Konjugationsreaktionen wie die Bildung von Sulfaten (Baumann, Munk 1876), Glucuroniden (Schmiedeberg u. Meyer 1879), Mercap-

2 Biotransformation (Biotransformationsprodukt) und Metabolismus (Metabolit) werden im Folgenden in Anbetracht ihrer uneinheitlichen Anwendung in der Literatur und des Fehlens abgrenzender Definitionen synonym verwendet.

tursäurederivaten (Baumann u. Preusse 1879, Jaffe 1879), Acetaten (Cohn 1893) und die Methylierung (His 1887) in relativ kurzen Abständen.

Auch Reduktionsreaktionen sind bereits im 19. Jahrhundert beschrieben worden, so z. B. die Bildung von Trichlorethanol aus Chloralhydrat (von Mehring u. Muskulus, Külz 1875/1882). Schon 1863 hatte jedoch Lautermann nach Einnahme von Chinasäure Hippursäure im Urin nachgewiesen (vorherige reduktive Dehydratisierung zu Benzoesäure).

Etwa seit Beginn des 20. Jahrhunderts ist durch Perfusionsversuche mit isolierten Organen die dominierende Rolle der Leber beim Fremdstoffmetabolismus bekannt, aber auch, dass Lunge und Niere ebenfalls eine gewisse Aktivität besitzen.
Die wesentlichsten Erkenntnisse im 20. Jahrhundert sind:

- Auffindung weiterer Biotransformationswege (z. B. N- und S-Oxidation, N-, O- und S-Dealkylierung, Epoxidierung, Azoreduktion, Konjugatbildung u. a. mit Glucose, Ribose, Taurin, Glutamin, Glutathion),
- Entdeckung des mikrosomalen Monooxygenasesystems mit Cytochrom P-450 (Cyt P-450) und Isoenzymen,
- Einsichten in die Biochemie der Konjugationsreaktionen,
- Hemm- und Induzierbarkeit metabolisierender Enzyme,
- genetische Polymorphismen,
- Erkennen der Bedeutung der Biotransformation für Stärke und Wirkdauer der Pharmaka, der Bioaktivierung und Toxifizierung,
- Einsatz von In-vitro-Methoden als komplementäre Modelle in der Biotransformationsforschung (z. B. Zellkulturen, subzelluläre Fraktionen, Enzympräparate, kultivierte Mikroorganismen und chemische Systeme).

Die Untersuchung der Biotransformation von Fremdstoffen- und körpereigenen Substanzen durch moderne Trennverfahren und instrumentelle Analysentechniken bringt gegenwärtig einen stetigen Erkenntniszuwachs zum Verständnis der komplexen Wechselwirkungen zwischen Organismus und Pharmakon.

6.2 Chemische Grundlagen

■ **DEFINITION** Die **Biotransformation** umfasst die Gesamtheit aller biochemischen Veränderungen an Fremdstoffen (inkl. Arzneistoffen) im Organismus.

Die einzelnen Prozesse laufen meist in drei Phasen ab (○ Abb. 6.1). Obwohl in Abhängigkeit von der Struktur des Substrates Phase-I-Reaktionen als Voraussetzung für die meist nachfolgenden Phase-II-Reaktionen nicht immer erforderlich sind, hat sich die Beibehaltung der Unterteilung der Biotransformation in Phasen vor allem als didaktisch sinnvoll erwiesen.

Phase-I-Reaktionen. Das Wirkstoffmolekül wird durch Bildung neuer funktioneller Gruppen (z. B. OH) oder Transformation vorhandener Gruppen (z. B. O-, S- oder N-Dealkylierung) verändert. Dadurch steigt die Zahl freier Elektronenpaare und die Hydrophilie.

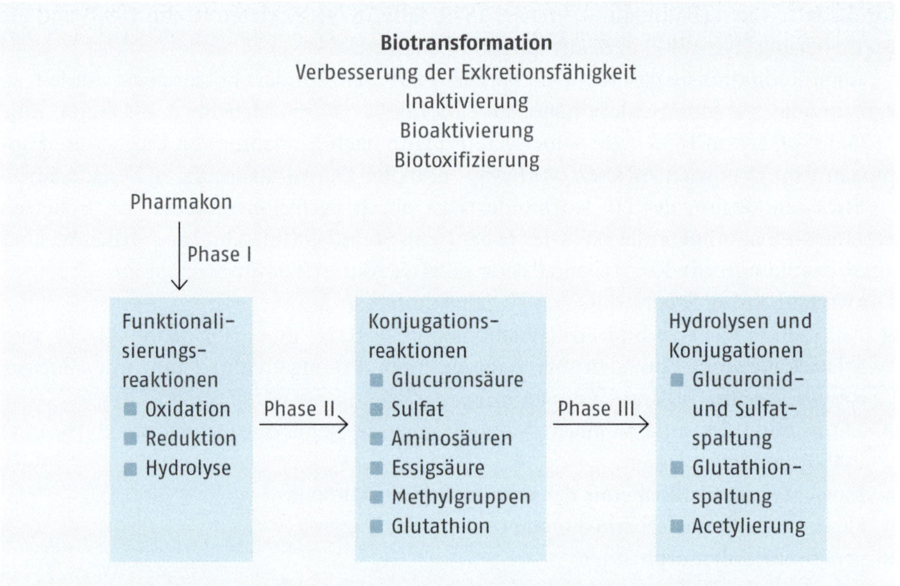

Abb. 6.1 Grundprozesse und Konsequenzen der Biotransformation. Nach Langner

Phase-II-Reaktionen. Durch Übertragung körpereigener Konjugationspartner auf Wirkstoffe bzw. Phase-I-Metaboliten mit geeigneten funktionellen Gruppen entstehen Konjugate.

Phase-III-Reaktionen. Diese Reaktionen sind Umsetzungen, die Phase-II-Metaboliten als Substrate metabolisieren (s. u.).

Funktionalisierungs- und Konjugations-Reaktion. Da die obige Einteilung nicht voll befriedigt, wurde andererseits auch eine Unterscheidung in Funktionalisierungs- und Konjugations-Reaktionen vorgeschlagen (Testa und Jenner). Durch Biotransformation an mehreren Molekülteilen oder weitere Veränderung von Primärmetaboliten können aus einer Ausgangsverbindung zahlreiche Metaboliten entstehen. Erstmals wurde die gleichzeitige Veränderung an zwei funktionellen Gruppen eines Moleküls, die Reduktion der Nitro- und die Oxidation der Aldehydgruppe am Beispiel des p-Nitrobenzaldehyds, von Cohn 1893 beobachtet.

Durch die Biotransformation kommt es zur Bildung von Metaboliten mit veränderter chemischer Struktur, verbunden mit Änderungen der physikochemischen Eigenschaften der Moleküle, die in der Regel zur Verbesserung der Exkretionsfähigkeit sowie zur Modifizierung pharmakologischer und toxischer Eigenschaften führen können. Da sich manche Phase-I-Metaboliten in ihren physikalisch-chemischen Eigenschaften häufig nicht gravierend von ihren Ausgangsverbindungen unterscheiden, besitzen sie zum Teil noch eine beträchtliche biologische Wirksamkeit (▸ Kap. 6.4).

Biotransformationsuntersuchungen sind im Rahmen der Entwicklung von Arzneistoffen heute etabliert und werden entsprechend dem Arzneimittelgesetz sowohl in der präklinischen als auch in der klinischen Phase der Entwicklung neuer Arzneimittel gefordert. Aus den Ergebnissen können sowohl Aussagen zur Erklärung der Pharmakokinetik als auch zum Mechanismus von Nebenwirkungen und Toxizität abgeleitet werden. Darüber hinaus besteht ein wichtiges Potenzial für die Entwicklung von neuen Leitstrukturen aus Metaboliten, wenn diese durch Bioaktivierungsprozesse eine höhere pharmakologische Wirksamkeit erhalten oder eine neue Wirkungsqualität gewinnen.

6.2.1 Phase-I-Reaktionen

In ◘ Tab. 6.1 sind ausgewählte Biotransformationswege der Phase I mit Beispielen zusammengestellt. Einige seltenere Mechanismen, wie z. B. die Dehydratisierung oder die verwandte Abspaltung von Thioessigsäure (Spironolacton) und die Spaltung der C-Hg-(Diuretika) und N-S-Bindung (Cyclamat) werden nachfolgend nicht näher besprochen.

◘ **Tab. 6.1** Phase-I-Reaktionen

Typ	Substrat	Metaboliten	Beispiele
Oxidationen			
C-Oxygenierung	Aliphatisches C-Atom	Alkohole (→ Aldehyde, Säuren, Ketone)	Aminophenazon, Amobarbital, Pentazocin, Trapidil
	Alicyclisches C-Atom	Alkohole (→ Ketone)	Bromhexin, Hexobarbital, Ethinylestradiol
	Aromatisches C-Atom	Phenole	Ethinylestradiol, Morphin, Phenytoin, Propranolol
	Heterocyclisches C-Atom	Hydroxyheterocyclen → Lactame	Cyclophosphamid, Debrisoquin, Diazepam, Glutethimid, Phenazon, Primidon, Theophyllin, Trapidil
Epoxidierung	–C=C-Bindung in Aliphaten, Aromaten, Heterocyclen	Epoxide (→ Dihydrodiole, Phenole)	Benzo[a]pyren, Carbamazepin, Diethylstilbestrol, Methaqualon, Norethisteron, Phenobarbital, Phenytoin; Dioxopromethazin (nach Cope-Eliminierung des N-Oxids)
Oxidative Dealkylierung am Heteroatom (N, O, S)	Tertiäre und sekundäre Amine	Sekundäre und primäre Amine (+ Aldehyde bzw. Ketone)	Aminophenazon, Amitriptylin, Amphetamin, Bromhexin, Diazepam, Ethylmorphin, Fenfluramin, Lidocain, Methadon, Pethidin, Prenylamin, Propranolol, Trapidil

6

Tab. 6.1 Phase-I-Reaktionen (Fortsetzung)

Typ	Substrat	Metaboliten	Beispiele
Oxidative Dealkylierung am Heteroatom (N, O, S)	Aliphatische und aromatische Ether, Dioxoloverbindungen, Thioether	Alkohole (→ Aldehyde, Säuren), Phenole (+ Aldehyde) Mercaptane (+ Aldehyde)	Codein, Mescalin, p-Nitroanisol, Papaverin, Phenacetin
Oxidation am Heteroatom (N, S, As, P, Si)	Primäre bzw. sekundäre Amine	Hydroxylamine, Oxime, Nitroso-, Nitroverbindungen, Nitrone	Anilin, Chlorpromazin, Fenfluramin, Phenacetin, Isoniazid (nach Hydrolyse der Acetylverbindung)
	Tertiäre Amine	N-Oxide (→ Lactame, Nitroverbindungen)	Chlorpromazin, Dioxopromethazin, Methaqualon, Morphin
	Thioether, Thioamide	Sulfoxide (→ Sulfone)	Ethionamid, Phenothiazine, Thioridazin
	Sulfoxide	Sulfone	Sulindac
	As^{3+}	As^{5+}	Oxophenarsin
	Arsenoverbindungen	Arsenosoverbindungen	Arsphenamin
	Phosphine	Phosphinoxide	
	Silane	Silanole	Phenyldimethylsilan
Oxidation der Alkohol- und Carbonylfunktion	Primäre und sekundäre Alkohole	Aldehyde (→ Säuren), Ketone Säuren	Methanol, Ethanol; nach C-Oxygenierung: Aminophenazon, Hexobarbital, Pentazocin, Chloralhydrat
Sonstige Oxidationen	Thioxoverbindungen	Aldehyde	Parathion, Thiobarbiturate, Thiouracile
	Alicyclen	Aromaten	Norgestrel
	Heterocyclen (Aromatisierung, Ringöffnung)	Heterocyclen, Aliphaten	Coffein, Primidon, Theophyllin
	Phenole	Chinone	Morphin
Reduktionen			
Carbonylreduktion Aldehyde, Ketone	Alkohole	Chloralhydrat, Daunorubicin, Doxorubicin, Norethisteron, Norgestrel, Prednison; Dioxopromethazin (nach oxidativer Desaminierung)	

Tab. 6.1 Phase-I-Reaktionen (Fortsetzung)

Typ	Substrat	Metaboliten	Beispiele
Epoxidreduktion	Epoxide	Aromaten, Alkohole	Benzo[a]pyren, 3-Methylcholanthren, Scopolamin
Reduktion von N-Verbindungen	Nitroverbindungen Azoverbindungen Azide N-Oxide	Primäre Amine, Hydroxylamine Primäre Amine, Primäre Amine, Tertiäre Amine	Chloramphenicol, Nitrofurantoin, Nitrazepam, Sulfamidochrysoidin, Salazosulfapyridin, Azidocillin
Reduktive Dehalogenierung	Aliphatische und aromatische Halogenverbindungen	Radikal, Carbanion, Carben	Halothan
Hydrolysen			
Esterhydrolyse	Ester, Thioester, Lactone	Säuren + (Thio-)Alkohole, Phenole	Acetylsalicylsäure, Clofibrat, Diphenoxylat, Glyceroltrinitrat, Pethidin, Procain, Rifampicin
Hydrolyse der C-N-Bindung	Säureamide, Lactame, Ureide, Hydrazide, Carbamate	Amine bzw. Amide bzw. Hydrazine + Säuren	Carbamazepin, Carbromal, Isoniazid, Lidocain, Molsidomin, Paracetamol, Phenacetin, Primidon, Procainamid, Pyrazinamid
	Amidine	Säureamide	Zoxazolamin
	Hydroxamsäuren	Säureamide	Bufexamac
Glykosidhydrolyse	Glykoside	Aglycon + Zucker	Digitoxin
Hydrolytische Dehalogenierung	Halogenderivate	Alkohole (→Säuren), ungesättigte Verbindungen	Clomethiazol

C-Oxygenierung

Die Oxygenierung bzw. Hydroxylierung[3] am aliphatischen, alicyclischen, aromatischen und heterocyclischen C-Atom gehört zu den fundamentalen Biotransformationsreaktionen. Die entstehenden Alkohole, Phenole und hydroxysubstituierten Heterocyclen werden häufig als Konjugate mit Glucuronsäure oder Schwefelsäure ausgeschieden. Bei N-Heterocyclen besteht – sofern der oxidative Angriff am α-C-Atom zum Stickstoff erfolgt – die Möglichkeit der Lactam-Lactim-Tautomerie. Gebildete Alkohole können

3 Im Sprachgebrauch häufig verwendeter, sachlich jedoch nicht einwandfreier Begriff, da es sich um eine Monooxygenierung handelt.

weiter zu Aldehyden oder Ketonen oxidiert werden (s. Oxidation der Alkohol- und Carbonylfunktion). Nach Einführung der OH-Gruppe sind stereochemische Aspekte zu beachten (s. Produkt-, Substrat und Substrat-Produkt-Stereoselektivität, ▸Kap. 6.2.4).

Der erste Schritt der C-Oxygenierung besteht in der Aktivierung von O_2 zu einer reaktiven Sauerstoffspezies am Cyt P-450 (▸Kap. 6.3.1). Für die Übertragung des Sauerstoffs sind zwei Extremfälle postuliert worden, nämlich

- der Einschub von O zwischen C und H (Aliphaten) bzw. in das π-System der Aromaten oder
- der O-vermittelte Abzug eines H-Radikals (oder Hydrid-Anions), der von einer schnellen Rekombination des entstehenden Hydroxyl-Radikals (oder Anions) gefolgt wird.

Die bisher erbrachten Ergebnisse verschiedener Untersuchungen lassen Zweifel an der Existenz dieser Mechanismen. Als alternative Hypothese ist ein triangulärer Übergangszustand (**6,1**)[4] vorgeschlagen worden, bei dem die Verteilung von zwei Elektronen sowohl vom Substrat als auch vom Enzym beeinflusst wird:

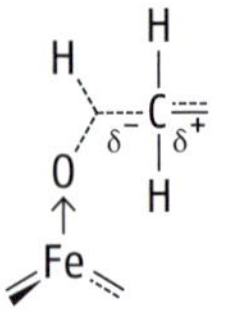

H H C δ⁻ δ⁺ O H Fe

6,1

Aliphaten. Die Oxygenierung von Alkanen oder Alkylseitenketten erfolgt bevorzugt am ω-bzw. (ω-1)-C-Atom, bei verzweigten Ketten eher am tertiären und sekundären als am primären C-Atom. Amobarbital (**6,2**), das höchstens in Spuren unverändert ausgeschieden wird, bildet neben 30 % eines N-Glucosids zu 50–60 % das 3'-Hydroxyderivat **6,3**.

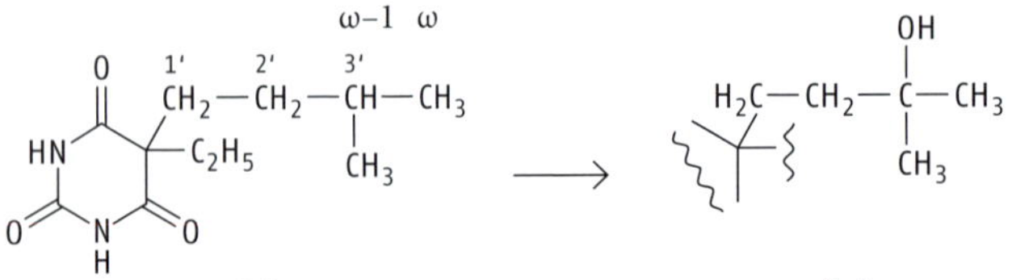

ω−1 ω
O 1' 2' 3' $CH_2—CH_2—CH—CH_3$ HN C_2H_5 CH_3 O N H O → OH $H_2C—CH_2—C—CH_3$ CH_3

6,2 6,3

Bei olefinischen Verbindungen ist die allylaktivierte Position bevorzugt, sofern keine Epoxidierung an der Doppelbindung erfolgt (s. Epoxidierung). Bei Hexobarbital (**6,4**) sind beide Wege gefunden worden. Neben dem Epoxid **6,7** entsteht ein Allyl-OH-Metabolit **6,5**, der anschließend zum Keton **6,6** dehydriert wird (Hauptmetabolit beim Menschen).

4 Fe repräsentiert das Zentralatom des Cyt P-450.

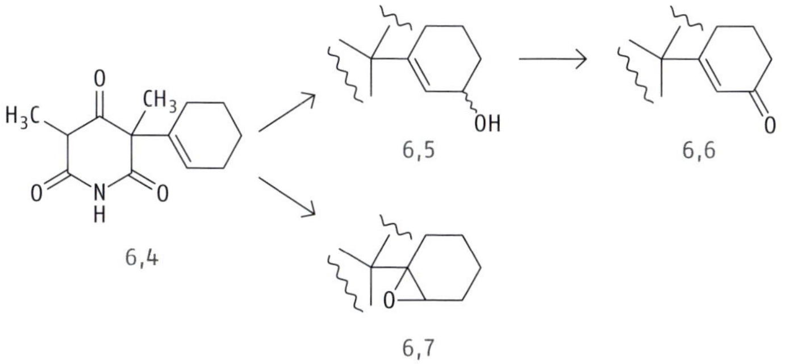

Aromaten. Die Bildung von Phenolen aus Aromaten über sog. „Arenoxide" (Epoxide wie **6,9**) ist heute ein akzeptierter Weg.

Bei der Epoxid-Phenol-Umlagerung ist der geschwindigkeitsbestimmende Schritt die heterolytische Öffnung der C-O-Bindung zum Zwitter-Ion **6,10**. Sowohl der direkte Weg zum Phenol **6,11** als auch die Umlagerung in das Dienon **6,12** und dessen Aromatisierung sind möglich und vom Substituenten R abhängig. Die Oxygenierung folgt nicht zwangsläufig den üblichen Substituentenregeln, sondern ergibt sich durch den Raumbedarf der angreifenden Enzyme.

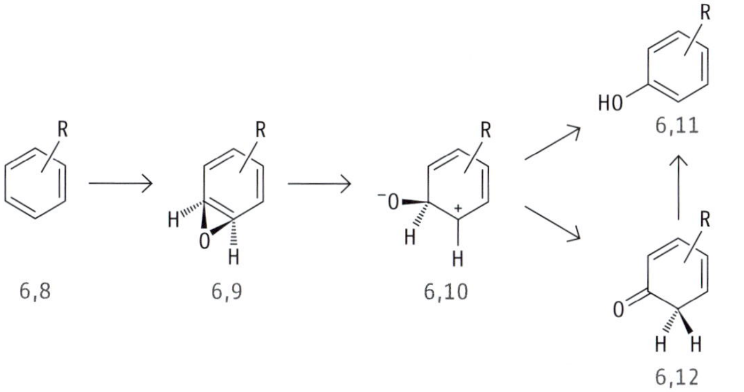

Epoxidierung

An aromatische, heterocyclische und aliphatische Doppelbindungen kann unter dem Einfluss des mikrosomalen Monooxygenasesystems Sauerstoff angelagert werden. Die entstehenden Epoxide sind mehr oder weniger stabil, gehen bei Aromaten in Phenole über und können von Epoxidhydrolasen zu Dihydrodiolen hydrolysiert werden. Ihre toxikologische Bedeutung ist zu beachten (▸ Kap. 6.4.4 und ▸ Kap. 7.6.2). So wird z. B. bei dem starken Leberkanzerogen Aflatoxin B_1 durch die Epoxidierung die Voraussetzung für die Ausbildung einer kovalenten Bindung zwischen dem C-8 des Aflatoxins und dem N-7 eines Guaninrestes der Nucleinsäure geschaffen.

Nachdem 1968 das 1,2-Epoxid als Zwischenprodukt der Naphthalen-Hydroxylierung identifiziert wurde, sind seit Mitte der 1970er Jahre auch für viele Arzneistoffe und potenzielle Pharmaka teils ziemlich stabile Produkte, wie bei Carbamazepin (**6,13**), und teils leicht hydrolysierbare Zwischenprodukte des sog. **Epoxid-Diol-Weges** nachgewiesen oder postuliert worden. Das 10,11-Epoxid von Carbamazepin (**6,14**) ist maßgeblich an der antikonvulsiven Wirkung beteiligt und sollte daher bei klinisch-pharmakokinetischen Studien beachtet werden. Es wird durch die Epoxidhydrolase (s. u.) in das (10S,11S)-Diol (**6,15**) überführt.

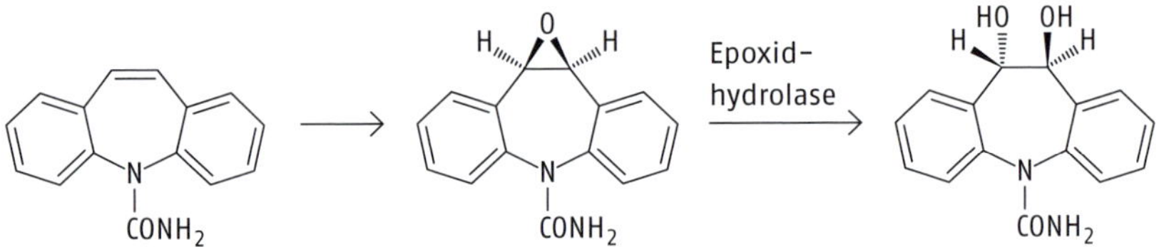

Epoxid-hydrolase

6,13 6,14 6,15

Der basisch katalysierte nucleophile Angriff eines aktivierten Wassermoleküls erfolgt an einem der beiden elektronenarmen C-Atome des Oxiran-Rings. Die Reaktion ist ziemlich stereoselektiv, indem meist das trans-Dihydrodiol (z. B. **6,15**) entsteht.

Die Dihydrodiole aus Aromaten können unter dem Einfluss von Dehydrogenasen in o-Diphenole übergehen.

Aliphatische Doppelbindungen sind reaktiver als aromatische π-Bindungen. Bei Alkenen lagern sich die Epoxide auch in Carbonylverbindungen um. So entsteht z. B. aus Trichlorethylen (**6,16**) über das Epoxid **6,17** durch Cl-Wanderung Chloral (**6,18**), das dann weiter metabolisiert wird (→ Trichlorethanol, Trichloressigsäure). Das intermediäre Chlorethylenoxid (**6,17**) wird für die kanzerogene Wirkung verantwortlich gemacht.

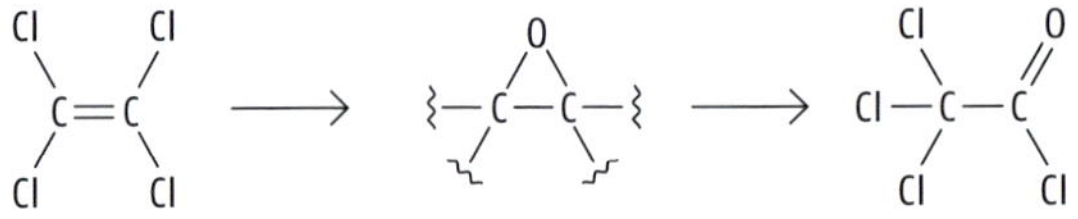

6,16 6,17 6,18

Die durch Epoxidierung von aromatischen Verbindungen entstehenden Arenoxide werden teilweise zu Phenolen umgelagert. Nach kinetischen Untersuchungen mit isotopenmarkierten Verbindungen könnte hier wie auch bei der Addition der entsprechenden Hämeisen-Oxo-Spezies an Alkene ein Additions-Umlagerungs-Mechanismus eine Rolle spielen (○ Abb. 6.2).

Dieser Mechanismus beinhaltet eine Zwischenstufe, aus der über ein Arenoxid (Weg a) oder ein Keton (Weg b) durch Umlagerung das Phenol entsteht. Der für die Arenoxid-Phenol-Umlagerung vorgeschlagene Mechanismus unter H-Wanderung (○ Abb. 6.3) wird aufgrund seiner Entdeckung im National Institute of Health (Bethesda, USA) als **NIH-Shift** bezeichnet.

Der Oxiranring öffnet sich so, dass ein stabiles Carbokation entsteht. Substituenten erster Ordnung dirigieren die Oxidation bevorzugt in para- und ortho-Stellung. Die 1,2-Hydrid-(Deuterid-)Verschiebung steht in Konkurrenz zur Deprotonierung (Dedeuterierung). Je besser das intermediäre Carbokation durch R stabilisiert ist, desto geringer wird eine Hydridwanderung und die Deprotonierung (Dedeuterierung) favorisiert, z. B. beträgt die D-Retention im entstehenden Phenol bei R = NH_2, OH oder $NHCOCF_3$ nur 0–30 %, mit R = Br, $CONH_2$, F, CN oder Cl dagegen 40–54 %. Ein NIH-Shift ist auch für Substituenten (Cl und NO_2) nachgewiesen worden.

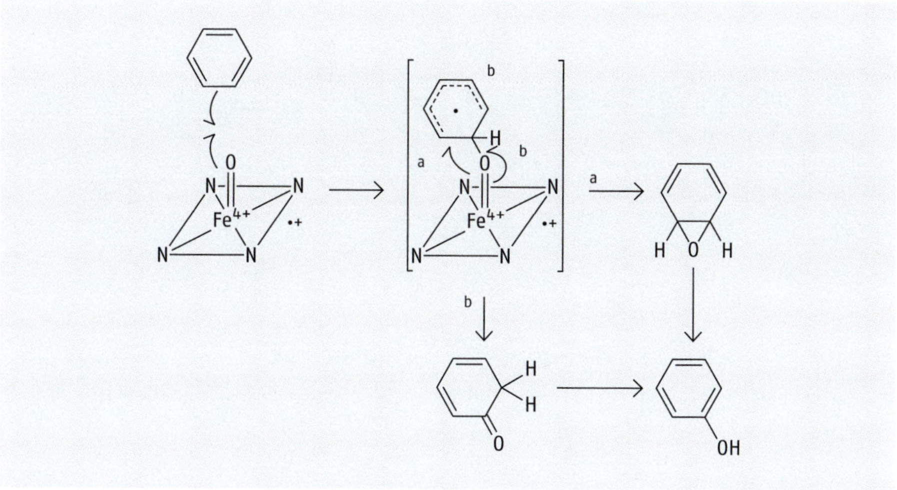

Abb. 6.2 Additions-Umlagerungs-Mechanismus für die Bildung von Arenoxiden. Nach Borchert

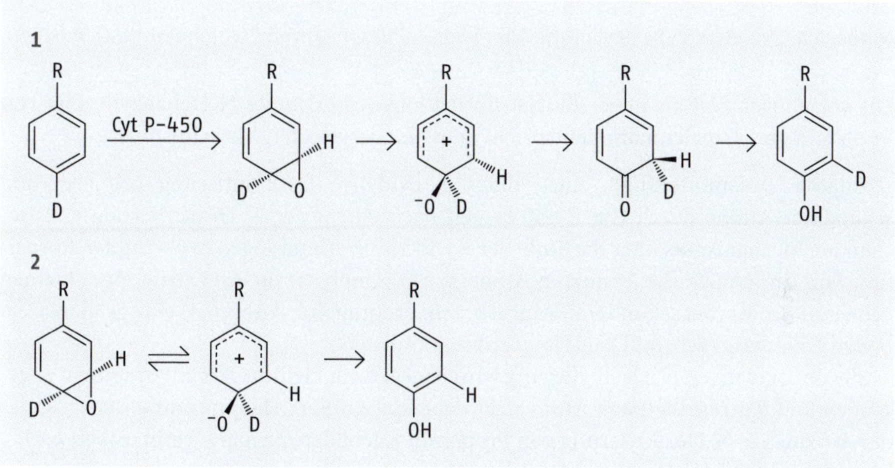

Abb. 6.3 Arenoxid-Phenol-Umlagerung mit **1** NIH-Shift und **2** Konkurrenzreaktion. Nach Borchert

Oxidative Dealkylierung am Heteroatom (N, O, S)

Zu den häufig vorkommenden Biotransformationsreaktionen gehören die oxidativen Dealkylierungen in Nachbarschaft zu Heteroatomen, die ebenfalls Cyt P-450-abhängig sind. Der Angriff des aktivierten Sauerstoffs erfolgt am α-C-Atom zum Heteroatom. Die entstehenden N-Alkylol-Verbindungen (Carbinolamine) bzw. Halbacetale ergeben infolge ihrer geringen Stabilität in der Regel sofort die entsprechenden sekundären oder primären Amine bzw. Alkohole, Thiole oder Phenole und die Aldehyde bzw. Ketone als Abgangsgruppe. Tertiäre Amine werden leichter dealkyliert als sekundäre. Die O-Demethylierung von Codein zu Morphin ist ein instruktives Beispiel für die Bedeutung von Phase-I-Reaktionen der Biotransformation für die Arzneistoffwirkung.

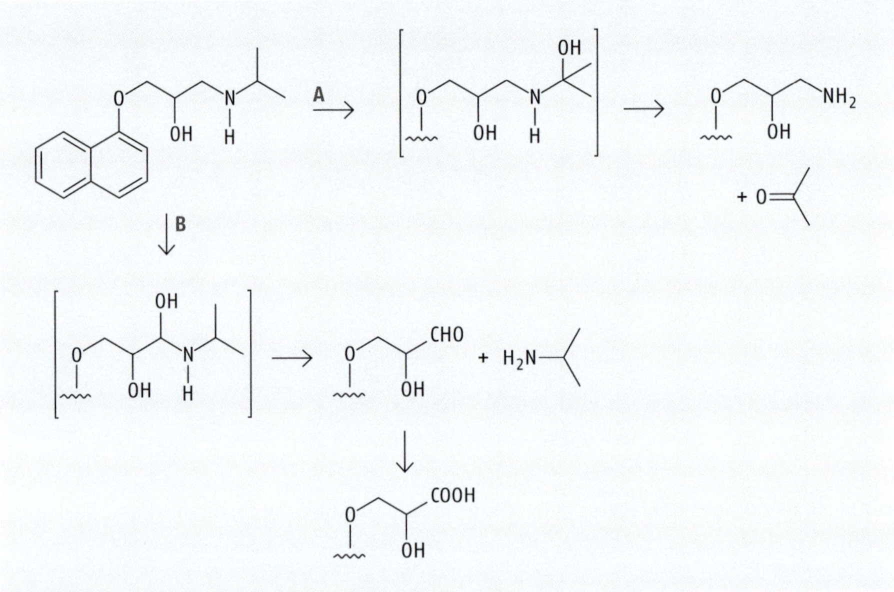

Abb. 6.4 Oxidative N-Dealkylierung **A** und Desaminierung **B** von Propranolol. Nach Borchert

Die vor einiger Zeit als neuer Biotransformationsweg erkannte N-Debenzylierung von Pyrilamin und Tripelennamin entspricht dem hier dargelegten Mechanismus.

„Oxidative Desaminierung". Auch die sog. oxidative Desaminierung primärer und sekundärer Amine durch Cyt P-450 erfolgt nach einem der N-Dealkylierung entsprechenden Mechanismus über die Stufe der N-Alkylol-Verbindungen, wobei unter Abspaltung von Ammoniak (bei primären Aminen, z. B. Amphetamin, **6,19**) bzw. eines kleinen primären Amins (bei sekundären Aminen, z. B. Propranolol; Abb. 6.4) eine größere Carbonylverbindung (z. B. **6,21**) als Hauptsubstanz entsteht.

Bei der oxidativen N-Dealkylierung wird dagegen ein kleines Carbonylfragment abgespalten und das resultierende Amin stellt dabei das größere Hauptprodukt dar (z. B. das durch oxidative N-Dealkylierung von Propranolol gebildete primäre Amin; Abb. 6.4).

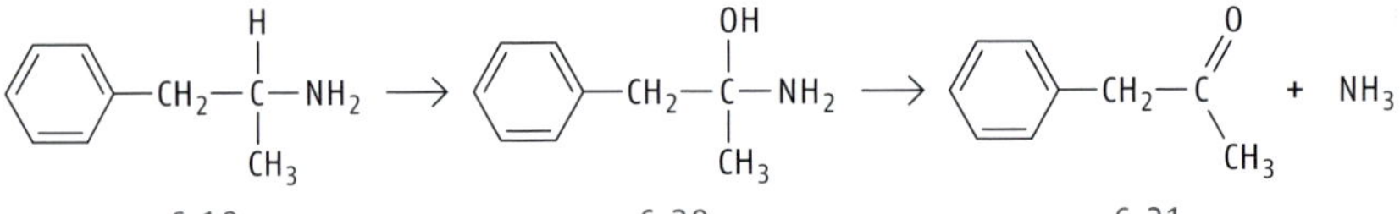

$$C_6H_5-CH_2-CH(CH_3)-NH_2 \longrightarrow C_6H_5-CH_2-C(OH)(CH_3)-NH_2 \longrightarrow C_6H_5-CH_2-C(=O)-CH_3 + NH_3$$

6,19 6,20 6,21

Propranolol unterliegt als sekundäres Amin einer oxidativen N-Dealkylierung und Desaminierung (Abb. 6.4). Der bei der oxidativen Desaminierung gebildete Aldehyd ist wie in diesem Beispiel häufig ein Durchgangsmetabolit, der durch eine Aldehyddehydrogenase im Zytosol zur Carbonsäure oxidiert wird.

Dioxolo-Verbindungen. Durch oxidativen Angriff am Methylen-C-Atom und nachfolgende Hydrolyse entstehen Diphenole oder Dihydroxy-Alicyclen:

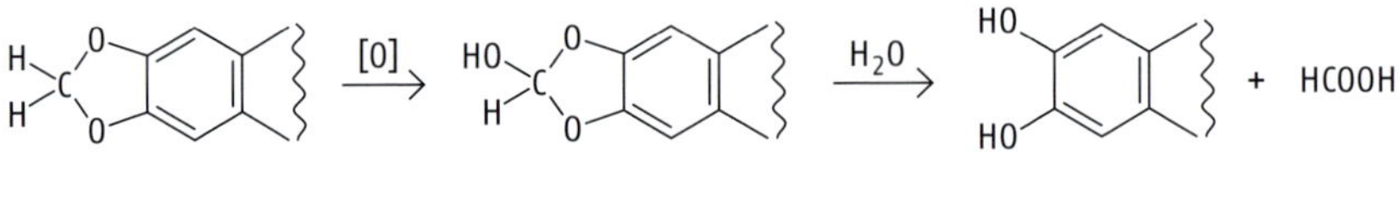

$$H_2C(O-)_2Ar \xrightarrow{[O]} HO(H)C(O-)_2Ar \xrightarrow{H_2O} (HO)_2Ar + HCOOH$$

o Abb. 6.5 Oxidative Dehalogenierung von **A** Dichlormethan, **B** Chloroform und **C** Halothan. Nach Borchert

Oxidative Dehalogenierung

Auch die oxidative Dehalogenierung beruht auf einer analogen α-C-Oxidation (o Abb. 6.5). Diese führt z. B bei Dichlormethan vermutlich über Dichlormethanol unter Abspaltung von HCl zur zweiten instabilen Zwischenstufe, dem Monochlorformaldehyd, aus dem als Endprodukt CO entsteht. Beim Chloroform wird vermutlich über Trichlorethanol Phosgen gebildet, dessen Hydrolyse CO_2 und HCl ergibt. Die oxidative Dehalogenierung des Inhalationsnarkotikums Halothan führt zu Trifluoressigsäure. Für die festgestellte kovalente Bindung von Halothan an Lebermikrosomen ist wahrscheinlich die Säurechlorid-Zwischenstufe verantwortlich. Daneben kann Halothan auch durch reduktive Dehalogenierung aktiviert werden (s. u.).

Oxidation am Heteroatom (N, S, As, P, Si)

Die N-Oxidation ist ein wichtiger Biotransformationsvorgang, zumal hierbei u. U. auch toxische Metaboliten oder stark reaktive Zwischenprodukte entstehen (▸ Kap. 6.4.4). Durch das Vorhandensein eines freien Elektronenpaares am N kann ein elektrophiler Angriff relativ leicht durch das Cyt-P-450-System oder durch sog. N-Oxidasen erfolgen. Je nach Charakter des als Substrat vorliegenden Amins finden folgende Reaktionen statt:

- Primäre Amine → Hydroxylamine → Oxime bzw. Nitroso- oder Nitroverbindungen
- Sekundäre Amine → Hydroxylamine → Nitrone
- Tertiäre Amine → N-Oxide

F_3C — CH_2—CH(CH_3)—N(H)(C_2H_5) 6,22 → —N(H_2) 6,23; → —CH(CH_3)—N(OH)(C_2H_5) 6,24 → —C(CH_3)=N—OH 6,25; → —CH(CH_3)—$N^{\oplus}$($O^{\ominus}$)=CH—CH_3 6,26

Die N-Oxidation primärer und sekundärer Amine liefert als Primärprodukte Hydroxylamine, die in unterschiedlicher Weise weiterreagieren können. Die Hydroxylamine primärer aliphatischer Amine werden durch oxidative Bildung einer C=N-Bindung zum Oxim transformiert. Bei Iminen, die bereits eine C=N-Bindung besitzen, entstehen Oxime als primäre Oxidationsprodukte. Primäre aromatische Amine bilden ebenfalls Hydroxylamine. Diese werden wie auch aliphatische Hydroxylamine ohne α-H-Atom über die Nitroso- zur Nitroverbindung oxidiert. Sekundäre Amine mit einem α-H-Atom (z. B. Fenfluramin, **6,22**) liefern Nitrone.

Am Beispiel des Anorektikums Fenfluramin (**6,22**) lassen sich verschiedene N-Oxidationsprodukte demonstrieren. Neben dem wirksamen N-Dealkylierungsprodukt Norfenfluramin (**6,23**) sind das Hydroxylamin **6,24**, das Ketoxim **6,25** und das Nitron **6,26** zu erkennen. Letzteres gilt als Metabonat (▸ Kap. 6.2.3). Sein genauer Bildungsweg ist noch unklar.

Analog zur Bildung der Hydroxylamine von primären und sekundären Aminen entstehen durch N-Oxidation von primären und sekundären Amiden Hydroxamsäuren, die bei Kanzerogenen wie 2-Acetylaminofluoren zu genotoxischen elektrophilen Molekülspezies führen.

N-Oxide. Bei den aus tertiären Aminen gebildeten N-Oxiden ist das freie Elektronenpaar des Stickstoffs in das Bindungsorbital von N und O einbezogen. N-Oxide sind durchweg stark polar und werden allgemein schnell eliminiert. Sie können im Organismus auch zu den Ausgangsverbindungen reduziert werden. Weitere Reaktionen der N-Oxide sind u. a. durch photochemische Prozesse (▸ Kap. 7.6.1) sowie durch die Cope-Eliminierung, die bemerkenswerterweise auch bei Körperpassage erfolgen kann, bedingt (▸ Kap. 6.2.3).

N-Oxide werden auch als Intermediate bei der N-Dealkylierung postuliert. Molekülorbital-Berechnungen ergaben kinetische Stabilität und thermodynamische Instabilität der N-Oxide. Diese schließen die Bildung von Carbinolaminen unter Elektronenverlust nicht aus.

N-Oxide sind in der letzten Zeit, nachdem geeignete analytische Methoden zu ihrem Nachweis und zur Isolierung erarbeitet wurden, bei vielen Pharmaka gefunden worden.

Stark basische Stickstoffverbindungen wurden zunächst als metabolisch stabil angesehen. Durch In-vitro-Untersuchungen konnte nachgewiesen werden, dass sowohl die pro-

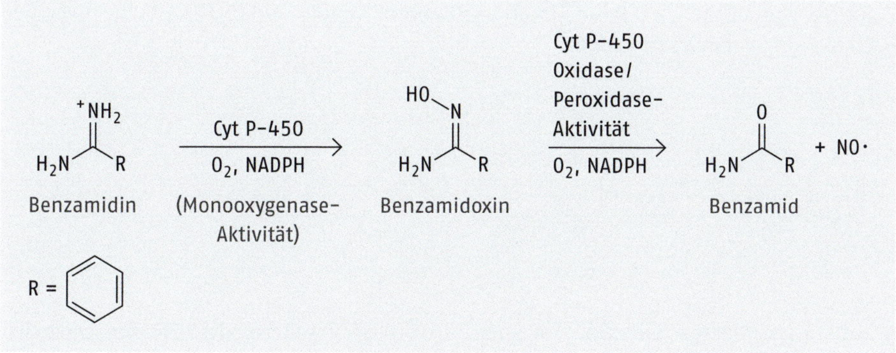

Abb. 6.6 Cyt-P-450-katalysierte Biotransformation von Benzamidin. Nach Borchert

toniert vorliegenden hydrophilen Amidine als auch Diaminidine wie Pentamidin und Diminazen, Guanidine und Aminohydrazone einer durch Cyt P-450 katalysierten Monooxygenierung unterliegen. Die Schwierigkeit, die dabei entstehenden Hydroxymetaboliten in vivo erfassen zu können, ist durch die effektive Rückreduktion durch ein sauerstoffempfindliches mikrosomales Reduktionssystem zu erklären, dessen Komponenten isoliert und charakterisiert werden konnten (s. u.). Analog zum Verhalten von sekundären und tertiären Aminen wird für alkylierte Amidine postuliert, dass eine N-Oxidation nur dann zu erwarten ist, wenn kein H-Atom am zum Stickstoff benachbarten C-Atom auftritt. Bei Vorliegen eines α-H-Atoms erfolgt eine N-Dealkylierung.

Am Beispiel von Benzamidoxim und p-Hydroxybenzamidoxim konnte eine durch die Oxidase- bzw. Peroxidase-Aktivität von Cyt P-450 erklärte Weiteroxidation der aus Amidinen gebildeten Amidoxime zu dem entsprechenden Amid und NO· nachgewiesen werden (Abb. 6.6). Dieser Weg zeigt Parallelen zur endogenen Bildung von NO im Gefäßendothel (EDRF, endothelium derived relaxing factor) aus L-Arginin und könnte an pharmakodynamischen und toxischen Effekten von Wirkstoffen mit Amidin- oder Guanidinstrukturen sowie verwandten funktionellen Gruppen beteiligt sein.

S-Oxide. Durch mikrosomale Oxidation gehen Thioether in S-Oxide über, die ihrerseits zu Thioether reduziert werden können. Andererseits ist die Oxidation zum Sulfon möglich. Beide Wege sind beim Antiphlogistikum Sulindac (**6,27**) realisiert.

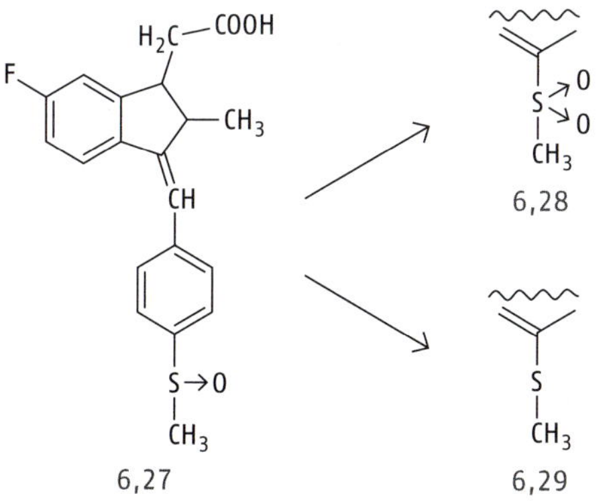

Auch bei Thioamiden, wie beim Tuberkulostatikum Ethionamid (**6,30**), ist eine reversible S-Oxidation beobachtet worden.

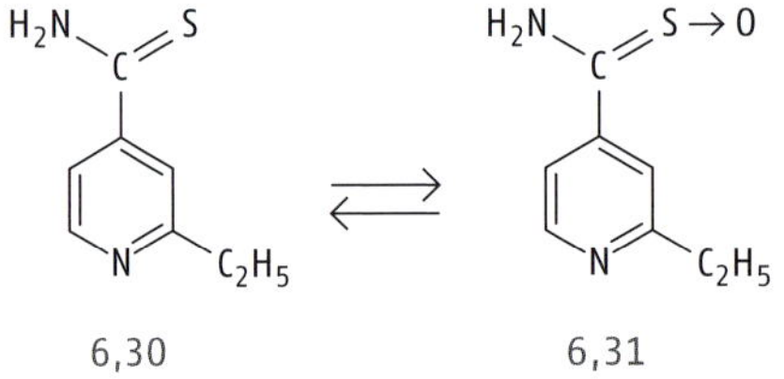

6,30 ⇄ 6,31

Während Seitenketten-Sulfoxide relativ leicht zu Sulfonen weiteroxidiert werden, entstehen Ring-Sulfone in größeren Konzentrationen offenbar nur selten. Obwohl bei vielen Phenothiazin-Pharmaka Ring-Sulfoxide zu den Hauptmetaboliten gehören, sind bisher größere Mengen an Ring-Sulfonen nur bei Promethazin und Thioridazin gefunden worden.

Da die S-O-Bindung gegenüber der N-O-Bindung eine bessere Orbitalsymmetrie aufweist, sind die Sulfoxide weniger polar als die N-Oxide.

An der Biotransformation von organischen Stickstoff- und Schwefelverbindungen können neben Cyt-P-450-abhängigen Monooxygenasen auch flavinabhängige Monooxygenasen (FMO, s. u.) beteiligt sein.

As(III)-oxide. Die oxidative Spaltung der -As=As-Bindung führt zu Arsen(III)-oxiden (z. B. Arsphenamin → Oxophenarsin; Weiteroxidation → 4-Hydroxy-3-aminobenzenarsonsäure).

P-Oxide. Die hohe Elektronendichte am P-Atom ist für die elektrophile Monooxygenasereaktion prädestiniert, so dass P-Oxide leicht entstehen können.

Si-Oxygenierung. Wie am C-Atom ist auch am Si ein oxidativer Angriff möglich (z. B. Phenyldimethylsilan → Phenyldimethylsilanol).

Oxidation der Alkohol- und Carbonylfunktion

Die Oxidation von primären und sekundären Alkoholen zu Aldehyden und Ketonen erfolgt durch Alkoholdehydrogenasen oder andere Oxidasen, z. B. bei Methanol auch durch peroxidative Mechanismen (Katalase, Xanthinoxidase) oder bei Ethanol auch durch Cyt P-450 (CYP 2E1, nur wenige Prozent).

Von besonderer Bedeutung ist die Oxidation nach vorangegangener C-Oxygenierung (s. Oxygenierung). Die entstehenden Aldehyde werden meist schnell durch Aldehyddehydrogenasen zu Carbonsäuren oxidiert. Meist werden nur diese neben den Alkoholen gefunden.

Sonstige Oxidationen

Der Austausch von Schwefel gegen Sauerstoff (>C=S → >C=O bzw. >P=S → >P=O) hat Bedeutung für einige Thiobarbiturate (z. B. Thiopental), Thiouracile (z. B. Methylthiouracil) und organische Thiophosphorsäureester. Hierbei entsteht z. B. aus dem Insektizid Parathion (**6,32**) das zur Glaukombehandlung verwendete Paraoxon (**6,34**). Mit dem Übergang zur Sauerstoff-Verbindung, der nach Untersuchungen mit Mikrosomenfraktionen über einen instabilen Dreiring-Heterocyclus **6,33** erfolgen soll, ist eine Verstärkung der Hemmwirkung gegenüber der Acetylcholinesterase verbunden.

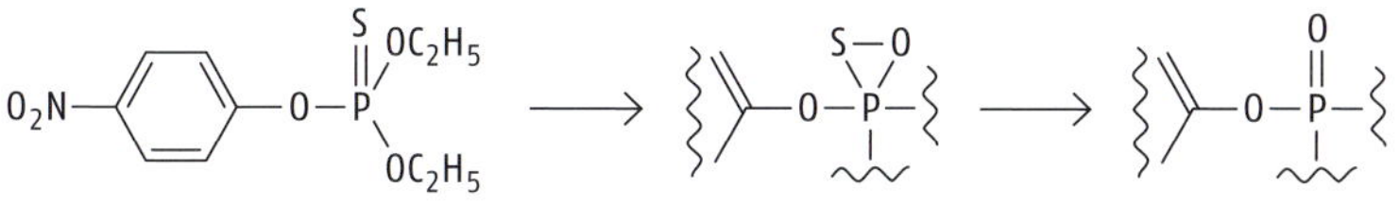

6,32 6,33 6,34

Auch beim metabolischen Übergang von Alicyclen (z. B. Steroidhormonen) in Aromaten, von Phenolen in Chinone (z. B. Morphin, **6,163**) und bei Ringöffnungen von Heterocyclen (z. B. Coffein, Theophyllin, Primidon) sind vorangehende, meist durch das mikrosomale Monooxygenasesystem bedingte Oxidationen die Ursache.

Kürzlich wurde erstmals eine oxidative Dearylierung an Diethylstilbestrol (**6,194**) durch eine Peroxidase-Präparation aus dem Uterus von Mäusen beobachtet.

Carbonylreduktion

Die Reduktion von Aldehyden und Ketonen ist ein wichtiger Biotransformationsweg dieser funktionellen Gruppen, der zu primären und sekundären Alkoholen führt, bei Letzteren zu Stereoisomeren, an denen Produktstereoselektivität beobachtet wurde (▸ Kap. 6.2.4). Als maßgebliche Enzyme sind neben der Alkoholdehydrogenase (s. dort) als Oxidoreduktasen auch spezielle Ketoreduktasen (s. Reduzierende Enzyme) bekannt.

Alkenreduktion

Es gibt nur wenige gesicherte Befunde für C=C-Reduktionen bei Arzneistoffen. Wie bei 3,4,5-Trimethoxyzimtsäure ist auch bei einem Derivat derselben, der koronar wirksamen Verbindung Cinpropazid (**6,35**), die Dihydroverbindung **6,36** in Form eines Konjugats als Metabolit gefunden worden.

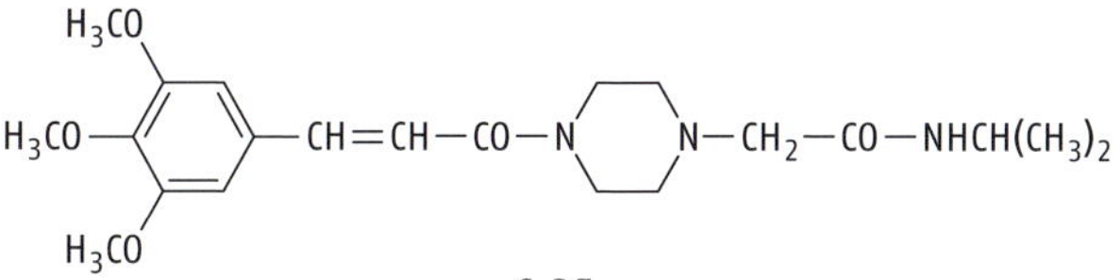

6,35

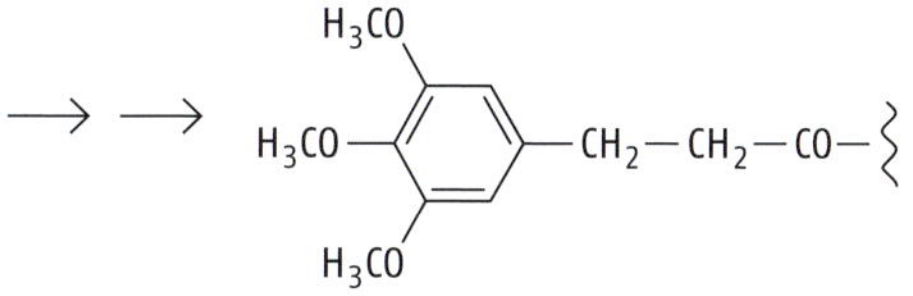

6,36

Weitere C=C-Reduktionen neben Carbonylreduktionen sind bei Steroiden bekannt, z. B. bei den Kontrazeptiva Norethisteron (**6,37**), Norgestrel (**6,38**) und Chlormadinon.

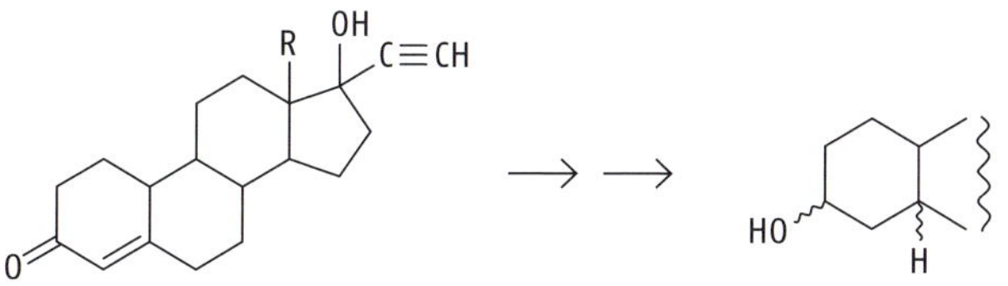

6,37 R = CH_3
6,38 R = C_2H_5

6,39

Epoxidreduktion

Obwohl nicht bekannt ist, durch welche Enzyme die Umwandlung von Scopolamin (**6,40**) in die Hydroxyverbindung **6,41** erfolgt, wird sie als Reduktion zu deuten sein.

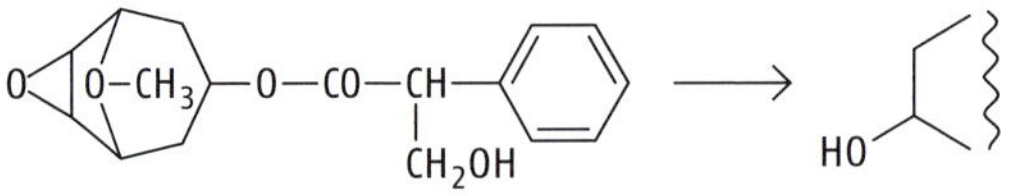

6,40 6,41

Für die Reduktion von Epoxiden polycyclischer aromatischer Kohlenwasserstoffe zu den Ausgangsaromaten (z. B. Benzo[a]pyren, 3-Methylcholanthren) wird eine spezielle Epoxidreduktase verantwortlich gemacht.

Reduktion von N-Verbindungen

Aromatische Nitroverbindungen können über Nitroso- (geschwindigkeitsbestimmender Schritt) und Hydroxylaminoverbindungen zu primären Aminen reduziert werden (z. B. Chloramphenicol und Nitrazepam), die häufig anschließend acetyliert werden.

Auch bei den therapeutisch interessanten Nitroheterocyclen sind Aminoverbindungen als Metaboliten isoliert worden (Nitrofurantoin, ▸Kap. 6.4.4) bzw. wird die intermediäre Bildung von Aminoverbindungen für die Ringöffnung verantwortlich gemacht (Metronidazol). Die Reduktion der Nitrogruppe ist jedoch infolge der veränderten Reaktivität bei Heterocyclen quantitativ weniger bedeutsam als bei aromatischen Nitroverbindungen. Wahrscheinlich spielt sie jedoch für die Wirkung und Toxizität solcher Arzneistoffe eine Rolle (▸Kap. 6.4.4).

Unter Bildung von primären Aminen werden auch Azoverbindungen wie z. B. Salazosulfapyridin (▸Kap. 6.3.4) und Sulfamidochrysoidin (▸Kap. 6.4.2) über die Hydrazinozwischenstufen reduziert.

Die Redoxreaktion N-Oxid ↔ tertiäres Amin wurde bereits erwähnt (Oxidation am Heteroatom).

Zur Verbesserung der Wasserlöslichkeit wird bisweilen die polare Azid-Gruppe in Pharmaka eingeführt (z. B. bei Ampicillin, Chloramphenicol, Pyrimethamin). Unter den Metaboliten findet man die entsprechenden Aminoverbindungen, z. B. bei Azidocillin (**6,42**) das Ampicillin (**6,43**).

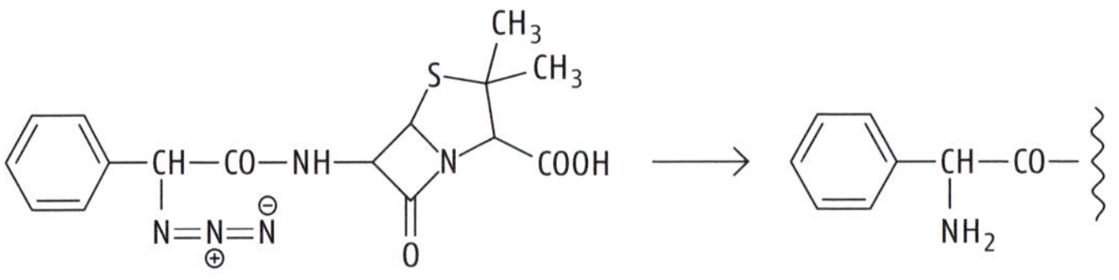

6,42 6,43

Reduktive Dehalogenierung

Neben der oxidativen und hydrolytischen Dehalogenierung (s. dort) ist auch die reduktive möglich. Bei dem heute am häufigsten verwendeten Inhalationsnarkotikum Halothan (**6,44**) ist eine an Cyt P-450-Fe^{2+} gebundene NADPH-abhängige Reduktion unter Bildung von Cl^-, F^- und Br^- nachgewiesen worden. Als initialer Schritt wird Elektronenanlagerung unter Abspaltung von Br^- und Radikalbildung (→ **6,45**) diskutiert. Nach weiterer Reduktion zum Carbanion **6,47** entsteht unter β-Eliminierung von F^- die Verbindung **6,48** und unter Abspaltung von Cl^- das Carben **6,49**, dessen toxisches Potenzial diskutiert wird (▸Kap. 6.4.4).

$Br{-}CHCl{-}CF_3$ (6,44) $\longrightarrow$ $[\cdot CHCl{-}CF_3]$ (6,45) $\longrightarrow$ $H{-}CHCl{-}CF_3 + Br^-$ (6,46)

$[\cdot CHCl{-}CF_3]$ (6,45) $\downarrow$ $[|C^{\ominus}HCl{-}CF_3]$ (6,47)

$[|C^{\ominus}HCl{-}CF_3]$ (6,47) $\longrightarrow$ $CHCl{=}CF_2 + F^-$ (6,48)

$[|C^{\ominus}HCl{-}CF_3]$ (6,47) $\longrightarrow$ $\overline{C}H{-}CF_3 + Cl^-$ (6,49)

Esterhydrolyse

Die Hydrolyse von Estern, zu denen weltweit und häufig verwendete Arzneistoffe wie Acetylsalicylsäure, Pethidin, Procain, Glyceroltrinitrat, Methylprednisolonaceponat und viele andere gehören, führt zu Säuren und Alkoholen bzw. Phenolen. Durch die auch im Serum und vielen Organen vorhandenen Esterasen kommt es bei leicht spaltbaren Estern zu einer schnellen Hydrolyse. Voluminöse Molekülteile in der Nähe der Estergruppe bewirken sterische Hinderung. Neben den Biotransformationsprodukten findet man dann häufig größere Mengen der unveränderten Ausgangsverbindung.

Die bei der Hydrolyse der Ester entstehenden Säuren und Alkohole oder Phenole sind polarer als die Ester und können darüber hinaus, vor allem als Glucuronide oder Sulfate leicht renal ausgeschieden werden.

Von wirksamen Säuren werden zur Erhöhung der Lipophilie mitunter Ester als Prodrugs hergestellt (▸ Kap. 6.4.2).

Die geringe Stabilität von Estern im Serum bzw. Plasma ex vivo ist bei vorklinischen und klinischen Untersuchungen zur Pharmakokinetik zu beachten.

Hydrolyse der C-N-Bindung

Die Geschwindigkeit der Hydrolyse von Säureamiden, Lactamen, Ureiden, Hydraziden und Carbaminaten ist gewöhnlich kleiner als die vergleichbarer Carbonsäureester. Amidine (z. B. Zoxazolamin) und Hydroxamsäuren (z. B. Bufexamac) können in Säureamide übergehen. Ob die $-C{\equiv}N$-Bindung ($\rightarrow -CONH_2$) enzymatisch hydrolysiert wird, ist nicht bekannt.

Wie die Esterbindung kann auch die C-N-Bindung durch Esterasen, ferner durch Amidasen hydrolysiert werden.

Glykosidhydrolyse

Die durch verschiedene Enzyme bewirkte Spaltung der glykosidischen Bindung hat in zweifacher Hinsicht Bedeutung:

- Bei therapeutisch genutzten Pharmaka wird u. U. bei der Hydrolyse erst das eigentlich wirksame Aglykon frei. Andererseits kann durch sukzessiven Verlust von Zuckermolekülen Wirkungsverlust eintreten (z. B. verliert Digitoxin unter Abschwächung der Wirkung schrittweise bei Körperpassage alle drei Digitoxosylreste).

- Die Hydrolyse primär metabolisch gebildeter und biliär ausgeschiedener Glucuronide durch β-Glucuronidase (vor allem in Darmbakterien) gestattet die Reabsorption der Aglyka und ermöglicht einen **enterohepatischen Kreislauf** (▸ Kap. 3.3.3).

Hydrolytische Dehalogenierung

Durch Angriff von OH- können Halogenverbindungen in Alkohole transformiert werden. Bei Clomethiazol (**6,50**) ist wie in anderen Fällen der gebildete Alkohol (**6,51**) hauptsächlich Durchgangsmetabolit für höher oxidierte Verbindungen (**6,52**).

CH_3 … $CH_2—CH_2Cl$ ⟶ $CH_2—CH_2OH$ ⟶ $CH_2—COOH$

6,50 6,51 6,52

6.2.2 Phase-II-Reaktionen

Konjugate entstehen durch Übertragung körpereigener Verbindungen auf einen Wirkstoff bei Vorhandensein von Hydroxy-, Amino-, Thiol- oder Carboxygruppen bzw. bei Vorliegen von C=C-Doppelbindungen oder Epoxidstrukturen (Verknüpfung mit Glutathion); bei vielen Pharmaka muss zunächst eine Phase-I-Reaktion stattfinden, damit eine dieser Voraussetzungen gegeben ist (◘ Tab. 6.2).

◘ **Tab. 6.2** Phase-II-Reaktionen

Typ	Substrate	Metaboliten	Beispiele
Konjugation mit Essig- und Hippursäure	Primäre Amine, Hydrazine, Hydrazide, Säureamide	N-Acetylderivate	Hydralazin, Isoniazid, Procainamid, Sulfanilamide; nach Reduktion der Nitrogruppe: Nitrazepam
	Sekundäre Amine	N-Acetyl-, N-Hippursäurederivate	Viloxazin
	Cystein-Konjugate	Mercaptursäuren	Brombenzen, Paracetamol, Phenacetin
Konjugation mit Schwefelsäure	Alkohole, Phenole, primäre Amine, Hydroxylamine	Schwefelsäuremonoester, Sulfamate	Morphin, Paracetamol, Salicylamid, Terbutalin, Phenacetin (nach O-Dealkylierung), Trapidil (nach Oxygenierung); 4-Aminobenzoesäure; 4-Acetylaminofluoren (nach N-Oxygenierung)
Konjugation mit langkettigen Fettsäuren	Alkohole	Ester	Tetrahydrocannabinol

Tab. 6.2 Phase-II-Reaktionen (Fortsetzung)

Typ	Substrate	Metaboliten	Beispiele
Konjugation mit Kohlenhydraten ■ Glucuronsäure	Alkohole, Phenole	Acetale („Äther"-Glucuronide)	Codein, Levodopa, Morphin, Oxazepam, Paracetamol, Salicylsäure, Terbutalin; nach Oxygenierung: Phenobarbital, Phenytoin
	Säuren	Ester (Acyl)-Glucuronide	Salicylsäure
	Amine, Hydroxylamine	N-, N-O-, Carbamoyl-Glucuronide	Carbamazepin, Phenacetin, Phenytoin, Sulfadimethoxin, Sulfafurazol, Tocainid, Tripelennamin (z. T. nach N-Dealkylierung)
	Thiole	S-Glucuronide	Propylthiouracil
	C-H-azide Verbindungen	C-Glucuronide	Phenylbutazon
■ Ribose	N-Heterocyclen	Nucleoside (→ Nucleotide)	Azathioprin, Fluorouracil, 2-Hydroxynicotinsäure, Mercaptopurin
■ Glucose	Säuren	Acylglucoside	Pranoprofen
	N-Heterocyclen	N-Glucoside	Amobarbital, Phenobarbital
Konjugation mit Aminoverbindungen			
■ Aminoessigsäure	Säuren	Glycin-Konjugate	Benzoesäure, Salicylsäure
■ Glutamin	Säuren	Glutamin-Konjugate	Mescalin
■ Taurin	Säuren	Taurin-Konjugate	Fenclofenac
Konjugation mit Glutathion	Alkyl-, Aryl-, Aralkylhalogenide, Ester, Aromaten, Alkene, Epoxide	Glutathion-Konjugate (→ Cystein-Konjugate, → Mercaptursäuren)	Brombenzen, Etacrynsäure, Methyliodid, Parathion, Paracetamol, Phenacetin
Methylierung	Phenole, Thiole, primäre, sekundäre und tertiäre Amine, Säuren	Phenol-, Thioether, sekundäre, tertiäre und quartäre Amine, Ester	Epinephrin, Levodopa, Methyldopa, Morphin, Iomeglamsäure

Zur Konjugatbildung sind reaktive Partner und Transferasen notwendig. Man unterscheidet:

- Reaktion von Verbindungen bzw. Phase-I-Metaboliten mit Hydroxy-, Amino-, Thiol- oder Carboxygruppen und aktivierten körpereigenen Partnern (z. B. UDPGA, PAPS, Acetyl-CoA oder SAM),
- Reaktion der in Form von Acyl-CoA aktivierten Substrate oder deren Phase-I-Metaboliten (Carbonsäuren) mit nicht aktivierten körpereigenen Partnern (z. B. Aminosäuren),
- Reaktion nichtaktivierter Substrate mit nichtaktivierten körpereigenen Partnern mit genügender chemischer Reaktivität (z. B. Konjugation mit Glutathion).

Phase-II-Metaboliten sind, abgesehen von manchen Acetyl- und den Methylverbindungen, stärker hydrophil und werden leicht mit dem Urin ausgeschieden. Sie besitzen meist keine oder nur geringe Wirkung. Da sich die relative Molekülmasse z. T. deutlich erhöht, ist bevorzugte Gallenexkretion möglich.

Außer den im Folgenden ausführlicher behandelten Konjugaten sind weitere beschrieben worden:

- Thiocyanate durch S-Übertragung aus Thiosulfat auf Cyanide,
- Phosphorsäureester, z. B. Monophenylphosphat aus Phenol bei Katzen, insbesondere aber die Bildung von Nucleotiden als aktivierte Verbindungen von zytostatisch wirksamen Antimetaboliten,
- Harnstoffaddukte (z. B. bei Oxazepam),
- Brenztraubensäure- und α-Ketoglutarsäurederivate bei Isoniazid,
- Ornithin-Konjugate insbesondere bei Vögeln und Reptilien, aber auch die beim Hund beobachtete Transamidierung in Gegenwart von Ornithin beim Hypertensivum Guanoxan,
- Arginin-Konjugate bei Arthropoden,
- Carnitin-Konjugate mit Säuren, z. B. mit Pivalinsäure,
- Peptid-Konjugate (z. B. bei Methotrexat).

Konjugation mit Essigsäure und Hippursäure

Die Übertragung von Acetylcoenzym A (s. Acylaktivierungssystem) auf primäre aromatische (z. B. Sulfanilamide) oder aliphatische Amine, Hydrazine (z. B. Hydralazin, **6,89**), Hydrazide (z. B. Isoniazid, **6,180**) und Aminosäuren erfolgt durch Acetyltransferasen. Acetyliert werden sowohl schwache als auch starke Basen, wobei die Löslichkeitsverhältnisse der ersteren im Allgemeinen nicht wesentlich verändert werden. Aliphatische Amine verlieren bei der Acetylierung ihre hohe Polarität. Eine Acetylierung von Alkoholen und sekundären Aminen ist bisher nur selten bzw. insbesondere bei körpereigenen Stoffen beobachtet worden. Z. B. wird das Antidepressivum Viloxazin (**6,53**) als sekundäres Amin acetyliert (→ **6,54**) und außerdem mit Hippursäure konjugiert (→ **6,55**).

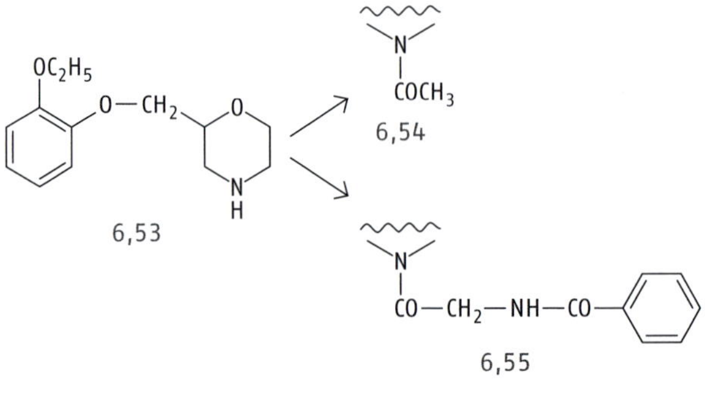

OC_2H_5 O—CH_2 O N H

6,53

N $COCH_3$

6,54

N CO—CH_2—NH—CO

6,55

Tab. 6.3 Typen und Substrate der Sulfatkonjugation. Nach Borchert

Typ des Sulfatkonjugats	Substrat-Typ
$-\overset{\backslash}{\underset{/}{C}}-O-SO_3^-$	Alkohol
$C-O-SO_3^-$ (aromatisch)	Phenol
$\overset{\backslash}{\underset{/}{N}}-O-SO_3^-$ Sulfonat	Hydroxylamin
$-\overset{\backslash}{\underset{/}{C}}-O-SO_3^-$ Sulfamat	Amin

Konjugation mit langkettigen Fettsäuren

Nach längerer Applikation des Cannabis-Inhaltsstoffes Tetrahydrocannabinol wurden in Rattenorganen Palmitin- und Stearinsäureester des Phase-I-Metaboliten 11-Hydroxy-Δ^9-tetrahydrocannabinol nachgewiesen. Ob diese Ester durch ihre lange Halbwertszeit Beziehungen zur Sucht haben, ist bisher nicht bekannt. Die Säuren werden wahrscheinlich als Acyl-CoA mittels bestimmter Acyltransferasen übertragen.

Konjugation mit Schwefelsäure

Monoschwefelsäureester (früher als „Äthersulfate" bezeichnet) werden von körperfremden und -eigenen (z. B. Steroiden) Phenolen, Alkoholen und Hydroxylaminen gebildet (Tab. 6.3). Die Entstehung von Sulfamaten (z. B. mit 4-Aminobenzoesäure) ist selten. Die aktivierte Sulfatgruppe wird in Form von 3'-Phosphoadenosin-5'-phosphosulfat (PAPS, s. **6,107**) bereitgestellt und durch Sulfotransferasen auf das Substrat übertragen.

Durch die Einführung der ionisierten Sulfatgruppe verändern sich die physikochemischen Eigenschaften deutlich. Aufgrund hoher Hydrophilie werden die Konjugate leicht ausgeschieden. Monoschwefelsäureester sind leicht hydrolysierbar. Sie liegen jedoch in physiologischen Medien als stabile Salze vor.

Es ist von Interesse, dass die Sulfatierung kapazitätslimitiert sein kann, d. h. mit steigender Dosis an Wirkstoff werden begrenzte Mengen an Sulfat-Konjugaten gebildet. Dies kann mit der Erschöpfung des Sulfatpools der Zelle und der begrenzten Bereitstellung des Cosubstrates PAPS zusammenhängen.

Meist werden Sulfate zusammen mit Glucuroniden nachgewiesen. Eine Isolierung wird nur selten durchgeführt. Der Nachweis erfolgt im Allgemeinen durch Spaltung mit Sulfatase bzw. unter Behandlung der erschöpfend extrahierten wässrigen Phase mit einem β-Glucuronidase-Arylsulfatase-Gemisch.

Konjugation mit Kohlenhydraten

Glucuronsäure-Konjugate. Alkohole, Phenole, Thiole, Amine und Verbindungen mit beweglichem Proton bilden mit aktivierter Glucuronsäure (Uridin-5'-diphospho-α-D-glucuronsäure, UDPGA, **6,108**) N-, O-, S- bzw. C-Glykoside und mit Carbonsäuren die entsprechenden Esterglucuronide (Tab. 6.4). Bei Salicylsäure (**6,56**) sind beide Wege realisiert.

Tab. 6.4 Typen und Substrate der Glucuronidierung. Nach Borchert

Typ des Glucuronids	Substrat-Typ	Beispiel
O-Glucuronide		
$-\overset{\vert}{\underset{\vert}{C}}-O-Gluc$	Alkohol Phenol	Chloramphicol Paracetamol
$-CH{=}\underset{\vert}{C}-O-Gluc$	α,β-ungesättigte Ketone	Progesteron
$-\underset{\underset{O}{\Vert}}{C}-O-Gluc$	Carbonsäuren	Fenoprofen
N-Glucuronide		
$Ar-\underset{\underset{H}{\vert}}{N}-Gluc$	Arylamine	2-Naphthylamin
$-O-\underset{\underset{O}{\Vert}}{C}-\underset{\underset{H}{\vert}}{N}-Gluc$	Carbamate	Meprobamat
$-\overset{\vert}{\underset{\vert}{C}}-\underset{\underset{CH_3}{\vert}}{N}-Gluc$	sek. aliphatische Amine	Desipramin
$R_3\overset{+}{N}-Gluc$	tert. aliphatisches Amin	Tripelennamin
$R-SO_2-\underset{\underset{H}{\vert}}{N}-Gluc$	Sulfonamide	Sulfadimethoxin
N-O-Glucuronide		
$-\underset{\underset{H}{\vert}}{N}-O-Gluc$	N-Hydroxyverbindungen	N-Acetyl-N-phenylhydroxylamin
S-Glucuronide		
$Ar-S-Gluc$	Arylthiole	Methimazol
$-\underset{\underset{S}{\Vert}}{C}-S-Gluc$	Dithiokohlensäure	Disulfiram
C-Glucuronide		
$-\overset{\vert}{\underset{\vert}{C}}-Gluc$	1,3-Dicarbonylverbindungen	Phenylbutazon

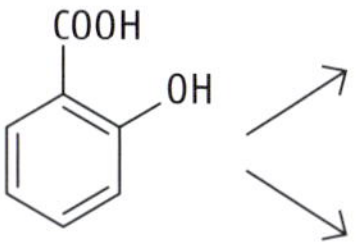

6,56 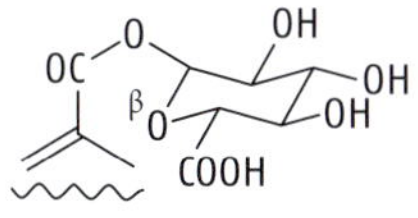 6,57 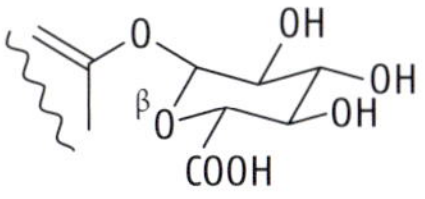 6,58

Der Verbreitung und dem Ausmaß nach sind Glucuronide die bedeutendsten Phase-II-Metaboliten, da viele Pharmaka oder ihre Phase-I-Metaboliten über die erforderlichen funktionellen Gruppen (s. o.) verfügen und Mensch, Säugetiere sowie die meisten anderen Vertebraten zur Glucuronidierung inkl. einer dafür ausreichenden Bereitstellung von aktivierter Glucuronsäure (UDPGA) befähigt sind.

Während O-, S-, N- und C-Glucuronide gegenüber Alkalilauge stabil sind, werden Esterglucuronide leicht gespalten.

O-Glucuronide sind bereits seit dem 19. Jahrhundert bekannt. Alle anderen Glucuronide sind erst viel später, teilweise erst in den letzten Jahrzehnten, entdeckt worden, so N-Glucuronide (z. B. von Phenytoin, **6,59**, Imipramin, Sulfanilamiden), S-Glucuronide (z. B. von Propylthiouracil, **6,60**), C-Glucuronide (z. B. von Phenylbutazon, **6,61**), quartäre N-Glucuronide (z. B. von Tripelennamin, **6,62**), die als innere Salze vorliegen, und N-Carbamoylglucuronide (z. B. von Tocainid, **6,63**). Kürzlich wurde auch ein 3-O-β-Diglucuronid des Morphinabkömmlings Nalmefen beschrieben.

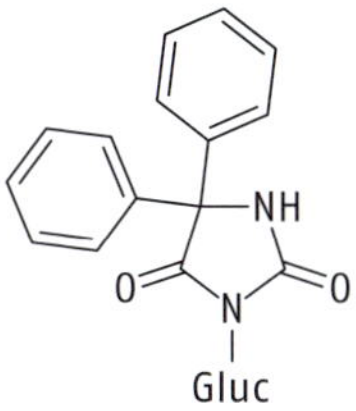

6,59 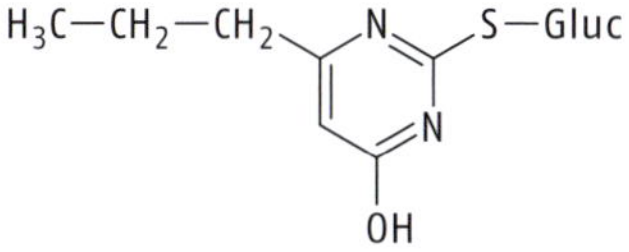 6,60 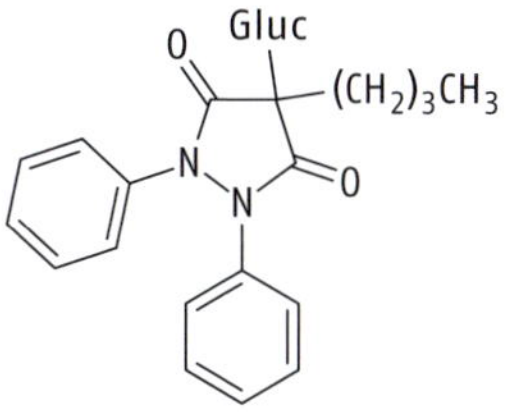 6,61

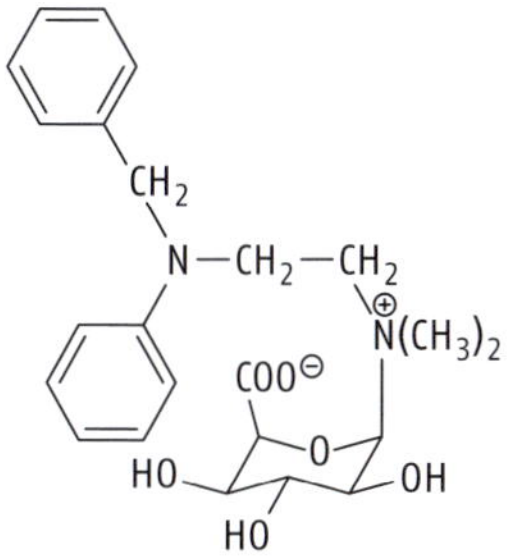

6,62 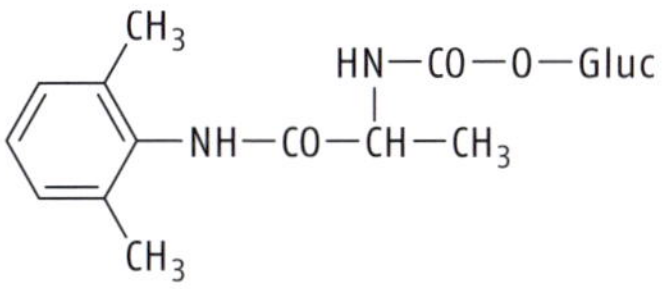 6,63

Wie die Sulfat-Konjugate sind auch die Glucuronide infolge der hohen Hydrophilie des Glucuronsäurerestes leicht wasserlöslich. Ihre renale Ausscheidung ist ein wichtiger Eliminationsvorgang für Fremdstoffe.

Durch die Erhöhung der Molmasse und eine Akzeptanz als Substrate für canalikuläre aktive Tranporter werden Glucuronide darüber hinaus vielfach „gallengängig“. Im Darm können Glucuronide und auch Sulfat-Konjugate teilweise oder vollständig durch aus Darmbakterien (z. B. *Escherichia coli*) stammenden β-Glucuronidasen bzw. Arylsulfatasen gespalten werden, so dass danach die lipophileren Ausgangsverbindungen wieder vorliegen und aus dem Dickdarm reabsorbiert werden können. Dadurch wird ein enterohepatischer Kreislauf ermöglicht.

Die Konjugation mit Glucuronsäure führt bei den meisten Arzneistoffen zu einem Wirkungsverlust bzw. zur Detoxifizierung. Es gibt aber zunehmend auch Hinweise auf wirksame Glucuronide, z. B. Morphin-6-Glucuronid, das im Unterschied zum 3-Glucuronid sehr viel wirksamer ist als das Morphin selbst, oder die Glucuronide von Digitoxin, Digoxin und Vitamin-A-Säure sowie verschiedene Acylglucuronide, die Elektrophile darstellen und mit nucleophilen Gruppen von biologisch relevanten Makromolekülen reagieren können. In einigen Fällen können Glucuronide auch als Transportform für toxische Verbindungen angesehen werden. Gut untersucht ist dies für das Blasenkanzerogen 2-Naphthylamin, das in der Leber nach N-Hydroxylierung glucuronidiert wird. Das N-O-Glucuronid wird in der Blase bei niedrigen Harn-pH-Werten zum Hydroxylamin hydrolysiert, das unter Wasserabspaltung ein reaktives Nitreniumion bildet.

Ribosid-Konjugate. Glykoside mit Pentosen bzw. Hexosen sind als Metaboliten des Säugetierorganismus relativ selten. So ist die Bildung von Ribosid-Konjugaten offenbar weitgehend auf körpereigene Purine und Pyrimidine sowie diesen nahestehende Antimetaboliten (z. B. Azathioprin, Fluorouracil und Mercaptopurin, **6,64**) beschränkt. Auch das Hypolipidämikum α-Hydroxynicotinsäure ist wie Nicotinsäure Substrat für die Mononucleotid-Phosphoribosyl-Transferase und geht in ein N-Ribosid-Konjugat über.

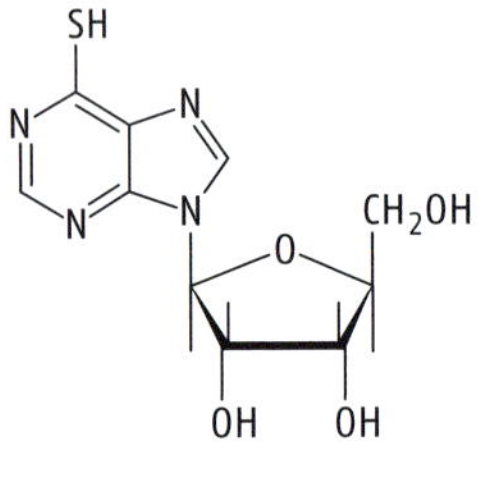

SH N N N N O CH_2OH OH OH

6,64

Glucosid-Konjugate. Nachdem schon früher Glucosid-Konjugate verschiedener Substanzen mit Kaninchenlebermikrosomen nachgewiesen wurden (Steroide, Flavonoide, Diethylstilbestrol), sind seit Mitte der 1970er Jahre im Harn des Menschen N-β-Glucoside (z. B. von Phenobarbital, **6,65**, Amobarbital und 5-Aminosalicylsäure) sowie bei der Maus Ester mit Glucose (z. B. von Pranoprofen, **6,66**) gefunden worden.

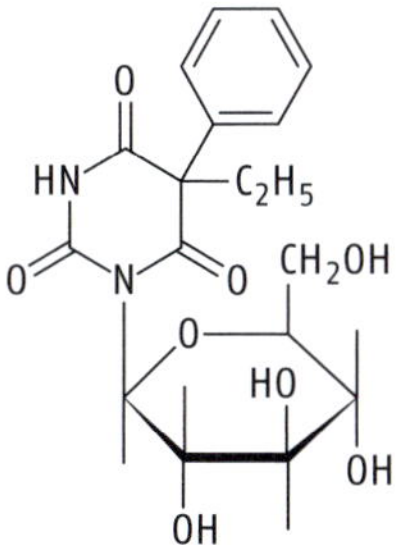

6,65 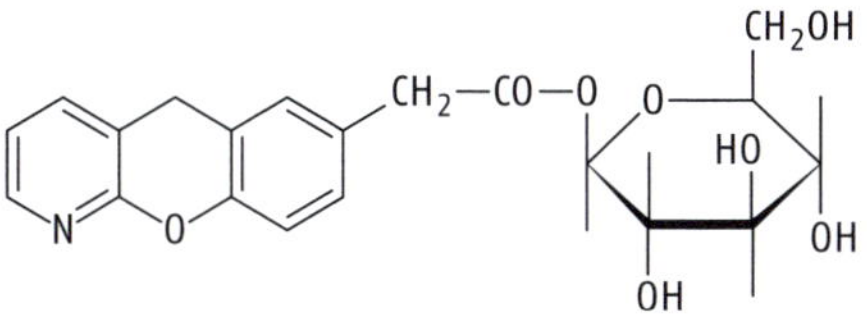 6,66

Konjugation mit Aminoverbindungen

Glycin-Konjugate. Aromatische, heteroaromatische und aliphatische Carbonsäuren können mit α-Aminosäuren (z. B. Glycin und Glutamin) bzw. Amiden konjugiert werden. Im Gegensatz zu den bisher besprochenen Konjugationen werden hierbei die exogenen Substrate und nicht die körpereigenen Kupplungspartner durch Acetylcoenzym A (CoA-SH) und Adenosintriphosphat aktiviert (s. Acylaktivierungssystem). Glycin-Konjugate sind im Tierreich weit verbereitet. Die Glycinkonjugation besitzt z. B. einen hohen Stellenwert für den Metabolismus von Salicylsäure. Hier ist das Glycin-Konjugat die Salicylursäure. Es stellt beim Menschen den Hauptmetaboliten dar.

Glutamin-Konjugate. Bisher sind nur wenige Beispiele bekannt (s. Mescalin, **6,67**), das nach Deaminierung und O-Demethylierung mit Glutamin gekoppelt wird → **6,68**). Nach gegenwärtigen Erkenntnissen sind nur Menschen und Affen zu dieser Reaktion befähigt.

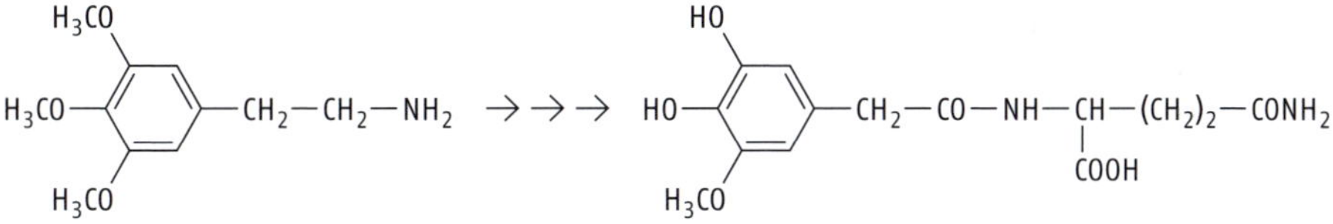

6,67 6,68

Die Phase-I-Biotransformation der strukturell verwandten Antihistaminika Brompheniramin und Diphenhydramin führt beim Menschen über die oxidative Desaminierung und anschließende Oxidation des Aldehyds zu den entsprechenden Carbonsäuren. Letztere werden im Fall von Brompheniramin mit Glycin und im Fall von Diphenhydramin mit Glutamin konjugiert.

Taurin-Konjugate. Ihre Bildung mit körpereigenen Gallensäuren ist seit langem bekannt. Neuerdings sind Taurin-Konjugate auch als Arzneistoffmetaboliten gefunden worden, z. B. von Fenclofenac (**6,69** → **6,70**).

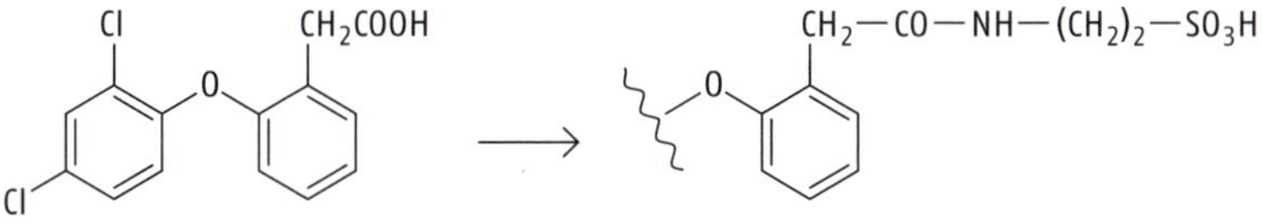

6,69 6,70

6

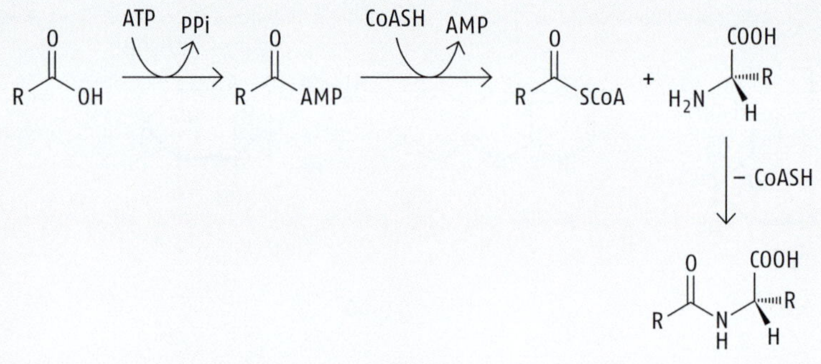

Abb. 6.7 Konjugation mit Aminosäuren. Nach Borchert

Die Konjugation mit Aminosäuren erfolgt in drei Schritten (Abb. 6.7). Zunächst wird die Carbonsäure durch ATP zum AMP-Ester aktiviert. Dieser wird anschließend mit CoASH unter Abspaltung von AMP zum entsprechenden Coenzym-A-Thioester umgesetzt. Diese beiden ersten Schritte werden durch Acyl-CoA-Synthetasen (Fettsäure-CoA-Ligasen) katalysiert. Danach erfolgt die Kondensation der Aminosäure mit dem Coenzym-A-Thioester zum Aminosäurekonjugat durch eine entsprechende Aminosäure-N-Acyltransferase.

Konjugation mit Glutathion

Das Tripeptid Glutathion (GSH; 7-Glutamylcysteinylglycin, **6,71**) ist mit einer Konzentration von 1–10 mmol · l^{-1} ein wichtiger Zellbestandteil, da es durch die Glutathion-S-Transferasen (GST) mit elektrophilen, zytotoxischen und kanzerogenen Substraten, reagieren kann und diese damit entgiftet werden (Scavenger-Mechanismus für elektrophile zytotoxische Verbindungen). Verantwortlich ist dafür die nucleophile Thiolgruppe des Cysteinteils von GSH. Mit dieser können besonders elektrophile Substanzen bereits nichtenzymatisch reagieren, allerdings langsamer als mit dem Enzym. Wichtige Substrate für die GST sind elektrophile Verbindungen, die an einer der folgenden Reaktionen beteiligt sein können:

- S_N2- oder aromatische S_N-Reaktionen (z. B. Alkyl- und Arylhalogenide, Epoxide, Busulfan, Glyceroltrinitrat, Azathioprin), Aromaten (z. B. Paracetamol, s. **6,173**),
- Acylierungen (z. B. Anhydride, Sulfonsäureester),
- Michael-Additionen (Addition an eine zu einer Carbonylfunktion oder verwandten Gruppe konjugierte Doppelbindung; z. B. Etacrynsäure, **6,79**, Morphinon und Chinonmethid-Metaboliten von Morphin),
- Reduktionen (z. B. Disulfide, Radikale).

Die gebildeten GSH-Konjugate werden wegen ihrer relativ hohen Molekülmasse und ihres amphiphilen Charakters kaum über den Urin, sondern, wenn überhaupt, über die Galle ausgeschieden. Meist werden sie in N-Acetyl-L-Cystein-Konjugate (als Mercaptursäuren bezeichnet) überführt und in dieser Form ausgeschieden. Dies erfolgt durch Abspaltung des γ-Glutamylrestes (γ-Glu) unter Beteiligung einer Glutathionase (γ-Glutamyl-Transpeptidase, γ-GT), der weiteren Abspaltung von Glycin durch eine Cystein-Glycinase unter Bildung eines Cystein-Konjugats **6,72** und Acetylierung des Cystein-Konjugats zur sog. Mercaptursäure (**6,73**). Der komplexe Metabolismus der GSH-Konjugate wird zu den Phase-III-Reaktionen der Biotransformation gerechnet.

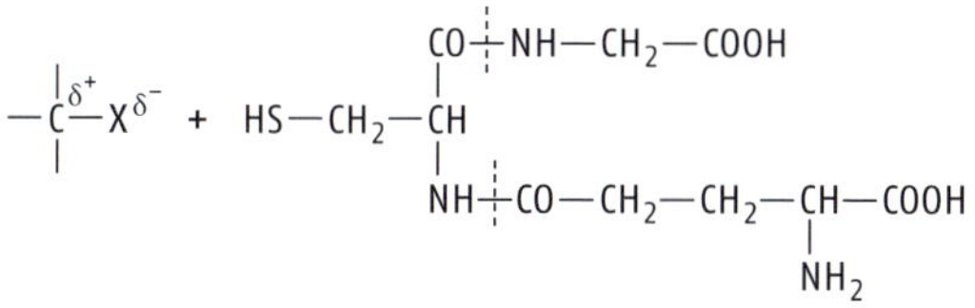

$$-\overset{|}{\underset{|}{C}}{}^{\delta+}-X^{\delta-} + HS-CH_2-CH(CO-NH-CH_2-COOH)(NH-CO-CH_2-CH_2-CH(NH_2)-COOH)$$

6,71

↓

↓

$$-\overset{|}{\underset{|}{C}}-S-CH_2-CH(COOH)(NH_2) \longrightarrow -\overset{|}{\underset{|}{C}}-S-CH_2-CH(COOH)(NH-COCH_3)$$

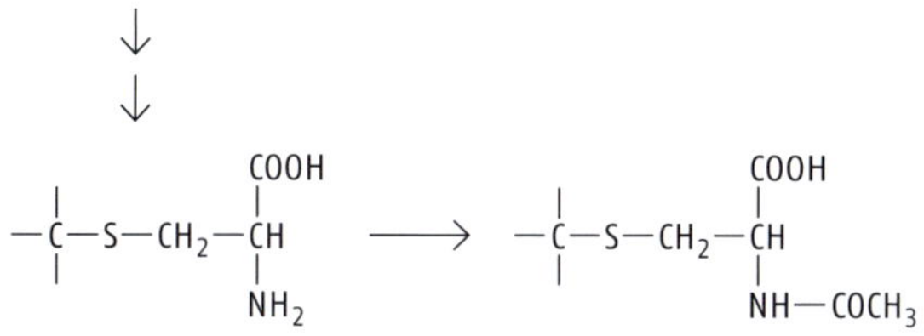

6,72 6,73

Aromaten (**6,74**) werden z. T. über Epoxide (Oxirane, **6,75**) mit GSH konjugiert. Verbindungen wie **6,77** werden als Prämercaptursäuren bezeichnet. Obwohl sie leicht unter Dehydratisierung in Mercaptursäuren (wie **6,78**) übergehen, konnten sie in Kaninchen- und Rattenurin nachgewiesen werden. Daher ist auch die Bezeichnung irreführend, zumal sie die komplette Mercaptursäurestruktur besitzen. Die Konjugation mit Aromaten ist auch auf anderen Wegen möglich (vgl. z. B. Paracetamol, **6,173**).

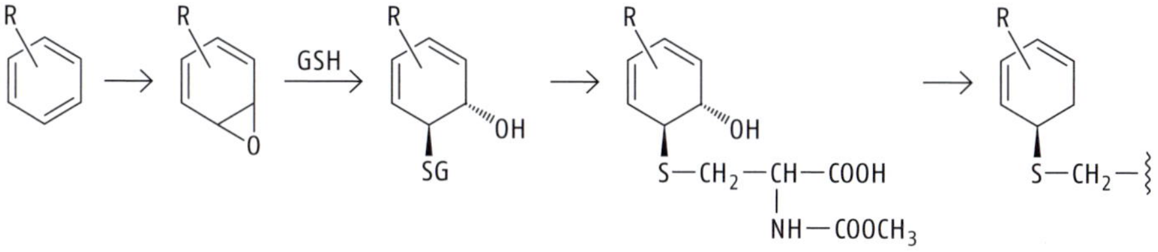

R R GSH R OH SG R OH S—CH_2—CH—COOH NH—$COOCH_3$ R S—CH_2—

6,74 6,75 6,76 6,77 6,78

Alkene können auf zwei Wegen reagieren:

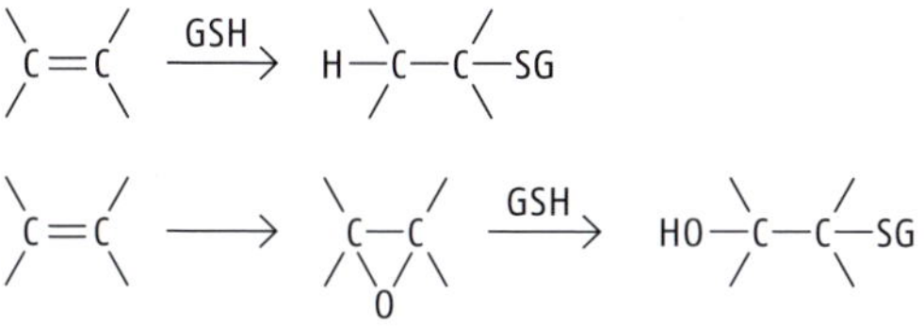

$$>C=C< \xrightarrow{GSH} H-\overset{\diagdown}{\underset{\diagup}{C}}-\overset{\diagup}{\underset{\diagdown}{C}}-SG$$

$$>C=C< \longrightarrow >C\overset{O}{—}C< \xrightarrow{GSH} HO-\overset{\diagdown}{\underset{\diagup}{C}}-\overset{\diagup}{\underset{\diagdown}{C}}-SG$$

Bei α,β-ungesättigten Carbonylverbindungen ist der nucleophile Angriff von GSH erleichtert. So geht Etacrynsäure (**6,79**) leicht über **6,80** in das Cystein-Konjugat über, das zur Mercaptursäure acetyliert wird.

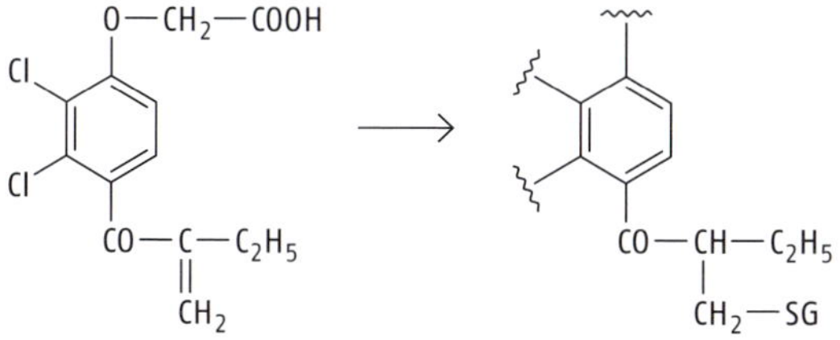

O—CH_2—COOH Cl Cl CO—C(=CH_2)—C_2H_5 ⟶ CO—CH—C_2H_5 CH_2—SG

6,79 6,80

Cystein-Konjugate bzw. Mercaptursäuren können ferner Sulfoxide bilden.

Sie sind weiterhin Zwischenprodukte bei der Methylthiolierung, z. B. bei Carbamazepin (**6,13**), Coffein, Propranolol (**6,157**). Als Mechanismus wird heute neben anderen Vorstellungen die C-S-Spaltung zuvor gebildeter Mercaptursäuren (z. B. von Paracetamol, **6,81**) durch eine Cystein-*β*-Lyase (C-S-Lyase) der intestinalen Mikroflora mit nachfolgender Methylierung favorisiert. Die Methylgruppe wird vom Methionin geliefert (s. Methylierung und Methylaktivierungssystem).

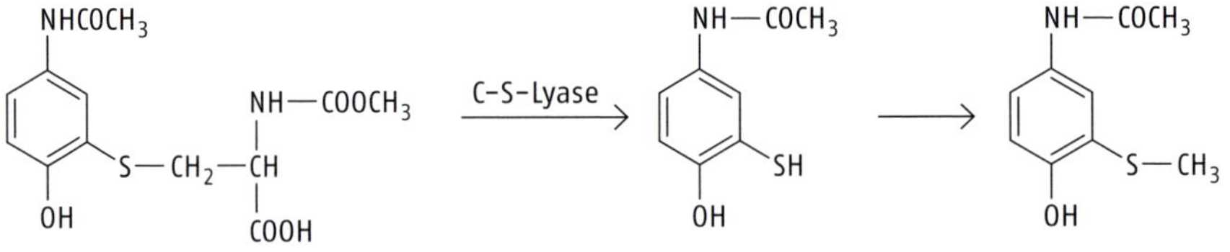

NHCOCH$_3$ … S—CH$_2$—CH(NH—COOCH$_3$)—COOH, OH —C-S-Lyase→ NH—COCH$_3$, SH, OH → NH—COCH$_3$, S—CH$_3$, OH

6,81 6,82 6,83

Durch den Cystein-*β*-Lyase-Weg können einige GSH-Konjugate in den Nieren in nephrotoxische Metaboliten (reaktive Thiolverbindungen) überführt werden. So wird z. B. die erhöhte Häufigkeit von Nierenkarzinomen bei Trichlorethen-Exposition damit erklärt, dass über den Cystein-*β*-Lyase-Weg in den Nieren elektrophile, mit der DNA reagierende Vinylthiole gebildet werden. Eine durch GSH-Konjugation vermittelte Bildung genotoxischer Metaboliten ist auch bei vicinalen Dihalogenverbindungen zu beachten. Deren GSH-Konjugate liefern durch Halogenspaltung toxisch reaktive Verbindungen, z. B. Episulfoniumionen im Fall von 1,2-Dihalogenethan, die mit DNA und Proteinen reagieren können.

Methylierung

Die Methylierung von Phenolen, Aminen, Thiolen (s. a. Konjugation mit Glutathion) und Säuren stellt formal die Konkurrenzreaktion zur Dealkylierung bzw. Esterhydrolyse dar. Da als Coenzym S-Adenosylmethionin (SAM) und als Überträger Methyltransferasen wirksam werden, entspricht ihr Mechanismus jedoch dem der anderen Phase-II-Reaktionen, so dass Methylierungen zu Recht dieser Gruppe zugeordnet werden. Im Gegensatz zu den Produkten der übrigen Phase-II-Reaktionen sind jedoch die physikalisch-chemischen Eigenschaften der gebildeten Methylverbindungen weniger deutlich von den Ausgangssubstanzen zu unterscheiden.

Von gößerer Bedeutung für die Biotransformation ist die Catechol-O-Methyltransferase (COMT). Diese katalysiert die Monomethylierung von Catecholaminen (z. B. Methyldopa, **6,84**), aber auch die Methylierung von o-Diphenolen, die aus Diolen des Epoxid-Diol-Weges entstehen (z. B. bei der Phase-I-Biotransformation von Phenytoin und Methaqualon). Dagegen bilden m-Diphenole, z. B. Terbutalin, keine Methoxymetaboliten.

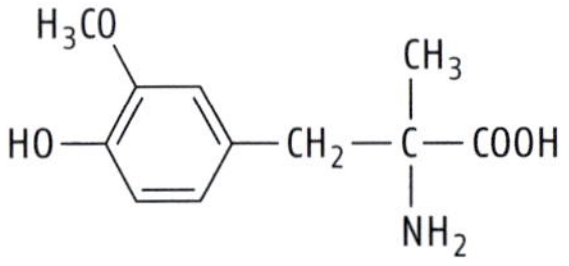

H$_3$CO, HO— … —CH$_2$—C(CH$_3$)(NH$_2$)—COOH

6,84

Die Methylierung von Monophenolen ist allgemein von geringerer Bedeutung. Allerdings wird Morphin im Menschen in großem Umfang zu Codein methyliert.

Auch N-Methylierungen, die im endogenen Stoffwechsel eine gewisse Bedeutung haben (Norepinephrin → Epinephrin), und die Bildung von Methylestern (z. B. beim Röntgenkontrastmittel Iomeglamsäure, **6,85**) sind im Fremdstoffmetabolismus relativ selten. Offensichtlich spielen hier die entsprechenden Konkurrenzreaktionen die dominierende Rolle.

6,85

Ein Beispiel für die N-Methylierung im Rahmen des Arzneistoffmetabolismus ist die N-Methylierung des durch N-Demethylierung gebildeten primären Amins von Oxprenolol. Heterocyclische N-Atome können ebenfalls im geringen Umfang methyliert werden, wie die Biotransformation von Clomethiazol zeigt.

Beispiele für die Methylierung von Sulfhydrylgruppen liefert der Metabolismus von Captopril, Propylthiouracil sowie Azathioprin und 6-Mercaptopurin durch die Thiopurinmethyltransferase (TPMT). Darüber hinaus spielt die S-Methylierung auch beim Abbau von Cystein-Konjugaten über den Cystein-β-Lyase-Weg eine Rolle (Mechanismus der Methylthiolierung, s. o.).

6.2.3 Metabonate

Verbindungen, die durch nichtenzymatische Reaktionen aus vorher gebildeten Metaboliten entstanden sind, werden als Metabonate bezeichnet.

So lässt sich beispielsweise das primär durch N-Dealkylierung gebildete sekundäre Amin **6,87** des Analgetikums Methadon (**6,86**) nicht isolieren, stattdessen aber als Hauptmetabolit das unter Ringschluss zwischen Carbonyl- und sekundärer Aminogruppe entstehende Pyrrolidin **6,88.**

6,86 6,87

6,88

6

Beim Antihypertensivum Hydralazin (**6,89**) entsteht das Metabonat **6,91** (ebenfalls als Hauptprodukt) nach primärer Acetylierung der Hydrazingruppe (**6,90**) wie bei Methadon spontan.

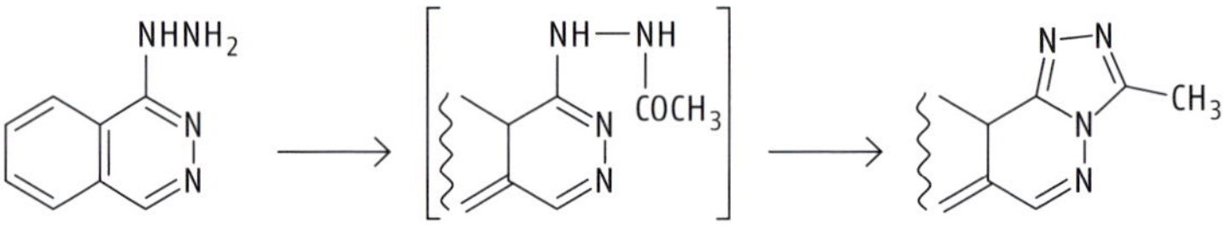

Eine sehr interessante Sequenz von Metaboliten und Metabonaten weist das Antiallergikum Dioxopromethazin (**6,92**) auf. Da die sonst bei Phenothiazinen übliche S-Oxidation bei dieser Substanz bereits bis zur höchsten Oxidationsstufe realisiert und auf Grund der Polarität der SO_2-Gruppe auch die Ringoxygenierung etwas eingeschränkt ist, verlagert sich die mikrosomale Oxidation in starkem Maße auf die basische Seitenkette. Neben den N-Demethylverbindungen ist das N-Oxid **6,93** eines der Hauptausscheidungsprodukte von Dioxopromethazin. Das N-Oxid unterliegt auch unter physiologischen Verhältnissen teilweise der sog. Cope-Eliminierung (→ **6,94**). Die entstehende Allylverbindung kann nun ihrerseits metabolisiert werden, so dass über den Epoxid-Diol-Weg auch der Metabolit **6,95** gebildet wird. Hier wird also die Sequenz Metabolit → Metabonat → Intermediärmetabolit (Epoxid) → Metabolit realisiert.

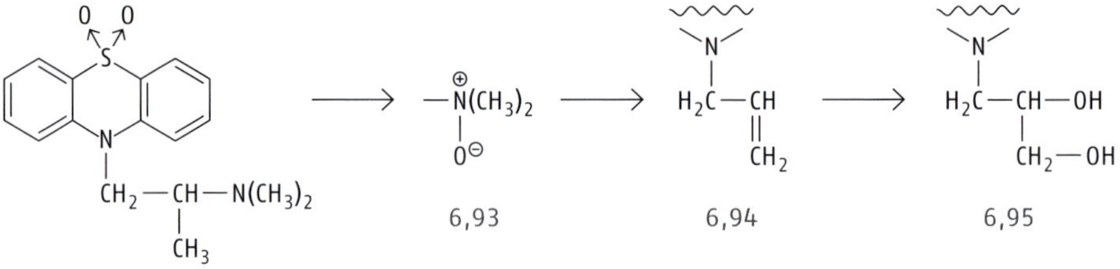

Bei genauer Auslegung des Begriffs Metabonat wären auch die im Zuge einer N-, O- oder S-Dealkylierung entstehenden Metaboliten als Metabonate zu bezeichnen, weil diese spontan aus den primär durch α-C-Oxidation gebildeten Produkten entstehen.

6.2.4 Selektivität

Bei der Biotransformation treten die Wirkstoffmoleküle mit biologischen Systemen (u. a. Enzyme und Membrantransporter) in Wechselwirkung. Der Effekt ist abhängig von der Struktur des Stoffes einerseits und der Natur des biologischen Systems andererseits.

- **MERKE** Zeigen Verbindungen mit verschiedener, aber ähnlicher Struktur (z. B. Analoge oder Homologe) unterschiedliches metabolisches Verhalten, spricht man von Substratselektivität. Ergibt das gleiche Substrat zwei oder mehr Metaboliten in unterschiedlicher Quantität, liegt Produktselektivität vor.

Es kann unterteilt werden in:

- Substratselektivität von Analogen und Homologen,
- Substratregioselektivität,

- Substratstereoselektivität,
- Produktregioselektivität,
- Produktstereoselektivität,
- Substrat-Produkt-Stereoselektivität.

Selektivität kann quantifiziert werden, z. B. durch Angaben wie vollständig, hoch, niedrig, bemerkenswert oder durch Wiedergabe von prozentualen Anteilen.

Aus Serien homologer oder analoger Verbindungen lassen sich gewisse Schlussfolgerungen in bezug auf Zusammenhänge zwischen chemischer Struktur und Biotransformation ziehen.

Substratselektivität. Als Prodrugs (▸Kap. 6.4.2) spielen Ester eine wichtige Rolle. ◻ Tab. 6.5 enthält die Michaelis-Konstanten und maximalen Umsatzgeschwindigkeiten für die Hydrolyse von Mono- und Diestern des Terbutalins durch Human-Serumesterase. Die Ergebnisse zeigen, dass Diester langsamer zu Monoestern hydrolysiert werden als diese zu Terbutalin und dass die Umsatzgeschwindigkeit bei verzweigten Säurekomponenten deutlich eingeschränkt ist, ohne dass die K_m-Werte signifikant beeinflusst sind.

Substratregioselektivität. Diese ist bisher wenig beachtet worden, obwohl wertvolle Informationen bezüglich enzymatischer Mechanismen zu erwarten sind. Während das Toluen-4-sulfonamid **6,96** bevorzugt zur Säure **6,97** oxidiert wird, ist beim 2-Sulfonamid **6,98** (Verunreinigung von Saccharin-Handelsprodukten) die Ringhydroxylierung (→

◻ **Tab. 6.5** Hydrolyse von Terbutalinestern durch Human-Serumesterase. Nach Testa et al.

R^1O, R^2O – $CH(OH){-}CH_2{-}NH{-}C(CH_3)_3$

Ester	$K_m \cdot 10^5$ (mol · l^{-1})	$V_{max} \cdot 10^5$ (mmol ·s^{-1})
Monoester (R^1 = H)		
$R^2 = CH_3CO$	4,9	98,6
$R^2 = (CH_3)_2CHCO$	2,3	89,2
Diester*		
$R^1 = R^2 = CH_3CO$	7,1	71,1
$R^1 = R^2 = CH_3CH_2CO$	5,2	73,6
$R^1 = R^2 = (CH_3)_2CHCO$	2,3	10,1
$R^1 = R^2 = CH_3CH_2(CH_3)CHCO$	2,6	1,6
$R^1 = R^2 = (CH_3)_3CCO$	4,8	0,17

*Hydrolyse Diester → Monoester

6,100) der Hauptweg (etwa 60 % der Dosis); die Säure **6,99** wird nur zu etwa 3 % gebildet (Ratte).

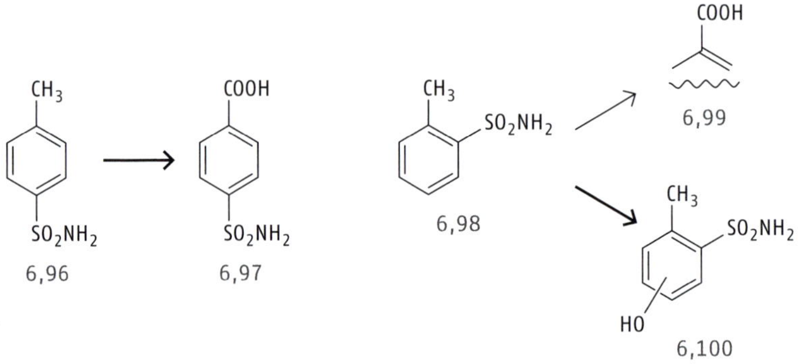

CH_3 / SO_2NH_2 6,96 → COOH / SO_2NH_2 6,97

CH_3 / SO_2NH_2 6,98 → COOH 6,99; CH_3 / SO_2NH_2 / HO 6,100

Substratstereoselektivität. Zur unterschiedlichen Metabolisierung zweier Stereoisomere vgl. Pentazocin (**6,103**).

Bei einigen nichtsteroidalen Antiphlogistika vom Arylpropionsäure-Typ wie dem Ibuprofen wird das R-Enantiomer im Organismus zu einem großen Teil in das wirksame S-Enantiomer umgewandelt. Bei diesem Vorgang, den man auch chirale Inversion nennt, wird zunächst durch eine Acyl-CoA-Synthetase der CoA-Thioester des Ibuprofens gebildet, aus dem nach Razemisierung durch eine Epimerase und Hydrolyse das S-Enantiomer entsteht (○ Abb. 6.8). Eine chirale Inversion findet beim S-Enantiomer nicht statt.

Produktstereoselektivität. Sie liegt vor, wenn unter den Metaboliten bestimmte regionale Gruppen vorherrschen. Dies kann durch das gleiche Enzymsystem (oder Isoenzyme desselben) oder verschiedene Enzyme, die gleiche Reaktionen katalysieren, bewirkt werden. Die regioselektive O-Demethylierung von Papaverin in verschiedenen Spezies (Gallenexkretion) zeigt, dass mit Ausnahme der Katze die 4'-OH-Verbindung als Hauptmetabolit

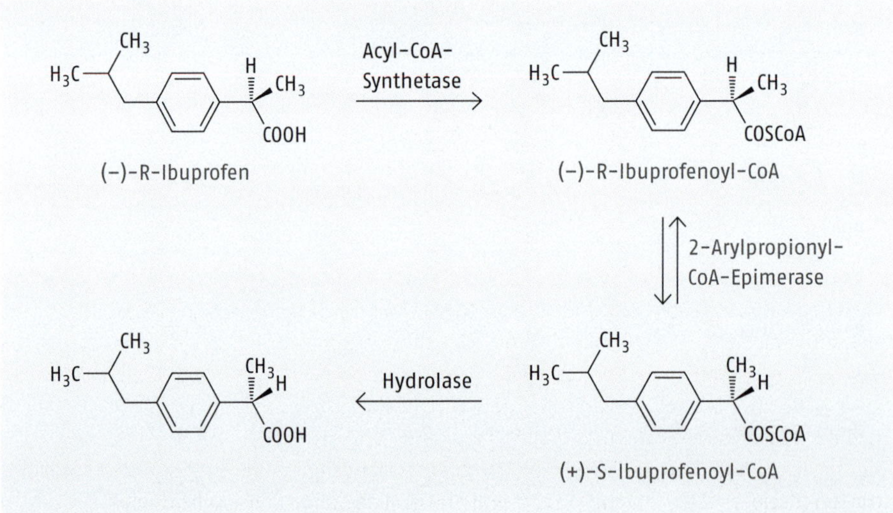

(−)-R-Ibuprofen —Acyl-CoA-Synthetase→ (−)-R-Ibuprofenoyl-CoA

2-Arylpropionyl-CoA-Epimerase

(+)-S-Ibuprofenoyl-CoA —Hydrolase→

○ **Abb. 6.8** Epimerisierung von Ibuprofen

◘ **Tab. 6.6** Regioselektive O-Demethylierung von Papaverin in verschiedenen Spezies. Nach Belpaire et al.

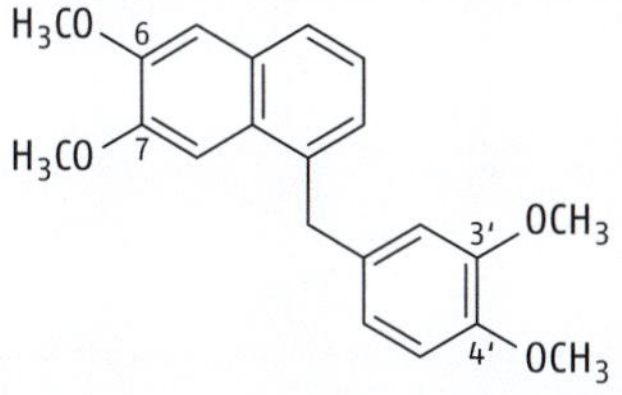

Spezies	Metaboliten in der Galle*			
	4'-OH	7-OH	6-OH	4',6-(OH)$_2$
Hund	67,7	4,4	14,0	6,5
Kaninchen	53,3	6,9	33,0	2,1
Katze	17,3	7,3	62,3	5,2
Meerschweinchen	52,6	28,6	11,1	2,4
Ratte	42,1	35,1	10,2	2,9

* % der Gesamtradioaktivität nach Hydrolyse der Konjugate

auftritt (auch beim Menschen) und dass offenbar keine 3'-O-Demethylierung eintritt (◘ Tab. 6.6).

Produktstereoselektivität, Substrat-Produkt-Stereoselektivität. Entsteht bei der Biotransformation ein chirales Zentrum und liegen die gebildeten Stereoisomere in unterschiedlicher Menge vor, handelt es sich um Produkt-Stereoselektivität.

Die stereoselektive p-Hydroxylierung des Phenytoins (**6,101**) ergibt beim Menschen ein Verhältnis S-(−)-**6,102**/R-(+)-Form von 10 : 1 und beim Hund von 2 : 1.

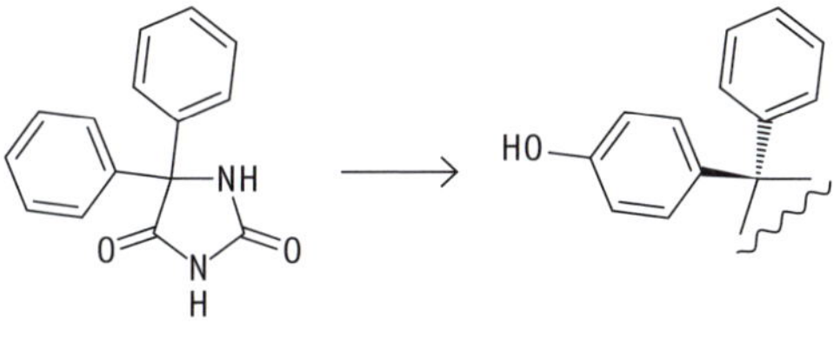

6,101 6,102

Beim zentralen Analgetikum Pentazocin (**6,103**) ist das linksdrehende (1R:5R:9R-Isomer wirksamer als die (1S:5S:9S)-Verbindung. Die Biotransformation ergibt die Alkohole **6,104** und **6,105** (geometrische Isomere, π-Diastereoisomere), von denen nur die trans-Verbindung **6,105** zur Säure **6,106** weiteroxidiert wird. Bei Mensch und Affe ist der trans-Weg (≈ 40 % der Metaboliten **6,105** und **6,106**) gegenüber dem cis-Weg (≈ 10–20 %) bevorzugt. Es liegt in Bezug auf die Hydroxylierung Produkt- und bezüglich der Bildung der Säure Substratstereoselektivität vor; man spricht von Substrat-Produkt-Stereoselektivität.

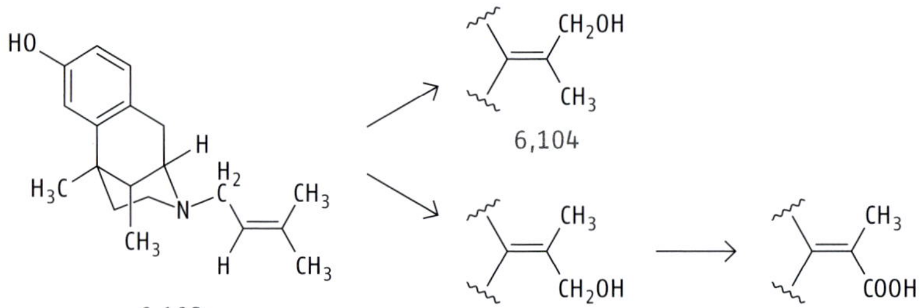

6,103 → 6,104; 6,103 → 6,105 → 6,106

Zusammenfassung

- Biotransformation ist die Gesamtheit aller biochemischen Veränderungen an Fremdstoffen im Organismus. Die einzelnen Prozesse laufen meist in Phasen ab.
- Durch Biotransformationsreaktionen werden die physikochemischen Eigenschaften der Wirkstoffe verändert mit Konsequenzen für Wirkung und Ausscheidung. In der Regel sind die Metaboliten unwirksam sowie hydrophiler und damit ausscheidungsfähiger. Es gibt aber auch Bioaktivierungen und es können Metaboliten entstehen, die eine höhere Lipophilie erhalten.
- Phase-I-Reaktionen sind Funktionalisierungsreaktionen und umfassen Oxidation, Reduktion und Hydrolyse.
- Wichtige oxidative Umwandlungen sind die aliphatische und aromatische Hydroxylierung, die Epoxidierung, die Dealkylierung an Heteroatomen, die Oxidation an Heteroatomen sowie Oxidationen von Alkohol- und Carbonylfunktionen.
- Reduktionen können an Carbonylgruppen, Alkenen, Epoxiden und Nitroverbindungen stattfinden.
- Hydrolytische Spaltungen erfolgen sehr häufig an Estern, Säureamiden, und Glykosiden.
- Phase-II-Reaktionen sind Konjugationsreaktionen. Die Konjugate entstehen durch Übertragung körpereigener Verbindungen auf Wirkstoffe durch Transferasen.
- Wichtige Konjugationspartner sind Essigsäure, Schwefelsäure, Glucuronsäure, Aminosäuren, Glutathion und Methylgruppen. Mit Ausnahme von Glutathion ist zur Übertragung eine Aktivierung erforderlich.
- Phase-III-Reaktionen sind enzymatische Umwandlungen von Phase-II-Metaboliten. Sie sind für den enterohepatischen Kreislauf von Bedeutung.
- Durch nichtenzymatische Reaktionen entstehen Metabonate.
- Biotransformationsreaktionen sind in Abhängigkeit von der Struktur des Wirkstoffs durch Selektivität gekennzeichnet. Man unterscheidet zwischen Substrat- und Produktselektivität.

6.3 Biologische und biochemische Grundlagen

6.3.1 Enzyme

Mikrosomales Monooxygenasesystem

Wie bereits erwähnt (▸Kap. 6.2), stellt die Übertragung eines Sauerstoffatoms auf das Substrat eine der fundamentalen Biotransformationsreaktionen dar. Sie wird von mikrosomalen Monooxygenasen (der Begriff stammt von Hayaishi, 1955) realisiert.

Das 1958 von Klingenberg und Garfinkel entdeckte **Cytochrom P-450 (Cyt P-450)** bzw. dessen inzwischen nachgewiesenen Isoformen (s. u.) sind die terminalen Enzyme, die Sauerstoff binden, aktivieren und auf das Substrat übertragen.

■ **MERKE** Cytochrom P-450 ist das Schlüsselenzym der Biotransformation. Es ist bei den meisten fremdstoffmetabolischen Prozessen beteiligt und schafft strukturelle Voraussetzungen für sog. postoxidative Reaktionen.

Cyt P-450 ist ein Hämoprotein, das membranständig im endoplasmatischen Retikulum (ER) lokalisiert ist. Die prosthetische Gruppe von Cyt P-450, das Häm, ist durch hydrophobe Wechselwirkungen und durch eine koordinative Bindung an die Proteinkomponente gebunden. Im Ruhezustand, d. h. bei Substratabwesenheit, liegt das Hämzentrum von Cyt P-450 als hexakoordinierter Fe(III)-Komplex im Low-spin-Zustand vor (○ Abb. 6.9).

Vier der sechs Liganden des Hämeisens im Cyt P-450 sind mit Pyrrol-Stickstoff des Porphyrinringsystems koordiniert. Als 5. Ligand ist ein Cysteinrest der Proteinkomponente über seinen Mercaptidschwefel mit dem Hämeisen verbunden. Die Elektronen-Donor-Eigenschaften des Mercaptidschwefels sind von Bedeutung für die Sauerstoffaktivierung, die ein sehr energieaufwendiger Prozess ist (502 kJ; 120 kcal). In Bezug auf den 5. Hämeisenliganden, der Einfluss auf die optischen und katalytischen Eigenschaften hat, unterscheidet sich Cyt P-450 von anderen Hämoproteinen, bei denen häufig der Imidazolstickstoff eines Histidinrestes der Proteinkomponente als 5. Hämeisenligand fungiert. Die 6. Koordinationsstelle des Hämeisens im Fe(III)-Low-spin-Zustand (s. u.) ist durch Wasser besetzt und wird beim reduzierten Cyt P-450 von einem Sauerstoffmolekül eingenommen.

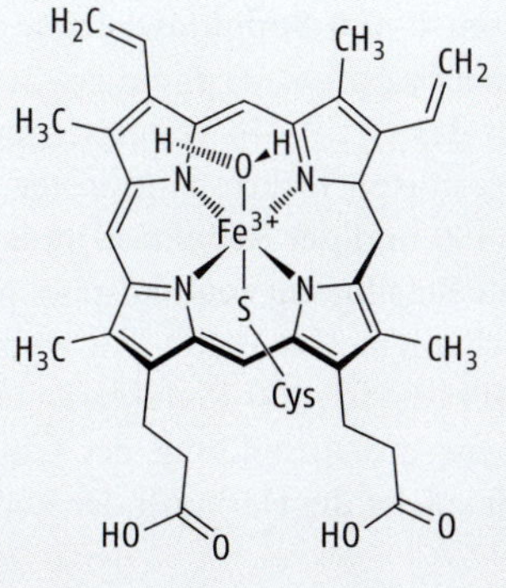

○ **Abb. 6.9** Hämzentrum von Cyt P-450 bei Substratabwesenheit (im Ruhezustand). Modif. nach Lippard und Berg

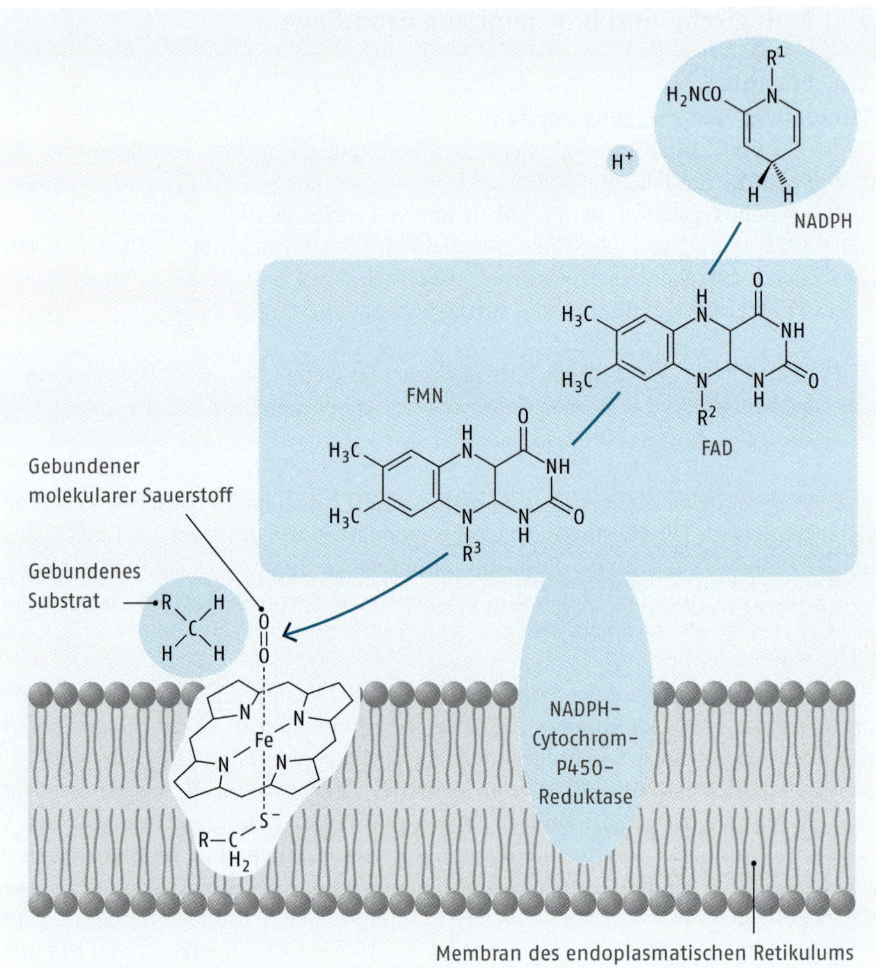

Abb. 6.10 Anordnung der Bestandteile des Cyt-P-450-abhängigen Monooxygenasesystems im endoplasmatischen Retikulum (ER). Nach Ruckpaul

Die zweite enzymatische Komponente des Cyt-P-450-abhängigen Monooxygenase-Systems ist das Flavinenzym **NADPH-Cytochrom-P-450-Reduktase**. Diese ist benachbart zum Cyt P-450 in der ER-Membran angeordnet (Abb. 6.10) und dient der Übertragung von zwei Elektronen vom NADPH + H^+ auf das Cyt P-450-Hämeisenzentrum in zwei distinkten Reduktionsschritten. Für den ungestörten Elektronentransfer ist die Ausbildung von Clusterstrukturen zwischen Cyt P-450 und der Reduktase in den Membranen des endoplasmatischen Retikulums (ER) unter Beteiligung von Phospholipiden erforderlich. Bei In-vitro-Versuchen ließen sich verschiedene Cyt-P-450-Isoenzyme die aus verschiedenen Spezies isoliert wurden, mit NADPH-Cyt-P-450-Reduktasen rekonstituieren, wobei die Zugabe von Phosphatidylcholin für die Ausbildung der Clusterstrukturen essenziell war. Für die enzymatische Aktivität spielte die Herkunft der Reduktase jedoch eine untergeordnete Rolle.

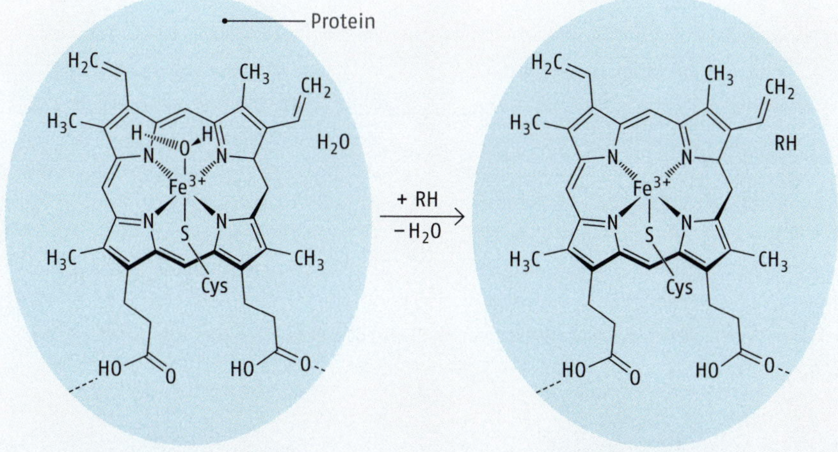

+ RH
$-H_2O$

6-fach koordiniertes
Low-Spin-Fe(III)-Thiolat
S = 1/2, g-Werte: 2,42, 2,26, 1,91
Redoxpotenzial: −300 mV

5-fach koordiniertes
High-Spin-Fe(III)-Thiolat
S = 5/2, g-Werte: 7,8, 3,8, 1,8
Redoxpotenzial: −173 mV

Abb. 6.11 Bindung des Substrats (RH) am Cyt-P-450 unter schneller Verschiebung des Spingleichgewichts. Modif. nach Lippard u. Berg

Die im Ruhezustand (bei Substratabwesenheit) vorwiegend vorliegende Low-Spin-Form des hexakoordinierten Fe(III)-Komplexes weist ein besonders stark negatives Fe(II)-/Fe(III)-Redoxpotenzial auf. Dieses beträgt isoenzymabhängig −300 bis −400 mV. Dadurch wird bei Substratabwesenheit die Reduktion des Hämeisens und damit die Leerlaufreaktion verhindert, die in diesem Fall zu nicht benötigten und damit zelltoxikologisch bedenklichen reaktiven Sauerstoffspezies führen würde. In Gegenwart von Substratmolekülen, deren Bindung durch hydrophobe Wechselwirkungen an der Substratbindungsstelle in der Proteinkomponente in der Nähe des Hämzentrums erfolgt, kommt es zu einer Verdrängung von Wasser aus der Substratbindungstasche sowie von der 6. Koordinationsstelle am Hämeisen. Die Schwächung des Ligandenfeldes führt zu einer schnellen Verschiebung des Spingleichgewichts in Richtung High-Spin-Fe(III)-Form (Abb. 6.11 u. Abb. 6.12, A). Diese ist mit einer Erhöhung des Redoxpotenzials um 170 mV verbunden. Damit wird die Übertragung eines Elektrons von der Reduktase auf das Cyt P-450 wesentlich erleichtert und die Reduktion zum Fe(II)-High-Spin-Komplex ermöglicht. Dieser 1. Reduktionsschritt im Reaktionszyklus wird durch die NADPH-Cyt-P-450-Reduktase vermittelt. Deren prosthetische Gruppe besteht aus Flavin-Adenin-Dinucleotid (FAD) und Flavin-Mononucleotid (FMN) im Verhältnis 1 : 1, über die der Elektronentransfer vom NADPH auf das Cyt P-450 in zwei Schritten erfolgen kann.

Der nach Reduktion resultierende Cyt-P-450-Fe(II)-High-Spin-Komplex (Abb. 6.12, B) ist aufgrund der spezifischen Ausrichtung seiner Elektronen wie andere zweiwertige Hämoproteine in der Lage, das biradikalische Sauerstoffmolekül zu binden, wobei zunächst eine Eisen(II)-Sauerstoff-Zwischenstufe resultiert (Abb. 6.12, C).

Da CO eine höhere Affinität zum Cyt-P-450-Fe(II)-Komplex (Abb. 6.12, B) besitzt als O_2 kann der Reaktionszyklus an dieser Stelle durch CO unterbrochen werden. Darauf

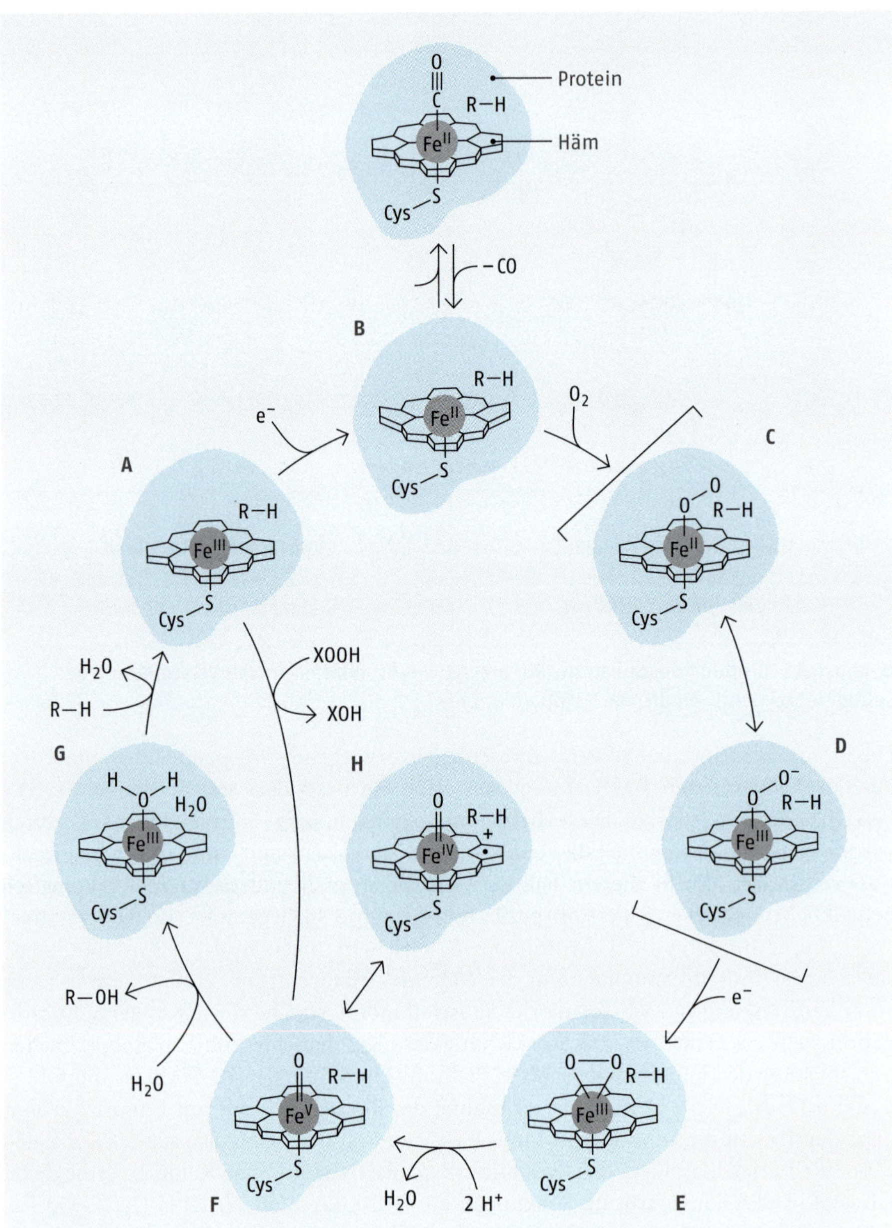

o Abb. 6.12 Reaktionszyklus des Cyt-P-450-abhängigen Monooxygenasesystems. Modif. nach Lippard u. Berg

beruht die Hemmbarkeit von Cyt-P-450-abhängigen Reaktionen durch CO, die als Beweis für die Beteiligung von Cyt P-450 an einer Biotransformationsreaktion herangezogen wird. Das Absorptionsmaximum der Soret-Bande des Eisen(II)-CO-Komplexes von Cyt P-450 erscheint nicht wie bei den meisten Hämoproteinen bei 420 nm, sondern bei 450 nm. Dies veranlasste die Entdecker (Klingenberg u. Garfinkel 1958) das Enzym als

Cytochrom P-450 (P für Pigment) zu bezeichnen. Auf der Grundlage des von Omura und Sato bestimmten molaren Absorptionskoeffizienten von 91 $mM^{-1} \cdot cm^{-1}$ bei 450 nm kann der Fe(II)-CO-Komplex für die Quantifizierung von Cyt P-450 dienen.

Ausgehend von der Eisen(II)-Sauerstoff-Zwischenstufe (**o** Abb. 6.12, C) kommt es nach der O_2-Bindung durch intramolekulare Elektronenverschiebung zur Bildung eines Substrat-Cyt-P-450-Fe(III)-Superoxokomplexes (**o** Abb. 6.12, D). Dieser ternäre Komplex kann ein weiteres Elektron aufnehmen (2. Reduktionsschritt). Diese Reduktion kann auch durch das System NADH-Cytochrom-b_5-Reduktase via Cytochrom b_5 im ER der Leberzelle realisiert werden. Der zweite Reduktionsschritt bewirkt durch Reduktion des Sauerstoffs im Ternärkomplex zur Peroxidstufe die Bildung des aktivierten Ternärkomplexes (**o** Abb. 6.12, E). Formal kann die kurzlebige Zwischenstufe als Eisen(III)-Peroxid-Komplex mit unbekanntem Protonierungszustand formuliert werden. Im weiteren Verlauf des Zyklus treten Zwischenprodukte und Reaktionsschritte auf, über die bislang wenig bekannt ist. Wichtig ist die heterolytische Spaltung der O–O–Bindung unter Bildung von Wasser nach Addition von Protonen. Es entsteht ein Ferryl-Sauerstoffkomplex (**o** Abb. 6.12, F), der das Substrat oxygeniert. Er wird als **Oxenoid** bezeichnet. Weiterhin kann das π-System des Porphyrinrings selbst zu einem Radikalkation oxidiert werden (**o** Abb. 6.12, H). Im Anschluss erfolgt die homolytische Spaltung der C-H-Bindung und die sehr schnelle Rekombination mit der Fe-OH-Einheit, wobei das monoxygenierte Produkt (ROH) entsteht:

$$R - H + Fe^{V} = O \rightarrow [R \cdot + Fe^{IV} - OH] \rightarrow ROH + Fe^{III}$$ Gleichung 6.1

Der letzte Schritt des Katalysezyklus ist das Abdissoziieren des Produkts. Es entsteht der Ausgangskomplex G. Vor seiner Freisetzung ist die hydroxylierte Verbindung vermutlich kurze Zeit an das Fe(III)-Porphyrin-Zentrum koordiniert.

Die Tatsache, dass nach Spaltung des Sauerstoffs ein Atom auf das Substrat übertragen wird (Monooxygenasereaktion) und das zweite zu Wasser reduziert wird (Oxidasereaktion) führte für das Enzymsystem auch zu der Bezeichnung „Mischfunktionelle Oxidase" (MfO, Masson 1955).

Bislang ist der geschwindigkeitsbestimmende Schritt des Cyt-P-450-abhängigen Katalysezyklus nicht genau bekannt. Wahrscheinlich ist es die Aufnahme des zweiten Elektrons oder eine der beiden darauffolgenden Reaktionen.

Wie in **o** Abb. 6.12 dargestellt, können die Schritte der Reduktion und der O_2-Bindung umgangen werden, wenn zum Cyt-P-450-Enzym mit gebundenem Substrat Peroxid (XOOH) hinzukommt. Dieser **Peroxid-Shunt** führt dann zur Oxenoid-Zwischenstufe und anschließenden Substratoxygenierung.

In den Nebenieren und in Mitochondrien der Säugerleber sowie bei Bakterien existieren Cyt-P-450-abhängige Monooxygenasesysteme, bei denen der Elektronentransfer von NADPH bzw. NADH auf das Cyt P-450 über ein FAD oder FMN enthaltendes Flavoprotein und zusätzlich über ein Nichthäm-Eisen-Schwefelprotein (z. B. Ferredoxin, Adrenodoxin, Hepatoredoxin bzw. Putidaredoxin) erfolgt, das im ER der Leber nicht benötigt wird.

In den Lebermikrosomen findet man ein zweites Redoxsystem, dessen terminales Enzym **Cytochrom b_5 (Cyt b_5)** ist. Es ist NADH-abhängig und wirkt mit einem Flavoprotein, der **NADH-Cyt-b_5-Reduktase**, zusammen. Mit diesem System kann ebenfalls ein

6

Elektron auf den Cyt-P-450-Substrat-Komplex übertragen werden und damit der zweite Reduktionsschritt im Cyt-P-450-Reaktionszyklus synergistisch zur NADPH-Cyt-P-450-Reduktase über Cyt b_5 mit Hilfe der NADH-Cyt-b_5-Reduktase erfolgen (s. o.). Offenbar stellt das Cyt-b_5-/NADH-Cyt-b_5-Reduktase-System eine Art „Reserve" dar, die Bedeutung erlangen kann, wenn die NADPH-Cyt-P-450-Reduktase-Kapazität erschöpft ist. In den Lebermikrosomen kommen immerhin auf ein Molekül dieses Flavoproteins 20 Moleküle Cyt P-450.

Der Gesamtverlauf der mikrosomalen Substratoxidation entspricht der folgenden stöchiometrischen Gleichung:

$$R - H + O_2 + NADPH + H^+ \rightarrow R - OH + H_2O + NADP^+ \quad \text{Gleichung 6.2}$$

Wichtig für die Regulation der Aktivität von Cyt P-450 auf der molekularen Ebene ist die Existenz eines thermischen Gleichgewichts von zwei Konformationen des Cyt P-450 mit unterschiedlichen optischen und magnetischen Eigenschaften: die High-spin-Konformation mit einem Elektronenspin S = 5/2 und einer Soret-Bande bei 390 nm und die Low-spin-Konformation mit S = 1/2 und einer Soret-Bande bei 417 nm. Das High-spin-Konformer ist aufgrund seines weniger stark negativen Redoxpotenzials leichter reduzierbar (s. o.). Seine Konzentration bestimmt somit die Reduktionsgeschwindigkeit des Hämeisens (im Reaktionszyklus).

Bei Substratbindung führen unterschiedliche Affinitäten der Konformere zum Substrat zur Verschiebung des Gleichgewichts und damit zur Ausbildung von Differenzspektren (auch als Substratbindungsspektren bezeichnet). Pharmaka und andere Fremdstoffe bilden mehrere Arten von Differenzspektren mit Cyt P-450 aus.

Typ-I-Substrate (die meisten Arzneistoffe) besitzen eine höhere Affinität zum High-Spin-Konformer. Sie bewirken bei Bindung eine Verschiebung des Gleichgewichts zugunsten dieser Konformation, deren höhere Konzentration durch die Ausbildung eines sog. **Typ-I-Spektrums** angezeigt wird (Absorptionsmaximum bei 390 nm, Minimum bei 417 nm). Einige Substrate (vor allem Alkohole und Ketone) haben dagegen eine höhere Affinität zum Low-Spin-Konformer und ergeben ein sog. **inverses Typ-I-Spektrum** (Maximum bei etwa 420 nm, Minimum bei 385–390 nm). Eine weitere Gruppe von Substanzen (u. a. Anilin-, Pyridin-, Imidazolderivate) begünstigt ebenfalls die Low-spin-Konformation, bewirkt aber zusätzlich eine bathochrome Verschiebung der Absorptionsbanden (Maxima zwischen 425 und 445 nm, Minima zwischen 390 und 420 nm; **Typ-II-Spektren**). Ursache für diese Rotverschiebung sind Ligandenwechselwirkungen dieser Substanzen mit dem Hämeisen. Viele dieser Verbindungen wirken daher auch als Cyt-P-450-Inhibitoren (▸ Kap. 7.7.3).

Gewisse Unterschiede in den Substratbindungsspektren werden auch bei den unterschiedlichen Cyt-P-450-Isoenzymen beobachtet.

Die geringe Substratspezifität des mikrosomalen Monooxygenasesystems veranlasste Axelrod 1956, mehrere Enzymformen zu postulieren. Seit etwa 20 Jahren ist durch die Anwendung der Polyacrylamid-Gelelektrophorese in Gegenwart ionischer und insbesondere nichtionischer Detergenzien die Isolierung zahlreicher multipler Formen von Cyt P-450 gelungen, die nach den vorliegenden molekulargenetischen Befunden als echte **Isoenzyme** anzusehen sind. Wegen der hydrophoben Natur des Säuger-Cyt-P-450 wird es gewöhnlich in Form von Aggregaten der scheinbaren relativen Molekülmassen (im Folgenden Molmassen) zwischen 300 000 und 500 000 Dalton isoliert. Durch Gelfiltration und Ultrazentrifugation ist die Bestimmung der Molmassen nicht möglich, dagegen können Proteine, deren Molmassen sich um 1 000 Dalton unterscheiden, durch Gelelektrophorese getrennt werden. In den letzten Jahrzehnten sind große Fortschritte bei der Aufklärung der Primärstrukturen einer großen Zahl von Isoenzymen aus Bakterien, Säugetierspezies und anderen Lebewesen insbesondere durch die Gen-Klonierung unter Einbeziehung von PCR-Techniken und Sequenzierung ihrer kodierenden DNA (cDNA) erzielt worden. Daneben wurden mit der Gewinnung des in gelöster Form vorkommenden bakteriellen Cyt P-450 cam aus *Pseudomonas putida* in kristalliner Form und dessen Röntgenstrukturanalyse erstmalig Informationen über die Raumstruktur einer Cyt-P-450-Isoform erhalten.

Die Isoenzyme unterscheiden sich in ihren spektralen Eigenschaften (CO-Differenzspektren mit Maxima zwischen 447 und 452 nm), in ihrer sich häufig überlappenden Substratspezifität, in ihrer Hemm- und Induzierbarkeit (▸ Kap. 7.7.3) und ihren Polypeptidketten, die relative Molmassen zwischen 47 000 und 66 000 Dalton aufweisen. Neben induzierbaren Formen existieren auch konstitutive Isoenzyme.

Im humanen Genom kommen mehr als 60 Isoenzyme vor. Zusätzlich existieren verschiedene durch Mutationen entstandene Allelvarianten, die einen genetischen Polymorphismus der Cyt-P-450-Isoenzyme bedingen (▸ Kap. 6.3.5).

Die heute verwendete **Nomenklatur der Cyt-P-450-Isoenzyme** beruht auf dem Grad der Übereinstimmung der Primärstrukturen (Sequenzhomologie) und geht auf Nebert et al. (1991) zurück. Die gesamte Hämoprotein-Superfamilie bzw. Supergenfamilie trägt die Kurzbezeichnung CYP. Die Isoenzyme werden bei einer > 40 proz. Homologie der Nucleotid- bzw. Aminosäurensequenz der gleichen Familie zugeordnet. Sie wird mit einer arabischen Zahl (z. B. CYP3) gekennzeichnet. Enzyme mit einer > 55 proz. Sequenzhomologie werden zu einer Subfamilie zusammengefasst, die mit einem folgenden Großbuchstaben bezeichnet wird (z. B. CYP3A), während die einzelnen Isoenzyme (mit einer > 97 proz. Sequenzhomologie) durch eine weitere arabische Zahl gekennzeichnet werden (z. B. CYP3A4). Bei genetischen Polymorphismen folgt auf die Bezeichnung des Isoenzyms die Bezeichnung der entsprechenden Allelvarianten (z. B. CYP2D6*1/*2).

In ◘ Tab. 6.7 wird eine Auswahl von humanen Cyt-P-450-Isoenzymen, die für den Metabolismus von Xenobiotika inkl. Arzneistoffen, endogenen Steroiden, Fettsäuren, D-Vitaminen, Retinsäuren u. a. eine wichtige Rolle spielen, mit ausgewählten Substraten, Induktoren und Inhibitoren sowie Angaben zum Vorkommen aufgelistet.

Die Cyt-P-450-Isoenzyme sind eine erdgeschichtlich sehr alte Großfamilie von Hämoproteinen (bzw. eine Supergenfamilie), die in praktisch allen terrestrischen Lebensformen von Bakterien bis zum Menschen verbreitet sind. Ihre Hauptexpression lässt sich beim Menschen in der Leber feststellen. Extrahepatisch kommen sie vor allem in Lunge, Darm, Nieren u. a. vor. Ihre Hauptaufgabe ist der oxidative Abbau zahlreicher körpereigener und körperfremder Substanzen (Xenobiotika, inkl. Arzneistoffe). Sie katalysieren praktisch fast alle Oxidationen organischer Substrate durch O_2, sind an der Biosynthese von Steroiden, Prostaglandinen und Retinoiden beteiligt, spielen bei der Überführung von lipophilen Substanzen in exkretierbare hydrophile Metaboliten, bei der Entgiftung schädlicher Substanzen sowie in einigen Fällen aber auch bei der Erzeugung hoch aktiver geno- und zytotoxischer Metaboliten von Fremdstoffen eine wesentliche Rolle.

Tab. 6.7 Auswahl von P-450-Isoenzymen des Menschen. Nach Borchert

Enzym	Substrate	Induktoren	Inhibitoren	Organ	Relativer Anteil (%)	Variabilität (Faktor)
CYP1A1	Polycyclische Aromaten, z. B. Benzo(a)pyren	3-Methylcholanthren	α-Naphthoflavon	Lunge, Plazenta, Lymphozyten, Haut	0	
CYP1A2	Coffein, Verapamil, Theophyllin, Phenacetin, Aflatoxin B_1, Arylamine	Rauchen, Omeprazol, gegrilltes Fleisch	Enoxacin, Burafyllin, Fluvoxamin	Leber	5	50
CYP2A6	Coumarin, Diethylnitrosamin	Phenobarbital	Diethyldithiocarbamat	Leber	<1	100
CYP2B6	Phenobarbital, Ifosfamid	Phenobarbital, Phenytoin	SKF-525 A, Chloramphenicol	Leber		
CYP2C8	Benzphetamin, Phenytoin, Retinol, Warfarin	Rifampicin, Phenobarbital	Cimetidin	Leber		
CYP2C9	Tolbutamid, Hexobarbital	Rifampicin, Phenobarbital	Sulfophenazol	Leber, Dünndarm	20	
CYP2C19	S-Mephenytoin, Diazepam, Omeprazol		Cimetidin	Leber		
CYP2D6	Debrisoquin, Dextromethorphan, Spartein, Codein, Paroxetin, viele andere Arzneistoffe		Chinidin, Paroxetin	Leber	<1	100
CYP2E1	Ethanol, Enfluran, Chlorzoxazon, Nicotin	Ethanol, INH	Disulfiram, 4-Methylpyrazol	Leber, Darm, Speiseröhre	20	100
CYP3A4	Ciclosporin, Verapamil, Nifedipin, Terbinafin, Lovastatin, Lidocain, Sertralin, Sanquinavir	Rifampicin, Phenobarbital, Dexamethason	Ketoconazol, Cimetidin, Verapamil, Grapefruit	Leber, Darm	10–60	50

Aminoxidasen

Aminoxidasen sind Schlüsselenzyme der oxidativen Desaminierung zahlreicher biogener Amine. Dazu gehören z. B. monoaminerge Neurotransmitter und andere biogene Amine, wie Adrenalin, Histamin und Serotonin.

Die Aminoxidasen können unterteilt werden in:

- FAD-abhängige Aminoxidasen; zu ihnen gehören die Monoaminooxidasen A und B (MAO A und MAO B) und die Polyaminoxidase,
- semicarbazidsensitive Aminoxidasen (SSAO); dazu zählen die Plasma-SSAO, Diaminoxidasen und Lysyloxidasen,
- mikrosomale N-Oxidase.

Monoaminoxidasen (MAO)

Hare entdeckte 1928 ein Enzym, das die oxidative Desaminierung von Tyramin katalysiert. Später stellte man fest, dass dieses Enzym auch Katecholamine und andere biogene Amine oxidiert. Deshalb wurde es Monoaminooxidase (MAO) genannt.

Es handelt sich um ein Flavin-Adenin-Dinukleotid-(FAD-)abhängiges Enzym, das sich hauptsächlich an der äußeren mitochondrialen Membran befindet, in geringen Mengen auch im Zytosol. Es existieren zwei funktionelle Isoformen, MAO A und MAO B. Die kodierenden Gene bestehen aus 15 Exons. Sie zeigen eine identische Exon-Intron-Organisation, was auf ein gemeinsames Ursprungsgen schließen lässt. Die aktiven Formen des Enzyms sind Homodimere mit Molmassen von 59700 (MAO A) und 58800 Dalton (MAO B). Sie unterscheiden sich hinsichtlich ihrer Primärstruktur (es besteht allerding eine 70%ige Aminosäuresequenzhomologie), Substratspezifität, Inhibitorsensitivität, Gewebeverteilung und der immunologischen Eigenschaften.

Serotonin wird hauptsächlich durch die MAO A abgebaut. Die MAO B bevorzugt Phenylethylamin als Substrat. Die Substratspezifität der jeweiligen Isoform nimmt jedoch bei höheren Substratkonzentrationen ab. Dann kann die eine Isoform die Aufgaben der anderen Isoform übernehmen. So wird beispielsweise Serotonin in höheren Konzentrationen auch durch die MAO B oxidiert. Tyramin und Dopamin sind Substrate beider Isoformen der MAO.

Die MAO ist in den meisten Geweben des Menschen zu finden. Im ZNS und in der Leber sind beide Isoenzyme stark exprimiert. Die Plazenta enthält vorwiegend MAO A, in den Thrombozyten und Lymphozyten wird nur MAO B exprimiert.

Die Monoaminoxidasen katalysieren die oxidative Desaminierung verschiedener endogener und exogener biogener Amine wie beispielsweise der Neurotransmitter Noradrenalin und Adrenalin. Diese Substrate des Enzyms sind also primäre und sekundäre Amine mit kleinen Substituenten. Strukturelle Voraussetzung für die Umsetzung ist eine Methylengruppe in Nachbarstellung zum N-Atom. Die Reaktion wird durch eine Abstraktion von zwei Wasserstoffatomen unter Bildung eines Aldimins als Intermediat eingeleitet. FAD nimmt dabei die Wasserstoffatome auf. Der zweite Schritt ist die hydrolytische Spaltung des Aldimins in den Aldehyd und das Amin. In einer weiteren Reaktion wird $FADH_2$ zum FAD reoxidiert. Dabei entsteht H_2O_2, das unter Umständen einen oxidativen Stress auslösen kann (○ Abb. 6.13).

Der gebildete Aldehyd wird mittels einer Aldehydreduktase bzw. einer Aldehyddehydrogenase schnell zu einem Alkohol reduziert bzw. zur Säure oxidiert.

Hemmstoffe der MAO A (Tranylcypromin, Moclobemid) werden zur Therapie von Depressionen eingesetzt, während Hemmstoffe der MAO B (Selegilin) bei der Therapie

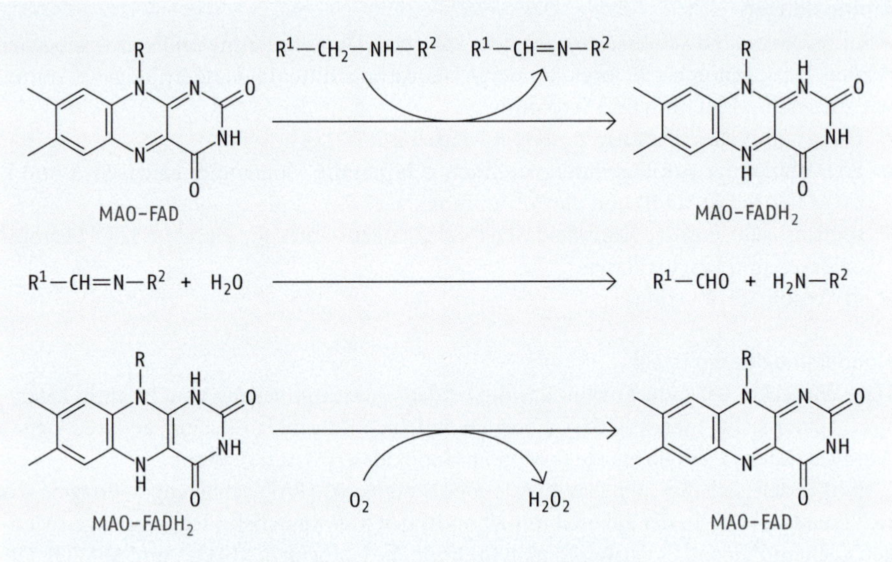

$$\text{MAO-FAD} + R^1\text{—}CH_2\text{—}NH\text{—}R^2 \longrightarrow \text{MAO-FADH}_2 + R^1\text{—}CH{=}N\text{—}R^2$$

$$R^1\text{—}CH{=}N\text{—}R^2 + H_2O \longrightarrow R^1\text{—}CHO + H_2N\text{—}R^2$$

$$\text{MAO-FADH}_2 + O_2 \longrightarrow \text{MAO-FAD} + H_2O_2$$

Abb. 6.13 Katalytischer Mechanismus der Monoaminoxidase

des Morbus Parkinson verwendet werden. Nichtselektive MAO-Hemmer können nahrungsbedingt zu schwerwiegenden Nebenwirkungen führen. So traten nach Genuss von Käse und weiteren Nahrungsmitteln, die Tyramin oder andere biogene Amine enthalten, Hypertonien auf, die auf einen Anstieg von blutdrucksteigernden biogenen Aminen im Serum zurückgeführt werden können (sog. „cheese effect"). Die für diese Reaktion verantwortliche MAO-A ist im Darm lokalisiert.

Diaminoxidase (DAO)

Die **Diaminoxidase** (**DAO, Histaminase**) ist ein kupferhaltiges Enzym, das Histamin, Putreszin und andere biogene Amine abbauen kann. Das Enzym wird beim Menschen im Darm, in den Nieren und in der Plazenta exprimiert. Ein Mangel an DAO soll zur sogenannten Histamin-Intoleranz führen. Kontrollierte Einzelstudien und eine umfassende Metaanalyse aus dem Jahr 2003 konnten bisher jedoch keine wissenschaftlichen Nachweise für die postulierte Nahrungsmittelintoleranz durch biogene Amine wie das Histamin finden. Das Nahrungsergänzungsmittel DAOSiN® enthält Schweinenierenextrakte, die auch Diaminoxidase enthalten sollen. Bis Februar 2008 wurde das Produkt unter dem Namen Pellind® verkauft. Wirksamkeitsstudien hat der Hersteller bisher nicht vorgelegt.

Mikrosomale N-Oxidase

Die **mikrosomale N-Oxidase**, die auch in Mitochondrien vorkommt, katalysiert die N-Oxidation vieler Xenobiotika mit sekundärer (→ Hydroxylamine) und tertiärer aliphatischer Aminogruppe (→ N-Oxide) sowie von Hydrazinen. N-Oxide aromatischer Amine werden vom mikrosomalen Monooxygenase-System gebildet.

Das FAD-enthaltende NADPH-abhängige Flavoprotein, das auch Thiole und Thioamide S-oxidiert, ist aus Schweineleber als homogenes Enzym durch SDS-Gelelektrophorese erhalten worden (Molmasse etwa 65 000 Dalton). Es ist auch ein bedeutender Bestandteil der Proteine menschlicher Lebermikrosomen. Bisher gibt es keine Hinweise

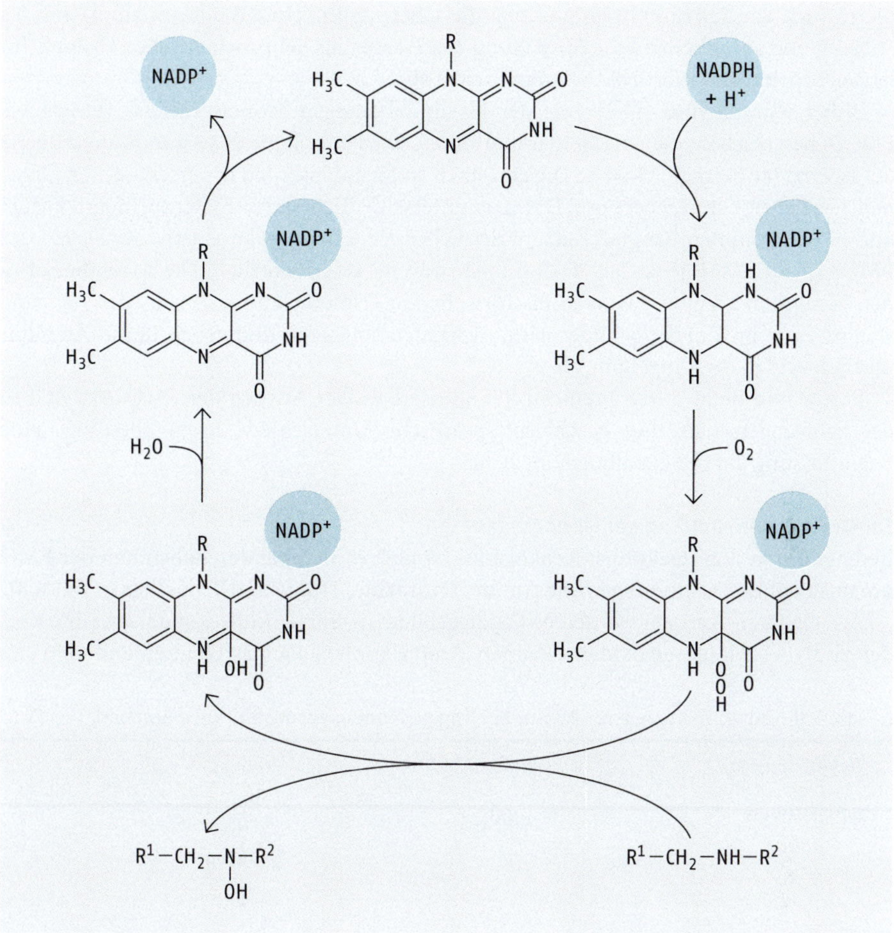

o Abb. 6.14 Reaktionsmechanismus der FMO-vermittelten Oxygenierung. Modif. nach Marquardt und Schäfer

für eine Induzierbarkeit dieses Enzyms. Das native Enzym liegt wahrscheinlich als Gemisch aus Oktamer und Tetramer der oben beschriebenen Untereinheit vor.

Flavin-abhängige Monooxygenasen (FMO)

Die von Ziegler erstmalig beschriebenen Flavin-abhängigen Monooxygenasen (FMO) stellen eine weitere am Fremdstoffmetabolismus beteiligte Monooxygenasefamilie dar. Die FAD-haltige FMO ist kein Häm-Protein, ähnelt aber trotzdem den Cytochrom-P-450-Enzymen in mancher Hinsicht. Beide sind membrangebundende Enzyme des endoplasmatischen Retikulums. Für die katalytische Umsetzung benötigen sie molekularen Sauerstoff und NADPH. Oft können Fremdstoffe sowohl von Cytochrom P-450 als auch von den FMOs metabolisiert werden. Die FMO hat ein kleineres Substratspektrum und kann im Gegensatz zum Cytochrom P-450 keine C-H-Bindungen oxidieren. Weiterhin unterscheidet sich der Reaktionsmechanismus grundlegend (**o** Abb. 6.14).

Zunächst bindet NADPH an das Enzym und reduziert die prosthetische Gruppe FAD zum $FADH_2$. Diese wird im Anschluss durch Sauerstoff zum Hydroperoxy-FADH oxidiert. Nach der Substratbindung erfolgt die Übertragung eines Sauerstoffatoms auf das Substrat und anschließend die Abspaltung von Wasser aus der prosthetischen Gruppe. Im letzten Schritt dissoziiert $NADP^+$ vom Enzym ab.

Bisher wurden fünf Isoenzyme der Flavin-abhängigen Monooxygenase (FMO1 bis FMO5) beschrieben, die eine Genfamilie bilden. Die Homologie der Aminosäuresequenz der Isoenzyme beträgt 50–60 %. Die einzelnen Isoformen werden in verschiedenen Organen, wie Leber, Lunge, Niere und Darm, in unterschiedlichem Ausmaß exprimiert. FMO3 und FMO5 kommen hauptsächlich in der Leber vor. Ein seltener genetischer Defekt der FMO3 ist für das sogenannte „Fish-odor-Syndrom" verantwortlich. Die davon betroffenen Menschen können das nach Fisch riechende Trimethylamin, das aus der Nahrung stammt oder im Körper gebildet wird, nicht metabolisieren und geben es mit Atemluft und Schweiß in die Umgebung ab.

FMOs sind nicht durch Fremdstoffe induzierbar. Der Anstieg der FMO-Aktivität in der Schwangerschaft und geschlechtsspezifische Unterschiede legen allerdings eine Beeinflussung durch Sexualhormone nahe.

Substrate Flavin-abhängiger Monooxygenasen

Bedingt durch den Reaktionsmechanismus handelt es sich bei den Substraten der FMO um nucleophile Verbindungen wie Amine, Hydrazine, Thiole und Thioether (▫ Tab. 6.8).

Aus tertiären Aminen werden N-Oxide gebildet, primäre und sekundäre Amine werden zu Hydroxylaminen oxidiert. Primäre Amine können auch zu Oximen und weiter zu

▫ **Tab. 6.8** Substratbeispiele für Flavin-abhängige Monooxygenasen. Nach Borchert

Verbindungstyp	Funktionelle Gruppe	Produkt
Tertiäre Amine	$R{-}NR'_2$	$R{-}N^{+}(O^{-})(R'){-}R'$
Sekundäre Amine	$R{-}NHR'$	$R{-}N(OH)R'$
Hydroxylamine	$R{-}N(OH)R'$	$R{-}N(=O)R'$ (Nitron)
1,1-disubstituierte Hydrazine	$R{-}CH_2{-}N(R'){-}NH_2$	$R'{-}N{-}NH_2$ + $R{-}CHO$
Thiole	$R{-}SH$	$R{-}S{-}S{-}R$
Disulfide	$R{-}S{-}S{-}R$	$R{-}SO_2^-$
Thioether	$R{-}S{-}R$	$R{-}S(=O)_2{-}R$

Nitronen oxidiert werden, während aus Thiolen und Thioethern Sulfoxide entstehen können.

Verbindungen, die eine anionische Gruppe enthalten, werden vom aktiven Zentrum der FMO ausgeschlossen. Dadurch sind offensichtlich physiologische Zellbestandteile, die häufig negativ geladene Gruppen tragen, vor der Oxidation geschützt. Die frühere Annahme, dass stärker basische Amine (pK_a-Werte 8–11) durch FMOs, nichtbasische Stickstoffverbindungen wie Amide von Cyt P-450 und aromatische Amine durch beide Enzymsysteme oxidiert werden, kann nach neueren Untersuchungen nicht aufrechterhalten werden.

Ob die FMO zur Entgiftung beiträgt oder zu aktivierten Metaboliten führt, hängt vom jeweiligen Substrat ab. N-Oxide tertiärer Alkylamine sind in der Regel Entgiftungsprodukte. Weniger klar ist die Situation bei sekundären Aminen und Hydrazinen, die potenziell toxische Hydroxylamine bzw. monosustituierte Hydrazine bilden können. Bei Thioverbindungen ist vor allem die Oxidation organischer Thiophosphorsäureester zu stärker wirksamen Cholinesterasehemmern und die Ausschleusung von Glutathion (GSH) aus der Leber, z. B. durch die aus Thioharnstoff gebildete Sulfensäure, toxikologisch zu beachten. Letztere wird durch GSH unter Bildung von GSSG zur Ausgangsverbindung reduziert. Dies kann zur Erschöpfung des zellulären GSH-Pools führen.

Alkoholdehydrogenasen (ADH)

Alkoholdehydrogenasen sind Enzyme, die vor allem im Zytosol von Leber-, Nieren- und Lungenzellen in Form von verschiedenen Isoenzymen vorkommen. Sie haben meist eine ausgeprägte Substratspezifität. Am besten bekannt sind kristallisierbare Alkoholdehydrogenasen aus dem Zytosol von Pferde- und Menschenleber mit Molmassen von etwa 80 000 Dalton. Sie dehydrieren NAD^+-abhängig primäre Alkohole schneller (Methanol < Ethanol < Propanol < Butanol) als sekundäre, aber auch aromatische Hydroxymethylgruppen (nach primärer Oxygenierung entstanden). Die Leberalkoholdehydrogenase ist bereits durch relativ niedrige Ethanolmengen abzusättigen, so dass Ethanol eine nichtlineare Pharmakokinetik zeigt (▸ Kap. 4.2). Alkoholdehydrogenasen können auch die Reduktion von Carbonylverbindungen katalysieren (s. reduzierende Enzyme). Tertiäre Alkohole kann die ADH nicht oxidieren.

Im Menschen existieren mindestens sechs geringfügig unterschiedliche Alkoholdehydrogenasen. Alle sind Dimere aus zwei Polypeptidketten, wobei jede Untereinheit zwei Zinkionen (Zn^{2+}) enthält. Eines dieser Ionen ist essenziell für die Funktion des Enzyms. Es ist am aktiven Zentrum lokalisiert und stabilisiert die Hydroxylgruppe des Alkohols.

Für die nach übermäßigem Alkoholkonsum auftretenden Unverträglichkeiten und toxischen Wirkungen ist vor allem der aus Ethanol gebildete Acetaldehyd verantwortlich, der zu Blutdruckabfall und Übelkeit führt. Die Alkoholdehydrogenase ist auch verantwortlich für die noch stärker ausgeprägte Toxizität von anderen Alkoholen: z. B. oxidiert sie Methanol zu dem wesentlich giftigeren Produkt Formaldehyd, Ethylenglykol zu dem ebenfalls toxischen Glykolaldehyd, Propylenglykol zu Lactaldehyd und Isopropanol zu Aceton. Die konventionelle Behandlung dieser Art von Vergiftungen besteht in der Applikation von Ethanol, der bevorzugt in der Leber umgesetzt wird. Ethanol hat eine viel höhere Affinität zur ADH als Methanol und blockiert dessen Umsetzung. Solange der Ethanolabbau stattfindet, wird z. B. Methanol nicht zum Formaldehyd metabolisiert, sondern durch die Nieren ausgeschieden. Somit tritt keine Vergiftung des Körpers durch den Formaldehyd auf. Außerdem existiert mit Fomepizol (4-Methylpyrazol) die Möglichkeit, die ADH kompetitiv zu hemmen. Fomepizol besitzt eine 500- bis 1 000-mal höhere Affinität zur ADH als Ethanol und wird als Antidot zur Behandlung von akuten Vergiftungen mit Ethylenglykol eingesetzt. Ein weiterer Inhibitor ist 2-Fluor-Ethanol. Außerdem hemmen alle Rheumamittel/Schmerzmittel vom Typ der NSAR mehr oder minder stark die ADH.

Aldehyddehydrogenasen (ALDH)

Die Aldehyddehydrogenasen kommen ebenfalls in Form von verschiedenen Isoenzymen im Zytosol vor allem der Leberzellen vor (ALDH 1, ALDH 2) oder in Mitochondrien (ALDH 3). Im Menschen existieren 16 Isoenzyme, die sich neun Familien zuordnen lassen. Sie zeichnen sich durch eine breite Substratspezifität aus und sind beim Alkoholabbau in der Leber für die allgemein schnelle Oxidation des Acetaldehyds zum Acetat verantwortlich. Da sich die Isoenzyme der ADH und der ALDH im Hinblick auf ihre Abbaukinetik stark unterscheiden können, erklären sich auch interindividuelle Unterschiede in Bezug auf den Akoholabbau und damit die Alkoholverträglichkeit beim Menschen (z. B. der **No-fun/high-headache-Phänotyp**). Von Bedeutung ist die Hemmung der ALDH durch Disulfiram (Antabus®) für die Behandlung des Rückfallrisikos von „trockenen" Alkoholikern, die darauf beruht, dass mit dem Ansteigen der Konzentration des aus Ethanol gebildeten Acetaldehyds, der sonst schnell weiter oxidiert wird, die Alkoholverträglichkeit abnimmt (Auftreten von Blutdruckabfall, Übelkeit und „Brummschädel"). Bestimmte genetische Varianten der ALDH, die bei fast der Hälfte der asiatischen Bevölkerung vorkommen, sind für das sog. Flush-Syndrom verantwortlich (Übelkeit nach Alkoholgenuss, Rötungen der Haut und Schweißausbruch).

Neben den substratunspezifischen ALDH existiert in tierischen Organismen, Pflanzen und Mikroorganismen eine spezifische **Formaldehyddehydrogenase**, die GSH als Cofaktor verwendet und Formaldehyd zu Ameisensäure abbaut. Weiterhin gibt es im Zytosol eine **flavinabhängige Aldehydoxidase**, die mit der **Xanthinoxidase** verwandt ist. Diese hat wegen ihrer hohen Michaelis-Menten-Konstante (K_m) für den Fremdstoffwechsel nur geringe Bedeutung. Eine wichtige Rolle bei der Entgiftung polycyclischer Aromaten spielt dagegen die **Dihydrodioldehydrogenase**, die vicinale Dihydrodiole, die durch Hydrolyse der Epoxide z. B. von polycyclischen Aromaten entstehen, umsetzt. Durch dieses $NADP^+$-abhängige Enzym werden dabei Katechole gebildet.

Xanthinoxidase (XO)

Die Xanthinoxidase oder Xanthindehydrogenase (XDH) ist ein Metalloenzym, das die Oxidation von Hypoxanthin und Xanthin zu Harnsäure in Niere und Leber katalysiert.

$$\text{Hypoxanthin} + O_2 + H_2O \rightarrow \text{Xanthin} + O_2^- + 2\,H^+$$
$$\text{Xanthin} + O_2 + H_2O \rightarrow \text{Harnsäure} + O_2^- + 2\,H^+$$

Das aktive Zentrum des dimeren Enzyms enthält ein Molybdänatom, gebunden in Form des Molybdän-Cofaktors (MoCo). Jede Untereinheit enthält zwei unterscheidbare Zwei-Eisen-Zwei-Schwefel-Cluster ($2Fe_2S$) und ein FAD-Molekül. In Prokaryonten werden die MoCo-Domäne und die $2Fe_2S$/FAD-Domäne von zwei Genen kodiert, in Eukaryonten von einem Gen. Das Enzym kommt daher in Eukaryonten als Homodimer vor, in Prokaryonten als Heterotetramer.

Substrate mit Xanthin-Struktur, die in ihrem Phase-I-Metabolismus durch die Xanthinoxidase umgesetzt werden, sind Coffein, Theophyllin und Theobromin. Weiterhin werden die endogen produzierten Purine in die entsprechenden Harnsäure-Derivate überführt. Erhöhter Harnsäurespiegel kann zu Gicht führen. Mit dem Inhibitor der Xanthinoxidase Allopurinol ist daher eine Behandlung der Gicht möglich. Allopurinol bindet sich fest an die reduzierte Form der Xanthinoxidase und inaktiviert sie somit. Dadurch wird die Produktion der schwerlöslichen Harnsäure verringert und die Konzentration der besser löslichen Verbindungen Xanthin und Hypoxanthin erhöht.

Peroxidasen (POD)

Die meisten Enzyme dieser Klasse verwenden Wasserstoffperoxid als Substrat. Andere Peroxidasen können auch organische Peroxide, z. B. Lipidperoxide, verwenden. Auf die Möglichkeit von Cyt P-450, als Peroxidase zu fungieren, wurde bereits hingewiesen (s. o.). Darüber hinaus sind weitere Enzyme mit Peroxidase-Aktivität bekannt, die in einigen Fällen vor allem in Geweben mit geringer Cyt-P-450-Aktivität für den Fremdstoffmetabolismus eine Rolle spielen können. Hierzu gehören die Wasserstoffperoxid-abhängigen Peroxidasen und die Prostaglandin-H-Synthase (PGS).

Viele Peroxidasen besitzen ein Häm als prosthetische Gruppe. Es kommen aber auch andere prosthetische Gruppen vor, z. B. Selenocystein in der **Glutathionperoxidase**. Dieses Enzym gehört zum antioxidativen Schutzsystem des menschlichen Organismus.

Die POD übertragen Elektronen aus einem leicht oxidierbaren Substrat auf den Akzeptor Wasserstoffperoxid, der zu Wasser reduziert wird. Bei der Oxidation geht das Substrat XH (Phenole, aromatische Amine, Thiole) in ein instabiles Radikal über.

$$2\,X - H + H_2O \rightarrow 2\,(X\cdot) + H_20$$

Das Radikal kann anschließend zu stabilen Endprodukten dimerisieren oder einer Disproportionierung unter Bildung der Ausgangsverbindung und eines Metaboliten, der zwei Elektronen verloren hat, unterliegen. Das Radikal kann auch von reduzierenden Agenzien wie Glutathion (GSH) zur Ausgangsverbindung reduziert werden, wobei GSH der Zelle unter Oxidation zum GS· und Dimerisierung zu GSSG verbraucht wird.

Weiterhin ist die Möglichkeit der Ausbildung kovalenter Bindungen des Substratradikals mit Proteinen und DNA oder RNA toxikologisch zu beachten. Dies ist für eine Reihe kanzerogener Substanzen wie Benzidin, Aminofluoren und Diethylstilbestrol gut belegt. Als Modell wird bei solchen Untersuchungen häufig die Meerrettich-Peroxidase eingesetzt.

Peroxidasen fehlen in der Leber, kommen aber in vielen extrahepatischen Geweben vor, auch in solchen, die über keine Cyt-P-450-Aktivität verfügen, z. B. aktiviert die Myeloperoxidase in peripheren Leukozyten auch verschiedene Wirkstoffe zu zytotoxische Metaboliten.

Prostaglandin-H-Synthase (PGS)

Die Prostaglandin-H-Synthase (PGS, Cyclooxygenase) ist ein hämhaltiger Enzymkomplex, der im Rahmen des Stoffwechsels der Arachidonsäure deren Cyclooxygenierung zu Prostaglandin G_2 (PGG_2) und die anschließende Reduktion von PGG_2 zum Hydroxyendoperoxid (PGH_2) katalysiert. In Gegenwart von Fremdstoffen einschließlich verschiedener Arzneistoffe können diese beim 2. Reaktionsschritt, der Reaktion von PGG_2 zu PGH_2, die Reduktionsäquivalente liefern und dadurch cooxidiert werden.

Im Vergleich zu POD katalysiert PGS im Rahmen dieser Peroxidasereaktion eine viel breitere Palette von Biotransformationsreaktionen, wie z. B. N-Demethylierungen und Hydroxylierungen aromatischer Amine, Sulfoxidationen, Epoxidierungen, Dehydroge-

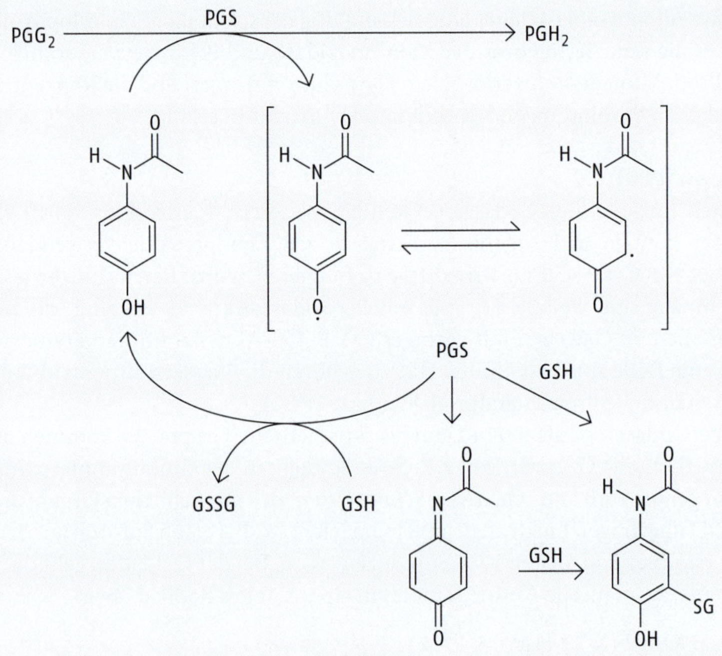

Abb. 6.15 Bioaktivierung von Paracetamol durch Prostaglandin-H-Synthase. Nach Borchert

nierungen von Phenolen und Aminophenolen sowie Oxidationen polycyclischer Aromaten. Letztere führen nicht wie bei Cyt-P-450-katalysierten Reaktionen zu den Arenoxiden sondern liefern Chinone.

Die PGS kommt in den Epithelzellen der meisten Organe vor.

Obwohl der Gesamtbeitrag der PGS am Metabolismus von Wirkstoffen im Vergleich zu Cyt P-450 gering ist, sollte die Möglichkeit der Bioaktivierung durch dieses Enzym in bestimmten Zielgeweben unbedingt beachtet werden. Ein instruktives Beispiel dafür liefert die Toxikologie von Paracetamol. Bei hoher Dosierung des Analgetikums, verstärkt durch Kombination mit Alkohol und Cyt-P-450-Induktion kann es zu schweren Lebernekrosen kommen. Die Lebertoxizität wird auf die Cyt-P-450-katalysierte Bildung elektrophiler Metaboliten (vor allem Benzochinonimin) zurückgeführt. Diese werden gewöhnlich durch Konjugation mit Glutathion inaktiviert. Bei Absenkung des GSH-Spiegels um 80 % und mehr durch hohe Paracetamol-Dosen können die elektrophilen Metaboliten nicht mehr ausreichend inaktiviert werden und es kommt infolge kovalenter Bindung an nukleophile Makromoleküle zu zytotoxischen Effekten. Für die bei hoher Paracetamol-Dosierung auftretenden Nierenschäden wird aufgrund der geringen Cyt-P-450-Aktivität in der Niere hauptsächlich eine Bioaktivierung durch die PGS verantwortlich gemacht (Abb. 6.15).

Reduzierende Enzyme

Die für Reduktionen im Rahmen der Biotransformation wichtigen Substratstrukturen und deren Produkte sind in Tab. 6.9 aufgeführt. Es ist zu unterscheiden zwischen der Reduktion von Aldehyden und Ketonen einerseits und der von Nitro- und Azoverbin-

Tab. 6.9 Substratstrukturen und Produkte der Bioreduktion. Nach Bochert

Funktionelle Gruppe	Produkte
$R-CO-R'$ (Keton, R–C(=O)–R')	$R-CH(OH)-R'$
$R-NO_2$	$R-NO \longrightarrow R-NHOH \longrightarrow R-NH_2$
$Ar-N=N-Ar$	$Ar-NH-NH-Ar \longrightarrow Ar-NH_2$
$R-C(=NOH)-NH_2$	$R-C(=NH)-NH_2$
$R-N=C(NHOH)-NH_2$	$R-N=C(NH_2)-NH_2$
$R_3\overset{+}{N}-O^-$	R_3N
Tetra-R-substituiertes p-Benzochinon (O=, R, R, R, R, =O)	Semichinon-Radikalanion (O, R, R, R, R, O^-)
$R-X$	$R^+ + X^-$

dungen andererseits. Die Enzyme der ersten Gruppe befinden sich weitgehend im Zytosol, gelegentlich in den Mitochondrien, die der zweiten Gruppe im endoplasmatischen Retikulum.

Reduktasen sind weit verbreitet und wichtige Enzyme der normalen Zellphysiologie. Unsere Kenntnisse über sie stammen daher vorwiegend aus Untersuchungen der physiologischen Stoffwechselvorgänge.

Aldehydreduktasen

Wie schon erwähnt, vermag die zu den Oxidoreduktasen gehörende Aldehyddehydrogenase auch Carbonylverbindungen zu reduzieren. Man kennt ferner Fettaldehyd-, Retinal-, Aldose-, Lactaldehyd- und Mevalat-Reduktasen. Auch Dehydrogenasen wie Glycerol- und Retinoldehydrogenase reduzieren Aldehyde.

Obwohl nicht genügend Untersuchungsergebnisse vorliegen, ist bekannt, dass diese Enzyme, die meist NADPH als Cofaktor benötigen, in der Lage sind, neben den natürlichen endogenen Substraten auch Xenobiotika zu reduzieren. Sofern Molmassen bekannt sind, liegen diese bei den oben genannten Enzymen meist zwischen 30 000 und 40 000 Dalton, bei der Retinalreduktase zwischen 60 000 und 80 000 Dalton.

Ketoreduktasen

Seit 1968 ist die aromatische Aldehyd-Keton-Reduktase bekannt, die aus Leber und Nieren von Menschen, Kaninchen und Meerschweinchen isoliert wurde.

Mit Arzneimitteln als Substrate ist in der letzten Zeit eine Reihe von Ketoreduktasen aus Leber und Nieren von Menschen und Versuchstieren erhalten worden, die alle NADPH-abhängig sind. Es handelt sich u. a. um Dihydromorphinon-, Warfarin-, Daunorubicin-, Metyrapon-, Oxisuran-, Bunolol- und Acetohexamidreduktase. Diese Ketoreduktasen haben Molmassen zwischen 32 000 und 38 000 Dalton.

Bei α,β-ungesättigten Ketonen kann sowohl die Carbonylgruppe als auch die C=C-Doppelbindung unter Bildung gesättigter Alkohole reduziert werden. Es wird z. B. bei den Kontrazeptiva Norgestrel und Norethindron die 3-Ketogruppe zur 3α- bzw. 3β-Hydroxygruppe und die Δ^4-Doppelbindung in beiden Fällen zum 5β-Konformer reduziert.

Aldehydreduktasen besitzen Substratstereoselektivität, Ketoreduktasen Substrat- und Produktstereoselektivität. So wird die Reduktion des R-(+)-Enantiomers von Warfarin vorwiegend durch Humanzytosol katalysiert, wobei hauptsächlich der R,S-Alkohol (77 %) entsteht. S-(−)-Warfarin wird dagegen zu einem Gemisch aus etwas mehr S,S- als S,R-Alkohol reduziert.

Da bei den Carbonylreduktionen lipophile Carbonylverbindungen in hydrophilere Alkohole überführt werden, die wiederum konjugiert und leicht ausgeschieden werden, handelt es sich um Entgiftungsreaktionen.

Nitroreduktasen

Die Reduktion der Nitrogruppe kann durch das vollständige mikrosomale Monooxygenasesystem realisiert werden, wobei das Substratmolekül als Wasserstoffakzeptor fungiert.

Bei der Reduktion aromatischer Nitroverbindungen durch das System Cyt-P-450/NADPH-Cytochrom-P-450-Reduktase in Gegenwart von NADPH handelt es sich um einen Prozess, der in mehreren Schritten über biologisch reaktive Zwischenprodukte verläuft und durch Sauerstoff gehemmt wird (Abb. 6.16). Es wird angenommen, dass vom Cyt P-450 anstelle von O_2 die Nitrogruppe gebunden wird. Offensichtlich bindet Sauerstoff jedoch stärker an das reduzierte Cyt P-450 als die Nitroverbindung, die bei Anwesenheit von O_2 vom aktiven Zentrum verdrängt wird. Daher erfordert dieses Reduktionssystem anaerobe Bedingungen. Die erste Zwischensufe dieser Bioreduktion ist ein Radikalanion, das durch Sauerstoff reoxidiert werden kann. Das dabei gebildete Superoxidradikalanion wird ebenfalls für zytotoxische Effekte von Nitroverbindungen,

$$R{-}NO_2 \underset{O_2^{\bullet -}\;\; O_2}{\overset{e^-}{\rightleftharpoons}} R{-}NO_2^{\bullet -} \xrightarrow[2\,H^+]{e^-} R{-}NO \xrightarrow[H^+]{e^-} \left[R{-}\overset{H}{\overset{|}{N}}{-}O^{\bullet}\right] \xrightarrow{e^-\,|\,H^+} R{-}NHOH$$

$$R{-}NHOH \xrightarrow[2\,H^+]{2\,e^-} R{-}NH_2$$

Abb. 6.16 Sauerstoffempfindliche Reduktion der Nitrogruppe. Nach Borchert

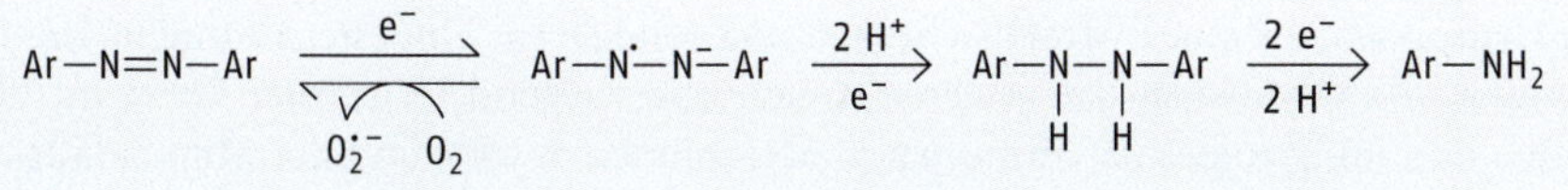

$$\mathrm{Ar{-}N{=}N{-}Ar} \xrightarrow[\;O_2^{\bullet-}\;\leftarrow\;O_2\;]{e^-} \mathrm{Ar{-}\dot{N}{-}N^{-}{-}Ar} \xrightarrow[e^-]{2\,H^+} \mathrm{Ar{-}NH{-}NH{-}Ar} \xrightarrow[2\,H^+]{2\,e^-} \mathrm{Ar{-}NH_2}$$

Abb. 6.17 Sauerstoffempfindliche Bioreduktion der Azogruppe. Nach Borchert

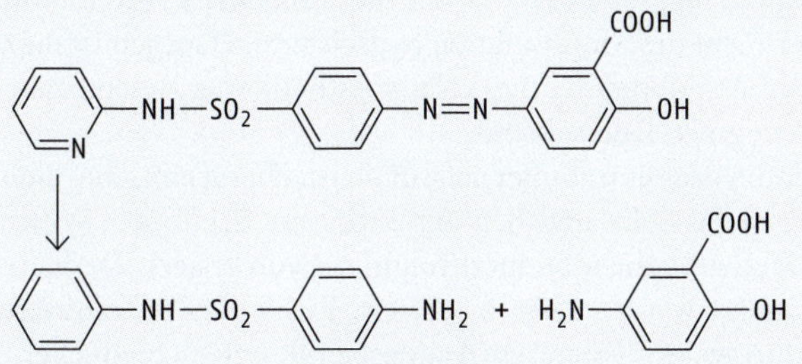

Abb. 6.18 Reduktion von Sulfasalazin. Nach Borchert

z. B. von Nitrofurantoin verantwortlich gemacht. Die weitere Reduktion erfolgt über eine Nitroso- und Hydroxylaminoverbindung zum primären Amin.

Weitere Enzyme, die eine Reduktion von Nitrogruppen katalysieren können, sind zytosolische NADPH-abhängige Nitroreduktasen, Nitroreduktasen von Darmbakterien, die Aldehydoxidase, die Xanthinoxidase und Chinonreduktasen (DT-Diaphorase im Herz und Chinonreduktasen der Leber), die zum Teil ebenfalls anaerobe Bedingungen erfordern.

Azoreduktasen

Über den Mechanismus der Azoreduktion besteht noch wenig Klarheit. Er gleicht in vielerlei Hinsicht der Nitroreduktion und kann ebenfalls durch das mikrosomale System Cyt-P-450/NADPH-Cyt-P-450-Reduktase katalysiert werden. Die Reaktion wird gleichfalls durch O_2 gehemmt. Der erste Schritt der sauerstoffempfindlichen Reduktion führt dabei zu einem Azoradikalanion, das durch Sauerstoff reoxidiert werden kann (Abb. 6.17). Dagegen setzen sauerstoffunempfindliche Azoreduktasen die Azogruppe über eine Zwei-Elektronen-Reduktion direkt zum Hydrazo-Zwischenpodukt um, das dann zum primären Amin reduziert wird.

Azoreduktionen können auch von Darmbakterien durchgeführt werden. So erfolgt z. B. die Reduktion von Sulfasalazin, das zur Behandlung von Colitis ulcerosa eingesetzt wird, zu Sulfapyridin und Aminosalicylsäure primär im Dickdarm durch Darmbakterien (Abb. 6.18).

Die Reduktion N-hydroxylierter Metaboliten von Aminen, Amidinen, Guanidinen, Aminohydrazonen und ähnlichen Stickstoffverbindungen erfolgt offensichtlich vorwiegend durch ein sehr effizientes sauerstoffunempfindliches mikrosomales Reduktionssystem. Dieses System ist NADH-abhängig und besteht aus Cytochrom b_5, NADH-Cytochrom-b_5-Reduktase und einem Cyt-P-450-Isoenzym der Subfamilie CYP2 D. Die Bedeutung dieses Reduktionssystems wird in der effektiven Entgiftung genotoxischer N-hydroxylierter Stickstoffverbindungen gesehen. Dessen Effizienz könnte weiterhin für die Erschließung der Amidoxim-Funktion und ähnlicher reduzierbarer Gruppen bei der Entwicklung von Prodrugs für Amidine und verwandte Stickstoffverbindungen interessant sein.

6

Hydrolasen

Die Hydrolasen, die eine hydrolytische Spaltung von Estern, Thioestern Amiden, Imiden, Peptiden und Glykosiden katalysieren, treten überwiegend in gelöster Form im Blutplasma und im Zytoplasma auf (selten in Membranen des ER und der Mitochondrien). Die Acetylcholinesterase besitzt im Gegensatz zu den meisten anderen Esterasen/Amidasen und insbesondere zur sog. Pseudocholinesterase (s. u.) eine hohe Substratspezifität.

In der Regel werden Amide langsamer als Ester hydrolysiert. So erfolgt z. B. die Hydrolyse von Procainamid langsamer als die von Procain oder es wird in Propanidid zwar die Estergruppe, aber nicht die Amidfunktion hydrolysiert. Dagegen ist die Geschwindigkeit der Hydrolyse der Amidbindung des Lokalanästhetikums Butanilicain in der Leber so hoch wie bei einem guten Estersubstrat.

Ein Beispiel dafür, dass es mitunter gefährlich ist, ein racemisches Gemisch als Arzneistoff einzusetzen, ist das Lokalanästhetikum Prilocain. Bei diesem Wirkstoff wird nur das R-Isomer zum Methämoglobinbildner Toluidin hydrolysiert. Deshalb muss das reine S-Prilocain eingesetzt werden. Wie in diesem Fall verlaufen zahlreiche enzymatische Hydrolysen enantioselektiv. Esterasen/Amidasen mit unterschiedlicher Enantioselektivität zeigen zum Teil sogar eine organspezifische Verteilung. So kommt es z. B. im Fall des Prodrugs Oxazepamacetat in der Leber zu einer bevorzugten Hydrolyse des R-Esters, während im Gehirn das S-Isomer bevorzugt hydrolysiert wird.

Pseudocholinesterase (Butyrylcholinesterase)

Diese hat für den Arzneistoffmetabolismus die größte Bedeutung. Sie ist unspezifisch, kann sowohl Carbonsäureeester mit unterschiedlichen Alkoholkomponenten als auch Amide sowie quartäre Ammoniumverbindungen hydrolysieren und kommt hauptsächlich im Blutsererum vor. Deshalb wird sie auch als **Serumcholinesterase** bezeichnet. Sie tritt aber auch in der Darmmukosa, in der Leber sowie im Pankreas auf. Das Enzym besteht aus mehreren elektrophoretisch trennbaren Komponenten, die möglicherweise Aggregate einer gemeinsamen Untereinheit sind. Bedeutung hat die Pseudocholinesterase u. a. im Zusammenhang mit der Verwendung von Muskelrelaxanzien im Rahmen einer Allgemeinanästhesie. Die kurze Wirkdauer der beiden Muskelrelaxanzien Mivacurium (nichtdepolarisierend) und Suxamethonium (depolarisierend) beruht auf ihrem raschen Abbau im Blutplasma (Mivacurium wird in etwa 4 min, Suxamethonium in etwa 1 min zur Hälfte abgebaut). Ein Mangel an Pseudocholinesterase (Verlust der Enzymaktivität > 75 %, z. B. durch schwere Leberfunktionsstörungen, Malignome, Schwangerschaft) bzw. das Vorliegen einer atypischen Form des Enzyms (genetisch bedingt, s. u.) führt zu einem verzögerten Abbau dieser Stoffe. Aufgrund einer hieraus resultierenden verlängerten Atemlähmung muss der Patient bis zum Abklingen der muskelrelaxierenden Wirkung narkotisiert und künstlich beatmet werden (sogenannte Nachbeatmung). Die Funktion des Enzyms wird durch die Bestimmung der sog. Dibucainzahl im Serum gemessen. Bei dieser Untersuchung wird die Aktivität des Enzyms nach Zugabe des Lokalanästhetikums Dibucain bestimmt.

Epoxidhydrolase

Dieses Enzym, das 1971 entdeckt und in den Organen aller bisher untersuchten Spezies, aber auch in Pilzen und Früchten, nachgewiesen wurde, hydrolysiert u. a. mutagen oder kanzerogen wirkende Epoxide und trägt somit zur Entgiftung bei, ist aber andererseits im Falle der polycyclischen Aromaten indirekt an der Bildung der ultimal karzinogenen

Dihydrodiolepoxide beteiligt (▸Kap. 6.4.4 und ▸Kap. 7.6). Für die Hydrolyse der durch Cyt P-450 gebildeten Epoxide ist die räumliche Nähe der Hydrolase zu Cyt P-450 von Bedeutung (Multienzymkomplex bzw. Enzymkaskade im ER). Beide Enzyme stehen aber unter getrennter genetischer Kontrolle. Von toxikologischem Interesse ist, dass die Aktivität dieses Enzyms in der Lunge, der Haut und in Darmzellen im Vergleich zur Leber gering ist und in der Reihenfolge Maus < Ratte < Hamster < Kaninchen < Mensch < Meerschweinchen < Affe ansteigt.

Epoxidhydrolasen finden sich sowohl in den Membranen des ER wie auch im Zytosol.

Bisher sind sechs Formen bekannt, für die es noch keine offizielle Nomenklatur gibt. Die Molmasse des **mikrosomalen Enzyms mEH_b** liegt in allen Spezies zwischen 46 000 und 50 000 Dalton. In Abwesenheit von Detergenzien aggregiert es zu Oligomeren der Molmassen 600 000 bis 700 000 Dalton. Die **zytosolische cEH** existiert als Dimer mit Molmassen von 55 000 (Kaninchen), 59 000 (Maus), 61 000 (Ratte) und 58 000 Dalton (Mensch). Aus Humanleber und -lunge sind zytosolische Formen isoliert worden, die nicht mit cEH identisch sind (Molmasse 49 000 Dalton). Ferner existiert eine **Leukotrien-A_4-Hydrolase** mit einer Molmasse von 68 000 bis 70 000 Dalton. Gegenüber der Cyt-P-450-Supergenfamilie (s. Mikrosomales Monooxygenasesystem) besitzt die Epoxidhydrolasefamilie eine einfachere Struktur und Organisation.

Die Substratspezifität der isolierten Enzymformen ist überlappend. Es bestehen jedoch Präferenzen für einzelne Substrate (z. B. ist das cis-Isomer des Stilbenoxids ein gutes Substrat für mEH_b und das trans-Isomer für cEH). Weiterhin bestehen Unterschiede in ihrer Induzier- und Hemmbarkeit.

Hydrolyse von Konjugaten

Die Hydrolyse von Glucuroniden und Sulfatkonjugaten wird durch **β-Glucuronidasen** bzw. **Sulfatasen** katalysiert, die nicht nur in vielen Körperzellen, sondern auch in den Mikroorganismen der besiedelten Darmabschnitte vorkommen. Letztere können Konjugate, die über die Galle ausgeschieden werden, hydrolysieren, so dass die lipophileren Spaltprodukte in den unteren Darmbereichen reabsorbiert werden. Durch diesen enterohepatischen Kreislauf kann eine Erhöhung der biologischen Halbwertszeit des Wirkstoffes resultieren.

Die β-Glucuronidase von Säugetierzellen befindet sich in den Lysosomen. O- und S-Glucuronide werden leichter gespalten als N-Glucuronide. Die verschiedenen Sulfatasen, die bisher nachgewiesen wurden, sind in den Membranen des ER und in Lysosomen lokalisiert.

Da sich diese Hydrolysen an Phase-II-Reaktionen anschließen, werden sie zusammen mit den Biotransformationen von Glutathionkonjugaten zu den Phase-III-Reaktionen gerechnet.

Transferasen

Die Übertragung der aktivierten Cosubstrate oder von Glutathion auf die entsprechenden Substrate wird durch Transferasen realisiert.

Acetyltransferasen AT

Die Konjugationen von Carbonsäuren mit Aminosäuren bzw. von Aminen mit Essigsäure oder Hippursäure erfolgen nach dem gleichen Mechanismus. Stets wird die Säurefunktion durch Adenosintriphosphat (ATP) und Coenzym A (CoA) aktiviert (○Abb. 6.19).

$$R^1{-}COOH + ATP \longrightarrow R^1{-}CO{-}AMP + PP$$

$$R^1{-}CO{-}AMP + CoA{-}SH \xrightarrow{\text{Acylthiokinase}} R^1{-}CO{-}S{-}CoA + AMP$$

$$R^1{-}CO{-}S{-}CoA + H_2N{-}R^2 \xrightarrow{\text{Transferase}} R^1{-}CO{-}NH{-}R^2 + CoA{-}SH$$

Abb. 6.19 Acylaktivierungssystem und Acylkonjugation

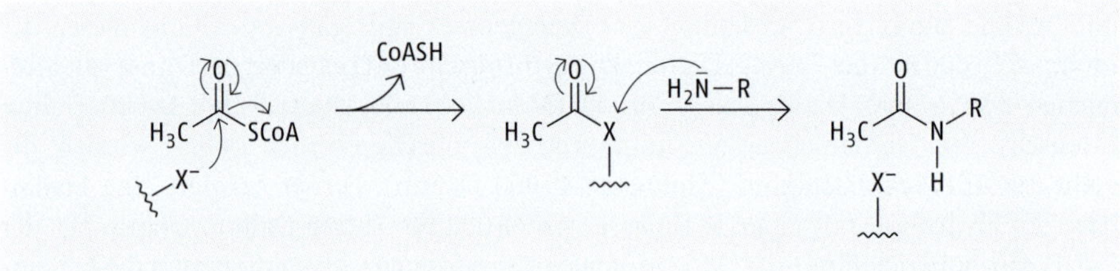

Abb. 6.20 N-Acetylierung von Aminen (X = aktives Zentrum der Acetyltransferase). Nach Borchert

Die Übertragung der aktivierten Säure auf Amine erfolgt mit Hilfe von Acyltransferasen. Als Konkurrenzreaktion der Acetylierung führt die Deacetylierung (Enzyme in Mikrosomen, Mitochondrien und Zytosol) zu einer Gleichgewichtseinstellung zwischen Acetylieung und Deacetylierung.

Die vorrangig zytosolischen Enzyme sind in vielen Organen lokalisiert, bevorzugt in Leber und Dünndarm von Mensch und Tier. Man unterscheidet **N-Acetyltransferasen** (NAT1, NAT2), **Cystein-S-Konjugat-AT** und **Bakterien-AT**, die z. T. untereinander identisch sind. Letztere inaktivieren durch Acetylierung Antibiotika (z. B. Gentamicin, Kanamycin, Chloramphenicol; → Resistenzentwicklung). Die AT sind bisher nur unvollständig charakterisiert, da ihre Isolierung und Reinigung wegen einer hohen Instabilität infolge der Oxidationsneigung von Sulfhydrylgruppen schwierig ist. Ihre Molmassen liegen bei den einzelnen Versuchstieren zwischen 31 000 und 35 500 Dalton. Bevorzugte Substrate der Acetylierung sind Xenobiotika mit primären Aminogruppen, meist primäre aromatische Amine, seltener primäre aliphatische Amine (z. B. Cilastatin), Sulfanilamide, Hydrazine (z. B. Hydralazin), Hydrazide (z. B. Isoniazid) und Aminosäuren sowie verschiedene N-Hydroxyverbindungen (N- und O-Acetylierung). Die Acetylierung des Antidepressivums Viloxazin, das außerdem mit Hippursäure konjugiert wird, ist ein Beispiel für die seltene Acetylierung eines sekundären Amins.

Die Acetylierung erfolgt in einem zweistufigen Prozess (Abb. 6.20). Im ersten Schritt acetyliert Acetyl-Coenzym A (Ac-S-CoA) eine Aminosäure im aktiven Zentrum der AT. Anschließend wird die Acetylgruppe vom Enzym auf die Aminogruppe des Substratmoleküls übertragen.

Es existieren mehrere Typen und multiple Formen der N-Acetyltransferasen (NAT), von denen einige auch in der Mikrosomenfraktion gefunden wurden. Nach ihrer Substratspezifität lassen sich zwei Hauptformen der NAT unterscheiden: die NAT1 mit hoher Spezifität für die Substrate p-Aminosalicylsäure und p-Aminobenzoesäure sowie die NAT2 mit bevorzugter Acetylierung der Substrate Isoniazid, Sulfamethazin, Hydralazin,

$$ATP + SO_4^{2-} \xrightarrow{\text{ATP-Sulfurylase}} APS + PP$$

$$APS + ATP \xrightarrow{\text{APS-Phosphokinase}} PAPS + ADT$$

$$PAPS + R{-}XH \xrightarrow{\text{Sulfotransferase}} R{-}X{-}SO_3^- + PAP$$

Abb. 6.21 Sulfataktivierungssystem und Sulfatkonjugation

Dapson u. a. Über Hemmung und Induktion von AT gibt es gegenwärtig keine gesicherten Befunde. Ein genetischer Polymorphismus mit schnellen und langsamen Acetylierern (▸Kap. 6.3.5), der zunächst nur bei der NAT2 erkannt wurde, existiert auch bei der NAT1. Damit im Zusammenhang stehen auch toxikologische Probleme (▸Kap. 6.4.4).

Sulfotransferasen (SULT)

Die Bildung von Sulfat-Konjugaten setzt die Aktivierung von Sulfat voraus (Abb. 6.21). Das Aktivierungssystem ist im Zytosol der Hepatozyten, aber auch anderer Zellen lokalisiert.

ATP reagiert mit SO_4^{2-} unter Bildung von Adenosin-5'-phosphosulfat (APS). Die hierfür verantwortliche ATP-Sulfurylase ist isoliert und gereinigt worden. Der zweite Schritt führt durch die APS-Phosphokinase zum Sulfatüberträger 3'-Phosphoadenosin-5'-phosphosulfat (PAPS, **6,107**). Über die APS-Phosphokinase ist nur wenig bekannt. Schließlich wird das Sulfat von PAPS mittels Sulfotransferasen auf das Substrat übertragen.

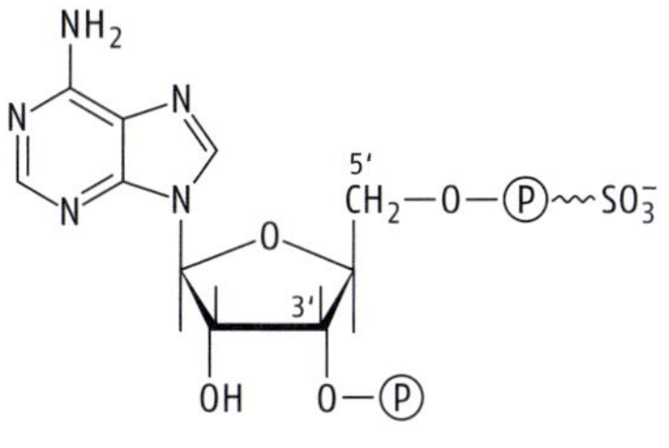

NH2 N N N N 5' $CH_2{-}O{-}Ⓟ{\sim}SO_3^-$ O 3' OH O–Ⓟ

6,107

In vielen Geweben sind **Sulfatasen** anzutreffen, die einen Teil der gebildeten Sulfat-Konjugate hydrolysieren können. Auch die Darmbakterien exprimieren Sulfatasen, z. B. *E. coli* die Arylsulfatase.

SULT konkurrieren mit den Glucuronosyltransferasen (UGT) häufig um die gleichen Substrate. Bei den UGT ist allerdings eine Diffusion des Substrats in die lipophilen Membranen des ER erfoderlich, während die SULT überwiegend im Zytosol vorkommen. Aufgrund der häufig kleineren K_m-Werte der Substrate im Falle der SULT überwiegt bei niedrigen Substratkonzentrationen in der Regel die Sulfatkonjugation. Bei hohen Wirkstoffdosen kann allerdings die Bereitstellung des Cosubstrates PAPS zum geschwindigkeitsbestimmenden Faktor werden. Vor allem im Zytoplasma, aber auch im ER vieler Organe sind Sulfotransferasen nachgewiesen worden, von denen auch Isoenzyme existieren. Für den Arzneistoffmetabolismus sind die zytosolischen Isoenzyme von Bedeutung. Seit etwa 1980 konnten hochgereinigte SULT isoliert werden. Bisher sind zehn humane Isoenzyme bekannt. So ist z. B. eine humane **Phenol-SULT** aus Blutplättchen mit einer Molmasse von 65 000 Dalton, eine humane **Gallensäure-SULT** mit einer Molmasse von

67 000 und eine **N-Hydroxylamin-SULT** mit einer Molmasse von 68 000 Dalton isoliert worden. Daneben sind **Steroid-SULT** mit Molmassen bis 160 000 und **Alkohol-SULT** mit einer Molmasse von 290 000 Dalton bekannt. Bisher gibt es keine einheitliche Nomenklatur, so dass für das gleiche Enzym verschiedene Bezeichnungen geführt werden. Es scheint sich jedoch eine einheitliche nach dem Grad der Übereinstimmung der Primärstruktur bezogene Nomenklatur durchzusetzen (z. B. SULT1A1 usw.).

SULT werden u. a. durch das Alter, genetische Faktoren und Wechselwirkungen mit UDP-Glucuronosyltransferasen, die eine höhere K_m für dasselbe Substrat haben (s. o.), beeinflusst. Inhibitoren für SULT sind z. B. Pentachlorphenol und Dichlordinitrophenol. Ergebnisse über eine Induktion der SULT sind nur in geringem Umfang vorhanden.

UDP-Glucuronosyltransferasen (UGT)

Das aktivierte Cosubstrat bei der Glucuronsäure-Konjugation ist Uridin-5'-diphospho-α-D-glucuronsäure (UDPGS, **6,108**). UDPGS entsteht aus α-D-Glucose. Aus α-D-Glucose-1-phosphat und Uridintriphosphat (UTP) wird unter dem Einfluss löslicher Pyrophosphorylase Uridin-5'-diphospho-α-D-glucose (UDPG) gebildet (Abb. 6.22), die durch das ebenfalls in der löslichen Fraktion anwesende Enzym UDPG-Dehydrogenase zu UDPGS dehydriert wird.

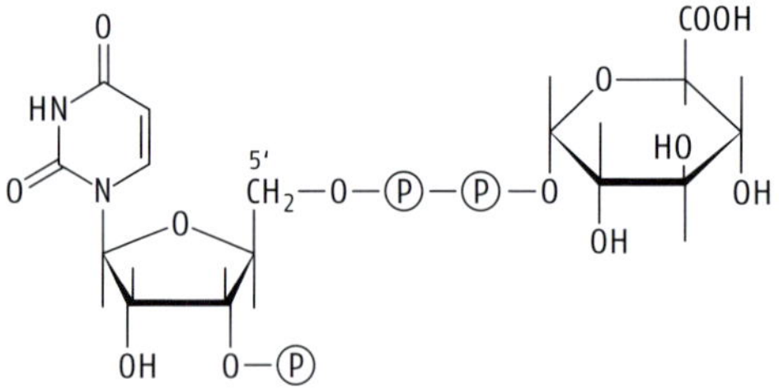

6,108

Bei der Übertragung von UDPGS auf das Substrat durch die im endoplasmatischen Retikulum membrangebundene UDP-Glucuronosyltransferase (syn. Glucuronyltransferase) findet ein Konfigurationswechsel statt. Die resultierenden Glucuronide weisen β-Konfiguration auf.

Bei der Glucosid-Konjugation dient UDPG als Donor.

Bei den Glucuronosyltransferasen (UGT) handelt sich um eine Enzymgroßfamilie des ER vieler Organe. Nach Klonierung sind die primären Aminosäuresequenzen für einige Isoenzyme über deren cDNA ermittelt worden. Die Molmassen liegen zwischen ca. 50 000 und

$$\alpha\text{-D-Glucose-1-phosphat} + \text{UTP} \xrightarrow{\text{Pyrophosphorylase}} \text{UDPG} + \text{PP}$$

$$\text{UDPG} + 2\,\text{NAD}^+ + \text{H}_2\text{O} \xrightarrow{\text{UDPG-Dehydrogenase}} \text{UDPGS} + 2\,\text{NADH} + 2\,\text{H}^+$$

$$\text{UDPGS} + \text{R—XH} \xrightarrow{\text{UDP-Glucuronyltransferase}} \text{R—X—}\beta\text{-D-Glucuronid} + \text{UDP}$$

X = O, N, S, C

Abb. 6.22 Bildung von aktivierter Glucuronsäure (UDPGS) und Übertragung auf das Substrat

60 000 Dalton. Es existieren mehrere Isoenzyme, die unterschiedlich durch 3-Methylcholanthren und Phenobarbital induzierbar sind. Beispielsweise induzieren Induktoren vom 3-Methylcholanthren-Typ UGT-Formen, die bereits in der späten Fetalperiode auftreten (Spätfetalcluster). Substrate dieser UGT-Formen sind phenolische Verbindungen mit planarer Struktur (z. B. 1-Naphthol und 3-Hydroxybenzo[a]pyren). Die durch Induktoren vom Phenobarbital-Typ induzierbaren Formen werden erst nach der Geburt exprimiert (= neonataler Cluster der UGT-Aktivität). Substrate von UGT-Formen des neonatalen Clusters sind z. B. 4-Hydroxybiphenyl, Morphin, Chloramphenicol, Bilirubin und Paracetamol. So wirkt Chloramphenicol bei Neugeborenen toxisch (Grey-Syndrom), da es nicht schnell genug eliminiert wird. Kleinkinder zeigen wegen ihrer geringeren UGT-Aktivität eine größere Empfindlichkeit gegenüber Paracetamol. Ähnliche Probleme können bei angeborenen Enzymdefekten auftreten, wie beim Crigler-Najjar- und Gilbert-Syndrom.

Beim Menschen sind bisher 19 Isoenzyme bekannt, die in zwei Familien eingeteilt werden. Die neun Isoenzyme der ersten Familie stammen vom selben Gen und werden durch alternatives Spleißen gebildet. Einige Isoenzyme der UGT werden mit Cyt-P-450-Isoenzymen coexprimiert bzw. coinduziert. Diese Prozesse werden über die nukleären Rezeptoren AhR, CAR und PXR (▸ Kap. 7.7.3) vermittelt.

Für die bisher isolierten einzelnen Formen der UGT wurde analog zum Cyt P-450 eine auf der Ähnlichkeit der Primärstruktur basierte **Nomenklatur** für die Bezeichnung der UGT-Isoenzyme eingeführt. Diese verwendet die Abkürzung UGT für die Bezeichnung der Supergenfamilie bzw. Proteingroßfamilie (UDP-Glucuronyltransferase), eine arabische Zahl für die Familie (Mitglieder einer Familie zeigen bis zu 50 % Aminosäuresequenzhomologie), einen folgenden Großbuchstaben für die Subfamilie (Mitglieder einer Subfamilie besitzen > 60 % Sequenzhomologie) und eine weitere arabische Zahl für das einzelne Enzymprotein. So ist z. B. UGT 1A1 das Isoenzym in der menschlichen Leber, das für die Glucuronidierung von Bilirubin und einigen Arzneistoffen verantwortlich ist. Die Leber zeigt die höchste UGT-Aktivität und die größte Isoenzymvielfalt. Daneben besitzen auch die Darmzellen, und die Niere beträchtliche UGT-Aktivitäten. Über eine gewisse UGT-Kapazität verfügen auch Lunge, Haut, Gehirn und andere Organe. Wegen der tiefen Einbettung der UGT in die Membranen des ER lässt sich das Enzym in vitro durch Behandlung der Mikrosomen mit Detergenzien auf den mehrfachen Wert aktivieren.

Methyltransferasen (MT)

Die Übertragung der aktivierten Methylgruppe mittels Methyltransferasen auf OH-, NH- und SH-Verbindungen erfolgt unter Verwendung des Cosubstrats S-Adenosylmethionin (SAM, **6,109**) als Donator der Methylgruppe. SAM entsteht aus Methionin und ATP durch die Methionin-Adenosin-Transferase (○ Abb. 6.23). Nach dem Methyltransfer entsteht neben dem methylierten Produkt S-Adenosylhomocystein (SAH).

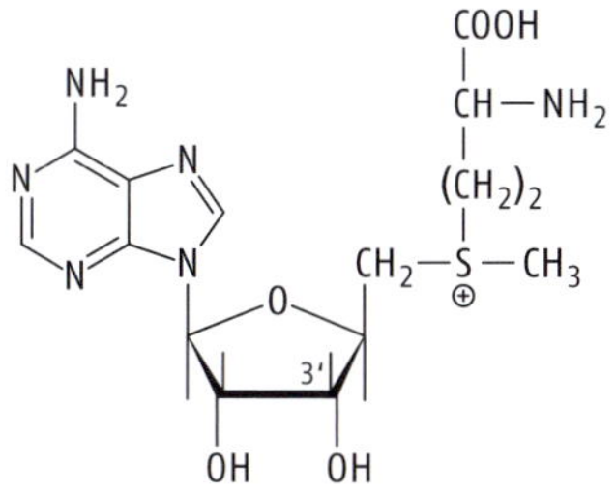

6,109

$$\text{Methionin} + \text{ATP} \xrightarrow{\text{Methionin-Adenosin-Transferase}} \text{SAM} + \text{ADP}$$

$$\text{SAM} + \text{R—XH} \xrightarrow{\text{Methyl-Transferase}} \text{R—X—CH}_3 + \text{SAH}$$

Abb. 6.23 Methylaktivierungssystem und Methylkonjugation

Für den Methyltransfer auf das Substrat dienen verschiedene substratspezifische und unspezifische N-, O- oder S-Methyltransferasen (MT) vor allem im ER oder Zytosol von Zellen der Leber, Niere, Lunge und des Darms. Die Methylierung hat allgemein für den Fremdstoffmetabolismus eine geringe Bedeutung. Sie spielt dagegen eine größere Rolle bei der Biosynthese endogener Verbindungen wie Adrenalin und Melatonin sowie für den Abbau biogener Amine wie Dopamin, Serotonin, Noradrenalin und Histamin und bei der Regulation der Aktivitäten von Nucleinsäuren und Proteinen.

Durch die Methylierung können funktionelle Gruppen maskiert werden und es resultiert abgesehen von der Umwandlung tertiärer Amine in quartäre Ammoniumsalze eine Verringerung der Polarität und Hydrophilie sowie eine Zunahme der Lipophilie.

Während die **Phenolethanolamin-N-MT** (PNMT) nur im Nebennierenmark und im Hirnstamm vorhanden ist (Norepinephrin → Epinephrin), werden andere N-MT in vielen Organen angetroffen (z. B. **Histamin-MT**, HMT), desgleichen die **Catechol-O-MT** (COMT) mit den höchsten Aktivitäten z. B. in der Human- und Rattenleber, und zwar vorrangig in der löslichen Fraktion, aber auch membrangebunden. Die Affinität zu den Substraten ist allerdings bei letzterer um etwa eine Zehnerpotenz höher als bei der zytosolischen Form. Auch **Thiol-S-MT** sind in vielen Organen nachgewiesen worden, und zwar in der Mikrosomenfraktion.

Größere Bedeutung für den Arzneistoffmetabolismus besitzen die **Thiol-S-MT** (TMT), die **Thiopurin-S-MT** (TPMT) und COMT. TMT methyliert vorzugsweise aliphatische Sulfhydrylgruppen wie z. B. bei dem Arzneistoff Captopril. Ein Methyltransfer auf aromatische oder heterocyclische Sulfhydrylgruppen wird dagegen durch TPMT katalysiert. Substrate sind z. B. 6-Mercaptopurin und Azathioprin. Der genetische Polymorphismus der TPMT sollte bei der Individualisierung der Dosierung dieser beiden Arzneistoffe berücksichtigt werden (Genotypisierung der Patienten mit der DNA-Chiptechnologie vor Behandlungsbeginn ist möglich). Die COMT katalysiert u. a. die Monomethylierung von Catecholaminen (z. B. Methyldopa) aber auch von o-Diphenolen, die aus Diolen des Epoxid-Diol-Weges entstehen, z. B. bei der Phase-I-Biotransformation von Phenytoin und Methaqualon. Dagegen bilden m-Diphenole, z. B. Terbutalin, keine Methoxymetaboliten. Die Methylierung von Monophenolen ist allgemein von geringerer Bedeutung. Lediglich Morphin wird beim Menschen in großem Umfang zu Codein methyliert. Auch die N-Methylierung von Xenobiotika ist relativ selten. Ein Beispiel dafür ist jedoch die N-Methylierung des durch oxidative N-Demethylierung gebildeten primären Amins von Oxprenolol. Auch heterocyclische N-Atome können in geringem Umfang methyliert werden, wie das Beispiel Clomethiazol zeigt.

Monomere COMT haben Molmassen von 26 000 (membrangebunden) und 23 000 Dalton (löslich), PNMT von 38 500, Arylamin-MT von 27 000, HMT von 29 000 und Thiol-S-MT von 28 000 Dalton. Sowohl die COMT (für die optimale Aktivität ist Mg^{2+} notwendig) als auch die HMT besitzen hohe Substratspezifität. Einflussfaktoren für die

COMT sind z. B. Schwangerschaft und Vererbung sowie Enzymhemmung (z. B. durch substituierte Benzoesäuren). Spezifische Induktoren sind derzeit nicht bekannt.

Glutathion-S-transferasen (GST, bzw. GSH-Transferasen)

GST sind eine Superfamilie von Enzymen, die viele verschiedene exogene und endogene Stoffe entgiften, seltener auch aktivieren. In der menschlichen Leber stellen sie bis zu 4 % der löslichen Proteine dar und katalysieren die Anlagerung von Glutathion an eine Vielzahl von potenziell genotoxischen Xenobiotica einschließlich aliphatischer, heterocyclischer Radikale, Epoxide und Arenoxide. Die Enzyme entgiften karzinogene, polycyclische Aromaten und binden Isothiocyanate durch Überführung in besser wasserlösliche und weniger reaktive Produkte.

Bis heute sind eine Vielzahl von Isoenzymen in verschiedenen Spezies identifiziert worden. Sie kommen als lösliche Enzyme im Zytosol und in Mitochondrien vor. Daneben gibt es membranständige mikrosomale Isoformen. Derzeit sind sieben Familien des Enzyms bekannt (α-, μ-, π-, θ-, σ-, κ- und ζ-Familie). Bei der **Nomenklatur der Isoenzyme** wird die Superfamilie mit GST bezeichnet. Der folgende Großbuchstabe steht für die Familie (A für α, M für μ, P für π, T für θ, S für σ, K für κ und Z für ζ). Das einzelne Enzym wird durch eine arabische Zahl gekennzeichnet. Da die GST als Homo- oder Heterodimere vorliegen, werden manchmal bei der Nomenklatur zwei durch einen Bindestrich getrennte Zahlen verwendet.

Die Isoenzyme sind durch eine überlappende Substratspezifität gekennzeichnet. Bei den GST-Genen wurden verschiedene genetische Polymophismen beschrieben, die Enzyme mit unterschiedlicher Aktivität zur Folge haben. Menschen mit verschiedenen GST-Genotypen können unterschiedlich empfindlich auf Umweltgifte reagieren und sind unter Umständen weniger gut in der Lage, elektreophile Karzinogene abzubauen. Dies kann ein erhöhtes Risiko für somatische Mutationen nach sich ziehen und damit zur Tumorbildung führen. Für GSTM1 (Substrat: trans-Stilbenoxid) und GSTT1 (Substrat: Dichlormethan) wurden Mutationen mit Gendeletionen beschrieben. Individuen, die homozygot eine Deletion der GSTM1- oder GSTT1-Gene tragen, fehlen die entsprechenden Proteine. Die Häufigkeit dieser Null-Genotypen beträgt in der kaukasischen Bevölkerung 50 % für GSTM1 und ca. 20 % für GSTT1. Ein Zusammenhang zwischen GST-Genotyp und Krebs wurde in zahlreichen Studien untersucht. Die Interpretation solcher Untersuchungen ist jedoch schwierig, da bei den Entgiftungsvorgängen neben einer Vielzahl an GST-Isozymen auch andere biotransformierende Enzyme, wie die Cyt-P-450-Systeme oder N-Acetyltransferasen, interagieren. Neben direkten Korrelationen mit Krebserkrankungen wurde auch ein Zusammenhang zwischen der Kombination aus beiden Null-Genotypen von GSTM1 und GSTT1 und schlechtes Ansprechen auf eine Chemotherapie beobachtet.

GST sind hemm- und induzierbar.

6.3.2 Extrahepatische Biotransformation

Außer in der Leber finden Biotransformationsreaktionen in praktisch allen Organen statt. Wie ◘ Tab. 6.10 zeigt, liegen die Gehalte oder Umsatzraten der Enzyme in den einzelnen Organen durchweg niedriger als in der Leber, teilweise um Zehnerpotenzen. Andererseits sind auch vergleichbare Werte gefunden worden. So ist der Cyt-P-450-Gehalt der menschlichen Nebennieren mit 0,23–0,54 nmol/mg mikrosomales Protein mit dem der Leber vergleichbar (0,26–1,02 nmol/mg; Niere: 0,030 nmol/mg; Haut: 0,005 nmol/mg).

Tab. 6.10 Organverteilung von Enzymen und Enzymaktivitäten bei der Ratte. Nach Vainio et al.

Enzym	Organ						
	Leber	Niere	Lunge	Darm-mukosa	Neben-nieren	Milz	Hirn
Cyt P-450 (nmol je Organ)	122,5	3,5	0,42	1,95	0,18	0,45	0,29
NADPH-Cyt-P-450-Reduktase (µmol je Organ · min^{-1})	33,8	0,46	0,66	1,32	–	–	0,31
UDP-Glucuronosyl-transferase*							
(nmol · g^{-1} · min^{-1})	456	145	27	259	174	30	0,8
(µmol je Organ · min^{-1})	4,56	0,32	0,032	0,78	0,006	0,009	0,001
Epoxidhydrolase** (nmol je Organ · min^{-1})	1598	15,5	4,3	1,9	0,09	2,5	0,8
Glutathion-S-transferase*** (µmol je Organ · min^{-1})	35,5	1,6	0,07	0,19	–	–	–

Substrate: *Methylumbelliferon, **Benzpyren-4,5-oxid, ***^{14}C-Styrenoxid

Der relativ hohe Gehalt in den Nebennieren ist für die hier stattfindenden Steroidbiosynthesen von Bedeutung.

Berücksichtigt man die Massenverhältnisse von Nebennieren und Leber, ist allerdings der Anteil an der Gesamtbiotransformation in den Nebennieren deutlich geringer. Auch in der menschlichen Plazenta sind praktisch alle Biotransformationswege nachgewiesen worden. Deren Kapazität ist gegenüber der Leber aber gering.

Bezüglich der extrahepatischen Biotransformation sind folgende Gesichtspunkte zu berücksichtigen:

- Bei der Absorption von Xenobiotika über den Darm, die Lunge und die Haut kann bereits ein Teil der Stoffe in diesen Geweben metabolisiert und inaktiviert werden, bevor sie den Blutkreislauf erreichen. Von Bedeutung ist dies vor allem für die Darmmukosa, deren hohe Glucuronidierungs- und Sulfatierungsaktivität einen First-pass-Effekt bedingen kann (▸ Kap. 6.4.7). Die Konjugate können u. U. wieder in das Darmlumen übertreten und ausgeschieden werden. Bemerkenswert ist auch die hohe CYP3A4-Expression in Darmzellen im Hinblick auf den First-pass-Effekt.
- Über die Lunge oder die Haut aufgenommene Fremdstoffe können am Absorptionsort in reaktive Metaboliten überführt werden. Polycyclische aromatische Kohlenwasserstoffe (z. B. im Zigarettenrauch) ergeben karzinogene Metaboliten (▸ Kap. 6.4.4 und ▸ Kap. 7.6.2).
- Da polycyclische aromatische Kohlenwasserstoffe auch Substrate und Induktoren für Plazenta-Monooxygenasen sind, die einerseits toxische Metaboliten bilden, anderer-

seits die Tendenz zur Inaktivierung derselben (z.B. durch Epoxidhydrolase) relativ gering ist, kann die Gefahr des Übergangs karzinogener Metaboliten insbesondere bei Raucherinnen auf den Fetus nicht ausgeschlossen werden (▸ Kap. 6.4.4).

- Ein weiterer Kenntniszuwachs über die Bedeutung der extrahepatischen Biotransformation, insbesondere beim Menschen, ist erforderlich.

6.3.3 Fetale Biotransformation

Lebewesen mit langer Schwangerschaft (Mensch, Kaninchen, Meerschweinchen u.a.) weisen bereits früh fetale Biotransformationsleistungen auf, andere entwickeln diese hauptsächlich nach der Geburt (Ratte). In der **fetalen Humanleber** ist das komplette Monooxygenasesystem bereits in der 6.–7. Gestationswoche nachweisbar, d.h. am Ende der Embryogenese. Es erreicht nach 12–14 Wochen relativ konstante Werte, wobei der Umfang der fetalen Biotransformation, verglichen mit dem beim Erwachsenen, zwischen 20 und 80% in Abhängigkeit vom Substrat liegt. Eine unterschiedliche Entwicklung verschiedener Cyt-P-450-Isoenzyme wird vermutet, ist jedoch nicht bewiesen. Auch Reduktionen und Hydrolysen (z.B. Esterspaltung der Acetylsalicylsäure in der 9.–15. Schwangerschaftswoche; am höchsten im Darmgewebe) sind festgestellt worden.

Die frühe Anwesenheit der Epoxidhydrolase in fetaler Humanleber könnte für die Entgiftung von Epoxiden von Bedeutung sein. Bei den Phase-II-Reaktionen sind offenbar die Enzymsysteme zur Bildung von Glycin-, Sulfat- und Glutathion-Konjugaten in der fetalen Leber des Menschen gut entwickelt, während die Aktivitäten zur Glucuronidierung gering sind (neonataler Cluster der Glucuronosyltransferase, s.o.). So wurde z.B. gezeigt, dass Paracetamol in isolierten fetalen Humanhepatozyten vorwiegend in Sulfat- und Glutathion-Konjugate, jedoch nicht in Glucuronide wie beim Erwachsenen umgewandelt wird.

Allerdings ist andererseits die Glucuronidierung von Morphin im ersten Gestationsdrittel ebenso nachgewiesen worden, wie körpereigene Steroide als Glucuronide und Sulfate in humanem Fetalgewebe und Exkreten (Galle, Amnionflüssigkeit) anwesend sind. Hinsichtlich ihres Auftretens in der Perinatalentwicklung (s.o.) unterscheidet man zwischen einem spätfetalen und einem neonatalen Cluster der Glucuronyltransferase-Aktivität.

Nach bisherigen Befunden sind die Monooxygenasen im Fetus nur wenig induzierbar, so dass das Rauchen der Mutter diese Enzyme im Gegensatz zu den Plazenta-Enzymen (▸ Kap. 6.3.2) nicht beeinflusst. Ob diese scheinbare Nichtinduzierbarkeit nur darauf zurückzuführen ist, dass potente Induktoren im Fetalgewebe keine ausreichenden Konzentrationen erreichen, bedarf noch des Beweises. Immerhin ist gezeigt worden, dass in humanen Leberzellkulturen fetalen Ursprungs der Prazepam-Metabolismus durch Phenobarbital induziert werden kann.

Über **extrahepatische Enzymaktivitäten** des menschlichen Fetus liegen nur wenige Ergebnisse vor, die darauf hinweisen, dass Monooxygenasen in fast allen Organen in geringer Konzentration anwesend sind. Bemerkenswert sind hohe Aktivitäten in Nebennieren und Pankreas. Auch Epoxidhydrolase-, Sulfat-, Glycin-, Glutathion-Konjugations- sowie Esterase-Aktivitäten wurden meist nachgewiesen.

Die Bedeutung der Enzymaktivitäten in der fetalen Leber für die Ausscheidung und damit für die allgemeine Entgiftung ist wahrscheinlich gering, da der Organismus der Mutter mit ständiger Gleichgewichtseinstellung die Elimination aus dem Fetus übernimmt. Ob in fetalen Leberzellen gebildete reaktive, mutagene oder karzinogene Metaboliten von Bedeutung für Missbildungen und Dysfunktionen sind, ist gegenwärtig weitgehend unbekannt.

6.3.4 Mikrobielle Biotransformation

Das Interesse an Biotransformationsleistungen von Mikroorganismen resultiert einerseits aus der Beteiligung der Darmbakterien am Fremdstoffmetabolismus des Säugers, andererseits aus der Möglichkeit, bestimmte Mikroorganismenstämme als Modelle für prädiktive Biotransformationsuntersuchungen sowie für selektive biotechnologische Stoffwandlungen zu nutzen (▸Kap. 6.5.2). Mit Darmbakterien sind zahlreiche Biotransformationsreaktionen nachgewiesen worden, darunter O- und N-Dealkylierungen (z. B. von Methyldopa, Imipramin), Reduktionen (z. B. von Chloramphenicol, Salazosulfapyridin, Benzaldehyd, N-Oxide), Hydrolyse von Estern (z. B. von Glyceroltrinitrat), die Bildung von Glucuroniden (z. B. von Chloramphenicol) und Amiden (z. B. Phthalylsulfathiazol) sowie einige seltenere Wege.

Da die Biotransformationskapazität der Darmflora in den unteren besiedelten Abschnitten des Intestinaltrakts mitunter die gleiche Größenordnung wie die der Leber erreichen kann, ist ihre Bedeutung bei peroraler Anwendung von Pharmaka mit langsamer Absorption und bei Stoffen mit ausgeprägtem enterohepatischem Kreislauf nicht zu unterschätzen. So wurden beispielsweise nach Applikation von Salazosulfapyridin (**6,110**) von konventionell gehaltenen Ratten vorwiegend die Azoreduktionsprodukte **6,111** und **6,112** sowie deren Acetylderivate mit Urin und Kot ausgeschieden, während keimfrei gehaltene Ratten < 1,7 % Metaboliten mit dem Urin und < 3,4 % mit den Fäzes ausschieden.

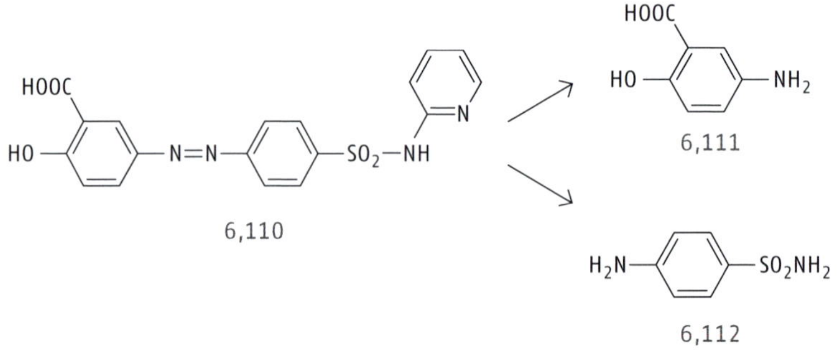

6,110

6,111

6,112

Der Umfang der Biotransformation durch die Darmflora hängt stark von deren Zusammensetzung sowie von der Besiedlungsdichte ab, die ihrerseits spezies-, alters- und nahrungsbedingte Unterschiede aufweisen und von antibakteriellen Wirkstoffen (z. B. Ampicillin, Neomycin) verändert werden. Dies ist besonders dann zu berücksichtigen, wenn durch die Darmbakterien Wirkstoffe freigesetzt werden sollen (z. B. Phthalylsulfathiazol → Sulfathiazol).

6.3.5 Genetische Aspekte der Biotransformation

Interindividuelle Unterschiede bei der Reaktion auf Arzneimittel können durch exogene und endogene genetische Faktoren bedingt sein. Unter genetischer Kontrolle steht u. a. die Expression von Biotransformationsenzymen. Durch Bestimmung pharmakokinetischer Daten und durch quantitative Biotransformationsuntersuchungen an Populationen und insbesondere beim Vergleich eineiiger und zweieiiger Zwillinge können genetisch bedingte Unterschiede (als **genetische Polymorphismen** bezeichnet) erkannt werden.

■ **DEFINITION** Ein **genetischer Polymorphismus** ist definiert als das Vorkommen eines monogen vererbten Merkmals in Form von mindestens zwei verschiedenen Phänotypen, von denen keiner eine Häufigkeit von unter 1 % zeigt.

Die wichtigsten molekularbiologischen Ursachen für genetische Polymorphismen sind:

- Einzelnukleotid-Polymorphismen (engl. single nucleotide polymorphisms, SNP),
- Polymorphismen durch Deletion oder Insertion von Nucleotiden,
- Genamplifikationen.

Die **Einzelnukleotid-Polymorphismen** sind die häufigsten Sequenzvariationen. Sie entstehen durch Variationen von einzelnen Basenpaaren im DNA-Molekül, was eine Aminosäuresequenzänderung zur Folge haben kann.

Deletion bzw. **Insertion** ist der Verlust bzw. Einbau von mindestens einem Nukleotid. Dadurch können Eigenschaften der Genprodukte verändert werden.

Unter **Genamplifikation** versteht man die Vervielfältigung einzelner Gene durch die Replikation begrenzter DNA-Abschnitte. Die erhöhte Anzahl an Genkopien (z. B. kann das CYP2D6-Gen in bis zu 13 Kopien vorliegen) ist mit einer vermehrten Bildung der entsprechenden Genprodukte verbunden (dies bedingt z. B. beim CYP2D6 den Phänotyp des ultraschnellen Metabolisierers). Die Genkopien können im Chromosom verbleiben oder extrachromosomal vorliegen. Genamplifikation tritt vor allem bei Differenzierungsprozessen in der Entwicklung eines Organismus auf. Die Genamplifikation wird auch für die Resistenz von Krebszellen gegen bestimmte Chemotherapeutika verantwortlich gemacht (Überexpression von MDR1).

Genetische Polymorphismen des Arzneistoffmetabolismus können heute durch molekulargenetische Untersuchungen unter Berücksichtigung der Korrelation von Genotyp und Phänotyp erfasst werden.

■ **MERKE** Genotypisierung und Phänotypisierung bilden die Grundlagen für eine stratifizierte, d. h. dem einzelnen Patienten angepasste Arzneitherapie.

Für die **Genotypisierung** werden DNA-Abschnitte identifiziert. Dazu dienen Techniken wie die Polymerasekettenreaktion (PCR) und elektrophoretische Auswertung oder die DNA-Chiptechnologie. Bei der **Phänotypisierung** wird eine direkte Enzymaktivitätsbestimmung vorgenommen oder die Metabolitenmenge bestimmt. Sie greift z. B. auf die im Blutplasma bestimmten Metabolisierungsquotienten (○ Abb. 6.24) oder auf die im Urin bestimmte metabolische Rate (MR) zurück. Die MR ist das Verhältnis der im Urin in 6–12 Stunden ausgeschiedenen Mengen an unverändertem Arzneistoff und dessen Metaboliten:

$$MR = \frac{\text{Arzneistoffmenge}}{\text{Metabolitenmenge}} \qquad \text{Gleichung 6.3}$$

Grundsätzlich lassen sich monogenetisch und polygenetisch bedingte Merkmalsausprägungen (Phänotypen) unterscheiden. Monogenetische Anlagen werden durch singuläre Gene, polygenetische Anlagen durch multiple Gene vererbt. Innerhalb einer Population

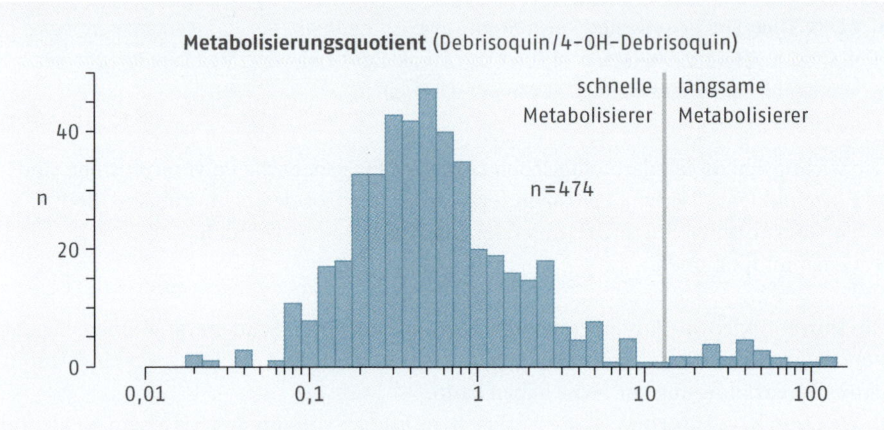

o Abb. 6.24 Phänotypisierung des Debrisoquin/Spartein-Polymorphismus durch den Metabolisierungsquotienten (bimodale Häufigkeitsverteilung). Nach Brockmüller

erhält man bei statistischer Auswertung im Falle der monogenetisch bedingten Merkmalsausprägungen mehrgipflige (multimodale) Häufigkeitsverteilungen, wobei die Anzahl der Gipfel der Zahl der unterscheidbaren Phänotypen innerhalb der Population entspricht. Polygenetisch bedingte Merkmalsausprägungen ergeben demgegenüber innerhalb einer Population eine eingipflige (unimodale) Verteilung (im Idealfall eine Normalverteilung). Die Erkennung genetischer Unterschiede ist in diesem Fall problematisch.

Bezüglich der Biotransformation wird zwischen **langsamen** (poor; PM), **intermediären** (intermediate; IM), **schnellen** (extensive; EM) und **ultraschnellen** (ultra rapid; UM) **Metabolisierern** unterschieden.

Ein **klinisch relevanter genetischer Polymorphismus** ist insbesondere bei folgenden Biotransformationsenzymen festgestellt worden:

CYP1A1 und CYP1A2 (in Bezug auf die Induzierbarkeit), CYP1B1 (mit Auswirkungen auf den Metabolismus von polycyclischen aromatischen Kohlenwasserstoffen mit Relevanz für das Lungenkrebsrisiko), CYP2C8, (Metabolismus von Paclitaxel u. a.), CYP2C9 (s. u.), CYP2C18, CYP2C19 (s. u.), CYP2D6 (s. u.) CYP3A4, CYP3A5, UGT1A1 (auf 30 % veringerte Aktivität bei Gilbert-Syndrom), UGT1A4, UGT1A7, UGT1A8, UGT1A10, UGT2B7, Thiopurin-S-Methyltransferase (TPMT, s. u.), N-Acetyltransferase (NAT1 und NAT2), Pseudocholinesterase, Glutathion-S-Transferasen GSTM1 und GSTT1.

Der am längsten bekannte genetische Polymorphismus bei der Biotransformation betrifft den Metabolismus von Isoniazid. Der Hauptweg der Metabolisierung des Isoniazids (▸ Kap. 6.4.4) ist die Acetylierung durch **N-Acetyltransferase** (NAT2), die sowohl bei Zwillingsuntersuchungen (Variabilität bei zweieiigen Zwillingen wesentlich größer als bei eineiigen) als auch in populationsgenetischen Studien als genetisch polymorph erkannt wurde. Das Merkmal schnelle Acetylierung, das eine kürzere Eliminationshalbwertszeit bedingt, verhält sich im Erbgang dominant, d. h. sowohl homozygote als auch heterozygote Träger dieses NAT2-Gens bilden den Phänotyp des **schnellen Acetylierers** aus, während bei **langsamen Acetylierern** das rezessive Gen stets homozygot vorliegt. Dementsprechend ergibt sich für den Acetylierungsstatus bei drei möglichen Genotypen eine

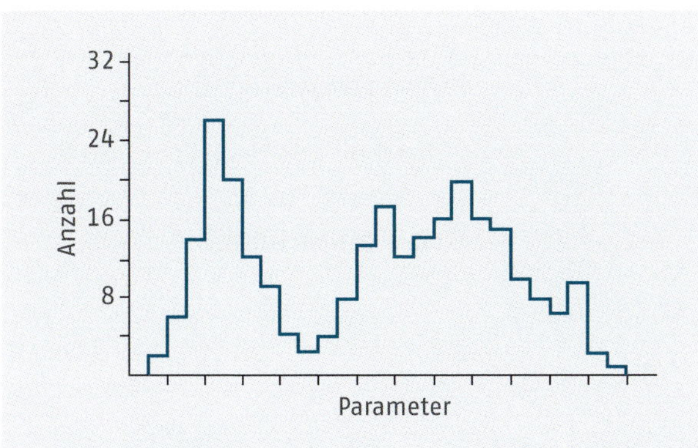

Abb. 6.25 Bimodale Häufigkeitsverteilung der *N*-Acetyltransferase NAT2

Tab. 6.11 Prozentualer Anteil langsamer Acetylierer des Isoniazids. Nach Bornschein

Population	Langsame Acetylierer (%)
Buschmänner der Kalahari-Region	3
Kanadische Eskimos	5
Polynesier	7
Japaner, Koreaner	10–12
Thais	30
Volkstämme Südafrikas	40–42
Afroamerikaner	40–51
Volkstämme Ostafrikas	55
Europäer, Kanadier, Amerikaner europäischer Herkunft	58–62
Hindus	58–60
Sudanesen	65
Ägypter, Äthiopier	83

bimodale Verteilung (zwei Phänotypen) nach dem Muster in Abb. 6.25. Tab. 6.11 zeigt den Anteil langsamer Acetylierer in verschiedenen ethnischen Gruppen.

Diese Ergebnisse zeigen im Übrigen, dass das rezessive Gen eine ungewöhnlich hohe Frequenz besitzt.

Der gleichen genetischen Kontrolle unterliegt die Acetylierung von Procainamid, Dapson, Sulfadiazin, Sulfadimidin und wahrscheinlich auch von weiteren Aminoverbindungen, aber nicht die von z. B. Sulfanilamid. Da andererseits keine Korrelation mit der Acetylierung von *p*-Aminobenzoesäure festzustellen war, wurde die Existenz eines weiteren Isoenzyms der *N*-Acetyltransferase (NAT1) vermutet. Die NAT1 galt bis in die 1990er Jahre im Unterschied zur NAT2 als genetisch monomorph. In den 1990er Jahren wurde durch Genotypisierung und die Verwendung von isoenzymspezifischen Substraten im

▫ **Tab. 6.12** Genetischer Polymorphismus der NAT1. Nach Bruhn et al.

Genotyp	Phänotyp (Häufigkeit, %)
*3/*3, *3/*4, *3/*10, *4/*4, *4/*10, *10/*10	Hohe Aktivität (88,8)
*4/*11, *4/*14, *10/*11, *10/*14, *11/*11	Mittlere Aktivität (10,5)
*15/*15	Defizienz (0,7)

▫ **Tab. 6.13** Genetischer Polymorphismus von CYP2D6 (Debrisoquin/Spartein-Polymorphismus). Nach Brockmöller

Phänotyp (Genotyp)	Bezeichnung	Häufigkeit in Deutschland (%)
Langsame Metabolisierer, poor metabolizer (Null-Allel/Null-Allel)	PM	7
Intermediäre Metabolisierer, intermediate metabolizer (teilfunktionelles Allel/Null-Allel)	IM	10
Schnelle Metabolisierer, extensive metabolizer (zwei Wildtyp-Allele oder Wildtyp-Allel/teilfunktionelles Allel)	EM	80
Ultraschnelle Metabolisierer, ultrarapid metabolizer* (Genamplifikation eines funktionellen Allels)	UM	3

* Bis zu 13 Kopien des CYP2D6-Gens nachgewiesen

Rahmen der Phänotypisierung auch für die NAT1 ein genetischer Polymorphismus nachgewiesen (▫ Tab. 6.12).

Genetisch kontrolliert sind auch Esterasen, die z. B. Paraoxon hydrolysieren (Paraoxonase), und die **Pseudocholinesterase** (Butyrylcholinesterase = BCHE), die in einer autosomal rezessiv vererbten atypischen Form vorliegen kann. Diese bedingt bei homozygoten Defektträgern eine erheblich verlängerte muskelrelaxierende Wirkung von Suxamethonium und Mevacurium. Es sind mehrere genetische Varianten der Pseudocholinesterase bekannt. Homozygote Personen für die atypische Variante des Enzyms (ca. 1 : 2000) hydrolysieren die genannten Muskelrelaxanzien nur langsam, und der Patient muss bis zum Abklingen der muskelrelaxierenden Wirkung beatmet werden (Nachbeatmung bei Narkose), da es andernfalls zu Komplikationen durch Atemlähmung kommen kann.

Der am längsten bekannte genetische Polymorphismus eines humanen Cyt-P-450-Isoenzyms ist der von CYP2D6, der zunächst nach den für die Phänotypisierung verwendeten Substraten als **Debrisoquin/Spartein-Polymorphismus** bezeichnet wurde. Nach den heute zum **CYP2D6-Polymorphismus** vorliegenden Ergebnissen sind dabei > 50 Mutationen im CYP2D6-Gen nachgewiesen worden, darunter 15 autosomal rezessive Null-Allele und mehrere teilfunktionelle Allele mit Auswirkungen auf den Phänotyp. Diese können in Bezug auf die 4-Hydroxylierung von Debrisoquin (**6,113** → **6,114**) bzw. die N-Oxidation von Spartein zu vier unterscheidbaren Phänotypen führen (▫ Tab. 6.13).

Tab. 6.14 Klinische Relevanz des CYP2D6-Polymorphismus. Nach Brockmöller

Indikationsgebiet	Arzneimittel (Auswahl)
Kardiologie	
Klasse-I-Antiarrhythmika	Ajmalin, Encainid*, Flecainid, Mexiletin Prajmalin, Propafenon
Betablocker	Alprenolol, Carvedilol, Metoprolol, Timolol, Propranolol
Psychiatrie	
Antipsychotika	Haloperidol, Olanzapin, Perphenazin, Risperidon Sertindol, Thioridazin, Zuclopenthixol
Antidepressiva	Amitriptylin, Clomipramin, Desipramin, Imipramin Nortriptylin, Maprotelin, Mianserin Fluoxetin, Fluvoxamin, Paroxetin, Venlafaxin
Schmerztherapie	
Opioide	Codein*, Dihydrocodein*, Tramadol*

* Prodrug

6,113 → 6,114

Der PM-Phänotyp ist durch einen autosomal rezessiven Defekt der 4-Hydroxylierung von Debrisoquin und der N-Oxidation des Sparteins charakterisiert, die MR beträgt bei PM 12,3 bzw. 20. Die Häufigkeit von PM bei Europäern liegt bei durchschnittlich 7,4 %. Der Anteil PM in anderen ethnischen Gruppen ist z. T. niedriger, z. B. bei Ägyptern 1 %, Chinesen 1,4 %, Finnen 4 %, Japanern < 1 %.

Der CYP2D6-Polymorphismus spielt bei mehr als 30 Arzneistoffen eine Rolle. Die klinische Relevanz des CYP2D6-Polymorphismus zu einigen Indikationsgebieten ist in Tab. 6.14 aufgeführt.

Anhand des folgenden Beispiels werden die klinischen Konsequenzen des CYP2D6-Polymorphismus deutlich. Das Antiarrhythmikum Propafenon wird hauptsächlich in 5-Stellung hydroxyliert (60 % und mehr) und unterliegt bei der ersten Leberpassage einem hohen First-pass-Metabolismus (▸ Kap. 6.4.7), so dass die Bioverfügbarkeit bei EM eingeschränkt ist. PM bilden wegen des Defizits an CYP2D 6 nur geringe Mengen des Metaboliten. Die dadurch verbesserte Bioverfügbarkeit führt zu mehrfach erhöhten Plasmawerten (Abb. 6.26). Diese höheren Konzentrationen bewirken u. a. eine verstärkte Inzidenz von ZNS-Nebenwirkungen bei PM (67 %) gegenüber EM (14 %). Dosiskorrekturen bei solchen Patienten sind dann erforderlich. Bei ultraschnellen Metabolisierern ist

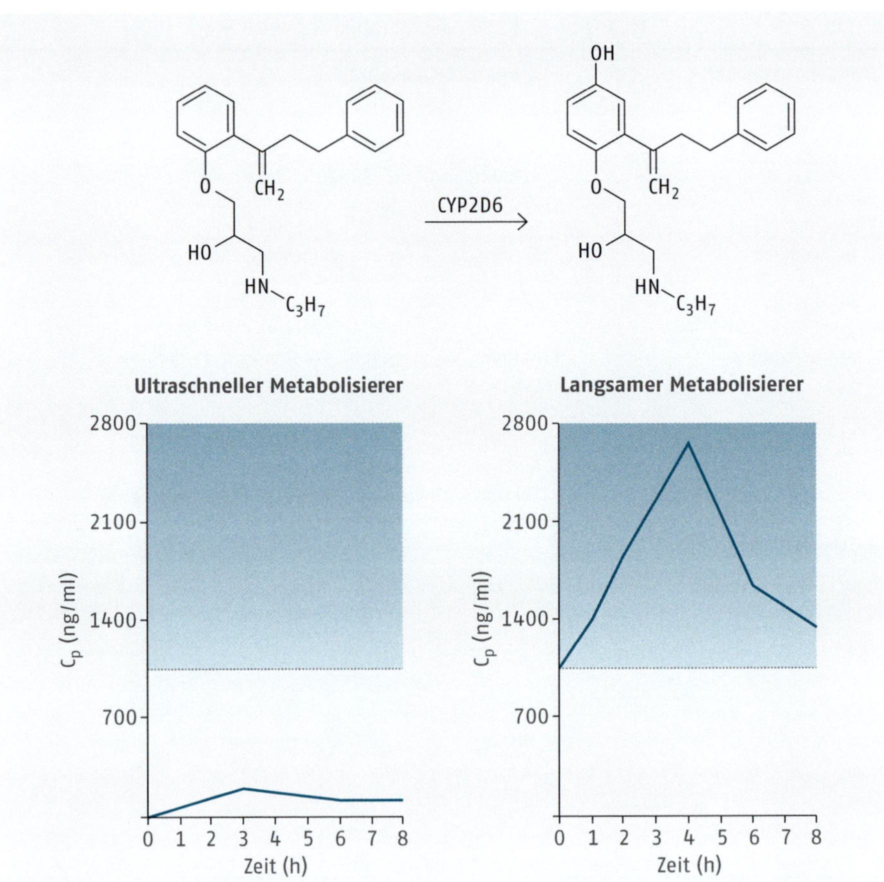

Abb. 6.26 Auswirkungen des genetischen Polymorphismus von CYP2D6 auf die Pharmakokinetik von Propafenon. Nach Krömer

dagegen die Bioverfügbarkeit so stark verringert, dass eine ganz erhebliche Dosiserhöhung notwendig wäre, um wirksame Plasmaspiegel zu erzielen. Besser als die Gabe von Megadosen ist in diesen Fällen allerdings die Wahl eines anderen Arzneistoffs, der nicht von CYP2D6 metabolisiert wird.

Die Auswirkungen der Genamplifikation des CYP2D6-Gens auf die erforderliche Dosis und auf die Pharmakokinetik von Nortriptylin sind in Abb. 6.27 dargestellt.

Im Hinblick auf die Globalisierung ist die sehr unterschiedliche Häufigkeit der ultraschnellen Metabolisierer in verschiedenen ethnischen Gruppen besonders zu beachten (Tab. 6.15). Als Ursache für die differenzierte regionale Häufigkeitsverteilung wurde wiederholt ein Selektionsvorteil von ultraschnellen Metabolisierern in Bezug auf die Entgiftung von pflanzlichen Alkaloiden im Verlauf der Evolution diskutiert.

CYP-Polymorphismen sind auch für andere Isoenzyme bekannt. Als molekulargenetische Ursachen für den **Polymorphismus von CYP2C9** (Tab. 6.16) sind zwei Mutationen (SNP) im CYP2C9-Gen mit erheblichen Funktionsverlusten des exprimierten Enzyms erkannt worden. Die Konseqenzen sind verstärkte Haupt- und Nebenwirkungen bei homozygoten Defektträgern und erhöhte Risiken bei Arzneistoffen mit geringer thera-

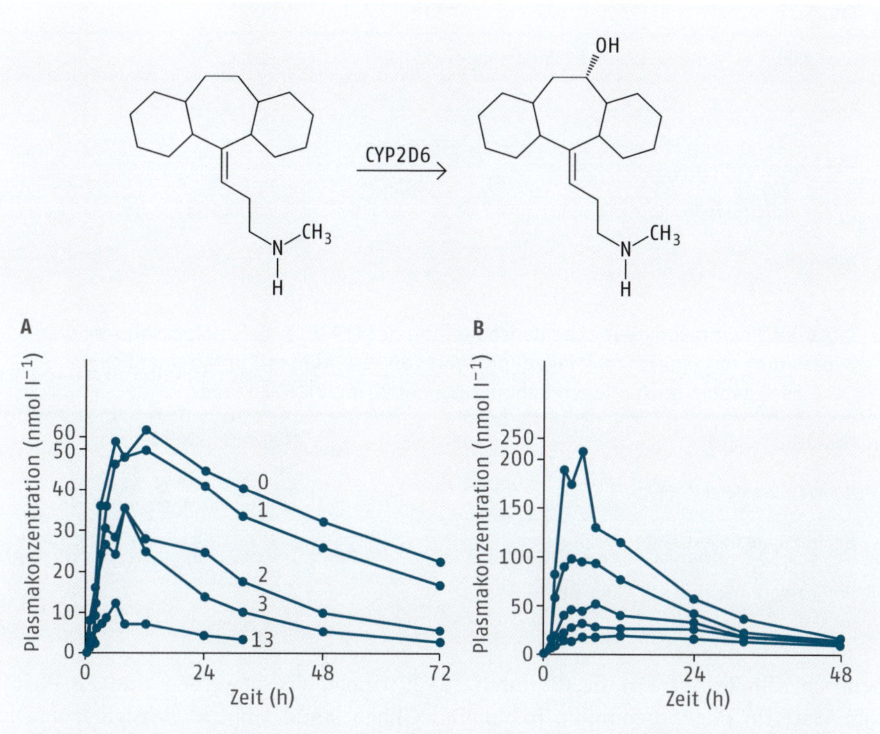

○ **Abb. 6.27** Pharmakokinetik von **A** Nortriptylin und **B** 10-OH-Nortryptilin in Abhängigkeit von der Anzahl der aktiven CYP2D6-Gene. Nach Mellström

□ **Tab. 6.15** Häufigkeit ultraschneller Metabolisierer von CYP2D6-Substraten

Ethnische Herkunft	Häufigkeit (%)
Ostasien	0–1
Nord- und Mitteleuropa	1–3,5
Südeuropa und Türkei	10
Äthiopien und Saudi-Arabien	20–30

□ **Tab. 6.16** Genetischer Polymorphismus von CYP2C9. Nach Hess

Genotyp	Häufigkeit in Europa (%)
CYP2C9 *1/*1 (Wildtyp)	62
CYP2C9 *2/*2	1
CYP2C9 *3/*3	1
CYP2C9 *2/*3	1
CYP2C9 *1/*2	18
CYP2C9 *1/*3	17

6

◘ Tab. 6.17 Genetischer Polymorphismus von CYP2C19. Nach Schwab

Häufigkeit des homozygoten CYP2C19-Defektes (%)	
Afrika	2–4
Europa	3–5
China, Indien, Japan, Korea	15–23
Indonesien	30

◘ Tab. 6.18 Pharmakodynamische Konsequenzen des CYP2C19-Polymorphismus bei der Behandlung mit Omeprazol (Magen-pH-Wert von Patienten mit unterschiedlichem CYP2C19-Genotyp nach 8 Tagen Behandlung mit 20 mg/d). Nach Sagar

Genotyp	Magen-pH-Wert
Homozygote Defektträger	6,2
Heterozygote Defektträger	5,5
Homozygote Träger des Wildtyp-Allels	3,0

peutischer Breite. Arzneistoffe, die durch CYP2C9 metabolisiert werden, sind z. B. Phenytoin, Warfarin, Phenprocoumon, Tolbutamid, Glibenclamid, Glipizid, Prosiglitazon, Diclofenac, Ibuprofen, Meloxicam, Piroxicam, Celecoxib, Irbesartan und Losartan.

Verantwortlich für den genetischen **Polymorphismus von CYP2C19** sind zwei Allelvarianten des CYP2C19-Gens, die zu einem Genprodukt mit fehlender Enzymaktivität führen. Bei unveränderter Dosierung kommt es zur Verstärkung der Haupt- und Nebenwirkungen bei homozygoten Defektträgern (◘ Tab. 6.17). Dieser Polymorphismus spielt bei den Arzneistoffen Carisoprodol, Citalopram, Sertralin, Diazepam, S-Mephenytoin, Flunitrazepam, Moclobemid, Proguanil, Lansoprazol, Omeprazol, Pantoprazol eine Rolle.

Die Konsequenzen des CYP2C19-Polymorphismus für den Plasmaspiegelverlauf von Omeprazol sind in ⊙ Abb. 6.28 dargestellt.

Ein interessanter pharmakodynamischer Aspekt in Bezug auf die Omeprazol-Wirkung (◘ Tab. 6.18) ergibt sich dadurch, dass Patienten mit homozygoter bzw. heterozygoter CYP2C19-Defizienz besser auf eine Kombinationstherapie zur Behandlung einer Infektion durch *Helicobacter pylori* mit Omeprazol, Clarithromycin und Amoxicillin ansprechen. In diesem Zusammenhang ist eine Genotypisierung sinnvoll.

Ein wichtiger genetischer Polymorphismus, der für die Dosisindividualisierung von Azathioprin und 6-Mercaptopurin relevant ist, betrifft die **Thiopurin-S-Methyltransferase** (TPMT). Dieser resultiert aus dem Vorkommen defekter Allele durch Punktmutationen, die im homozygoten Zustand (5 % der Europäer) zum Verlust der Enzymaktivität führen, und im heterozygoten Zustand einen mittleren Rückgang der TPMT-Aktivität gegenüber dem Wild-Typ zeigen (bei ca. 11 % der Europäer). Die Bedeutung dieses Polymorphismus wird bei der metabolischen Aktivierung von Azathioprin erkennbar (⊙ Abb. 6.29). Azathioprin wird im ersten Metabolisierungsschritt zunächst durch eine Glutathion-S-transferase zu 6-Mercaptopurin metabolisiert. Dieses wird dann in die Thioguaninnnucleotide (6-TGN) überführt, die als die Wirkform anzusehen sind und

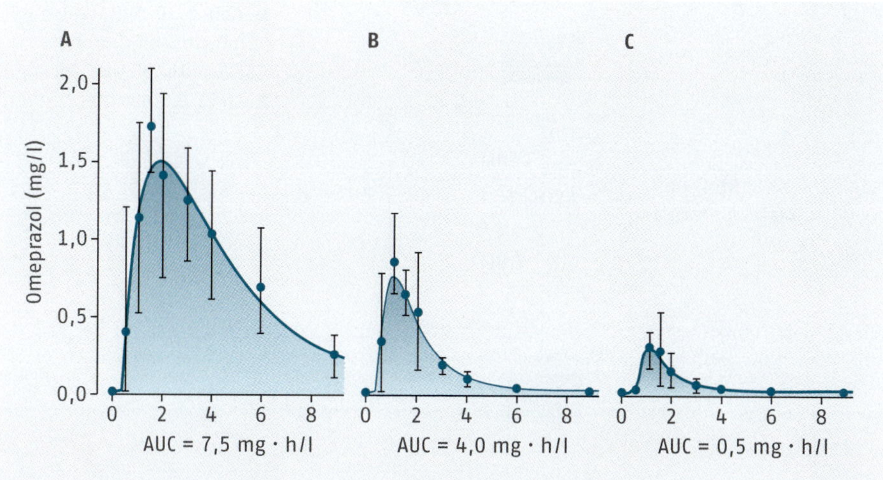

o Abb. 6.28 Abhängigkeit des Plasmaspiegelverlaufs von Omeprazol vom CYP2C19-Genotyp. Nach Brockmüller
A homozygote Defektträger, **B** heterozygote Defektträger, **C** homozygote Träger des Wildtyp-Allels

O_2N — CH_3 — S — SH — H — GST — TPMT — 6-Methylmercaptopurin

Xanthin-oxidase — 6-Thioharnsäure

Azathioprin — 6-Mercaptopurin

Hypoxanthin-phosphoribosyl-transferase,

R = Ribosyl- bzw. Desoxyribosyl-triphoshat — H_2N — R — DNA, RNA

6-Thioguaninnucleotide (6-TGN)

o Abb. 6.29 Biotransformation von Azathioprin und 6-Mercaptopurin (vereinfachtes Schema). Modif. nach Weinshilboum

mit DNA und RNA in Wechselwirkung treten. Die Methylierung der 6-Mercaptogruppe durch die TPMT und die Bildung der 6-Thioharnsäure durch die Xanthinoxidase können als Konkurrenzreaktionen zur Bioaktivierung von 6-Mercaptopurin angesehen werden Daraus resultieren die entsprechenden Konsequenzen bei einer geringen TPMT-Aktivität

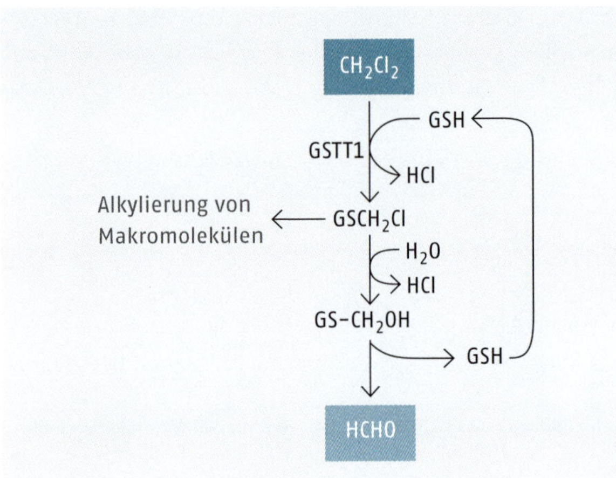

Abb. 6.30 Metabolismus von Dichlormethan durch GSTT1 unter Bioaktivierung. Nach Bruhn et al.

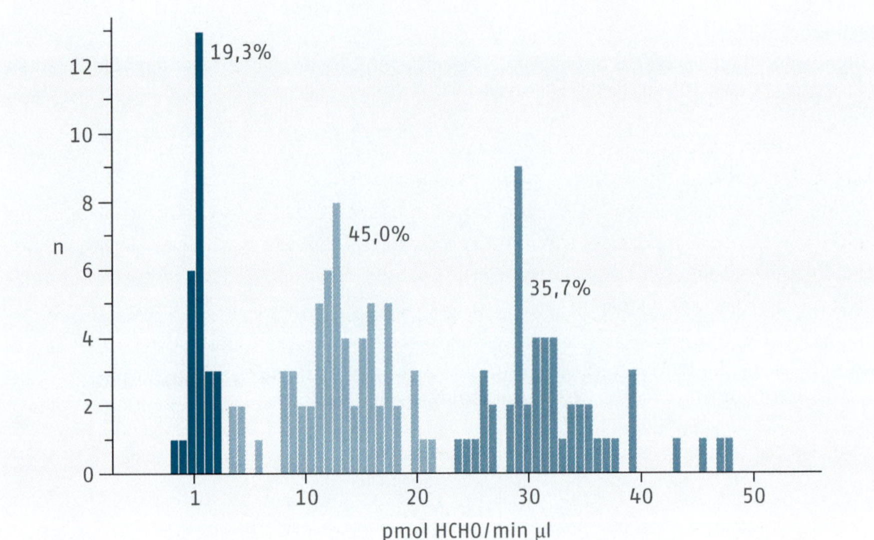

Abb. 6.31 Häufigkeitsverteilung von Probanden mit unterschiedlicher GSTT1-Aktivität. Nach Bruhn et al.

bzw. einer Hemmung der Xanthinoxidase durch Allopurinol (verstärkte TGN-Bildung und erhöhte Wirksamkeit). Bei einer erhöhten TPMT-Aktivität kann sich dagegen eine veringerte Bioaktivierung und ggf. erhöhte Rezidivhäufigkeit bei Leukämie-Behandlung ergeben. Daher sollte die Dosisindividualisierung auf einer Genotypisierung der TPMT vor der Behandlung beruhen.

Die **Glutathion-S-Transferase T1** (GSTT1) ist an der Bildung toxisch reaktiver Metaboliten von halogenierten Alkanen wie Dichlormethan beteiligt (Abb. 6.30). Da solche Verbindungen häufig als Lösungsmittel verwendet werden, ist zu prüfen ob der genetische Polymorphismus dieses Enzyms in Bezug auf ein genetisch determiniertes individuelles Risiko beim Umgang mit solchen Lösungsmitteln eine Rolle spielt. Ein genetischer

Polymorphismus der GSTT1 konnte in menschlichem Hämolysat durch Phänotypisierung mit Dichlormethan als Substrat und Bestimmung des gebildeten Formaldehyds sowie durch parallel hierzu durchgeführte Genotypisierung mit kernhaltigen Blutzellen der gleichen Probanden nachgewiesen werden (Abb. 6.31).

Bei genetischen Polymorphismen sind allgemein vor allem die folgenden **Konsequenzen** zu beachten:

- Unterschiede in den Plasmawerten und den Ausscheidungsgeschwindigkeiten erfordern bisweilen individuelle Therapiepläne.
- Es sind Unterschiede in der Bioverfügbarkeit (insbesondere bei Arzneistoffen mit hohem First-pass-Effekt) zu berücksichtigen.
- Auswirkungen bei Arzneimittel-Wechselwirkungen (▸ Kap. 7.7.3) können bestehen in einer
  - Verstärkung der Inhibition (z. B. kann Isoniazid als potenter Inhibitor wegen höherer Konzentrationen bei PM zu einer gefährlichen Phenytoin-Kumulation führen) oder in einem
  - verstärkten toxischen Risiko bei einer genetisch determinierten hohen Induzierbarkeit (z. B. erhöhte Krebsprädisposition durch polycyclische Aromaten).

6.3.6 Spezies- und Geschlechtsunterschiede

Speziesunterschiede

In den vorangegangenen Abschnitten ist wiederholt auf Unterschiede zwischen einzelnen Tierspezies und dem Menschen hingewiesen worden.

Tab. 6.19 enthält Halbwertszeiten für einige Arzneistoffe, deren Elimination hauptsächlich durch Biotransformation bedingt ist. Sie verdeutlichen die großen Unterschiede zwischen den einzelnen Labortieren und zwischen diesen und dem Menschen. Hierbei muss natürlich berücksichtigt werden, dass Halbwertszeiten nur einen begrenzten Wert für die Feststellung von Speziesdifferenzen bezüglich der Biotransformation besitzen, da sie auch von anderen Vorgängen beeinflusst werden (Distribution, Exkretion).

Speziesunterschiede sind bei den **Phase-I-Reaktionen** vor allem quantitativer Natur, d. h., es werden bei gründlicher Erfassung der Metabolisierungsmuster in verschiedenen Arten qualitativ ähnliche Muster gefunden, die einzelnen Metaboliten sind jedoch meist in sehr unterschiedlicher Konzentration vorhanden. So wurden beispielsweise bei Amphetamin in der Ratte 60 % ringhydroxylierte und 3 % seitenkettenoxidierte Verbindungen ermittelt, während der Anteil der ringhydroxylierten beim Menschen nur 3 % betrug.

Tab. 6.19 Halbwertszeiten (h) einiger Arzneistoffe in verschiedenen Spezies

Arzneistoff	Mensch	Ratte	Meerschweinchen	Kaninchen	Hund	Maus	Affe
Cyclophosphamid	3,5	0,75	–	–	0,5	0,22	0,75
Hexobarbital	6	2,3	–	1	4,3	0,3	
Isoniazid	4*	0,4	–	–	2,5	–	1,2
Phenazon	10	2,3	1,8	1	1,8	0,18	1,9
Phenylbutazon	72	6	5	3	6	–	8

* Langsame Acetylierer

6

Aus den in der ◘ Tab. 6.19 enthaltenen Daten darf aber nicht auf eine ausschließliche Überlegenheit z. B. der Monooxygenaseaktivität in der Versuchstierleber gegenüber der menschlichen Leber geschlossen werden. So liegt z. B. die Aktivität für die Phenacetin-O-Deethylierung in der Humanleber dreimal so hoch wie in der Rattenleber.

Bei **Phase-II-Reaktionen** sind für manche Stoffwechselwege bei einigen Tierarten Defekte festgestellt worden, für die zum Teil phylogenetische Gründe maßgebend gemacht werden. Dies steht im Einklang mit der Tatsache, dass zur Konjugation körpereigene Grundbausteine notwendig sind.

Während Pflanzen Glucoside bilden, ist bei Bakterien, Insekten und den meisten Vertebraten vorrangig Glucuronsäure Kupplungspartner.

Von allen Säugetieren, die Glycin-Konjugate ausscheiden, sind nur der Mensch und andere Primaten auch zur Glutamin-Konjugation befähigt. Bereits Halbaffen bilden nur noch Glycinderivate. Gleiches gilt offenbar für die O-Methylierung, wie an 3,5-Diiod-4-hydroxybenzoesäure gezeigt wurde.

Einige weitere Besonderheiten des Phase-II-Metabolismus seien genannt. So besitzen Katzen offensichtlich kein intaktes Glucuronidierungssystem und bilden vorrangig Sulfat-Konjugate. Ausnahmen, wie die hohe Glucuronidierung des Phenolphthaleins und von Geschlechtshormonen, weisen auf multiple Formen der Glucuronosyltransferase hin. Auch die Gunn-Ratte soll nicht zur Glucuronidierung befähigt sein.

Demgegenüber sollen dem Schwein, das vorwiegend Glucuronide ausscheidet, Sulfotransferasen fehlen. Dennoch sind auch hier Sulfat-Konjugate gefunden worden (z. B. bei Naphth-1-ol).

Die bekannte Tatsache, dass Hunde aromatische Amine kaum als Acetylderivate ausscheiden, aber aliphatische gut, wird mit der unterschiedlichen Deacetylaseaktivität in Verbindung gebracht, die gegenüber aromatischen N-Acetylverbindungen sehr hoch ist. Andererseits wird hierfür auch die An- bzw. Abwesenheit verschiedener N-Acetyltransferasen verantwortlich gemacht.

Während viele Arten Glutathion-Konjugate bilden, scheinen das Meerschweinchen und das Huhn dazu nicht in der Lage zu sein.

Aus allen genannten und den zahlreichen heute verfügbaren vergleichenden Befunden kann abgeleitet werden, dass qualitative und quantitative Unterschiede bei den verschiedenen Spezies eine Übertragung von tierexperimentellen Biotransformationsergebnissen auf den Menschen problematisch machen. Wie ◘ Tab. 6.20 zeigt, sind erwartungsgemäß Ergebnisse an Primaten am ehesten mit denen beim Menschen vergleichbar.

◘ **Tab. 6.20** Eignung (%) von Primaten und Nichtprimaten als Stoffwechselmodelle. Nach Smith

Eignung	Rhesusaffe	Nichtprimaten	Ratte
Gut	74	22	15
Zufriedenstellend	22	26	10
Schlecht	4	26	33
Ungeeignet	0	26	38

Auch unter Berücksichtigung der hohen interindividuellen Variabilität sollten daher Biotransformationsuntersuchungen am Menschen nach Abklärung des Metabolitenmusters (Isolierung und Strukturaufklärung) an einer Tierart, von der genügende Mengen der zu erwartenden Metaboliten gebildet werden (meist Ratte), schon in einer frühen Phase der klinischen Erprobung durchgeführt werden. Für weiterführende Untersuchungen (toxische Effekte, Präkanzerogenität u. a.) könnte dann das geeignete Versuchstier verwendet werden.

Geschlechtsunterschiede

Seit Nicholas und Barron 1932 beobachteten, dass für die Anästhesie von weiblichen Ratten nur die Hälfte der für männliche Tiere benötigten Dosis von Amobarbital eingesetzt werden muss, und seit Anfang der 1950er Jahre Beziehungen zwischen Metabolismus und geschlechtsabhängigen Wirkungsunterschieden festgestellt wurden, sind Geschlechtsunterschiede insbesondere bei Ratten eingehend untersucht worden. Die Ergebnisse können wie folgt zusammengefasst werden:

- Lebermikrosomen von männlichen Ratten oxygenieren viele Pharmaka schneller als die Lebermikrosomen weiblicher Ratten.
- Männliche Tiere besitzen höhere Enzymaktivitäten (z. B. Cyt P-450, NADPH-Cyt-P-450-Reduktase).
- Die Bindungskapazität von Cyt P-450 für Substrate mit Typ-I-Bindungsspektren wie Hexobarbital und Aminophenazon (▸ Kap. 6.3.1) ist bei männlichen Ratten größer und androgenabhängig. Bei Anilin und Zoxazolamin, die Typ-II-Spektren liefern, bestehen keine androgenbedingten Unterschiede der Bindungskapazität und keine geschlechtsabhängigen Biotransformationsunterschiede. Der Mechanismus der Wirkung männlicher Geschlechtshormone ist noch nicht genügend bekannt. Möglicherweise regulieren Androgene die Aktivität der 5α-Reduktase (Senkung) und die Oxygenierung der Geschlechtshormone (Erhöhung).
- Der Enzyminduktor 3-Methylcholanthren (▸ Kap. 7.7.3) senkt die androgenabhängigen Enzymaktivitäten in männlichen Ratten, nicht aber in weiblichen Tieren und erhöht die androgenunabhängigen Enzymaktivitäten in beiden Geschlechtern.

Bei anderen Versuchstieren und beim Menschen sind die Befunde weniger eindeutig.

Bei pharmakokinetischen Untersuchungen an männlichen und weiblichen Probanden und Kranken sind in den letzten Jahren verschiedentlich signifikante Unterschiede bei einzelnen Parametern (C_p, Cl_{tot}, Bildung von Metaboliten u. a.) festgestellt worden (einige Beispiele s. ◘ Tab. 6.21). Eine differenzierte Dosierung dürfte jedoch nur in Ausnahmefällen notwendig sein. Bei vielen Arzneistoffen sind jedoch keine relevanten Geschlechtsunterschiede beobachtet worden, z. B. bei Atropin, Ciclosporin, Cimetidin, Codein, Coffein, Debrisoquin, Dextromethorphan, Digoxin, Doxycyclin, Ketoconazol, Lidocain, Methotrexat, Metoprolol, Nifedipin, Theophyllin.

Tab. 6.21 Geschlechtsbedingte Unterschiede pharmakokinetischer Parameter beim Menschen (Mittelwerte)

Arzneistoff	Parameter	Frauen	Männer
Acetylsalicylsäure	AUC	13,05	8,86
	$t_{1/2}$	15,5	10,6
Salicylsäure	Cl_{tot}	0,24	0,39
	$t_{1/2}$	4,53	3,03
Amitriptylin	C_p^{ss}	34,0	36,0
Nortriptylin	C_p^{ss}	45,0	28,0
10-OH-Nortriptylin	C_p^{ss}	40,0	52,0
Carbamazepin	Cl_{tot}	211,0	277,0
Cefotaxim	$t_{1/2}$	65,0	57,0
	Cl_{tot}	264,8	360,7
Deacetyl-Cefotaxim	AUC	1883,0	1158,0
Nordazepam	C_{pmax}	234,0	198,0
	AUC	229,8	98,3
	Cl_{tot}	8,7	18,5
Phenobarbital	C_p	15,3	20,1
Phenytoin	C_p^{ss}	4,32	5,95
Piroxicam	C_p	18,7	24,7

Die Zahlenangaben sind direkt vergleichbar und demgemäß dimensionslos wiedergegeben.

Zusammenfassung

- Biotransformationsreaktionen werden durch zahlreiche membranständige und zytosolische Enzyme katalysiert. Das für den Fremdstoffmetabolismus wichtigste Organ ist die Leber, da sie über ein fast komplettes Enzymmuster verfügt. Andere relevante Organe sind Darm, Nieren, Lunge und Haut.
- Cytochrom P-450 ist das Schlüsselenzym der Biotransformation. Dieses hämhaltige Enzym katalysiert Monooxygenierungen an Fremdstoffen und endogenen Substraten. Es existieren zahlreiche Isoenzyme, die eine große Superfamilie von strukturell ähnlichen Hämthiolatproteinen bilden. Trotz überlappender Substratspezifität metabolisieren sie ein breites Spektrum von Substanzen.

- Weitere wichtige oxidierende Enzyme sind Aminoxidasen, Flavin-abhängige Monooxygenasen, Alkoholdehydrogenasen, Aldehyddehydrogenasen, die Xanthinoxidase, Peroxidasen und Prostaglandinsynthasen. Diese Enzyme oxidieren ein sehr viel kleineres Spektrum an Substraten als das Cytochrom-P-450-System.
- Für Reduktionen sind Aldehydreduktasen, Ketoreduktasen, Nitroreduktasen sowie Azoreduktasen von Bedeutung. Ihre Substratspezifitäten sind jeweils gering.
- Die hydrolytische Spaltung von Estern, Amiden, Imiden, Peptiden und Glykosiden wird durch unspezifische Esterasen mit heterogener Struktur katalysiert. Ein wichtiger Vertreter ist die Pseudocholinesterase. Epoxidhydrolasen sind eine Gruppe von Enzymen, die die Hydrolyse von elektrophilen Oxiranderivaten katalysieren.
- Mit Ausnahme der Konjugation mit Glutathion müssen bei Phase-II-Reaktionen die Konjugationspartner aktiviert werden. Meist werden aus endogenen physiologischen Stoffwechselprodukten Konjugationsnucleotide gebildet, die mittels der Transferasen auf den Fremdstoff übertragen werden. Bei Xenobiotika, die Carboxylgruppen besitzen, erfolgt die Aktivierung zum Fremdstoffnucleotid, das mit endogenen Aminen kuppeln kann.
- Zu den wichtigen Transferasen gehören die Acetyltransferasen, Sulfotransferasen, Glucuronosyltransferasen, Methyltransferasen und Glutathiontransferasen. Diese Enzyme zeigen Spezifität hinsichtlich bestimmter funktioneller Gruppen, an die die Kopplungen erfolgen.
- Extrahepatische Biotransformationsreaktionen haben Bedeutung für den Abbau von Arzneistoffen, bevor der systemische Kreislauf erreicht wird (First-pass-Effekt). Darüber hinaus spielen sie bei toxischen Reaktionen in verschieden Organen eine Rolle. Auch durch die Bakterien der Darmflora erfolgen biochemische Umwandlungen von Wirkstoffen und Metaboliten. Solche Umsetzungen sind auch Bestandteil des enterohepatischen Kreislaufs.
- Pränatal entwickeln sich bereits in der Fetalperiode Enzymsysteme, die fremdstoffmetabolisch wirksam sein können. Die Aktivitäten sind allerdings z.T. sehr gering.
- Viele Biotransformationen sind durch einen genetischen Polymorphismus gekennzeichnet. Er führt zu interindividuellen Unterschieden in der Expression von fremdstoffmetabolisierenden Enzymen und damit der Wirkung und Ausscheidung von Arzneistoffen. Polymorphismen sind insbesondere bei einigen Cytochrom-P-450-Isoenzymen, Acetyl-, Methyl- und Glutathiontransferasen zu finden.
- Speziesunterschiede bei der Biotransformation sollten bei tierexperimentellen Untersuchungen berücksichtigt werden. Geschlechtsunterschiede sind möglicherweise auf den regulierenden Einfluss von Sexualhormonen auf Biotransformationsenzyme zurückzuführen.

6.4 Biotransformation und Arzneistoffwirkung

■ **MERKE** Art und Umfang der Biotransformation beeinflussen am nachhaltigsten Dauer und Intensität der Wirkung eines absorbierten Arzneistoffs, da durch die veränderten physikochemischen Eigenschaften der Metaboliten, mit in der Regel erhöhter Polarität und Wasserlöslichkeit, die Exkretion erleichtert wird. Bei Verbindungen mit ähnlichem Wirkprofil und ähnlichen Biotransformationswegen lassen sich direkte Zusammenhänge zwischen zeitlichem Umfang der Biotransformation und Dauer der Wirkung sichtbar machen.

Metaboliten können gegenüber der Ausgangsverbindung geringe, hohe, weitgehend alleinige (Pro-Pharmaka, Prodrugs), veränderte oder toxische Wirkung besitzen.

6.4.1 Metaboliten mit geringer und hoher Wirkung

Die Wirkung vieler Phase-I- und fast aller Phase-II-Metaboliten ist gering oder fehlt überhaupt. So besitzt z. B. der Oxocyclohexylmetabolit (**6,6**) des Hexobarbitals weniger als 5 %, das Sulfoxid des Chlorpromazins nur etwa 10 % der Wirkung der Ausgangsverbindung.

Wie bereits ausgeführt (▸Kap. 6.2), wird bei Phase-I-Reaktionen das physikochemische Verhalten eines Stoffes mitunter relativ wenig modifiziert, so dass teilweise die biologischen Eigenschaften der Metaboliten mit denen der Ausgangsverbindung weitgehend übereinstimmen. Sofern die Metaboliten genügend hohe Blutspiegel ergeben, können sie an der Gesamtwirkung des Arzneimittels beteiligt sein, zumal sie mitunter eine längere Verweildauer im Blut haben. Sorgfältige klinisch-pharmakologische Untersuchungen sind notwendig, um Konsequenzen für die Therapie abzuleiten. ◘ Tab. 6.22 enthält eine Auswahl an Pharmaka und ihrer Metaboliten mit hoher Wirkung, einschließlich der Entstehungswege der Metaboliten. Einige dieser Metaboliten sind wegen geeigneter pharmakokinetischer Eigenschaften in die Therapie eingeführt, z. B. Canrenon, Clofibrinsäure, Desciclovir, Desipramin, Difenoxin, Mesoridazin, Nortriptylin, Oxazepam, Oxyphenbutazon, Paracetamol, Prednisolon.

Die Bedeutung einiger Metaboliten für die Gesamtwirkung des jeweiligen Arzneistoffs wird nachfolgend kommentiert.

Infolge der wesentlich höheren Blutspiegel- und AUC-Werte von Oxipurinol (**6,116**) gegenüber dem verabreichten Allopurinol (**6,115**) ist, bei ähnlicher Wirkung der beiden Verbindungen, hauptsächlich **6,116** für die xanthinoxidasehemmenden Effekte verantwortlich.

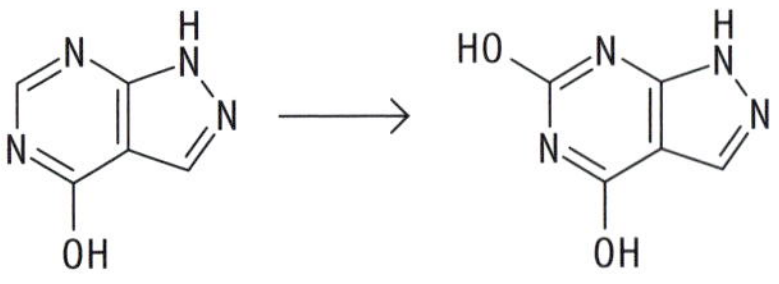

6,115 → 6,116

Tab. 6.22 Arzneistoffe und ihre wirksamen Metaboliten (Auswahl)

Arzneistoff	Biotransformationsreaktion	Wirksamer Metabolit
Allopurinol	Ox	Oxipurinol
Amitriptylin	N-De	Nortriptylin
Chloralhydrat	Red	Trichlorethanol
Clofibrat	Hy	Clofibrinsäure
Codein	O-De	Morphin
Daunorubicin	Red	Daunorubicinol
Desciclovir	Ox	Aciclovir
Diazepam	N-De, Ox	Nordazepam, Oxazepam
Digitoxin	Ox	Digoxin
Diphenoxylat	Hy	Difenoxin
Doxorubicin	Red	Doxorubicinol
Fenfluramin	N-De	Norfenfluramin
Glutethimid	Ox	4-Hydroxyglutethimid
Imipramin	N-De	Desipramin
Lidocain	N-De	N-Deethyl-, N-Dideethyllidocain
Methylphenobarbital	N-De	Phenobarbital
Molsidomin	Hy	Sydnonimin, NO
Pethidin	N-De	Norpethidin
Phenacetin	O-De	Paracetamol
Phenylbutazon	Ox	Oxyphenbutazon
Prednison	Red	Prednisolon
Primidon	Ox	Phenobarbital
Procainamid	Ac	N-Acetylprocainamid
Propranolol	Ox	Hydroxypropranolol
Rifampicin	Hy	Deacetylrifampicin
Spironolacton	Abspaltung von Thioessigsäure	Canrenon
Thioridazin	S-Ox	Mesoridazin

Ox = Hydroxylierung, O-De = O-Dealkylierung, N-De = N-Dealkylierung, S-Ox = S-Oxidation, Ac = Acetylierung, Red = Reduktion, Hy = Hydrolyse

Das strukturell verwandte Desciclovir (**6,117**) wird beim Menschen zu mehr als 60 % als Aciclovir (**6,118**) ausgeschieden, das als Virustatikum schon länger therapeutisch genutzt wird.

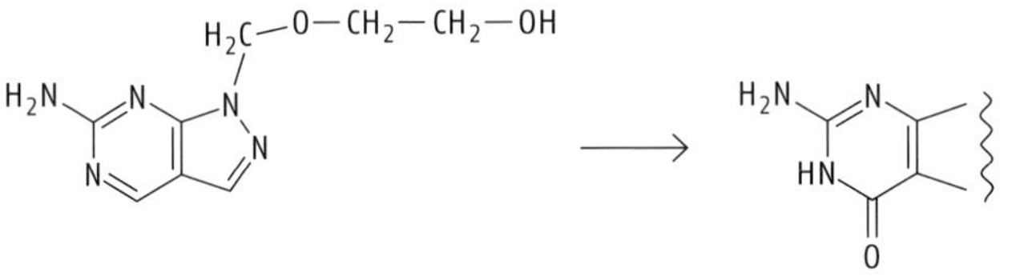

6,117 6,118

Als wohl erster wirksamer Metabolit ist Trichlorethanol, das aus Chloralhydrat gebildet wird, erkannt worden (▸ Kap. 6.1). Es stellt die eigentliche Wirkkomponente dar, so dass Chloralhydrat als Pro-Pharmakon (▸ Kap. 6.4.2) bezeichnet werden kann. Im Plasma des Menschen wurde keine Ausgangsverbindung mehr nachgewiesen, sondern nur die Anwesenheit seiner Metaboliten Trichlorethanol ($t_{1/2}$ = 8–8,5 h), dessen Glucuronid und Trichloressigsäure, die wegen langer Halbwertszeit ($t_{1/2}$ = 75–96 h) bei Dauerbehandlung zur Kumulation führt.

Auch Clofibrat und Prednison sind im Prinzip als Pro-Pharmaka anzusprechen.

Wie neuere Untersuchungen mit Hilfe von Radioimmunoassays ergaben, verhalten sich die AUC von Codein und Morphin nach peroraler Applikation von Codein etwa wie 10 : 1, so dass für den analgetischen Effekt zumindest die Mitbeteiligung des Morphins angenommen wird.

Die den Tetracyclinen nahestehenden glykosidischen Antibiotika mit zytostatischer Wirkung Daunorubicin (**6,119**; R = H) und Doxorubicin (**6,119**; R = OH) bilden als Hauptmetaboliten bei Menschen und Versuchstieren die entsprechenden Alkohole (**6,120**), die hohe zytotoxische Wirkung und hohe Serumwerte sowie gegenüber den Ausgangsverbindungen verlängerte Halbwertszeiten besitzen. Sie werden daher für die Gesamtwirkung mitverantwortlich gemacht. Es besteht wahrscheinlich auch eine Korrelation zwischen hoher Ketoreduktaseaktivität und Wirkung.

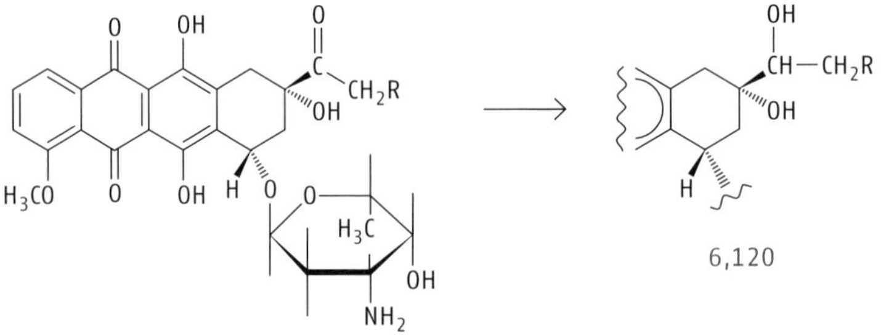

6,119 6,120

Der N-Demethylmetabolit Nordazepam (**7,6**) des Diazepams (**7,5**) besitzt bei der Maus höhere ZNS-, aber geringere antikonvulsive Wirkung als die Ausgangsverbindung. Er fördert das Einschlafen und die Schlafdauer. Bei einmaliger Applikation sind die Plasmakonzentrationen des Metaboliten beim Menschen niedriger, bei wiederholter Applikation infolge verlängerter Halbwertszeit etwa innerhalb einer Woche höher als die des Diazepams. Der Metabolit wird außerdem von Cyt P-450 stärker als Diazepam gebunden, wodurch dessen Biotransformation gehemmt und die Halbwertszeit verlängert ist. Die

Beteiligung des Nordazepams an der Gesamtwirkung des Diazepams besonders bei wiederholter Gabe ist damit begründet.

Wie viele Ester wird Diphenoxylat (**6.121**) leicht hydrolysiert. Das gebildete Difenoxin (**6,122**) ist im Humanplasma Hauptmetabolit und besitzt hohe Wirkung (bei der Ratte 5:1, am Meerschweinchenileum 60:1) gegenüber **6,121.** Es wurde als starkes Antidiarrhoikum in die Therapie eingeführt.

Beim verwandten Pethidin (**6,123**) führt demgegenüber die Spaltung des Esters zum Wirkungsverlust. Hier ist die N-Demethylverbindung wirksamer Metabolit. Der analgetische Effekt beträgt 30–70 % des Pethidins, die Plasmakonzentrationen erreichen dessen Werte, und es kann wegen verlängerter Halbwertszeit zur Kumulation kommen.

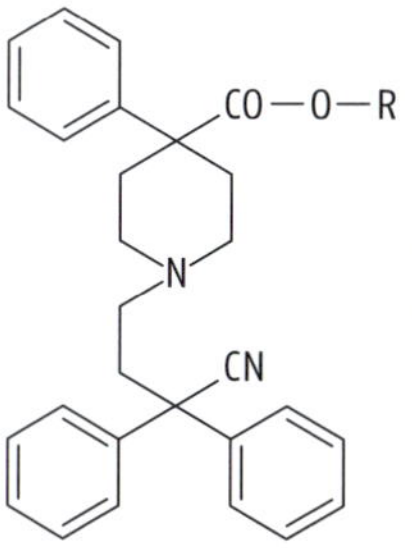

CO—O—R

6,121: R = C_2H_5
6,122: R = H

CN

CO—O—C_2H_5

N—CH_3

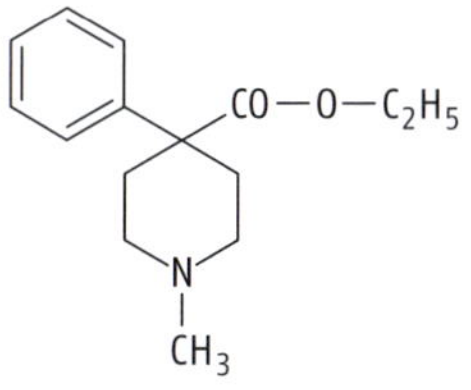

6,123

Die Wirkung des Norfenfluramins (**6,23**) übertrifft die des Anorektikums Fenfluramin (**6,22**). Bei etwa gleichen C_p-Werten ist die Beteiligung der Metaboliten am Gesamteffekt von Bedeutung.

Der Hydroxymetabolit des Glutethimids besitzt höhere Ataxiewirkung an der Maus als der Grundkörper (ED_{50} = 24:47 mg · kg^{-1}), hat jedoch wegen niedriger Plasmawerte wahrscheinlich keinen wesentlichen Anteil an der Gesamtwirkung. Bei Überdosierung soll er infolge Akkumulation an der Toxizität beteiligt sein.

Das Wirkverhältnis Lidocain:N-Deethyl-:N-Dideethyllidocain ist 100:77:42. Die daraus resultierenden Effekte sind in ▸Kap. 6.4.6 beschrieben.

Bei der Sydnoniminverbindung Molsidomin (**6,124**) mit hypotensiver, vaso- und bronchodilatorischer Wirkung ist Stickstoff(II)-oxid (NO) das wirksame Agens, das aus dem Biotransformationsprodukt Sydnonimin (SIN-1, **6,125**) in nichtenzymatischer Reaktion über **6,126** entsteht. NO besitzt ein ungepaartes Elektron, hat eine $t_{1/2}$ von 3–5 s und weist somit Radikalcharakter auf. Auch die Salpetersäureester Glyceroltrinitrat, Isosorbiddi- und -mononitrat, Erythrityltetranitrat, Nicorandil und daneben Natriumpentacyanonitrosylferrat (II) sind NO-Generatoren und haben somit Prodrug-Charakter.

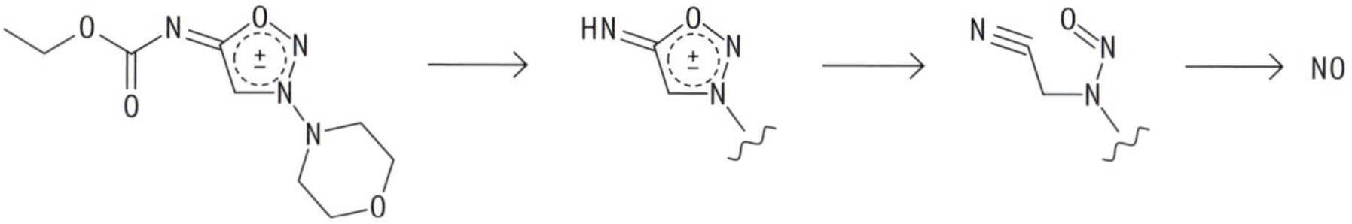

→ NO

6,124 6,125 6,126

Da die N-Demethylierung von Methylphenobarbital schneller erfolgt als die Elimination des gebildeten Phenobarbitals, werden hohe wirksame Phenobarbital-Plasmakonzentrationen erreicht. Ähnliches gilt bei Primidon (**7,21**) für die Oxidation zum Phenobarbital (**7,22**).

6

Infolge eines ausgeprägten First-pass-Metabolismus (▸Kap. 6.4.7) entsteht aus Phenacetin in hohem Maße Paracetamol (**6,173**) mit ähnlich intensiver analgetischer Wirkung, so dass die Serumwerte des Paracetamols das Mehrfache der Phenacetinkonzentrationen erreichen. So ist die Wirkung von Phenacetin zu einem erheblichen Anteil auf Paracetamol zurückzuführen. Erst bei hoher Dosierung nimmt seine Teilnahme am Gesamteffekt durch Sättigung des First-pass-Metabolismus zu.

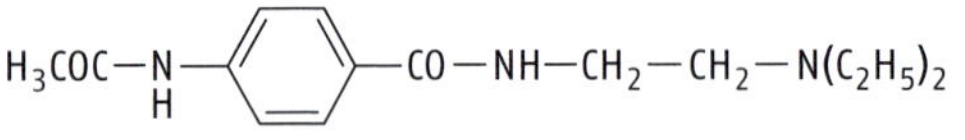

$H_3COC{-}NH{-}C_6H_4{-}CO{-}NH{-}CH_2{-}CH_2{-}N(C_2H_5)_2$

6,127

Die Acetylierung von Procainamid ist, wie schon erwähnt, genetisch polymorph (▸Kap. 6.3.5). Demgemäß sind die C_p-Werte für den Acetylmetaboliten (**6,127**) bei schnellen Acetylierern deutlich höher als bei langsamen. So ist z. B. für das Verhältnis Acetylprocainamid/Procainamid der Steady-state-C_p mit 1,08 bei schnellen und mit 0,52 bei langsamen Metabolisierern ermittelt worden. Da die Wirkung der Acetylverbindung beim Menschen zwischen 60 und 100 % der der Ausgangssubstanz liegt, ist ihre Mitbeteiligung am Effekt evident. Besonders bei Nierenfunktionsstörungen ist das Verhältnis unter Kumulation noch weiter zugunsten des Metaboliten verschoben.

Wie bei anderen β-Rezeptorenblockern ist auch beim Propranolol (**6,157**) die p-Hydroxyverbindung **6,158** stark wirksam. Ihr C_p-Anteil bei peroraler Gabe beträgt beim Menschen etwa 20–25 % der C_p-Werte des Propranolols (siehe hierzu auch ▸Kap. 6.4.3).

Das halbsynthetische Antibiotikum Rifampicin mit hoher Wirkung gegenüber Tuberkulose-Bakterien wird vorwiegend als Deacetylverbindung ausgeschieden, die volle antibakterielle Aktivität besitzt und bis zu 50 % des Gesamtrifampicins im Blut repräsentiert.

Der Seitenkettensulfoxid-Metabolit Mesoridazin (**6,128**) ist beim Menschen etwa doppelt so wirksam wie Thioridazin, seine Plasmawerte liegen etwa bei 60 % derjenigen des Thioridazins.

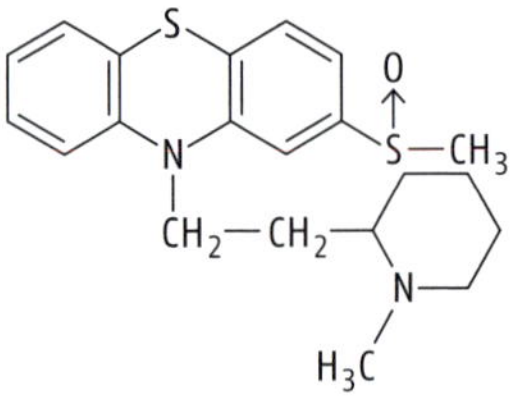

S
O
↑
N
S—CH_3
CH_2—CH_2
N
H_3C

6,128

6.4.2 Wirksame Metaboliten durch Bioaktivierung (Prodrugs, Pro-Pharmaka)

Definitionen

Obwohl schon seit Langem bekannt ist, dass manche Arzneistoffe selbst keine oder nur sehr geringe physiologische Effekte aufweisen und erst nach Absorption im Organismus in die Wirkform überführt werden, ist für solche Verbindungen erst 1958 von Albert der Begriff Prodrug (Pro-Pharmakon) geprägt und definiert worden:

■ **DEFINITION** Ein **Pro-Pharmakon** ist eine Substanz, die nach Verabreichung zur wirksamen Verbindung umgewandelt wird, die mit dem Rezeptor reagiert.

Eine weitere Definition für den gleichen Sachverhalt stammt von Harper (1962). Er versteht unter dem Begriff „drug latentiation“ *eine chemische Modifikation einer biologisch aktiven Substanz, die zu einer neuen Verbindung führt, aus der in vivo durch enzymatische Reaktion die Muttersubstanz entsteht.*

Während die erste Definition beschreibenden Charakter besitzt, stellt die zweite ein wissenschaftliches Konzept zur Arzneistoffoptimierung dar.

Eigenschaften

Prodrugs haben folgende Eigenschaften:

- Sie sind biologisch weitgehend indifferent.
- Sie unterscheiden sich von den Verbindungen, die in vivo wirken.
- Der Synthese liegt eine gezielte Überlegung zugrunde.
- Sie besitzen höhere Gebrauchswerteigenschaften als die Muttersubstanzen.

Retrospektive und bedingte Prodrugs

Bei manchen Arzneistoffen ist erst nach Einführung in die Therapie erkannt worden, dass es sich um Pro-Pharmaka handelt. Man kann sie im Gegensatz zu den gezielt hergestellten als „retrospektive“ Prodrugs bezeichnen. Beispiele sind die schon erwähnten Verbindungen Chloralhydrat, Prednison und Clofibrat. Auch die Erkenntnisse, dass Methenamin im Urin Formaldehyd abspaltet, der desinfizierend wirkt, und dass Arsphenamin in das biologisch aktive Oxophenarsin übergeht, sind alt. Von wissenschaftshistorischer Bedeutung war letztlich die Beobachtung, dass das erste eingeführte Sulfonamid Sulfamidochrysoidin (**7,129**; Prontosil®) selbst unwirksam ist und durch Azoreduktasen im Organismus in die Wirksubstanz Sulfanilamid (**6,130**) überführt wird (1935).

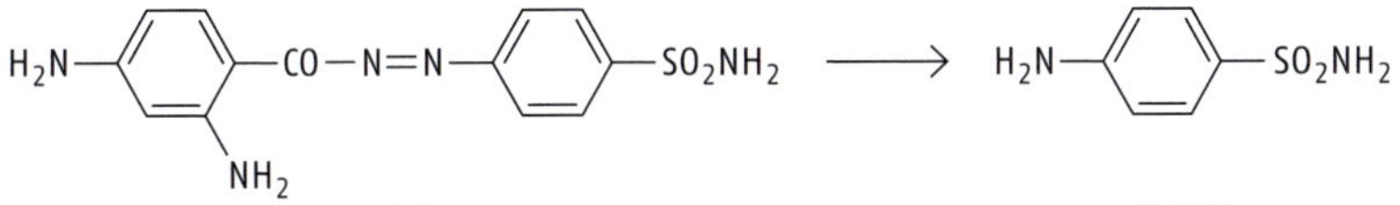

H_2N–$C_6H_3(NH_2)$–CO–N=N–C_6H_4–SO_2NH_2 ⟶ H_2N–C_6H_4–SO_2NH_2

6,129 6,130

Mitunter werden – im Sinne einer strengen Definition des Begriffs Pro-Pharmakon unberechtigt – auch solche Arzneistoffe als Prodrugs bezeichnet, die zwar selbst eine Wirkung besitzen, deren Gesamteffekt aber zu einem wesentlichen Anteil auf wirksamen Metaboliten beruht. Solche **„bedingten“ Pro-Pharmaka** (▸ Kap. 6.4.1) sind z. B. Primidon (→ Phenobarbital), Phenacetin (→ Paracetamol), Diphenoxylat (→ Difenoxin) und Desciclovir (→ Aciclovir).

Kinetik der Bioaktivierung

Die kinetischen Zusammenhänge bei der Bioaktivierung gibt ○ Abb. 6.32 wieder. Die Geschwindigkeitskonstante k_{Bio} muss groß genug sein, damit die Konzentration des Wirkstoffs in der Biophase über der Schwellenkonzentration der Wirkung liegt, d. h. $k_{Bio} > k_{el1} + k_{el2}$. Ist k_{Bio} relativ klein und gleichzeitig $k_{el1} < k_{el2}$, liegt eine Depotform vor.

In chemischer Hinsicht dominieren bei den Prodrugs Ester und Amide, die durch Hydrolasen leicht spaltbar sind. Verbindungen, deren wirksame Hauptmetaboliten durch oxidative oder reduktive Prozesse entstehen, sind selten „echte“ Prodrugs.

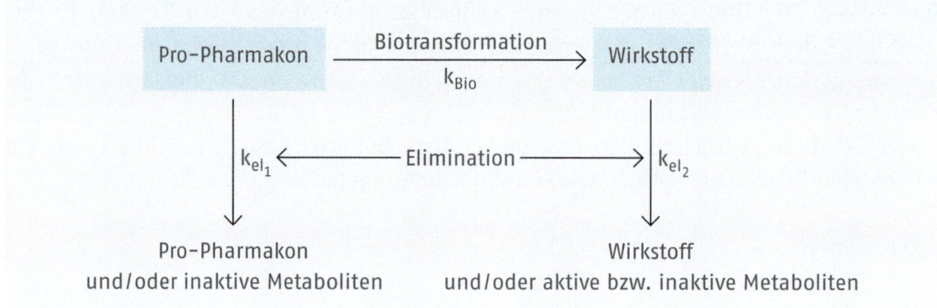

Abb. 6.32 Kinetik der Bioaktivierung

Einsatzmöglichkeiten

Für Pro-Pharmaka gibt es im Rahmen der Arzneistoffoptimierung verschiedene Einsatzmöglichkeiten:

- Beseitigung eines schlechten Geschmacks oder eines unangenehmen bzw. stechenden Geruchs,
- Verbesserung der pharmakokinetischen Eigenschaften bei der
  - Absorption (Bioverfügbarkeit),
  - Distribution,
  - Biotransformation und zur
  - Erzielung von Depoteffekten,
- Erreichung einer möglichst hohen Selektivität,
- Verringerung von Toxizität und Nebenwirkungen,
- Kombination von Pharmaka mit zwei Wirkprinzipien,
- Beseitigung pharmazeutisch-technologischer Probleme.

Geschmack, Geruch

Durch Veresterung des Chloramphenicols, z. B. mit Stearin- (**6,131**) oder Palmitinsäure (**6,132**), verliert es seinen bitteren Geschmack. Die unwirksamen Ester werden von Lipasen hydrolysiert.

NO_2 — HO—CH — HC—NH—$COCHCl_2$ — H_2C—O—CO—R

6,131: R = $C_{17}H_{35}$
6,132: R = $C_{15}H_{31}$

Das aus Benzylamin, Formaldehyd und Schwefelkohlenstoff entstehende geruchsneutrale Sulbentin (**6,133**) wird unter Bildung von Benzylsenföl gespalten.

6,133

■ **Tab. 6.23** Pharmakokinetische Daten von Ampicillin, Bacampicillin und Pivampicillin nach peroraler Applikation bei Menschen. Nach Ehrnebo et al.

Antibiotikum	Bioverfügbarkeit	$C_{p\,max}$ (µg · ml^{-1})	t_{max} (min)	lag time (min)	Absorptionsrate (% min^{-1})
Ampicillin	62	6,7	78	15,6	0,58
Bacampicillin	86	13,5	72	7,0	0,89
Pivampicillin	92	10,2	96	11,1	0,64

Pharmakokinetik. Von besonderer Bedeutung sind Pro-Pharmaka, die zur Verbesserung der pharmakokinetischen Eigenschaften von Arzneistoffen führen.

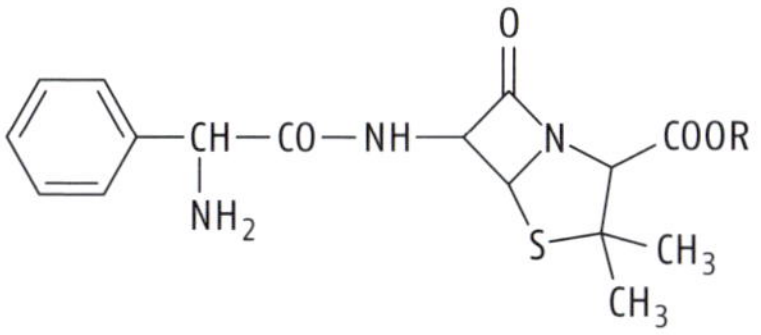

	R
6,134	H
6,135	$CH(CH_3)-O-COOC_2H_5$
6,136	$CH_2-O-COC(CH_3)_3$

Da z. B. Ampicillin eine perorale Bioverfügbarkeit von nur etwa 60 % besitzt, hat es nicht an Versuchen gefehlt, diese durch Herstellung von Estern mit höherer Lipophilie zu verbessern. ■ Tab. 6.23 enthält die pharmakokinetischen Daten für Ampicillin (**6,134**) und die Ester Bacampicillin (**6,135**) und Pivampicillin (**6,136**). Beide Ester zeichnen sich durch höhere Bioverfügbarkeit und Plasmakonzentration, verkürzte lag-Phase und erhöhte Absorptionsrate aus.

Ester-Prodrugs sind auch die ACE-Hemmer Enalapril und Pentopril sowie das Prostaglandin-Analogon Misoprostol.

Unter den herzwirksamen Digitalis-Glykosiden wird nur Digitoxin sehr gut absorbiert, während z. B. Gitoxin eine Bioverfügbarkeit von weniger als 5 % aufweist. Durch Acetylierung aller OH-Gruppen außer der tertiären am C-14 entsteht aus diesem Pengitoxin, dessen wesentlich verbesserte Bioverfügbarkeit (F ≈ 62 %) hauptsächlich auf einer Erhöhung der relativen Lipophilie um den Faktor 40 gegenüber Gitoxin beruht. Das Pro-Pharmakon besitzt nur etwa 7 % der Gitoxinwirkung. Im menschlichen Organismus ist das 16-Acetylgitoxin die Wirkform, dessen Effekt an isolierten Herzpräparationen noch größer ist als der des Gitoxins.

Epinephrin vermag die Lipidbarriere der Cornea nicht zu überwinden. Das als Pro-Pharmakon eingesetzte Dipivalat (**6,137**) hat einen mehr als 100-fachen therapeutischen Effekt.

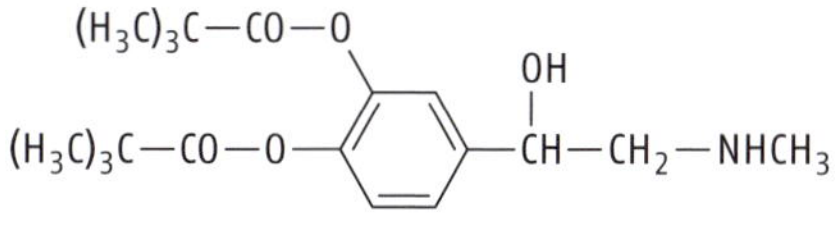

6,137

Beim Parkinsonismus besteht eine Verarmung bestimmter Hirnregionen an Dopamin, das als substituierender Arzneistoff jedoch nicht einsetzbar ist, weil es infolge hoher Ionisierung bei physiologischem pH-Wert die Blut-Hirn-Schranke nicht überwinden kann. Dagegen existiert für Levodopa (**6,138**) ein Transporter, der dieses in das ZNS einschleust, wo es durch Decarboxylase zu Dopamin metabolisiert wird.

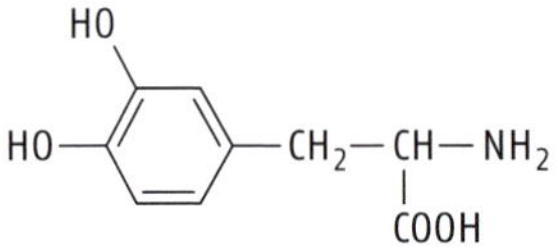

HO

HO— —CH_2—CH—NH_2

COOH

6,138

Die intensive Konjugation von Levodopa (Bildung von Glucuroniden, Sulfaten und O-Methyl-Derivaten) bewirkt einen hohen First-pass-Effekt (▸ Kap. 6.4.7). Durch Verschluss der phenolischen Gruppen (Veresterung, Trimethylsilylierung) kann dieser eingeschränkt werden.

Auch bei Propranolol mit einem ebenfalls hohen First-pass-Effekt kann dieser durch Verwendung des Hemisuccinats umgangen werden. Die Plasmakonzentration des Esters wurde beim Hund um den Faktor 8 erhöht gefunden.

Depotwirkungen von Arzneimitteln

Diese lassen sich auf verschiedene Weise erzielen. Neben pharmazeutisch-technologischen Maßnahmen besteht die Möglichkeit der Verabreichung eines Pro-Pharmakons. Vielfach wird eine solche Depotwirkung durch Erhöhung der Lipophilie (Speicherung in lipophilen Kompartimenten) erreicht, wozu meist Carbonsäureester eingesetzt werden. Wie schon erwähnt, bestimmt die Geschwindigkeit der Freisetzung des Wirkstoffs die Dauer des Depoteffekts. Solche Depotpräparate bei Steroiden, die im Allgemeinen intramuskulär appliziert werden, sind z. B. Estradiol-17-valerianat, Testosteron-17-enanthat, Hydroxyprogesteron-17-caproat und 3-Isopropylsulfonylethinylestradiol.

Durch Kombination von Fettsäureestern der Steroide und deren wasserlöslichen Salzen von Phosphor-, Pyrophosphor-, Schwefel- und Hemibernsteinsäureestern erhält man Arzneimittel mit Sofort- und Depoteffekt.

Targetorientierung

Zu den Pro-Pharmaka sind auch pharmakologisch aktive Polymere zu rechnen. Sie enthalten an einer Polymerkette gebunden einen Lösungsvermittler, weiterhin das Pharmakon, das am Polymer durch eine unter physiologischen Verhältnissen spaltbare Gruppe haftet und nach seiner Freisetzung die Wirkung auslöst, und ein Transportsystem, das entweder eine unspezifische Absorption oder eine targetorientierte Verteilung in bestimmte Kompartimente vermittelt (○ Abb. 6.33).

Für eine solche Targetorientierung besteht vor allem in der Krebs-Chemotherapie ein dringender Bedarf an selektiv wirkenden Arzneimitteln. Trotz der geringen biochemischen Unterschiede zwischen Tumor- und Normalzelle wird immer wieder versucht, Pro-Pharmaka zu entwickeln, die selektiv in der Tumorzelle in die Wirkform umgewandelt werden.

Das 1952 erstmals von Druckrey realisierte „Transportform-Wirkform-Prinzip" (entspricht im Wesentlichen der Definition der Pro-Pharmaka) führte zum Natriumsalz des Bis-O-monophosphorsäureesters des Diethylstilbestrols (Fosfestrol), das durch die im Prostatakarzinom in hoher Konzentration vorhandenen sauren Phosphatasen unter Bildung des im Sinne der kontrasexuellen Therapie wirksamen Östrogens hydrolysiert wird.

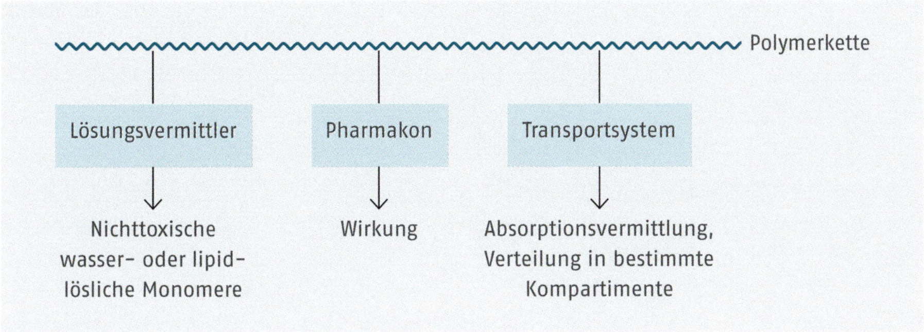

Polymerkette

Lösungsvermittler → Nichttoxische wasser- oder lipidlösliche Monomere

Pharmakon → Wirkung

Transportsystem → Absorptionsvermittlung, Verteilung in bestimmte Kompartimente

Abb. 6.33 Pharmakologisch aktives Polymer

Auf ähnlichen Überlegungen beruhte die Entwicklung des Cyclophosphamids (**6,139**). Mit diesem praktisch wirkungslosen Pro-Pharmakon sollte die N-Lostgruppe als alkylierendes Agens in die Tumorzelle eingeschleust und durch die darin reichlich vorhandenen Phosphamidasen freigesetzt werden. Später stellte sich heraus, dass der Bioaktivierungsprozess komplexer ist. Er beginnt mit der Oxygenierung in der Leber (→ **6,140**). Die Hydroxyverbindung steht als Halbaminal mit dem entsprechenden Aldophosphamid im Gleichgewicht, das zu den wirksamen Verbindungen Phosphoramid-N-Lost (**6,141**) und Acrolein (**6,142**) hydrolysiert wird (in Klammern wirksame Dosen in µmol). Ob aus **6,141** auch genügend hohe N-Lost-Konzentrationen entstehen, ist gegenwärtig nicht bekannt.

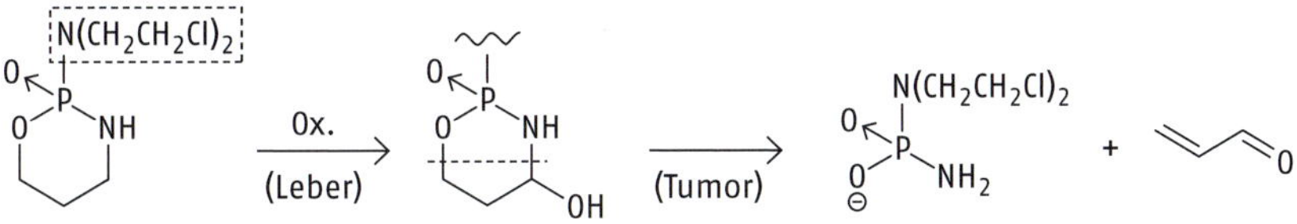

$N(CH_2CH_2Cl)_2$ — Ox. (Leber) → — (Tumor) → $N(CH_2CH_2Cl)_2$ +

6,139 (1540) — 6,140 — 6,141 (1,56) — 6,142 (62)

Zu den Alkylanzien ist auch Dacarbazin (**6,143**) zu rechnen, das ebenfalls erst durch Biotransformation aktiviert wird. Der N-Dealkylierung in der Leber (→ **6,144**) folgt die nichtenzymatische Hydrolyse. CH_3^+ wird auf Nucleinsäuren übertragen und bildet z. B. 7-Methylguanin als Antimetabolit. Das Amin **6,145** ist Hauptausscheidungsprodukt.

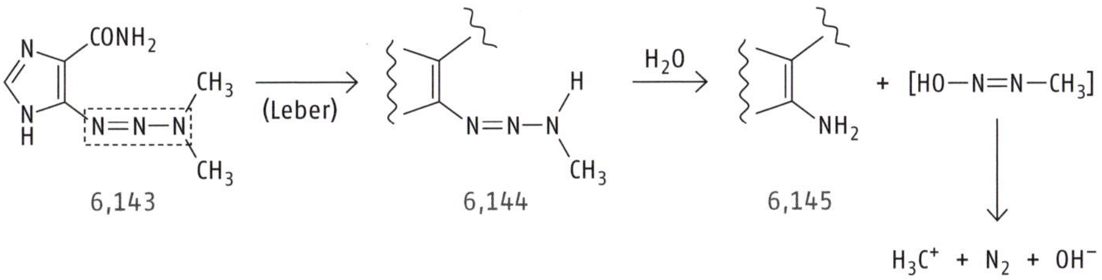

(Leber) → ; H_2O → + $[HO{-}N{=}N{-}CH_3]$ → $H_3C^+ + N_2 + OH^-$

6,143 — 6,144 — 6,145

Die Verknüpfung von physiologischen Carriern mit alkylierenden Gruppen wie N-Lost oder Triazen ist zu einem allgemeinen Prinzip der Targetorientierung geworden, wodurch eine Anzahl Antineoplastika entstand. Solche Carrier sind u. a. Purin- und Pyrimidinbasen (z. B. bei Uramustin), Aminosäuren (z. B. bei Melphalan), Steroide (z. B. bei Estramustin). Sie ermöglichen die Anreicherung in Tumoren.

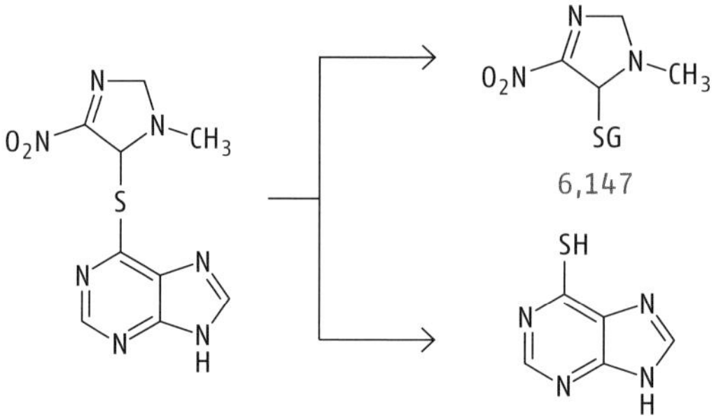

6,146 6,147 6,148

Reduzierung von toxischen und Nebenwirkungen; Kombination von Wirkprinzipien

Als Pro-Pharmakon wird auch das Immunsuppressivum Azathioprin (**6,146**) bezeichnet, das im Humanserum mit $t_{1/2}$ = 47 min in Mercaptopurin (**6,148**) übergeht. Unter Beteiligung von Glutathion (GSH) ist diese Reaktion durch Glutathion-S-transferase katalysiert. Mit Azathioprin werden die bisweilen bei Mercaptopurin zu Beginn einer Therapie beobachteten Intoxikationen vermieden. Es gibt allerdings auch einige Hinweise für eine Eigenwirkung des Azathioprins, so dass es eher als „bedingtes" Pro-Pharmakon zu bezeichnen ist.

Die Kombination von Pharmaka mit zwei Wirkprinzipien (Acetylsalicylsäure, Paracetamol) ist im Benorilat (**6,149**) realisiert. Gleichzeitig sind in ihm die bei Acetylsalicylsäure häufig auftretenden Magenirritationen zurückgedrängt. Nach der Absorption, die gegenüber den Wirkbestandteilen etwas verzögert ist, erfolgt die Hydrolyse im Organismus vollständig. Im Menschenharn sind über 97 % Salicylsäure und Metaboliten und fast 90 % Paracetamol und Metaboliten gefunden worden.

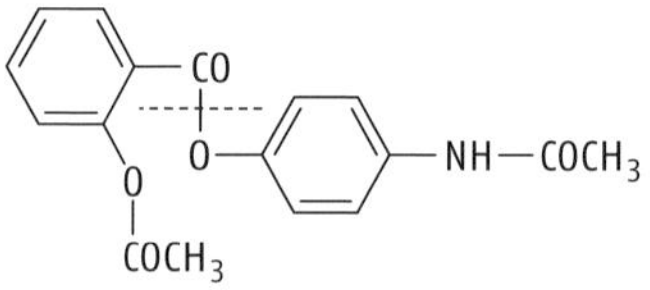

6,149

Pharmazeutisch-technologische Probleme

Hierbei steht für die Entwicklung von Pro-Pharmaka insbesondere die Verbesserung der Wasserlöslichkeit im Vordergrund, damit schwerlösliche Arzneistoffe auch parenteral applizierbar werden.

Das schwerlösliche Diazepam (**7,5**) wird u. a. zu Nordazepam und Oxazepam metabolisiert. Beide Verbindungen sind wirksam.

Geeignete Pro-Pharmaka mit guter Wasserlöslichkeit sind Dikaliumchlorazepat (**6,150**), das mit $t_{1/2}$ = 8 min (Blutplasma) hauptsächlich in Nordazepam übergeht, und das Natriumsalz des Oxazepamhemisuccinats (**6,151**).

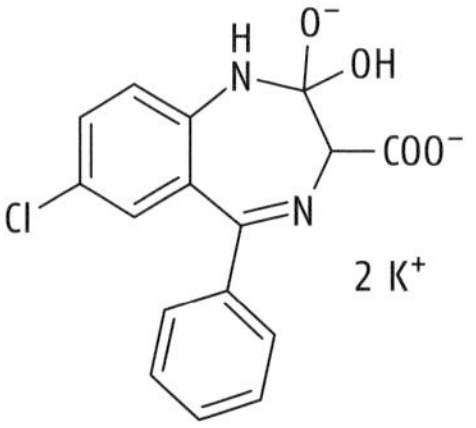

6,150 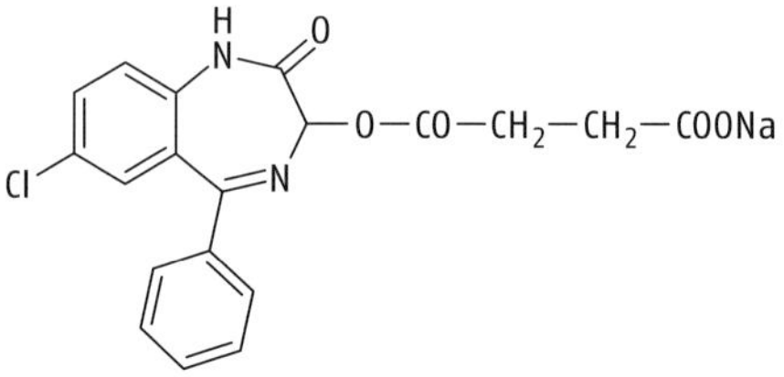 6,151

Die gezielte Synthese von Pro-Pharmaka ist eine von mehreren Methoden zur Arzneistoffoptimierung. Sie gewinnt immer stärkere Bedeutung. Neue Wirkprinzipien werden mit ihr in der Regel nicht entdeckt. Sie hat eingehende Untersuchungen über die Biotransformation und die Bestimmung pharmakokinetischer Parameter zur Voraussetzung.

6.4.3 Metaboliten mit veränderten Wirkprofilen

Die Qualität der Wirkung von Metaboliten, sofern sie überhaupt eine hohe biologische Aktivität entfalten, entspricht in der Regel angenähert der Ausgangsverbindung. Die nachfolgenden Beispiele sollen darauf hinweisen, dass das Wirkprofil eines Biotransformationsprodukts auch deutlich abweichen kann. Die Effekte solcher Metaboliten sind dann u. U. als Nebenwirkungen des angewandten Medikaments zu registrieren. Sie treten aber erst auf, wenn entsprechende Konzentrationen am Wirkort und im Serum vorliegen.

Das Tuberkulostatikum Pyrazinamid (**6,152**) besitzt bei hoher Dosierung urikosurische Wirkung, die auf die Carbonsäure **6,153** zurückzuführen ist, die in niedriger Konzentration jedoch die Uratsekretion hemmt.

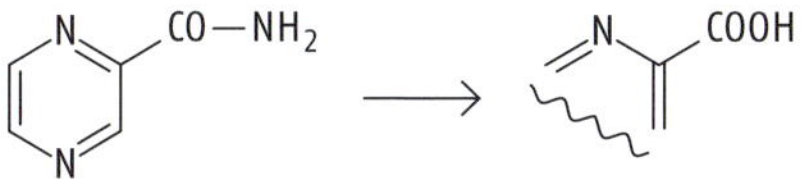

$CO-NH_2$ → COOH

6,152 6,153

Durch N-Dealkylierung und Oxygenierung geht das Expektorans Bromhexin (**6,154**) in den Metaboliten Ambroxol (**6,155**) über, der Schutz gegen eine Verarmung der Pneumozyten vom Typ II an oberflächenaktiver Substanz (Lungensurfactant) gewährt.

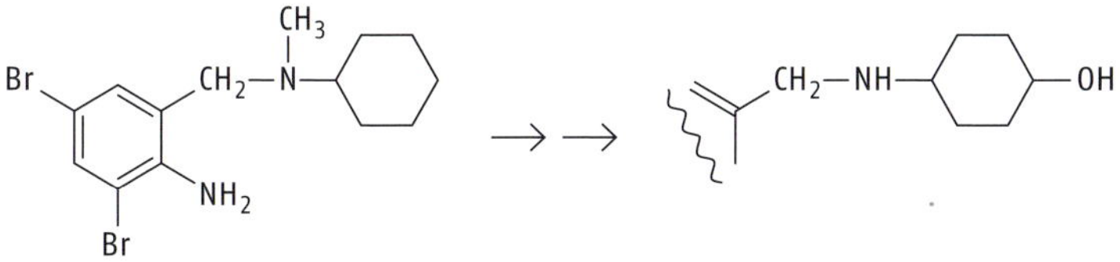

Br, CH_3, CH_2-N, NH_2, Br → → CH_2-NH OH

6,154 6,155

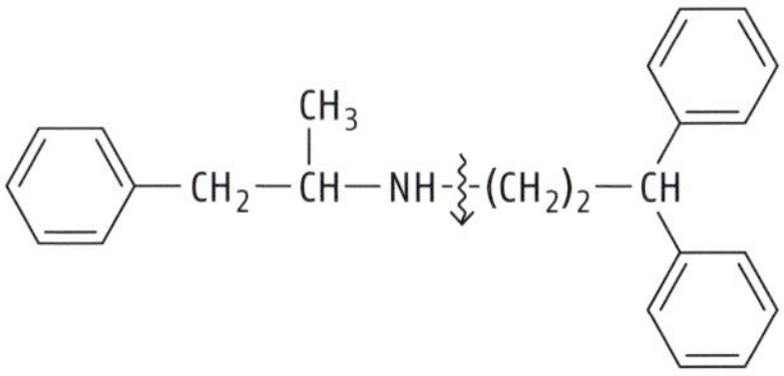

CH_3

$CH_2-CH-NH-(CH_2)_2-CH$

6,156

Ebenfalls durch N-Dealkylierung entstehen aus dem koronaraktiven Prenylamin (**6,156**) das zentralerregende Amphetamin und dessen Metaboliten. Aus Urin sind allerdings nur relativ geringe Mengen dieser Biotransformationsprodukte isoliert worden, so dass gegenwärtig nicht bekannt ist, ob die bekannten sympathikomimetischen Nebenwirkungen des Prenylamins auf die Metaboliten oder das Pharmakon selbst zurückzuführen sind.

Von den Propranolol(**6,157**)-Metaboliten besitzt die Hydroxyverbindung **6,158** die gleiche Wirkung wie Propranolol, während **6,159** lokalanästhetisch, **6,160** sedativ, antikonvulsiv und hypotensiv (wie andere tranquillisierende Glycerinether) und **6,162** herzfrequenzerhöhend wirkt; **6,161** ist inaktiv.

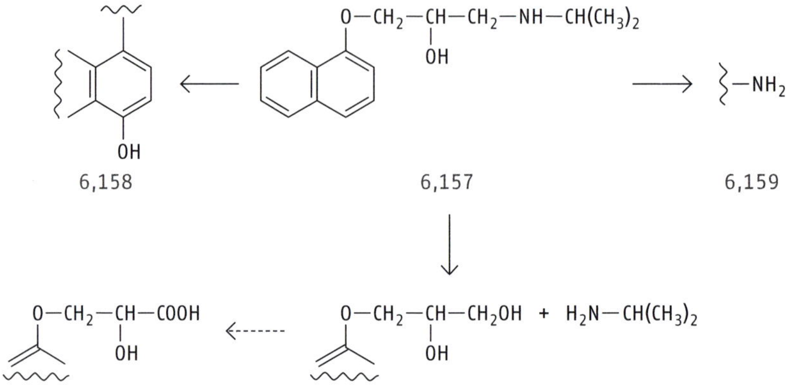

6,158 6,157 6,159

6,161 6,160 6,162

Die nach längerem Gebrauch von Chlorpromazin (meist nur bei hohen Dosen) mitunter zu beobachtende Melanosis ist auf den 7-Hydroxymetaboliten (einen der Hauptmetaboliten) zurückzuführen.

Das schon erwähnte Norpethidin (▸ Kap. 6.4.1) besitzt neben der analgetischen eine höhere krampfauslösende Wirkung als Pethidin. Da der Metabolit bei längerem Gebrauch kumuliert, sind darauf zurückzuführende Zuckungen und erhöhte Reizbarkeit beobachtet worden.

Für kardiotoxische Wirkungen des Imipramins wird sein 2-Hydroxymetabolit verantwortlich gemacht.

Neue Impulse erhielt die Erforschung des Morphinwirkprofils durch den Nachweis von Chinonmetaboliten. Morphin (**6,163**) geht durch Oxygenierung in die 2,3-Dihydroxyverbindung **6,164** über, die im Gleichgewicht mit dem entsprechenden Zwitterion **6,165** stehen soll. Oxidation ergibt das Chinon **6,166**, dessen Bildung aus Morphin in vitro mit Rattenleber- und -hirnhomogenaten festgestellt wurde. Von Interesse ist nun, dass das Chinon zentralerregend wirkt, und zwar intensiver als Morphin beruhigend, und dass es stärker kovalent an γ-Globulin als Morphin gebunden wird. Demzufolge kann es bei wiederholter Applikation von Morphin zur Anreicherung dieses Chinons im Gehirn kommen. Ob sich daraus Konsequenzen für die Suchtproblematik beim Menschen ergeben, ist noch unbekannt.

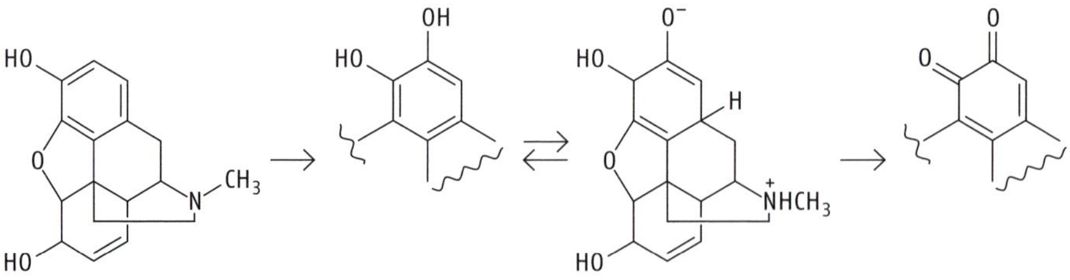

6,163 6,164 6,165 6,166

Das partialsynthetische Östrogen Ethinylestradiol (**6,167**) kann infolge der sterischen Hinderung durch die Ethinylgruppe nicht wie das körpereigene Estradiol in die 16α-Hydroxy-Verbindung übergehen. Die Oxygenierung erfolgt an den Ringen A und B

(→**6,168** bis **6,170**). **6,168** stellt ein Catecholöstrogen dar, das mit Adrenalin um die Catechol-O-methyltransferase (COMT) konkurrieren kann. Hypertonien unter Kontrazeptivaanwendung werden damit in Zusammenhang gebracht. Die Dihydroxyverbindungen sollen auch irreversibel mit Eiweiß reagieren. Durch Enzyminduktoren (z. B. Rifampicin) steigt die Bindung deutlich an.

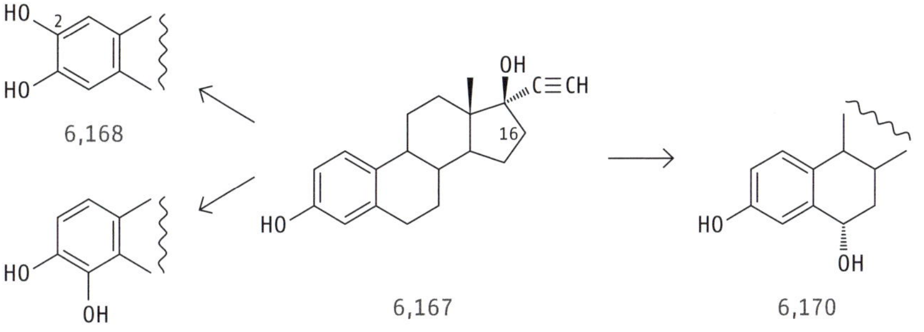

HO, HO, 2 — 6,168

HO, OH — 6,169

OH, C≡CH, 16, HO — 6,167

HO, OH — 6,170

6.4.4 Toxische (reaktive) Metaboliten

Bei der Biotransformation von Xenobiotika können Produkte entstehen, die wegen ihrer hohen Reaktivität mit makromolekularen Zellbestandteilen kovalente Bindungen eingehen, als deren Folge Allergien, Zellnekrosen, malignes Zellwachstum, Teratogenität, Mutationen und Zelltod beobachtet werden.

Reaktive Metaboliten sind insbesondere Carbene, Radikale, elektrophile Kationen und Epoxide.

Carbene

Wie schon erwähnt, wird bei der reduktiven Dehalogenierung von Halothan das Carben **6,49** gebildet. Es ist erwiesen, dass unter Narkosebedingungen eine kovalente Bindung an Proteine erfolgt. Eine Gefährdung besteht jedoch nur bei häufiger Exposition innerhalb relativ kurzer Zeit, z. B. bei Operationsmannschaften. Bei weiblichem OP-Personal soll die Abortrate höher liegen als bei Kontrollen. Carbene entstehen ferner durch Wasserabspaltung aus hydroxylierten Dioxolo-Verbindungen (s. Oxidative Dealkylierung am Heteroatom). Dioxolo-Strukturen sind in manchen Naturstoffen enthalten, z. B. in Aristolochiasäure und Safrol, die ein kanzerogenes Potenzial aufweisen.

Radikale

Für verschiedene Effekte von Nitrofurantoin (**6,171**) wird die reduktive Bioaktivierung verantwortlich gemacht. Den Primärschritt stellt die Reduktion zum Radikal **6,172** dar, das unter aeroben Bedingungen reoxidiert wird. Das Elektron wird von Sauerstoff aufgenommen, wobei das Superoxidradikal-Anion entsteht, das letztlich für zytotoxische Effekte, Lungenzellschäden, periphere Neuropathien, seltener Leberschäden und hämolytische Anämien verantwortlich gemacht wird. Bei der Reduktion von Nitrofurantoin zur entsprechenden Aminoverbindung werden ferner instabile Nitroso- und Hydroxylamino-Derivate als Zwischenprodukte postuliert, die Mutationen auslösen sollen.

O_2N–Furyl–CH=N–(Imidazolidin-2,4-dion) (6,171) $\underset{O_2^{\dot{-}} \quad O_2}{\overset{e^-}{\rightleftharpoons}}$ $\dot{-}O_2N$–Furyl– (6,172)

Auch bei biologischen Oxidationen entstehen Superoxidradikal-Anionen durch „Abzweigung“ von Elektronen aus Elektronentransportketten. Ihre Bedeutung ist noch nicht umfassend bekannt; sie spielen u. a. eine Rolle bei der Inflammation und bei hypoxischen Zuständen. Superoxidradikal-Anionen können hochreaktive Hydroxyl-Radikale und Singulett-Sauerstoff bilden. Das Enzym Superoxiddismutase katalysiert die Umsetzung zu molekularem Sauerstoff und Wasserstoffperoxid.

$$O_2^{\dot{-}} + H_2O_2 \rightarrow OH^- + OH\cdot + {}^1\Delta_g O_2$$

$$2\,O_2^{\dot{-}} + 2\,H^+ \xrightleftharpoons[\text{Dismutase}]{\text{Superoxid-}} O_2 + H_2O_2$$

Eine radikalische Zwischenstufe wird auch bei der Cyt-P-450-abhängigen Bildung des toxischen olefinischen Metaboliten M1 der Valproinsäure angenommen (○ Abb. 6.44).

Radikale sind auch die Ursache von Zellschädigungen durch chlorierte Kohlenwasserstoffe, die vor allem als Lösungsmittel von Bedeutung sind. Bei Chloroform ist jedoch offenbar das im Rahmen einer Cyt-P-450-abhängigen Oxygenierung und nachfolgenden Abspaltung von HCl entstehende Phosgen ($COCl_2$) eher für die Hepatotoxizität verantwortlich als das Trichlormethyl-Radikal ($\cdot CCl_3$) bzw. das Dichlorcarben ($|CCl_2$).

Elektrophile Metaboliten

Bei hohen Dosen und langem Gebrauch von Paracetamol (**6,173**) werden mitunter hepato- und nephrotoxische Zustände beobachtet. Verantwortlich ist das elektrophile Acetamidochinon **6,176**, das durch Cytochrom P-450 gebildet wird. Induktoren (▸ Kap. 7.7.3) erhöhen die Inzidenz von Lebernekrosen, Inhibitoren verringern sie. Der reaktive Metabolit wird mit Glutathion zu **6,177** konjugiert.

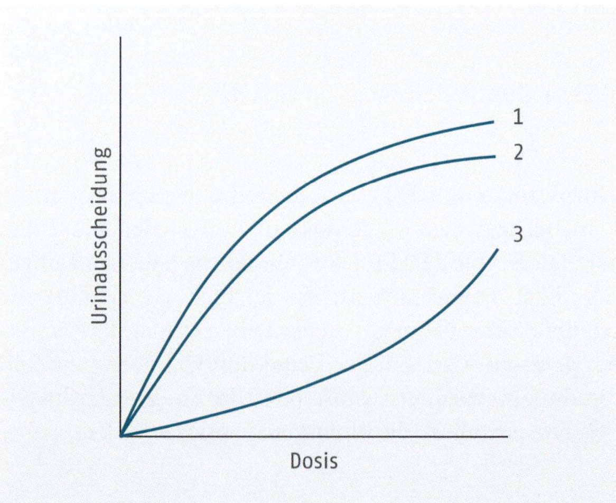

○ Abb. 6.34 Dosisabhängige Konjugation von Paracetamol (schematisiert)
1 Glucuronid-, 2 Sulfat-, 3 Cystein- und Mercaptursäure-Konjugat

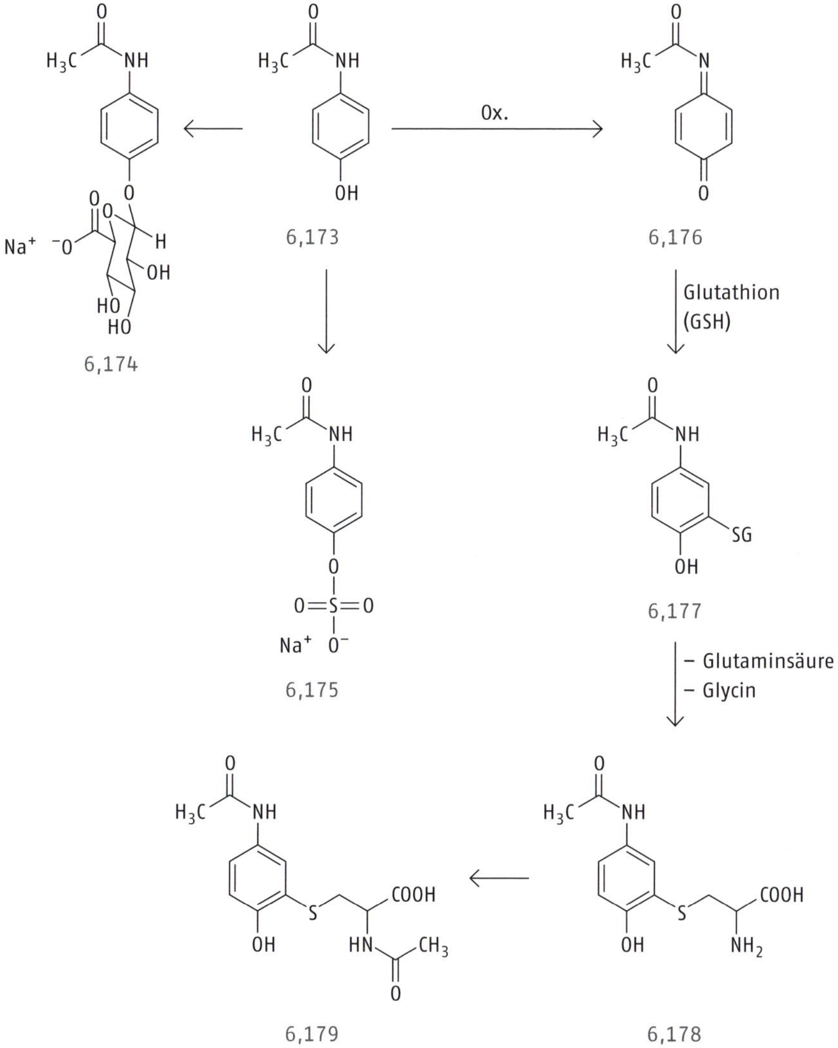

Ox.

6,173 6,176 6,174

Glutathion (GSH)

6,175 6,177

– Glutaminsäure
– Glycin

6,179 6,178

Im Urin (beim Menschen < 5 %) erscheinen die entsprechenden Cystein- und Mercaptursäuremetaboliten **6,178** und **6,179**. Hauptmetaboliten von Paracetamol sind jedoch die Glucuronid- (**6,174**) und Sulfat-Konjugate (**6,175**), deren Verhältnis im Urin interindividuell außerordentlich schwankt (0,24–4,3). Ihre Bildung ist kapazitätslimitiert (▸ Kap. 6.4.8). Mit Erhöhung der Dosis steigt demgegenüber die Urinausscheidung von Cystein- und Mercaptursäure-Konjugaten an (○ Abb. 6.34). Bei niedrigen Dosen ist die Bindung reaktiver Metaboliten an Makromoleküle wahrscheinlich ohne toxikologische Relevanz. Bei hohen Dosen wird die Biotransformationskapazität, insbesondere die der lebereigenen Glutathionspeicher, überschritten. Die Anreicherung reaktiver Metaboliten und ihre Bindung, z. B. an Leberproteine, leiten dann die Zellschädigung ein. Gabe von Glutathion, Cystein oder N-Acetylcystein vermindert die Gefahr von Leberschäden.

Neben Radikalen entstehen auch elektrophile Metaboliten im Verlauf der Biotransformation des Tuberkulostatikums Isoniazid (**6,180**) und des wegen seiner lebertoxischen Wirkung bald nach seiner Einführung aus der Therapie wieder entfernten Antidepressivums Iproniazid. Bei beiden Stoffen verläuft die Bildung reaktiver Metaboliten ähnlich. Das aus Acetylisoniazid (**6,181**), dem Primärmetaboliten des Isoniazids (**6,180**), durch Hydrolyse gebildete Acetylhydrazin (**6,183**) ist als Intermediärmetabolit für die Auslösung der Leberschäden verantwortlich. Dessen Cyt-P-450-abhängige N-Oxygenierung liefert nach der Dehydratisierung des Hydroxylamins (**6,184**) ein reaktives Kation bzw. ein Radikal (→ **6,186; 6,187**). Die N-Oxygenierung ist induzier- bzw. hemmbar, so dass verstärkt bzw. vermindert Lebernekrosen bei Versuchstieren auftreten. Zu beachten ist in diesem Zusammenhang, dass zur Tuberkulosebehandlung häufig eine Komedikation von Isoniazid mit dem starken Enzyminduktor Rifampicin erfolgt. Eine hohe Inzidenz (21,4 %) von Leberschäden ist z. B. bei langsamen Acetylierern (10 mg · $kg^{-1} \cdot d^{-1}$) bei Komedikation mit Rifampicin beobachtet worden. Die AUC von Acetylhydrazin ist bei langsamen Acetylierern größer als bei schnellen. Da auch $t_{1/2}$ des Acetylhydrazins etwa 5-mal größer ist als bei Isoniazid, erfolgt zusätzlich Akkumulation dieses Metaboliten. Schnelle Acetylierer setzen den Metaboliten mit hoher Bildungsrate zum Diacetylhydrazin um, das zur Bildung von reaktiven Metaboliten nicht mehr befähigt ist.

O—NH—NH₂ → O—NH—NH—COCH₃ → COOH + H₂N—NH—COCH₃

6,180 6,181 6,182 6,183

Cyp P-450

$H_3C—\overset{+}{C}=O$

$H_3C—\dot{C}=O$

$H_3C=C=O$

← [N⊕—N⊖—COCH₃ / H] ← (− H₂O) [HO \ N—NH—COCH₃ / H]

6,186 – 6,188 6,185 6,184

Acetylierung und Deacetylierung spielen eine wichtige Rolle bei der Inaktivierung und Reaktivierung toxischer N-Hydroxylamine von Arylaminen oder heterocyclischen Aminen (**o** Abb. 6.35). Neben der Rückbildung der zunächst acetylierten Hydroxylamine in bestimmten Geweben durch Deacetylierung besteht die Möglichkeit der Bildung von Acetoxyarylaminen durch O-Acetylierung bzw. intramolekularen Acyltransfer nach N-Acetylierung. Aus den instabilen Hydroxylaminen und Acetoxyarylaminen kann dann das Nitreniumion gebildet werden, das an DNA bindet. Offensichtlich ist für den Umfang der O-Acetylierung von N-Hydroxyverbindungen der genetische Polymorphismus der NAT2 von Bedeutung. Dies würde das höhere Risiko für die Entstehung von Dickdarm-Karzinomen bei schnellen Acetylierern erklären.

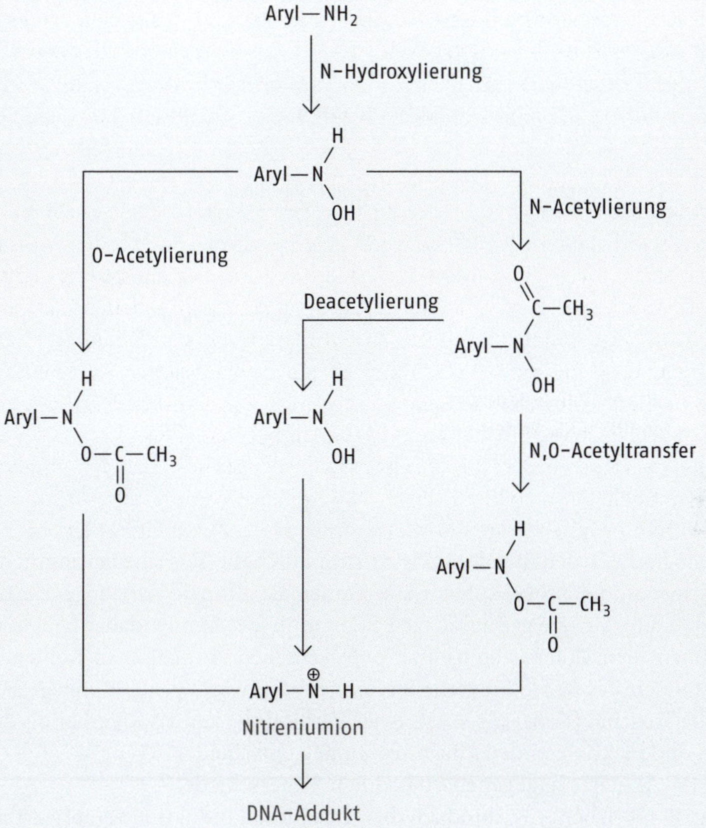

Aryl—NH_2
N-Hydroxylierung
Aryl—N(H)—OH
O-Acetylierung
N-Acetylierung
Deacetylierung
Aryl—N(OH)—C(=O)—CH_3
Aryl—N(H)—O—C(=O)—CH_3
Aryl—N(H)—OH
N,O-Acetyltransfer
Aryl—N(H)—O—C(=O)—CH_3
Aryl—$\overset{\oplus}{N}$—H
Nitreniumion
DNA-Addukt

Abb. 6.35 Metabolische Aktivierung aromatischer Amine. Nach Gaber

Epoxide

Wie schon erwähnt (▸ Kap. 6.2.1), verläuft die Cyt-P-450-abhängige Monooxygenierung bei Aromaten und anderen Verbindungen mit -CH=CH-Bindungen unter Bildung von Epoxiden (bei Aromaten auch als Arenoxide bezeichnet). Entsprechend ihrer Stabilität und elektrophilen Reaktivität können diese kovalent an Nucleinsäuren und Proteine gebunden werden.

Die durch Cyt-P-450-Isoenzyme („Aryl-Hydrocarbon-Hydroxylase“, AHH) gebildeten Epoxide **6,190** können auf verschiedene Weise entgiftet werden. Neben der spontanen Umlagerung zum Phenol **6,191** sind dies die Hydrolyse zum Dihydrodiol **6,192**, die durch die Epoxidhydrolase katalysiert wird, und die Konjugation mit der freien SH-Gruppe des Glutathions (GSH) unter Einwirkung entsprechender GSH-Epoxidtransferasen (→ **6,193**).

R
6,189
Cyt P-450 (AHH)
Spontan
Epoxidhydrolase
OH
O
OH
OH
R
R
R
6,191
6,190
6,192
GSH-Epoxidtransferase
Irreversible Bindung an DNS, RNS, Proteine
OH
SG
R
6,193

Die toxikologische Bedeutung der Epoxide wird durch die Tatsache bestimmt, dass sie bei polycyclischen aromatischen Kohlenwasserstoffen als ultimale Karzinogene erkannt wurden (▸Kap. 7.6.2). Unsere gegenwärtigen Erkenntnisse stammen daher hauptsächlich aus tierexperimentellen Untersuchungen an polycyclischen aromatischen Kohlenwasserstoffen, insbesondere des Benzo[a]pyrens. Sie können etwa wie folgt zusammengefasst werden:

- Über die Toxizität (Kanzerogenität) einer Verbindung kann das Verhältnis der aktivierenden und inaktivierenden Enzymreaktionen entscheiden.
- Die AHH-Aktivität zeigt genetisch bedingte Unterschiede.
- Das Cyt P-450-Isoenzym ist induzierbar. Das für die Induktion verantwortliche Regulatorgen wird als Ah-Locus bezeichnet. Die Induzierbarkeit wird autosomal dominant oder additiv vererbt.
- Die genetisch bedingten Unterschiede der AHH-Aktivität und Induzierbarkeit sind wahrscheinlich auch beim Menschen für das Risiko, an einem durch polycyclische aromatische Kohlenwasserstoffe bedingten Karzinom zu erkranken, von Bedeutung; z. B. wurde bei Patienten mit Lungenkarzinomen eine Korrelation mit der AHH-Aktivität und deren Induzierbarkeit gefunden. Bei Patienten mit Bronchialkarzinomen war die Plasmahalbwertszeit von Phenazon gegenüber einer Kontrollgruppe deutlich reduziert ($t_{1/2} = 14{,}7 \rightarrow 8{,}7$ h).
- Die Aktivität der Epoxidhydrolase steigt in der Reihenfolge Maus < Ratte < Kaninchen < Meerschweinchen < Mensch < Affe. Sie ist hoch in der Leber, die somit gegenüber Epoxiden relativ gut geschützt ist, niedrig in der Lunge, im Darm und in der Haut.
- In der Leber existiert ein gekoppelter **Monooxygenase-Epoxidhydrolase-Komplex**, in dem die Epoxidhydrolase das kritische Enzym ist, das durch andere Epoxide gehemmt werden kann. Demzufolge könnten stabile Epoxide, die selbst keine Karzinogene sind, die Hydrolyse reaktiver Epoxide einschränken und so als „modifier" proximaler Karzinogene wirken. Da zahlreiche, weit verbreitete Pharmaka wie Carbamazepin, Phenobarbital, Norethisteron, Methaqualon, Phenytoin u. a. Epoxide bilden, besitzt die Untersuchung dieser Frage großes Interesse.
- Zu prospektiven Studien besonders an schadstoffexponierten Personen wird die Bestimmung der AHH-Aktivität in Lymphozyten herangezogen.

Das Epoxid **6,195** wird als Zwischenprodukt für die Hydroxyallylverbindung **6,196** (Entstehung über Diole, Dehydratisierung und Oxygenierung) postuliert, die als Metabolit des Diethylstilbestrols (**6,194**) nachgewiesen wurde. Sie wird für die bei Mädchen in der Pubertät gehäuft auftretenden Vaginal- und Zervixkarzinome verantwortlich gemacht, wenn deren Mütter während der Schwangerschaft das Östrogen einnahmen.

HO … OH → O … → HOH_2C …

6,194 6,195 6,196

Ähnliche Hydroxyallylverbindungen (1'-Hydroxysafrol, Pyrrolizidinalkaloide) sind als Karzinogene bekannt.

Beim gegenwärtigen Erkenntnisstand ist die toxikologische Bedeutung reaktiver Metaboliten noch nicht in allen Fällen sicher einzuschätzen. Trotz der notwendigen Beachtung sollten die bisherigen Ergebnisse nicht zu einer Verunsicherung in der Arzneimitteltherapie führen.

6.4.5 Metaboliten als Haptene bei der Arzneimittelallergie

Biotransformationsprozesse können im Rahmen der Arzneimittelallergie eine Schlüsselrolle spielen. In der **Sensibilisierungsphase** kann der Arzneistoff enzymatisch zu einem reaktiven Derivat umgewandelt werden, das anschließend durch Bindung an ein Makromolekül – meist ein Protein – zum Vollantigen komplettiert wird (Abb. 6.36). Durch Erkennung dieses Komplexes als körperfremd erfolgt die eigentliche Immunantwort des Organismus. Sie führt zur Produktion von Antikörpern bzw. zur Vermehrung von T-Lymphozyten und Bildung von T-Effektorzellen. Die Spezifität der Immunantwort wird in der Regel durch den Arzneistoff bestimmt. Sie kann gegen Teilstrukturen gerichtet sein oder die gesamte Struktur umfassen. In einer **Manifestationsphase** können nach

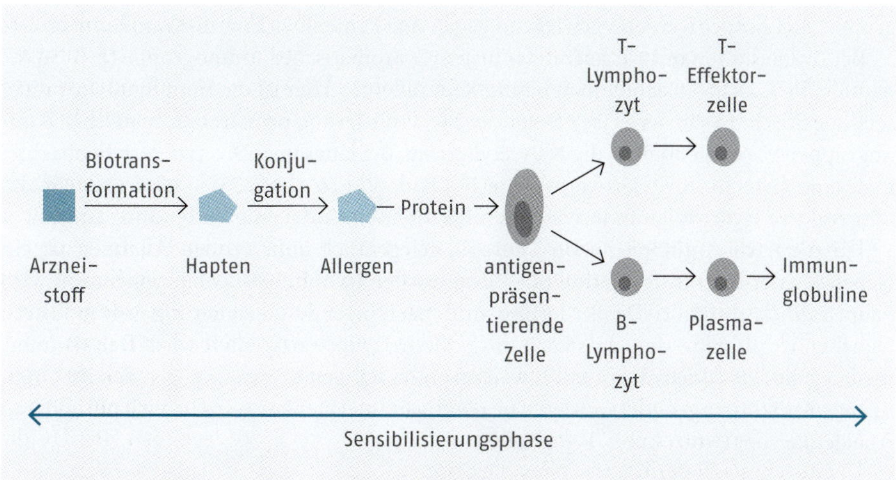

Abb. 6.36 Biotransformation und Arzneimittelallergie

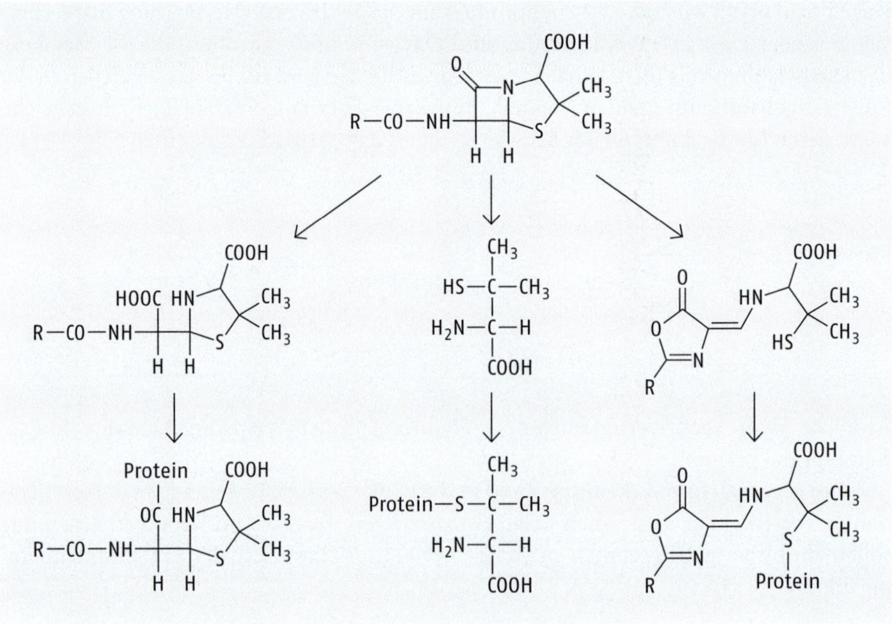

○ Abb. 6.37 Biotransformation der Penicilline und Proteinbindung

erneuter Arzneistoffaufnahme humorale oder zelluläre Überempfindlichkeitsreaktionen auftreten. Bei geringerer Spezifität lösen auch strukturell ähnliche Arzneistoffe die allergische Reaktion aus.

Die Penicillin-Allergie ist eine der häufigsten Arzneimittelallergien. Bei der Biotransformation werden Penicilline zu verschiedenen reaktiven Derivaten metabolisiert (○ Abb. 6.37).

Hauptwege dabei sind die Öffnung des β-Lactamrings und des Thiazolidinrings. Es entstehen Produkte wie Penicillensäure, Penicillamin und Penicillosäure. Eine kovalente Bindung mit einem Protein erfolgt entweder über die freie Carboxyl- oder Sulfhydrylgruppe. Antikörper werden vorwiegend gegen den Penicilloyl-Eiweiß-Komplex gebildet.

Bei Arzneistoffen mit paraständiger primärer aromatischer Aminogruppe (z. B. Sulfonamide, Procain) beobachtet man häufig Kreuzallergie. Hier ist die Immunantwort nicht sehr spezifisch. Normalerweise erfolgt die Metabolisierung primärer aromatischer Aminogruppen vorwiegend über die N-Acetylierung. Bei langsamen Acetylierern beobachtet man eine Cytochrom-P-450-vermittelte N-Oxidation (○ Abb. 6.38). Dabei entsteht das sehr reaktive Hydroxylaminderivat, das mit Proteinen eine stabile Verbindung eingeht.

Für die nach Aminophenazon-Therapie gelegentlich auftretenden Allergien ist ein Nebenweg der Biotransformation postuliert worden (○ Abb. 6.39). Aminophenazon wird hauptsächlich durch N-Dealkylierung und nachfolgende Acetylierung metabolisiert. Daneben wurde gefunden, dass auch die 3-Methylgruppe oxigeniert wird. Der als Intermediat gebildete Aldehyd gibt mit Eiweißen einen stabilen Komplex, gegen den im Organismus Antikörper gebildet werden. Die reaktiven Intermediate werden auch bei anderen Analgetika vom Pyrazolinon-Typ gebildet.

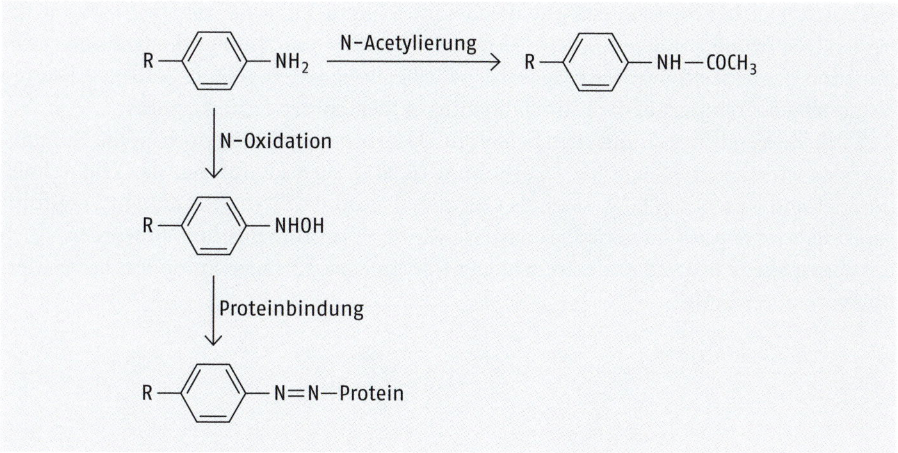

$R{-}C_6H_4{-}NH_2$ —N-Acetylierung→ $R{-}C_6H_4{-}NH{-}COCH_3$

↓ N-Oxidation

$R{-}C_6H_4{-}NHOH$

↓ Proteinbindung

$R{-}C_6H_4{-}N{=}N{-}Protein$

Abb. 6.38 Biotransformation primärer aromatischer Aminogruppen

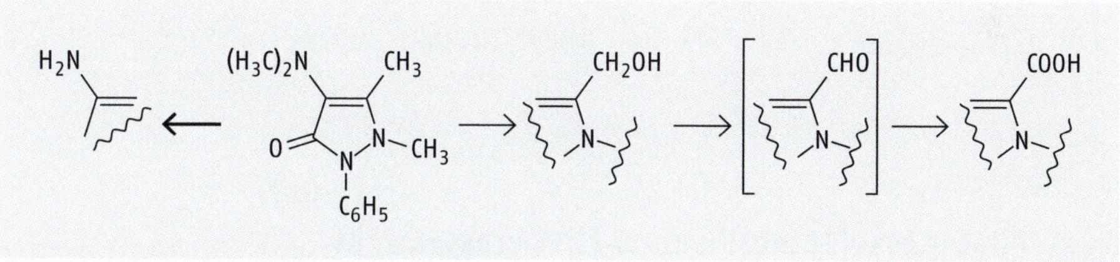

Abb. 6.39 Biotransformation von Aminophenazon

6.4.6 Kumulation von Metaboliten

Metaboliten haben trotz ihres polareren Charakters gegenüber der Ausgangsverbindung mitunter eine längere Verweildauer im zentralen Kompartiment mit verlängerter Halbwertszeit. Dadurch kann es zu ihrer Kumulation kommen und, sofern sie eine hohe biologische Aktivität besitzen, zu Neben- oder toxischen Wirkungen.

Besonders exemplarisch lässt sich der Tatbestand an Lidocain (**6,197**) und seinen Deethylmetaboliten **6,198** und **6,199** zeigen, wenn man Wirkstärke, Plasmakonzentration und Plasma-$t_{1/2}$ nach peroraler Applikation vergleicht.

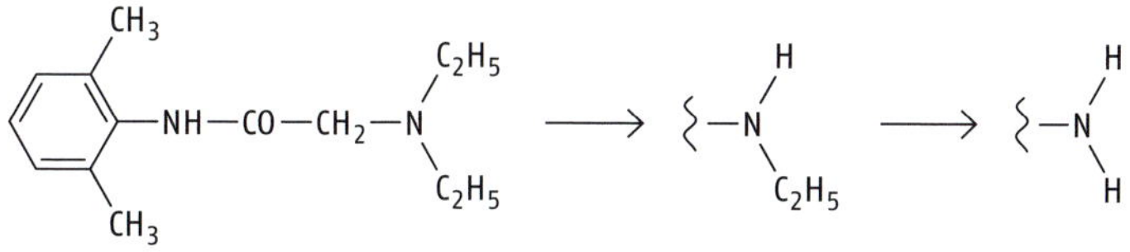

	6,197	6,198	6,199
Wirkung (%)	100	77	42
Plasmakonzentration ($mg \cdot ml^{-1}$)	0,81	0,60	0,26
Plasma – $t_{1/2}$ (h)	1,4	2,8	15

Es lässt sich leicht errechnen, dass an der Gesamtwirkung Lidocain mit etwa 58 % und die beiden Deethylmetaboliten mit etwa 33 und 8 % beteiligt sind. Infolge der langsamen Elimination der Dideethylverbindung werden die bei hohen Metaboliten-Blutspiegelwerten festgestellten Krämpfe auf die Kumulation dieses Metaboliten zurückgeführt.

Tödliche Vergiftungen mit dem Schlafmittel Carbromal (**6,200**) sind auf die Kumulation des wirksamen Metaboliten Carbromid (**6,201**) zurückzuführen, der sehr schnell gebildet und wesentlich langsamer als Carbromal eliminiert wird. Bei akuten Vergiftungen sind etwa doppelt so hohe Plasmawerte wie von Carbromal gefunden worden. Auch das abgespaltene Bromid mit extrem langer $t_{1/2}$ von etwa 12 Tagen kumuliert bei wiederholter Verabreichung.

$H_3C—CH_2—C(CH_2—CH_3)(Br)—CO—NH—CO—NH_2$

6,200

→ $C(H)$ + Br^-

6,202

→ $C(Br)—CO—NH_2$

6,201

6.4.7 First-pass-Metabolismus, First-pass-Effekt

Ein enteral applizierter Arzneistoff wird nach Freisetzung aus seiner Arzneiform vom Lumen in die gastrointestinale Mukosa aufgenommen und muss auf dem Weg in den Körperkreislauf über die Mesenterialvenen in die Pfortader gelangen und die Leber passieren. Auch ein intraperitoneal injiziertes Pharmakon gelangt zuerst in die Leber.

Bei der ersten Darmwand- und Leberpassage können durch metabolische Vorgänge bereits mehr oder weniger große Mengen eines Arzneistoffs metabolisiert werden. Bei manchen Wirkstoffen erscheinen daher im Körperkreislauf trotz vollständiger Absorption stark verminderte Anteile der Dosis. Für diesen Tatbestand, der schon länger bekannt ist (z. B. wiesen Holtz und Westermann 1959 für die intraperitoneale Applikation darauf hin), führten Harris und Riegelmann 1969 den Begriff „first pass effect" ein und bezeichneten damit ein hohes Ausmaß der Biotransformation bei der ersten Leberpassage. Der Begriff wurde später auch auf die Metabolisierung in der Darmwand und dem Darmlumen (durch die mikrobielle Flora) sowie in der Lunge ausgedehnt. Neben diesem Begriff werden bisweilen die Bezeichnungen **First-pass-Elimination** und **präsystemische Transformation** oder **Elimination** verwendet.

■ **DEFINITION** Der **First-pass-Effekt** beschreibt das Ausmaß der Umwandlung oder der Ausscheidung eines extravasal applizierten Arzneistoffes, bevor dieser die systemische Zirkulation erreicht.

Im Grunde genommen unterliegt jeder in der Leber, dem Darm oder in der Lunge metabolisierte Arzneistoff einem First-pass-Metabolismus. Ob jedoch ein First-pass-Effekt

Tab. 6.24 Verringerte perorale Bioverfügbarkeit einiger Arzneistoffe durch First-pass-Effekt beim Menschen

Arzneistoff	Bioverfügbarkeit (%)	Bemerkungen
Alprenolol	1–15	Sättigungstendenz
Amitriptylin	30–60	→ N-Dealkylierung
Chlorpromazin	10–69	Große interindividuelle Schwankungen
Codein	2–7	C_p Konjugate ≫ C_p Codein
Dextropropoxyphen	30–70	
Ethinylestradiol	40	
Hydralazin	26–53	Bei langsamen Acetylierern Bioverfügbarkeit doppelt so hoch wie bei schnellen
Imipramin	29–77	→ N-Dealkylierung; große interindividuelle Variation
Lidocain	30–40	Vgl. ►Kap. 6.4.6
Metoclopramid	50–79; 32–97	Große interindividuelle Schwankungen
Metoprolol	50	Nahrungsaufnahme verringert First-pass-Effekt durch Verstärkung des Pfortaderblutstroms; AUC um 50 % erhöht
Morphin		Klinisch bedeutsam; bei Ratten Bioverfügbarkeit 15–20 %
Naltrexon	20	
Nortriptylin	46–59	
Oxprenolol	19–74	Große interindividuelle Variation
Pethidin	47–73	N-Dealkylierung; vgl. auch ►Kap. 6.4.1
Propranolol	25	Sättigungtendenz
Trapidil	60–65	

pharmakokinetisch deutlich wird, hängt von Ausmaß und Geschwindigkeit der Biotransformation bei dieser ersten Passage ab.

First-pass-Effekte sind in letzter Zeit für zahlreiche Pharmaka festgestellt worden. Die Erweiterung der Erkenntnisse spielt gegenwärtig eine wichtige Rolle in der pharmakokinetischen Forschung. Tab. 6.24 enthält Angaben für einige Arzneistoffe mit hohem First-pass-Effekt.

Für die Erkennung eines First-pass-Effekts haben Harris und Riegelman ein Schema entwickelt, mit dem man unterscheiden kann, ob ein First-pass-Effekt oder ein Problem

der Absorption vorliegt. Es beruht auf der Bestimmung der $AUC_0 \rightarrow \infty$ des intakten Arzneistoffs (A) und seiner Metaboliten (M) nach intravenöser (i. v.) und extravasaler Gabe (ex; für orale, intraperitoneale, rektale und pulmonale Verabreichung).
Vollständige Absorption, kein First-pass-Effekt:

$$\frac{AUC_{ex(A)}}{AUC_{i.v.(A)}} \approx 1 \qquad \frac{AUC_{ex(M)}}{AUC_{i.v.(M)}} \approx 1$$

Vollständige Absorption, First-pass-Effekt vorhanden:

$$\frac{AUC_{ex(A)}}{AUC_{i.v.(A)}} < 1 \qquad \frac{AUC_{ex(M)}}{AUC_{i.v.(M)}} \geq 1$$

Unvollständige Absorption, kein First-pass-Effekt:

$$\frac{AUC_{ex(A)}}{AUC_{i.v.(A)}} \approx \frac{AUC_{ex(M)}}{AUC_{i.v.(M)}} < 1$$

Unvollständige Absorption, First-pass-Effekt vorhanden:

$$\frac{AUC_{ex(M)}}{AUC_{i.v.(M)}} > \frac{AUC_{ex(A)}}{AUC_{i.v.(A)}} < 1$$

Auf einen hohen First-pass-Metabolismus kann mitunter auch aus Urin-Bilanzuntersuchungen geschlossen werden. Bei peroraler Gabe von Terbutalin (◘ Tab. 6.5), dessen Glucuronid- und Sulfat-Konjugate in der Darmmukosa gebildet werden, beträgt der Anteil des unverändert renal ausgeschiedenen Arzneistoffs etwa 25 % der Gesamtmenge, während er nach intravenöser Verabreichung etwa 75 % beträgt.

Besonders im Tierversuch kann die Leber durch Anlegen eines portokavalen Shunts aus dem Invasionsweg bei enteraler Applikation ausgeschaltet werden und so das Ausmaß eines hepatischen First-pass-Effekts bestimmt werden.

Substanzen mit einem hohen First-pass-Effekt weisen einige Nachteile auf, wie etwa

- schlechte Bioverfügbarkeit, die durch Dosiserhöhung ausgeglichen werden kann,
- starke interindividuelle Schwankungen der Serumspiegel,
- Abhängigkeit von der Leberdurchblutung (bei hepatischem First-pass-Effekt),
- häufige Nichtlinearität zwischen Dosis und verfügbarer Wirkstoffmenge und
- im Allgemeinen leichte Beeinflussbarkeit durch verschiedene Faktoren (z. B. Nahrungsaufnahme, Krankheiten, Umweltfaktoren, Alter, andere Arzneistoffe).

Für die therapeutische Anwendung von Arzneistoffen mit hohem First-pass-Effekt sind die folgenden Aspekte von Interesse.

Werden geringe Mengen eines solchen Wirkstoffs appliziert, kann es zu einer weitgehenden Extraktion kommen. Nachteilige Auswirkungen, z. B. bei Retardformen, sind denkbar.

Da enzymatische Vorgänge gesättigt sein können, findet man nicht selten einen dosisabhängigen First-pass-Effekt, d. h., bei genügend hohen Dosierungen wird die Bioverfügbarkeit verbessert. Mitunter besteht eine Dosisschwelle, oberhalb der erst Linearität zwischen Dosis und AUC besteht. Man spricht auch von einer Durchbruchsdosis. Die z. B. früher für Propranolol angegebene Schwellendosis von 20–30 mg, oberhalb der erst messbare Serumwerte erreicht werden, ist neuerdings jedoch weniger ausgeprägt gefunden worden. Salicylamid weist einen hohen First-pass-Effekt in der

Darmwand und in der Leber auf. Die Durchbruchsdosis wurde hier bei etwa 1,5 g gefunden.

Die Sättigungscharakteristik bei Propranolol (**6,157**) betrifft vor allem die Bildung der Naphthoxymilchsäure (**6,161**). Mit steigender Dosis erhöht sich dafür die Bildung der 4-Hydroxyverbindung **6,158**, deren Wirkung etwa der des Propranolols entspricht. Seine Mitbeteiligung an der Gesamtwirkung bei peroraler Applikation wird angenommen. Auch bei anderen β-Rezeptorenblockern, z. B. Alprenolol, sind analoge Verbindungen wirksam und ergeben aktuelle Serumspiegel. Bei Arzneistoffen mit First-pass-Effekten ist demzufolge bei pharmakokinetischer Therapiekontrolle zu beachten, dass im Falle der Bildung wirksamer Metaboliten bei gleichen Serumwerten der Ausgangsverbindung nach peroraler und intravenöser Applikation eine stärkere Wirkung bei peroraler Gabe zu erwarten ist.

Der First-pass-Metabolismus muss natürlich auch in den pharmakokinetischen Modellen berücksichtigt werden. In den Ein- und Zwei-Kompartiment-Konzepten (▸ Kap. 4.3.2) erfolgt dann eine Erweiterung durch das Kompartiment des hepatoportalen Systems.

6.4.8 Dosisabhängige Biotransformation

Ursachen einer dosisabhängigen Bildung von Metaboliten sind eine begrenzte Verfügbarkeit von Enzymen und eine sehr feste Bindung eines zu metabolisierenden Substrats oder seiner gebildeten Metaboliten an diese.

Den schon genannten Beispielen einer kapazitätslimitierten Biotransformation (z. B. Paracetamol, ▸ Kap. 6.4.4; Salicylamid, ▸ Kap. 6.4.7) seien die Folgenden angefügt.

Während nach Gabe von 250 mg Acetylsalicylsäure an Versuchspersonen eine renale Ausscheidung des Salicylsäureglycin-Konjugats mit 78–91 % ermittelt wurde, betrug sie bei 1 g Arzneistoff nur 60–77 %.

Bei einer Erhöhung der täglichen Dosis von 1,5 auf 3 g Natriumsalicylat stieg die Salicylsäure-Plasmakonzentration auf das 4- bis 5-Fache an.

Ein sicher seltener Fall einer extremen Auswirkung der Enzymsättigung bei besonders niedriger Enzymkapazität wurde nach Applikation von Phenytoin an einem epileptischen Patienten beobachtet. Die Steady-state-Werte von etwa 14 $\mu g \cdot ml^{-1}$ nach einer täglichen Dosis von 225 mg stiegen bei einer nur geringen Erhöhung der Dosis auf 250 $mg \cdot d^{-1}$ auf Serumwerte bis zu etwa 48 $\mu g \cdot ml^{-1}$ an. Bei Reduktion der Dosis kehrten sie wieder auf die Ausgangswerte zurück. Die Erhöhung führte zur Intoxikation. Es wird angenommen, dass es sich nicht allein um eine Enzymsättigung durch Phenytoin (**6,101**), sondern eher durch seinen p-Hydroxyphenylmetaboliten **6,102** handelt, dessen hohe Affinität zum Monooxygenasesystem eine Feedback-Hemmung und damit die Inhibition der Phenytoinbiotransformation bewirken kann.

Bei nicht näher untersuchten Intoxikationen könnten ähnliche Ursachen vorliegen.

Zusammenfassung

- Die Dauer und Intensität der pharmakologischen Wirkung eines absorbierten Arzneistoffs wird durch Art und Umfang von Biotransformationsreaktionen beeinflusst. Metaboliten können gegenüber der Ausgangsverbindung geringe, hohe, veränderte oder toxische Wirkungen besitzen.
- Bei vielen Metaboliten ist die Wirkung gering oder fehlt überhaupt. Manche Phase-I-Metaboliten haben aber gleiche Wirkungen wie die Ausgangsverbindung und sind bei Vorliegen ausreichender Blutspiegel an der Gesamtwirkung des Arzneimittels beteiligt.
- Durch Biotransformationsprozesse können auch solche Metaboliten entstehen, die sich durch eine neue Wirkungsqualität auszeichnen. Diese tragen zum Spektrum der Nebenwirkungen bei. Sie können auch gezielt als neue Wirkstoffe für andere Indikationen verwendet werden.
- Metabolische Bioaktivierungsreaktionen werden bei Prodrugs ausgenutzt. Hier entsteht die eigentlich wirksame Verbindung durch die Biotransformation einer biologisch weitgehend indifferenten Substanz. Prodrugs werden überwiegend zur Optimierung pharmakokinetischer Eigenschaften und Reduzierung von Nebenwirkungen entwickelt und eingesetzt.
- Toxische Metaboliten können viele Zellschäden im Organismus verursachen. Zu ihnen gehören Carbene, Radikale, elektrophile Kationen und Epoxide. Diese Verbindungen sind sehr reaktiv und können mit makromolekularen Zellbestandteilen kovalente Bindungen eingehen.
- Biotransformationsreaktionen können Bestandteil der Haptenbildung im Rahmen der Sensibilisierungsphase bei der Arzneimittelallergie sein.
- Bei einigen Metabolisierungsreaktionen entstehen Produkte, deren Verweilzeit im Organismus verlängert ist. Die Kumulation wirksamer Metabolite kann Nebenwirkungen bedingen.
- Ein First-pass-Effekt liegt vor, wenn der Arzneistoff vor Erreichen des systemischen Kreislaufs metabolisiert wird. Bei peroral verabreichten Arzneimitteln kann der Abbau in der Darmwand oder Leber stattfinden. Ein ausgeprägter First-pass-Metabolismus senkt die Bioverfügbarkeit des Pharmakon.
- Das Ausmaß der Biotransformation kann dann dosisabhängig sein, wenn Sättigungsprozesse der beteiligten Enzyme einsetzen.

6.5 Experimentelle Aspekte der Biotransformation

Untersuchungen zur Biotransformation sind Bestandteil der präklinischen und klinischen Phase der Entwicklung von neuen Arzneimitteln. Hierbei werden die Hauptmetabolisierungswege der neuen Wirkstoffe aufgeklärt. Die Strukturen der identifizierten Metaboliten, die Rang- und Reihenfolge ihrer Bildung sowie die enzymatischen Umwandlungen sind u. a. für die Charakterisierung der Pharmakokinetik sowie für die toxikologische Prüfung von Bedeutung.

Auch in der Grundlagenforschung werden Studien zum Fremdstoffmetabolismus im großen Umfang durchgeführt. Dabei geht es insbesondere um die weitere Aufklärung biochemischer Prozesse, die Aufdeckung neuer Mechanismen der Biotransformation sowie rationale Fragen der Wirkstoffentwicklung.

Die Vielzahl der experimentellen Methoden unterteilt sich in In-vivo- und In-vitro-Verfahren.

6.5.1 In-vivo-Methoden zur Untersuchung der Biotransformation

Bei tierexperimentellen In-vivo-Untersuchungen werden üblicherweise einem geeigneten Versuchstier die zu testenden Wirkstoffe über verschiedene Applikationswege verabreicht und in einem Stoffwechselkäfig über einen bestimmten Zeitraum Körperflüssigkeiten, wie Harn und Kot, getrennt aufgefangen und gesammelt.

Bei Humanversuchen werden nach Applikation des Arzneimittels Urin- und Fäzes-Proben nach einem entsprechenden Zeitraum gesammelt. Daneben werden auch Plasma und Galle als Untersuchungsmaterial herangezogen.

Mittels spezieller präparativer und analytischer Verfahren können die entsprechenden Metaboliten isoliert und identifiziert werden (s. u.).

6.5.2 In-vitro-Methoden zur Untersuchung der Biotransformation

Ein vollständiges Bild über alle qualitativen und quantitativen metabolischen Veränderungen eines Arznei- oder Wirkstoffs kann nur die Körperpassage bei Mensch oder Versuchstier vermitteln. Der Einschränkung der Anzahl von genehmigungspflichtigen Tierversuchen durch Einsatz von Ersatz- und Ergänzungsmethoden wird aus ethisch-moralischen und wirtschaftlichen Gründen jedoch seit einiger Zeit erhöhte Aufmerksamkeit gewidmet. Solche komplementären Methoden sind In-vitro-Systeme, und zwar

- isolierte perfundierte Organe (Leber, Lunge, Niere, Darm, Durchfluss-Diffusionskammern mit isolierter Haut usw.),
- Leberschnitte (optimierte Technik),
- kultivierte tierische Zellen (Hepatozyten, Lungenzellen, Thrombozyten, Erythrozyten, Lymphozyten, Myelomzellen u. a. etablierte Zellen),
- kultivierte Mikroorganismen (Pilze, Bakterien),
- subzelluläre Systeme (Zellhomogenatüberstände, häufig 9000 × g-Überstand von Leberhomogenaten, Mitochondrien, Mikrosomen),
- isolierte gereinigte Enzyme (rekonstituierte Systeme, Oxygenasen, Reduktasen, Hydrolasen, Transferasen u. a.),
- chemische Modellsysteme.

6

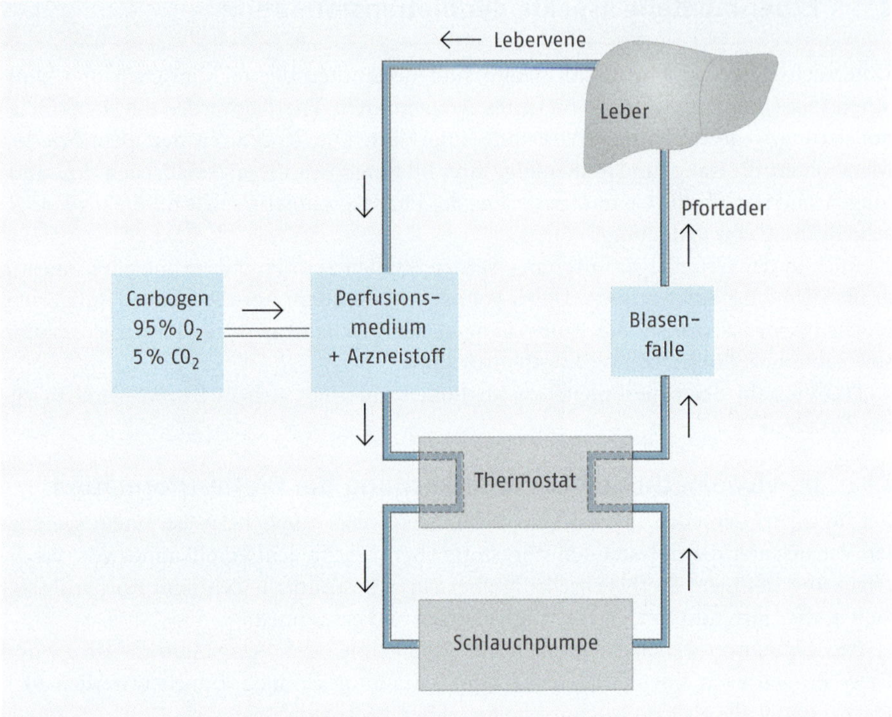

Abb. 6.40 Prinzip der Leberperfusion. Nach Langner

Isolierte perfundierte Organe

Eine herausragende Rolle spielt dabei wegen ihrer besonders hohen metabolischen Aktivität die Leber (insbesondere von Ratten). Diese wird in situ oder in vitro über den Pfortaderkreislauf mit einem geeigneten physiologischen Medium, das den Wirkstoff in gelöster Form enthält, für eine bestimmte Zeit perfundiert. Dies erfolgt häufig in einem geschlossenen System mittels der sog. Rezirkulationstechnik (Abb. 6.40) oder in einem offenen System durch die sog. Nicht-Rezirkulationstechnik.

Neben der Leber spielen Organe wie Lunge, Niere, Darm, Gehirn, Herz und Haut in Perfusionsmodellen eine Rolle, insbesondere zur Bearbeitung spezieller Fragestellungen, z. B. Mechanismus und Lokalisierung einzelner Biotransformationsreaktionen oder Untersuchung von pharmakokinetischen Aspekten.

Leberschnitte

Diese Technik, die aufgrund der apparativen Verbesserung (durch den Krumdieck-tissue-slicer) in jüngster Zeit eine Renaissance erlebt hat, eignet sich insbesondere für Untersuchungen mit humanen Leberbiopsien.

Kultivierte tierische Zellen

Da die Leberparenchymzelle über ein fast vollständiges Spektrum metabolischer Enzyme verfügt, haben **Hepatozyten** als komplementäre Modelle die größte Bedeutung. Sie lassen sich in nicht transformierter Form in vitro nach einer geeigneten Präparationsmethode nur als Primärkultur halten (Abb. 6.41). Die Zellen können als Suspension oder als

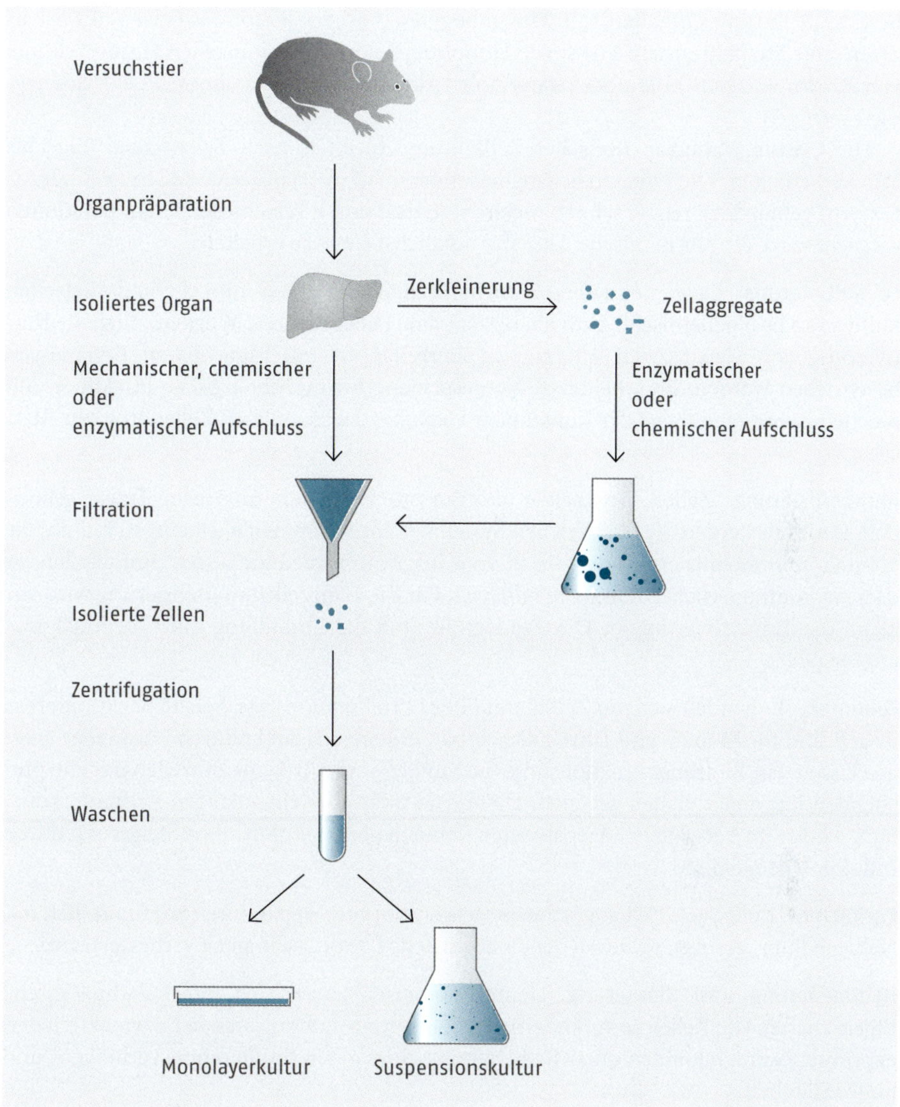

Abb. 6.41 Prinzipielle Möglichkeiten der Herstellung von Primärkulturen. Nach Langner

Monolayer kultiviert werden. Unter optimalen Kultivierungsbedingungen können Hepatozyten bis zu 96 h inkubiert werden.

Neben Hepatozyten kommen prinzipiell auch alle anderen Zellen mit entsprechenden Enzymaktivitäten in Betracht.

Bei **Lungenzellen** sind die Enyzmaktivitäten offenbar auf verschiedene Zellarten beschränkt. Beispielsweise sind verschiedene Cytochrom-P-450-Isoenzym-, Glucuronyltransferase- und Glutathiontransferase-Aktivitäten in Alveolarzellen vom Typ II, in Clarazellen und Alveolarmakrophagen festgestellt worden.

Für spezielle Fragen der Fremdstoffbiotransformation werden verschiedene andere Zellarten verwendet. Dabei sind vor allem solche Zellen von Interesse, die bevorzugt bestimmte Enzyme enthalten, z. B. **Thrombozyten** (besitzen Sulfotransferasen), **Erythrozyten** (mit Methyltransferasen) sowie **Lymphozyten** und **Myelomzellen** (Dauerzelllinie von B-Lymphozyten), die über relativ hohe Aktivitäten an Cytochrom-P-450-Isoenzymen verfügen.

Die Leistungsfähigkeit tierischer Zellkulturen bleibt je nach Zellart über Tage bis Wochen erhalten. Die Differenzierung besonders hochspezialisierter Zellen (z. B. Hepatozyten) geht jedoch relativ schnell verloren, so dass durch verschiedene Manipulationen versucht wird, die biochemische Aktivität möglichst lange zu erhalten:

Co-Kultivierung. Es werden Leberparenchymzellen zusammen mit Leberendothelzellen kultiviert. Die biochemische Aktivität besteht dabei über mehrere Wochen. Auch die Kultivierung von Hepatozyten mit Nicht-Leberzellen ist mit brauchbaren Ergebnissen beschrieben worden. Entscheidende Voraussetzung für morphologische Intaktheit und biochemische Stabilität ist der Kontakt der Hepatozyten zu anderen Zellen bzw. zur Matrix.

Immobilisierung. Zellen, Organellen und Enzyme werden an unlösliche Träger gebunden. Dadurch werden die biologischen Systeme in ihrer Beweglichkeit eingeschränkt. Sie können in immobilisierter Form leicht vom Inkubationsmedium abgetrennt werden, so dass ein kontinuierlicher Einsatz möglich ist. Für die Ganzzell-Immobilisierung wird vor allem die Trägerfixierung an Dextranderivate und die Einhüllung mit Calciumalginat angewendet.

Zelllinien. Es handelt sich um Zellen mit hoher Proliferationsrate. Solche selektionierten Zellen sind für Monate und Jahre kultivierbar, indem sich Subkulturen (Passagen) anlegen lassen. Für Biotransformationsuntersuchungen sind z. B. Hepatomzellen mit entsprechenden Enzymaktivitäten geeignet. Diese sind zwar über einen langen Zeitraum konstant, jedoch im Vergleich zu Hepatozyten deutlich geringer aktiv. Eine Steigerung durch Induktion ist möglich.

Perifusion. Kultivierte Zellen werden mittels bestimmter Apparaturen kontinuierlich mit Nährmedium versorgt, wodurch die biochemische Leistungsfähigkeit verbessert wird.

Hybridisierung und Klonierung. Gentechnologisch lassen sich molekularbiologische Eigenschaften von Zellen so verändern, dass bestimmte interessierende Enzymaktivitäten exprimiert werden können unter Beibehaltung eines guten Proliferationsvermögens und hoher Stabilität.

Kultivierte mikrobielle Zellen

Bei zahlreichen Mikroorganismen (Pro- und Eukaryonten) sind neben Hydrolasen (von biotechnologischem Interesse sind besonders stereoselektive Esterasen für mikrobielle Steroidtransformationen), Reduktasen und Transferasen sowie verschiedene Cytochrom-P-450-abhängige Monooxygenasesysteme mit unterschiedlicher Substratspezifität nachgewiesen worden. Besonders gut untersucht sind das Kampfer hydroxylierende System von *Pseudomonas putida*, das Steroide und Fettsäuren hydroxylierende System von *Bacillus megaterium* sowie das Cytochrom-P-450-System der bereits in großem Umfang biotechnologisch genutzten alkanassimilierenden Hefen (z. B. *Candida maltosa*, *Candida tropicalis*).

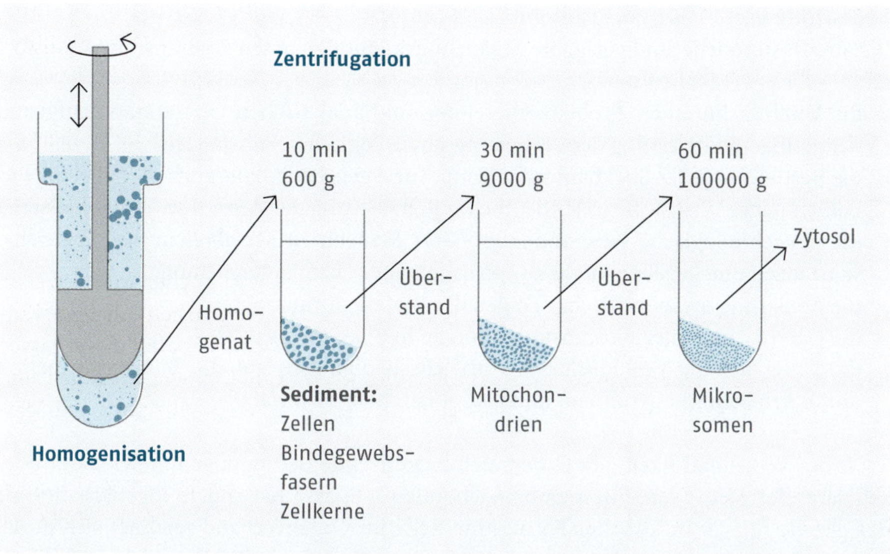

o Abb. 6.42 Gewinnung von subzellulären Fraktionen aus der Leber

Insbesondere einige Pilzstämme aus den Gattungen *Cunninghamella*, *Aspergillus* und *Rhizopus* scheinen über ein mit der Säugerleber vergleichbares Monooxygenasesystem zu verfügen und sich somit als Modelle für Biotransformationsuntersuchungen anzubieten.

Im Vergleich zu isolierten perfundierten Organen ist die Anwendung von Zellkulturen für Biotransformationsuntersuchungen vorteilhafter. So ist die Lebensdauer in Abhängigkeit von der verwendeten Zellart deutlich länger. Die biochemische Leistungsfähigkeit bleibt über Tage bis Wochen erhalten. Damit wird nach Wirkstoffinkubation die Konzentration der gebildeten Metaboliten höher, so dass auch Produkte erfasst werden können, die in geringer Menge erzeugt werden.

6

Subzelluläre Systeme und gereinigte Enzyme

Prinzipiell können für die Präparation alle relevanten Zellarten verwendet werden. Die Isolierung und Reinigung von Zellorganellen und Enzymen ist aufwendig (o Abb. 6.42). Ihre Verwendung bleibt daher speziellen Untersuchungen (z. B. über den Mechanismus enzymatischer Umsetzungen, über Induktionsprozesse, die Erfassung instabiler Primärmetaboliten und zur Feststellung der beteiligten Isoenzyme) vorbehalten. Größere Bedeutung dürften in Zukunft gentechnisch gewonnene Biotransformationsenzyme erlangen (z. B. als rekombinante DNA-Produkte exprimierte Cyt-P-450-Isoenzyme). Die Aufklärung des Metabolitenspektrums einer Verbindung ist in der Regel nicht möglich.

Chemische Modellsysteme

Es handelt sich um chemisch-katalytische Analogsysteme des Cytochroms P-450. Es können Informationen über die Reaktivität bestimmter Molekülteile gegenüber oxidativen Angriffen erhalten und gegebenenfalls Metaboliten in größerer Menge gewonnen werden. Da Enzyme und chemische Katalysatoren bezüglich der Substratbindung und anderer Eigenschaften wesentliche Unterschiede aufweisen, ist der Einsatz solcher Modelle sehr begrenzt.

Bedeutung von In-vitro-Methoden

In-vitro-Testmodelle sind geeignete Ergänzungsmethoden in der Biotransformationsforschung. Sie ermöglichen u. a.

- die Vereinfachung der Probenvorbereitung und analytischen Operationen aufgrund der geringeren Belastung der Proben mit physiologischen Substanzen,
- die Bestimmung des Spektrums der Haupt- und gegebenenfalls auch der Nebenmetaboliten neuer Wirkstoffe unter deutlicher Reduzierung der Anzahl an Versuchstieren,
- die biotechnologische Gewinnung größerer Mengen an Metaboliten als Vergleichssubstanzen und gegebenenfalls zur pharmakologischen Untersuchung,
- die Abklärung mechanistischer Fragen der Biotransformation,
- die Untersuchung der Biotransformation an humanen Zellen,
- die Untersuchung des Einflusses von Zellschädigungen auf die Biotransformation durch Arbeiten mit gesundem und pathologischem Material.

Trotz der Vorteilhaftigkeit gibt es dennoch begrenzende Bedingungen molekularer oder zellulärer Testmethoden. Ein membrangebundenes Enzym hat andere Eigenschaften als das gleiche Enzym in löslicher Form. Eine Zelle im Organverband zeichnet sich durch andere Möglichkeiten der Reaktion auf einen Fremdstoff aus. Die Einschaltung übergeordneter humoraler und nervaler Steuermechanismen, das Vorliegen höchster Integrationsstufen bestimmter Zellleistungen, bestimmen grundsätzlich die physiologischen und biochemischen Eigenschaften der Zellen im Gesamtorganismus. Dementsprechend können zelluläre und subzelluläre Systeme bestenfalls Teilfunktionen von Organen zeigen.

6.5.3 Analytische Verfahren zur Untersuchung der Biotransformation

Die Bestimmung des Metabolitenmusters einer Substanz im Organismus von Mensch oder Versuchstier (vor allem in Urin und Fäzes, aber auch in Galle und Plasma) sowie in Inkubationslösungen aus In-vitro-Experimenten besteht in der Isolierung des Metabolitengemischs, der Trennung in die einzelnen Verbindungen und deren Strukturaufklärung sowie der quantitativen Erfassung der Ausgangsverbindung und ihrer Metaboliten in den Körperflüssigkeiten und Organen bzw. Kulturmedien (○ Abb. 6.43).

Stets handelt es sich um eine Vielkomponentenanalyse mit zum Teil sehr ungünstigen Mengenverhältnissen der oft zahlreichen einzelnen Metaboliten mit vielfach sehr ähnlicher Struktur. Ferner ist zu beachten, dass meist eine relativ kleine Menge an Biotransformationsprodukten einer großen Menge der zahlreichen körpereigenen Stoffe des biologischen Materials gegenübersteht.

Isolierung

Die Isolierung des Metabolitengemischs (einschließlich der Ausgangsverbindung) richtet sich nach den chemischen Eigenschaften des Stoffes und seiner zu erwartenden Metaboliten (Säuren, Basen, Phenole, Neutralkörper) sowie nach dem physiologischen Medium.

Die häufigsten Methoden sind die **Lösungsmittelextraktion** und der Gebrauch von **Adsorbenzien**.

Nach wie vor stellt die Extraktion des wässrigen biologischen Materials durch organische, mit Wasser nicht mischbare Lösungsmittel oder Lösungsmittelgemische bei verschiedenen pH-Werten die Methode der Wahl dar. Die Probenvorbereitung richtet sich nach der Art des zu extrahierenden Materials. Urin wird vorher häufig konzentriert. Kot

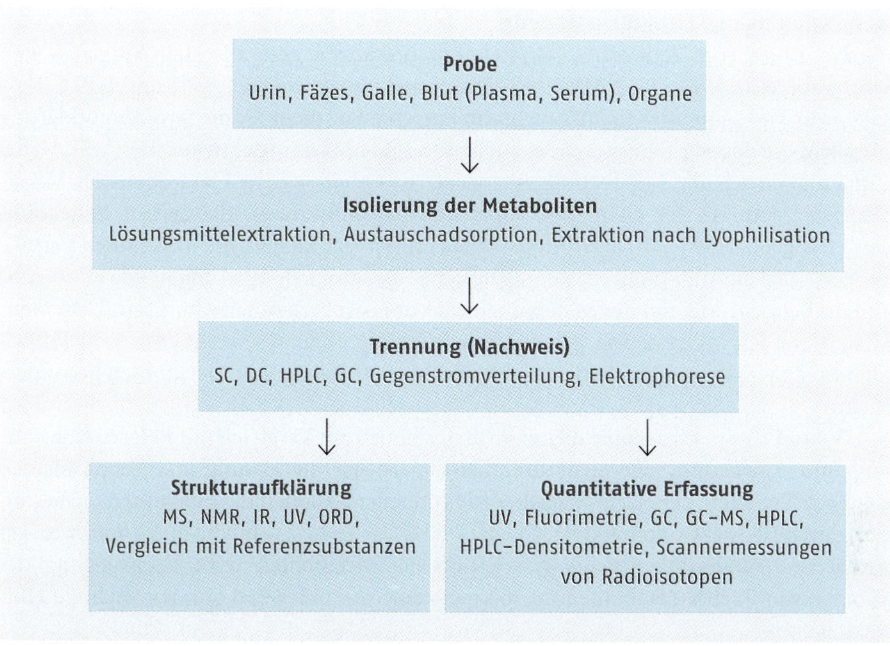

Abb. 6.43 Vorgehen bei Untersuchungen zur Biotransformation

und Galle werden meist nach Trocknung (z. B. Lyophilisierung) mit verdünnten Säuren digeriert, Organe müssen vorher zerkleinert bzw. homogenisiert und dann ebenfalls mit wässrigen Lösungen extrahiert werden.

Zur Abtrennung saurer, basischer oder neutraler Metaboliten sowie der unveränderten Ausgangssubstanz aus wässrigen Lösungen physiologischen Materials sind Adsorberharze, z. B. nichtionische Polystyrene vom Typ Amberlite® XAD-2, geeignet. Unter genau einzuhaltenden Bedingungen (pH-Wert, Volumen, Durchflussgeschwindigkeit) können die Ausgangsverbindung und ihre Metaboliten bis zu etwa 90 % abgetrennt werden. Nach Waschen der Adsorbersäule mit Wasser erfolgt die Elution der gewünschten Verbindungen mit Methanol.

Soll die nachfolgende Trennung (s. u.) durch Säulenchromatographie erfolgen, können Methanolextrakte von Rückständen, die durch Lyophilisation der physiologischen Lösungen erhalten werden, direkt auf die Säulen aufgebracht werden.

Trennung

Zur Trennung des Metabolitengemischs in Einzelsubstanzen und zur weiteren Abtrennung von physiologischen Begleitstoffen werden vorrangig **chromatographische Methoden** angewendet, wie Säulen- (SC), Dünnschicht- (DC), Gas-(GC) und Hochleistungsflüssigchromatographie (HPLC). Wegen des Vorliegens eines meist komplexen Metabolitengemischs müssen zur Reindarstellung der einzelnen Biotransformationsprodukte mitunter mehrere Methoden nacheinander eingesetzt werden (z. B. SC und anschließende präparative DC). **Gegenstromverteilung** und **elektrophoretische Verfahren** (z. B. Kapillarelektrophorese) werden nur in speziellen Fällen angewendet, meist nur für qualitative Zwecke (wie auch die Papierchromatographie, PC).

Identifizierung und Strukturzuordnung

Hierbei ist es von Bedeutung, ob Referenzsubstanzen zum direkten Vergleich von Schmelzbereich, UV-, IR-, NMR- und Massenspektren sowie DC-, GC- und HPLC-Verhalten zur Verfügung stehen oder nicht. Im letzteren Fall dient für die Strukturaufklärung vor allem die doppelt fokussierende, hochauflösende **Massenspektrometrie** (MS). Dabei können praktisch alle MS-Techniken eingesetzt werden, wie die Elektronenstoß-MS als häufigste Methode, die chemische Ionisation bei Substanzen, die keinen Molekülionen-Peak geben, die Feld-Desorptions-MS bei thermisch labilen, nichtflüchtigen Verbindungen (Zucker, Aminosäuren, Konjugate), die Fast-Atom-Bombardment-MS (FAB-MS) und die Tandem-MS, mit der Metaboliten u. U. ohne weitere Aufarbeitung aus Urin identifiziert werden können. Die gekoppelten Methoden GC/MS, HPLC/MS und HPLC/Thermospray-MS sind für die Trennung und Identifizierung von Metaboliten besonders effektiv.

UV- und IR-Spektroskopie dienen in erster Linie zum Vergleich mit Referenzsubstanzen. Ihre Anwendung zur Strukturaufklärung ist auf die Lösung von Teilproblemen begrenzt. Vor allem der Nachweis neuer funktioneller Gruppen in Metaboliten, insbesondere durch IR-Spektroskopie (OH, CO, CO-NH, CO-O usw.) und die mehr oder weniger deutliche Veränderung der UV-Absorption bei Metaboliten (z.B. Verschiebung der Maxima von Phenolmetaboliten in Abhängigkeit vom pH-Wert) können wichtige Hinweise liefern.

Die Anwendung der **NMR-Spektroskopie** zur Ermittlung der Struktur oder von Strukturelementen war lange durch die erforderlichen relativ großen Substanzmengen (10–40 mg) limitiert, die bei Biotransformationsuntersuchungen nicht immer isoliert werden können. Durch Einsatz von Mikromessköpfen, Fouriertransformation und Mehrfachregistrierung konnte die Empfindlichkeit der NMR so weit gesteigert werden, dass mit Proben von 30–150 µg informative Spektren erhalten werden. Voraussetzung ist jedoch ein hoher Reinheitsgrad der Proben, der sich in Anbetracht des ungünstigen Verhältnisses von Metaboliten zu physiologischen Substanzen oft nur schwer erreichen lässt.

Für spezielle Aufgaben werden ferner u. a. die **Elektronenspinresonanz**, die **optische Rotationsdispersion** und die **Polarographie** herangezogen.

In der Biotransformationsforschung ist schließlich die Anwendung von mit **radioaktiven** oder **stabilen Isotopen markierten Substraten** (z. B. ^{2}H, ^{3}H, ^{13}C, ^{14}C, ^{35}S, ^{15}N, ^{18}O) ein wichtiges Hilfsmittel. Dadurch wird das Auffinden von Metaboliten nach chromatographischer Trennung durch Verwendung von Radioscannern erleichtert sowie gleichzeitig die quantitative Erfassung der getrennten Komponenten und die Bilanzierung der Ausscheidung ermöglicht.

Eine eigene Problematik stellt die **Analyse der Konjugate** dar, die in Bezug auf die am häufigsten vorkommenden Glucuronide, Sulfate und Acetate meist indirekt durchgeführt wird, indem die biologischen Medien nach erschöpfender Extraktion nichtkonjugierter Metaboliten mit Säure oder Enzymen (β-Glucuronidase, Arylsulfatase) behandelt werden. Die durch Hydrolyse freigesetzten Konjugatbildner (unveränderte Substanz und/oder Phase-I-Metaboliten) können dann extrahiert, getrennt und identifiziert werden. Da in den meisten Fällen die Konjugatbildner in mehr oder weniger großem Anteil auch unkonjugiert ausgeschieden werden, reicht nach Konjugatspaltung im Allgemeinen der Vergleich mit den bereits isolierten und identifizierten freien Metaboliten aus. Es sind allerdings genügend Beispiele bekannt, dass Arzneimittel oder deren Phase-I-Metaboliten nahezu vollständig als Konjugate ausgeschieden werden.

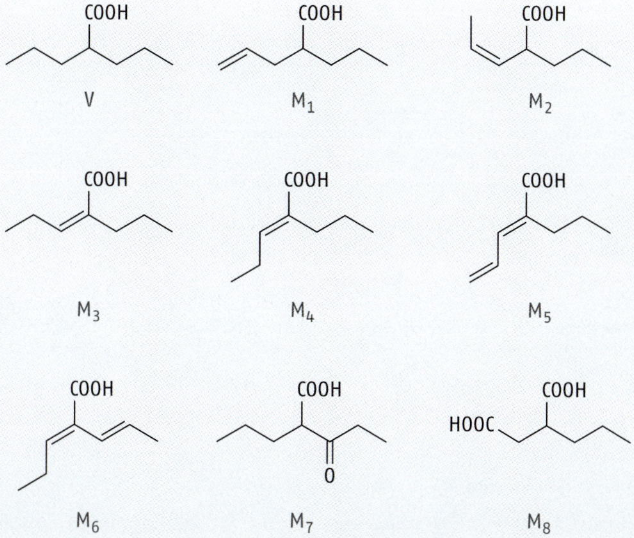

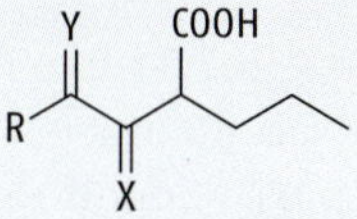

	X	Y	R
M_9	H, OH	H_2	H
M_{10}	H_2	H, OH	H
M_{11}	H_2	H_2	OH
M_{12}	O	H_2	H
M_{13}	H_2	O	H
M_{14}	H_2	H_2	COOH

Abb. 6.44 Metabolitenmuster von Valproinsäure (V), Nachweis von M_1 bis M_{14} in Humanplasma durch GC/MS-Analyse. Nach Rettenmeier et al.

Die Isolierung der meist gut wasserlöslichen Konjugate erfolgt vorrangig durch SC. Die Trennung z. B. von Glucuroniden mehrerer Konjugatbildner ist wegen der dominierenden Eigenschaften der Glucuronsäure für die Löslichkeits- und Verteilungsverhältnisse des Konjugats jedoch sehr schwierig und gelingt häufig nicht befriedigend. Auch zur Identifizierung, insbesondere von Glucuroniden, wird in steigendem Maße die MS nach entsprechender Vorbehandlung (Silylierung, Methylierung) der Konjugate oder in Form der Feld-Desorptions-MS mit Erfolg eingesetzt.

Zur exakten Analyse von Konjugaten werden in der letzten Zeit größere Anstrengungen unternommen.

Die Leistungsfähigkeit moderner analytischer Methoden zeigen die Abb. 6.44 bis Abb. 6.46. So gelang es z. B. durch GC/MS-Kopplung, Valproinsäure (V) und 14 Metaboliten in Humanplasma zu trennen und zu bestimmen.

Mit Hilfe der HPLC (Abb. 6.46) konnten alle Phase-I-Metaboliten (Abb. 6.45) der koronarwirksamen Substanz Trapidil (T), dessen Metabolitenmuster durch spektroskopische Methoden unter Vergleich mit synthetisierten Vergleichssubstanzen ermittelt worden war, getrennt und durch Flächenvergleich bestimmt werden.

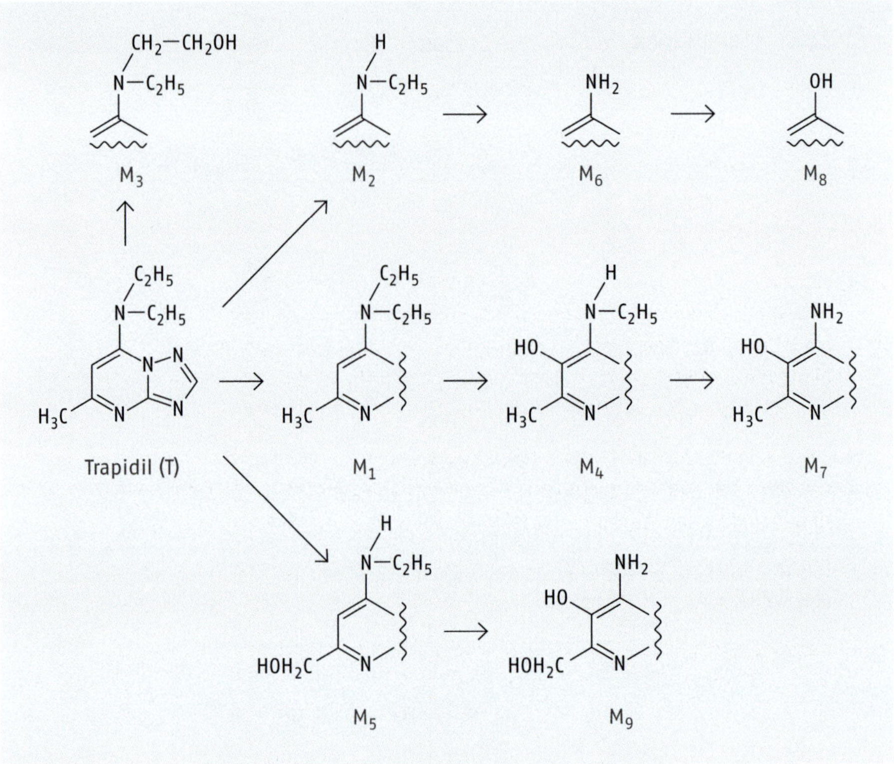

Abb. 6.45 Metabolitenmuster von Trapidil. Nach Bornschein et al.
Die Metabolite M_1, M_4 und M_7 liegen vorwiegend als Sulfat-Konjugate vor

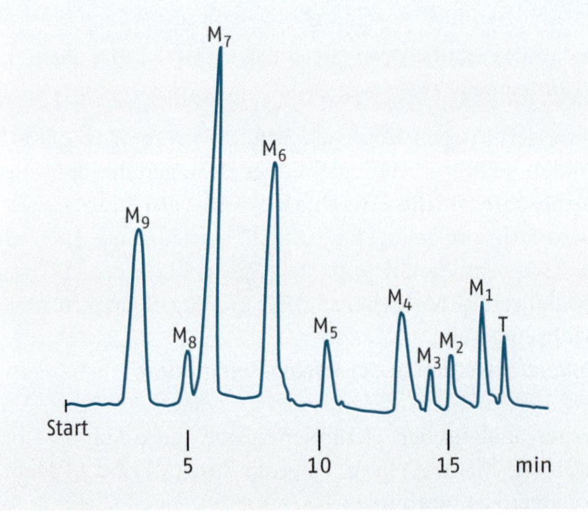

Abb. 6.46 HPLC-Trennung von Trapidil (T) und Metaboliten aus Menschenharn durch Gradiententechnik auf Umkehrphasen mit Acetonitril (0–100 %)/Phosphatpuffer pH 5,4 (1 : 10 verdünnt). Nach Pfeifer et al.

Zusammenfassung

- Untersuchungen zur Biotransformation können mit In-vivo- und In-vitro-Methoden durchgeführt werden.
- In-vivo-Studien sind Tierexperimente oder Humanversuche. Nach Applikation des Wirkstoffes erfolgt die Identifizierung der Metabolite nach ihrer Isolierung aus Körperflüssigkeiten.
- Für die In-vitro-Methoden werden hauptsächlich isolierte perfundierte Organe, Zellkulturen, subzelluläre Systeme und isolierte Enzyme verwendet. Die entsprechenden Modelle müssen relevante fremdstoffmetabolische Aktivitäten besitzen. Das Metabolitenspektrum kann nach Inkubation des Wirkstoffs in den Systemen aufgeklärt werden. Weiterhin sind mechanistische Untersuchungen möglich.
- Für die Isolierung der Metabolite aus Körperflüssigkeiten bzw. Inkubationsmedien werden verschiedene Methoden der Probenvorbereitung, wie Lösungsmittelextraktion, Austauschadsorption oder Lyophilisation, angewendet.
- Die Trennung der Metaboliten erfolgt durch verschiedene chromatographische oder elektrophoretische Verfahren.
- Massenspektrometrie, IR- und NMR-Spektroskopie sind geeignete analytische Methoden zur Strukturaufklärung.

Weiterführende Literatur

Aktories K, Förstermann U, Hofmann F, Starke K (Hrsg) Allgemeine und spezielle Pharmakologie und Toxikologie. 11. Aufl., Urban & Fischer, München 2013

Cowan JA. Inorganic Biochemistry. An Introduction. Wiley-VCH, New York, Chichester, Weinheim, Brisbane, Singapore, Toronto 1997

Efferth T. Molekulare Pharmakologie und Toxikologie. Springer, Berlin, Heidelberg 2006

Ioannides C (ed.) Cytochromes P450. Metabolic and Toxicological Aspects. CRC Press, Boca Raton, New York, London, Tokyo 1996

Kauffman FC (ed.) Conjugation-Deconjugation Reactions in Drug Metabolism and Toxicity. Springer, Berlin, Heidelberg 1994

Lewis DFV. Cytochromes P450. Taylor & Francis, London 1996

Lippard SJ, Berg JM. Bioanorganische Chemie. Spektrum Akademischer Verlag Heidelberg, Berlin, Oxford 1995

Löffler G, Petrides PE, Heinrich PC (Hrsg) Biochemie und Pathobiochemie. Springer, Berlin, Heidelberg 2006

Marquardt H, Schäfer S (Hrsg). Lehrbuch der Toxikologie. 2. Aufl., Wissenschaftliche Verlagsgesellschaft Stuttgart, 2004

Meyers RA (ed.) Encyclopedia of Molecular Biology and Molecular Medicine, Vol. 1–6. VCH, Weinheim 1996, 1997

Mutschler E, Geisslinger G, Kroemer HK, Menzel S, Ruth P. Mutschler Arzneimittelwirkungen. Lehrbuch der Pharmakologie und Toxikologie. 10. Aufl., Wissenschaftliche Verlagsgesellschaft Stuttgart, 2013

Omura T, Ishimura Y, Fujii-Kuriyama Y (eds.) Cytochrome P-450. VCH, Weinheim 1993

Ruckpaul K, Rein H (eds) Frontiers in Biotransformation, Vol. 1–9. Akademie Verlag, Berlin 1989–1994

Schenkman JB, Greim H (eds.) Cytochrome P450. Springer, Berlin, Heidelberg 1993

Schmid RD, Urlacher VB (Hrsg) Modern Biooxidation. Enzymes, Reactions and Applications. Wiley-VCH, Weinheim 2007

Testa B, Krämer S-D. The Biochemistry of Drug Metabolism: Principles, Redox Reactions, Hydrolysis. Wiley-VCH, Weinheim 2009

Timbrell J. Principles of Biochemical Toxicology. Taylor & Francis, London 2000

Woolf TF (ed.) Handbook of Drug Metabolism. Marcel Dekker, New York 1999

7 Einflussfaktoren auf pharmakokinetische Parameter und Biotransformation

Dosierungsschemata werden in der Regel anhand von klinischen Erfahrungen bzw. pharmakokinetischen Daten an Erwachsenen unter Normalbedingungen aufgestellt. Dabei bleiben alle Veränderungen, die einen Einfluss auf die pharmakokinetischen Parameter bzw. die Biotransformation ausüben, weitgehend unberücksichtigt. Die Ergebnisse weltweiter Forschung in den letzten zwei Jahrzehnten haben die Bedeutung solcher Einflussfaktoren für eine rationale und optimale Arzneimitteltherapie aufgezeigt; sie haben aber auch die Schwierigkeiten einer realistischen und kritischen Einschätzung der Relevanz und einer Verallgemeinerung der erzielten Daten verdeutlicht. Da häufig mehrere Faktoren gleichzeitig wirken und große interindividuelle Unterschiede bestehen, ist die Objektivierung trotz statistischer Signifikanz im Einzelfall allgemein problematisch, und widersprüchliche Befunde sind nicht selten.

7.1 Lebensalter

Besonderheiten der pharmakokinetischen Parameter und der Biotransformation werden insbesondere bei Neugeborenen und Säuglingen sowie im höheren Lebensalter beobachtet.

7.1.1 Neugeborenen- und Kindesalter

Die Arzneimitteldosierung im Neugeborenen- (bis 6 Wochen), Säuglings- (6 Wochen bis 12 Monate), Kleinkind- (1–2 Jahre) und Kindesalter (2–12 Jahre) wird von Erwachsenendosen aus Alter, Körpermasse oder Körperoberfläche abgeleitet. Zahlreiche Formeln sind bekannt. Die veränderte Absorption, Distribution, Biotransformation und Exkretion bleiben dabei jedoch weitgehend unberücksichtigt.

Einer großen Arzneimittelempfindlichkeit des Neugeborenen steht allgemein eine relativ breite Toleranz im Kindesalter gegenüber. Daher werden hier – wie es auch der Verfügbarkeit von Ergebnissen entspricht – vorrangig die Verhältnisse bei Neugeborenen behandelt. Wesentliche physiologische und biochemische Einflussfaktoren bei Neugeborenen sind:

Absorption

- Magenentleerung ist verlangsamt und die Dünndarmmotilität verringert (Erwachsenenwerte werden etwa sechs Monate nach der Geburt erreicht),
- der Magen-pH ist bei Geburt nahezu neutral, dann einige Stunden bei etwa 1,5–3, danach innerhalb von 24h für 10–15 Tage wieder etwa neutral (gastrointestinale Bioverfügbarkeit von sauren Arzneistoffen wie Phenobarbital, Phenytoin, Nalidixinsäure erniedrigt),
- Gallesekretion ist eingeschränkt (t_{max} stark verlängert, z. B. bei Rifampicin),
- periphere vasomotorische Instabilität,
- Muskelmasse und -kontraktion sind reduziert (z. B. intramuskuläre Absorption bei Diazepam verlangsamt, bei Gentamicin und Digoxin reduziert),
- Epidermis ist noch nicht voll entwickelt und im Verhältnis zur Körpermasse vergrößert (unerwünschte perkutane Absorption und systemische Wirkungen z. B. nach Anwendung von Hexachlorophen, Salicylaten, Ethanol) auf der Haut.

Distribution und Eiweißbindung

- Verhältnis extrazelluläres/intrazelluläres Flüssigkeitsvolumen ist erhöht,
- Hirn- und Lebermasse im Verhältnis zur Körpermasse sind erhöht,
- Plasmaproteinbindung ist reduziert.

Biotransformation

- Monooxygenierung ist reduziert, Cyt-P-450- und NADPH-Cyt-P-450-Reduktase-Aktivität betragen bei Geburt etwa 50 % der Erwachsenenwerte (z. B. Hydroxylierung von Phenytoin, Lidocain, Chlordiazepoxid vermindert),
- Dealkylierung wird z. T. wenig beeinflusst (z. B. Diazepam, Lidocain; jedoch ist bei Coffein und Theophyllin die N-Dealkylierung am stärksten eingeschränkt, auch die Bildung von Norpethidin aus Pethidin ist bei Neugeborenen deutlich vermindert),
- Esteraseaktivität wächst während der ersten 12 Monate,
- Glucuronidierung ist deutlich reduziert und in vollem Ausmaß erst nach drei Jahren entwickelt,
- Glycin- und Sulfat-Konjugation sind wahrscheinlich kaum eingeschränkt,
- Deacetylierung ist wenig limitiert (z. B. Rifampicin),
- Leberenzyme bei Neugeborenen sind besser induzierbar als bei Erwachsenen (dadurch große interindividuelle Unterschiede, z. B. bei Phenobarbital infolge differenten Autoinduktionsgrades; Übergang der Gefahr einer Überdosierung in Unterdosierung ist generell möglich).

Exkretion

- Verhältnis Nieren-/Körpermasse ist doppelt so groß wie bei Erwachsenen,
- Nieren sind anatomisch und funktionell unreif, insbesondere die tubuläre Sekretion, (niedrige renale Clearance und lange Plasmahalbwertszeit bei glomerulär filtrierten und tubulär sezernierten Arzneistoffen, z. B. Gentamicin, Indometacin, Digoxin, Sulfonamide; Gefahr toxischer Effekte).

Diese Zusammenhänge verdeutlichen, dass eine altersspezifische Dosierung nicht allein mit Hilfe von Alters-, Körpermassen- oder Oberflächenformeln gelingen kann. Berücksichtigt werden muss ferner, dass der jeweilige Krankheitszustand, der die Therapie erfordert, zusätzlich pharmakokinetische Parameter verändern kann. Wegen der Unreife der meisten physiologischen Funktionen sind Frühgeborene besonders gefährdet.

Außer den schon gegebenen Hinweisen unterstreichen die folgenden Beispiele, dass in den ersten Lebenswochen und besonders bei Frühgeburten eine individuelle Dosisanpassung von Bedeutung ist. Unbestritten ist, dass demzufolge die pharmakokinetische Überwachung vor allem im Klinikbereich nachweislich zur Erhöhung des Therapieerfolgs beitragen kann.

Verteilungsvolumen

Der extrazelluläre Flüssigkeitsraum, der häufig ein wesentlicher Teil des Verteilungsvolumens ist, beträgt beim Neugeborenen etwa 40 % der Körpermasse, beim Erwachsenen etwa 20 %. Verteilt sich ein Arzneimittel nahezu ganz im extrazellulären Flüssigkeitsraum und erfolgt die Dosierung nach der Körpermasse, ist beim Neugeborenen entsprechend der Definition (▸ Kap. 4.3.2)

$$C_p = \frac{D}{V_d}$$ Gleichung 7.1

eine nur halb so hohe Plasmakonzentration wie beim Erwachsenen zu erwarten. So müssen z. B. zahlreiche Antibiotika auf die Körpermasse bezogen wesentlich höher dosiert werden als bei Erwachsenen (z. B. Gentamicin 6–7,5 mg · kg^{-1} bei Neugeborenen, 4–5 mg · kg^{-1} bei Säuglingen, 1–2 mg · kg^{-1} bei Erwachsenen). Auch bei Ciclosporin benötigen Kleinkinder wegen hoher Clearance und größerem Verteilungsvolumen V_d höhere Dosen als Erwachsene zur Erzielung vergleichbarer Serumkonzentrationen.

Eiweißbindung

Die Eiweißbindung ist bei Geburt geringer (◘ Tab. 7.1). Ursachen sind der niedrigere Gehalt an Gesamtprotein, Albumin, α_1-Glykoprotein, γ-Globulin und Lipoproteinen, aber auch die geringere Affinität des Albumins und der hohe Gehalt an unkonjugiertem Bilirubin und an freien Fettsäuren.

◘ **Tab. 7.1** Plasmaproteinbindung (%) einiger Arzneistoffe

Arzneistoffe	Bindung Erwachsene (E)	Nabelschnurplasma (N)	Verhältnis an ungebundenem Pharmakon N/E
Morphin	42,1	31	1,2
Phenobarbital	50,7	32,4	1,4
Chloramphenicol	66	45,9	1,6
Promethazin	82,7	69,8	2,1
Digitoxin	93,4	91,6	1,3
Salicylsäure	96,4	91,5	2,4
Chlordiazepoxid	97,3	94	2,2

Die Bedeutung der geringeren Proteinbindung ist in ihren Auswirkungen auf die Distribution im Neugeborenen- und Säuglingsalter noch nicht genügend bekannt. Prinzipiell gelten die unter „Bindung an Plasma- und Gewebeproteine“ (▸ Kap. 3.3.2) gemachten Angaben unter Berücksichtigung der veränderten Verteilungsverhältnisse.

Von Bedeutung ist u. a. die Konkurrenz von Arzneistoffen und Bilirubin um die Albuminbindungsstellen. Einerseits kann ungebundenes Bilirubin im ZNS vermehrt auftreten (Kernikterus mit tödlichen Folgen nach Sulfafurazol bei Frühgeborenen), andererseits kann Bilirubin Pharmaka verdrängen (z. B. Phenytoin).

Biotransformation

Die unterschiedliche Reife der Biotransformations-Enzymsysteme wird z. B. dadurch verdeutlicht, dass beim Phenobarbital die p-Hydroxylierung bereits nach 7–8 Tagen Erwachsenenwerte erreicht, während die Glucuronidierung zu dieser Zeit noch auf ein Drittel verringert ist. Auch der N-Glykosid-Metabolit wird erst etwa ab 14 Tagen nach der Geburt gefunden und erreicht am 20. Tag ungefähr 50 % der ausgeschiedenen Menge. Bei Lidocain (**7,1**) führt die Einschränkung der Hydroxylierung (Urinwerte von **7,3** und **7,4** bei Erwachsenen 64–72 %, bei Frühgeburten 9 %) zu einer Erhöhung an ausgeschiedenem N-Deethylmetabolit (**7,2**).

CH_3, C_2H_5, $-NH-CO-CH_2-N$, C_2H_5, CH_3 ⟶ $-N(H)(C_2H_5)$ ⟶ HO–(Ring)–NH_2 mit CH_3, CH_3 ⟶ Konj

7,1 7,2 7,3 7,4

Die Elimination von Phenazon (keine Eiweißbindung) ist weitgehend abhängig von der Biotransformation zur 4-Hydroxyverbindung und nachfolgender Konjugation. Bei 1- bis 8-jährigen Kindern ist eine Reduzierung der $t_{1/2}$ auf 6,6 h (Erwachsene 13,6 h) beobachtet worden, die möglicherweise auf die relativ größere Lebermasse (bei 2-Jährigen 40–50 %, bei 6-Jährigen 30 % größer als bei Erwachsenen) im Verhältnis zur Körpermasse zurückzuführen ist.

Gallesekretion

Bei Neugeborenen führt die perorale Applikation des Chloramphenicolpalmitinsäureesters durch die geringere Lipaseaktivität zu stark verzögerter Absorption des unveresterten Arzneistoffs (t_{max} = 12 h) gegenüber Kindern und Erwachsenen (t_{max} = 1–3 h).

Renale Exkretion

Bei nicht oder nur wenig metabolisierten, hauptsächlich renal ausgeschiedenen Pharmaka zeigt die Plasmahalbwertszeit als Funktion der verminderten renalen Clearance die Unreife der Nieren bei Früh- und Normalgeborenen (◘ Tab. 7.2).

Krankheiten

Sie dürften bei Kindern die pharmakokinetischen Parameter ähnlich beeinflussen wie bei Erwachsenen. So wurde gefunden, dass die Halbwertszeit von Aminophenazon bei Kindern wie bei Erwachsenen bei akuter Hepatitis um das 2- bis 3-Fache verlängert ist. Die gleiche Erkrankung führte zu einer deutlichen Senkung der Proteinbindung von Salicylaten.

Tab. 7.2 Plasmahalbwertszeiten hauptsächlich renal exkretierter Arzneistoffe bei Neugeborenen

Arzneistoff	$t_{1/2}$ (h)				
	Frühgeburten		Normalgeburten		Erwachsene
	0–6 d	6–14 d	7–13 d	14–18 d	
Benzylpenicillin	–	3,2	1,7	1,4	0,5
Phenoxymethylpenicillin	–	3	1,7	1,4	0,5
Ampicillin	4,7	4	2,8	1,7	1
Cefazolin	–	4	4	3	1,5
Gentamicin	11	5	3	3	2

Alle genannten Einflussfaktoren lassen aber Verallgemeinerungen nicht zu, so dass die pharmakokinetischen Parameter für jeden Arzneistoff, besonders im Neugeborenenalter, bestimmt werden müssen. Es besteht keine proportionale Dosisbeziehung zum Erwachsenen.

Dass mehrere Faktoren für die Entstehung toxischer Plasmakonzentrationen verantwortlich sein können, lässt sich an Chloramphenicol zeigen, das in Unkenntnis seiner pharmakokinetischen Eigenschaften nach seiner Einführung in die Therapie zum Tod von schätzungsweise mehreren tausend Früh- und Normalgeburten, insbesondere in den USA, geführt hat. Ursachen sind:

- Einschränkung der Bildung des wasserlöslichen Monoglucuronids (Hauptmetabolit, ~ 80 %),
- Verminderung der Exkretion durch Unreife der tubulären Sekretion,
- enterohepatischer Kreislauf durch hohe β-Glucuronidaseaktivität bei Neugeborenen,
- Verminderung der Exkretion durch Reduktion des Nierenblutflusses und bei Nierenerkrankungen.

Dadurch werden höhere Plasmakonzentrationen und verlängerte $t_{1/2}$ (Frühgeburten zwei Tage nach der Geburt: 28 h, 13–23 Tage nach der Geburt: 8 h; Normalgeburten: 6–10 h; Kinder, Erwachsene: 1,5–4 h) verursacht. Die sprunghafte Erhöhung der totalen Clearance zwischen dem 10. und 15. Tag nach der Geburt vermindert dann die Gefahr toxischer Effekte.

7.1.2 Höheres Lebensalter

Alterstypische Reaktionen auf Arzneimittel ergeben sich aus den altersspezifischen Zusammenhängen von Krankheitsentstehung, Krankheitsverlauf und Multimorbidität sowie physiologischer Alterung, wobei mit Veränderungen in der Pharmakodynamik und Pharmakokinetik zu rechnen ist.

Wesentlich schwerer als im Neugeborenenalter sind veränderte pharmakokinetische Daten im höheren Lebensalter zu verallgemeinern, obwohl aus dem letzten Jahrzehnt für etwa 250 Arzneistoffe ziemlich zuverlässige, wenn auch nicht selten widersprüchliche

Daten vorliegen. Gründe dafür sind, außer dem prinzipiell unterschiedlichen pharmakokinetischen Verhalten der einzelnen Pharmaka,

- eine hohe Zahl von Einflussfaktoren,
- eine begrenzte Anzahl von vergleichbaren Probanden bei entsprechenden Untersuchungen,
- Nichtidentität von chronologischem und physiologischem Alter,
- deutliche gesundheitliche Unterschiede und
- Nichtbeachtung von Umweltfaktoren.

Physiologische Ursachen für veränderte Pharmakokinetik im Alter sind:

- Verminderung des intestinalen Blutflusses,
- Reduktion absorbierender Zellen,
- Abnahme der Magensäureproduktion (damit Anstieg des Magen-pH-Werts),
- Verlangsamung der Magen-Darm-Motilität;

diese Ursachen können eine Verzögerung der Absorption und eine Senkung der Bioverfügbarkeit zur Folge haben.

- Abnahme des Gesamtkörperwassers und Zunahme des Fettanteils am Verteilungsvolumen,
- Verminderung des Blutflusses und der Gewebspermeabilität;

dies kann eine Erhöhung des Verteilungsvolumens und eine Verlängerung der Eliminationshalbwertszeit bewirken (für lipophile Arzneistoffe ausgeprägter als für hydrophile).

- Verminderung der Proteinbindung durch Reduktion des Plasmaalbumins und des sauren α_1-Glykoproteins,
- Abnahme der Leberzellmasse und der Leberdurchblutung,
- Einschränkung der Biotransformationsaktivität,
- Einschränkung der Nierenfunktion;

diese Ursachen erhöhen die Serum(Plasma)-Konzentration (C_p, $C_{p\,max}$), und die Fläche unter der Serum(Plasma)-Konzentrations-Zeit-Kurve (AUC), verlängern die Eliminationshalbwertszeit ($t_{1/2}$) und reduzieren die totale Clearance (Cl_{tot}).

In ◻ Tab. 7.3 sind einige Arzneistoffe zusammengestellt, bei denen wesentliche Unterschiede zwischen jüngeren und älteren Probanden ermittelt wurden.

Die vorliegenden Ergebnisse an mehreren hundert Arzneistoffen gestatten eine gewisse Bewertung der einzelnen Ursachen für eine altersbedingte Veränderung der pharmakokinetischen Daten in den einzelnen Phasen.

Absorption

Die Absorption ist wahrscheinlich im höheren Lebensalter nicht wesentlich eingeschränkt, wohl aber bisweilen verzögert.

Distribution

Bei lipophilen Arzneistoffen (vgl. z. B. Nitrazepam, ◻ Tab. 7.3) kann sich die Zunahme des Fettanteils auf die Erhöhung des Verteilungsvolumens auswirken (Verlängerung der Halbwertszeit, Verminderung der Bioverfügbarkeit).
Höhere Serumwerte an ungebundenem Arzneistoff als Folge verminderter Proteinbindung im höheren Lebensalter (u. U. durch Leber- oder Nierenerkrankungen weiter redu-

Tab. 7.3 Beispiele für Arzneistoffe mit veränderter Pharmakokinetik im Alter (Mittelwerte). Nach Pfeifer

Arzneistoff	Alter (Jahre)	$C_{p\,max}$	$t_{1/2}$	AUC	Cl_{tot}
Amilorid	19–31	7,0	14,3	119	752
	61–85	25,4	17,0	431	325
	Cl_{tot} und Cl_r (110/42) korreliert; es wird vorsichtige Dosierung empfohlen				
Amitriptylin	22,7	14,2	14,7	234	1,85
	70,6	27,6	27,2	814	0,77
	Blutspiegelkontrolle wird für notwendig erachtet				
Brotizolam	21–26	7,3	5,0		109
	71–93	5,6	9,1		40
	Absorptionsrate bei Älteren verlängert; (t_{max} 1,1/1,7); keine Kumulation				
Ceftriaxon	18–49		7,3		0,24
	50–74		8,3		0,23
	75–92		14,2		0,14
	Bei sehr alten Patienten Dosis um Faktor 2 reduzieren				
Enalapril	20–30	68		722	14,6
	65–73	101		997	10,8
	Pharmakokinetische Unterschiede erklären Wirkungsunterschiede				
Felodipin	20–34	6,2	14,1	33,7	56,1
	67–79	17,1	27,5	87,5	24,4
	20–34	10,2	13,6	48,7	(Pyridinmetabolit)
	67–79	17,1	45,9	81,8	
	V_d unverändert; reduzierter Blutstrom und niedrigere Biotransformationskapazität				
Levodopa	20–23	1,07	1,5	1056	23,4
	68–75	1,84	1,4	2592	
	Decarboxylierung ist altersabhängig (First-pass-Metabolismus)				
Nifedipin	22–35	22,3	3,8	136	519
	73–83	36,8	6,7	281	348
	First-pass-Effekt im Alter reduziert; Blutdruck wird stärker gesenkt				

Tab. 7.3 Beispiele für Arzneistoffe mit veränderter Pharmakokinetik im Alter (Mittelwerte). Nach Pfeifer (Fortsetzung)

Arzneistoff	Alter (Jahre)	$C_{p\,max}$	$t_{1/2}$	AUC	Cl_{tot}
Nitrazepam	18–38	39,9	28,9	1371	
	66–89	21,8	40,8	1079	
	Verminderte Bioverfügbarkeit und Korrelation von $t_{1/2}$ und $V_{d\beta}$ (2,4/4,8) durch veränderte Distribution im Alter				
Paracetamol	23	14,1		38,9	
	70	20,1		59,9	
	Korrelation zwischen Absorption (t_{max} 28,3/36,6) und Magenentleerung				
Ranitidin	18–35	429	2,4	1816	
	66–75	526	3,2	2831	
	$C_{p\,max}$, $t_{1/2}$ und AUC mit Alter korreliert; Dosisreduktion bei Patienten > 50 Jahre vorgeschlagen				
Trazodon	24,0	1,5	6,4	10,1	10,8
	69,5	1,7	11,6	18,0	6,3
	Altersabhängige Reduktion der Biotransformation vermutet; sedative Wirkung bei älteren Patienten verlängert				

Die Werte für die einzelnen Arzneistoffe haben in den Altersklassen die gleiche Dimension und sind somit direkt vergleichbar.

ziert) haben wahrscheinlich nur in Einzelfällen therapeutische Bedeutung, obwohl z. B. der Serumalbumingehalt von etwa 4–4,2 g/100 ml bei älteren Menschen auf 2,9–3,4 g/100 ml gesenkt ist. Höhere Serumwerte an freiem Arzneistoff sind z. B. bei Pethidin, Phenytoin, Theophyllin und Warfarin gefunden worden.

Biotransformation

Wie im Neugeborenenalter ist auch im höheren Lebensalter die metabolische Leistung differenziert Veränderungen unterworfen. Während die Hydroxylierung (z. B. bei Phenazon, Chlordiazepoxid, Phenobarbital, Lidocain, Methaqualon) und die Acetylierung (Sulfanilamide) eingeschränkt sind, dürften N-Dealkylierung (Diazepam) und Glucuronidierung (Oxazepam, Indometacin, Lorazepam, Paracetamol) wenig verändert sein. So ist die Erhöhung der $t_{1/2}$ von Diazepam (7,5; 30 → 90 h) bei älteren Menschen wahrscheinlich keine Folge einer eingeschränkten Demethylierung (→ **7,6**), sondern des etwa dreifach erhöhten Verteilungsvolumens, während der Übergang Nordazepam (**7,6**) → Oxazepam (**7,8**; $t_{1/2}$ = 50 → 150 h; Cl_{tot} = 11,3 → 4,3 ml · min^{-1}) limitiert ist. Die Glucuronidierung (→ **7,9**) des letzteren ist wieder altersunabhängig. Bei Nordazepam (Hauptmetabolit nach Applikation von Prazepam) ist auch eine Geschlechtsabhängigkeit im Alter beobachtet worden. So stieg die Plasmahalbwertszeit und fiel die Clearance der ungebundenen Substanz nur bei männlichen, nicht bei weiblichen Probanden.

Tab. 7.4 Pharmakokinetische Daten von Phenazon. Nach Swift et al.

Alter (Jahre)	Körpermasse (KM) (kg)	Lebervolumen (ml)	$t_{1/2}$ (h)	V_d (l)	Cl_{tot} ($ml \cdot min^{-1}$)
20–29	67	1303	11,8	41,6	41,8
75–86	58	990	16,7	32,8	24,1
	Lebervolumen/KM ($ml \cdot kg^{-1}$)		V_d/KM ($ml \cdot kg^{-1}$)	Cl_{tot}/Lebervolumen ($ml \cdot min^{-1} \cdot l^{-1}$)	
20–29	19,4		624	33,3	
75–86	15,3		566	24,5	

H_3C N O N 7,5 → H N O 7,6 / O OH 7,7 → H_3C N O OH N 7,8 → Gluc 7,9

Phenazon ist wegen seiner geringen Eiweißbindung und der Abhängigkeit der Clearance vom Metabolismus (→ 4-Hydroxylierung → Konjugation) zur Untersuchung von Einflussfaktoren auf die Biotransformation besonders geeignet. Die Werte der ◘ Tab. 7.4 zeigen, dass im Alter das Lebervolumen, die mikrosomale Aktivität (Verhältnis Cl_{tot}/Lebervolumen) und V_d (entspricht vermindertem Körperwasser) bei diesem Arzneistoff statistisch signifikant reduziert sind.

Exkretion

Die Einschränkung der Nierenfunktion (deutlicher bei Männern als bei Frauen) und die daraus resultierende Verminderung der renalen Ausscheidung ist die vorrangige Ursache für eine altersbedingte Erhöhung der C_p-, $C_{p\,max}$- und AUC-Werte, der Verlängerung der $t_{1/2}$ und der Reduzierung der Cl_{tot} bei zahlreichen Arzneistoffen. Daraus leiten sich auch die meisten Vorschläge für eine Dosisreduktion oder Verlängerung des Applikationsintervalls ab. Die glomeruläre Filtrationsrate liegt bei einem 70-Jährigen bei etwa 65 % der eines 20-Jährigen, und es besteht häufig ein linearer Zusammenhang zwischen Cl_{tot} und der Creatinin-Clearance (Cl_{Cr}).

Gesundheitszustand

Von nicht geringer Bedeutung bei der Bewertung unterschiedlicher pharmakokinetischer Parameter bei jüngeren und älteren Menschen sind Gesundheitszustand und Nichtidentität von physiologischem und chronologischem Alter. Zahlreiche, sich widersprechende Befunde am gleichen Arzneistoff dürften hierin ihre Ursache haben. So wurde beispielsweise bei ausgesucht aktiven und gesunden älteren Probanden (68–81 Jahre) gegenüber jüngeren Personen (19–25 Jahre) kein Unterschied im Plasmaspiegelverlauf von Propranolol beobachtet, während andere Untersucher über deutlich erhöhte C_p-Werte im Alter berichteten.

Ergebnisse über die Therapierelevanz veränderter pharmakokinetischer Daten im höheren Lebensalter sind noch selten. Demgemäß ist auch eine generelle Dosisverminderung im Alter nicht zulässig. Altersgemäße Dosierungsschemata müssen für jeden Arzneistoff gesondert aus pharmakokinetischen und pharmakodynamischen Befunden unter Beachtung des individuellen Gesundheitszustands abgeleitet werden.

7.2 Biorhythmen

Tageszeitliche (zirkadiane, diurnale) und **jahreszeitliche endogene Rhythmen** sind schon lange bekannt, z. B. Veränderungen in der Hormonkonzentration, der Zellerneuerung und der Elektrolytexkretion im Verlaufe eines Tages, oder die jahreszeitlichen Konzentrationsschwankungen von Catecholaminen und Acetylcholin im Blut gesunder Menschen.

Befunde über zirkadiane Rhythmen, die sich in pharmakokinetischen Daten widerspiegeln, liegen bisher nur für relativ wenige Arzneistoffe vor. Bilanzuntersuchungen über die Metabolitenverhältnisse zu verschiedenen Tageszeiten sind noch seltener. Es kann jedoch davon ausgegangen werden, dass Schwankungen in den Enzymaktivitäten die Eliminationsparameter beeinflussen. Tierexperimentelle Ergebnisse (z. B. an Aminophenazon, Hexobarbital, Imipramin) weisen auf einen Rückgang der Enzymaktivitäten in der zweiten Tageshälfte und nachts hin. Dies korrespondiert mit verlängerten Halbwertszeiten. Humanpharmakokinetische Resultate ergaben eine ähnliche Tendenz. So wurden vielfach die höchsten Serumwerte früh oder vormittags ermittelt (z. B. bei Acetylsalicylsäure, Ampicillin, Erythromycin, Ethanol, Hexobarbital).

Die ○ Abb. 7.1 zeigt dies exemplarisch für Indometacin.

□ Tab. 7.5 gibt Parameter für einige Arzneistoffe wieder, die darauf hinweisen, dass auch die Absorptionsgeschwindigkeit im Laufe des Tages abnimmt (verlängerte t_{max}). Wie am Beispiel von drei Retardformen des Theophyllins, dessen pharmakokinetische Biorhythmik von allen Arzneistoffen am intensivsten untersucht wurde, zu erkennen ist, übt offensichtlich auch die Arzneiformung einen deutlichen Einfluss aus. Manche Untersucher konnten jedoch andererseits beim Theophyllin keine tageszeitlichen Unterschiede pharmakokinetischer Parameter nachweisen.

Verallgemeinerungen sind gegenwärtig – auch im Hinblick auf große interindividuelle Schwankungen – zurückhaltend zu betrachten. So wurden bei 19 Probanden nach Einnahme von Phenazon im statistischen Mittel praktisch gleiche Halbwertszeiten mittags und nachts (12,8 bzw. 13,2 h) beobachtet. Davon hatten jedoch 12 Probanden individuelle Schwankungen zwischen 10 und 172 %, wobei teils mittags, teils nachts längere Zeiten ermittelt wurden.

Die Beachtung von Biorhythmen ist nicht nur bei Arzneistoffen mit geringer therapeutischer Breite von Bedeutung, sondern auch für die Therapieoptimierung.

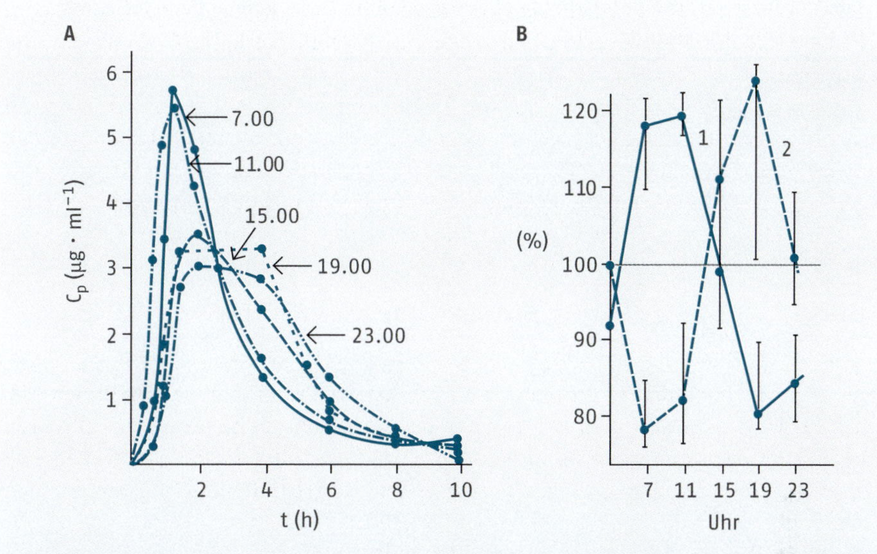

Abb. 7.1 A Plasmakonzentrationen sowie B Abweichungen der $C_{p\,max}$(1)- und t_{max}(2)-Werte vom Mittelwert (= 100 %) zu verschiedenen Tageszeiten nach Applikation von Indometacin an neun gesunden Probanden. Nach Clench et al.

Tab. 7.5 Tageszeitliche Unterschiede pharmakokinetischer Parameter beim Menschen (Mittelwerte)

Arzneistoff Applikationszeit	t_{max}	$C_{p\,max}$	AUC	$t_{1/2}$
Digoxin				
7.00	1,25	3,58	40,2	
19.00	3,17	1,86	32,1	
Isosorbiddinitrat*				
8.00	0,63	30,7	33,9	
20.00	1,07	25,3	25,4	
Ketoprofen				
7.00	73,1	13,4		
13.00	75,0	6,9		
19.00	82,5	7,2		
1.00	135,0	6,3		
Pranoprofen				
10.00	0,9	4,45		1,5
22.00	1,9	2,76		2,5

Tab. 7.5 Tageszeitliche Unterschiede pharmakokinetischer Parameter beim Menschen (Mittelwerte) (Fortsetzung)

Arzneistoff Applikationszeit	t_{max}	$C_{p\,max}$	AUC	$t_{1/2}$
Propranolol				
8.00	2,5	38,6	196	3,3
14.00	3,5	20,0	106	4,2
20.00	3,0	26,2	140	4,9
2.00	2,5	18,4	92	4,4
Theophyllin**				
6.00	7,9	12,7		
15.00	11,3	20,4		
21.00	9,4	22,4		
8.00	5,0	14,3	212	
20.00	10,0	19,8	341	
8.00	5,2	15,0	146	
20.00	8,2	12,7	130	

Die Zahlenangaben sind direkt vergleichbar und demgemäß dimensionslos wiedergegeben.
* Bei Metabolilen nur geringe Unterschiede
** Drei verschiedene Retardformen

7.3 Krankheitszustände

Das pharmakokinetische Profil eines Arzneistoffs kann durch Erkrankungen, die auf hepatische oder extrahepatische Funktionen wirken, verändert werden. Dabei beeinflusst in den meisten Fällen die Krankheit nicht nur ein Organ oder einen Faktor. Die Zuordnung wird dadurch komplex. Die Objektivierung der Ergebnisse von Untersuchungen ist vielfach durch den unterschiedlichen Schweregrad der Erkrankung bei den einzelnen Patienten äußerst schwierig, zumal ja auch selten Basiswerte vor Eintreten der Krankheit zum Vergleich vorliegen.

Krankheitszustände können Absorption, Distribution, Eiweißbindung, Biotransformation und Exkretion beeinflussen.

Während bei Leber- und Nierenerkrankungen pharmakokinetische Daten für zahlreiche Arzneistoffe verfügbar sind, liegen für andere Krankheiten nur vereinzelt Ergebnisse vor.

7.3.1 Lebererkrankungen

Bei akuten und chronischen Lebererkrankungen können vor allem durch **Reduktion der Biotransformationsaktivität,** aber auch der Plasmaproteinbindung und des Leberblutstroms pharmakokinetische Parameter deutlich verändert sein. Obwohl zuverlässige Ergebnisse für mehrere Hundert Arzneistoffe vorliegen, ist eine Verallgemeinerung nicht möglich. Ursachen sind:

- die unterschiedliche Schwere der Erkrankung,
- das Fehlen homogener Patientengruppen,
- das Fehlen von Daten vor der Erkrankung,
- eine Vielzahl metabolisierender Enzymsysteme, die auf die einzelnen Arzneistoffe wirken,
- eine hohe interindividuelle Variabilität.

Die meisten Befunde liegen von Hepatitis- und Zirrhose-Patienten vor. Als Beispiele sind in der ◘ Tab. 7.6 pharmakokinetische Daten von Leberpatienten und gesunden Probanden als Kontrollen zusammengestellt.

◘ **Tab. 7.6** Pharmakokinetische Daten bei Lebererkrankungen (Mittelwerte). Nach Pfeifer

Arzneistoff	Probanden Patienten (P)	$C_{p\,max}$	$t_{1/2}$	AUC	Cl_{tot}
Acetylsalicylsäure	Gesunde	445	3,6	2807	
	Zirrhose-P.	442	5,3	4398	
	Reduzierung der Dosis nur in besonders schweren Fällen				
Chinidin	Gesunde		6,5		13,4
	Zirrhose-P.		12,8		15,6
	Alkoholiker		6,6		24,9
	Alkohol wirkt als Enzyminduktor				
Coffein	Gesunde	7,1	4,0	78,3	1,47
	Zirrhose-P. (k)	10,9	3,9	76,2	1,79
	Zirrhose-P. (d)	12,4	25,8	333,4	0,22
	Korrelation zwischen Schweregrad des Leberschadens und $t_{1/2}$ sowie Cl_{tot} bei dekompensierter (d) Zirrhose; bei kompensierter (k) Zirrhose nahezu Normalwerte				
Enalapril	Gesunde	66,9	0,63	122,9	91,6
	Zirrhose-P.	123,4	0,63	276,9	39,2
	Bioaktivierung zur freien Säure eingeschränkt; offenbar jedoch keine Wirkungsveränderung				

Tab. 7.6 Pharmakokinetische Daten bei Lebererkrankungen (Mittelwerte). Nach Pfeifer (Fortsetzung)

Arzneistoff	Probanden Patienten (P)	$C_{p\,max}$	$t_{1/2}$	AUC	Cl_{tot}
Famotidin	Gesunde	51	2,7	289	
	Zirrhose-P. (k)	72	4,0	483	
	Zirrhose-P. (d)	84	4,6	618	
	Trotz unterschiedlicher Parameter Dosisreduzierung nicht empfohlen				
Hexobarbital	Gesunde		4,3		3,6
	Hepatitis-P.		8,2		1,9
	Urinexkretion von 3'-Ketohexobarbital stark reduziert				
Lorazepam	Gesunde		22,1		0,75
	Hepatitis-P.		25,0		0,74
	Glucuronidierung nicht wesentlich eingeschränkt				
Midazolam	Gesunde	90	3,8	298	5,68
	Zirrhose-P.	129	7,4	543	3,34
	Hydroxylierung stark reduziert; Dosisreduzierung bei fortgeschrittener Zirrhose empfohlen				
Nitrendipin	Gesunde	18,5	2,19		1,38
	Hepatitis-P.	23,4	3,79		0,74
Phenazon	Gesunde		11,4		0,61
	Leberkranke		25,8		0,24
	Nach Transplantation		10,2		0,61
	Gesunde		10,7	79,5	20,0
	Hepatitis-P.		16,7	165,8	5,0

Die Werte haben bei Gesunden und Patienten die gleiche Dimension und sind somit direkt vergleichbar.

Sofern eine deutliche Beeinflussung der Parameter festgestellt wurde, ist diese meist durch Erhöhung der $C_{p\,max}$- und AUC-Werte, Verlängerung der Eliminations-$t_{1/2}$ und Erniedrigung der Cl_{tot} gekennzeichnet.

Ziemlich einheitlich wurde gefunden, dass der Cyt-P-450-Gehalt mit der Schwere histologischer Veränderungen des Lebergewebes abnimmt; dagegen ist die NADPH-Cyt-P-450-Reduktase auch bei fortgeschrittener Leberdegeneration wenig beeinflusst. Auch Arzneistoffe, die hauptsächlich glucuronidiert werden (vgl. z. B. Lorazepam, ◘ Tab. 7.6), zeigen eine wenig veränderte Pharmakokinetik bei Lebererkrankungen. Nach Wiederherstellung normaler Leberfunktionen nach akuten Erkrankungen werden nicht immer die Werte von Gesunden erreicht, z. B. bei Diazepam $t_{1/2}$ = 53,8 h (bei Gesunden 32,7 h; bei akuter Virushepatitis 75,7 h). In Tumorgewebe (Biopsieproben) verschiedener Karzinomformen ist eine Verringerung der Aktivitäten mikrosomaler Enzyme sowie der Umsetzungsraten von Modellreaktionen (z. B. Aminophenazon-N-Demethylierung, Benzo[a]pyren-, Anilin-Hydroxylierung) festgestellt worden.

Nach gegenwärtigen Erkenntnissen lässt sich die Biotransformationsaktivität mit keinem der gebräuchlichen Leberfunktionstests korrelieren, wie u. a. bei Diazepam, Lidocain und Pethidin gefunden wurde. Auch eine Beziehung zwischen Phenazon-Clearance und Galaktoseeliminierung, Serumalbumin- sowie Prothrombinwerten macht Phenazon wegen der unterschiedlichen Biotransformationsmechanismen noch nicht zur generell akzeptierbaren Modellsubstanz zur Beurteilung der metabolischen Leistung der Leber. Ähnliches gilt für den sogenannten Atmungstest mit ^{14}C-Aminophenazon, der auf der Intensität der N-Demethylierung und Messung von $^{14}CO_2$ in der Atemluft beruht.

7.3.2 Nierenerkrankungen

Eine deutlich eingeschränkte Nierenfunktion verlängert die Exkretion der Arzneistoffe, die hauptsächlich renal ausgeschieden werden, sowie deren Metaboliten. Die Folgen sind im Allgemeinen erhöhte AUC-Werte, verlängerte $t_{1/2}$ und reduzierte Cl_{tot}. In vielen Fällen sind die pharmakokinetischen Daten mit der Creatinin-Clearance Cl_{Cr} korreliert, wie ◘ Tab. 7.7 an einigen neueren Arzneistoffen zeigt. Wegen Kumulationsgefahr ist bei niedrigen Cl_{tot}- und Cl_{Cr}-Werten Dosisreduzierung bzw. Verlängerung des Dosisintervalls notwendig. Die Wirkung einer Dialyse bei Niereninsuffizienz demonstriert ◘ Tab. 7.8 für einige Antibiotika.

Für die Mehrzahl der häufig verordneten Pharmaka existieren Dosierungsschemata bei eingeschränkter Nierenfunktion.

◘ **Tab. 7.7** Pharmakokinetische Daten bei eingeschränkter Nierenfunktion (Mittelwerte). Nach Pfeifer

Arzneistoff	Cl_{Cr}	$C_{p\,max}$	$t_{1/2}$	AUC	Cl_{tot}
Cibenzolin	103,0	582	8,1	3644	8,87
	42,2	558	14,2	6388	5,01
	22,0	562	21,0	11451	2,56
	Korrelation Cl_{Cr}/Cl_{tot}; Dosisreduktion oder Intervallverlängerung notwendig				
Ciprofibrat	113	24	81	1370	
	49	22	117	1759	
	22	17	172	2445	
	Bei Cl_{Cr} < 30 Dosisreduktion empfohlen				

Tab. 7.7 Pharmakokinetische Daten bei eingeschränkter Nierenfunktion (Mittelwerte). Nach Pfeifer (Fortsetzung)

Arzneistoff	Cl_{Cr}	$C_{p\,max}$	$t_{1/2}$	AUC	Cl_{tot}
Ciprofloxacin	110–120	2,0	7,3	12	770
	<8	3,5	7,2	28	318
	1,6 (Hämodialyse)	4,0	9,3	38	314
	Cl_{Cr} und Cl_R korreliert; Dialyse extrahiert 23 %				
Famotidin	98,9		2,6	857	412
	49,2		4,7	1424	242
	10,3		12,1	4503	84
	Cl_{Cr} mit $t_{1/2\beta}$, AUC, Cl_{tot} und Cl_R korreliert				
Fleroxacin	112	6,8	14	95	4,86
	18	6,2	26	205	2,16
	7	5,3	30	223	1,80
	Lineare Beziehung zwischen Cl_{Cr}, Cl_R und Cl_{tot}; Dosisreduktion bei schwerem Schaden				
Milrinon	114	162	0,94	251	
	49	210	1,78	636	
	14	210	3,24	1133	
	Korrelation zwischen Cl_{Cr} und Cl_R sowie $t_{1/2\beta}$; Dosisreduktion notwendig				
Norfloxacin	98,6	1,44	3,87	12,4	
	31,0	1,15	7,25	20,3	
	11,0	2,47	8,34	40,7	
	Cl_{Cr} und Cl_{tot} korreliert; Dosisreduktion bei $Cl_{Cr} < 20$				
Vancomycin	93,4	5,2	135	98,4	
	52,0	10,5	264	52,6	
	23,9	19,9	451	31,3	
	Dosierungsschema in Abhängigkeit von Cl_{Cr} vorgeschlagen				

Die Werte haben die gleichen Dimensionen und sind somit direkt vergleichbar.

Tab. 7.8 Einfluss von Nierenfunktionsstörungen und Hämodialyse auf Halbwertszeiten einiger Antibiotika

Arzneistoff	$t_{1/2}$ (h)		
	Nierengesunde	Bei Nierenfunktionsstörungen	Nach Hämodialyse
Amikacin	1,4–3,25	27,8–86,5	3,5–5,6
Carbenicillin	0,75–1,3	3,2–26	4,5–4,7
Cefacetril	0,7–1,5	2,2–30	
Cefalexin	0,5–1,5	30–40	3,6–6,3
Cefaloridin	1,1–1,5	23	3–5
Gentamicin	1,5–2,5	9–72,5	5,5
Kanamycin	2,1–2,5	20–48	3,5–6
Tetracyclin	6,3–9,4	110	15–18

Tab. 7.9 Trendmäßige Veränderungen pharmakokinetischer Parameter bei einigen Krankheitsbildern. Nach Pfeifer

Erkrankung	C_p	$t_{1/2}$	AUC	Cl_{tot}	Beispiele
Herzinfarkt	↓	↑	↑		Disopyramid, Lidocain, Mexiletin
Herzinsuffizienz	↑	↑	↑	↓	Digoxin, Enalapril, Flecainid, Midazolam
Tachykardie	↓	↓	↓		N-Acetylprocain, Verapamil
Diabetes		↑		↓	Phenazon, Theophyllin
Mukoviszidose	↓	↓	↓	↑	Azlocillin, Furosemid, Methylprednisolon, Theophyllin
Hyperthyreose	↓	↓	↓	↑	Atenolol, Metamizol, Thiamazol
Hypothyreose	↑	↑	↑	↓	Cefazolin, Gentamicin, Oxazepam, Paracetamol
Verbrennungen	↓	↓	↓	↑	Cimetidin, Lorazepam, Vancomycin

↑ Erhöhung (Verlängerung), ↓ Verminderung (Verkürzung) der Werte (Zeiten)

7.3.3 Andere Erkrankungen

Ein mit Befunden bei Leber- und Nierenerkrankungen vergleichbares Datenmaterial liegt bei anderen Erkrankungen nicht vor.

Trendmäßige Verallgemeinerungen sind daher auch nur bei einigen Krankheitsbildern – allerdings auch bei diesen nicht ohne Ausnahmen – möglich (Tab. 7.9). Einige absorptionsbeeinflussende Krankheitsverläufe sind in Tab. 7.10 zusammengestellt.

Insgesamt sind Empfehlungen für Dosisveränderungen relativ selten.

Tab. 7.10 Krankheitsbedingte Absorptionsbeeinflussung

Krankheitsbild (Ursache)	Absorption
Anorexia nervosa	Paracetamol ↓
Perniziöse Anämie, Magenkarzinom, atrophische Gastritis (Achlorhydrie)	Acetylsalicylsäure ↑
Gastrische Stasis, Pylorusstenose (Motilität)	Paracetamol ↓
Shigella-Gastroenteritis (GIT-Passage)	Ampicillin ↓, Nalidixinsäure ↓
Malabsorptionssyndrom	Cortisol ↓, Digoxin ↓, Penicillin ↓, Tetracyclin ↓↑, Methaqualon ↓↑, Paracetamol ↓↑
Herzinsuffizienz (Splanchnikusblutfluss ↓)	Chinidin ↓, Hydrochlorothiazid ↓, Procainamid ↓, Furosemid ↓↓
Akuter Herzinfarkt	Disopyramid ↓, Tocainid ↓↑
Nach Bypass-Operation	Ampicillin ↓
Zöliakie (Darmmotilität ↓, Durchlässigkeit der Mukosa ↑, Magen-pH ↑)	Acetylsalicylsäure ↑, Erythromycin ↑, Indometacin ↑, Propranolol ↑, Sulfamethoxazol ↑, Trimethoprim ↑, Ampicillin ↓, Digoxin ↓, Phenoxymethylpenicillin ↓, Thyroxin ↓, Rifampicin ↓↑
Crohn-Syndrom	Erythromycin ↑, Propranolol ↑, Sulfamethoxazol ↑, Metronidazol ↓, Rifampicin ↓, Trimethoprim ↓

↑ Verbesserung, ↓ Verschlechterung, ↑↓ Keine Beeinflussung

7.4 Schwangerschaft

Durch die physiologischen Veränderungen während der Schwangerschaft (Erhöhung von Körpermasse und -fett, Zunahme des zirkulierenden Blutes, Erniedrigung der Albuminkonzentration, Verstärkung der Nierendurchblutung) können pharmakokinetische Parameter deutlich verändert sein und zu Dosiskorrekturen Anlass geben. In den einzelnen pharmakokinetischen Phasen sind folgende Beobachtungen gemacht worden:

Absorption

- Bioverfügbarkeit beeinträchtigt durch Erbrechen bzw. verlangsamte gastrointestinale Motilität,
- C_p und AUC erniedrigt (Cefazolin, Cefradin, Meptazinol, Methadon, Metoprolol, Paracetamol, Phenazon, Phenytoin, Pivmecillinam, Propylthiouracil, Terbutalin);

Distribution

- Erhöhung des Verteilungsvolumens (Cefazolin, Cefradin, Meptazinol, Phenazon),
- Senkung der Proteinbindung (Diazepam, Penbutolol, Phenytoin, Salicylsäure, Theophyllin, Valproinsäure);

Biotransformation

- Oxidationen gesenkt (Coffein: 1-Methylharnsäure, 1-Methylxanthin),
- Konjugationen stimuliert;

Exkretion

- Zunahme der Clearance (Carbamazepin, Cefazolin, Cefradin, Meptazinol, Methadon, Metoprolol, Phenazon, Terbutalin).

In ◘ Tab. 7.11 sind veränderte pharmakokinetische Parameter während der Schwangerschaft für einige Arzneimittel beispielhaft aufgeführt.

Die bisher vorliegenden Ergebnisse verdeutlichen, dass die einzelnen Arzneistoffe unterschiedlich beeinflusst werden. Aus einer Zusammenstellung von Resultaten an 30 Arzneistoffen geht z. B. hervor, dass die Halbwertszeit bei sieben verlängert, bei sechs verkürzt, die totale Clearance nur bei elf erhöht, bei einem Arzneistoff sogar reduziert und das Verteilungsvolumen nur bei sieben erhöht war. Eine Verallgemeinerung des Einflusses der Schwangerschaft auf das pharmakokinetische Verhalten und damit auch auf die Arzneimitteltherapie ist daher gegenwärtig noch nicht möglich. Es gibt allerdings gewisse Anhaltspunkte, dass Pharmaka mit niedriger Eliminationsrate in der Schwangerschaft verlängerte $t_{1/2}$ aufweisen (z. B. Coffein, Diazepam, Thiopental), während solche mit normalerweise schneller Elimination bzw. direkter Exkretion mit geringer Biotransformation erniedrigte $t_{1/2}$ haben (z. B. Ampicillin, Thiamazol).

7.5 Nahrung

Obwohl schon Avicenna (980–1037), dessen medizinische Schriften im Mittelalter grundlegend anerkannt waren, Beziehungen zwischen Arznei- und Nahrungsaufnahme herstellte, ist auch heute noch eine klare Antwort auf die dem Arzt und Apotheker vom Patienten häufig gestellte und berechtigte Frage, wann ein Arzneimittel eingenommen werden soll, nicht immer leicht zu geben. Erst durch die Fortschritte in der Pharmakokinetik in den letzten 20 Jahren wurden eindeutige Kenntnisse über die Beeinflussung der Arzneimittelverfügbarkeit durch die Nahrung erhalten.

Geben die pharmakokinetischen Daten zunächst unter Berücksichtigung der biologischen Streubreite ein objektives Bild über mögliche Veränderungen der Arzneistoffkonzentration im Organismus, so ist damit noch keine direkte Korrelation zu einer Wirkungsänderung zu postulieren. Gleichzeitige pharmakodynamische Untersuchungen und die Korrelation zu pharmakokinetischen Daten unter Nahrungsaufnahme sind noch immer selten.

Eine Änderung der Wirkung kann jedoch nur bei hochsignifikanten Unterschieden in den relevanten pharmakokinetischen Parametern erwartet werden.

Eine Beeinflussung der Pharmakokinetik der Arzneimittel kann durch

- die Zusammensetzung der festen und/oder flüssigen Nahrung,
- die Nahrungsmenge sowie
- den Zeitpunkt der Nahrungsaufnahme bezogen auf die Arzneimitteleinnahme erfolgen.

Tab. 7.11 Veränderte pharmakokinetische Parameter während der Schwangerschaft (Mittelwerte)

Arzneistoff Parameter	Schwangere	Kontrollen*
Meptazinol		
$t_{1/2}$ (h)	1,36	1,68
AUC (ng · h · ml^{-1})	160,1	199,2
Cl_{tot} (ml · min^{-1} · kg^{-1})	56,3	41,8
V_c (l · kg^{-1})	6,71	5,98
Paracetamol		
$C_{p\,max}$ (µg · ml^{-1})	26,8/21,4	34,4
t_{max} (min)	46,4/71,9 (8–11/12–14 Wochen)	45,0
Phenazon		
$t_{1/2}$(h)	15,4/13,6	11,3
AUC(µg · h · ml^{-1})	77,6/96,6	58,2
Cl_{tot} (ml · min^{-1})	25,2/17,0	22,6
V_d (ml)	463,6/268,9 (18–22/37–40 Wochen)	351,0
Pivmecillinam		
$C_{p\,max}$ (µg · ml^{-1})	2,43/2,37	4,10
t_{max} (h)	1,23/1,30	1,02
AUC (µg · h · ml^{-1})	4,73/4,05 (2./3. Trimester)	7,56
Valproinsäure		
C_p (µg · ml^{-1})		
■ ungebunden	5,6/5,6/5,6/9,6	7,2
■ insgesamt	61,9/48,8/39,7/35,8 (1./2./3. Trimester/Geburt)	59,0

* Werte von Nichtschwangeren bzw. nach der Geburt

Insgesamt handelt es sich um ein komplexes Geschehen, so dass eine Differenzierung der Einzelfaktoren meist schwierig ist und eine Bewertung häufig nur in der Relation vor/nach Nahrungsaufnahme vorgenommen wird. Beeinflusst werden können sowohl die Liberation des Arzneistoffs als auch alle Prozesse der pharmakokinetischen Phase.
Die Nahrungsaufnahme kann vorrangig Folgendes bewirken:

- Veränderung des pH-Werts im Magen,
- Verzögerung der Magenentleerung,
- Erhöhung der Gallesekretion,
- Adsorption der Wirkstoffe an Eiweißstoffe und Kohlenhydrate,
- Komplexbildung mit manchen Arzneistoffen,
- Reduktion des First-pass-Effekts,
- Beeinflussung der Biotransformationsleistung,
- Veränderung des Urin-pH-Werts und damit der renalen Exkretion.

◻ Tab. 7.12 enthält Daten zu nahrungsbedingten Veränderungen der Pharmakokinetik einiger Arzneistoffe. Die Ergebnisse für mehrere hundert Arzneistoffe gestatten zwar die Darlegung einiger allgemeiner Gesichtspunkte zu solchen Interaktionen, zeigen jedoch auch, dass bei einer großen Zahl an Arzneimitteln keine oder nur geringfügige Wechselwirkungen festgestellt wurden.

Absorption, Bioverfügbarkeit

Am häufigsten ist durch Nahrungsaufnahme die Absorptionsgeschwindigkeit vermindert. Verbunden damit sind meist reduzierte $C_{p\,max}$-Werte. Demgegenüber ist die Bioverfügbarkeit trotz verzögerter Absorption häufig nicht wesentlich eingeschränkt. Die **Entleerung des Mageninhalts** in den Dünndarm erfolgt umso langsamer, je saurer und je schwerer verdaulich die Nahrung ist (Fette > Eiweiße > Kohlenhydrate), je höher die Viskosität (Flüssigkeitseinflüsse s. u.), der osmotische Druck und die Dichte der Füllung sind. Die längere Verweildauer der Pharmaka im Magen bedingt im Allgemeinen die beobachtete Verlängerung der t_{max}. Sie kann aber auch eine der Ursachen für eine verbesserte Absorption und Erhöhung der Bioverfügbarkeit sein. So wird die verbesserte Absorption von Nitrofurantoin und Hydrochlorothiazid mit dem verzögerten Transport zum Darm (längerer Kontakt mit der Magenschleimhaut bzw. verbesserte Auflösung) erklärt.

Die **Anregung der Gallesekretion** durch fettreiche Nahrung bewirkt bei schwerlöslichen Arzneistoffen mitunter eine deutliche Erhöhung der Absorption. Bei Ciclosporin ist die Verbesserung der Bioverfügbarkeit signifikant, wobei auch die gleichzeitige Gabe von Gallensäurepräparaten zu einer fettarmen Mahlzeit den gleichen Effekt hat. Bei Griseofulvin wächst die Bioverfügbarkeit mit dem Fettgehalt der Nahrung. Ursache ist die Verbesserung der Benetzbarkeit schwerlöslicher Arzneistoffe durch die Gallensäuren als natürliche Detergenzien.

Kohlenhydratreiche Kost kann durch Erhöhung der Viskosität die Absorption mancher Arzneistoffe, z. B. von Paracetamol, reduzieren.

Von Bedeutung für Absorption und Bioverfügbarkeit ist nicht nur die feste Nahrung, sondern auch die mit dem Arzneimittel aufgenommene Flüssigkeit. Bereits ein höheres Flüssigkeitsvolumen kann bei schwerlöslichen Arzneistoffen eine deutliche Verbesserung der Absorption bewirken. Während Milch und Milchprodukte wie Joghurt die Bioverfügbarkeit erniedrigen können (z. B. Ciprofloxacin, Methotrexat, Tetracycline, jedoch nicht

7

Tab. 7.12 Nahrungsbedingte Veränderungen pharmakokinetischer Parameter (Mittelwerte). Nach Pfeifer

Arzneistoff	$C_{p\,max}$	t_{max}	$t_{1/2}$	AUC
Allopurinol	3,32/2,28			14,0/9,6
Oxipurinol	11,8/12,8		49,9/17,3	914/372
	Eiweißarme/-reiche Kost für die Dauer von 14 d			
Ciclosporin	1120/1465	3,81/4,05	11,5/11,4	7881/11430
	Erhöhung von $C_{p\,max}$ und AUC ist signifikant			
Cilazapril (Cilazaprilat)	83,4/59,3	1,7/2,8	35/38	398/343
	ACE-Hemmung nach NA etwa 0,5 h verzögert			
Ciprofloxacin	2,92/1,86/1,55	1,2/1,3/1,7	4,6/5,3/5,1	15,4/10,4/9,8
	Ohne NA/Milch/Joghurt; Absorption durch Milchprodukte verringert; Ca-Komplexe			
Endralazin	101/16,5	0,63/1,88		165/56
	Höhere $C_{p\,max}$ und AUC ohne NA bewirken wie bei Hydralazin stärkere Hypotension			
Furosemid	933/425	1,4/1,4		2174/1219
	Kumulative Diurese in 10 h 2072/1640 ml, in 24 h 2668/2270 ml			
Levodopa	10,8/5,7	45/134		1245/973
	Absorption durch NA signifikant gesenkt; 3-O-Methylmetabolit unbeeinflusst			
Metronidazol (3 kommerzielle Tabletten)	5,88/5,50	1,75/2,00		68,6/59,6
	1,58/5,43	14,0/4,75		26,9/61,2
	0,78/2,53			10,8/24,0
	Bei Personen mit geringer Magensäure reagieren die Tablettenarten unterschiedlich auf NA			
Nifedipin	157/48	0,3/3,5		329/168
	C_p mit prozentualer Veränderung des Blutdrucks und der Herzfrequenz korreliert			
Nitrendipin	8,0/16,5	1,5/1,9		31,8/71,7
	Einnahme mit Wasser/Grapefruitsaft; Letzterer verändert Bioverfügbarkeit, aber nicht S/R-Enantiomerenverhältnis; hämodynamische Parameter unverändert			

Tab. 7.12 Nahrungsbedingte Veränderungen pharmakokinetischer Parameter (Mittelwerte). Nach Pfeifer (Fortsetzung)

Arzneistoff	$C_{p\,max}$	t_{max}	$t_{1/2}$	AUC
Propafenon	204/390	2,1/1,6		1011/1575
	NA beeinflusst Absorption nur bei schnellen Metabolisierern (diese Werte)			
Spironolacton	84/184	1,7/1,4	2,0/1,6	
	Durch NA erhöhte Absorption wahrscheinlich durch Senkung des First-pass-Metabolismus; Verhältnis AUC 1,954 (vor/nach NA)			
Theophyllin (2 Retardtabletten)	4,50/8,62	5,5/12,0		100/179
	13,2/5,5	8,7/9,7		263/132
	Unterschiedlicher Einfluss von NA bei Tabletten mit verzögerter Freisetzung			

Die Werte haben bei den einzelnen Arzneimitteln die gleiche Dimension und sind somit direkt vergleichbar.
Sofern bei den Bemerkungen keine weiteren Hinweise gegeben sind, ist der erste Wert stets der Nüchternwert, der zweite der Wert nach Verabreichung des Arzneimittels zusammen mit oder nach Nahrungsaufnahme (NA).

Doxycyclin), wird sie durch Bitterorangen- oder Grapefruit-Saft deutlich verbessert (Felodipin, Nitrendipin, Lovastatin, Simvastatin, Atorvastatin). Dieser sog. **Grapefruit-Effekt** ist auf eine Verringerung des intestinalen First-pass-Metabolismus aufgrund einer Hemmung von CYP3A4 durch Flavonoide, Quercetin, Kämpferol und Bergamottin zurückzuführen.

Wiederholt sind bei Präparaten mit gleichen Wirkstoffen von verschiedenen Herstellern gravierende Unterschiede in den pharmakokinetischen Parametern beobachtet worden, insbesondere bei Retardformulierungen. Offensichtlich spielt dabei der Einfluss der Nahrung auf die Freisetzung des Arzneistoffs die entscheidende Rolle. Herstellungstechnologie sowie Grund- und Hilfsstoffe in den einzelnen Präparaten bewirken die Unterschiede (vgl. Metronidazol u. Theophyllin, Tab. 7.12).

Biotransformation

Auch die Geschwindigkeit und das Ausmaß der Biotransformation können durch die Art der Ernährung, insbesondere durch die Zusammensetzung und die Zubereitung der Speisen, verändert werden. Wegen des komplexen Charakters der Nahrung werden Effekte meist erst bei drastischem Wechsel der Zusammensetzung der Speisen sichtbar. So wurde bei Versuchspersonen gefunden, dass bei der Umstellung von einer Durchschnittsnahrung auf eine Diät mit hohem Protein- und niedrigem Kohlenhydratanteil die Halbwertszeiten von Phenazon und Theophyllin als Folge verstärkter Biotransformation von 16,2 auf 9,6 bzw. von 8,1 auf 5,2 h abfielen. Bei der Umstellung auf eine Diät mit hohem Kohlenhydrat- und geringem Proteingehalt wurden dagegen ähnliche Halbwertszeiten wie bei der Durchschnittsnahrung beobachtet. Damit wird deutlich, dass eine vermehrte Enzymproduktion durch die Eiweißnahrung begünstigt wird. Dass solche Effekte bei Langzeittherapien mit eingestellten Blutspiegelwerten beachtet werden müssen, wenn aus bestimmten Gründen, z. B. zur Gewichtsreduktion, eine stark von der Normalnahrung abweichende Diät durchgeführt wird, liegt auf der Hand.

7

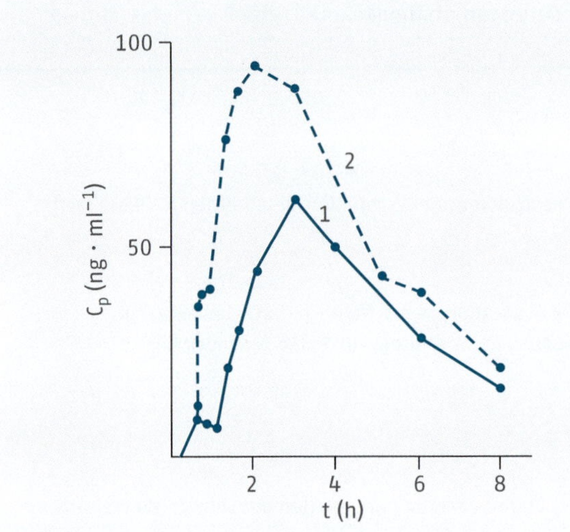

Abb. 7.2 1 Plasmaspiegelkurven von Propranolol (80 mg peroral) bei nüchterner und 2 postprandialer Verabreichung. Nach Melander et al.

Inwieweit **Induktionsprozesse** (▸Kap. 7.7.3), die zu einer Stimulierung der Biotransformation und damit zu einer spürbaren Reduzierung der Wirkung führen können, von Bedeutung sind, ist gegenwärtig nur zum Teil bekannt. Festgestellt wurde jedoch, dass z. B. gegrilltes Rindfleisch gegenüber einer ungegrillten Vergleichsmahlzeit eine Senkung der Phenazon-Halbwertszeit (13,7 → 10,7 h) und der Phenacetin-Parameter $C_{p\ max}$ und AUC auf weniger als ein Drittel bewirkt. Ursache sind die beim Grillen entstehenden polycyclischen Kohlenwasserstoffe, die potente Enzyminduktoren sind. Ebenfalls als Induktoren wirken die in Kohlarten vorkommenden Indole. So stimulierte Rosenkohl die Glucuronidierung von Paracetamol (Senkung der AUC um 16 %, Erhöhung der metabolischen Clearance um 17 % gegenüber einer Kontrollnahrung).

Postprandiale Verabreichung von Arzneistoffen mit hohem **First-pass-Effekt** bewirkt bisweilen eine deutliche Reduktion desselben (vgl. z. B. Propranolol, Abb. 7.2; Spironolacton, Tab. 7.12). Besonders Arzneistoffe, die Hydroxyderivate und Glucuronide als Hauptmetaboliten bilden, sind davon betroffen, weniger solche, bei denen Dealkylierungen im Vordergrund stehen (z. B. Amitriptylin, Codein, Prazosin).

Ein indirekter Einfluss auf die Biotransformation kann durch verminderte **Proteinbindung** gegeben sein. So ist im Stadium der Unterernährung der Metabolismus von Doxycyclin deutlich erhöht (Cl_{tot}, 145 %, AUC 74 %, $t_{1/2}$ 69 %, Proteinbindung 75 % gegenüber Normalernährten), da mehr freies Antibiotikum zur Biotransformation vorhanden ist.

Exkretion

Die Ausscheidung oder Reabsorption saurer bzw. basischer Arzneistoffe oder von deren Metaboliten hängt vom pH-Wert des Urins ab. Ernährung mit vorwiegend pflanzlichen Stoffen wirkt alkalisierend auf den Urin. Dadurch werden Arzneistoffe mit saurem Charakter durch Salzbildung besser ausgeschieden. Eiweißreiche Kost führt demgegenüber zu saurem Urin, mit dem Basen besser ausgeschieden werden. Beispielsweise wird Oxipurinol (**6,116**), der wirksame Hauptmetabolit des Allopurinols (**6,115**), bei einer Nahrung mit wenig Protein (5 % der Joulemenge) etwa 3-mal langsamer ausgeschieden als bei pro-

Tab. 7.13 Einnahmevorschläge für perorale Arzneimittel

30 min bis 1 h vor der Mahlzeit		
Ampicillin[a,e]	Glibenclamid[a]	Metoclopramid[f]
Captopril[a]	Isoniazid[a]	Oxacillin[a,e]
Cefalexin[a]	Levothyroxin[a]	Oxytetracyclin[a,e]
Chlorambucil[a]	Lincomycin[a]	Pentaerythrityltetranitrat[f]
Chlorpromazin[a]	Melphalan[a]	Phenoxymethylpenicillin[a]
Clemastin[a]	Methyldopa[a]	Prednisolon[a]
Didanosin[a]	Mercaptopurin[a]	Rifampicin[a]
Furosemid[a]	Methotrexat[a,e]	Tegafur[a]
Während oder direkt nach der Mahlzeit		
Albendazol[b]	Eisen(II)-salze[d]	Procarbazin[f]
Allopurinol[d, e]	Erythromycinmethylsuccinat, -estolat[b]	Propranolol[b,e]
Aminoglutethimid[c]	Ethambutol[c]	Reserpin[d]
Amitriptylin[e,f]	Griseofulvin[b,e]	Spironolacton[b,e]
Azathioprin[f]	Hydrochlorothiazid[b,e]	Theophyllin[e]
Bromocryptin[c]	Itraconazol[b]	Tolbutamid[c]
Carbamazepin[b,e]	Ketoconazol[b]	Triamteren[c]
Cefuroximaxetil[b]	Lisurid[c]	Trihexyphenidyl[f]
Chinidin[c, e]	Metronidazol[d,e]	Trimethoprim[b]
Chloramphenicol[b]	Nalidixinsäure[c]	Triperiden[f]
Ciclosporin[b,e]	Niclosamid[f]	Valproinsäure[c]
Clofibrinsäure[f]	Nicotinsäure[d]	Verapamil[b]
Cyclophosphamid[f]	Nitrofurantoin[b,e]	
Dihydralazin[b]	Phenytoin[b,e]	
Doxycyclin[c,e]	Procainamid[c]	

[a] Nahrung reduziert Bioverfügbarkeit
[b] Nahrung verbessert Bioverfügbarkeit
[c] Bioverfügbarkeit durch Nahrung wenig beeinflusst, Nebenwirkungen bei Einnahmen mit/nach Nahrung verringert
[d] Bioverfügbarkeit zwar verringert, wegen Nebenwirkungen Einnahme jedoch während/nach Mahlzeit zu empfehlen
[e] vgl. Text
[f] Einnahmezeitpunkt ohne pharmakokinetisch überzeugende Ergebnisse festgelegt (meist wegen beobachteter Nebenwirkungen bei Verabreichung auf nüchternen Magen)

teinreicher Kost (40 % der Joulemenge). Dementsprechend beträgt die AUC 914 bzw. 372 mg · l^{-1}· h (◻Tab. 7.12).

■ **MERKE** Bei der Einschätzung der pharmakokinetischen Ergebnisse muss beachtet werden, dass Nahrung und damit auch die sog. „Standardmahlzeit" regional unterschiedlich zusammengesetzt ist und über die Wirkung der einzelnen Nahrungsbestandteile noch sehr wenig bekannt ist. Klinisch relevante Wechselwirkungen sind daher schwer zu quantifizieren.

Bei einer rationalen Arzneitherapie ist daher die Nüchterngabe zu bevorzugen. Allerdings kann wegen verschiedener Nebenwirkungen (z. B. Reizung der Magenwand durch den verabfolgten Arzneistoff) nicht immer der pharmakokinetisch optimale Zeitpunkt der Verabreichung gewählt werden; mitunter muss die Einnahme nach dem Essen erfolgen, obwohl damit ein möglicher Verfügarkeitsverlust verbunden ist. In ◻Tab. 7.13 sind für einige Arzneimittel Einnahmevorschläge mit den entsprechenden Begründungen aufgeführt.

7.6 Umweltfaktoren

Unter dem Begriff Umweltfaktoren werden alle physikalischen und chemischen Einflüsse zusammengefasst, die die Wirkungsstärke und Effektivität von Arzneimitel modifizieren können.

7.6.1 Physikalische Einflüsse

Zu den physikalischen Faktoren gehören alle Arten von Strahlung. Veränderungen pharmakokinetischer Parameter unter dem Einfluss **ionisierender Strahlung**, wie sie in der Tumortherapie eingesetzt wird, sind seit langem aus Tierversuchen (meist Ganztierbestrahlung) bekannt; humanpharmakokinetische Ergebnisse liegen dagegen praktisch nicht vor. Ursache dürften strahlungsbedingte morphologische und funktionelle Veränderungen des Organismus sein, wobei der Wirkungsmechanismus der einzelnen Strahlenarten im Prinzip gleich ist. Veränderungen sind in allen pharmakokinetischen Phasen festgestellt worden, z. B. Verbesserung der Absorption (Acetylsalicylsäure, Gentamicin), der Distribution (Pethidin), Reduzierung der Biotransformation (Aminophenazon, Hexobarbital, Sulfanilamid) und Verminderung der Exkretion (Pethidin). Ob solchen Veränderungen beim Menschen eine Bedeutung zukommt, kann gegenwärtig nicht eingeschätzt werden.

Da **Sonnenlicht** der Wellenlänge 290–350 nm zu 0,27–15 % bis in den Kapillarbereich der menschlichen und tierischen Haut eindringt, wird seit einigen Jahren die Frage untersucht, ob durch Sonnen- oder UV-Bestrahlung (Solarium) im Blutkreislauf befindliche Arzneistoffe oder deren Metaboliten verändert werden. Dabei könnten, wie aus der Photochemie bekannt ist, reaktive Verbindungen (z. B. Oxaziridine, Oxazepine, Epoxide, Aldehyde) entstehen, die kovalente Bindungen mit Makromolekülen eingehen (▸Kap. 6.4.4).

So ließ sich z. B. kürzlich zeigen, dass Methaqualon-N-oxid (**7,10**), ein Hauptmetabolit des Methaqualons, bei Bestrahlung mit UV-Licht der Wellenlänge 310–400 nm über ein kurzzeitig stabiles Oxaziridin **7,11** in verschiedene Folgeprodukte übergeht, z. B. **7,12**–

Tab. 7.14 Struktur und Reaktivität von Fotoprodukten der Imino-N-oxide. Nach Pöhlmann et al.

Struktur	Lebensdauer des Oxaziridins*	Bimolekulare Reaktion	Vermutete Toxizität
C-Arylnitrone (z. B. Chlordiazepoxid)	h–d	Ja	Toxisch (systemisch)
N-Arylnitrone (z. B. Methaqualon-1-oxid)	s	Ja	Toxisch (lokal)
Aromatische N-Oxide (z. B. Chinin-N-oxid, Chinidin-N-oxid)	ns–ms	Nein bzw. gering	Gering toxisch

* Geschätzte Lebensdauer im polaren protischen Milieu

7,14. Diese konnten im tierischen Organismus nach Sonnenlichteinwirkung ebenso nachgewiesen werden wie die Reaktion des Oxaziridins mit Humanserum. Je nach Lebensdauer solcher Oxaziridine können sie systemisch oder lokal oder nur gering toxisch wirken (Tab. 7.14).

7,10 7,11 7,12 7,13 7,14

7.6.2 Chemische Einflüsse

Blei

Blei beeinträchtigt die Hämsynthese und damit den Gehalt an Cyt P-450. So wurde bei Kindern mit akuter Bleiintoxikation eine deutliche Erhöhung der Halbwertszeit von Phenazon ($t_{1/2}$ = 5,7 → 11,5 h) ermittelt. Chronische Bleivergiftung bei Industriearbeitern hatte dagegen keine Veränderungen pharmakokinetischer Parameter des Phenazons

Tab. 7.15 Effekt von polychlorierten Biphenylen (PCB) auf den Metabolismus von Phenazon. Nach Alvarez

	Plasma-$t_{1/2}$ (h)	V_d (l)	Cl_{tot} (ml · min^{-1})
Kontrolle	15,6	45,7	34,4
PCB-Arbeiter	10,8	48	52,4

gegenüber Kontrollen zur Folge. Bei Chelatisierung des Bleis mit Ca-EDTA sank jedoch die Halbwertszeit und stieg die metabolische Clearance signifikant an.

Halogenierte Kohlenwasserstoffe

Hierzu gehören häufig benutzte Lösungsmittel, Pestizide (insbesondere Insektizide, Fungizide) und polychlorierte Biphenyle, die als Industriechemikalien viele Einsatzgebiete haben.

Organische Lösungsmittel wie z. B. Tetrachlormethan, Chloroform, Tri- und Tetrachlorethylen sowie Vinylchlorid sind potenzielle Substrate für mikrosomale Monooxygenasen. Dabei entstehen hochreaktive Radikale (z. B. ·Cl und $\cdot CCl_3$ aus CCl_4) oder instabile Epoxide aus den chlorierten Ethylenen (▸ Kap. 6.4.4), die zu Zellschädigungen und zur Inaktivierung metabolisierender Enzyme führen. Am Tetrachlormethan ist jedoch festgestellt worden, dass die Cyt-P-450-abhängigen Radikale nicht direkt die Zellschädigung veranlassen, sondern ein Prozess zwischengeschaltet ist, der sich über eine gewisse Entfernung innerhalb der Zelle auswirken kann. Es handelt sich um die Entstehung von Lipidperoxiden. In mehrfach ungesättigten Fettsäureresten der Membranphospholipide im ER wird aus einer Methylengruppe zwischen zwei Doppelbindungen im Primärschritt ein Proton abgezogen. Nachfolgend entstehen in einer Kettenreaktion Lipidperoxide und deren Abbauprodukte (z. B. Malondialdehyd). Die zellulären Folgen sind u. a. der Verlust an mehrfach ungesättigten Fettsäuren, die Solubilisierung der Membranproteine und die Erniedrigung von Enzymaktivitäten.

Chlorierte Pestizide wie DDT, Hexachlorbenzen und polychlorierte Biphenyle (PCB) können als potente Enzyminduktoren (▸ Kap. 7.7.3) – unabhängig von ihrer langen Verweildauer im Organismus und der daraus resultierenden Rückstandsproblematik – pharmakokinetische Daten verändern. Bei Arbeitern, die PCB ausgesetzt waren, wurde z. B. eine deutliche Reduktion der Halbwertszeit und Erhöhung der metabolischen Clearance von Phenazon festgestellt (Tab. 7.15). Aus tierexperimentellen Untersuchungen ist die Induktion der O- (p-Nitroanisol) und N-Demethylierung (Ethylmorphin) sowie der Hydroxylierung von Anilin und Benzo[a]pyren durch PCB bekannt.

Polycyclische aromatische Kohlenwasserstoffe (PAKs)

Sie entstehen bei vielen unvollständigen Verbrennungsprozessen, sodass der Mensch diesen Umweltkontaminanten häufig ausgesetzt ist. Die polycyclischen Aromaten werden durch bestimmte Cyt-P-450-Isoenzyme (CYP1A1) in genotoxische Metaboliten überführt, darunter die ultimalen Karzinogene der PAKs. Am besten untersucht ist diese Biotoxifizierung bei Benzo[a]pyren, das auch im Tabakrauch enthalten ist und von dem in den USA jährlich etwa 1 300 Tonnen anfallen.

Tab. 7.16 Induzierte Biotransformation bei Rauchern. Nach Jusko

Arzneistoff	Induzierter Biotransformationsweg
Chlorpromazin	Nicht bestimmt
Imipramin	*N*-Demethylierung
Nicotin	Hydroxylierung
Pentazocin	Allylische Hydroxylierung
Phenacetin	*O*-Dealkylierung
Phenazon	Aliphatische Hydroxylierung
Theophyllin	*N*-Demethylierung, Purinoxidation

Die PAKs sind metabolisch in zweierlei Hinsicht von besonderem Interesse, nämlich durch die **Bildung von karzinogenen Metaboliten** (Epoxide; ▸ Kap. 6.4.4) und infolge ihres **enzyminduzierenden Charakters.**
Mutagenitäts- und Karzinogenitätsuntersuchungen zeigten, dass vor allem das 7,8-Dihydroxy-9,10-epoxytetrahydrobenzo[a]pyren (**7,16**) das ultimale Karzinogen des Benzo[a]pyrens (**7,15**) darstellt, zumal es Epoxidhydrolase-resistent ist. Epoxide werden unter Öffnung des Oxiranrings von nucleophilen Gruppen verschiedener Zellmoleküle kovalent gebunden. Von den möglichen vier optischen Isomeren hat die am meisten gebildete (+)-trans-Verbindung **7,16** die stärkste karzinogene und mutagene Wirkung.

7,15 → → → 7,16

Die **Induktion von Enzymsystemen** durch polycyclische Aromaten im Tabakrauch ist auch die hauptsächliche Ursache für die erhöhte Biotransformation, die für einige Arzneimittel bei Rauchern gegenüber Nichtrauchern festgestellt wurde (**◘** Tab. 7.16).

Bei einigen anderen, viel verwendeten Pharmaka ist keine Beeinflussung bei Rauchern beobachtet worden: Diazepam, Nortriptylin, Pethidin, Phenytoin, Warfarin. Es ist dabei zu beachten, dass die polycyclischen Aromaten die Enzyme induzieren, die vom Ah-Locus (▸ Kap. 6.4.4) kontrolliert werden. Die Tatsache, dass z. B. die N-Demethylierung bei manchen Stoffen erhöht ist (**◘** Tab. 7.16), bei anderen nicht (z. B. Diazepam, Pethidin), ist durch die unterschiedliche Induzierbarkeit verschiedener Cyt-P-450-Isoformen erklärbar. Auch Nicotin und sein Hauptmetabolit Cotinin besitzen enzyminduzierende Eigenschaften.

Am besten untersucht ist die Beeinflussung von Phenacetin (bei Rauchern ist der First-pass-Metabolismus induziert) und Theophyllin (**7,17**). Die weltweite Bedeutung des Letzteren als Bronchodilatator, sein relativ niedriger therapeutischer Index und die große interindividuelle Variabilität sind die Gründe dafür. Wie z. B. **◘** Tab. 7.17 zeigt, sind bei

Tab. 7.17 Beeinflussung des Theophyllin-Metabolismus bei Rauchern. Nach Grygiel et al.

	Raucher	Nichtraucher
C_p^{ss} (mg · l^{-1})	4,8	8,1
AUC (mg · l^{-1} · h)	38,1	64,5
Cl_{tot} (l · h^{-1} · kg^{-1})	0,053	0,032
Metabolische Clearance (l · h^{-1} · kg^{-1})		
▪ 1-Methylharnsäure	0,0131	0,0066
▪ 3-Methylxanthin	0,0079	0,0038
▪ 1,3-Dimethylharnsäure	0,0289	0,0173
Cl_r (l · h^{-1} · kg^{-1})	0,0029	0,0038

Rauchern die C_p^{ss} und AUC deutlich verringert und die metabolische Clearance der Metaboliten erhöht, wobei 1-Methylharnsäure (**7,20**) und 3-Methylxanthin (**7,18**) als Produkte der N-Demethylierung offensichtlich von einem anderen Isoenzym des Cyt P-450 (s. Mikrosomales Monooxygenasesystem) als das 8-Hydroxyderivat (1,3-Dimethylharnsäure; **7,19**) gebildet werden, und Tabakrauch die N-Demethylierung stärker induziert. Die erhöhte Biotransformation des Theophyllins bei Rauchern macht sich in einer reduzierten Toxizität bemerkbar. So wurde die Nebenwirkungsrate bei Nichtrauchern, schwachen und starken Rauchern zu 12,9, 10,8 und 7 % gefunden.

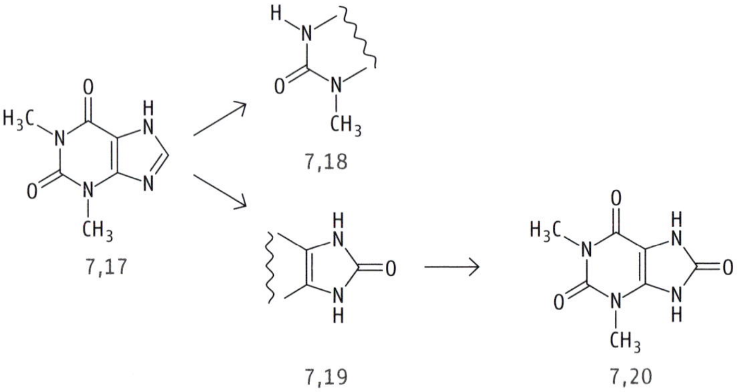

7,17

7,18

7,19

7,20

Auch bei Marihuana-Rauchern wird eine Enzyminduktion beobachtet, wie die Erhöhung der Cl_{tot} des Theophyllins von 52 auf 73 ml · h^{-1} · kg^{-1} zeigt. Bei gleichzeitigem Tabakrauchen stieg diese sogar auf 93 ml · h^{-1} · kg^{-1}. Die Cannabinoide besitzen dagegen offenbar eine gewisse Hemmwirkung.

7.7 Pharmakokinetische Arzneistoff-Wechselwirkungen

■ **DEFINITION** Als **Arzneistoff-Wechselwirkung** (Arzneistoff-Interaktion, „drug interaction") wird die Beeinflussung der Wirkung eines Arzneistoffs durch mindestens einen zweiten bezeichnet.

Kombinationstherapien können durchaus sinnvoll sein, z. B. zur Verstärkung eines analgetischen oder antibakteriellen Effekts, zur Verminderung von Nebenwirkungen, zur Therapie von Intoxikationen und zur Verhinderung oder Verzögerung einer Resistenz. Negative Folgen bei der simultanen Therapie mit mehreren Arzneimitteln bestehen

- in einer nicht beabsichtigten Wirkungsverstärkung (mitunter bis in den toxischen Bereich) oder
- in der Abschwächung des Effekts, die den Patienten ganz oder teilweise der beabsichtigten Wirkung beraubt.

Mit der Anzahl verabreichter Arzneimittel nehmen Nebenwirkungen überproportional zu, d. h., ihr Ausmaß ist nicht durch Summation der Nebenwirkungen der einzelnen Pharmaka zu erklären. Prinzipiell können Arzneistoff-Interaktionen

- pharmakodynamische oder
- pharmakokinetische

Ursachen haben.

Entsprechend der Aufgabenstellung dieses Buches werden nur die pharmakokinetischen Interaktionen behandelt.

Durch umfangreiche Untersuchungen der letzten zwei Jahrzehnte sind für viele mögliche Arzneimittelkombinationen zuverlässige Ergebnisse bekannt geworden, so dass die frühere Verunsicherung bei Ärzten und Apothekern durch Über- oder Unterschätzung des Problems – vor allem durch einzelne kasuistische Veröffentlichungen – verringert werden konnte.

7.7.1 Wechselwirkungen bei der Absorption

Absorptionsstörungen durch Interaktionen können durch verschiedene Mechanismen bedingt sein und z. B. in der antiinfektiösen Therapie nicht ungefährliche Situationen herbeiführen. Wechselwirkungen im Gastrointestinaltrakt können folgende Ursachen haben:

- Veränderung der pH-Verhältnisse,
- Salz-, Komplex-, Chelat-, Ionenpaar-Bildung,
- adsorptive Mechanismen,
- Veränderung der Funktion des Gastrointestinaltrakts:
  - Beschleunigung bzw. Verzögerung der Magenentleerung und der Motilität,
  - Förderung oder Verminderung von Durchblutung und Permeabilität,
  - Beeinflussung des intestinalen Stoffwechsels,
  - Schädigung der Darmschleimhaut;
- Veränderung der aktiven Absorptionsprozesse.

Interaktionen im Bereich der Absorption führen zu einer Erhöhung bzw. Verminderung der absorbierten Menge oder der Absorptionsgeschwindigkeit.

Eine Verringerung der Absorptionsquote wirkt sich klinisch wie eine Dosisverminderung aus. Eine Verlangsamung der Geschwindigkeit führt infolge erniedrigter Maxima bzw. niedrigerer C_p-Werte zu verspäteter oder gar keiner Wirkung, oder sie hält länger als erwartet an (längere Halbwertsdauer; ▸ Kap. 4.5.3).

Veränderung der pH-Verhältnisse im Gastrointestinaltrakt

Antazida können den Ionisationsgrad schwacher Säuren oder Basen und die ebenfalls pH-abhängige Lösungsgeschwindigkeit von Arzneistoffen beeinflussen. Dabei hängt die Wirkung der Antazida von mehreren Faktoren ab (Neutralisationskapazität, Zeitpunkt der Gabe, sekretorischer Status des Patienten usw.). Sie wird wahrscheinlich in ihrer Bedeutung überschätzt, zumal bei Arzneistoffen mit hoher Auflösungsgeschwindigkeit. Die Absorptionsquote ist im Allgemeinen wenig verändert, der Wirkungseintritt gelegentlich verspätet beobachtet worden.

Salz- oder Chelatbildung

Gleichzeitige Verabreichung von Ca^{2+}-, Mg^{2+}-, Al^{3+}-, Fe^{2+}- und Fe^{3+}-Ionen mit Vertretern einiger Arzneistoffgruppen (z. B. Tetracyclinen, Herzglykosiden, Antikoagulanzien) kann wegen Verringerung der Löslichkeit zu Therapierisiken führen. Durch Chelatbildung kann jedoch auch die Löslichkeit verbessert und die Absorption erhöht werden.

Auch die Ionenaustauscher Colestyramin und Colestipol binden viele Pharmaka (z. B. Phenylbutazon, Thyroxin, Trimethoprim, Warfarin), wodurch deren Wirkung verringert wird. Die Interaktion mit Digitoxin beruht auf der Unterbrechung des enterohepatischen Kreislaufs durch Bindung der Gallensäuren und der dadurch bedingten Hemmung der Reabsorption des Herzglykosids.

Adsorptive Mechanismen

Aktivkohle und Antazida wie Aluminium- und Magnesiumhydroxid- und Silicat-Gele adsorbieren Arzneistoffe in Abhängigkeit von Dosis und Oberflächenbeschaffenheit der Adsorbenzien, von den Eigenschaften der gleichzeitig verabreichten Arzneimittel (Molmasse, Polarität, Löslichkeit u. a.) und der Zeit zwischen Einnahme von Arzneimittel und Adsorbens.

Veränderung der Funktion des Gastrointestinaltrakts

Arzneimittel, die die Motilität und Entleerung des Gastrointestinaltrakts fördern (z. B. Metoclopramid, Laxanzien), können die Absorptionsgeschwindigkeit und/oder -quote von Zweitpharmaka beeinflussen. Schnelle Magenpassage ist günstig für Stoffe, die im Magensaft instabil sind oder enzymatisch hydrolysiert werden (z. B. Penicilline, Herzglykoside) bzw. schnell und gut im Dünndarm zur Absorption kommen. Eine Verringerung der Quote ist bei Arzneistoffen möglich, deren Bioverfügbarkeit schlecht ist (z. B. Riboflavin) oder die nur in einem bestimmten Abschnitt des Dünndarms absorbiert werden (z. B. Digoxin). Eine gesteigerte Motilität kann auch bei dünndarmlöslichen Arzneiformen und bei Retardpräparaten zu einer verminderten Absorption führen.

Parasympatholytika (z. B. Atropin, Propanthelin), einige Antiallergika und Opiate hemmen die Motilität und können entgegengesetzte Effekte auslösen.

Über die Bedeutung der Veränderung der Durchblutung bzw. der Permeabilität der Darmmukosa sowie des intestinalen Stoffwechsels durch Pharmaka ist bisher wenig bekannt.

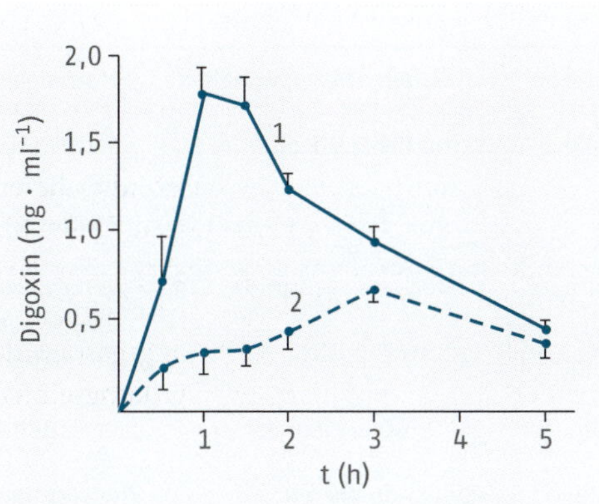

○ **Abb. 7.3** 1 Digoxin-Plasmaspiegel nach peroraler Gabe von 0,5-mg-Tabletten allein und 2 zusammen mit 1 g Neomycin. Nach Lindenbaum et al.

Auch über die Beeinträchtigung der Absorption durch Arzneistoffe, die die Darmschleimhaut schädigen, gibt es erst wenige Berichte in der Literatur. Ein besonders prägnantes Beispiel zeigt ○ Abb. 7.3 mit der Absorptionsminderung von Digoxin durch Neomycin.

Auch mit anderen Aminoglykosid-Antibiotika, Tetracyclinen, Phenytoin, Colchicin und p-Aminosalicylsäure sind Malabsorptionen eines zweiten Pharmakons beobachtet worden.

Aktive Transportprozesse

Arzneistoffe mit gleichem aktiven Transport durch die Darmmukosa können die gegenseitige Absorption behindern, z. B. Antirheumatika wie Indometacin, Phenylbutazon und Salicylate die von Aminosäuren.

Die □ Tab. 7.18 enthält einige Beispiele für Arzneimittel-Wechselwirkungen bei der Absorption mit ihren Mechanismen.

7.7.2 Wechselwirkungen bei der Distribution und Eiweißbindung

Werden zwei Pharmaka von gleichen Bindungsstellen aufgenommen, besteht die Möglichkeit, dass deren Kapazität bereits durch das Erstpharmakon erschöpft ist. Der zweite Arzneistoff muss sich dann im Blut anreichern. Die Malariamittel Mepacrin und Pamaquin haben eine solche hohe Affinität zum Lebergewebe.

Für einige Wechselwirkungen muss auch eine **Veränderung des Verteilungsvolumens** in Betracht gezogen werden. So soll eine Verminderung des Verteilungsvolumens u. a. bei der Erhöhung der Serumspiegel von Penicillin durch Probenecid sowie bei der gleichzeitigen Verabreichung von Chinidin und Spironolacton eine Rolle spielen.

Eine wesentliche Determinante der Verteilung ist die **Eiweißbindung** der Arzneistoffe (▸ Kap. 3.3.2). Interaktionsmöglichkeiten bestehen bei der Konkurrenz um die Bindungsstellen, wobei es von der Konzentration der beteiligten Substanzen und deren Affinität abhängt, welcher Stoff und in welchem Ausmaß er verdrängt wird. Mit der höheren Konzentration an ungebundenem Pharmakon kann eine Wirkungsverstärkung, aber auch eine erhöhte Biotransformation und renale Exkretion erfolgen, die wie die Wirkung vom ungebundenen Wirkstoff abhängig sind. Damit ist der Effekt nicht unbedingt vorhersehbar.

Der Verdrängung aus der Eiweißbindung als Ursache von Arzneimittel-Interaktionen ist in der Vergangenheit eine große Bedeutung beigemessen worden, was nach neueren Erkenntnissen nicht mehr haltbar ist. Für die meisten Pharmaka gilt nämlich, dass eine

Tab. 7.18 Arzneistoff-Wechselwirkungen bei der Absorption (Beispiele)

Erstpharmakon	Zweitpharmakon	Effekt auf Zweitpharmakon	Mechanismus
Aluminium-, Magnesiumhydroxid-Gel, Natriumhydrogencarbonat	Tetracycline	Verminderte Absorption, C_p ↓	Verringerte Auflösung durch pH-Verschiebung
Antazida	Acetylsalicylsäure	Gesteigerte Absorption, C_p ↑	Verbesserte Auflösung durch pH-Verschiebung
Eisen(II)-sulfat	Oxytetracyclin	C_p 40–60 % niedriger	Chelatbildung
Aktivkohle	Phenobarbital (P) Carbamazepin (C) Phenylbutazon (Ph)	Reduktion der AUC auf 53 (P), 59 (C), 70 % (Ph) bei Gabe hoher Kohledosis 1h nach Arzneimittel	Adsorption
Metoclopramid	Paracetamol	$C_{p\,max}$ = 12,5 → 20,5 µg · ml^{-1} t_{max} = 120 → 48 min	Veränderung der Magenentleerung und der Motilität; Absorptionsquote unverändert
Propanthelin	Paracetamol	$C_{p\,max}$ = 26,3 → 17,5 µg · ml^{-1} t_{max} = 70 → 160 min	Veränderung der Magenentleerung und der Motilität; Absorptionsquote unverändert
Atropin	Riboflavin, Lidocain	Verminderung der Absorptionsgeschwindigkeit	Verzögerte Magenentleerung
Phenytoin	Cyanocobalamin, Folsäure, Digoxin	Malabsorption	Schädigung der Darmmukosa
Zytostatika (Cyclophosphamid, Procarbazin)	Digoxin	$C_{p\,max}$ = 3,7 → 2,2 µg · ml^{-1} AUC = 638 → 468 µg · ml^{-1} · min	Rasch einsetzende reversible Schädigung der Darmmukosa

↑ erhöht, ↓ gesenkt

erhöhte Konzentration an ungebundenem Wirkstoff im Plasma schnell durch die überwiegende Gewebebindung weggepuffert wird und dass im neuen Gleichgewicht die Gesamtkonzentration dadurch verringert ist und sich der freie Anteil wieder auf den Ausgangswert einpendelt. Demzufolge ist meist die Wirkung des verdrängten Wirkstoffs nur kurzfristig verstärkt. Zu einer **klinischen Relevanz** kommt es im Allgemeinen nur, wenn

- die Serumeiweißbindung sehr hoch ist (> 90 %),
- die Substanz eine geringe therapeutische Breite hat und
- der Pufferungseffekt der Gewebebindung nicht sehr ausgeprägt ist, d. h. der Arzneistoff ein kleines Verteilungsvolumen besitzt.

Tab. 7.19 Klinisch bedeutsame Interaktionen durch Verdrängung aus der Eiweißbindung

Verdrängende Pharmaka	Verdrängte Pharmaka
Salicylate	Orale Antikoagulantia, Indometacin, Phenytoin, Chinidin
Phenylbutazon	Orale Antikoagulantia, z. B. Phenprocoumon Tolbutamid
Sulfanilamide	Orale Antikoagulantia, Methotrexat, Tolbutamid
Valproinsäure	Phenytoin
Clofibrat	Orale Antikoagulantia, Furosemid

Häufig werden die Interaktionen erst therapeutisch bedeutsam, wenn sekundäre Mechanismen die Verdrängung aus der Eiweißbindung verstärken. So ist die Erhöhung der Plasmakonzentration des Antikoagulans Warfarin nicht allein mit der Verdrängung aus der Proteinbindung, sondern zusätzlich mit einer Hemmung seiner Biotransformation zu erklären. Tab. 7.19 beschreibt einige Arzneistoffkombinationen, bei denen eine Verdrängung aus der Proteinbindung an der Entstehung einer klinisch bedeutsamen Interaktion ursächlich beteiligt ist.

7.7.3 Wechselwirkungen bei der Biotransformation

Diese Interaktionen sind gekennzeichnet durch:

- Hemmung des Metabolismus (Enzyminhibition) bzw.
- Förderung des Metabolismus (Enzyminduktion).

Enzyminhibition

Die Hemmung von Biotransformationsenzymen führt in der Regel zu einer Verzögerung oder Verhinderung des Abbaus der entsprechenden Substrate, was zu einer Erhöhung der Bioverfügbarkeit und eine Verzögerung der Elimination führen kann. Von besonderer Bedeutung ist die Hemmung des Schlüsselenzymsystems der Biotransformation Cytochrom P-450.

DEFINITION Die **Enzymhemmung** ist die direkte Hemmung der enzymatischen Biotransformationsreaktion durch einen Arzneistoff. Dabei wird die Geschwindigkeit der katalysierten Reaktion herabgesetzt oder die Reaktion vollständig unterbrochen.

Man unterscheidet folgende Hemmtypen:

- Kompetitive Hemmung,
- nichtkompetitive Hemmung und
- irreversible Hemmung.

Bei der **kompetitiven Hemmung** konkurieren Inhibitor und Substrat um die gleiche Bindungsstelle im aktiven Zentrum des Enzyms (Abb. 7.4). Beim Cytochrom-P-450-System handelt es sich sehr häufig um zwei Substrate (Typ-I-Substrate), die einer entsprechenden enzymatischen Umwandlung unterliegen. Eine Konkurenz alternativer Substrate kann praktisch zwischen allen Substanzen auftreten, die am gleichen aktiven Zentrum eines Enzyms gebunden werden. Substanzen mit kleineren K_m-Werten hemmen den Metabo-

7

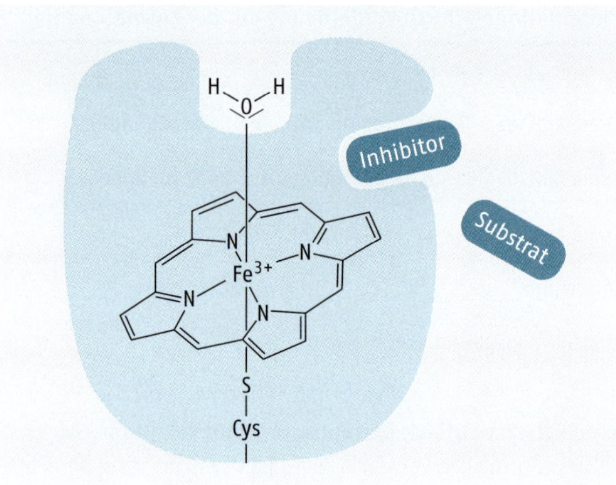

Abb. 7.4 Kompetitive Hemmung von Cytochrom P-450

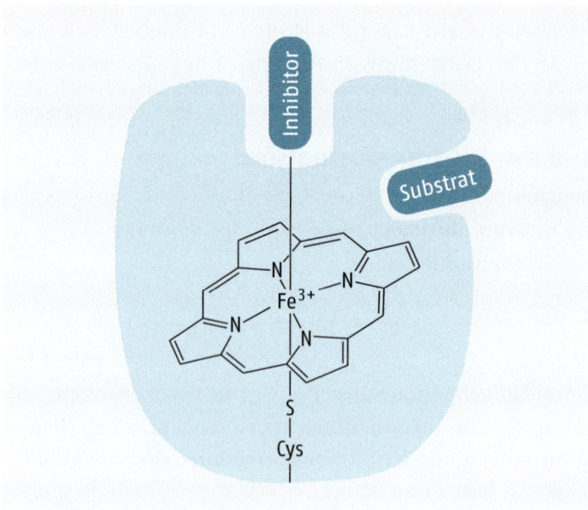

Abb. 7.5 Nichtkompetitive Hemmung von Cytochrom P-450

lismus von solchen mit größeren K_m-Werten, indem sie letztere von der Substratbindungsstelle am Enzym verdrängen. Die kompetitive Hemmung ist reversibel.

Bei der **nichtkompetitiven Hemmung** ist der Inhibitor kein Substrat. Bei Cytochrom-P-450-Enzymen kann die Bindung einiger Inhibitoren an der Proteinkomponente im aktiven Zentrum erfolgen. Dabei wird die Substratbindungsstelle nicht besetzt und die Bindung des zu metabolisierenden Wirkstoffs nicht oder nur geringfügig beeinflusst. Allerdings wird die maximale Reaktionsgeschwindigkeit verringert.

Eine andere Gruppe von Substanzen (Anilin-, Pyridin-, Imidazol-, Azolderivate) bindet als 6. Hämeisenligand der prosthetischen Gruppe des Enzyms und bildet stabile Low-Spin-CYP-Komplexe (Abb. 7.5). Dadurch wird die O_2-Bindung und -Aktivierung verhindert und der katalytische Prozess kann nicht ablaufen. Die Inhibitor-Enzym-Komplexe sind anhand ihrer Typ-II-Differenzspektren nachweisbar. Azolantimykotika gehören zu dieser Gruppe von Inhibitoren. Hier wird der Mechanismus ausgenutzt, die Lanosterol-14α-Demethylase zu hemmen. Die dadurch ausgelöste Störung der Ergosterolbiosynthese führt zu Zellwanddefekten von Pilzen.

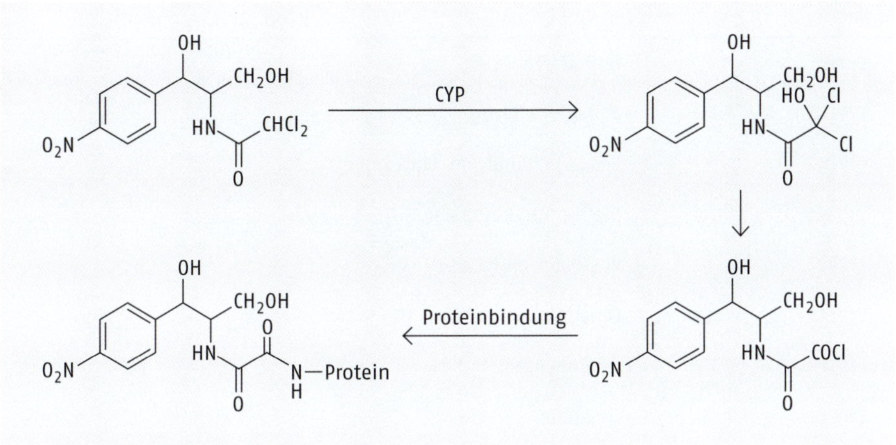

Abb. 7.6 Reaktionsaktivierte Hemmung durch Chloramphenicol

Irreversible Inhibitoren binden sich kovalent an reaktive Gruppen des Enzyms und inaktivieren dieses irreversibel. Beim Cytochrom P-450 kann diese Bindung entweder an der prosthetischen Gruppe Häm oder an der Proteinkomponente erfolgen.

Eine besondere Gruppe irreversibler Inhibitoren stellen sogenannte Selbstmord-(Suizid-)Inhibitoren dar. Sie sind „Mechanismus-gestützte Hemmstoffe" und binden zunächst als Substrat an das aktive Zentrum des Enzyms. Durch die folgende katalytische Reaktion werden reaktive Metaboliten gebildet, die anschließend kovalente Bindungen mit der Häm- oder Proteinkomponente eingehen.

Ein Beispiel für einen reaktionsaktivierten Hemmstoff ist Chloramphenicol. Der Wirkstoff wird durch CYP2B6 an der Dichloressigsäureamidstruktur oxidiert. Es entsteht über eine Zwischenstufe ein Säurechloridderivat, das mit der Proteinkomponente über die Aminosäure Lysin eine kovalente Bindung eingeht. Dadurch wird das Cyp-Isoenzym irreversibel inaktiviert (Abb. 7.6).

In Tab. 7.20 sind einige Inhibitoren von Cytochrom-P-450-Isoenzymen aufgeführt.

Neben den bereits genannten Inhibitionsmechanismen können in Einzelfällen auch andere Mechanismen eine Rolle spielen:

- Umwandlung von Cyt P-450 zu Cyt P-420 und andere Konformationsänderungen (z. B. durch SH-Reagenzien),
- Ableitung von Elektronen von der NADPH-Cyt-P-450-Reduktase durch artifizielle Elektronenakzeptoren (z. B. Dichlorphenolindophenol, Cyt c),
- Entkopplung des Cyt-P-450-abhängigen Monooxygenasereaktionszyklus (z. B. durch Menadion, Paraquat).

Ausgesprochen potente Inhibitoren mit Typ-I-Bindungsspektren sind Piperonylbutoxid und Proadifen (SKF-525 A). Diese hemmen in vitro die oxidative Biotransformation vieler Substrate kompetitiv. Interessanterweise kann für beide Inhibitoren bei längerer Inkubation mit Mikrosomen eine Verstärkung der Inhibition festgestellt werden ($NADPH_2$- und O_2-abhängig). Gleichzeitig lässt sich dabei ein zunehmendes Absorptionsmaximum bei 455 nm beobachten, das auf Ligandenwechselwirkungen am Hämeisen hinweist (vergleichbar mit CO). Es wird angenommen, dass durch oxidative Biotransformation dieser Inhibitoren Produkte entstehen, die durch Bindung in der Position des 6. Hämeisenligan-

Tab. 7.20 Enzyminhibitoren von Cytochrom-P-450-Isoenzymen

Enzym	Inhibitoren
CYP1A1	α-Naphthoflavon
CYP1A2	Enoxacin, Burafyllin, Fluvoxamin
CYP2A6	Diethyldithiocarbamat
CYP2B6	Proadifen, Chloramphenicol
CYP2C8	Cimetidin
CYP2C9	Sulfophenazol
CYP2C19	Cimetidin
CYP2D6	Chinidin, Paroxetin
CYP2E1	Disulfiram, 4-Methylpyrazol
CYP3A4	Ketoconazol, Cimetidin, Verapamil

den stabile oxygenierte Low-spin-Cyt-P-450-(Fe^{2+})-Metabolit-Komplexe bilden. Dadurch kommt es zu einer Hemmung der O_2-Aktivierung und es verringert sich der Anteil an katalytisch aktivem Cyt P-450. Derartige Komplexe, die z. T. selbst noch mehrere Wochen nach einer Behandlung von Versuchstieren mit solchen Inhibitoren isoliert werden konnten, ließen sich auch bei Amphetamin-Derivaten, p-Chloranilin, Dapson, Isoniazid, 2-Methylindol, Safrol, Isosafrol und Sulfanilamid nachweisen. SKF-525 A hemmt auch die UDP-Glucuronyltransferase und verschiedene andere Enzyme.

Eine wichtige Gruppe von Cyt-P-450-Inhibitoren findet sich unter den Substanzen, die a priori in der Position des 6. Hämeisenliganden (Bindungsstelle für O_2 und CO) gebunden werden und ein Typ-II-Bindungsspektrum zeigen. Ein gut untersuchter Inhibitor dieser Gruppe ist Metyrapon. Metyrapon zeigt im Unterschied zu vielen anderen Substanzen auch mit reduziertem Cyt P-450 ein Differenzspektrum mit einer B-Absorptionsbande bei 446 nm, das dem des Cyt-P-450-(Fe^{2+})-CO-Komplexes ähnelt und die starken Ligandenwechselwirkungen am Hämeisen unterstreicht, die mit einer Hemmung der O_2-Aktivierung korrespondieren. Dementsprechend bewirkt diese Verbindung eine nichtkompetitive Hemmung zahlreicher Cyt-P-450-abhängiger Biotransformationsreaktionen. Da Metyrapon andererseits wider Erwarten die O-Demethylierung des Typ-I-Substrats p-Nitroanisol kompetitiv hemmt, ist anzunehmen, dass auch Wechselwirkungen mit der Typ-I-Bindungsstelle dieses Substrats auftreten. Offensichtlich besetzt *p*-Nitroanisol ein anderes Bindungsareal als die nichtkompetitiv gehemmten Substrate (z. B. *p*-Nitrophenol, dessen 2-Hydroxylierung nichtkompetitiv gehemmt wird).

Der bei einzelnen Inhibitoren vorherrschende Hemmtyp hängt mitunter nicht nur von den Eigenschaften der betreffenden Substrate ab, sondern auch von der Konzentration des Inhibitors, vom induktorabhängigen Isoenzymmuster sowie von spezies- und zum Teil geschlechtsabhängigen Unterschieden der vorliegenden Enzymformen. So hemmt z. B. α-Naphthoflavon bevorzugt TCDD-induzierbare Cyt-P-450-Formen, während Metyrapon und SKF-525 A die Phenobarbital-induzierbaren Isoenzyme inhibieren.

Tab. 7.21 Bedeutung einiger Enzyminhibitoren beim Menschen

Inhibitor	Gehemmter Arzneistoff	Bemerkungen
Chloramphenicol	Phenytoin	$t_{1/2}$ verdoppelt; auch umgekehrte Hemmung beobachtet
	Tolbutamid	$t_{1/2} = 5{,}5 \rightarrow 14{,}7$ h; $C_{p\,max} = 75 \rightarrow 140$ mg · l^{-1}
Clofibrat	Tolbutamid	$t_{1/2} = 6 \rightarrow 11$ h
Paracetamol	Chloramphenicol Salicylamid	$t_{1/2} = 3{,}25 \rightarrow 15$ h; Sulfatkonjugation gehemmt; auch umgekehrte Hemmung möglich
Phenobarbital	Phenytoin	s. auch Induktion
Phenylbutazon	Tolbutamid	$t_{1/2} = 4{,}5 \rightarrow 10{,}5$ h
Sulfamethizol	Warfarin	$t_{1/2} = 64{,}7 \rightarrow 92{,}7$ h
Sulfaphenazol	Tolbutamid	$t_{1/2} = 4{,}5 \rightarrow 27{,}5$ h; auch Verdrängung aus Proteinbindung beteiligt
Valproinsäure	Phenytoin	Am dreiphasigen Interaktionsablauf ist wahrscheinlich Enzymhemmung beteiligt

Verschiedene Verbindungen mit induzierenden Eigenschaften zeigen einen biphasischen Effekt, gekennzeichnet durch Hemmung unmittelbar nach der Applikation, gefolgt von einer zeitabhängig zunehmenden Induktion.

Tab. 7.21 zeigt beispielhaft die Auswirkung einer Enzyminhibition auf verschiedene pharmakokinetische Parameter beim Menschen.

Inhibitoren unter neueren Pharmaka sind die Serotonin-Reuptake-Inhibitoren (Antidepressiva) Fluoxetin, Fluvoxamin und Paroxetin (hemmen u. a. Clozapin, Haloperidol, Phenytoin), das Makrolid-Antibiotikum Erythromycin (hemmt z. B. Midazolam) und die oralen Antimykotika Fluconazol, Itraconazol und Ketoconazol (hemmen u. a. Astemizol, Ciclosporin, Phenytoin, Terfenadin).

Enzyminduktion

Viele Wirkstoffe können eine erhöhte Bildung von fremdstoffmetabolisierenden Enzymen hervorrufen.

DEFINITION Eine **Enzyminduktion** beschreibt die Stimulation der Genexpression eines Enzyms. Durch eine Enzyminduktion wird die Konzentration eines Enzyms erhöht.

Bei Untersuchungen über die Beeinflussung der von Dimethylaminoazobenzen (Buttergelb) und anderen Azofarbstoffen ausgelösten Karzinogenese entdeckten das Ehepaar Miller sowie Brown, Conney et al. aus dem gleichen Arbeitskreis die Induktion.

Induktionsvorgänge finden in großem Ausmaß in der Leber statt. Sie sind aber auch in allen anderen fremdstoffmetabolisch aktiven Organen mehr oder weniger stark ausgeprägt.

7

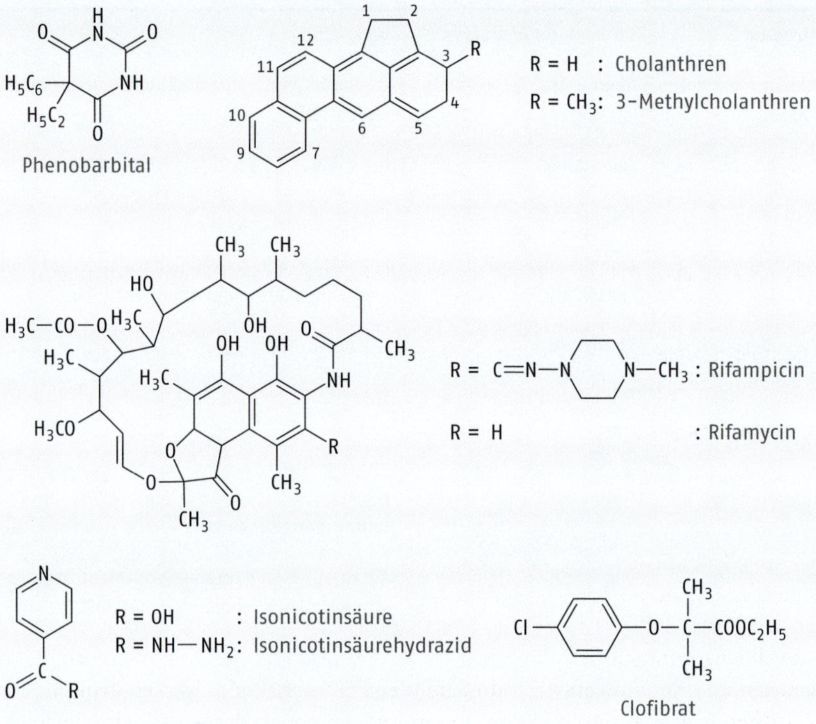

Phenobarbital

R = H : Cholanthren
R = CH_3: 3-Methylcholanthren

R = C=N—N N—CH_3 : Rifampicin
R = H : Rifamycin

R = OH : Isonicotinsäure
R = NH—NH_2: Isonicotinsäurehydrazid

Clofibrat

Abb. 7.7 Prototypen von Enzyminduktoren

MERKE Im Gegensatz zur Enzymhemmung ist die Enzyminduktion erst nach einer gewissen Inkubationszeit klinisch relevant.

Heute sind eine Vielzahl von Substanzen (Arzneistoffe, Herbizide, Pestizide, technische Chemikalien, Lebensmittelzusätze u. a.) bekannt, die als Enzyminduktoren wirken. Dabei kann zwischen

- Autoinduktion (Stimulierung des eigenen Metabolismus) und
- Fremdinduktion (Stimulierung des Metabolismus anderer Stoffe)

unterschieden werden. Schon ehe die Existenz von Isoenzymen bekannt war, klassifizierte man die Cyt-P-450-Induktoren nach den in Lebermikrosomen induzierter Versuchtiere feststellbaren Veränderungen der Umsatzraten bestimmter Substrate sowie nach den CO- und Ethylisonitril-Differenzspektren. Nach der Spezifität und dem biologischen und zeitlichen Profil der Effekte teilte man die für den Arzneistoffmetabolismus relevanten Induktoren in verschiedene Prototypen ein (Abb. 7.7):

- **Phenobarbital-Typ:** Hierzu gehören die meisten induzierenden Arzneistoffe, halogenierte Pestizide (z. B. DDT, Chlordan, Dieldrin) und die Mehrzahl der polychlorierten Biphenyl-Derivate.
- **3-Methylcholanthren-Typ** (neuerdings nach dem stärksten Induktor auch als **TCDD-Typ** bezeichnet): Diese Induktoren umfassen eine Reihe polycyclischer Aromaten, die

Tab. 7.22 Zytosolische Rezeptoren und Induktion von Biotransformationsenzymen

Rezeptor	Enzyme (Auswahl)	Induktoren (Beispiele)
Konstitutiver Androstan-Rezeptor (CAR)	CYP2B6, CYP2C9, CYP3A4, UGT1A1, SULT1A1, GST	Phenobarbital
Arylhydrocarbon-Rezeptor (AhR)	CYP1A1, CYP1A2, CYP1B1, UGT1A1, GST	3-Methylcholanthren, polycyclische aromatische Kohlenwasserstoffe
Pregnan-X-Rezeptor (PXR)	CYP1A2, CYP2B6, CYP2C 9, CYP3A4, UGT1A1	Rifampicin, Steroide
Peroxisomen-Proliferator-aktivierter-Rezeptor (PPAR)	CYP4A, UGT1A9	Fibrate
Farnesoid-X-Rezeptor (FXR)	UGT2B4	Gallensäuren
	CYP2E1	Isoniazid, Ethanol

bei unvollständigen Verbrennungsprozessen entstehen (Aufnahme mit der Luft, beim Rauchen, mit industrienahe gewonnenem Gemüse und Obst, geräucherten und gegrillten Lebensmitteln) sowie 2,3,7,8-Tetrachlordibenzo-p-dioxin (TCDD), 2,3,7,8-Tetrachlordibenzofuran (TCDF) und 3,4,5,3',4',5'-Hexa- und 3,4,3',4'-Tetrachlorbiphenyl.

- **Rifampicin-Typ:** Er umfasst zahlreiche Wirkstoffe unterschiedlicher Struktur.
- **Clofibrat-Typ:** Typische Induktoren sind neben den Fibraten Fettsäurederivate und Phthalate.
- **Isoniazid-Typ:** Hierzu zählen auch Ethanol und Aceton.

Der **Mechanismus der Enzyminduktion** ist für die meisten Induktoren in den Grundzügen weitgehend aufgeklärt. Nach Aufnahme in die Zelle bindet der Induktor als Ligand an einen intrazellulären (nukleären) Rezeptor. Dieser ist mit einem Hitzeschockprotein assoziiert, das nach Andocken des Liganden an die entsprechende Bindungsdomäne des Rezeptors abdissoziiert. Im Anschluss verbindet sich der Rezeptorkomplex mit einem zweiten Protein und bildet ein Heterodimer. Dadurch wird die Translokation des Komplexes eingeleitet. Das Heterodimer wandert in den Zellkern und bindet an die Promotorregion der DNA, die das entsprechende DNA-Response-Element für die Aktivierung der Genexpression enthält. Für die Regulation der Genexpression sind bestimmte Abschnitte des Rezeptordimers verantwortlich.

Auf der Grundlage dieses einheitlichen Induktionsmechanismus wird heute auch die Einteilung der Induktoren vorgenommen (Tab. 7.22).

Für die Induktoren des Phenobarbital-(PB-)Typs wird die Expression über den konstitutiven Androstan-Rezeptor (CAR) vermittelt. Dieser verbindet sich mit dem Retinoid-X-Rezeptor (RXR) und bildet somit das Heterodimer, das im Zellkern die Expression nach Bindung an das entsprechende xenobiotic response element (XRE) auslösen kann (Abb. 7.8). Bei anderen Induktoren erfolgt die Auslösung der Genexpression über die Bindung mit anderen intrazellulären Rezeptoren. Dazu zählen insbesondere der Pregnan-X-Rezeptor (PXR), der für die Induktion vom Rifampicin-Typ verantwortlich ist, und der Peroxisomen-Proliferator-aktivierte-Rezeptor (PPAR), der

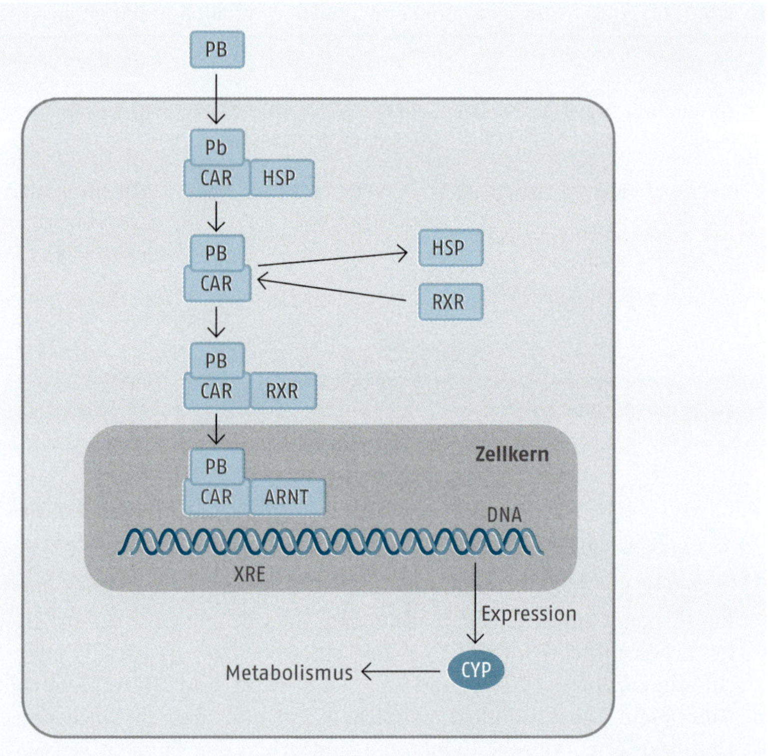

Abb. 7.8 Molekularer Mechanismus der Induktion vom Phenobarbital- (PB-)Typ

die Genexpression von Clofibrat-Typ-Induktoren reguliert. Die Dimerisierung erfolgt jeweils mit RXR.

Der Induktionsweg für polycyclische aromatische Kohlenwasserstoffe (Ah, Methylcholanthren- bzw. TCDD-Typ) erfolgt über den zytosolischen Ah-Rezeptor (AhR). Hierfür ist die Existenz eines als Ah-Genlocus (Arylhydrocarbon-Locus) bezeichneten Regulatorgens ausschlaggebend, dessen wichtigstes Genprodukt der zytosolische Ah-Rezeptor darstellt (Abb. 7.9). Der Ah-Rezeptor liegt im Zytosol als Dimer mit dem Hitze-Schockprotein HSP 90 vor. Nach Bindung des Kohlenwasserstoffliganden und Konformationsänderung des Rezeptors löst sich das Hitze-Schockprotein ab und es erfolgt eine Dimerisierung mit dem Ah-receptor nuclear translocator (ARNT). Damit wird der Transport und die Bindung an die entsprechenden Erkennungssequenzen in der Promotor-Region der entsprechenden Gene ermöglicht.

In tierexperimentellen Studien wurde herausgefunden, dass der Ah-Rezeptor bei induzierbaren Mäusestämmen in etwa 50-fach höherer Aktivität vorliegt als bei nichtinduzierbaren (non-responsive) Mutanten, die zwar über entsprechende Strukturgene verfügen sollen (eine leichte Induzierbarkeit durch den stärksten Induktor TCDD bleibt erhalten), deren defekter Ah-Locus jedoch einen Ah-Rezeptor mit geringerer Affinität produzieren dürfte. Diese genetisch determinierte Induzierbarkeit hat wegen der Beteiligung der betroffenen Isoenzyme (AHH, CYP1A1) an der Bildung der ultimalen Karzinogene bei polycyclischen Aromaten Bedeutung für eine mögliche Krebsprädisposition. Obwohl eine gewisse Zurückhaltung bei der Übertragung entsprechender Befunde vom Versuchs-

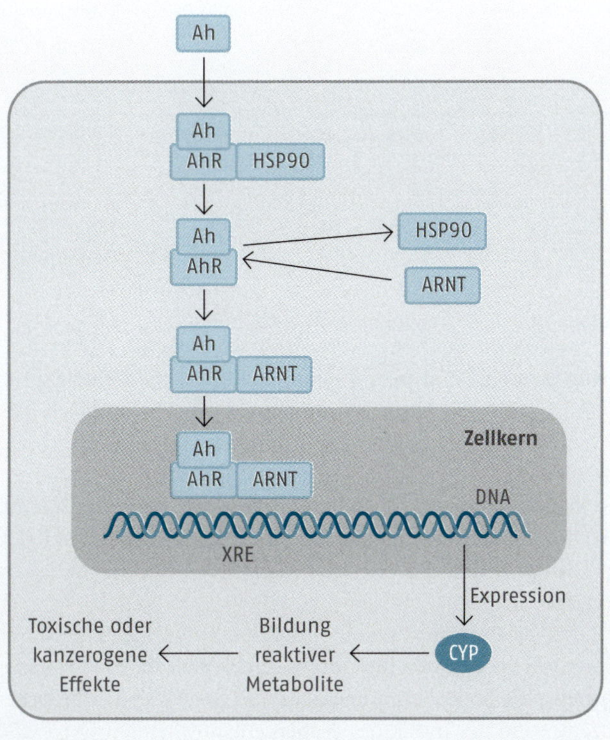

Abb. 7.9 Molekularer Mechanismus der Induktion von Cyt-P-450-Isoenzymen durch Induktoren vom 3-Methylcholanthren- bzw. TCDD-Typ und toxikologische Konsequenzen

tier auf den Menschen begründet ist (multifaktorielles Geschehen mit zahlreichen speziesabhängigen Prozessen), gibt es inzwischen eine Reihe von Hinweisen für eine vergleichbare genetische Determiniertheit der Induzierbarkeit durch polycyclische Aromaten und für eine Beziehung zwischen der Aktivität der hierdurch kontrollierten Isoenzyme und der Häufigkeit von Lungenkarzinomen beim Menschen.

Die Induktion des Isoenzyms CYP2E1 durch Isoniazid oder Ethanol unterliegt einem gänzlich anderen Mechanismus. Die Expression wird hierbei nicht beeinflusst. Damit ist der Prozess im eigentlichen Sinne der Definition keine Induktion. Die Induktoren müssen Substrate für das entsprechende Isoenzym sein. Nach deren Bindung an das Protein wird der Abbau verzögert, indem die Phosphorylierung blockiert wird. Diese leitet normalerweise den Abbauprozess ein.

Die Erkenntnisse zu **Struktur-Aktivitäts-Beziehungen** bei Enzyminduktoren gehen derzeit kaum über die allgemeine Feststellung hinaus, dass diese eine ausreichende Lipophilie und eine relativ hohe biologische Halbwertszeit besitzen müssen.

Bei Wechselwirkungen polycyclischer Aromaten mit dem Ah-Rezeptor wird das Induktionsvermögen durch die koplanare Konfiguration favorisiert, und es ließ sich eine optimale Molekülgrößenordnung von 0,75–1,50 nm^2 feststellen. Bei den polychlorierten Biphenylen ist die Abwesenheit von Halogensubstituenten in ortho-Stellung zur Biphenylbrücke, die die koplanare Konfiguration verhindern würden, Voraussetzung für Wechselwirkungen mit dem Ah-Rezeptor, und es sind jeweils zwei Halogensubstituenten an

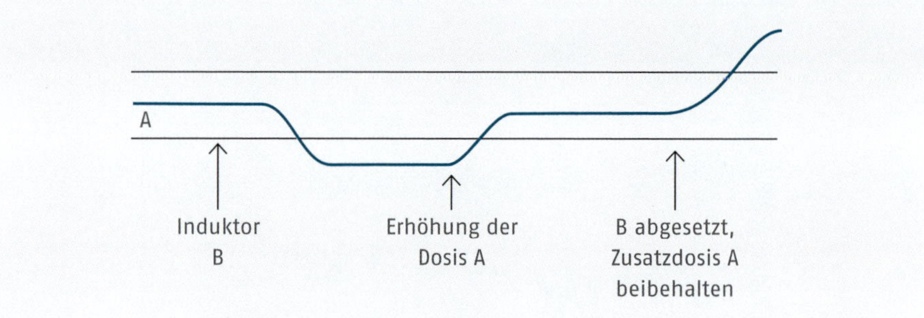

Abb. 7.10 Blutspiegelverlauf bei Applikation eines Induktors

jedem Benzenring in meta- und para-Stellung erforderlich. Dementsprechend gehören 3,4,3',4'-Tetra- und 3,4,5,3',4',5'-Hexachlorbiphenyl zu den 3-Methylcholanthren-Typ-Induktoren, während die meisten anderen Isomeren dieser Stoffgruppe Phenobarbital-Typ-Induktoren sind.

Vom Ah-Locus kontrollierte Genprodukte sind neben den genannten Cyt-P-450-Isoenzymen die UDP-Glucuronosyltransferase des spätfetalen Clusters (UGT mit hoher Affinität für p-Nitrophenol), die NAD(P)-Menadion-Oxidoreduktase und die Ornithin-Decarboxylase.

Gegenüber dieser relativ spezifischen Induktion führt diejenige durch Phenobarbital-Typ-Induktoren zur vermehrten Biosynthese einer Vielzahl von Proteinen, bewirkt eine deutlichere Hypertrophie des Leberparenchyms und des ER und erfordert eine höhere intrazelluläre Konzentration des Induktors. Neben entsprechenden Cyt-P-450-Formen sind von einer Induktion z. B. auch die NADPH-Cyt-P-450-Reduktase, die UDP-Glucuronyltransferasen des neonatalen Clusters, Sulfotransferasen, Epoxidhydrolasen, Glutathion-S-transferasen, Carboxylesterasen und Leberaldehyddehydrogenasen betroffen.
Als **Folgen einer Enzyminduktion** kommen in Betracht:

- Beschleunigung der Elimination bei Verabreichung eines Arzneimittels zusammen mit einem Enzyminduktor;
- Verstärkung der Bildung toxischer Metaboliten.

Zusätzlich kann eine mögliche Co-Induktion von Transportproteinen (▸ Kap. 2.6.5) bestimmte Verteilungs- und Ausscheidungsprozesse beschleunigen.

Gegenüber der Enzymhemmung, die sofort nach Kombination von zwei oder mehr Stoffen auftreten kann, ist die Enzyminduktion eine Zeitreaktion. Die Effekte (z. B. Erniedrigung der C_p-Werte, Verkürzung der $t_{1/2}$, Wirkungsabschwächung) werden meist erst nach Stunden oder Tagen sichtbar.

Zwei wesentliche Aspekte der Induktion für die Therapie sind in Abb. 7.10 schematisch dargestellt.

Unter der Annahme, dass mit einem Arzneimittel A ein Blutspiegel im therapeutischen Bereich eingestellt ist, kann durch zusätzliche – dem Arzt häufig unbekannte – Einnahme eines Induktors B der Serumwert von Arzneimittel A durch verstärkte Biotransformation so weit gesenkt werden, dass er in den subtherapeutischen Bereich abfällt. Dieser Konzentrationsabfall kann schwerwiegende Folgen haben (insbesondere bei Langzeitapplikation von Pharmaka), z. B. bei Antikoagulanzien, Kontrazeptiva, Antidiabetika, Antiepileptika, Tuberkulostatika und herzwirksamen Glykosiden.

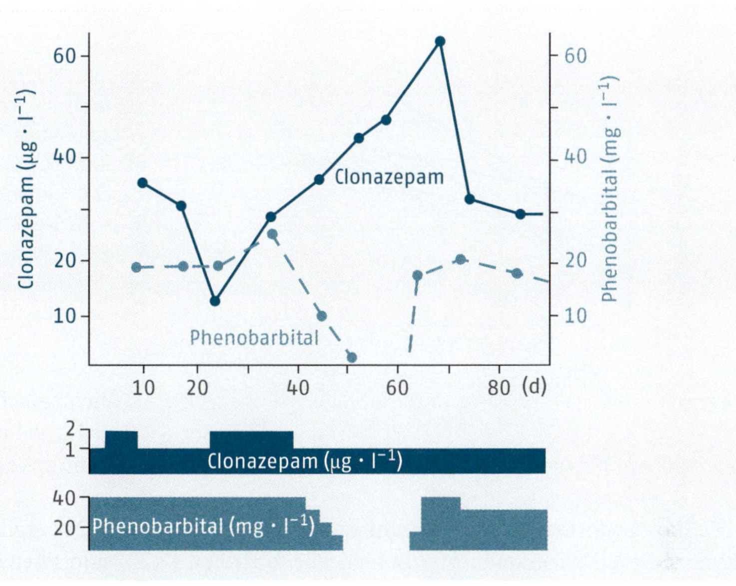

○ Abb. 7.11 Plasmakonzentrations-Zeit-Kurven von Phenobarbital und Clonazepam bei einem epileptischen Kind. Nach Knop et al.

Dabei ist ein zweiter Aspekt zu beachten. Auftretende Beschwerden durch Nachlassen der Wirkung führen den Patienten zum Arzt, der möglicherweise eine Zusatzdosis verordnet, die den therapeutisch notwendigen Konzentrationswert wieder herstellt. Nach einiger Zeit nimmt der Patient den Induktor nicht mehr ein, dessen Induktionswirkung dadurch nach einigen Tagen beendet ist, so dass nunmehr bei Beibehaltung der Zusatzdosis des Arzneimittels A infolge des nun wieder geringeren Umfangs der Biotransformation erhöhte Blutspiegelwerte auftreten können. Der Übergang in den toxischen Bereich ist dabei möglich.

○ Abb. 7.11 zeigt diese Verhältnisse beispielhaft anhand der Applikation von Phenobarbital und Clonazepam bei einem epileptischen Kind. Mit dem Absetzen des Basisantiepileptikums und Induktors Phenobarbital nach dem 40. Tag steigen unter Beibehaltung der Dosis von 1 mg/d Clonazepam dessen Blutspiegelwerte deutlich an. Mit dem Wiedereinsetzen der Phenobarbitalbehandlung sinken sie durch die nun wieder einsetzende Enzyminduktion rapide ab.

In welchem Maße eine Therapieeinschränkung möglich ist, demonstriert ○ Abb. 7.12 mit der Beeinflussung der Serumwerte des Zusatzantiepileptikums Carbamazepin durch Basisantiepileptika, die alle Induktoren sind. Es ist deutlich, dass diese ausnahmslos die Höhe der Serumwerte des Carbamazepins senken. Nimmt man als therapeutisch notwendige Konzentration von Carbamazepin $\approx 4\,\mu g \cdot ml^{-1}$ an, lässt sich leicht erkennen, dass dieser Wert bei der Komedikation mit Primidon bzw. Phenytoin + Phenobarbital bei einer therapeutisch durchaus nicht niedrigen Carbamazepindosis von $6{,}7\,mg \cdot kg^{-1}$ (500 mg täglich für einen 75 kg schweren Menschen) bereits erreicht oder unterschritten wird.

Mit einer Stimulierung der Biotransformation muss nicht unbedingt ein Wirkungsverlust verbunden sein. Sie kann – falls die durch Induktion vermehrt entstehenden Meta-

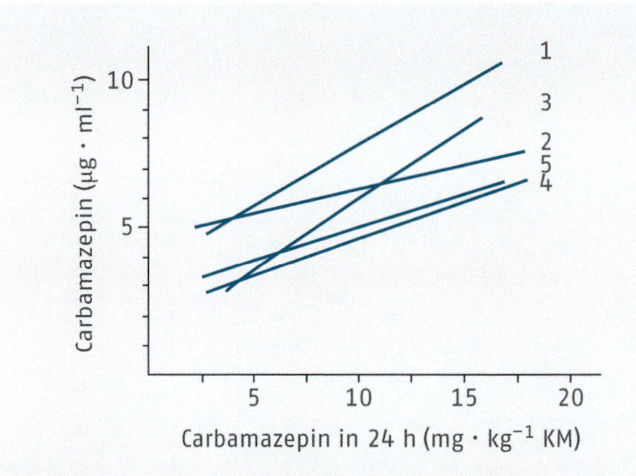

Abb. 7.12 Regressionsgeraden der Serumwerte von Carbamazepin (C) nach Komedikation mit anderen Antiepileptika. Nach Schneider et al.
1 C; 2 C + Phenytoin;
3 C + Phenobarbital;
4 C + Primidon; 5 C + Phenytoin + Phenobarbital

boliten höhere biologische Aktivität besitzen – auch zu einer Wirkungsverstärkung führen.

Die Biotransformation des Basisantiepileptikums Primidon (**7,21**) ergibt hauptsächlich die ebenfalls wirksamen Metaboliten Phenobarbital (**7,22**) und Phenylethylmalonsäurediamid (**7,23**). Aus dem Vergleich der Serum-$t_{1/2}$ geht hervor, dass beide Metaboliten eine höhere Verweildauer im Organismus haben. So ist vor allem das Plasmaverhältnis Phenobarbital/Primidon für Dauer und Intensität des Effekts von Bedeutung. Es ist normalerweise >1. Durch Enzyminduktoren wird dies weiter zugunsten insbesondere des Phenobarbitals erhöht. So ist nach gemeinsamer Applikation mit Phenytoin z. B. eine Vervierfachung bzw. Verdreifachung, mit Carbamazepin und Ethosuximid eine Verdoppelung festgestellt worden. Intoxikationen sind dann nicht ausgeschlossen und tatsächlich beobachtet worden.

	7,23	←	7,21	→	7,22
$t_{1/2}$ (h)	56		14		≈50–100

Durch Induktoren kann die Sicherheit der peroralen Kontrazeption reduziert werden. So wurde beispielsweise beobachtet, dass Rifampicin bei täglichen therapeutischen Dosen von 600 mg einen 4-fachen Anstieg der Hydroxylierung des Ethinylestradiols bewirkt. Die Eliminations-$t_{1/2}$ wurde bei 6-tägiger Verabreichung von Rifampicin von 7,5 auf 3,3 h reduziert, bei Norethisteron von 6,2 auf 3,2 h, und die AUC-Werte fielen von 37,8 auf 21,9 ng · ml^{-1} · h. Die unter Rifampicintherapie trotz regelrechter Einnahme der Kontrazeptiva eingetretenen Schwangerschaften haben zu der Empfehlung geführt, bei Rifampicintherapie zu anderen Verhütungsmaßnahmen überzugehen. Auf die verstärkte Bildung toxischer Metaboliten unter Rifampicin wurde schon hingewiesen (▸ Kap. 6.4.4).

Bezüglich der **Autoinduktion** beim Menschen bestehen offenbar bei den potenten Enzyminduktoren Unterschiede. Während sie z. B. bei Phenobarbital angezweifelt wird, gibt es für Carbamazepin ($t_{1/2}$ = 30–55 → 14–17 h bei 600 mg · d^{-1} peroral nach 15–20 d;

$t_{1/2} = 36{,}9 \rightarrow 27{,}9$ h bei 200 mg · d^{-1} peroral nach 14 d) und Rifampicin (beide Pharmaka werden relativ hoch dosiert) ziemlich gesicherte Befunde. Dabei dürfen einerseits die Höhe der Dosierung, andererseits der Umfang der eigenen Biotransformation des Induktors eine wichtige Rolle spielen.

Auf induktive Prozesse durch Umweltfaktoren und bei der Ernährung wurde bereits hingewiesen (▸Kap. 7.5 und ▸Kap. 7.6).

Unter den Genussmitteln nimmt Ethanol auf Grund seiner komplexen Biotransformation eine gewisse Sonderstellung bezüglich metabolisch bedingter Wechselwirkungen ein. Infolge der im Vergleich zu Pharmaka bei Alkoholgenuss wesentlich höheren Menge führt die Kombination von Ethanol mit vielen Xenobiotika durch Hemmung des mikrosomalen Monooxygenasesystems zur Eliminationsverzögerung und Wirkungsverstärkung. Bei chronischem Alkoholkonsum wird demgegenüber der enzyminduzierende Charakter des Ethanols wirksam. So sind beispielsweise zur Narkoseeinleitung bei Alkoholikern höhere Dosen an Barbituraten nötig.

Eine Möglichkeit zur **therapeutischen Nutzung der Enzyminduktion** ist mit dem erfolgreichen Einsatz von Phenobarbital, Methylphenobarbital und Nicethamid zur Behandlung des Neugeborenenikterus und des hereditären Glucuronyltransferasemangels eröffnet worden. Deren Prinzip beruht auf der Induktion der Bilirubin-GT (UGT1A1). Für diese Indikation ist allerdings die Entwicklung eines enzyminduzierenden Arzneimittels mit geringerem Nebenwirkungsrisiko anzustreben. Neuerdings wird jedoch verstärkt für die Behandlung des Neugeborenenikterus die Phototherapie eingesetzt, bei der das Bilirubin in der Haut durch Bestrahlung mit Licht der Wellenlänge von 460 nm in das wasserlösliche Isomer Luminorubin umgewandelt wird, das biliär und renal ausgeschieden werden kann.

Bei bestehender Enzyminduktion kann auch die Aussagefähigkeit labordiagnostischer Parameter eingeschränkt sein, z. B. die Eliminationskinetik des Phenazons bei der Leberfunktionsprüfung oder von Serumenzymaktivitäten, da Induktoren nicht nur Enzyme der Biotransformation stimulieren.

Die **Bedeutung der Enzyminduktion** gilt als unumstritten, sollte allerdings nicht pauschal überschätzt werden. Trotz der relativ hohen Zahl an Arzneistoffen mit induzierenden Eigenschaften sind bisher nur für etwa 20 (darunter vor allem Phenobarbital und einige andere Barbiturate, Phenytoin, Primidon, Carbamazepin und Rifampicin) tatsächlich gravierende, klinisch relevante induktionsbedingte Auswirkungen nachgewiesen worden. Davon sind vor allem Wirkstoffe mit geringer therapeutischer Breite und steiler Dosis-Wirkungs-Kurve sowie kapazitätslimitierter Biotransformation betroffen. Noch problematischer ist gegenwärtig eine realistische Beurteilung des Stellenwertes der Enzyminduktion für toxische Risiken durch verschiedene Umweltchemikalien.

Die Induzierbarkeit unterliegt grundsätzlich einem genetischen Polymorphismus, so dass auch die Konsequenzen der Enzyminduktion interindividuell sehr unterschiedlich sein können.

Zum **Nachweis und zur Charakterisierung einer Enzyminduktion oder -hemmung** an Versuchstieren sind folgende Prüfkomponenten geeignet:

- Wirkungsdauer von Pharmaka, deren Verschwinden aus der Biophase hauptsächlich von der Geschwindigkeit der betreffenden Biotransformation abhängt (z. B. Hexobarbital-Narkose),
- Cyt-P-450-Gesamtkonzentration (relativ wenig aussagekräftig, da die Verschiebung des Isoenzymmusters nicht erkennbar ist),

- NADPH-Cyt-P-450-Reduktase-Aktivität,
- Biotransformationsraten in Leberpräparationen (9000-g-Überstand oder Mikrosomen) mit isoenzymspezifischen Modellsubstraten (z. B. Benzphetamin bzw. p-Nitrophenetol für die durch Phenobarbital- bzw. 3-Methylcholanthren-Typ-Induktoren induzierten Cyt-P-450-Hauptformen, p-Nitrophenol und Morphin für die UGT, Styren-7,8-oxid und Benzenoxid für die Epoxidhydrolasen),
- Plasmaelimination entsprechender Pharmaka (nach Möglichkeit auch Erfassung der Metaboliten).

Neben der begrenzten Möglichkeit der Verwendung von Leberbiopsien stehen für diesbezügliche Untersuchungen am Menschen folgende invasive oder nichtinvasive Techniken zur Verfügung:

- Aminophenazon-Atemtest (Applikation von ^{14}C-Aminophenazon und Bestimmung der $^{14}CO_2$-Exhalation als Maß für die N-Demethylierungsrate; durch Phenobarbital beschleunigt),
- Phenazon-Test (Bestimmung der Plasmahalbwertszeit von Phenazon nach peroraler Applikation; korreliert mit der Ethylmorphin-N-Demethylierung in Leberbiopsien),
- 4-Hydroxylierung von Debrisoquin (Verhältnis der Ausscheidung der 4-Hydroxyverbindung zur verabreichten Dosis von Debrisoquin als Maß für die CYP2D6-Aktivität),
- Zellkulturen (in Kulturen von leicht gewinnbaren menschlichen Lymphozyten oder Hautzellen lassen sich Basisaktivitäten sowie induzierte Aktivitäten und somit Induktionsraten bestimmen),
- Bestimmung endogener Metaboliten und von Leberenzymen im Harn bzw. Serum (z. B. D-Zuckersäure, 6β-Hydroxycortisol, γ-Glutamyltransferase).

7.7.4 Wechselwirkungen bei der Exkretion

Interaktionen bei der **renalen Exkretion** sind nur dann von Bedeutung, wenn die Arzneistoffe selbst oder ihre Metaboliten vornehmlich über die Niere ausgeschieden werden. Sie können auftreten

- bei der glomerulären Filtration,
- bei der aktiven tubulären Sekretion und
- bei der tubulären Reabsorption.

Da nur ungebundene Pharmaka durch glomeruläre Filtration exkretiert werden, könnte die Verdrängung eines Arzneistoffs aus der Eiweißbindung durch einen anderen (▸ Kap. 7.7.2) prinzipiell zu einer erhöhten Exkretion führen. Die Bedeutung dieser Interaktion ist schwer zu beteilen, wohl aber allgemein gering.

Die Beeinträchtigung der glomerulären Filtration anderer Pharmaka (z. B. Gentamicin, Digoxin) durch das Diuretikum Furosemid ergibt C_p-Werte, die bis zu 100 % höher liegen können. Bei Digoxin haben daneben sicher auch tubuläre Mechanismen eine Bedeutung.

Durch Konkurrenz um die Bindung an Transporter können Interaktionen bei der tubulären Sekretion resultieren. Beteiligt sind hieran vor allem die Stoffe, die bei der Konkurrenz um die Plasmaproteinbindung eine Rolle spielen. Klinische Bedeutung haben vor allem die Erhöhung der C_p-Werte von Digoxin durch Chinidin (neben der Hemmung der tubulären Sekretion werden weitere Mechanismen diskutiert) und von Methotrexat durch Salicylate.

Von gewissem therapeutischem Interesse ist die Hemmwirkung des Probenecids auf die tubuläre Sekretion einiger Pharmaka, z. B. Penicilline, Indometacin und Rifampicin. Dadurch ist eine Einsparung dieser Arzneistoffe möglich.

Da die tubuläre Reabsorption von der Lipophilie der Stoffe und damit bei schwachen Säuren und Basen vom pH-Wert der Tubulusflüssigkeit abhängig ist, können Substanzen, die den pH-Wert verändern, von Bedeutung für die Exkretion werden. Demzufolge werden harnalkalisierende Stoffe zu einer verstärkten Exkretion schwacher Säuren und azidifizierende Substanzen zu einer Erhöhung der Ausscheidung schwacher Basen führen. Beobachtete Beispiele sind:

- die verringerte Ausscheidung von Chinidin (111 mg · l^{-1} bei pH 6; 13 mg · l^{-1} bei pH 7,5 nach 0,2 g Chinidinsulfat in 6 h) durch Alkalisieren mit Natriumhydrogencarbonat,
- die erhöhte Exkretion von Salicylaten und einigen Sulfonamiden sowie die verringerte Ausscheidung von Amphetamin bei Langzeittherapie mit Antazida,
- die Erhöhung der Wirksamkeit von Aminoglykosid-Antibiotika bei alkalischem Harn, von Nitrofurantoin, Nalidixinsäure und Tetracyclinen bei saurem Harn (z. B. durch Ascorbinsäure oder Ammoniumchlorid).

Auch der Harnfluss ist von Einfluss auf die nichtionische passive Diffusion aus den renalen Tubuli zurück ins Blut. Demzufolge können Diuretika die Urinausscheidung anderer Pharmaka und deren Metaboliten erhöhen. Solche Interaktionen sind zwischen Hydrochlorothiazid sowie Etacrynsäure und Chloramphenicol (Verminderung der tubulären Wasserreabsorption) beobachtet worden.

Im Zusammenhang mit Veränderungen im Elektrolythaushalt steht die erhöhte Reabsorption von Lithiumionen bei gleichzeitiger Thiaziddiuretika-Therapie mit vermehrter Na^+-, K^+- und Cl^--Ausscheidung. Dieser Interaktion muss bei der Lithium-Therapie Beachtung geschenkt werden.

Zusammenfassend ist festzustellen, dass Interaktionen bei der glomerulären Filtration und der tubulären Reabsorption nur begrenzte therapeutische Bedeutung haben, zumal auch die Arzneistoffe, die als schwache Säuren oder Basen vorliegen, meist schon durch Biotransformation inaktiviert sind, so dass die Auswirkungen durch vermehrte oder verringerte Ausscheidung etwa auf die Halbwertszeit meist gering sind.

Gelegentlich kann auch die **biliäre** und **fäkale Ausscheidung** wechselseitig beeinflusst sein.

So beruht die erhöhte Ausscheidung des Indometacins mit dem Kot in Gegenwart von Salicylaten auf der verminderten Reabsorption beim enterohepatischen Kreislauf des Indometacins, da Salicylate ebenfalls in die Galle eliminiert werden und damit die Reabsorptionsphase des Indometacins unterbrechen.

Substanzen, die den Gallefluss erhöhen (z. B. Phenobarbital), können die Ausscheidungsverhältnisse solcher Arzneistoffe verändern, die eine hohe Gallengängigkeit besitzen (z. B. Griseofulvin).

■ **MERKE** Die Aufklärung der Arzneistoff-Wechselwirkungen ist die Hauptzielsetzung der Arzneimittelanamnese. Sind die Mechanismen der einzelnen Arzneistoffe bekannt, lassen sich im Rahmen eines TDM rational die einzelnen Dosierungen optimieren.

Zusammenfassung

- Auf pharmakokinetische Prozesse und die Biotransformation haben zahlreiche Faktoren einen klinisch relevanten Einfluss. Sie können in endogene und exogene Faktoren unterteilt werden.
- Endogene Faktoren sind biologische Determinanten, wie Alter, Biorhythmen, Geschlecht und Krankheiten. Zu den exogenen Faktoren gehören z. B. Arzneistoffe, Nahrungsbestandteile, Genussmittel und Schadstoffe.
- Altersabhängige Besonderheiten der Pharmakokinetik und Biotransformation gibt es insbesondere bei Neugeborenen und Säuglingen sowie im höheren Lebensalter.
- Zirkadiane Rhythmen können sich in pharmakokinetischen Daten widerspiegeln und sind insbesondere bei Arzneistoffen mit geringer therapeutischer Breite von Bedeutung.
- Krankheitszustände können komplexe Veränderungen der Arzneistoffdisposition herbeiführen. Erkrankungen der Leber und der Nieren beeinflussen die Biotransformation und die Ausscheidung von Wirkstoffen.
- Arzneistoffe, aber auch andere Xenobiotika, wie Nahrungsbestandteile, Genussmittel und Schadstoffe, können auf Absorption, Distribution, Biotransformation und Exkretion einwirken. Die Konsequenzen solcher pharmakokinetischer Wechselwirkungen bestehen entweder in einer Wirkungsabschwächung oder einer Wirkungsverstärkung.
- Eine Hemmung von Biotransformationsenzymen führt in der Regel zur verzögerten Ausscheidung der Arzneistoffe.
- Enzyminduktion ist die arzneistoffbedingte Erhöhung der Aktivität fremdstoffmetabolisierender Enzyme. Die verstärkte Expression der Enzyme führt zum beschleunigten Abbau des Induktors selbst oder anderer Substrate der gleichen Isoenzyme.

Weiterführende Literatur

Aktories K, Förstermann U, Hofmann F, Starke K (Hrsg) Allgemeine und spezielle Pharmakologie und Toxikologie. 11. Aufl., Urban & Fischer, München 2013

Ammon, HPT (Hrsg) Arzneimittelneben- und wechselwirkungen. 4. Aufl., Wissenschaftliche Verlagsgesellschaft Stuttgart, 2001

Friese K, Mörike K, Neumann G, Windorfer A, Kleinebrecht J. Arzneimittel in Schwangerschaft und Stillzeit. Ein Leitfaden für Ärzte und Apotheker. 7. Aufl., Wissenschaftliche Verlagsgesellschaft Stuttgart, 2009

Jaehde U, Radziwill R, Kloft Ch (Hrsg) Lehrbuch der Klinischen Pharmazie. 4. Aufl., Wissenschaftliche Verlagsgesellschaft Stuttgart, 2017

Lemmer B. Chronopharmakologie. 4. Aufl., Wissenschaftliche Verlagsgesellschaft Stuttgart, 2011

Marquardt H, Schäfer S (Hrsg) Lehrbuch der Toxikologie. 2. Aufl., Wissenschaftliche Verlagsgesellschaft Stuttgart, 2004

Merkus FWHM. Arzneimittel vor, während oder nach der Mahlzeit? Ein Leitfaden für Ärzte und Apotheker. Wissenschaftliche Verlagsgesellschaft Stuttgart, 1984

Mutschler E, Geisslinger G, Kroemer HK, Menzel S, Ruth P. Mutschler Arzneimittelwirkungen. Lehrbuch der Pharmakologie und Toxikologie. 10. Aufl., Wissenschaftliche Verlagsgesellschaft Stuttgart, 2013

Omura T, Ishimura Y, Fujii-Kuriyama Y (eds) Cytochrome P-450. VCH, Weinheim 1993

Platt D, Mutschler E (Hrsg) Pharmakotherapie im Alter. Wissenschaftliche Verlagsgesellschaft Stuttgart, 1999

Ruckpaul K, Rein H (eds) Frontiers in Biotransformation. Vol. 1–9. Akademie Verlag, Berlin 1989–1994

Schenkman JB, Greim H (eds) Cytochrome P450. Springer, Berlin, Heidelberg 1993

Schmid RD, Urlacher VB (Hrsg) Modern Biooxidation. Enzymes, Reactions and Applications. Wiley-VCH, Weinheim 2007

Verspohl EJ, Verspohl J. Interaktionen. 5. Aufl., Deutscher Apotheker Verlag, Stuttgart 2011

Woolf TF (ed.) Handbook of Drug Metabolism. Marcel Dekker, New York 1999

Wunderer H. Arzneimittel richtig einnehmen. Wechselwirkungen zwischen Medikamenten und Nahrung. Govi, Eschborn 2000

Nachweis der Abbildungen und Tabellen

Abbildungen

- Abb. 2.1 Singer SJ, Nicolson GL. Science 175: 720–731, 1972
- Abb. 2.8 Koch H, Hecht K. Arch Pharm 313: 533, 1980
- Abb. 2.16 Litman T, Druley TE, Stein WD, Bates SE. Cell Mol Life Sci 58: 931, 2001, modifiziert
- Abb. 3.5 Bartek MJ, La Budde JA, Maibach HJ. J Invest Dermatol 58: 144, 1972
- Abb. 3.7 Mertz DP. Die extrazelluläre Flüssigkeit. Thieme, Stuttgart 1962
- Abb. 3.11 Scholtan W. Arzneimittelforschung 28: 1037, 1978
- Abb. 3.13 Bader H. Lehrbuch der Pharmakologie und Toxikologie. Edition Medizin, Weinheim, Deerfield, Florida, Basel 1982
- Abb. 3.14 Scheler W. Grundlagen der Allgemeinen Pharmakologie. Fischer, Jena 1989
- Abb. 3.16 Crawford JS. Second World Congress of Anaesthesiologists, Toronto 1960; Mc Kechnie FB, Converse JG. Am J Obstet Gynecol 70: 639, 1955; Root B, Eichner E, Sunshine J. Am J Obstet Gynecol 81: 948, 1961
- Abb. 4.1 Meier J. Pharmakokinetik. In: Sucker H, Fuchs P, Speiser P (Hrsg) Pharmazeutische Technologie. Thieme, Stuttgart 1978
- Abb. 4.2 Meier J, Rettig H (Hrsg) Biopharmazie, Theorie und Praxis der Pharmakokinetik. Thieme, Stuttgart 1981, modifiziert
- Abb. 4.4 Benowitz N. Clin Pharmacol Therapeut 16: 87, 1974, modifiziert
- Abb. 4.10 Van Ginneken CAM. Pharmacokinetics of Antipyretic and Antiinflammatory Analgesics, Dissertation, Nijmegen 1976, zit. nach: Van Rossum JM (Hrsg) Kinetics of Drug Action. Handbuch der experimentellen Pharmakologie Vol. 47. Springer, Berlin, Heidelberg, New York 1977
- Abb. 4.33 Jaehde U, Radziwill R, Mühlebach S, Schunack W (Hrsg) Lehrbuch der Klinischen Pharmazie. Wissenschaftliche Verlagsgesellschaft Stuttgart, 2003
- Abb. 4.34 Kübler W. Pharmakokinetik der enteralen Absorption. In: Gladtke E, Von Hattingberg HM. Pharmakokinetik. Springer, Berlin, Heidelberg, New York 1977
- Abb. 4.35 Meier J, Nüesch E, Schmidt R. Eur J Clin Pharmacol 7: 429, 1974
- Abb. 4.43 Jaehde U, Radziwill R, Mühlebach S, Schunack W (Hrsg) Lehrbuch der Klinischen Pharmazie. Wissenschaftliche Verlagsgesellschaft Stuttgart, 2003
- Abb. 5.1 Blume H, Brauer KG, Dingermann T, Mutschler E, Zündorf J. Dtsch Apoth Ztg 142: 1205–1214, 2002
- Abb. 5.3 Schanker LS. J Pharmacol Exp Ther 126: 283, 1959
- Abb. 5.4 Atkinson RM, C. Bedford C, Child KJ, Thomisch EG. Nature New Biol 193: 588, 1962
- Abb. 5.5 Jinno J et al. J Control Rel 111: 56–64, 2006
- Abb. 5.6 Wu Y et al. Int J Pharm 285: 135–146, 2004
- Abb. 5.7 Goldberg AH, Gibaldi M, Kanig JL. J Pharm Sci 55: 487, 1966
- Abb. 5.8 Sekiguchi K, Obi N, Ueda Y. Chem Pharm Bull 12: 134, 1964
- Abb. 5.9 Tashtoush BM, Al-Qashi ZS, Najib NM. Drug Development and Industrial Pharmacy 30: 601–607, 2004
- Abb. 5.10 Mayerson M, Gibaldi M. J Pharm Sci 55: 1323, 1966
- Abb. 5.11 Rietbrock N. Arzneimittelforschung 26: 135, 1976
- Abb. 5.13 Frömming K-H, Weyermann I. Arch Pharm 305: 290–299, 1972

- Abb. 5.14 Frijlink HW, Eissens AC, Schoonen AJM, Lerk CF. Eur J Pharm Biopharm 37: 183, 1991
- Abb. 5.15 Leonards JR. Clin Pharmacol Ther 4: 476, 1963
- Abb. 5.16 Aguiar AJ, Krc J, Kinkel WA, Samyn JC. J Pharm Sci 56: 847, 1967
- Abb. 5.17 Poole JW, Bahal CK. J Pharm Sci 57: 1945, 1968
- Abb. 5.18 Allen PV, Rahn PD, Sarapu AS, Vanderwielen AJ. J Am Chem Soc 67: 1087, 1978
- Abb. 5.19 Mullins JD, Macek TJ. J Am Pharm Assoc, Sci. Edit. 49: 245, 1960
- Abb. 5.20 Brouwers J, Brewster M E, Augustijns P. J Pharm Sci 98: 2549–2572, 2009
- Abb. 5.21 Guzmán HR, Tawa M, Zhang Z, Ratanabanangkoon P, Shaw P, Gardner CR, Chen H, Moreau J-P, Almarsson Ö, Remenar JF. J Pharm Sci 96: 2686–2702, 2007
- Abb. 5.22 Adkin DA, Davis SS, Sparrow, RA, Huckle PD, Wilding IR. J Pharm Sci 84: 1405–1409, 1995
- Abb. 5.23 McIntyre C, Schmidt J, Castelli MC, Bittner B. J Drug Sci Tech 21: 521–525, 2011
- Abb. 5.24 Schneider GF. Acta Pharm Technol 25: 153, 1979
- Abb. 5.25 Lindenbaum J. Pharmacol Rev 25: 229, 1973
- Abb. 5.26 Bates TR, Sequeira JA. J Pharm Sci 64: 793, 1975
- Abb. 5.27 Strum JD, Colaizzi JL, Goehl TJ, Jaffe JM, Pitlick WH, Shah VP, Poust RJ. J Pharm Sci 67: 1399, 1978
- Abb. 5.28 Schönwald RD, Stewart P. J Pharm Sci 69: 391, 1980
- Abb. 5.29 Soci MM, Parrott EL. J Pharm Sci 69: 403, 1980
- Abb. 5.30 Breimer DD, zit. nach. Walther H. Klinische Pharmakologie. Volk und Gesundheit, Berlin 1979
- Abb. 5.31 Hom FS, Miskel JJ. J Pharm Sci 59: 827, 1970
- Abb. 5.32 Weyers W, Gebhardt U. Pharm Acta Helv 51: 233, 1976
- Abb. 5.33 Erni W, Ritschel WA, Scheffler MR, Schickling DG, Nadler WR. Zentralbl Pharm Pharmakother Lab diagn 117: 795, 1978
- Abb. 5.34 Erni W, Ritschel WA, Scheffler MR, Schickling DG, Nadler WR. Zentralbl Pharm Pharmakother Lab diagn 117: 795, 1978
- Abb. 5.35 Leeson LJ. Bioavailability of Drugs. Karger, Basel 1972
- Abb. 5.36 Ichikawa M, Kato T, Kawahara M, Watanabe S, Kayano M. J Pharm Sci 80: 1153–1156,1991
- Abb. 5.37 Fujii J, Inotsume N, Nakano M. J Pharmacobio-Dyn 11: 206–209, 1988
- Abb. 5.38 Moolenar F, Schoonen AJM. Pharm Int 144, 1980
- Abb. 5.39 Kakemi K, Arita T, Muranishi S. Chem Pharm Bull 13: 861, 1965
- Abb. 5.40 Moolenar F, Schoonen AJM. Pharm Int 144, 1980
- Abb. 5.41 Kakemi K, Sezaki H, Muranishi S, Matsui M. Chem Pharm Bull 15: 172, 1967
- Abb. 5.43 Horsch W, Kögel J. Pharmazie 31: 303, 1976
- Abb. 5.44 Horsch W, Löschburg M. Pharmazie 36: 823, 1981
- Abb. 5.45 Potts RO, Guy RH. Pharm Res 9: 663–669, 1992
- Abb. 5.46 Horsch W, Kretzschmann U. Pharmazie 30: 56, 1975
- Abb. 5.47 Pasich J, Robakowski J. Pharmazie 32: 794, 1977
- Abb. 5.48 Bornschein M, Voigt R, Bauer H. Pharmazie 31: 778, 1976
- Abb. 5.49 Pflegel H. Pharmazie 37: 307, 1982

- Abb. 5.50 Lippold BC. Biopharmazie. Eine Einführung zu den wichtigsten Arzneiformen. Wissenschaftliche Verlagsgesellschaft Stuttgart, 1984
- Abb. 5.51 Lippold BC. Biopharmazie. Eine Einführung zu den wichtigsten Arzneiformen. Wissenschaftliche Verlagsgesellschaft Stuttgart, 1984
- Abb. 5.52 Lippold BC. Biopharmazie. Eine Einführung zu den wichtigsten Arzneiformen. Wissenschaftliche Verlagsgesellschaft Stuttgart, 1984
- Abb. 5.53 Lippold BC, Steinke G. In: Dolder R, Skinner FS (Hrsg) Pharmakologie, Biopharmazie und Galenik der Augenarzneimittel. Wissenschaftliche Verlagsgesellschaft Stuttgart, 1983
- Abb. 5.54 Sieg JW, Triplett JW. J Pharm Sci 69: 863, 1980
- Abb. 5.56 Kost J, Langer R. Pharm. Int. 60, 1986
- Abb. 5.57 http://www.unigraph.com/bayer/inserts/viadur.pdf
- Abb. 5.58 Heilmann K. Therapeutische Systeme. Ferdinand Enke Verlag, Stuttgart 1983
- Abb. 5.59 Produktinformation Mirena®, Schering AG
- Abb. 5.60 Chien YW. In: Gebelein CC, Carraher CE (Hrsg) Polymeric Materials in Medication. Plenum Publishing Corporation, New York, London 1985
- Abb. 5.61 Frömming K-H. Internist 27: 32, 1986
- Abb. 5.62 Erni W, Held K, Sheth P. Dtsch Apoth-Ztg 123: 295, 1983
- Abb. 5.63 Produktinformation Diblocin® PP, Astra GmbH
- Abb. 5.68 McAllister A, Mosberg H, Settlage JA, Steiner JA. Br J Clin Pharmacol 21: 365, 1986
- Abb. 5.69 Mehnert W. Bioverfügbarkeit, Bioäquivalenz. In: Herzfeldt CC, Kreuter J (Hrsg) Grundlagen der Arzneiformenlehre, Galenik 2. Springer-Verlag, Berlin 1999
- Abb. 5.71 Blume H, Mutschler E (Hrsg) Bioäquivalenz. Qualitätsbewertung wirkstoffgleicher Arzneimittel. Govi-Verlag, Frankfurt am Main 1989/1993
- Abb. 5.72 Blume H, Mutschler E (Hrsg) Bioäquivalenz. Qualitätsbewertung wirkstoffgleicher Arzneimittel. Govi-Verlag, Frankfurt am Main 1989/1993
- Abb. 5.77 Fluehler H. et al. J. Pharm. Sci. 72: 1178, 1983, modifiziert
- Abb. 5.79 Koch HP. Pharm Acta Helv 59: 98, 130, 178, 1984
- Abb. 5.80 Koch HP. Österr Apoth-Ztg 33: 119, 1979
- Abb. 5.81 Koch HP. Österr Apoth-Ztg 33: 119, 1979
- Abb. 5.83 Nogami H, Nagai T, Suzuki A. Chem Pharm Bull 14: 329, 1966
- Abb. 5.84 Europäisches Arzneibuch (Ph. Eur.). 9. Ausgabe. Deutscher Apotheker Verlag, Stuttgart 2018
- Abb. 5.86 Langenbucher F. J Pharm Sci 58: 1265, 1969
- Abb. 5.87 Europäisches Arzneibuch (Ph. Eur.). 9. Ausgabe. Deutscher Apotheker Verlag, Stuttgart 2018
- Abb. 5.88 Europäisches Arzneibuch (Ph. Eur.). 9. Ausgabe. Deutscher Apotheker Verlag, Stuttgart 2018
- Abb. 5.89 Möller H. Pharm Ind 45: 617, 1983
- Abb. 5.90 Europäisches Arzneibuch (Ph. Eur.). 9. Ausgabe. Deutscher Apotheker Verlag, Stuttgart 2018
- Abb. 5.91 Garbacz G., Adam U, Schug B, Blume H, Weitschies W. Dtsch Apoth Ztg 72: 3071–3077, 2009

- Abb. 5.92 Dibbern W, Wirbitzki E. Pharm Ind 45: 985, 1983
- Abb. 5.93 Europäisches Arzneibuch (Ph. Eur.). 9. Ausgabe. Deutscher Apotheker Verlag, Stuttgart 2018
- Abb. 5.94 DeBlaey CI, Rutten-Kingma JJ. Pharm Acta Helv 52: 11, 1977
- Abb. 5.96 Europäisches Arzneibuch (Ph. Eur.). 9. Ausgabe. Deutscher Apotheker Verlag, Stuttgart 2018
- Abb. 5.97 Europäisches Arzneibuch (Ph. Eur.). 9. Ausgabe. Deutscher Apotheker Verlag, Stuttgart 2018
- Abb. 5.98 Europäisches Arzneibuch (Ph. Eur.). 9. Ausgabe. Deutscher Apotheker Verlag, Stuttgart 2018
- Abb. 5.99 Kvist C, Anderson SB, Fors S, Wennergren B, Berglund J. Int J Pharm 189: 57–65, 1999
- Abb. 5.105 Brockmeier D. Arzneimittelforschung 31: 1746, 1981
- Abb. 5.109 Koch HP. Österr Apoth-Ztg 30: 299, 1976
- Abb. 5.110 Koch HP. Österr Apoth-Ztg 31: 1, 1977
- Abb. 5.111 Koch HP. Österr Apoth-Ztg 31: 924, 1977
- Abb. 5.113 Uppoor VRS. J Control Rel 72: 130, 2001
- Abb. 5.114 Langenbucher F. In: Meier J, Rettig H Hess H (Hrsg) Biopharmazie, Theorie und Praxis der Pharmakokinetik. Thieme, Stuttgart, New York 1981
- Abb. 5.115 Langenbucher F. In: Meier J, Rettig H Hess H (Hrsg) Biopharmazie, Theorie und Praxis der Pharmakokinetik. Thieme, Stuttgart, New York 1981
- Abb. 5.116 Stricker H. Pharm Ind 41: 279, 1979
- Abb. 5.117 Krówczynski L. Pharmazie 37: 665, 1982
- Abb. 5.119 Lippold BC. Pharm Ztg 127: 2167, 1982
- Abb. 6.1 Langner A. Pharmazie in unserer Zeit 24: 207, 1995
- Abb. 6.2 Borchert H-H. PZ PRISMA 6: 173, 1999
- Abb. 6.3 Borchert H-H. PZ PRISMA 6: 173, 1999
- Abb. 6.4 Borchert H-H. PZ PRISMA 6: 173, 1999
- Abb. 6.5 Borchert H-H. PZ PRISMA 6: 173, 1999
- Abb. 6.6 Borchert H-H. PZ PRISMA 6: 173, 1999
- Abb. 6.7 Borchert H-H. PZ PRISMA 6: 173, 1999
- Abb. 6.9 Lippard SJ, Berg JM. Bioanorganische Chemie. Spektrum Akademischer Verlag, Heidelberg, Berlin, Oxford 1995, modifiziert
- Abb. 6.10 Ruckpaul K, Rein R (Hrsg) Cytochrome P-450. Akademie-Verlag, Berlin 1984, modifiziert
- Abb. 6.11 Lippard SJ, Berg JM. Bioanorganische Chemie. Spektrum Akademischer Verlag, Heidelberg, Berlin, Oxford 1995, modifiziert
- Abb. 6.12 Lippard SJ, Berg JM. Bioanorganische Chemie. Spektrum Akademischer Verlag, Heidelberg, Berlin, Oxford 1995, modifiziert
- Abb. 6.14 Marquart H, Schäfer S (Hrsg) Lehrbuch der Toxikologie. Wissenschaftliche Verlagsgesellschaft, Stuttgart 2004
- Abb. 6.15 Borchert H-H. PZ PRISMA 6: 173, 1999
- Abb. 6.16 Borchert H-H. PZ PRISMA 6: 173, 1999
- Abb. 6.17 Borchert H-H. PZ PRISMA 6: 173, 1999
- Abb. 6.18 Borchert H-H. PZ PRISMA 6: 173, 1999
- Abb. 6.20 Borchert H-H. PZ PRISMA 6: 173, 1999
- Abb. 6.24 Brockmüller J. HUMBOLDT SPEKTRUM 8: 4, 1999

- Abb. 6.26 Krömer HK. Pharm Ztg 42: 11, 1997
- Abb. 6.27 Mellström B. Clin Pharmacol Therapeut 30: 189, 1981
- Abb. 6.28 Brockmüller J. HUMBOLDT SPEKTRUM 8: 4, 1999
- Abb. 6.29 Weinshilboum R. Drug Metabol Dispos 29: 601, 2001, modifiziert
- Abb. 6.30 Bruhn C, Brockmüller J, Kerb R, Roots I, Borchert H-H. Biochem Pharmacol 56: 1759, 1998
- Abb. 6.31 Bruhn C, Brockmüller J, Kerb R, Roots I, Borchert H-H. Biochem Pharmacol 56: 1759, 1998
- Abb. 6.35 Gaber K. Hämoglobin und DNA-Addukte des Humankanzerogens o-Toluidin nach Behandlung mit dem Lokalanästhetikum Prilocain. Dissertation, München 2006
- Abb. 6.40 Langner A. Pharmazie in unserer Zeit 24: 207, 1995
- Abb. 6.41 Langner A. Pharmazie in unserer Zeit 24: 207, 1995
- Abb. 6.44 Rettenmeier AW, Howald WN, Levy TH, Witek DJ, Gordon WP, Porubek DJ Baillie TA. Biomed Environ Mass Spectrom 18: 192, 1989
- Abb. 6.45 Bornschein I, Pfeifer S, Borchert H-H, Wierer A, Woski S, Köppel H, Kraft R, Rabitzsch G. Pharmazie 33: 52, 1978
- Abb. 6.46 Pfeifer S, Göber B, Haussner M. Pharmazie 36: 680, 1981
- Abb. 7.1 Clench Z, Reinberg A, Dzwiewanowska Z, Gata J, Smolensky M. Eur J Clin Pharmacokinet 20: 359, 1981
- Abb. 7.2 Melander A. Clin Pharmacokinet 3: 337, 1978
- Abb. 7.3 Lindenbaum J, Maulitz RM, Butler VP. Gastroenterology 71: 399, 1976
- Abb. 7.11 Knop E. In: Schneider H, Janz D, Gardner-Thorpe C, Meinardi H, Sherwin AL. Clinical Pharmacology of Antiepileptic Drugs. Springer, Berlin, Heidelberg, New York 1975
- Abb. 7.12 Schneider H, Janz D, Gardner-Thorpe C, Meinardi H, Sherwin AL. Clinical Pharmacology of Antiepileptic Drugs. Springer, Berlin, Heidelberg, New York 1975

Tabellen

- Tab. 3.2 Brodie BB. In: Binns TB (Hrsg) Absorption and Distribution of Drugs. Livingstone, Edinburgh 1964; Brodie BB, Hogben CAM. J Pharm Pharmacol 9: 345,1957; Brodie BB, Kurz H, Schanker LS. J Pharmacol Exp Ther 130: 20,1960; Hogben CAM, Schanker LS, Tocco DJ, Brodie BB. J Pharmacol Exp Ther 120: 540, 1957
- Tab. 3.3 Brodie BB. In: Binns TB (Hrsg) Absorption and Distribution of Drugs. Livingstone, Edinburgh 1964; Brodie BB, Hogben CAM. J Pharm Pharmacol 9: 345,1957; Brodie BB, Kurz H, Schanker LS. J Pharmacol Exp Ther 130: 20,1960; Hogben CAM, Schanker LS, Tocco DJ, Brodie BB. J Pharmacol Exp Ther 120: 540, 1957
- Tab. 3.5 Scheler W. Grundlagen der Allgemeinen Pharmakologie. Fischer, Jena 1989
- Tab. 3.6 Wester RC, Noonan PK. Int J Pharm 7: 99, 1980; Wester RC. Arch Dermatol 116: 186, 1980
- Tab. 3.11 Friis-Hansen B. Acta Pediat Scand 43: 444, 1954
- Tab. 3.12 Müller WE. Med Monatsschr Pharm 5: 303, 1982
- Tab. 3.13 Wester RC, Noonan PK. Int J Pharm 7: 99, 1980; Wester RC. Arch Dermatol 116: 186, 1980

- Tab. 3.15 Kurz H. Klin Wochenschr 56: 1195, 1978
- Tab. 3.16 Feller K, Le Petit G. Zentralbl Pharm Pharmakother Lab Diagn 116: 435, 1977
- Tab. 4.3 Cavello W (Hrsg) Parameter der modellunabhängigen Pharmakokinetik, Standardisierung von Planung, Auswertung und Berichterstattung. Shaker-Verlag, Aachen 1978
- Tab. 4.4 Cavello W (Hrsg) Parameter der modellunabhängigen Pharmakokinetik, Standardisierung von Planung, Auswertung und Berichterstattung. Shaker-Verlag, Aachen 1978
- Tab. 4.5 Auswahl nach Kaiser P et al. Clin Chem Lab Med 52: 37, 2006
- Tab. 5.1 Dingermann T, Zündorf I. Pharm Ztg 160: 370–377, 2015
- Tab. 5.2 BfArM, Bundesinstitut für Arzneimittel und Medizinprodukte. 9. Bekanntmachung gemäß § 26 Ab. 3 des Arzneimittelgesetzes (AMG) über die Zulassung nach § 21 AMG und die Verlängerung der Zulassung von Arzneimitteln nach § 105 AMG (Bioverfügbarkeit/Bioäquivalenz). Bundesanzeiger, 43, 1988
- Tab. 5.3 BfArM, Bundesinstitut für Arzneimittel und Medizinprodukte. 9. Bekanntmachung gemäß § 26 Ab. 3 des Arzneimittelgesetzes (AMG) über die Zulassung nach § 21 AMG und die Verlängerung der Zulassung von Arzneimitteln nach § 105 AMG (Bioverfügbarkeit/Bioäquivalenz). Bundesanzeiger, 43, 1988
- Tab. 5.5 Langguth P, Fricker G, Wunderli-Allenspach H. Biopharmazie. Wiley-VCH Verlag, Weinheim 2004
- Tab. 5.6 Tashtoush BM, Al-Qashi ZS, Najib NM. Drug Dev Ind Pharm 30: 601, 2004
- Tab. 5.9 Nelson E. J Am Pharm Assoc, Sci. Edit. 47: 297, 1958
- Tab. 5.10 Burger A. Acta Pharm Technol Suppl. 7: 107, 1979; 28: 1, 1982; Burger A, Ramberger R. Microchim Acta II: 259, 1979; Kuhnert-Brandtstätter M. Pharm Ind 39: 377, 1977
- Tab. 5.11 Burger A. Sci Pharm 45: 269, 1977
- Tab. 5.12 Pflegel H. Pharmazie 37: 307, 1982
- Tab. 5.14 Keipert S. Pharm Ztg 139: 567, 1994
- Tab. 5.19 Dressman JB, Amidon GL, Reppas Ch, Shah VP. Pharm Res 15: 11, 1998
- Tab. 5.20 Europäisches Arzneibuch (Ph. Eur.). 9. Ausgabe. Deutscher Apotheker Verlag, Stuttgart 2018
- Tab. 5.21 The United States Pharmacopeia 31, The United States Pharmacopeial Convention Rockville, Maryland 2008
- Tab. 5.23 Langenbucher F. In: Meier J, Rettig H Hess H (Hrsg) Biopharmazie, Theorie und Praxis der Pharmakokinetik. Thieme, Stuttgart, New York 1981
- Tab. 6.3 Borchert H-H. PZ Prisma 6: 255, 1999
- Tab. 6.4 Borchert H-H. PZ Prisma 6: 255, 1999
- Tab. 6.5 Testa B et al. In: Jenner P, Testa B. Concepts in Drug Metabolism, Part A. Marcel Dekker Inc., New York, Basel 1980; Testa B, Mayer JM. Hydrolysis in Drug and Prodrug Metabolism. Wiley-VCH, Weinheim 2003
- Tab. 6.6 Belpaire EM, Bogaert G. Xenobiotica 5: 421, 1975
- Tab. 6.7 Borchert H-H. PZ Prisma 6: 173, 1999
- Tab. 6.8 Borchert H-H. PZ Prisma 6: 255, 1999
- Tab. 6.9 Borchert H-H. PZ Prisma 6: 255, 1999
- Tab. 6.10 Vainio H, Hietanen E. In: Jenner P, Testa B. Concepts in Drug Metabolism, Part A. Marcel Dekker Inc., New York, Basel 1980

- Tab. 6.11 Bornschein BF. Aktivität der N-Acetyltransferasen NAT1 und NAT2 in menschlichen Geweben. Dissertation, München 2000
- Tab. 6.12 Bruhn C, Brockmöller J, Kerb R, Roots I, Borchert H-H. Biochem Pharmacol 58: 1759, 1999
- Tab. 6.13 Brockmöller J et al. HUMBOLDT SPEKTRUM 8: 4, 1999
- Tab. 6.14 Brockmöller J et al. HUMBOLDT SPEKTRUM 8: 4, 1999
- Tab. 6.16 Hess S. Genetische Marker bei hausärztlichen Patienten mit oraler Antikoagulation, Dissertation. Göttingen 2004
- Tab. 6.17 Schwab M et al. Deutsches Ärzteblatt 99: A497, 2002
- Tab. 6.18 Sagar M et al. Gastroenterology 119: 670, 2000
- Tab. 6.20 Smith RL. In: Frömming KH. Dtsch Apoth Ztg 117: 544, 1977
- Tab. 6.23 Ehrnebo M, Nilsson S-O, Boreus LO. J Pharmakokinet Biopharm 7: 429, 1979
- Tab. 7.3 Pfeifer S. Pharmazie 47: 319, 1992
- Tab. 7.4 Swift CG, Homeida M, Halliwell M, Roberts CJC. Eur J Clin Pharmacol 14: 149, 1978
- Tab. 7.6 Pfeifer S. Pharmazie 46: 623, 1991
- Tab. 7.7 Pfeifer S. Pharmazie 46: 305, 1991
- Tab. 7.9 Pfeifer S. Pharmazie 46: 830, 1991
- Tab. 7.12 Pfeifer S. Pharmazie 48: 3, 1993
- Tab. 7.14 Pöhlmann H, Theil F-P, Franke P, Pfeifer S. Pharmazie 41: 856, 858, 1986
- Tab. 7.15 Alvarez AP. Clin Pharmacokinet 3: 462, 1978
- Tab. 7.16 Jusko WJ. Drug Metab Rev 9: 221, 1979
- Tab. 7.17 Grygiel JZ, Birkett DZ. Clin Pharmacol Ther 30: 491, 1981

Sachregister

Die fett markierten Seitenzahlen verweisen auf die Hauptfundstellen.

B

C

E

G

I

J

K

L

M

N

T

Die Autoren

Prof. Dr. Andreas Langner

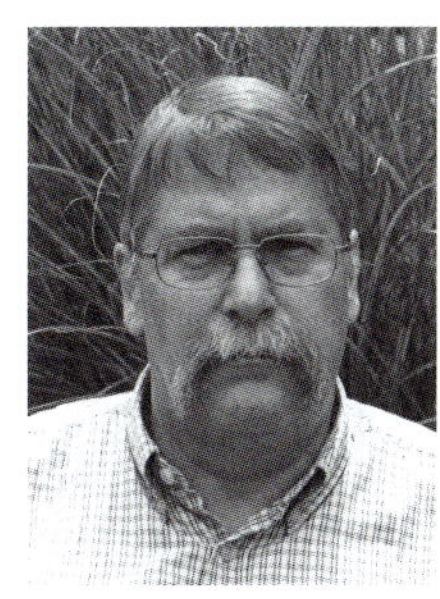

Studium der Pharmazie an der Martin-Luther-Universität Halle-Wittenberg. 1981 Diplom und 1985 Promotion im Fach Pharmakologie bei Prof. Dr. Heinz Bekemeier in Halle. Habilitation im Fach Biopharmazie/Pharmazeutische Chemie an der Humboldt-Universität zu Berlin. Seit 1998 Professor für Biochemische Pharmazie in Halle. Lehr- und Forschungsgebiete: Biochemie, Klinische Chemie und Klinische Pharmazie. Andreas Langner ist Fachapotheker für Pharmazeutische Analytik.

Dr. Wolfgang Mehnert

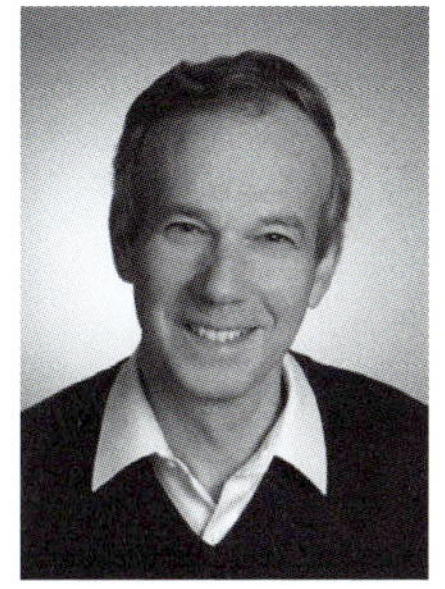

Studium der Pharmazie an der Freien Universität Berlin. Promotion bei Prof. Dr. K.-H. Frömming mit einem biopharmazeutischen Thema. Von 1981 bis zum Ruhestand 2015 Tätigkeit als Akademischer Rat in Lehre und Forschung im Fachgebiet Pharmazeutische Technologie an der Freien Universität Berlin. Wolfgang Mehnert ist Fachapotheker für Pharmazeutische Technologie.